DSM-5®

DSM-5 진단사례집

LEARNING DSM-5® BY CASE EXAMPLE

Michael B. First · Andrew E. Skodol
Janet B. W. Williams · Robert L. Spitzer 공저
강진령 역

AMERICAN PSYCHIATRIC ASSOCIATION

학지사

Learning DSM-5® by Case Example, first edition
by Michael B. First, M.D., Andrew E. Skodol, M.D.,
Janet B. W. Williams, Ph.D., and Robert L. Spitzer, M.D.

First Published in the United States by American Psychiatric Association Publishing, Washington, D.C.

First Published in South Korea by Hakjisa Publisher in Korean.
Hakjisa Publisher is the exclusive translation publisher of Learning DSM-5® by Case Example, first edition,
© 2017 by Michael B. First, M.D., Andrew E. Skodol, M.D.,
Janet B. W. Williams, Ph.D., and Robert L. Spitzer, M.D.
in Korean for distribution Worldwide.

원 저작물은 워싱턴 D.C. American Psychiatric Association Publishing에서 출간되었습니다.

본 한국어 번역본은 (주) 학지사에서 출간되었습니다.
Learning DSM-5® by Case Example, first edition의 한국어판 저작권은
APA와의 독점 계약으로 (주) 학지사가 소유합니다.

역자 서문

『DSM-5 진단사례집』은 2017년 미국정신의학회(American Psychiatric Association)에서 출간된『Learning DSM-5® by Case Example』을 번안한 책이다. 이 책의 저자들[마이클 퍼스트Michael B. First (M.D.), 앤드류 스코돌Andrew E. Skodol (M.D.), 재닛 윌리엄스Janet B. W. Williams (Ph.D.), 로버트 스피처Robert L. Spitzer (M.D.)]은 과거에『DSM-IV Case Book』을 공동 집필했고, DSM-III부터 줄곧 DSM 개정 작업에도 참여해 온 미국 정신의학의 리더들이다. 이들은 DSM 개정 작업과 임상장면에의 적용을 통해 체득한 노하우를 기반으로, 각각의 임상사례에서 DSM-5에 의거한 감별진단 과정과 확진에 대한 소견, 그리고 치료적 접근에 관해 소상히 설명하고 있다.

이 책의 큰 강점은 DSM-III 시대부터 최근에 이르기까지 폭넓은 정신장애 스펙트럼의 임상사례들에 대해 DSM-5에 의거한 진단 및 치료 전략에 관한 정신의학 전문가들의 논의가 상세히 제시되어 있다는 점이다. 이에 역자는 번역을 결정하게 되었고, 번역과정에서 느낀 이 책의 장점은 다음 네 가지다. 첫째, 심리적 또는 정신적인 어려움을 겪는 사람들의 증상, 증후군, 장해들이 DSM-5에 수록되어 있는 정신장애 명칭별로 상세히 제시되어 있어서 DSM-5 진단명에 따른 실제 사례들을 접할 수 있다는 점이다. 둘째, 사례 논의 부분에 임상경험이 풍부한 정신의학 전문가들의 사례개념화 내용이 수록되어 있어서 예비 및 경력 있는 정신의학 전문가들은 물론 상담, 심리학, 사회복지, 간호학 분야 등의 정신건강 전문가들도 참조할 수 있다는 점이다. 셋째, 사례 논의 부분에 오랜 임상경험이 축적된 정신의학 전문의들에 의해 정신장애 환자들에게 처방 · 투여되는 약물들이 상세히 제시되어 있어서, 약물처방을 하지 않는 비정신의학 전문가들이 (잠재적) 환자 또는 내담자들이 복용할 수 있는 약물 또는 물질에 대한 식견을 넓힐 수 있다는 점이다. 넷째, 사례 논의 부분에 환자의 치유 또는 회복을 돕기 위해 약물치료와 병행되는 다양한 상담, 심리치료, 교육 프로그램 등이 소개되어 있을 뿐 아니라, 그 효과에 대한 평가 내용이 담겨 있다는 점이다.

이에 저자들의 논고論考를 우리말로 정확하게 옮겨 독자들에게 전달해 주고자 한 역자의 노력은 다음과 같다. 첫째, 사례에 등장하는 환자의 성별과 연령을 머리 부분에 소괄호로 제시하여, 독자들이 환자의 기본적인 인적사항을 염두에 두고 사례를 읽어 나갈 수 있게 했다. 둘째, 핵심 진단명 또는 치료약물이나 물질을 비롯한 전문용어는 원어 또는 역자 주를 달아서 독자들의 이해를 돕고자 했다. 셋째, 사례에 등장하는 환자, 가족 및/또는 담당의사의 진술 내용은 큰따옴표로 묶어 직접 인용함으로써 현장감을 더하고자 했다. 넷째, 본문에서 인용된 DSM-5의 출처를 밝히기 위해 원서와 번역서의 쪽수를 병기해 놓았다. 예를 들어, DSM-5 원서의 출처가 334쪽에 있고, 번역서 358쪽에 있는 경우, (p. 334/358)로 표기하였다.

이 책에 앞서 출간된 DSM-5 관련 번역서들에서와 마찬가지로, 이 책에서도 명확한 용어 사용과 역 번역[back translation] 합치도를 높이기 위한 노력이 이어졌다. 이러한 노력의 예로, 'hoarding disorder'를 '수집장애', 'pyromania'를 방화광, 'kleptomania'를 도벽광으로 번역했다. 이 진단명들은 DSM-5 국역본에서는 각각 수집광, 병적 방화, 병적 도벽으로 번역되었다. 이렇게 번역한 이유는 다음 두 가지다. 첫째, '~mania'는 통상적으로 '~광(狂)'이라는 의미의 접미어로 사용되어 왔다. DSM-5 역자들 역시 이 원칙에 따라 'trichotillomania'를 '발모광'으로 번역했다. 둘째, DSM-5에 수록된 장애들은 '병적', 즉 'morbid' 또는 'abnormal'한 요소를 지니고 있다는 점에서 의미 중복[redundance]의 여지가 있다. 일례로, 『DSM-5 가이드북』의 저자들은 DSM-III에서 지속적으로 사용되었던 기질적 정신장애[organic mental disorders]의 '기질적[organic]'이라는 용어가 마치 이 편람의 다른 장애들은 기질적 요소를 가지고 있지 않은 것 같이 암시한다는 점에서 이후의 DSM에서는 삭제되었다고 설명하고 있다.

또한 DSM-5 국역본에서 수집광으로 국역된 'hoarding disorder'를 수집장애로 번역한 이유는 수집광이 상기 원칙에 부합되지 않을 뿐 아니라, DSM-5 번역본에서도 '~ disorder'는 '~장애'로 통일해서 번역했기 때문이다(단, DSM-5 국역본에서는 예외적으로 'mental disorder'를 정신질환으로 번역하여, 'mental illness', 즉 정신질환과 혼용하고 있음). 이 외에도, 소소한 내용은 독자들이 직접 읽어 보면서 평가해 주기 바란다. 또한 저자들의 친절한 설명 외에, 독자들의 이해를 돕기 위해 추가 설명이 필요한 경우, 역자 주를 소괄호로 묶어서 본문에 병기해 놓았다.

끝으로, 이 책이 나오기까지 지원과 격려를 아끼지 않으신 학지사 김진환 사장님과 원고 내용을 꼼꼼히 점검해 주신 박나리 선생님께 감사드린다. 모쪼록 이 조그마한 책이 더 나은 세상을 만드는 데 큰 보탬이 되는 한 알의 씨앗이 되기를 소망하면서 이 글을 맺는다.

2018년 3월

역자

『DSM-5 진단사례집』은 심리학, 정신의학, 사회복지, 상담, 정신과 간호학 분야의 대학생, 대학원생, 그리고 대학원 이상의 학생들이 임상 장면의 사례들을 바탕으로 DSM-5로 진단하는 방법을 습득할 수 있도록 고안된 책이다. 경험이 풍부한 대부분의 임상가는 체계적으로 DSM 진단기준을 적용함으로써보다는, 다년간 특정 진단을 받은 환자들을 보면서 축적된 임상 경험을 바탕으로 내면화시켜 온 DSM 장애의 '원형prototypes'에 환자의 증상을 맞춰 봄으로써 DSM-5 진단을 내린다.

우리는 이 책에서 일차적으로 각각의 DSM-5 장애를 원형적인 용어로 기술함으로써 임상가의 원형을 발달시키고, DSM-5 장애에 활기를 불어넣어 주고자 했다. 또한 이러한 원형들이 실제 임상 장면에 제시되는 방법을 분명히 보여 주는 과정의 촉진에 목표를 두고 있다. 이러한 실질적인 사례들은 우리 자신들의 임상경험, 그리고 다른 여러 임상가의 진료로부터 추출되었다. 이들 중에는 진단과 치료의 특정 영역에서 잘 알려진 전문가들도 포함되어 있다. 환자들의 신분은 연령과 직업, 때로 지역과 같은 세부사항을 변경함으로써 노출되지 않게 했다. 또한 각 사례마다 제목을 붙여 기억하기 좋고 참고하기 쉽도록 했다.

다음에 기입되어 있는 몇 가지를 제외하고, 이 책에는 DSM-5에 수록되어 있는 각 정신장애에 대해 적어도 한 가지 이상의 사례가 포함되어 있다. 정신장애의 구체적인 특징 중 하나는 실생활에서 접하게 되는 폭넓은 증상 발현이다. 이 책의 핵심적인 초점이 학생들에게 진단적 '이질성heterogeneity'을 견주어 보는 것을 가르치는 것에 맞추어져 있다는 점에서, 우리는 증상 발현, 성별, 연령, 임상적 경과, 연관된 심리사회적 기능 손상, 그리고 발달요인에 따라 다른 다수의 장애에 대한 몇 가지 다른 사례를 수록했다.

이 책에는 DSM-5에 수록된 다양한 다른 의학적 상태로 인한 정신장애들과 물질/치료약물로 유발된 정신장애 각각에 대한 사례가 분리 수록되어 있지는 않다.

- DSM-5의 진단구조인 '다른 의학적 상태로 인한 정신장애'란 다른 의학적 상태의 직접적인 병태생리학적 결과로 인해 정신의학적 증상이 발현된 것을 말한다. DSM-5에는 다른 의학적 상태로 인해 초래될 수 있는 다양한 정신의학적 발현(즉, 정신병적 증상, 긴장증, 양극성 증상, 우울 증상, 불안 증상, 강박 증상, 섬망, 기타 신경인지 증상, 그리고 성격 변화)

에 대한 분리된 진단들이 포함되어 있다. 학습의 관점에서 볼 때, 이러한 진단들은 개념적으로 동일하고 발현되는 증상만 다를 뿐, 우리는 장애의 대표적인 하위 세트[다른 의학적 상태로 인한 긴장성장애(2.6절 '침묵' 참조), 다른 의학적 상태로 인한 우울장애(4.5절 '토이 디자이너' 참조), 다른 의학적 상태로 인한 불안장애(5.8절 '야외활동 애호가' 참조), 다른 의학적 상태로 인한 주요신경인지장애(17.2절 '하이커/도보 여행자'와 '공인회계사' 참조), 그리고 다른 의학적 상태로 인한 성격 변화(18.11절 '혼수상태' 참조)]의 사례들만 포함시켰다.

- 마찬가지로, DSM-5 진단구조의 하나인 물질/치료약물로 유발된 정신장애는 중추신경계에 대한 물질 또는 치료약물의 직접적인 생리적 결과로 인한 정신의학적 증상이 발현되는 경우에 적용된다. DSM-5에는 다양한 유형의 물질과 치료약물에 의해 초래될 수 있는 폭넓고 다양한 정신의학적 증상 발현을 고려하여, 적어도 별도로 부호화할 수 있는 60가지 물질/의학적으로 유발된 정신장애들이 수록되어 있다(DSM-5, p. 482/506, 〈표 1〉 '물질 부류와 연관된 진단' 참조). 이렇게 발현되는 증상들은 개념적으로 동일하지만 발현 증상과 그 원인이 되는 물질에 따라서만 다르다는 점에서, 우리는 이러한 장애들의 대표적인 하위 세트[메틸페니데이트로 유발된 정신병적 장애(2.7절 '과민한 사업가' 참조), 알코올로 유발된 정신병적 장애(2.7절 '위협하는 목소리' 참조), 오플록사신으로 유발된 양극성 및 관련 장애(3.4절 '잠이 없는 가정주부' 참조), 카페인/아미노필린/알부테롤/베클로메타손으로 유발된 수면장애(12.10절 '미스터리한 변호사' 참조), 파록세틴으로 유발된 성기능부전(13.8절 '부작용' 참조), 알코올 금단 섬망(17.1절 '천둥새' 참조), 그리고 알코올로 유발된 주요신경인지장애(17.2절 '하사관' 참조)]에 대한 사례들만 포함시켰다.

환자들 중에는 발현된 증상이 DSM-5에 수록된 장애의 진단기준을 충족시키지 못해서 DSM-5의 특정 진단 없이 진단적으로 평가되는 경우가 많다. 이러한 경우가 발생할 수 있는 상황은 두 가지가 있다. 하나는 환자의 증상 발현이 심각도 또는 지속기간에 대한 필수적인 진단 역치에 미달되는 경우다(예, 주요우울장애에 필수요건인 5가지 증상 중 3가지만 해당되는 경우, 또는 6가지 증상이 필수요건인 2주 대신 10일간만 지속되는 경우). 다른 하나는 특정 증상 발현이 DSM-5에서는 인정되지 않는 경우다(예, 강박적인 성적 행동). 이 경우, DSM-5에서 제공되는 다양한 달리 명시된 정신장애들 중 하나로 진단될 것이다. 이때 임상가는 해당 진단의 기준을 충족시키지 못한 이유의 기록 여부를 선택할 수 있다[예, 달리 명시된 우울장애, 단기 우울 삽화(4~13일)]. 그런가 하면, 때로 환자에 대한 정보가 불충분해서 임상가가 구체적인 DSM-5 진단을 내리지 못하는 경우도 있다(예, 정신의학력이 제공될 수 없는 응급실에서 환자가 환청으로 초조해하는 경우). 이러한 경우, 다양한 명시되지 않는 정신장애 진단이 내려지게 된다(예, 명시되지 않는 조현병 스펙트럼 및 기타 정신병적 장애).

이 책의 목표는 다양한 DSM-5 장애의 원형 제시 방법을 가르치는 것이다. 정의에 의하면, 달리 명시된 및 명시되지 않는 장애의 발현은 원형적인 DSM-5 장애의 어떤 것과도 일치하지 않는다는 점에서—달리 명시된 조현병 스펙트럼 및 기타 정신병적 장애(2.8절 '사악한 목소리' '성 문제' 참조)의 2가지 사례와 달리 명시된 성격장애(18.12절 '완고한 정신과 의사' '도덕군자' 참조)의 2가지 사례는 예외—이 책에서는 다양한 달리 명시된 및 명시되지 않는 장애에 대한 사례들은 제시되지 않을 뿐 아니라 각 장 서론에서도 논의되지 않을 것이다.

각 사례 다음에 이어지는 '논의'는 사례 자료가 첫 사례 기술에 제시된 원형에 부합되는 방식으로 상술되거나, 사례의 진단적 이질성을 분명히 보여 주는 양상들을 강조하고 있다. 조현병을 예로 들면, 정신장애로서 이 장애의 중요성과 증상의 다양성 때문에 증상 발현(예, 망상과 환각 vs. 장애가 있는 말과 행동 vs. 현저한 음성 증상), 발병 연령(예, 조기 발병 vs. 후기 발병), 그리고 발달적 생애에 관한 쟁점(예, 청소년 조현병)에 있어서의 이질성을 입증하는 5가지 사례가 제시되어 있다.

DSM-5 진단에 있어서의 이질성은 흔히 각 사례의 특징을 보다 상세히 규정짓는, 소위 말해서 진단 명시자^specifiers^를 통해 나타낸다. 예를 들면, 주요우울장애에는 심각도(경도^mild^, 중등도^moderate^, 고도^severe^), 경과(부분 관해 상태, 완전 관해 상태), 그리고 증상 발현(예, 멜랑콜리아 양상 동반, 비전형적 양상 동반, 기분 일치성 정신병적 양상 동반, 기분 불일치성 정신병적 양상 동반, 계절성 패턴 동반)에 대한 명시자가 있다. 따라서 명시자 사용에 대해 상세히 설명하기 위해 진단의 이질성이 명시자 사용으로 명확해지는 사례들을 포함시켰다. 또한 DSM-5의 각 장애의 진단기준을 참조할 수 있도록 DSM-5의 진단기준이 시작되는 해당 페이지를 병기해 놓았다.

이 책은 학생들에게 정신병리 진단을 가르칠 수 있도록 고안되었다. 그러므로 사례 내용은 진단에 필요한 정신장애의 증상 발현에 관한 정보를 중심으로 수록되어 있어서, 특정 진단의 개념화에 필요한 세부사항 외에, 아동기 과거력이나 가족력에 관한 정보가 제시되어 있지 않을 수 있다. 또한 이 책의 초점이 DSM-5 진단에 맞추어져 있어서 사례에는 치료에 관한 정보는 포함되어 있지 않다. 그럼에도 명시자, 특히 기분장애에 대한 명시자의 상당수가 DSM-5에 수록되어 최적의 치료 선택에 도움을 주고 있기 때문에 사례에 치료의 세부사항을 포함시켰다. 예를 들면, 주요우울장애의 계절성 패턴 동반 명시자의 주요 목적이 광치료bright light therapy에 잘 반응할 것 같은 환자들의 하위집단을 확인하는 것이라는 점에서, 이 치료는 계절성 우울증에 관한 사례에서 다루어진다. 또 다른 예에서, 우리는 독자들에게 특별한 관심을 불러일으킬 것 같은 치료에 관한 정보를 포함시켰다.

우리는 대체로 단일 DSM-5 장애를 상술한 사례들을 선정했다. 그 이유는 이 책의 강조점이 원형적인 DSM-5 장애 제시에 있기 때문이었다. 독자들은 실제 임상 장면에서 동반이환comorbidity—즉, 동시에 한 가지 이상의 DSM-5 진단 제시—이 실제로는 예외가 아닌 규칙임을 인식해야 한다. 이 책에 수록된 여러 사례는 한 가지 이상의 진단들을 반영하고 있다. 그리고 이러한 사례마다 추가 진단에 대한 논평이 제시되어 있다.

『DSM-5 진단사례집』에서의 논의는 사례별로 진단적 원형이 상술된 방법을 고려하여 뼈대가 구축되거나 한 가지 이상의 진단적 이질성 측면을 입증하고 있다. 이 방법은 진단기준 적용과 감별진단 과정에 대한 교수 · 학습 촉진을 위해 이전에 우리가 발간했던 DSM 사례집에 수록되었던 사례 논의와는 다르다. 그러나 일부의 경우, 자칫 혼동될 수 있는 정신병리 유형 간의 중요한 차이를 이해하려면, 특정 사례에 대한 대안적 진단을 고려해 보는 것이 유익하다. 우리는 이러한 사례에서 진단적 대안에 대해 기술함으로써 독자들이 이 책에서 대안이 상술되어 있는 다른 사례들을 참조할 수 있도록 했다.

이전에 우리가 출간한 DSM 사례집에 수록된 사례들은 특정한 순서가 없었고, 각 사례에 대한 진단은 논의 편에 제시되어 있었다. 반면, 이 책은 DSM-5에 제시된 진단군 순서에 따라 조직되어 있다. 그 이유는 실질적인 사례를 통해 DSM-5 진단 부류와 범주에 관한 학습 과정을 촉진하기 위함이다. 또한 교육적인 관점에서 보다 의미 있다고 여겨지는 경우, 장

chapter 내에서 장애 제시의 순서를 자유롭게 바꿨다(예, 성기능부전은 DSM-5에서처럼 알파벳순보다는 성적 반응주기의 국면에 따라 제시함).

이상심리학과 정신병리학 담당 교수와 학생들은 이 책에 수록된 임상사례들이 정신병리의 다양한 유형과 발현의 예시로서 유용하다는 사실을 알게 될 것이다. 이 책은 우선적으로 학생들을 위해 고안되어 있지만, DSM-5의 새로운 개념과 용어 이해를 촉진한다는 점에서 경험이 풍부한 임상가들에게도 가치가 있을 것이다. 경험과 훈련 수준에 상관없이, 임상가라면 누구나 치료 장면에서 흔히 접할 수 없는 진단범주에 관한 사례 해설을 읽어 봄으로써 경험의 지평을 넓혀 갈 수 있을 것이다. 마찬가지로, 일차 진료의사, 내과 의사, 변호사 등의 기타 전문가들은 이 사례들이 교육적으로 유익하다는 사실을 알게 될 것이다. 끝으로, 이 사례들은 21세기 초 미국에서 진단적 개념의 예시로서 역사적인 평가기준을 제공하고 있다.

이러한 측면에서 볼 때, 이 책이 특별히 유용한 점은 이 책의 사례에 대해 내려진 DSM-5 진단을 알파벳순으로 배열하여 사례의 시작 페이지와 함께 편성한 찾아보기가 마련된 것이다. 이러한 사례들에 대한 추가 정보(예, 적용 가능한 아형과 명시자, 동반이환 장애, 주요 특징)가 독자들로 하여금 특정 장애를 위해 포함된 다양한 사례 간의 감별을 돕기 위해 마련되어 있다.

차례

Chapter 6 강박 및 관련 장애 • 229

Chapter 7 외상 및 스트레스 관련 장애 • 253

Chapter 19 변태성욕장애 • 581

이 책을 『DSM-III 임상사례집』의 원저자 중
더 이상 우리와 함께하지 못하는 두 사람에게 바칩니다.

미리엄(미미) 기번[Miriam (Mimi) Gibbon, M.S.W., 1932~2009]은 소중한 동료이자 친구였다. 여러 해 동안 뉴욕주립 정신의학연구소의 연구원이었던 미미는 사례에 명칭을 붙이는 데 창의적인 재능을 겸비한 탁월한 진단학자이면서 교사였다.

로버트 스피처(Robert L. Spitzer, M.D., 1932~2015)는 중요했던 수십 년 동안 우리의 뉴욕주립 정신의학연구소의 생체측정연구 부서를 이끌었다. 용기 있고 걸출한 과학자인 그는 흔히 20세기의 가장 영향력 있는 정신과 의사로 묘사된다. 그는 또한 『정신질환의 진단 및 통계 편람, 제3판(Diagnostic and Statistical Manual of Mental Disorders, Third Edition: DSM-III)』의 개발을 주도했다. 이 편람에는 최초로 모든 인식된 정신장애 진단기준이 마련되어, 정신의학적 평가와 진단에 새 바람을 불어넣었다. 또한 그가 남긴 업적에는 다수의 중요한 평정도구들이 포함된다[예, 구조화된 DSM 임상면접Structured Clinical Interview for DSM(SCID), 환자건강질문지Patient Health Questionnaire(PHQ)]. 그는 정신의학 및 관련 분야의 베스트셀러였던 『DSM-III 임상사례집(DSM-III Case Book)』의 제1저자였다.

Chapter 1

신경발달장애

신경발달장애 neurodevelopmental disorders는 보통 유아기, 아동기, 청소년기를 의미하는 발달기간 동안 발병되는 정신장애다. 이 장애의 대부분은 초등학교 입학 전 아동기에 발병된다. 이 장애의 대부분에는 개인적 · 사회적 · 학업적 또는 직업적 기능 손상을 초래하는 '결함 deficits'이 포함되어 있다. 결함은 비교적 제한적이고, 의사소통장애와 특정학습장애에서처럼 의사소통 또는 학습에 있어서 특정 문제가 포함된다. 그런가 하면 보다 전반적이고, 자폐스펙트럼장애와 지적장애에서처럼 사회적 기술 또는 지능에 있어서의 일반적인 문제들이 포함된 결함도 있다. 일부 신경발달장애에는 결함뿐 아니라 행동 '과잉 excesses'이 포함된다. 자폐스펙트럼장애에는 사회적 의사소통, 그리고 반복적 행동과 동일성 sameness 고집 같은 행동 과잉에 있어서의 결함이 포함된다. 원형적인 주의력결핍 과잉행동장애에는 주의력과 활동 과잉의 결함이 포함된다. 신경발달장애는 자폐스펙트럼장애가 있는 아동이 지적장애(지적발달장애)를 가지고 있고, 주의력결핍 과잉행동장애가 있는 아동이 흔히 특정학습장애를 가지고 있는 것처럼 흔히 함께 발생한다(〈표 1-1〉에는 신경발달장애의 특징이 제시되어 있음). 또한 신경발달장애는 우울장애(제4장 참조) 또는 파괴적, 충동조절 및 품행 장애(제15장 참조)처럼 신경발달로 분류되지 않는 기타 정신장애를 동반한다.

〈표 1-1〉 신경발달장애의 특징

장애	주요 특징
□ 지적장애(지적발달장애)	• 지적 기능의 결함 • 적응기능의 결함 및 개인적 독립과 사회적 책임에 대한 기준 부합 실패 • 발달기간 동안 발병
□ 언어장애	• 언어 습득 및 사용 곤란
□ 말소리장애	• 말의 명료성 저해 또는 언어적 의사소통을 막는 말소리 생성 곤란
□ 아동기 발병 유창성장애(말더듬)	• 평소 말의 유창성과 시간 패턴상의 장해
□ 사회적(실용적) 의사소통장애	• 언어적 · 비언어적 의사소통의 사회적 사용 곤란
□ 자폐스펙트럼장애	• 사회적 의사소통과 사회적 상호작용상의 결함 • 행동, 흥미, 또는 활동의 제한적 · 반복적 패턴
□ 주의력결핍 과잉행동장애	• 부주의성 및/또는 과잉행동-충동성 패턴 • 일부 증상은 12세 이전에 발현됨 • 일부 증상이 2가지 이상의 장면(예, 가정, 학교, 또는 직장에서, 친구 또는 친척들과 함께 있을 때, 또는 기타 활동)에서 발현됨
□ 특정학습장애	• 학습 및 학업기술 사용 곤란
□ 발달성 협응장애	• 연령에 기대되는 것보다 상당히 낮은 수준의 협응 운동 기술 습득과 실행
□ 상동증적 운동장애	• 반복적, 충동적, 그리고 목적이 없어 보이는 운동행동
□ 틱장애	• 갑작스러운, 빠른, 재발성, 비리듬 운동 동작 또는 발성

지적장애

1.1 지적장애(지적발달장애)

지적장애intellectual disability는 지적발달장애intellectual developmental disorder로도 불리며, 종전에는 정신

지체mental retardation로 불렸다. 이 장애는 "추론, 문제해결, 계획, 추상적 사고, 판단력, 학업, 그리고 경험으로부터의 학습 같은 일반 정신능력에 있어서의 결함"(DSM-5, p. 31/31)이 특징이다. DSM-5(p. 31/31)에서 언급된 것처럼, "이러한 결함은 개인이 가정 또는 지역사회에서 의사소통, 사회적 참여, 학업적 또는 직업적 기능, 그리고 개인적 독립 등, 일상생활의 한 가지 이상의 측면에서 개인적 독립과 사회적 책임의 표준에 부합하지 못하는 것 같은 적응기능의 손상을 초래한다." 이 진단은 임상적 평가를 바탕으로 내려지고 개별적으로 시행되는, 심리측정학적으로 타당하고, 종합적이며, 문화적으로 적절한 지능검사(즉, IQ 검사)의 사용에 의해 확정된다. 지적장애가 있는 사람들은 측정오차 범위(일반적으로 ±5점)를 포함해서 약 2 표준편차 또는 인구 평균 미만의 점수를 받는다. 표준편차가 15이고 평균이 100인 검사의 경우, 이는 65점과 75점 사이의 점수(70±5점)로 제시될 것이다. IQ 검사 점수는 개념적 기능의 근사치이므로, 이 점수는 실생활 상황에서의 추론과 실행적 과업의 완전학습 정도를 평가하기에는 불충분하다. 예를 들면, IQ 점수가 70 이상인 사람이라 하더라도, 사회적 판단력, 사회적 이해, 그리고 기타 적응기능 영역에서 심각한 문제가 있어서 개인의 실제 기능이 IQ 점수가 더 낮은 사람들의 것과 비슷한 정도에 불과할 수 있다. 따라서 IQ 검사 결과의 해석에는 항상 임상적 판단력이 요구된다.

적응기능에는 다음과 같은 3가지 영역, 즉 ① 개념적, ② 사회적, ③ 실행적 영역에서의 적응적 추론이 포함된다.

- 개념적conceptual(학업적academic) 영역에는 새로운 상황에서 기억, 언어, 읽기, 쓰기, 수학 추론, 실행적 지식 습득, 문제해결, 그리고 판단력에 있어서의 역량이 포함된다.
- 사회적social 영역에는 ① 타인들의 사고, 감정, 경험 인식, ② 공감, ③ 대인관계 의사소통 기술, ④ 교우관계 능력, 그리고 ⑤ 사회적 판단력이 포함된다.
- 실행적practical 영역에는 개인적 돌봄, 직장 책임, 돈 관리, 여가활동, 행동 관리, 그리고 학교 및 직장업무 조직 등, 생활 장면 전반에 걸쳐 학습과 자기관리가 포함된다.

지적장애는 일반 인구의 1%에 영향을 미치는 것으로 추산된다. 전반적으로, 남성이 여성보다 더 영향을 받을 가능성이 높다. 결함은 발달기간 동안 발병되며, 출생 시에는 나타나지 않을 수 있다. 발병 연령과 기타 특징적인 양상은 기저의 병인에 좌우된다. DSM-5에서 지적장애 진단은 지적 및 적응 기능에서의 결함이 있음—만일 알려진 경우, 지적 및 적응 결함의 원인이 추가 진단(예, 다운증후군)에 의해 제시되는 것—을 의미한다. 원인은 다운

증후군에서처럼 유전에 의한 것일 수 있다. 이 경우, 아동은 또한 출생 때부터 명백히 특징적인 신체적 양상을 지니고 있다. 원인에는 또한 발달기간 동안 뇌막염, 뇌염, 또는 두부외상 같은 질환이 포함된다. 이 경우, 지적장애는 '후천성'으로 간주된다. 지적장애는 다른 수준의 심각도severity(즉, 경도, 중등도, 고도, 또는 최고도)로 나타날 수 있다. 심각도는 절대적으로 IQ에 의해서보다는 개념적 · 사회적 · 실행적 기능 영역에서의 적응기능 수준에 의해 결정된다. 그 이유는 적응기능이 필요로 하는 지원의 양을 결정하기 때문이다. 예를 들면, 고도 지적장애의 경우, 개념적 영역에서 개인은 일반적으로 문자 언어 또는 개념(숫자, 양, 시간, 화폐 등)을 거의 이해하지 못할 것이다. 사회적 영역의 경우, 개인의 말과 의사소통은 일상 사건의 범위 내에서 여기 · 지금에 초점이 맞추어져 있다. 실행적 영역의 경우, 개인은 식사, 옷 입기, 목욕, 배설 등 일상생활의 모든 활동에 대해 지원과 항시 감독이 필수로 요구된다. 지적장애의 경과는 보통 평생이지만, 시간이 흐름에 따라 심각도에 있어서 다소 변동이 있을 수 있다.

전반적 발달지연(DSM-5, p. 41/40)은 진단기준이 없는 DSM-5의 범주다. 이는 지적 기능의 일부 영역에 있어서 기대되는 발달이정표를 충족시키지 못하지만, 임상적 심각도 수준이 이렇게 어린 나이의 아동에 대해서는 신뢰성 있게 평가될 수 없기 때문에 지적장애로 진단될 수 없는 5세 미만의 개인을 대상으로 하는 진단이다. 전반적 발달지연은 훗날 재평가의 필요성을 암시하는 '보류holding' 진단이다.

다운증후군

에릭Eric(남, 15세)은 어머니에 의해 응급실에 데려져 왔다. 에릭의 어머니는 정신의학과 레지던트의 팔을 꼭 잡고는 애원하듯이, "이 아이를 꼭 입원시켜 줘야 해요. 난 더 이상 견딜 수 없어요."라고 말했다. 6개월 전, 환자는 어머니에 의해 특수학교에서 집으로 보내졌다. 어머니는 레지던트에게 학교에서 보내 준 서류를 보여 주었다. 서류에는 에릭의 IQ가 45라고 기록되어 있었다. 에릭은 8세부터 여러 곳에 주거 배치를 받아 왔다. 부모의 방문일이 되면, 아이는 항상 어머니에게 "엄마, 나 집에 데려가 줘."라고 간청했다. 1년여의 시간이 지난 후, 에릭은 어머니에 의해 집으로 데려져 오곤 했다. 어머니는 에릭의 지적 손상과 집에서 돌볼 수 없음에 대해 항상 죄책감이 들었다. 에릭은 부모의 이혼으로 지난 4년간 외둥이로 지냈다. 아버지는 다른 도시로 이사했다.

지난 6개월간 에릭은 집에서 점차 다수의 문제행동을 나타냈다. 에릭의 키는 5′9″(*역자 주. 175cm)였고, 체중은 200파운드(*역자 주. 91kg)에 육박했다. 에릭은 집에 있는 물건을 부수곤 했고—분노발작이 있는 동안 접시와 의자를 부숨—최근 들어서는 신체적으로 공격하기도 했다. 최근 들어서는 실랑이를 벌이던 중 어머니의 팔과 어깨를 때리기도 했다. 이 일은 어머니가 에릭이 빗자루로 아파트 바닥을 탁탁 치던 행동을 중단시키려고 했던 것이 발단이 되었다. 어머니는 레지던트에게 멍 자국을 보여 주면서, 병원이 아들의 입원을 거부하면 시장실에 전화하겠다고 으름장을 놓았다.

검사에서 에릭은 두툼한 안면 양상, 약간 돌출된 혀, 눈꺼풀의 내안각주름epicanthal fold(윗눈꺼풀 피부의 접힘), 그리고 양손 손바닥의 시미안선/원숭이주름simian crease(3줄 대신 한 줄) 등, 전형적인 다운증후군Down syndrome 징후가 있음이 관찰되었다. 또렷하지 않고 다소 불분명한 말과 함께, 아이는 "누구도 아프게 하려던 것은 아니에요."라고 말했다.

논의

8세 이후로 특수학교에 배치된 것은 에릭에게 적응기능 상의 현저한 결함 또는 손상이 있었음을 암시한다. 그의 IQ 45는 일반 지적 기능상의 결함이 있음을 의미한다. 에릭의 개념적 능력, 사회적 기능, 그리고 자기돌봄 역량에 관한 상세한 정보는 즉각적으로 입증되지 않았지만, 그는 가정 밖 장면에서 도움을 필요로 한다. 따라서 출생 이후의 발병과 함께, 지적 기능과 적응기능 결함의 결합은 적어도 중등도 심각도 지적장애(DSM-5, p. 33/33) 진단을 암시한다. 에릭의 경우, 지적장애는 다운증후군에 의한 것으로, 이는 지적장애와 함께 추가진단으로 내려지게 될 것이다.

지적장애 진단은 다른 진단과 관계없이 기준이 충족되기만 하면 내려진다. 흔히 지적장애가 있는 사람들의 경우에서처럼, 에릭은 지적기능 손상 때문이 아니라 파괴적·공격적 행동 때문에 입원을 신청하고 있다. 그의 공격적 행동은 지난 6개월 동안 나타났다. 그럼에도 품행장애로 추가 진단하는 것(15.3절 '신발 끈' 참조)은 정당화되지 않을 것이다. 왜냐하면 에릭은 절도, 거짓말 일삼기, 가출 같은 품행장애의 다른 특징을 보이고 있지 않기 때문이다.

수수께끼

지적장애 환자 치료를 전문으로 하는 정신과 의사가 리비Libby(여, 17세)라는 아이를 의뢰하는 소아과 동료로부터 전화를 받았다. 리비는 '우울증은 치료되었고', 다만 후속조치로 약물 치료가 필요하다는 것이었다.

그런데 리비가 병원에 들어서면서 대기실에서 큰 소동이 일어났다. 거기에는 작고 호리호리한 몸매의 리비가 현저하게 초조해하고 안절부절못하고 있었고, 알아들을 수 없는 고음으로 소리를 질러 대고 있었다. 얼굴에 수심이 가득한 리비의 부모는 리비를 진정시키고자 애쓰고 있었다. 리비는 치료된 상태와는 거리가 먼 것처럼 보였다.

리비의 부모는 다음과 같은 과거력을 들려주었다. 리비는 첫돌이 되기도 전에, 고도 정신지체 진단을 받았다. 그 후, 광범위한 진단평가를 받아보았지만, 지적 결함의 병인을 확인할 수 없었다. 리비는 항상 신체적으로 건강했다. 리비는 외둥이로 집에서 양육되었고, 공립학교의 특수학급에 다녔다. 리비는 쾌활하고, 우호적이었으며, 다정했으며, 말은 다소 서투르지만 제스처와 발성을 통해 가까스로 소통을 했다. 그녀는 몇 가지 집안일을 배웠고, 집 주변에서 어머니 돕는 일을 좋아했다.

리비는 부모가 일주일간 유럽에 가면서 리비를 가정부에게 맡기게 된 6개월 전까지는 부모와 떨어져 있던 적이 없었다. 여행에서 돌아온 후, 리비의 부모는 리비가 초조해하고, 반응을 보이지 않으며, 평소의 활동에도 관심조차 보이지 않는 것이 관찰되었다. 리비는 자주 울었고, 숙면을 취하지 못했으며, 잘 먹지 않았고, 대부분의 시간을 아무런 목적 없이 집 근처를 배회하며 보냈다. 부모는 리비를 혼자 내버려 둔 것에 대해 죄책감이 들어, 이를 보상하고자 모든 시간을 리비와 함께 활동함으로써 리비의 기분이 나아지게 하고자 했다.

리비의 부모는 리비에게 신체질환이 있는지 궁금했으나, 소아과 의사의 검진과 검사 결과 모두 음성으로 판명되었다. 소아과 의사는 리비에게 항불안제 디아제팜을 하루에 3회에 걸쳐 2mg 투여하였으나 별효과가 없었다. 학교심리학자는 리비의 행동을 부모의 과잉보호로 강화된 주의 끌기 장치로 여기고는 엄격한 한계를 설정할 것을 제안했고, 아동지도 클리닉에 의뢰했다. 이곳에서 리비의 부모는 리비가 자신을 버려두고 부모가 휴가를 떠난 것에 대해 부모에게 벌을 주는 것이라는 소아정신과 의사의 말을 들었다. 소아정신과 의사는 부모에게 리비에 대해 무한정 주의를 기울여 주고 애정을 주라고 제안했다.

이러한 처방들이 오히려 사태를 악화시키고 있을 무렵, 리비는 다른 정신과 의사의 진찰을 받았다. 이 정신과 의사는 리비가 우울증일 수 있다는 생각으로, 항우울제 약물을 처방해 주었다. 그러나 리비의 상태는 나아지지 않았다. 자포자기 상태에서 부모는 주변의 모든 정신과 병원에 전화를 걸어 리비를 입원시키고자 했으나, 누구도 받아 주려 하지 않았다. 한 입원업무 담당 사회복지사가 정신과 병원은 일반적으로 지적장애가 있고 말을 잘 하지 못하는 환자들 치료에 경험이 없다고 설명하게 되면서, 리비는 결국 소아과 병동에 입원하게 되었다. 이곳에서 대대적인 의학적 평가가 실시되었지만, 리비의 상태에 대한 원인은 끝내 밝혀지지 않았다.

리비의 소아과 의사는 리비를 '정신병적 우울증psychotic depression' 병원에서 치료하기로 결정했다. 소아과 의사는 항우울제 치료약물의 투여량을 높였고 항정신병약을 추가했다. 그러자 리비는 식사를 더 잘했고, 밤새 잠을 잘 잤으며, 초조해하던 양상이 줄어들었다. 리비는 결국 퇴원했지만, 곧 증상 재발의 고통을 겪어야 했다. 리비는 다시금 과민하고 초조해하게 되었고, 수면 곤란과 식욕 저하를 겪었다.

전문가와의 진단 면담이 진행되는 동안, 리비는 극도로 초조해했다. 리비는 자주 높은 소리로 괴성을 질러 댔고, 한 곳에 앉아 있지 않으려 했으며, 집에 가고 싶다는 듯이 어머니의 팔을 마구 잡아당겼다.

항우울제 치료약물의 투여량은 점차 감소되었고, 결국 중지되었다. 다음 3개월 동안, 리비의 기분과 행동은 변화무쌍했다. 몇 주 동안은 차분했다가도, 다시 괴성을 지르며 극도로 초조해하면서 공격적이고 걷잡을 수 없이 산만해지곤 했다.

세부적인 가족력에 의하면, 리비의 이모가 '우울증'으로 고통을 겪었고, 기분안정제 리튬과 함께 유지치료maintenance treatment에 잘 반응했다. 이에 리비에 대한 약물 투여는 1일 리튬 300mg으로 시작되어, 혈청수준이 치료범위인 0.5~0.7mEq/L에 놓일 때까지 1일 600mg으로 높여졌다. 리비의 상태는 꾸준히 점차 나아졌고, 수개월이 지나자 온전했던 옛 모습을 되찾았다. 리비의 병세 호전은 항정신병약을 점차(수개월에 걸쳐) 중단시켰을 때까지 지속되었다.

논의

이 사례는 주관적인 경험을 기술할 수 없는 고도 지적장애(DSM-5, p. 33/33)가 있는 사람들에 대한 진단의 어려움을 잘 보여 주고 있다. 리비는 우울하고 초조한 것처럼 보이지만, 자신의 지속적인 우울 기분에 대해 말을 하지 못한다. 리비의 울음, 무관심, 그리고 식욕저하, 불면증, 그리고 정신운동 초조를 바탕으로 주요우울장애(DSM-5, p. 160/169)로 잠정적 진단을 내리는 것이 합리적인 것 같다. 그렇지만 리비는 지속적으로 항우울제에 대해 잘 반응하지 않았다. 리비의 소아과 의사는 '정신병적 우울증'으로 진단했지만, 정신병적 증상의 증거는 보이지 않고, 항정신병약은 주로 리비의 정신운동 초조를 조절하기 위해서였을 거라고 추정된다. 리비를 치료한 전문의는 다음과 같이 적고 있다.

> 리비 같은 환자들은 흔히 지적장애가 있는 사람들에게는 특이한 비특이성nonspecific 행동장애 사례로 또는 부모의 죄책감에 대한 보상으로서 부모의 과잉보호로 인한 '주의를 끄는 행동' 노출로서 일축되기 일쑤다. 사실상, 일부 전문가는 리비의 경우를 후자 메커니즘의 예로 보았다.

리비의 임상적 발현은 평소 상태와는 현저한 대조를 보였다. 리비의 발현 증상은 과민한 기분, 초조, 산만성, 수면 장해가 두드러졌다. 이 모든 것은 조증 삽화(DSM-5, p. 124/132)에 포함되어 있다. 리비가 괴성을 지르는 것은 압력언어pressured speech와 동등한 것으로 보일 수 있다. 물론 과대성, 사고비약, 즐거운 활동에의 과도한 몰입 같은 증상은 고도 지적장애와 언어적 표현이 서투른 사람에 의해 기술될 수는 없을 수 있다. 임상적 발현은 순환적cyclic이다. 또한 주기적인 울음, 활동 감소, 식욕상실, 불면증은 주요우울장애를 암시한다. 가족력은 리튬 반응성 '우울증'에 대해 양성이었다. 리비에게 항우울제가 투여될 당시, 주요우울삽화 상태였을 가능성이 있다. 또한 리비는 처음에는 나아졌으나, 곧 바로 치료약물에 의해 촉발된 조증 증상이 발달되었다. 그러므로 제I형 양극성장애(DSM-5, p. 123/132) 진단이 가장 적절할 것 같다.

의사소통장애

1.2 언어장애

언어장애language disorder는 "이해력 또는 생성 결함으로 인한 언어 양식(즉, 말, 글, 수화, 또는 기타) 습득과 사용에 있어서 지속적인 어려움"(DSM-5, p. 42/41)이 특징이다. 언어장애가 있는 아동은 감소된 어휘, 제한된 문장구조, 또는 담화에 있어서의 손상으로, 설명 또는 대화에 필요한 단어 사용 및 문장 연결을 하지 못한다. 이러한 어려움으로, 아동의 언어수준은 동년배 집단에 비해 상당히 낮아서 사회적 · 학업적 기능을 저해한다. 이러한 문제들은 청각 문제, 운동 기능이상, 기타 의학적 또는 신경학적 상태, 또는 지적장애(1.1절 참조)로 인한 것이 아니다. 손상은 표현능력(즉, 언어적 자료 생성)이나 수용능력(즉, 언어적 메시지의 이해) 또는 둘 다에 있을 수 있다.

4세에 발현되는 언어장애는 시간이 흘러도 안정적이고, 성인기까지 지속되는 경향이 있다. 성인기에 있어서 이러한 장애는 직업적으로 기능하기 위한 개인의 능력에 부정적인 영향을 미칠 수 있다. 수용성 언어 손상이 있는 아동들은 표현성 문제만 있는 아동들에 비해 예후가 좋지 않다.

깨어진 가정

돈Don(남, 3세 7개월)은 초자양막증hyaline membrane disease(폐의 적절한 팽창을 막는 신생아 폐질환)이 있는 상태에서 11개월 조산과 후에 치료한 양측탈장bilateral hernia 등 복합적인 초기 의학력을 가지고 있었다. 초기 발달이정표는 정상 한계치 이내에 있었다. 즉, 그는 생후 6개월이 된 때에 앉았고, 10개월째에 기었으며, 13개월째에 걸었고, 12개월째에 단어를 말하기 시작했다. 돈이 3세가 되었을 무렵, 돈의 어머니는 그의 말이 놀이 친구들에 비해 훨씬 덜 발달된 것 같다는 사실을 알게 되었다. 더욱이, 대부분의 아이가 돈보다 어렸다. 돈은 부모의 문제와 이혼 때문에 유아원에 다니지 않았고, 여러 차례 이사를 다녀야 했다.

검사가 진행되는 동안, 돈은 상황 적응이 느렸다. 돈은 특히 이해력이 극도로 낮아서, 그가 이해하도록 하려면 그의 말 대부분을 제스처로 보강해야만 했다. 돈의 문장 대부분은 잘못 발음된 단일 단어들(예, 'gun'은 'dub', 'scissors'는 'duh-duh')로 구성되어 있거나, 제한된 어휘(예, 'fish'는 'pet')를 나타냈다. 돈은 "빨간색 책을 가져와서 탁자 위에 놓으렴." 같은 지시를 따를 수 있었고, 신체 부위와 방 안의 물건들을 가리킬 수 있었다. 또한 돈의 연령을 감안할 때, 꽤 정교한 것 같은 그림을 그릴 수 있었다.

논의

정상적인 발달이정표를 고려할 때, 돈의 말 곤란에 대한 설명으로 지적장애가 배제된다.

중요한 점은 돈의 말 곤란이 특정한 말소리의 조음에 있는 것이 아니라 자신의 의사표현을 위한 적절한 단어들을 찾는 데 있다는 것이다. 이러한 점을 고려하면, 말소리장애speech disorder(DSM-5, p. 44/44)가 배제되고, 언어장애(DSM-5, pp. 42/41-42)가 암시된다. 돈이 명백한 언어 이해의 어려움이 없다는 사실은 보다 좋은 예후를 지닌 표현형 언어장애가 있음을 암시하고 있다.

빠이빠이

자크Zach(남, 5세)는 학교에서의 문제로 심리학자의 평가를 받았다. 자크는 8개월 전 유치원에 다니기 시작했고, 시작부터 다른 아이들과 교사들과 어울리는 데 문제를 일으켰다. 한 학년을 다니는 내내, 담임교사는 수차례 부모를 소환해서 자크가 분노와 불만에 차 있는 것 같고, 아이들 사이에 발생하는 자연스러운 갈등 해결에 큰 어려움을 겪고 있으며, 자주 자신의 지시를 이해하지 못하는 것 같고, 이해하기 어려워한다고 보고했다. 그러나 아주 최근 들어서는 자크가 다른 아이들과 어울려 논다는 점에서 다소 나아지기는 했지만, 대부분의 시간을 홀로 지내기 시작했다. 부모에 의하면, 자크는 발작장애seizure disorder 치료를 위해 페노바르비탈phenobarbital을 복용하고 있지만, 그 외에는 건강하고 가정에서도 아무런 문제가 없었다.

검사가 진행되는 동안, 자크는 말이 없고 수줍어해서, 자크의 어머니는 검사실에 남아 있어야 했다. 자크는 검사자를 물끄러미 바라보면서 지시에 잘 따랐으나, 질문이나 요구에 대해서는 반응하지 않았다. 자크는 때로 부적절한 반응을 보여서 검사자는 자크가 과업을 이해하고 있는지 확신이 잘 서지 않았다. 예를 들면, 연필과 장난감 자동차를 주고 "연필을 자동차 위에 놓으세요."라고 말하면, 자크는 검사자를 빤히 쳐다보다가 자동차를 바닥에 놓고는 연필로 그리기 시작했다. 자크의 언어 표현은 매우 제한적이었는데, 검사자에게 자신의 이름을 말하지 않았다. 그러나 물건의 이름을 말해 보라고 하면 대체로 그 물건을 가리켰다. 물건(자동차, 연필 등)의 정의를 내려 보라고 하면, 자크는 단지 제스처로 물건을 사용하는 행동을 보일 뿐이었다. 검사실을 떠나면서 자크는 검사자에게 "나 가요me go"와 "빠이빠이bye-bye"라고 말했다.

논의

자크는 사람들의 말과 자신의 말의 이해에 어려움을 겪고 있다. 언어발달에 있어서 이러한 장해는 지적장애(1.1절 참조), 자폐스펙트럼장애(1.6절 참조), 특정학습장애(1.8절 참조)에서도 나타난다. 걷기 시작한 시기의 지연 또는 옷 입기 불능 같은 지연된 발달이정표에 대한 참조 결여 또는 적응기능상의 결함은 자크가 정상 지능을 가지고 있음을 암시한다. 평범한 물건(예, 연필, 자동차)의 용도에 대한 자크의 이해력 정도는 내면 언어가 있음을 암시하고 있고, 괴이한 행동 결여로 자폐스펙트럼장애(1.6절 '메아리' 참조)는 배제된다. 따라서 자크는 수용성 및 표현성(DSM-5, pp. 42/41-42) 둘 다가 포함된 언어장애 진단을 받았다. 수용성 및 표현성 언어 곤란이 있는 아동들은 치료가 더 어렵고, 흔히 표현성 문제만 있는 아동들만큼 결과가 좋지 않다.

1.3 말소리장애

말소리장애speech disorder의 특징은 "말의 이해를 저해하거나 메시지의 언어적 의사소통을 막는 말소리 생성의 지속적인 어려움"(DSM-5, p. 44/44)이 특징이다. 말 생성 문제는 사회활동과 학업성취를 저해할 정도로 심각하다. 말의 어려움은 구개파열cleft palate(*역자 주. 입천장이 갈라져 말을 제대로 할 수 없는 선천성 기형) 또는 뇌성마비cerebral palsy 같은 선천성이거나 청력상실이나 외상성 뇌손상 같은 후천성인 상태에 의한 것이 아니다.

DSM-5 진단에서는 말 문제가 초기 발달기간에 발병되어야 한다는 필수요건이 있다. 정상적인 말 발달은 점진적 과정이지만, 대부분의 아동은 3세경이 되면 알아들을 수 있는 말을 하게 되고 7세경이 되면 대부분의 단어를 정확하게 말한다. 말 문제는 보통 치료를 통해 개선되며, 드물게 평생 지속되기도 한다.

피로

앙느레André(남, 6세, 초 1)는 어머니와 함께 클리닉을 찾았다. 어머니에 의하면, 아들이 홍얼

거리면서 이상한 소리를 내고 있고, 적절히 말하는 데 있어서 문제가 있으며, 글을 쓸 때 글자를 반대로 쓰고 있다고 한다. 앙드레의 교사는 앙드레가 읽기 준비도, 발음, 스포츠에 있어서 '매우 우수'하고, 미술은 보통, 그리고 말에 있어서만 문제가 있다고 기록된 가정통신문을 보냈다.

검사에서 이 우호적이고 잘생긴 사내아이는 여러 주제에 대해 지적인 대화를 나누었다. 대화를 나누는 동안 눈에 띄는 말의 오류로는 'rabbit'을 'wabbit'으로, 'brown'을 'bwowon'으로, 'this'를 'dis'로, 그리고 'yellow'를 'wewwow'로 한 것이 포함되었다. 웩슬러 영유아용 지능검사Wechsler Preschool and Primary Scale of Intelligence와 종합성취검사Wide Range Achievement Test(WRAT)가 실시되었고, 앙드레는 다음과 같은 점수를 받았다. 즉, 동작성 IQ 135(유의하게 평균 이상), 언어성 IQ 120(평균 이상), 읽기 학년수준 1.8, 철자 학년수준 1.4, 산수 학년수준 1.8로 나타났다. WRAT에 대한 학년수준 점수에 의하면, 앙드레의 학업수행력은 학년수준을 약간 상회하고 있었다. 검사자에 의하면, WRAT를 실시하면서 'cat'의 철자를 써 보게 하자, 앙드레는 'ɔat'로 c자를 뒤집어서 표기했다.

논의

앙드레의 문제는 다양한 소리, 특히 s, z, ch, dzh, zh 외에도 후에 습득된 말소리인 r, l, 그리고 th를 또렷이 말하는 데 있어서 어려움이 있다는 것이다. 매우 자주 나타나는 이러한 불분명한 소리들은 때로 '늦은 8late eight'로 불리기도 한다. 앙드레의 언어이해력과 자기표현력은 언어장애를, 평균 이상의 지능은 지적장애(1.1절 '다운증후군' 참조)를, 그리고 정상적인 사회성 발달은 자폐스펙트럼장애(1.6절 '메아리' 참조)를 배제시킨다. 따라서 말소리장애(DSM-5, p. 44/44) 진단이 내려진다.

잦은 글자 뒤바뀜은 특정학습장애, 쓰기 표현 손상 동반(1.8절 참조)의 추가 진단 가능성이 제기된다. 그러나 특정한 수의 글자 뒤바뀜은 6세 아동들에게 있어서는 정상이며, 이 진단은 개별적으로 시행된 검사에서 기대되는 수준보다 유의하게 낮은 점수를 받게 되는 경우에 한해서 주어진다.

1.4 아동기 발병 유창성장애(말더듬)

"개인의 연령과 언어기술에 비해 부적절한 말의 정상적인 유창성과 시간 패턴상의 지속적인 장해"(DSM-5, p. 45/46)는 아동기 발병 유창성장애(말더듬)childhood-onset fluency disorder (stuttering)의 특징이다. 장해의 유형에는 소리와 음절 반복, 자음과 모음 소리 연장, 단어들 내에서의 일시정지, 말의 일시정지, 에둘러 말하기(즉, 문제가 되는 단어들을 피하기 위한 단어 대체), 신체적 긴장이 동반된 단어 생성, 그리고 단음절로 된 전체 단어 반복(예, "그-그-그 사람이 보여요.")이 포함된다. 이러한 장해들은 사회적 또는 학업적 기능을 저해할 정도로 심각한 정도여야 하고, 말 운동이나 감각 결함, 또는 뇌졸중 또는 두부외상 같은 신경학적 문제에 의해 초래된 것이 아니어야 한다. 이 장애는 흔히 말더듬으로 불린다. 특히 이러한 비유창성은 흔히 아동이 소리 내어 읽거나, 노래하거나, 또는 애완동물이나 무생물 대상에게 말하는 경우에는 나타나지 않는다.

정의에 의하면, 아동기 발병 유창성장애는 아동기에 발병되는데, 대부분의 경우 6세경에 발달된다. 이 장애가 있는 아동의 대부분은 회복된다. 8세 때 이 문제의 심각도를 보면, 회복될 것인지 또는 청소년기 이후로 지속될 것인지를 예측할 수 있다.

걱정 마

걱정스러운 표정이 역력한 정신과 의사 부부가 3세 아들 아론Aaron의 진찰을 받기 위해 언어치료사에게 의뢰되었다. 정신과 의사는 자신과 아내가 아론이 때로 말을 더듬는다는 사실을 몇 개월 전에 처음 목격했다고 설명했다. 이 일이 발생할 때면, 그는 단어들 또는 첫 음절에 묶여서 흔히 이들을 여러 차례 반복하고 나서야 문장을 마칠 수 있었다. 때로, 그는 문장을 끝마칠 수 없어서 그냥 포기했다. 이러한 일은 처음에는 드물었지만, 지난 몇 주 동안은 훨씬 더 자주 일어났다. 그리고 이제 아론은 이러한 일이 발생하는 경우, 눈에 띄게 언짢아 했다. 며칠 전, 그는 몹시 언짢아하면서 단어를 떠오르게 하기 위한 노력의 일환으로 주먹으로 머리를 쥐어박기 시작했다.

아론의 부모는 특히 남자아이들 사이에서 일시적인 말더듬이 흔하다는 사실을 알고 있었다. 이들은 이 문제가 만성이 되지 않도록 하려면 어떤 조치가 필요한지 궁금해서 소아과 의사를 찾았다. 그러나 이들은 자신들을 안심시키려는 소아과 의사가 약간이지만 뚜렷이 드러나게 말을 더듬는 것을 듣자 계획을 취소해 버렸다.

언어치료사는 부모에게 아론이 고통스러워하면서 문장을 완성시키지 못하는 삽화 동안 마음의 평정을 유지하는 것이 중요하다고 말해 주었다. 또한 이들의 염려에 대해 동정해 주면서 말더듬이 사라질 가능성은 매우 높으며 어떤 영구적인 정서적 상처를 남기지는 않을 거라고 말해 주었다. 언어치료사의 말이 옳았다. 다음 수개월에 걸쳐 말더듬은 점차 해소되었고, 이제 4세가 된 아론은 말하는 데 아무런 어려움 없이 자신의 의사를 명확히 표현할 줄 아는 아이가 되었다.

논의

아론의 아버지는 정신과 의사였지만, 비전문가 역시도 이 진단을 내리는 데 거의 문제가 없을 것이다. 아동기 발병 유창성장애(말더듬)(DSM-5, p. 45/46)는 아동의 연령에 부적절한 말의 정상적인 유창성과 시간 패턴에 있어서 현저하고 지속적인 손상이다. 아론의 경우, 대부분의 경우에서처럼 소리와 음절의 연장과 반복 증상이 나타났다. 말더듬의 심각도는 보통 상황에 따라 다르고, 의사소통에 대한 특별한 압력이 있는 경우에 더욱 심해진다.

1.5 사회적(실용적) 의사소통장애

사회적(실용적) 의사소통장애social (pragmatic) communication disorder는 DSM-5의 새로 수록된 장애로, "언어적 및 비언어적 의사소통의 사회적 사용에 있어서의 지속적 어려움"(DSM-5, p. 47/48)으로 정의된다. 이 범주는 자폐스펙트럼장애의 사회적 의사소통 요소를 가지고 있지만, 행동, 흥미, 또는 활동의 제한적·반복적 패턴에 대한 기준에 부합되지 않는다는 이유로 자폐스펙트럼의 일부로 간주되지 않는 사람들을 기술하기 위해 추가되었다. 사회적 의사소통은 사회적 참여, 사회적 관계의 발달, 학업적 성취, 그리고 직업적 수행의 필수요소라는 점을 강조하기 위해 '실용적'이라는 용어가 진단명에 추가되었다.

사회적 목적을 위한 의사소통 사용에 있어서의 특징적인 결함은 ① 사회적 상황에 대해 적절한 방식으로 타인과 정보를 공유할 수 있는 능력 결여, ② 상황 또는 상대방의 욕구에 적절한 의사소통 방식의 변화 불능, ③ 번갈아 말하기 같은 대화의 규칙 준수의 어려움, 그리고 ④ 추론, 관용구, 유머, 그리고 이들의 의미에 대한 맥락에 따라 좌우되는 은유 이해의 어려움 같은 형태로 나타난다. 사회적 의사소통장애의 문제는 다른 의사소통장애들과 마찬가지로 사회적 관계 또는 학업적 · 직업적 기능을 저해할 정도여야 한다. 이 장애는 지적장애(1.1절 참조), 자폐스펙트럼장애(1.6절 참조), 또는 전반적 발달지연(DSM-5, p. 41/40) 등, 임상상의 일부로서 사회적 의사소통 문제가 포함될 수 있는 신경학적 장애 또는 기타 정신장애로 인한 것이 아니어야 한다.

4~5세 아동들은 사회적 의사소통에 적절히 참여할 수 있어야 한다. 보다 경미한 형태의 사회적 의사소통장애는 사회적 상호작용이 보다 복합적인 상태가 되는 초기 청소년기가 되어서야 명백해진다. 사회적 의사소통장애의 결과는 매우 다양해서, 아동에 따라서는 시간이 흐름에 따라 눈에 띄게 나아지는가 하면 성인기까지 어려움이 지속되기도 한다. 현저하게 나아진 사람들 중에서조차 초기 결함은 사회적 관계와 행동에 있어서 지속적인 손상을 초래하기도 한다.

사회적 결례

클리포드Clifford(남, 13세)는 지방 소재의 중학교 1학년이다. 클리포드의 학업적 수행은 항상 학년에 맞는 수준이지만, 교사들과 부모는 그를 '다소 미성숙'하고, '늦깎이'로 묘사한다. 클리포드는 그의 모든 운동 이정표를 정확하게 충족시켰고, 항상 또래아이들에 대해 관심을 보였으며, 모든 전형적인 사내아이들이 관심 있어 하는 물건들(예, 자동차, 기차, 비행기, 비디오 게임 등)을 좋아했다. 그러나 클리포드의 어머니는 "클리포드가 거의 항상 남보다 한 걸음씩 뒤에서 뛰는 것 같아요."라고 한탄한다. 클리포드는 말을 늦게 깨우쳤다. 또한 생후 18개월까지 소수의 단일 단어로 말할 수 있었지만, 만 3세가 될 무렵이 되어서야 실제로 단어들을 연결하기 시작했다. 클리포드는 초등학교 입학 전부터 중학교 입학 전까지 언어치료를 받았다. 왜냐하면 그의 언어 사용 지연과 's' 또는 'sh' 음절 발음에 어려움이 있었기 때문이었다.

중학생이 되어서조차, 클리포드는 계속해서 언어적 의사소통에 어려움이 있다. 그는 '실내에 적절한 목소리'를 사용하라는 잦은 지적에도 불구하고 큰소리로 말한다. 또한 소집단 상황에 있는 경우, 그는 다른 아이들의 대화에 끼어들기 일쑤고, 때로 집단의 대화 맥락과 크게 상관없는 주제에 관해 이야기하곤 한다. 특히 그는 때로 자신이 자주 끄집어내곤 하는 게임 활동에 관한 이야기를 하고 있는 경우 다소 현학적인 말을 한다. 클리포드는 자신이 좋아하는 야구팀이 디비전 타이틀division title을 거머쥔 것 같은 주제에 관해 신바람이 날 때면 숨을 쉬지 않을 것 같은 기세로 계속해서 말을 해서 알아듣기가 매우 힘들다.

수학은 클리포드가 좋아하는 과목이다. 또한 그는 모든 컴퓨터와 관련된 것들에 매료되어 있다. 클리포드는 비디오 게임을 좋아하는데, 특히 액션과 전투 게임(*역자 주. 자신이 총을 쏘는 사람이 되어 적을 찾아다니다가 발견하면 사격하여 죽이는 컴퓨터 게임) 종류를 좋아한다. 클리포드는 엄청난 농구 팬으로, 자신이 좋아하는 프로팀과 대학팀을 열광적으로 응원하고 있다. 그는 학교 레크리에이션 팀에서 활동하곤 했으나, "난 맨날 벤치에만 앉아 있고요. 내가 코트에 들어가기만 하면, 코치 선생님과 다른 애들이 항상 나한테 '공 좀 패스해.' 하면서 소리를 질러 대요."라고 불만을 토로하면서 지난해에 그만두었다.

클리포드는 여러 친한 친구가 있었던 적이 한 번도 없었다. 그에게 친구가 있다면, 대개 비디오 게임과 온라인 활동을 함께하는 아이들 정도로, 클리포드는 온라인으로 접촉하는 아이들을 '친구'로 여기고 있다. 그는 이웃의 다른 아이들과 밖에서 놀면서 시간을 보내곤 했지만, 이러한 상호작용은 이젠 대부분 클리포드 집 앞의 농구대에 공을 던지면서 노는 일에 제한되어 있다. 또한 이러한 '게임'조차 결국 고함을 지르며 감정이 상한 상태로 끝을 맺는다.

그의 사회적 어려움에도 불구하고, 클리포드의 어머니와 담임교사는 클리포드가 '성질이 나쁜mean' 아이는 아니라고 보고 있다. 그는 친구를 사귀고 싶어 하고, 때로 자신만의 방식으로 다른 아이들에게 친절을 베풀기도 한다. 그러나 안타깝게도 그의 노력은 아무런 호응을 얻지 못하고 만다. 그는 다른 사람들의 신체언어 또는 비언어적 단서를 읽을 수 있는 능력이 없기 때문인 것 같다. 클리포드의 어머니는 "미묘한subtle이라는 말은 클리포드의 어휘에는 없는 단어랍니다."라고 농담을 한다. 그는 자주 또래아이들의 감정에 둔감하게 반응한다. 즉, 자신의 말이 가져올 영향에 대해 잠시 생각할 틈도 없이 공공장소에서조차 이들의 결점, 부적절성, 실수를 지적하곤 한다. 그는 때로 상처가 되는 말을 농담 삼아 다른 아이들을 놀리기도 한다. 다른 한편으로, 또래 아이들의 다수의 농담, 특히 말장난과 이중적 의미를 갖는 어구들은 그의 이해수준을 넘는 것들이다. 만일 성인이 차분하게 그가 다른 아이의 감정을 상하게 했다고 지적한다면, 클리포드는 전형적으로 즉각 사과하고 진심으로 미안해하는 모습을 보일 것이다. 그러나 외부의 개입이 없는 상태에서는 자신의 말 또는 행위가 선을 넘은 시기를 깨닫지 못하는 경향이 있어서 동일한 사회적 결례를 계속 반복한다.

논의

클리포드는 다른 사람들과의 사회적 상호작용에서 어려운 시간을 보내고 있다. 그는 대화에서 친구들과 적절히 소통할 수 없어, 흔히 대화 맥락과는 관련 없는 주제에 관해 이야기한다. 그는 대화의 톤을 조절하지 못한다(교사가 '실내용 목소리', 즉 실내에서는 좀 더 목소리를 낮추라는 요구에도 불구하고, 큰 소리로 말하는 한편, 매우 격식을 갖추고 현학적으로 말함). 그는 다른 사람들이 대화에의 개입 여부에 상관없이 계속해서 말을 하면서도 상처 주는 말을 하곤 한다. 그는 다른 사람들과의 상호작용에 있어서 신체언어 또는 비언어적 단서를 잘 읽지 못한다. 또한 해석 맥락에 따라 좌우되는 말장난 또는 이중적 의미의 어구 같은 말을 잘 이해하지 못한다. 사회적 의사소통에 있어서 이러한 심각한 문제들은 특히 그의 또래집단과의 상호작용을 저해하고 사회적 기능을 손상시키고 있다(친구가 거의 없고, 온라인을 통해 알게 된 몇몇 아이만 친구로 간주하고 있음). 클리포드의 언어적 · 비언어적 의사소통의 사회적 사용에 있어서 지속적인 어려움 등, 이 모든 것은 사회적(실용적) 의사소통장애(DSM-5, p. 47/48)의 임상상이다.

사회적 의사소통 결함 역시 자폐스펙트럼장애(1.6절 참조)에서 현저하다. 그러나 자폐스펙트럼장애가 있는 사람 역시 행동, 흥미, 활동의 제한된 또는 반복적 패턴을 가지고 있다. 그러면 클리포드의 비디오 게임에 대한 관심이 제한된 관심의 예가 아닐까 궁금할 수 있다. 그러나 실제로 그는 어려서는 장난감, 청소년으로서는 농구 같은 다른 관심을 가지고 있음을 입증했다. 클리포드는 입학 전 기간 동안 말소리장애(DSM-5, p. 44/44)를 가지고 있는 것 같았고, 언어치료에 잘 반응했다.

자폐스펙트럼장애

1.6 자폐스펙트럼장애

자폐스펙트럼장애autism spectrum disorder는 DSM-5에 새로 수록된 진단으로, "① 여러 맥락에 걸쳐 사회적 의사소통과 사회적 상호작용의 지속적 결함과 ② 행동, 흥미, 또는 활동의 제한적 · 반복적 패턴"(DSM-5, pp. 50/50-51)이 특징이다. 이 진단은 DSM-IV의 자폐장애, 아스퍼거장애, 그리고 달리 명시되지 않는 광범위성 발달장애(PDNOS) 사례 대부분을 포함하고 있다.

사회적 의사소통 결함은 ① 사회적 · 정서적 상호성 결함(예, 제한된 주고받는 대화 또는 관심 또는 감정 교류), ② 비언어적 의사소통 결함(예, 시선 접촉 결여, 안면 표정 결여, 제스처 이해 또는 사용 결여), ③ 관계 발달, 유지, 이해 결함(예, 사회적 맥락에 따른 행동 적응 곤란, 또래관계 결함, 또래들에 대한 관심 결여)으로 입증된다.

행동의 제한적 · 반복적 패턴에는 상동증적 운동 동작, 물건 사용 또는 말이 포함된다. 예를 들면, 자폐스펙트럼장애가 있는 아동은 장난감을 한 줄로 세우거나, 물건을 계속해서 뒤집거나, 누군가의 말을 따라 한다(반향언어증[echolalia]). 이러한 아동은 일상적인 일에 대해 융통성 없는 집착(예, 매일 똑같은 길로 등교 또는 음식 먹기), 변화에 대한 병리적 저항(예, 좋아하는 음식 포장 변경과 같이 사소한 변화에 대해 눈에 띌 정도로 매우 고통스러워함), 또는 의례화된 행동 패턴(예, 질문 반복, 서성거림)을 고집한다. 아동은 강도 또는 초점에 있어서 비정상적인 경향이 있는 고도로 제한된 · 고착된 관심을 보인다(예, 영아가 냄비에 강하게 집착함, 아이가 진공청소기에 집착함, 성인이 여러 시간 동안 열차 시간표를 글로 씀). 일부 매료되는 것과 판에 박힌 행동들은 특이한 소리 또는 감촉, 과도하게 물건 냄새를 맡거나 만지기, 빛 또는 회전 물체에 매료됨, 그리고 때로 통증, 열, 또는 냉기에 대한 무관심을 통해 발현될 수 있는 감각 입력에 대한 명백한 과잉 또는 과소 반응과 관련이 있다.

자폐스펙트럼장애가 있는 일부 사람은 놀라움을 자아낼 정도의 능력 또는 거의 모든 정상인을 능가하는 능력을 지니고 있다. 이는 (특수 재능을 의미하는) '서번트 능력[savant abilities]'(*역자 주. 전반적으로는 정상인보다 지적 능력이 떨어지나 특정 분야에 대해서만은 비범한 사람[서번트]이 보이는 능력)이라 불리는데, 보통 5가지 주요 영역(① 미술, ② 음악, ③ 달력 계산, ④ 수학, ⑤ 공간기술) 중 한 가지 이상에서 나타난다. 가장 흔한 종류의 서번트는 '달력에 관한 서번트'로, 주어진 날짜의 요일을 계산할 수 있다. 이러한 능력을 지닌 사람들은 미디어, 문헌, 영화에 주의를 빼앗기지만, 자폐스펙트럼장애가 있는 사람들의 극히 일부(10% 미만)만이 이러한 능력을 지니고 있다.

이러한 징후와 증상은 전형적으로 아동의 초기 발달기간(즉, 12~24개월 사이)에 분명해지지만, 사회적 요구가 아동의 능력을 뛰어넘는 시기가 되어서야 완전히 발현된다. 이들 중에는 발달지연이 있는 아이들이 있는가 하면, 정상적으로 발달되다가 퇴행을 보이는 아이들이 있다. 그리고 사회적, 직업적, 또는 기타 중요한 기능 영역이 부정적으로 영향을 받는다. 자폐스펙트럼장애의 심각도는 사회적 의사소통의 결함과 제한적 · 반복적 행동을 토대로 결정된다. 심각도 수준은 이들에게 필요한 지원수준을 토대로 평정된다(수준 1은 '지원 필수', 수준 2는 '상당한 지원 필수', 수준 3은 '매우 상당한 지원 필수'). 세부진단의 변수는 이 장애와 다른 장애 및 상태들과의 높은 동시발생 빈도수로 인해 다음의 명시자로 확인될 수 있다(동반된 지적 손상 있음 또는 없음, 동반된 언어 손상 있음 또는 없음, 알려진 의학적 또는 유전적 상태 또는 환경적 요인과 연관되는 경우, 또는 다른 신경발달장애, 정신장애, 또는 행동장애와 연관되는 경우).

자폐스펙트럼장애의 유병률은 전 세계적으로 1%로 추산된다. 이 비율은 최근 몇 년간 높아졌다. 그 이유는 확장된 정의, 건강관리 인력과 대중 사이에서 이러한 상태들에 대한 높아진 인식, 장애 발생률의 실질적 증가, 또는 이러한 요인들의 결합 때문이었다. 자폐스펙트럼장애는 흔히 여아보다 남아들 사이에서 4배 더 높게 진단된다. 여아들은 지적장애(1.1절 참조)와 동반 발생한다. 그러나 지적장애가 없는 경우 이 장애는 보다 경미한 형태로 나타나게 되어 잘 인식되지 않는 경향이 있다. 장애 경과는 보통 시간이 흐름에 따라 개선된다. 하지만 극히 소수의 사람만이 독립적으로 일하며 생활하게 된다. 언어적 · 지적 기술이 높은 사람들은 자신의 흥미와 기술에 걸맞은 일을 할 수 있는 직장을 갖게 된다.

메아리

리드Reed(남, 3세 6개월)는 맏이로, 발달이 고르지 않고 비정상적인 행동 때문에 부모의 요청으로 의뢰되었다. 리드는 난산 끝에 태어났고, 출생 직후 산소가 부족한 상태였다. 리드의 신체적 외모, 운동 발달, 자조 기술은 그의 연령에 적절했다. 그러나 리드의 부모는 출생 후 몇 개월 이후부터 리드의 상태에 대해 불안해졌다. 왜냐하면 리드가 사회적 접촉과 통상적인 아기 게임baby games에 대해 반응을 보이지 않았기 때문이었다. 리드와는 달리 유아기 초기부터 사회적 의사소통에 즐거워하는 둘째 아이와 비교해 보면서, 부모는 자신들이 두려워했던 부분을 확신하게 되었다.

리드는 자신에게만 몰입되어 있고, 다른 사람들과는 거리를 두고 있는 것처럼 보였다. 그는 아침에 어머니에게 반응을 보이지 않는가 하면, 아버지가 퇴근해서 집에 돌아와도 아무런 반응이 없다. 그런가 하면, 보모에게 맡겨지는 경우 오랜 시간 동안 괴성을 지르는 경향이 있었다. 리드는 다른 아이들에게는 관심이 없었고, 동생도 무시했다. 그의 재잘거림은 대화의 높낮이가 없었다. 3세 때, 리드는 단순한 실행 지시를 이해할 수 있었다. 리드의 말은 그가 과거에 들었던 몇몇 단어와 구절을 원래 말한 사람의 말씨와 어조와 함께 '반향'하는 정도였다. 리드는 자신의 단순한 욕구를 나타내기 위해 한두 가지 구절을 사용할 수 있었다. 예를 들면, 리드가 "마실 것이 필요해요?"라고 말하는 것은 목이 마름을 의미했다. 리드는 얼굴 표정 또는 제스처 사용이나 무언으로 소통하지 않고 누군가를 잡아끌어서 그 사람의 손을 자신이 원하는 물건 위에 얹었다.

리드는 밝은 불빛과 회전 물체에 매료되어 활짝 웃고, 손뼉을 치며, 발끝으로 춤을 추며 그것을 바라보곤 했다. 리드는 또한 유아기 때부터 좋아했던 음악을 들으면서도 같은 동작을 나타냈다. 그는 밤낮으로 손에 쥐고 있을 정도로 자동차모형 장난감에 강한 애착을 보였다. 그러나 단 한 번도 이 장난감 또는 다른 장난감을 가지고 상상 놀이는 하지 않았다. 그는 그림 면이 드러나든지 가려지든지 간에 (다른 손으로는 자동차를 쥐고 있기 때문에 한 손으로) 조각그림 맞추기를 빠른 속도로 할 수 있었다. 2세부터, 리드는 부엌살림을 모아서 집 바닥에 반복적인 패턴으로 배열했다. 이러한 시도는 가끔씩 목적 없이 주변을 뛰어다니는 기간과 함께 그의 자발적 행동의 전체 레퍼토리였다.

리드에 대한 주요 관리와 관련된 문제는 그의 관심 변화 또는 확장 시도에 대한 강렬한 저항이었다. 만일 누군가가 그의 장난감 자동차를 치우거나, 퍼즐을 방해하거나, 요리를 위해 부엌살림의 일부를 회수하거나, 그에게 그림책을 보게 한다면, 이러한 행위는 한 시간 이상 괴성을 지르고, 발로 차고, 자신 또는 다른 사람을 깨무는 분노발작을 촉발시키곤 했다. 이러한 분노발작은 원상태로 되돌려 주는 즉시 멈췄다. 그렇지 않으면, 좋아하는 음악을 틀어주거나 자동차를 오랫동안 태워 주는 것이 때로 효과가 있었다.

리드의 부모는 리드에게 청각장애가 있는지 궁금했다. 그러나 리드가 음악을 좋아하고, 정확하게 반향하며, 옆방에서 초콜릿 포장을 뜯는 소리 같은 일부 극히 부드러운 소리에 대한 민감성을 고려할 때, 이는 리드의 비정상행동의 원인이 아니라고 확신하게 되었다. 심리검사를 통해 정신연령은 비언어 의존기술(맞추고 조립하는 과업)에서 3세였지만, 언어 이해력에서는 고작 18개월이었다.

논의

리드는 생애 초기에 시작된 상호 간 사회적 상호작용과 언어적·비언어적 의사소통뿐 아니라 현저하게 제한된 활동 레퍼토리에 있어서 현저한 손상을 보이고 있다. 그는 다른 아동들에게는 관심이 없는 것 같고, 부모와도 '아기 게임'을 하고 싶어 한 적이 없다. 리드의 말은 제한되어 있고 특이하다(다른 사람들의 단어와 구절 반향). 또한 그의 놀이는 상상놀이를 하지 않는다는 점에서 비정상적이다. 리드의 관심은 현저하게 제한되어 있다. 리드는 상동증적이고(그림이 뒤집힌 상태로 퍼즐을 맞추고, 부엌기구로 패턴을 만듦), 상동증적 운동 매너리즘을 보인다(두 손을 펄럭임). 이러한 행동들은 초기 발달기간에 시작된 것으로, 고전적인 자폐스펙트럼장애(DSM-5, pp. 50/50-51)의 특징적인 징후에 해당된다.

로마시대

영국 런던에 거주하는 로널드[Ronald](남, 19세)는 부모에 의해 발달적으로 도전적인 아동의 가족들을 위한 조력업무 전담 사회복지사에게 의뢰되었다.

과거력에 의하면, 로널드는 4자녀 중 막내였다. 손위 형제자매들은 지적이고 정신적·정서적으로 안정되어 있다. 다른 형제자매들과는 달리, 그는 난산 끝에 출산되었고, 출산 후 48시간 이내에 몇 차례 치아노제[cyanosis](*역자 주. 산소 결핍 때문에 혈액이 검푸르게 되는 상태로 '청색증'이라고도 불림) 삽화가 있었다. 로널드는 운동 및 언어 발달에 있어서 다소 지연이 있었으나, 부모가 도움을 요청할 정도는 아니었다. 그는 조용하고 자족적인[self-contained] 아기와 아동이었으며, 명백한 문제를 나타내지 않았다. 로널드는 형제자매들과 가까웠고, 소극적인 구성원으로 이들과 조화롭게 지냈다. 그는 절대 놀이를 주도하지 않았고, 시키는 것만 했다. 로널드의 어린 시절을 돌이켜 볼 때, 그의 부모는 로널드가 상상적 가상놀이에 참여한 적이 없었던 것으로 기억되지만, 당시에는 크게 염려하지 않았던 것 같다고 한다. 로널드는 유아로서 총체적인 운동 동작의 협응이 좋지 않은 경향이 있었고(예, 구르기, 앉았다 일어서기), 옷 입기와 다른 운동 과업 수행 학습에 있어서 그의 형제자매들에 비해 다소 늦었다. 그는 거의 말을 하지 않았고, 대부분 질문에 대해 반응만 했다. 그러나 로널드의 말은 문법에 맞았고 어휘 역시 적절했다. 그는 말의 억양에서 특이하게 간격을 두고 올렸다가 내리는 등, 그의 목소리 억양은 언제나 다소 이상했다. 그런가 하면, 그는 말할 때 거의 또는 전혀 제스처를 사용하지 않았고, 시선 접촉을 회피하는 경향이 있었다. 그렇지만 그의 부모 또는 교사들이 전문적 도움을 요청할 정도의 비정상성은 없었다.

로널드는 형제자매들과 같은 학교를 다녔다. 그는 학교와 관련해서 매우 특이한 습관과 판에 박은 듯한 행동들이 있었다. 그는 매일 정확하게 똑같은 길로 걸어 다녔고, 좌석이 정해지지 않은 활동 또는 수업에서조차 똑같은 자리에 앉겠다고 고집을 부렸다. 또한 가정에서는 자신의 책상과 책들을 그만이 복제할 수 있을 정도로 정확한 방식으로 정리했다. 로널드는 우수한 암기 기억과 읽기기술로 학업에 대처했으나, 산수는 잘하지 못했다. 그 후의 학년에서는 보다 추상적인 사고 이해가 요구되는 모든 과목에서 더 못했다. 로널드는 고지식하고 미성숙해서 일부 급우가 그를 놀리곤 했지만, 그의 인기 많고 활발한 형제자매들에 의해 심각한 괴롭힘으로부터 보호를 받았다. 그는 가족 외에 또래들과 실질적인 교우관계를 형성해 본 적이 없다.

로널드는 초등학교에 입학하기 전에 읽기를 배웠다. 이는 TV 광고 시청을 통해 이루어졌을 가능성이 있다. 7세 무렵, 로널드는 고대 로마시대와 영국에서 발견된 고고학적 유물에 관한 서적을 읽기 시작했다. 그는 고대 로마시대에 관해 놀라움을 자아낼 정도로 다수의 사실들을 기억하고 있어서, 질문을 하면 줄줄이 암송하곤 했다. 그러나 그는 역사적 맥락에 대한 보다 깊은 이해가 요구되는 논의에는 참여하지 못했다. 그는 시간 날 때마다 로마시대와 관련된 것에 집중했다. 단, 형제자매들이 함께 게임을 하자고 할 때는 예외였다.

10대로서, 로널드는 여학생들에게 관심이 없는 외톨이로 지냈다. 그는 로마시대 유물에 대해 연구하는 고고학자가 되기로 결심했다. 그는 16세 때 몇몇 학교 시험에 합격할 수 있었고 계속해서 18세 때는 보다 높은 수준의 시험을 치렀다(영국 학생들은 16세 때 영어와 수학이 필수인 8~10과목의 '일반중등교육학력인정시험General Certificate of Secondary Education Tests'을, 18세 때는 A수준 시험으로도 알려진 '고급수준시험'을 치름). 이 무렵, 그의 모든 형제자매는 학교를 졸업했고, 로널드는 그들의 보살핌을 그리워했다. 그는 보다 높은 수준의 시험공부를 매우 어려워했다. 다소 말이 없었던 상태로부터, 그는 억지로 듣고 있는 사람들이 노골적으로 따분해 함에도 상관없이 로마시대 유물에 관해 조금씩 말을 많이 하기 시작했다. 로널드는 자신이 세계적으로 유명한 고고학자가 될 운명이라고 확신하는 것 같았다. 로마시대에 대한 그의 강렬한 집착으로 인해 로널드는 다수의 또래로부터 고립된 상태로 남았다. 로널드의 부모는 이러한 목표가 비현실적이라고 염려했고, 로널드의 나이가 들어 가면서 그가 무엇이 될 것인지 걱정했다.

논의

아동기 초기에 시작된 사회적 행동 특이성의 오랜 과거력은 자폐스펙트럼장애를 암시한다. 의사소통에 어려움이 있는 아동들은 언어장애(1.2절 '깨어진 가정' 참조)를 가지고 있다. 그러나 로널드는 질문에 대답할 때를 제외하고는 말이 없었고 거의 말을 하지 않았지만, 그의 말은 문법에 맞았고 어휘는 적절했다. 어려움이 의사소통의 사회적 사용에 국한되어 있는 아동들은 사회적(실용적) 의사소통장애(1.5절 '사회적 결례' 참조)가 있을 수 있다.

확실히, 로널드는 관심과 교우관계 형성능력에 있어서 현저한 손상이 있었고, 사회적 의사소통 기술에 있어서 결함을 나타냈다(예, 언제나 집단에서 수동적이었고, 놀이를 주도한 적이 없었으며, 시키는 것만을 실행에 옮겼고, 말의 억양이 항상 다소 이상했으며, 말할 때 제스처를 거의 또는 전혀 사용하지 않았고, 시선 접촉 회피 경향이 있었음).

이 외에도 로널드는 동일성에 흥미가 있어서 학교활동을 둘러싼 특이한 판에 박은 것 같은 행동(예, 매일 똑같은 길로 등교함, 똑같은 자리에 앉음, 책상을 특정 방식으로 배열함)에 집착을 보였다. 그는 또한 자라면서 관심과 활동의 제한된 패턴이 있어서 로마시대의 모든 것에 집착했다. 그는 이 주제에 관해 '놀라움을 자아낼 정도로 다수의 사실을 기억'했고, 듣는 사람들의 관심 정도와는 상관없이 이러한 사실에 대해 끊임없이 말하곤 했다. 이러한 의례화된 행동 패턴과 제한된 관심은 사회적(실용적) 의사소통장애 임상상에 해당되지 않고, 대신 자폐스펙트럼장애(DSM-5, pp. 50/50-51) 진단을 암시한다. 자폐스펙트럼장애의 특징인 손상이 경도에서 고도의 연속선상에서 발생한 점을 고려할 때, DSM-5에서는 사회적 의사소통 영역과 제한적·반복적 관심 영역을 분리해서 심각도를 나타내도록 권장하고 있다. 로널드의 사례에서 우리는 그의 사회적 의사소통 손상이 DSM-5에서 '지원 필수'로 명명된 가장 경미한 수준(수준 1)으로 간주한다. DSM-5(p. 52/52)에 의하면, 이 수준의 손상이 있는 사람들은 "사회적 상호작용 개시에 어려움이 있고, 다른 사람들의 사회적 접근에 대해 비전형적 또는 비성공적인 반응의 명백한 예들을 지니고 있다." 제한된 관심의 심각도 역시 가장 경미한 수준이다. 이는 DSM-5에 의하면, "현저한 정도의 기능 저해를 초래하는 행동의 경직성"을 수반한다. 로널드의 사례에서, 그의 로마시대 유물에 대한 강렬한 관심은 그의 사회적 고립에 크게 일조했다.

이 사례를 제공한 영국의 정신과 의사는 로널드의 장애를 사회적 의사소통의 어려움과 고도로 제한·고착된 관심이 있지만, 전형적으로 정상적인 언어와 지능이 특징인 보다 높은 기능수준 형태의 자폐증인 아스퍼거 증후군을 나타내고 있다고 적고 있다. 아스퍼거 증후군은 DSM 이전 판(1994~2013년까지 유효)에서는 분리된 장애였지만, 이젠 DSM-5의 자폐스펙트럼장애 진단에 속해 있다.

흔들기와 책 읽기

베치Betsy(여, 22세)는 그녀가 거주하는 수용시설의 직원에 의해 평가에 의뢰되었다. 베치는 '정신지체자들'을 위한 대규모 주거시설로부터 법원의 '탈수용화deinstitutionalization' 방침에 따라 3개월 전 수용시설에 배치되었다. 평가는 베치가 "다른 피수용자들과 조화를 이루지 못했고, 자신에게(다른 사람들에게는 덜 자주) 몇 가지 문제행동, 특히 공격행동을 나타냈기 때문에 요청되었다. 수용시설에 배치된 다른 사람들과는 달리, 베치는 '마음의 문을 닫아놓고' 원천적으로 또래관계를 맺지 않는 경향이 있었다. 그렇지만 그녀는 일부 직원에게는 긍정적으로 반응했다. 베치의 자학적 · 공격적 행동은 보통 그녀의 판에 박은 듯한 일상에 변화를 주려는 시도로 촉발되었다. 자학적 행동은 반복적으로 자신의 다리를 마구 때리고 손을 물어뜯는 것이었다.

베치는 4세 때 주거치료residential treatment를 받았고, 그때 이후로 줄곧 수용시설에 남겨졌다. 베치의 부모는 베치가 18세 되던 해에 둘 다 세상을 떠났다. 베치는 자신의 유일한 자매와 접촉하지 않았다. 베치가 수용시설로 옮겨졌을 당시 몇 가지 비정상적인 뇌전도가 있음이 보고되었으나, 발작 또는 다른 의학적 문제가 있다는 기록은 없었다. 최근에 심리검사가 실시되었을 때 적응행동에 유사한 결함과 함께 베치의 IQ 전체 점수는 55였다.

평가가 진행되는 동안, 베치는 대기실에서 찾아낸 아동용 서적들을 뒤적거리며 시간을 보냈다. 베치의 목소리는 높낮이가 없고 단조로웠다. 베치는 자신이 읽은 책에 관한 어떤 질문에도 대답하지 못했고, 자신의 지속적인 활동을 방해하려는 행동에만 주먹으로 자신의 다리를 세게 때리는 것으로 반응했다. 면담이 진행되는 동안 베치는 계속해서 몸을 앞뒤로 흔들었다. 그녀는 처음에는 검사자와 시선 접촉을 유지했지만, 주변 사람들을 의식하지 못하는 것 같았다. 베치는 인형놀이 같은 활동을 선뜻 하려 하지 않았고, 검사자의 놀이를 모방하지 않았으며, 자신의 관심을 끄는 대안활동에 대해 반응을 보이지 않았다. 베치는 때로 단조로운 어조로 "블럼Blum, 블럼blum" 하며 단일 구절을 반복했다. 신체검진 결과, 베치의 하체 대부분에 광범위한 멍 자국이 드러났다.

베치는 정상적인 임신, 출산, 분만 과정을 거쳐 태어났다. 그녀는 특이할 정도로 키우기 쉬운 아기였던 것으로 기록되어 있었다. 베치의 부모는 베치가 2세경까지 말을 하지 못하자 처음 관심을 갖게 되었다. 운동 이정표 역시 지연되었다. 베치의 부모는 처음에는 베치에게 청각장애가 있는 것으로 생각했으나, 명백히 아닌 것으로 판명되었다. 베치가 진공청소기 소리에 겁에 질린 반응을 보였기 때문이었다. 어린아이로서, 베치는 '자기 세계에 갇혀 살고 있는' 것으로 보였고, 부모와 애착을 형성하지 않았으며, 일부 소리에 특유의 반응을 보였고, 주위 환경 변화에 대해 극도로 언짢아했다.

4세경, 베치는 여전히 말이 없었고, 아동기 조현병 진단을 받게 되면서 주립시설에의 수용이 권장되었다. 주립시설에 배치되자 베치가 말을 하기 시작했다. 그러나 전형적으로 의사소통을 위한 말을 사용하지는 않았고, 대신 계속해서 구절들을 반복할 뿐이었다. 베치는 특이한 암기력이 있었고, 읽은 것을 이해하지 못하는 것 같았음에도 불구하고 독서에 매료되었다. 베치는 다양한 상동증적 반복행동(예, 직원들의 고도의 주의가 요구되는 몸 흔들기와 머리 부딪치기)을 나타냈다.

논의

베치는 사회적 상호작용 손상(다른 사람들에 대한 인식 결여 및 또래관계의 총체적 손상) 등의 오래된 문제들을 보이고 있다. 그녀는 몇 마디 말을 하지만, 그 말의 생성(단조로움), 형태, 내용에 있어서 현저하게 비정상적이다(동일한 구절을 계속해서 반복함). 그녀는 반복적인 상동증적 행동(몸 흔들기)과 현저하게 제한된 범위의 관심을 나타내고 있다. 이 모든 증상은 아동기 초기에 시작된 것이어서, 자폐스펙트럼장애(DSM-5, pp. 50/50-51) 진단을 충족시키고 있다. 여아에게 있어서 이 장애의 발현은 남아에 비해 훨씬 덜 흔하다. 상동증적 운동은 자폐스펙트럼장애의 정의에 해당되므로—진단기준 B1(DSM-5, p. 50/51)에 "상동증적 또는 반복적 운동 동작, 물건 또는 말(예, 단순 상동운동, 장난감 배열 또는 물건 튕기기, 반향언어증, 특유의 구절)의 사용"이라고 기록된 바와 같이—"상동증적 행동이 치료의 초점이 될 만큼 심각한 경우 또는 자상$^{\text{self-injury}}$이 있는 경우에 한해서 상동증적 운동장애로 추가 진단이 내려져야 한다. 베치의 행동이 자상적이라는 점(손 물어뜯기, 머리 부딪치기)을 고려한다면, 베치는 상동증적 운동장애(DSM-5, pp. 77/81-82)로 추가 진단되어야 한다.

자폐스펙트럼장애의 일부 사례는 정상적인 IQ(또는 좀 더 드물게 높은 IQ)와 연관이 있지만, 이 사례는 특히 여아들에게 있어서 지적장애(DSM-5, p. 33/33)와 자폐스펙트럼장애의 잦은 공존을 보여 주고 있다. 이 진단은 '동반된 지적 손상 있음' 명시자로 기록함으로써 개인의 독립적 기능능력에 중요한 한계가 있음을 나타낼 수 있다.

주립시설에 배치될 당시, 베치는 아동기 조현병 진단을 받았다. 이 진단은 아동기 장애와 성인 정신병 사이의 계속성이 있다고 추정하는 것이다. 그러나 현재 가족과 종단 연구에 의하면, 자폐스펙트럼장애와 성인 정신병이 관련이 없다는 상당한 증거가 있다.

레지의 퇴행

레지Reggie(남, 4세)는 최근 2개월에 걸쳐 그의 행동 변화에 대한 경보 때문에 소아정신과 의사에 의해 처음 평가를 받았다. 레지는 전문직에 종사하는 부모 사이에 태어난 첫 번째 아이였다. 부모에 의하면, 레지는 초기 발달이 전적으로 정상 범위 내에 있었던 붙임성 있는 정상아였다. 즉, 레지는 첫돌 무렵에 걸었고, 단일 단어들을 말할 수 있었으며, 2세 전에 문장으로 말할 수 있었다. 또한 3세 때 유아원에 다녔고, 그 무렵 배변훈련을 받았다. 부모는 이 시점까지는 레지의 발달이 전적으로 정상임을 보여 주는 동영상을 가지고 있다고 말했다.

2개월 전 동생이 태어난 지 얼마 되지 않아, 레지는 불안하고 초조한 기색을 보였다. 몇 주가 경과하는 동안, 레지의 행동은 다수 영역에서 현저히 퇴행했다. 즉, 더 이상 배변을 가리지 못했고, 연령에 적절한 자기돌봄 활동을 하지 못했으며, 전적으로 말을 하지 않았다. 뿐만 아니라 사회적 기술에 있어서 현저한 퇴행을 보였고, 급기야 레지가 여러 시간 동안 몸을 앞뒤로 흔드는 광경을 부모가 목격하게 되는 상황까지 이어졌다.

정신의학적 평가에 의하면 레지는 현재 4세였지만, 인지와 의사소통 능력을 고려하면 1세 수준으로 기능하고 있었다. 부모에 의한 직접적인 관찰과 행동에 대한 기술을 고려해 보면, 레지는 자폐증을 암시하는 다수의 행동 양상(예, 사회적 반응성 결여, 이행 곤란, 상동증적 운동)을 나타냈다. 레지의 초기 발달 상황이 담긴 비디오테이프의 검토를 통해 부모의 말대로 레지의 정상적인 발달력이 확인되었다.

정신과 의사는 폭넓은 의학적 평가(뇌전도, 자기공명영상, 다양한 검사실 검사 등)를 주선했다. 그러나 평가 결과 레지의 장해를 설명해 줄 수 있는 구체적인 다른 의학적 상태는 드러나지 않았다.

레지는 2년 후 6세 되던 해에 다시금 정신과 의사를 찾았다. 이때, 레지는 주요 수업 시간에 전일제 보조와 특수교육 지원이 제공되는 특수교육 프로그램에 등록했다. 안타깝게도, 레지는 발달적 소득이 거의 없었고, 거의 전적으로 말을 하지 않는 상태를 벗어나지 못했다.

논의

레지의 언어적 · 사회적 상호성의 고도 손상과 행동의 상동증적 패턴 발현 때문에, 누구나 즉각적으로 자폐스펙트럼장애(DSM-5, pp. 50/50-51)를 떠올릴 것이다. 과거에 레지가 생후

1년 동안 정상적으로 발달한 사실은 DSM-IV의 아동기 붕괴성장애가 암시될 것이다.

외견상 정상적인 발달기간 이후의 사회적 또는 언어적 기술 소실이 자폐스펙트럼장애에서도 가능하지만, 이러한 기술 발달의 실패는 더욱 흔하다. 전형적으로, 상실이 발생한다면 이는 12~24개월 사이에 관찰될 것이다. 레지의 사례에서처럼, 3세 이후의 퇴행은 매우 드물다. 레지와 그의 가족에게는 안타깝지만, 자폐스펙트럼장애는 예후가 더 좋지 않다. 부모는 이 상태의 발병이 동생의 출생 같은 심리사회적 사건과 연관이 있다고 보고하고 있지만, 이는 학령 전 아동들에게 있어서 특정 생활 변화의 빈도수를 반영하는 우연한 연관성일 가능성이 있다.

주의력결핍 과잉행동장애

1.7 주의력결핍 과잉행동장애

주의력결핍 과잉행동장애attention-deficit hyperactivity disorder(ADHD)는 "기능 또는 발달을 저해하는 부주의성 및/또는 과잉행동 · 충동성의 지속적 패턴"(DSM-5, p. 59/61)으로 정의된다. 이 진단을 내리려면, 부주의성 또는 과잉행동 · 충동성 징후가 12세 이전에 나타나야 하고, 증상은 적어도 6개월 동안 최소 2개 장면(예, ① 가정, 학교, 또는 직장, ② 친구 또는 친척들과 함께하는 상황, ③ 기타 활동)에서 나타나야 하며, 증상이 명백하게 사회적 · 학업적, 또는 직업적 기능을 저해해야 한다.

부주의성inattention 징후로는 세부사항에 주의 기울이지 않기와 부주의한 실수, 과업 또는 놀이에 주의 유지 곤란, 자신에게 하는 말에 귀 기울이지 않기, 지시사항 불이행 및 과업완수 실패, 과업과 활동 조직 곤란, 정신적 노력 유지가 필수로 요구되는 과업 회피 또는 반감, 필요로 하는 물건의 잦은 분실, 쉽게 주의가 분산됨, 그리고 일상활동에 참여하는 동안의 잦은 물건 분실이 포함된다.

과잉행동hyperactivity과 충동성impulsivity의 징후로는 안절부절못함, 자리에 앉아 있어야 하는 경우에 자리를 떠남, 부적절하게 여기저기 뛰어다니거나 기어오름, 조용히 놀거나 여가활동에 참여하지 못함, '끊임없이 움직이거나 마치 모터에 의해 움직이는' 것 같은 상태, 지나치게 말이 많음, 질문이 채 끝나기도 전에 답을 불쑥 내뱉음, 차례를 기다리기 어려워함, 그리고 다른 사람들의 말을 가로막거나 중간에 끼어듦이 포함된다.

ADHD의 임상적 발현은 부주의성 또는 과잉행동·충동성 증상이 두드러지는 정도에 따라 다양하다. 즉, 부주의 우세형 명시자는 다수의 부주의성 징후들이 있지만 과잉행동·충동성 징후는 거의 없는 경우에 사용된다. 과잉행동/충동성 우세형 명시자는 다수의 과잉행동 또는 충동성 징후들이 있지만, 부주의성 징후는 거의 없는 경우에 사용된다. 그리고 복합형 명시자는 다수의 부주의성과 과잉행동·충동성 징후 둘 다 있는 경우에 사용된다. 부분 관해 상태 명시자는 증상이 감소되었지만, 기능 손상이 지속되는 경우에 사용된다. 이 장애는 또한 발현된 여러 징후와 그것이 심리사회적 기능에 미치는 영향을 토대로 경도, 중등도, 또는 고도로 명시될 수 있다.

다수의 다른 정신장애가 산만성, 와해성, 충동성 징후와 증상을 가지고 있다는 점에서 ADHD 진단 시 이러한 증상들을 고려할 필요가 있다. 이러한 장애들로는 ① 와해성이 특징인 조현병(제2장 참조), ② 정신운동 초조, 좌불안석, 그리고 손상된 충동조절이 특징인 양극성 및 관련 장애와 우울장애(제3, 4장 참조), ③ 초조가 특징인 불안장애(제5장 참조), 산만성과 충동성이 특징인 물질중독 또는 금단(제16장 참조), ④ 충동성이 특징인 반사회성 및 경계성 성격장애 같은 성격장애(제18장 참조)가 포함된다. 만일 증상이 이러한 기타 상태들 중 한 가지에 의해 더 잘 설명된다면 ADHD로 진단되어서는 안 된다.

ADHD는 대부분의 문화권에서 아동의 약 5%, 성인의 약 2.5%에서 발생하는 것으로 추산된다. 이 장애는 흔히 여성보다 남성들에게서 더 자주 진단된다. 여성은 남성에 비해 과잉행동보다는 주로 부주의성 징후를 나타내는 경향이 있다. ADHD는 초등학교 시기에 가장 흔히 진단되고, 청소년기 초기까지 지속되는 경향이 있다. 과잉행동은 청소년 후기에 개선되지만, 부주의성과 충동성 문제는 흔히 지속된다. ADHD가 있는 일부 사람은 청소년기 또는 성인기 초기에 반사회적 행동을 발달시키고(예, 품행장애, 15.3절 참조), 반사회성 성격장애(18.5절 참조)로 이어지기도 한다. ADHD는 학업적 성취, 사회적 관계, 직업적 잠재력에 심각하게 영향을 미칠 수 있다. 만일 반사회적 행동과 연관된다면, ADHD는 물질사용 문제 및/또는 투옥의 위험성을 높일 수 있다. 다양한 유형의 교통사고와 부상은 ADHD와 연관이 있다.

공상에 빠지는 아이

파벨Pavel(남, 11세)은 '태어나면서부터' 나타내던 문제로 정신과 진료를 받기 위해 부모에 의해 처음으로 클리닉을 찾았다. 파벨의 부모는 파벨을 사회적으로 미숙하고 항상 친구 사귀는 데 있어서 문제를 일으키는 아이로 기술했다. 파벨의 어머니는 파벨을 불행한 아이라고 말한 반면, 아버지는 초점이 없고 게으른 아이로 묘사했다. 이들에 의하면, 파벨은 그때나 지금이나 학교생활을 특히 어려워했고, 놀림의 대상이 되기 일쑤였으며, 항상 잘못된 행동과 말을 하고 다니는 것 같았다.

파벨은 '손이 많이 가는' 아기였다. 파벨은 잠을 자는 것 같지 않았고, 많이 울었으며, 그의 발달이정표는 정상 범위 내에 있었다. 영아기에 파벨은 '조용한 편'이었다.

파벨은 초등학교에서 평균 B를 유지했으나, 중학교 1학년이 되면서 급락했다. 파벨의 아버지는 파벨이 매우 요구가 많은 아이라는 사실을 인정하고 있고, 파벨이 공부를 할 때 계속해서 시간을 낭비하고 있으며, 숙제에 집중하는 대신 공상에 빠져 있다고 느끼고 있다. 파벨의 아버지에 의하면, 딴 데 정신이 팔려 있는 아들의 행동은 6학년 때 농구 원정팀 선수가 되었을 때 명확해졌다고 한다. 파벨의 아버지는 농구팀의 보조코치였는데, 파벨이 '코트에서 갈팡질팡했고', 다른 선수들에 비해 사회적으로 덜 성숙한 모습이었다고 한다. 파벨의 어머니는 긍정적으로 말해서 파벨이 학년 시작은 순조로운 것같이 보이지만, 교과내용이 어려워지고 복잡해지면서 와해된다고 말한다. 식사시간이 되면, 파벨은 대화의 흐름을 따라잡기 힘들어한다. 그렇지만 여름이 되면 파벨의 문제는 줄어든다. 그 이유는 파벨이 신체적으로 협응적이고, 많은 시간을 스포츠 활동에 보내게 되기 때문이다. 그럼에도 주간 캠프에서 파벨은 단 한 명의 친구만을 사귀었다. 또한 8세 되던 해, 집을 떠나 야영 캠프에 참가하기 시작한 이래 파벨은 사회적 네트워크를 발달시켜 본 적이 없었다. 캠프 책임자에 의하면, 파벨은 지시 이행에 문제가 있었다. 파벨의 어머니(40세)는 청각학audiology 석사학위를 소지하고 있고, 파벨의 아버지(41세)는 아이비리그 대학의 경영학 석사학위를 소지하고 있으면서 성공적인 투자은행가로 일하고 있다. 이들의 결혼생활은 '매우 만족'한 상태이나, 파벨이 유일한 갈등의 초점으로 보인다. 파벨의 아버지는 파벨에 대한 실망과 초조감을 감추지 못하고 있는 반면, 파벨의 어머니는 파벨에 대해 보호적이면서 걱정하고 있다. 파벨에게는 정서 문제가 없는 두 남동생(각각 7, 9세)이 있다.

파벨은 어머니에 의해 강제로 평가를 받게 되었다. 평가에서 파벨은 자신이 친구 사귀기가 어렵고, 학교 공부를 잘해야 하는데 그렇지 못하다고 말한다. 파벨이 좋아하는 과목은 수학과 영어인데, 두 과목 모두 잘 못한다고 한다. 파벨은 엄마 아빠와 자주 다투는데, 아빠가 자꾸 꾸짖는 것 같아서 울게 된다고 한다. 파벨은 정신과 의사를 찾는 것은 자기가 미쳤다고 할까 봐 걱정된다고 한다. 파벨은 수면 문제는 없고, 식욕이 좋으며, 몇 시간이고 TV 시청을 하는데, 특히 스포츠 프로를 좋아한다고 한다. 파벨은 친구가 없고 주말은 홀로 보낸다. 파벨은 사람들이 왜 자기를 좋아하지 않는지 이해할 수 없다고 말한다. 파벨은 학교에서 학업에 집중하기 어려워하고, 교사가 말하는 동안 자신은 다른 데에 한눈 팔곤 한다는 사실을 인정한다. 캠프에서 운동을 할 때는 아무런 문제가 없지만, 파벨에게는 가까운 친구가 없다. 파벨은 팀 종목보다는 테니스를 더 좋아하는데, 그 이유는 '공이 항상 나한테 올 거라는 사실을 알 때 집중하기가 더 쉽기' 때문이라고 한다. 파벨은 친구 사귀기가 더 쉽고, 아빠와 다투지 않고, 앞으로 프로야구 선수가 될 수 있으면 좋겠다고 한다.

학교보고서에는 지속적으로 파벨이 조직기술이 좋지 않다고 언급되어 있다. 파벨은 10~15분 동안 앉아 있을 수 있고, 자주 물을 마시러 가거나 화장실을 다녀오곤 한다. 파벨은 집중력이 낮다. 일대일 과외학습이 진행되는 동안 파벨은 많은 것을 성취할 수 있고, 가정교사는 영특한 아이로 평가하고 있다. 학교에서 규율위반 문제가 보고된 것은 없다.

파벨의 교사 몇 명에게 과잉행동, 충동성, 주의력 측정에 사용되는 코너스 교사평정척도 Conners' Teacher Rating Scale를 실시했다. 교사들은 파벨의 주의집중 시간이 짧고, 쉽게 산만해지며, 자주 공상에 빠져 있고, 지속적으로 시작한 일을 끝마치지 못한다고 지적했다. 신경심리 검사 데이터에 의하면, 주의력과 정보처리 속도에 문제가 있다는 결과가 나왔다. 파벨은 일정한 시간에 신속한 정보처리가 필수로 요구되는 복합적인 과업 수행력을 측정하는 공간관계 검사 결과가 좋지 않았다. 파벨은 또한 시각적·언어적 세부사항에 대한 주의력이 필수로 요구되는 구두 지시 이행에서 점수가 낮았다. 종합기억학습평가 Wide Range Assessment of Memory and Learning에서 파벨은 의미 있는 기억 과업에서는 잘했지만, 무작위로 연결된 정보를 기억하는 검사에서는 점수가 낮았다.

평가를 받은 지 2개월 후 학기가 시작된 시점에서, 파벨은 역설적으로 ADHD가 있는 아동들에게 진정효과가 있는 자극제 메틸페니데이트 치료를 받기 시작했다. 8학년(중 2) 동안 파벨의 학업적 수행은 극적으로 개선되었다. 파벨은 사회과목에서 C를 받은 것 외에 다른 과목에서는 모두 A와 B를 받았다. 코너스 교사평정척도에서는 부주의성 측정 영역에서 현저한 개선이 있는 것으로 나타났다.

파벨과 부모와의 관계도 개선되었고, 파벨의 어머니는 누구와도 더 잘 지내고 있다고 말했다. 파벨은 농구 프로그램에서 새로운 친구를 둘씩이나 사귀고 있다고 보고했다. 또한 파벨의 어머니는 이 두 아이가 파벨에게 전화를 걸어 데이트 약속을 했다고 보고했다. 파벨의 혈압, 맥박, 신장, 체중이 측정되었다. 치료약물에 대한 부작용은 없었다.

논의

파벨의 문제는 2가지 일반적인 범주에 속하는 것 같다. 하나는 초점 맞추기와 주의집중의 문제이고, 다른 하나는 사회적으로 미성숙하고 친구를 사귀지 못한다는 것이다. 파벨의 초점 맞추기와 주의집중 문제는 사회적 어려움에 원인을 제공하고 있는 것 같다. 어떤 경우에도 파벨의 사회적 문제는 자폐스펙트럼장애(1.6절 참조)를 고려해야 할 만큼 심각하지는 않고, 사회불안장애(5.4절 '외톨이' 참조)의 증거도 없다.

파벨의 초점 맞추기와 주의집중 문제는 그가 학교에 다니기 시작한 이후로 명백해졌다. 수년에 걸쳐 파벨은 세부사항에의 주의집중, 특정 과업에의 주의집중 유지, 지시사항의 경청, 그리고 시작한 과업 완수를 어려워하는 모습을 보였다. 이 외에도, 파벨은 쉽게 산만해지는 것 같았다. 이러한 것들은 ADHD 진단의 필수요건인 부주의성 증상들이다(DSM-5, p. 59/61). 이 장애에는 보통 과잉행동과 충동성 증상이 수반된다(다음의 '사사건건' 사례 참조). 파벨은 이러한 증상이 거의 없다는 점에서 진단은 부주의 우세형으로 명시될 것이다.

사사건건

에반Evan(남, 9세)은 수업시간에 문제를 일으킨다는 이유로 학교의 요청에 따라 소아정신과 의사에게 의뢰되었다. 에반은 올 한해에도 각각 하루씩 두 차례나 정학 처벌을 받았다. 에반의 담임교사는 에반이 너무 가만히 앉아 있지 못해서 반 학생들이 수업에 집중하지 못한다고 호소한다. 에반은 수업시간에 거의 자리에 앉아 있지 않고 교실을 돌아다니면서 다른 아이들에게 말을 걸곤 한다. 담임교사가 에반을 자리에 앉히려고 하면, 에반은 손과 발을 꼼지락거리다가 교실 바닥에 자꾸 물건을 떨어뜨린다. 에반은 자신이 다음에 무엇을 할 것인지 결코 알지 못하는 것 같고, 갑자기 아주 별난 행동을 하곤 한다. 에반이 가장 최근에 받은 정학처분은 칠판 위에 걸린 형광등을 세게 잡아 흔든 일 때문이었다. 에반은 다시 내려오지 못해서 학급에 대소동이 일어났다.

에반의 어머니에 의하면 에반의 행동은 걸음마 때부터 문제가 있었고, 3세 무렵에는 참을 수 없을 정도로 안절부절못했고, 이것저것에 대한 요구가 많았다. 에반은 언제나 수면에 대한 필요성을 거의 느끼지 못했고, 집안에서 누구보다도 일찍 잠을 깨곤 했다. 에반은 어렸을 때, 특히 이른 아침에 '사사건건 잘 끼어들곤 했는데', 새벽 4시 30분 또는 5시에 잠을 깨서 혼자서 아래층에 내려가곤 했다. 에반의 부모는 후에 잠이 깨서 거실이나 부엌이 '완전히 엉망진창'이 된 광경을 바라보곤 했다. 4세 되던 해, 에반은 아파트 문을 따고 나가서 혼잡한 대로를 방황한 적이 있다. 다행히도, 에반은 지나가던 행인에 의해 맞은편에서 오는 차와의 충돌을 피할 수 있었다. 에반은 유치원 프로그램에서도 쫓겨난 적이 있는데, 그 이유는 문제행동 때문이었다. 결국 유치원에서 매우 어려운 1년을 보내고 나서, 에반은 1, 2학년 아동들을 위한 특수행동 프로그램에 배정받았다. 에반은 현재 대부분의 학과목은 정규 학급에서 수업을 받지만, 많은 시간 학습지원실에서 특수교사와 시간을 보낸다. 에반은 반 아이들과 함께 하는 경우 자신의 순서를 기다릴 수 없어서 게임에 참여하지 못했다.

심리검사 결과에 의하면, 에반은 평균 능력을 소유한 것으로 나타났고, 에반의 성취도는 기대수준에 비해 약간 낮았다. 에반의 주의집중 시간은 검사를 담당한 심리학자에 의하면 '사실상 존재하지 않는' 것으로 기술되었다. 에반은 TV에 관심이 없고, 집중 또는 인내가 요구되는 게임이나 장난감을 싫어한다. 에반은 다른 아이들에게도 인기가 없다. 가정에서 에반은 야외에 나가서 반려견과 놀거나 자전거 타는 것을 선호한다. 에반이 장난감을 가지고 노는 경우, 게임은 엉망진창이고 파괴적이 된다. 또한 에반의 어머니는 에반에게 물건을 정리하도록 하지 못한다.

에반은 암페타민과 덱스트로암페타민이 포함된 소량(하루에 5~10mg)의 자극제로 치료를 받았다. 약물을 복용하는 동안 에반은 좌불안석증이 줄고, 주의력도 다소 나아져서 학교생활이 보다 쉬워졌다.

논의

에반의 행동은 ADHD(DSM-5, p. 59/61)의 특징인 부주의성, 충동성, 과잉행동을 나타내고 있다. 에반은 주로 과잉행동과 충동성 증상을 보이고 있다. 에반은 자주 꼼지락거리고, 자리에 앉아 있기 어려워하며, 부적절한 상황에서 기어오르고, 자신의 차례를 기다리기를 어려워한다. 에반은 또한 부주의성 증상의 일부를 보이고 있다. 에반은 주의집중을 유지할 수 없고, 자신에게 하는 말을 귀담아 듣지 않는 것 같으며, 지속적인 주의집중이 요구되는 활동을 몹시 싫어한다.

ADHD 진단에는 2가지 이상의 상황(예, 학교와 가정)에서 발현되는 특징적 증상의 일부가 필수로 요구된다. 이 기준은 장해행동이 명백히 상황 특이적인 경우에 ADHD로 진단 내리는 것을 막는 데 도움이 된다. 에반의 경우, 장해행동이 가정과 학교에서 발생하고 있음이 명백하다. 이 진단에는 또한 증상이 12세 이전에 발병되어야 한다는 필수요건이 있다. 에반의 증상은 명백히 3세 때 시작되었다.

ADHD의 3가지 아형 중 에반에게 적절한 것은 과잉행동/충동 우세형일 것이다. 왜냐하면 과잉행동과 충동성 징후가 부주의성 징후에 비해 훨씬 더 우세하기 때문이다.

종잡을 수 없는 마음

노린 해밀턴Noreen Hamilton(여, 35세)은 가게 점원이면서 어린 자녀 셋을 둔 어머니로, "내 마음을 종잡을 수 없어요. 한 가지 일에 집중하기가 힘들고 너무 쉽게 산만해져요."라고 호소하며 정신건강 클리닉에 치료를 신청했다. 해밀턴 양은 또한 자신을 체계적이지 못하고, 안절부절못하며, 과민하고, 화를 잘 내는 사람으로 묘사한다. 해밀턴 양은 정서적으로 과잉반응하는 경향이 있었고, 한 번에 며칠씩 우울증에 빠지곤 했다. 그러던 중 그녀의 오랜 연인과의 관계가 금이 가기 시작했다. 두 사람은 논쟁이 잦았고, 해밀턴 양의 걸핏하면 화를 내는 성미에 의해 악화되었다. 해밀턴 양의 연인은 "이 문제는 절대로 해결되지 않을 거야."라며 불평했다. 해밀턴 양은 또한 그녀가 '과잉행동아'로 묘사한 두 아들을 다루기 어려워했다.

정신과 의사는 환자의 어머니에게 딸의 어릴 적 행동을 회상하게 하는 질문지를 작성하도록 했다. 검사 결과, 해밀턴 양은 아동기 '과잉행동'에서 95백분위에 해당되는 것으로 나타났다. 해밀턴 양은 어릴 적 기억이 선명하지는 않지만 훈육 문제가 있었고, 초등학교 시절 자주 교장실에 불려갔던 기억을 떠올렸다. 해밀턴 양은 고등학교를 중퇴했다. 그녀는 아동기에는 치료를 받은 적이 없었지만, 20세와 23세 때에는 '대처'에 어려움이 있다는 이유로 상담자를 찾은 적이 있다. 파란만장했던 그녀의 결혼생활은 셋째 아이를 출산하면서 끝이 났다. 당시 25세였던 해밀턴 양은 재차 잠시 상담을 받았다. 끝으로, 2년 전 해밀턴 양은 지역사회 정신건강 클리닉을 찾아서 항우울제 치료약을 처방받았고, 이렇다 할 나아짐 없이 수개월째 복용했다.

해밀턴 양은 아토목세틴atomoxetine 위약 치치 시행에 들어갔다. 이 약은 후에 성인 ADHD 치료에 효과가 있음이 인정되었다. 그녀는 위약/플래시보에 반응을 보이지 않았으나, 약물에는 명백하고 상당한 반응을 보여 집중력, 조직, 좌불안석, 분노, 스트레스 조절, 정동 불안정성, '우울 증상 the blues'에 있어서 현저한 개선이 있었다.

논의

해밀턴 양의 주요 호소 내용—종잡을 수 없는 마음, 한 가지 일에 집중하기 어려움, 그리고 쉽게 산만해짐—은 성인 ADHD의 전형적인 증상이다. 그녀의 주의집중과 초점 맞추기 문제는 이 장애의 가장 중요한 증상 중 하나다. 또한 그녀의 어머니는 어릴 적 해밀턴 양이 다른 특징적 양상인 과잉행동이 있었다고 확인해 주었다.

기분 불안정성, 대인관계, 분노조절 곤란의 장기적인 문제는 경계성 성격장애(18.1절 '디스코 디' 참조) 진단의 가능성을 암시한다. 그러나 해밀턴 양은 이 장애의 다른 특징적 양상(예, 강렬하고 불안정한 관계, 자살행동, 또는 만성 공허감)은 없다.

클리닉의 첫 방문 때, 해밀턴 양은 주의력 결핍의 전형적인 양상(주의집중 유지 곤란, 과업 조직 곤란, 산만성)을 보였다. 해밀턴 양은 아동기에 다른 증상(예, 세부사항에 대한 주의집중 곤란과 지시 이행 문제)이 있었을 것이다. 그녀는 이 장애의 일부 증상을 가지고 있지만, 완전한 증후군—이 장애가 성인기까지 지속되는 전형적인 상황—진단은 ADHD 부분 관해 상태(DSM-5, p. 59/61)가 된다.

성인이 부주의성, 산만성, 정동 불안정성, 분노조절 문제, 충동성을 호소하는 경우, 임상가는 아동기 장애의 지속 가능성을 고려해야 한다. 이러한 환자들은 또한 자주 특이하게 높은 에너지 수준을 나타낸다. 그렇지만 이러한 현상은 명백히 해밀턴 양의 경우에는 해당되지 않는다.

특정학습장애

1.8 특정학습장애

특정학습장애 specific learning disorder에는 "어려움 해소를 위한 개입에도 불구하고……학습과 학업적 기술 사용의 어려움"(DSM-5, p. 66/69)이 포함된다. 이러한 어려움에는 ① 더딘, 부정확한, 또는 노력이 요구되는 단어 읽기, ② 단어 철자 표기 문제, ③ 읽은 것의 의미 이해 곤란, ④ 쓰기의 어려움, ⑤ 수와 계산의 어려움, 또는 ⑥ 수학적 추론 문제(예, 수학적 개념 적용 또는 문제풀기 절차)가 포함될 수 있다.

- 읽기 손상 동반 명시자는 단어 읽기 정확도, 읽기 속도나 유창성, 또는 독해력에 있어서 손상이 있음을 나타낸다. 난독증dyslexia은 흔히 정확하고 유창한 단어 인지의 어려움, 해독 및 철자 능력에 있어서의 문제를 나타내는 데 사용되는 용어다. 그러나 독해력 문제와 같은 추가적인 어려움은 이 용어를 사용하여 따로 명시하는 것이 중요하다.
- 쓰기 손상 동반 명시자는 철자 표기의 정확도, 문법이나 구두점 붙이기의 정확도, 또는 쓰기 조직에 있어서의 문제가 있음을 나타낸다.
- 수학 손상 동반 명시자는 수 감각, 단순 연산값의 기억, 계산의 정확도와 유창성에 있어서 문제가 있음을 나타낸다. 난산증dyscalculia은 숫자 정보처리, 단순 연산값 학습, 그리고 정확한 또는 능숙한 계산 수행에 있어서 문제가 있음을 나타내는 데 사용될 수 있는 용어다. 그러나 수학적 추론 또는 단어 추론의 정확도에 있어서의 문제 같은 추가적인 어려움은 이 용어를 사용해서 따로 명시하는 것이 중요하다.

특정학습장애는 학령기에 시작된다. 이 장애는 학업적 요구가 어린 아동의 능력을 초과할 때 나타난다. 아동의 수행력이 연령에 대한 기대수준에 미치지 못하고 있다는 사실을 기록으로 남기기 위해서는 임상적 관찰뿐 아니라 개별검사가 요구된다. 또한 이러한 어려움은 학업적/직업적 기능 또는 일상생활에 부정적인 영향을 미칠 정도로 심각해야 한다(예, 소비자 제품에 관한 표시나 설명서 내용을 읽지 못함). 더욱이, 이러한 학습 곤란은 전반적인 지적장애, 교정되지 않은 시력 또는 청력, 기타 정신장애 또는 신경학적 장애, 심리사회적 역경, 수업에 사용되는 언어 능숙도 결여, 또는 부적절한 교육지도에 의해 더 잘 설명되지 않아야 한다.

전 세계적으로 아동들에게 있어서의 특정학습장애는 5~15%의 발병률을 보이고 있는 매우 흔히 발생하는 정신장애다. 성인의 경우, 유병률은 4%로 추산되는데, 이는 여전히 상당히 높은 비율이다.

학습지진아

재닛[Janet](여, 13세)은 학교 문제의 오랜 과거력이 있다. 재닛은 1학년을 유급했고—재닛은 담임교사의 '성질이 나빴기' 때문이라고 함—다른 아이들과 자주 다툰 후, 특수학급에서 퇴출되었다. 현재는 정상적인 6학년 교실에 배정된 재닛은 읽기 성적이 좋지 않고, 영어, 산수, 철자 과목은 겨우 과락을 면하는 정도지만, 미술과 체육은 만족할 만한 성적을 유지하고 있다. 재닛의 담임교사는 재닛이 '학습과 기억 문제로 어려움을 겪고 있고', 집단 장면에서의 학습 곤란에 어려움이 있어서 상당한 정도의 개별적 주의가 필수로 요구된다고 밝혔다.

재닛의 의학력에는 5세 때 편도선 수술을 받은 사실과 만성 이염[otitis](귀 감염) 초기 과거력 외에는 특이사항은 없다. 재닛은 생후 6개월 때 일어나 앉았고, 12개월 되던 때에 걸었으며, 18개월 때에 말을 시작했고, 이 모두 정상 한계 이내에 있었다. 검사 결과, 재닛은 개방적이고 우호적이지만, 학업 문제에 대해서는 매우 민감한 것으로 나타났다. 재닛은 자신이 학교에서는 '짱 노릇'을 하지만, 이웃에는 좋은 친구가 없었다고 했다. 아동용 웩슬러 지능검사(WISC)에서 재닛의 전체 척도 IQ 점수는 97(평균)이었고, 종합학력검사[Wide Range Achievement Test]는 읽기 4.8, 철자 5.3 그리고 산수 6.3이었다.

논의

학업 문제의 감별진단으로는 저조한 학업성적, 지적장애, 주의력결핍 과잉행동장애, 적대적 반항장애, 품행장애, 그리고 특정학습장애가 포함된다. 재닛의 경우, 그녀를 제외한 학급의 다른 아동들은 명백히 패스 가능한 점수를 받고 있기 때문에 재닛의 학업 문제에 대한 설명으로 부적절한 학교교육을 배제하는 것이 합리적이다. 재닛의 평균 지능과 합리적인 전반적인 기능상태로 볼 때, 지적장애 진단은 배제된다. '다른 아이들과의 다툼'과 '집단 장면에서의 학습 곤란'에 대한 언급이 있지만, 주의력결핍 과잉행동장애(1.7절 '사사건건' 참조), 적대적 반항장애(15.1절 '브레이크 실종' 참조), 또는 품행장애(15.3절 '발작' 참조) 진단을 정당화할 만한 다른 행동에 관한 기술은 확실히 없다.

재닛이 특정학습장애, 읽기 손상 동반(DSM-5, p. 66/69)이 있음을 암시하는 긍정적인 증거가 있다. 즉, 재닛은 학교에서 읽기에 어려움이 있을 뿐 아니라, 읽기 성취검사에서 기대수준보다 유의하게 낮은 점수를 받았다. 재닛의 읽기 점수(4.8점)는 기대되는 읽기 수준보다 1년 낮다(임상가가 재닛을 7 또는 8학년에 배정할 것을 고려한다면, 학년수준은 더욱 낮아짐). 재닛에게 읽기 손상이 있음을 고려할 때, 재닛의 다툼과 집단 장면에서의 학습 곤란은 특정학습장애와 연관된 양상으로 간주하는 것이 합리적이다.

학교를 싫어하는 아이

에드[Ed](남, 9세 6개월)는 학업부진을 면치 못하고 있는데, 그의 담임교사와 학교심리학자로부터의 광범위한 학교 보고서가 그 증거다. 담임교사는 에드가 산수, 철자, 과학 과목에서 낙제를 하고 있고, 읽기, 미술, 역사, 체육 과목은 평균 수준이라고 한다. 또한 에드는 스스로 공부를 잘하지는 못해도 노력은 하고 있다고 한다.

심리학자에 의하면, 에드는 지난 수년 동안 아동용 웩슬러 지능검사[Wechsler Intelligence Scale for Children](WISC)를 자주 받았고, 지속적으로 평균에서 평균보다 높은 범위의 점수를 받았다. 3학년 수준의 스탠퍼드-비네 지능검사[Stanford-Binet Intelligence Scales]에서 에드는 지능점수를 95점(평균)을 받았고, 스탠퍼드 성취검사[Stanford Achievement Test]에서는 학년수준 점수가 3.0, 수학 성취에서 1.0을 받았다. 4학년이 되면서, 에드는 종합학력검사[Wide Range Achievement Test]에서 학년수준 점수를 읽기 4.4, 철자 3.9, 산수 2.8 받았다. 가장 최근에, 2개월 전쯤, 5학년 때, 피보디 개인성취검사[Peabody Individual Achievement Test]가 시행되었다. 에반은 연령수준 점수의 경우 읽기 10세 3개월, 수학 8세 6개월, 철자 9세 2개월을 받았다.

검사 결과, 에드는 말은 없지만 학업에 대한 관심을 나타내는 매력적인 남자아이로, '단지 학교 가기를 정말 싫어하는 것'으로 나타났다.

논의

에드는 왜 낙제하고 있는가? 에드는 정상 지능을 가지고 있고, 동기가 부여되어 있으며, 학교교육이 부적절하다는 증거도 없다. 광범위하게 실시된 성취검사 결과에 의하면, 에드가 지속적으로 어려움을 겪고 있는 과목은 산수로, 학업 수행과 검사 결과, 에드의 성취수준이 기대수준에 비해 현저하게 낮음을 나타내고 있다. 이러한 소견은 특정학습장애, 수학 손상 동반(DSM-5, p. 66/69) 진단을 암시한다.

담임교사는 에드가 철자와 과학 과목도 낙제수준이라고 보고하고 있지만, 특정학습장애, 쓰기 손상 동반 진단은 적절치 않다. 왜냐하면 학력검사에 의하면 에드가 철자 과목에서 기대수준보다 수행수준이 현저하게 낮지 않음을 나타내고 있기 때문이다.

운동장애

1.9 발달성 협응장애

발달성 협응장애developmental coordination disorder 진단은 "협응운동 기술의 습득과 실행이 개인의 생활연령과 기술 습득 및 사용 기회에 기대되는 수준보다 현저히 낮은"(DSM-5, p. 74/78) 경우에 적용된다. 발현 증상으로는 서투른 동작(예, 물건 떨어뜨리기 또는 물체에 부딪치기) 또는 일반적으로 운동기술 지연 또는 부정확한 수행이 포함된다. 예를 들면, 이 장애가 있는 아동은 공 잡기, 자전거 타기, 퍼즐 또는 모형 조립, 식기 사용, 또는 글쓰기를 하지 못한다. 이러한 문제는 일상생활 활동에 현저하게 영향을 미치거나 학업적 또는 직업적 기능을 저해할 만큼 심각한 정도여야 한다. 더욱이, 운동기술 결함은 운동 동작에 영향을 미치는 시각 문제 또는 신경학적 상태의 결과(예, 뇌성마비 또는 근위축병muscle dystrophy[둘 다 선천성 근긴장 및 운동 장애임])가 아니어야 한다.

발달성 협응장애의 유병률은 5~11세 아동들에게 있어서 5~6%다. 여아에 비해 남아들의 유병률이 더 높다. 발달성 협응장애는 아동기 초기에 발병한다. 협응 문제의 경과는 비교적 안정적이고, 대부분의 아동의 경우 청소년기까지 지속된다. 성인의 경우, 좋지 않은 협응은 자동차 운전 또는 도구사용 능력을 저해하게 되어, 이 장애는 계속해서 적응적 일상생활을 어렵게 한다.

자기 장난감을 부수는 아이

후안Juan(남, 8세)은 어머니에 의해 평가를 받기 위해 클리닉에 데려져 왔다. 후안의 어머니는 "아이의 뇌에 문제가 있어요."라고 말했다. 좀 더 구체적인 질문을 받자, 후안의 어머니는 자주 자기모순적인 내용의 이야기를 모호하고 장황한 말로 답했다.

"아이는 항상 배우는 게 늦었어요. 우리 아이들 중에서 가장 늦었을 거예요. 그렇지만 후안이 실제로는 아주 영리하다는 걸 알아요. 때로 이 아이의 기억력이나 이해력 때문에 아주 깜짝 놀라곤 하거든요. 예를 들면, 얘는 학교에서 공부를 많이 하지 않고 학교 밖에서도 활동을 거의 하지 않아요. 때로 얘가 게을러서 그러겠지 하고 생각하다가도 아이가 우울해서 그렇다는 생각이 들 때도 있어요. 그런가 하면, 다른 때는 아이가 많이 아파서 그럴 거라는 생각이 들어요. 얘는 자주 배가 아프다고 하거든요. 아이는 정말 착해요. 그러니까 제 말씀은, 아이가 세 누나와 우리 집 애완동물들과 함께 있을 때는 너무 좋은 아이예요. 그렇지만 때로 너무 못 돼서 무서울 때도 있어요. 예를 들면, 어떤 장난감에 대해서는 불만스러워하면서 부수거든요. 얘는 다른 세 아이의 것을 다 합친 것보다 더 많은 장난감을 부숴 버렸어요. 아이는 사람을 좋아하는 것 같은데도, 학교 친구는 딱 한 명밖에 없어요. 또 밖에 나가서 축구나 다른 남자아이들과 함께할 수 있는 놀이를 해 보려고도 안 해요. 때로 저는 얘가 다른 것은 좋아하지 않는다는 생각이 들어요. 얘는 항상 온 집안에 접시와 물건들을 떨어뜨리고 다녀요."

좀 더 상세한 과거력에 의하면, 임신, 출생, 초기 의학력에는 특이사항이 없지만, 후안의 생후 첫해에 사소한 문제가 있었던 것 같았다. 이러한 문제에는 일어나 앉기, 기기, 걷기를 늦게 시작한 것이 포함되었다. 후안은 가족의 넷째 아이였기 때문에 후안의 어머니는 후안이 발달이정표에 도달한 실제 연령을 기록해 놓을 '시간이 없었다.' 또한 '후안이 다른 자녀들에 비해 가장 늦은 나이에 이러한 일들을 가까스로 할 수 있었다.'는 사실을 정확하게 기억해 냈다. 그러면서 소아과 의사가 그녀에게 후안은 지적장애는 없다는 사실을 확인시켜 주었다는 말을 덧붙였다. '후안이 했던 좋은 일은', 후안의 어머니가 웃으며 말했다. "그 후, 후안이 나이프와 포크 사용법, 신발 끈 묶는 법 그리고 셔츠 단추 채우는 법을 배우는 데 상당히 문제가 많아서 제가 걱정을 많이 했거든요."

이러한 점들과 관련해서 여전히 염려하는 것이 있는지를 묻자, 후안의 어머니는 "하나도 없어요."라고 답했다. 후안은 명백히 읽기를 잘했고, 손 글씨 쓰기와 체육을 제외한 다른 교과목에서도 잘했다.

후안의 의학력 역시 특이사항은 없었다. 초등학교에 입학하기 전 기간 동안, 후안은 '정상적인 아동기 질병'(수두, 이염, 독감)과 '끔찍할 정도로 많은 피멍과 무릎 찰과상'만이 있었다. 복통은 '7세 무렵'에 시작되었지만, 소아과 의사는 염려할 정도는 아니라고 어머니를 안심시켰다고 한다.

검사 결과, 후안은 유쾌하면서도 적절한 정동, 양호한 집중력, 그리고 명백히 정상적인 인지기술을 지닌 다소 조용한 아이로 나타났다. 후안은 조용하고 말이 없기는 해도 냉담해 보이지는 않았다. 후안은 방금 읽은 서적에 대해 말할 때는 매우 열정적인 모습을 보였다. 면담이 진행되는 동안, 후안은 학교에서 또는 또래들과는 어떤 문제도 없다고 답했다. 구체적인 질문을 던지자, 간헐적인 복통과 집단활동에의 불참 사실을 인정하면서 단지 '이러한 활동을 좋아하지 않기 때문'이라고 일축했다.

학교에서 실시된 심리검사 결과, 후안은 평균 이상의 지능과 학업 수행을 하고 있음이 밝혀졌다. 그러나 달리기, 균형 잡기, 협응, 운동 속도가 수반되는 운동발달 검사인 브루인잉크스-오세레츠키 운동숙달검사Bruininks-Oseretsky Test of Motor Proficiency에서 규준보다 훨씬 낮은 점수를 받았다. 그러나 심리학자는 후안이 검사가 실시되는 동안 양호한 집중력과 주의집중에 주목했다.

논의

후안의 사례에서 많은 양상은 전형적인 발달성 협응장애(DSM-5, p. 74/78)의 증상에 해당된다. 이러한 양상에는 총체적인 운동 이정표(서기, 앉기, 걷기) 지연, 멍의 초기 과거력(물건에 부딪치고 넘어짐으로 인함), 보고된 "파괴성"(가지고 있던 물건 떨어뜨리기 또는 장난감 부수기), 그리고 미세운동 협응이 요구되는 과업(의복 단추 채우기, 신발 끈 매기, 손 글씨 쓰기)과 공놀이 같은 스포츠 수행의 어려움이 포함된다.

복통, "게으름", "우울증", "냉담성"은 후안이 체육수업, 손 글씨 쓰기가 요구되는 검사, 그리고 팀 운동 상황에서의 반복적인 실패로 인한 당혹감을 회피하기 위한 노력의 일환으로 보인다. 게다가, 후안의 '나쁜 성미'와 '좌절감'은 주의집중 또는 품행 장해의 증거는 아닌 것 같고, 다만 운동 곤란의 발현으로 보인다. 흔히 발생하는 것처럼, 부모가 전문가의 도움을 요청하게 한 것은 이러한 이차적인 문제들이다.

일부 사람은 신체협응장애가 정신장애 분류체계에 등장한 이유에 대해 의아할 것이다. 이 장애의 정의적 양상이 '행동적' 또는 '심리적'인 것보다는 '신체적'이라는 것은 사실이다. 그러므로 이 장애가 정신장애보다는 신체장애라는 논쟁이 생길 수 있다. 그러나 이 장애는 행동적 결과(예, 과민성, 회피행동)가 전형적으로 정신건강 전문가에 의해 치료된다는 점에서 기타 아동기 신경발달장애로 분류된다.

1.10 상동증적 운동장애

상동증적 운동장애stereotypic movement disorder는 "반복적이고 억제할 수 없는 것처럼 보이며, 목적이 없는 것 같은 운동행동"(DSM-5, p. 77/81)이 특징이다. 전형적인 상동증적 운동 동작 또는 행동으로는 손 떨기 또는 펄럭이기, 몸 흔들기, 머리 부딪치기, 자기 물어뜯기, 또는 자기 때리기가 있다. 이러한 행동은 명백히 부적응적이고, 사회적 · 학업적 기능을 저해하며, 자상self-injury을 초래하기도 한다. 자상이 이 장애의 가장 심각한 결과이면서 의학적 긴급 상황이 되는 경우, 이러한 행동은 자상행동 동반 명시자로 기록된다. 그런가 하면, 상동증적 운동장애는 '알려진 의학적 또는 유전적 상태, 신경발달장애, 또는 환경적 요인과 연관되는 경우'(예, 레시-니한 증후군Lesch-Nyhan syndrome[체내 요산 축적, 통풍, 신장 문제, 신경학적 증상, 자기절단self-mutilation을 초래하는 드문 유전성 내분비장애], 지적장애, 태아알코올증후군)로 명시될 수 있다. 발현되는 경우, 이들 역시 기재되어야 한다.

일부 단순 상동운동(예, 앞뒤로 흔들기)은 전형적으로 발달과정에 있는 어린아이들 사이에서 흔하다. 복합적 상동운동(예, 팔 흔들기나 펄럭이기 또는 머리 부딪히기나 기타 잠재적인 자상행동)은 약 3~4%에서 나타난다. 지적장애가 있는 사람들의 16% 정도까지 상동증적 운동 동작과 자상을 나타낸다. 상동증적 운동장애의 반복적 행동은 대개 생후 3년 이내에 시작된다. 대부분의 아동에게 있어서, 이러한 문제는 시간의 흐름에 따라 또는 개입으로 해결될 것이다. 지적장애가 있는 사람들 중 이러한 행동은 보다 지속적이다. 상동운동은 또한 자폐스펙트럼장애(1.6절 '흔들기와 책 읽기' 참조)의 증상에 속한다. 따라서 상동증적 운동 동작이 자상을 초래하여 치료의 초점이 되지 않는 경우에는 상동증적 운동장애로 추가 진단되어서는 안 된다.

프레첼

고도 지적장애가 있고 법적 맹인인 빅터Victor(남, 14세)는 다수의 장애가 있는 아동을 위한 새로운 기숙학교로 전학을 오게 되면서 평가를 받게 되었다. 교실에서 관찰된 빅터는 나이보다 어려 보이고 몸집이 작았으며, 두 손을 호주머니에 넣은 채 교실 주위를 맴돌았다. 주기적으로, 빅터는 담임교사에게 다가가서 키스를 하고는 키스를 받기 위한 자세를 취했고, 명백히 담임교사와의 접촉을 즐거워했다. 장난감을 나누어 주자(눈에 아주 가까이 보여 줘야 했음), 빅터는 장난감을 받아들고는 잠시 가지고 놀았다. 두 손을 호주머니에서 꺼내야 하는 다양한 과업에 참여하게 되자, 빅터는 두 손으로 자신의 머리를 때리기 시작했다. 담임교사가 그의 두 손을 붙잡자, 빅터는 무릎으로 자신의 머리를 때렸다. 빅터는 자신의 몸을 뒤트는 것이 매우 능숙해서 걸어가면서도 거의 어떤 자세로든지 자신을 때리거나 발로 찰 수 있었다. 빅터의 얼굴과 이마는 온통 시퍼런 멍 자국으로 뒤덮였다.

개략적인 과거력에 의하면, 빅터는 미숙아로 태어나 출생 시 체중이 고작 2파운드(*역자 주. 0.91kg)밖에 되지 않았다. 미숙아 망막증retinopathy of prematurity(망막박리retinal detachment와 결국 실명으로 이어지는 눈 망막의 비정상적 혈관)과 고도 정신지체 진단이 빅터의 생애 초기에 내려졌다. 빅터의 발달은 모든 영역에서 지연되었고, 언어는 전혀 발달되지 않았다. 종합적인 검사가 실시되었지만, 빅터가 미숙아라는 사실 외에 발달장애의 병인을 밝혀내지 못했다. 빅터는 집에 거주하면서 특수교육 프로그램에 다녔다. 빅터의 자상행동은 생애 초기에 발달되었는데, 부모가 이 행동을 저지하면 빅터는 공격행동을 보였다. 빅터는 점차 스스로 조절하기 힘들어하게 되면서, 3세 때 특수 기숙학교에 수용되었다. 자학적이고 자제적인 행동(즉, 두 손을 호주머니에 넣기)은 빅터가 기숙학교에 머무르는 동안과 항정신병약 또는 다른 약물을 복용하는 기간 내내 나타났다. 빅터는 '대뇌기능이상' 진단을 받은 상태였다. 정신과 의사의 노트에는 빅터의 자상행동에 있어서 개선된 사실이 기록되어 있지만, 다른 노트에는 계속적이고 변동이 있는 것으로 기재되어 있었다. 빅터는 증상이 나아지지 않았고, 몸집이 점차 커지고 강해져서 관리가 어려워지면서 새로운 학교로 전학을 왔다. 빅터의 지적 기능은 34~40 IQ 범위 내에 있었다. 빅터의 적응기술 수준은 낮았다. 빅터는 자기돌봄에 있어서 전적인 조력이 요구되었고, 가장 단순한 욕구를 위한 것조차 스스로 해결할 수 없었으며, 안전을 위해 지속적인 감독이 요구되었다.

몇 개월 지나지 않아, 빅터는 새로운 학교생활에 잘 적응했다. 빅터의 자상행동은 완화와 악화를 거듭했다. 빅터는 두 손을 호주머니 또는 셔츠에 넣고 있을 때 또는 두 손으로 어떤 물건을 조작함으로써, 자상행동이 감소 또는 사라졌다. 만일 그가 좋아하는 대로 내버려 둔다면, 빅터는 두 손을 셔츠 안에 넣은 채로 '프레첼Pretzel'이라는 별명이 붙을 정도로 몸을 비틀 것이다. 상동형 자상과 자기제지 행동이 빅터의 일상활동과 교육을 저해했기 때문에 이러한 것들이 행동수정 프로그램의 일차 초점이 되었다. 수개월 동안 빅터는 생활을 잘했다. 특히 이 기간 동안 새로운 남자 교사와 좋은 관계를 형성했다. 이 남자 교사는 확고하고, 일관성이 있었으며, 배려심이 깊었다. 이 교사와 함께 빅터는 몇 가지 학교 과업에 참여할 수 있었다. 그러나 이 남자 교사가 전근을 가자, 빅터는 퇴행을 보였다. 부상을 막기 위해 교직원들은 베개로 자신을 때리는 빅터의 행동을 저지해야 하는 일이 시작되었다. 빅터에게는 자신이 좋아하는 활동이 제공되었고, 빅터는 자상 없이 이러한 활동에 참여할 수 있었다. 수개월 후, 빅터에게 투여되던 항정신병약은 11개월의 기간 동안 서서히 중단되었지만, 이렇다 할 행동 악화는 없었다.

논의

빅터는 미숙아로 출생한 결과로 인한 뇌손상과 망막증으로 고통을 겪었다. 빅터의 증상 발현은 고도 지적장애(DSM-5, p. 33/33) 기준에 부합된다. 그 이유는 현저하게 낮은 지적 및 적응 기능뿐 아니라 발달기간 동안 이 장해가 발병되었기 때문이다. 수년 동안 빅터는 반복적, 충동적 · 비파괴적인 부적절한 행동을 보였는데, 이러한 행동의 일부는 얼굴 부상을 초래했다. 자상행동이 수반되는 사례에서 흔히 나타나는 자기제한[self-restraint] 증상 역시 빅터에게서도 나타났다. 자상과 자기제한 행동은 빅터가 최소 기능에 있어서 주요 장애물이라는 점에서, 이 2가지 행동이 치료의 주요 초점이다.

의사소통에 필요한 언어 결여로 인해, 빅터의 행동 동기가 강박장애(6.1절 '맥베스 부인' 참조)에서 기대되는 것처럼, 강박사고에 대한 반응인지는 확인할 수 없다. 그러나 자상행동이 강박장애에서 발생하는 경우(예, 심한 손 씻기), 목표는 이 사례에서처럼 자상이 아니다. 빅터의 경우, 자기자극 행동(예, 신체 회전과 대상 조작)의 발현과 언어 결여는 첫 눈에 자폐스펙트럼장애(1.6절 '메아리' 참조)를 암시하지만, 이 장애가 있는 사람들과는 달리 빅터는 자신의 보호자와 관련지을 수 있고, 기본 애착을 형성할 수 있는 능력(지적장애의 한계 내에서)을 가지고 있다. 이러한 다른 장애들을 배제한 이후에 정신과 의사는 상동증적 운동장애 자상행동 동반(DSM-5, p. 77/81)이라는 비교적 비특이성 진단을 내렸다.

틱장애

1.11 틱장애

틱tic은 "갑작스럽고, 빠르며, 반복적이고 비율동적인 운동 동작 또는 발성"(DSM-5, p. 81/85)이 특징이다. DSM-5에 의하면,

> 틱은 단순 또는 복합형으로 나뉜다. 단순 운동 틱simple motor tics은 짧은 지속기간(즉, 1/1,000초 단위)으로, 눈 깜박임, 어깨 움찔하기, 그리고 사지 뻗기가 포함될 수 있다. 단순 음성틱simple vocal tics에는 헛기침, 킁킁거리기, 꿀꿀거리기 등이 포함된다. 복합 운동 틱complex motor tics은 지속시간이 좀 더 긴 형태(즉, 초 단위)로, 흔히 단순 틱의 결합된 형태(예, 동시에 목 돌리기와 어깨 움찔하기)가 포함된다. 복합 틱은 목적이 있거나(예, 틱 유사 성적 또는 외설적 제스처[외설행동증copropraxia], 다른 사람의 운동에 대한 틱 유사 모방(반향운동증echopraxia)처럼 보일 수 있다. 마찬가지로, 복합 음성 틱complex vocal tics에는 자신의 소리 또는 말의 반복(동어반복증palilalia), 마지막으로 들은 단어 또는 구 반복하기(반향언어증echolalia), 또는 외설이나 민족, 인종, 종교에 대한 비방 등 사회적으로 용납되지 않는 단어 말하기(욕설증coprolalia)가 포함된다(DSM-5, p. 82/86).

DSM-5에는 3가지 특정 틱장애가 있다. 이들은 운동 틱과 음성 틱 둘 다 발현되는지와 틱이 1년 이상 지속되었는지에 따라 나뉜다. 투렛장애Tourette's disorder는 고전적인 틱장애로, 다수의 운동 틱과 한 가지 이상의 음성 틱이 발현되어야 하는데, 반드시 동시에 발생할 필요는 없다. 틱은 전형적으로 악화와 완화를 반복하지만, 투렛장애로 진단되려면 적어도 1년간 지속되어야 한다. 틱은 남용물질(예, 자극제) 또는 기타 의학적 상태(예, 헌팅턴병—뇌 신경세포의 온전성에 영향을 미치는 유전적 상태)에 의해 초래되어서는 안 된다. 만일 개인이 적어도 1년 동안에 걸쳐 오로지 음성 틱 또는 운동 틱만 있었다면, 진단은 지속성(만성) 운동 또는 음성 틱장애persistent (chronic) motor or vocal tic disorder로 내려진다. 또한 틱의 유형—운동 또는 음성—이 기재되어야 한다. 만일 환자가 투렛장애를 가지고 있던 적이 있다면(즉, 현재 운동 또는 음성 틱이 있다는 사실은 이전에 둘 다 가지고 있었던 사람에게 있어서 악화와 완화를 반복하는 틱의 유형의 결과가 아니어야 함), 이 진단이 내려져서는 안 된다. 단일 또는 다수의 운동 및/또는 음성 틱이 1년 미만 동안 지속되었다면, 잠정적 틱장애provisional tic disorder 진단이 내려진다.

틱은 아동기에 매우 흔하지만, 대부분 지속되지 않는다. 학령기 아동의 투렛장애 유병률은 0.3~0.8%로 추산될 정도로 드문 장애다. 남성이 여성보다 더 유병률이 높다. 틱은 보통 4~6세에 발병된다. 틱은 보통 아동이 10세 또는 12세 무렵에 매우 심하다. 틱은 흔히 청소년기를 지나면서 개선되지만, 성인기까지 지속되기도 한다.

당혹감

살 보렐리Sal Borelli(남, 43세)는 기혼 남성으로, 1991년 관해되지 않는 틱에 대한 평가를 받기 위해 정신과 의사에게 의뢰되었다. 13세 때, 보렐리 씨는 혀 차기, 머리 흔들기, 개 짖는 소리 같은 소음으로 이어지는 지속적인 눈 깜빡임이 발달되었다. 이러한 증상에도 불구하고 보렐리 씨는 학업적으로 잘 기능했고, 결국 고등학교를 우등으로 졸업했다. 보렐리 씨는 베트남 전쟁에 징집되었다. 육군으로 복무하던 중, 그의 틱은 눈에 띄게 잠잠해졌으나, 여전히 문제를 야기했고, 결국 의사 제대를 하게 되었다. 보렐리 씨는 결혼을 해서 두 자녀를 두었고, 반숙련 근로자와 작업반장으로 근무했다. 30세 되던 해, 보렐리 씨의 증상으로는 ① 머리, 목, 어깨의 틱, ② 손과 다양한 물건으로 이마 때리기, ③ 반복적 헛기침, ④ 침 뱉기, 그리고 ⑤ 소리 지르기("헤이, 헤이, 헤이, 또는 라, 라, 라")가 있었다. 6년 후, 소란한 강박적 외설증coprolalia(통제할 수 없는 외설적 언어 사용)이 시작되었다. 보렐리 씨는 대화 중에 난데없이 일련의 욕설(예, 빌어먹을Fuck you, 후레자식 같으니라고you cock-sucking bastard!)을 내뱉고 나서 말을 이어 가곤 했다.

그 후 7년에 걸쳐 보렐리 씨의 사회생활은 이러한 증상으로 인해 점차 제한되었다. 보렐리 씨는 욕설과 소란 피우는 것 때문에 교회나 영화 구경을 갈 수 없었다. 보렐리 씨는 사회적 당혹감을 피하기 위해 야간에 일했다. 보렐리 씨의 가족과 친구들은 점차 그의 증상에 대해 인내하지 못했고, 그의 딸은 친구들을 집에 데려오기를 거부했다. 보렐리 씨는 강제된 고립과 효과적인 치료방법의 발견에 희망이 없어 보이게 되자 우울에 빠졌다. 평가가 끝나자, 정신과 의사는 틱 치료에 효과가 있다고 인정받은 항정신병약인 피모자이드pimozide를 투여해 보기로 결정했다.

피모자이드는 보렐리 씨 증상의 99%를 제거했다는 점에서 극적인 효과가 있었다. 보렐리 씨는 정상적인 사회생활을 재개했고, 더 이상 우울해하지 않았다. 수년이 지난 후 가장 최근에 만났을 때, 보렐리 씨는 계속해서 피모자이드 투여량을 유지하며 잘 기능하고 있었다.

논의

보렐리 씨는 투렛장애(DSM-5, p. 81/85)의 특징적 양상을 가지고 있다. 즉, 18세 이전의 발병, 다수의 운동과 한 가지 이상의 음성 틱(불수의적 욕설 또는 소리 지르기), 그리고 틱이 1년 이상 지속되었고, 물질 또는 다른 의학적 상태의 생리적 영향에 기인된 것이 아니다.

강박행동

앨런Alan(남, 10세)은 '고도 강박행동'으로 진찰받기 위해 어머니에 의해 데려져 왔다. 어머니에 의하면, 이 아이는 여러 경우에 뛰다가 헛기침을 하고, 문에 들어서기 전에 문고리를 두 번 만져야 하며, 머리를 좌우로 기울이고, 눈을 빠르게 깜빡이며, 갑자기 온몸을 구부려서 손으로 땅을 짚곤 한다. 이러한 '강박행동'은 2년 전에 시작됐다. 처음에는 눈 깜빡임이었고, 다른 행동들이 뒤를 이었으며, 악화와 완화를 거듭하는 경과를 나타냈다. 이러한 운동은 앨런이 불안해하거나 스트레스를 받으면 더 자주 발생한다. 가장 마지막에 나타난 증상은 반복적으로 문고리를 만지는 것이었다. 아이가 욕('fuck')을 하며 중지를 치켜들기 시작하면서 진찰 일정이 잡혔다.

검사에서 앨런은 문고리 잡기를 제외하고, 대부분의 시간에는 이러한 운동(문제행동)이 언제 발생할지 사전에 몰랐다고 말했다. 질문에 대해, 앨런은 문고리를 만져야 한다는 느낌이 들기 전에 그 생각을 머리 밖으로 밀어내려고 하지만, 문고리를 여러 차례 만질 때까지 그 생각이 계속해서 떠오르기 때문에 어쩔 수 없이 그렇게 할 수밖에 없고, 그러고 나면 기분이 나아진다고 했다. 만일 누군가가 그에게 문고리를 만지지 못하게 한다면 어떤 일이 생길 것 같으냐고 질문하자, 앨런은 화가 날 거라고 답했다. 앨런은 아버지가 자신의 행동을 중지시키려고 했을 때 분노발작이 나타났다고 말했다. 앨런은 문고리 만지는 것은 자신에게 그리 신경 쓰이는 일은 아니라고 설명했다. 그가 한 것은 모두 그가 통제할 수 없었던 '다른 일'이었다.

면담이 진행되는 동안 앨런은 꿀꿀거리는 소리를 냈고, 헛기침을 하는가 하면 고개를 돌리면서 수차례 눈을 빠르게 깜빡였다. 때로 앨런은 마치 이러한 운동을 자발적으로 하는 것처럼 보이려고 했다.

과거력과 신체 및 신경학적 검사는 앨런의 비정상적인 운동과 소리 외에는 전적으로 정상이었다. 앨런의 어머니는 자신의 막내 삼촌이 청소년 시절에 유사한 증상이 있었다고 한다. 그러나 그녀는 더 상세히 설명할 수는 없었다. 앨런의 어머니는 자신과 남편이 항상 '매우 강박적'이었다고 말하면서 두 사람이 정리를 매우 잘했고 틀에 박힌 일상생활을 했다는 의미라고 부연설명을 했다.

논의

앨런의 어머니는 앨런의 어려움을 '강박행동'으로 묘사하고 있다. 문고리에 손을 대기 전에 마음속에서 진행되는 상황에 대한 앨런의 묘사는 강박행동이 동반된 강박사고를 기술하는 것 같다. 앨런은 우선 문고리에 손을 대는 것에 대한 침습적 사고가 있다. 앨런은 그 사고에 대해 저항하고자 하지만 그렇게 할 수 없는 상태이고, 강박사고에 대한 반응으로 앨런은 문고리를 2회 손을 댄다. 앨런은 문고리를 만지는 강박행동이 제지를 받는다면, 마음이 몹시 불편할 거라는 사실을 인정하고 있다. 그러나 이러한 강박 사고와 행동은 명백히 현저한 고통을 초래하지 않고, 현저하게 앨런의 기능을 저해하지 않으며, 특별히 시간 소모적이지 않기 때문에 강박장애 진단(6.1절 '맥베스 부인' 참조)은 주어지지 않을 것이다.

앨런은 운동 틱(예, 고개를 좌우로 기울이기, 눈 깜빡이기, 온몸 구부리기)과 언어 틱(헛기침, 욕하기['fuck']) 때문에 문제를 겪고 있다. 운동 틱에는 일련의 협응 운동이 수반되기 때문에 이들은 복합적 운동 틱으로 간주된다. 1년 이상 지속기간과 함께 운동 틱과 언어 틱의 결합은 투렛장애(DSM-5, p. 81/85) 진단으로 개념화된다.

복합적 운동 틱과 강박행동은 관찰되는 행동이 유사할 수 있다는 점에서 때로 구별이 어렵다. 틱^tic^은 불수의적이고, 갑작스러우며, 빠르고, 반복적인 비리듬성 상동증적 운동 동작 또는 발성이다. 이에 비해 강박행동^compulsion^은 강박사고에 대한 반응으로 수행되거나 경직되게 적용되어야 하는 규칙에 따라 수행되는 의도적인 자발적 행위다. 앨런은 투렛장애가 있는 다수의 환자처럼, 강박사고와 강박행동도 가지고 있다. 그렇지만 강박장애 진단이 추가로 주어질 만큼 손상이 심한 정도는 아니다.

Chapter 2

조현병 스펙트럼 및 기타 정신병적 장애

DSM-5의 조현병 스펙트럼 및 기타 정신병적 장애 진단부류에는 필수로 요구되는 증상과 지속기간에 따라 다른 다수의 장애가 포함되어 있다. 'mad' 'crazy', 또는 'insane' 같은 단어들은 흔히 역사적으로 이 장에 있는 다양한 징후를 나타내고, 이로 인해 고통을 겪는 사람들을 기술하기 위해 일반인들에 의해 사용되어 왔다. 정신병[psychosis]은 폭넓게 정의된 용어로, 현실과의 접촉 상실을 경험할 정도의 사고, 행동, 정서 손상이 특징이다. DSM-5에서 정신병적 증상에는 5개 영역, 즉 ① 환각, ② 망상, ③ 와해된 사고(말), ④ 극도로 와해된 또는 비정상 운동행동(긴장증 포함), ⑤ 음성 증상에서 한 가지 이상의 비정상성이 포함된다. DSM-5에서 이 장의 각 장애는 이 5개 영역 중 한 가지 이상으로부터의 증상을 토대로 정의되는데, 조현형 성격장애는 예외다. 조현형 성격장애는 유전적으로 조현병과 관련이 있다(즉, 조현병이 있는 사람들의 친척들은 조현형 성격장애 발생 위험이 높음). 이 장애에 대해서는 DSM-5 '성격장애' 장과 이 책(제18장)에 상세히 논의된다.

- **환각**: 환각[hallucinations]은 외부 자극이 없는 상태에서 발생하고, 실제로 지각하는 것 같은 특성이 있는 잘못된 감각 지각이다. 환각은 실제 지각의 왜곡 또는 잘못된 해석이 포함된 착각[illusions](예, 어두운 방바닥에 쌓여 있는 옷 더미를 웅크린 동물로 지각하는 것), 수면 중 발생하는 지각이 포함된 꿈, 그리고 실제 지각을 모방하지 않고 수의적 통제하에 있는 심상(예, 상상, 백일몽)과 구분된다. 환각은 어떤 감각 양식에서도 발생할 수 있다. 즉, 환청[auditory hallucinations]은 소리(보통 목소리지만, 소음, 음악, 또는 기타 소리도 될 수 있음)의 지각, 환시[visual hallucinations]는 시각적 자극의 지각, 환후[olfactory hallucinations]는 냄새의 지각, 환미[gustatory hallucinations]는 맛의 지각, 환촉[tactile hallucinations]은 접촉(예, 무엇인가 피부에 닿거나 벌레가 스멀거리는 느낌), 그리고 환체/신체적 환각[somatic hallucinations]은 체내로부터 오는 것으로 지각되는 느낌(예, 전기충격 느낌)이 포함된다.

- **망상**: 망상delusions은 현실로 받아들여지는 것과 모순 또는 반대되는 증거에도 불구하고 단호하게 붙들고 있는 고착된 허위성 또는 특유의 믿음이다. 강하게 붙들고 있는 허위적이고 특유하지만 망상적이지는 않은 생각 또는 믿음과 망상의 구분은 때로 쉽지 않아서, 부분적으로 믿음에 대한 확신 정도에 의존한다. 망상이 있는 사람은 모순되는 증거와 상관없이 계속해서 믿음의 진실성을 주장할 것이다. 종교적 믿음 역시 종교적 주제가 있는 망상과의 감별이 어려울 수 있다. 망상의 사전적 정의에는 개인의 믿음이 허위적이라고 명시되어 있지만, 이러한 필수요건은 종교적 망상과 특정 하위문화(예, 초자연적) 내에서 공유되는 다른 믿음에 적용될 수는 없다. 왜냐하면 보통 이러한 종류의 믿음의 진위 여부를 확인할 방법이 없기 때문이다. 대신, 종교 또는 하위문화 내에서 공유되는 믿음은 그 집단의 구성원들에 의해 폭넓게 공유된다는 점에서 망상적인 것으로 간주되지 않는다. 개인의 믿음이 개인의 종교적 또는 하위 문화적 틀의 교리에서 현저하게 이탈되는 경우에 한해서 망상적인 것으로 간주된다. 예를 들면, 신앙심이 깊은 가톨릭 신자가 수호천사가 있다고 믿는 경우, 이러한 믿음은 다수의 가톨릭 신자 사이에 널리 공유되고 있기 때문에 망상적인 것으로 간주되지 않는다. 그러나 수호천사가 자신의 의지와는 상관없이 개인의 행위를 통제해 왔다는 믿음은 망상의 증거가 될 것이다. 왜냐하면 수호천사는 그러한 힘을 지니고 있는 존재로 간주되지 않기 때문이다.
- **와해된 사고 또는 말**: 분절된 또는 와해된 사고disorganized thinking는 다수의 정신병적 장애, 특히 조현병의 특징이다. 와해된 사고는 개인이 말하거나 글쓰기 방식에서 매우 분명히 나타난다. 와해된 사고가 있는 사람들은 사고의 흐름 유지에 어려움을 겪는 경향이 있다. 이러한 어려움은 흔히 연상이완loosening of associations을 의미하는데, 이는 개인이 한 가지 생각과 다음의 것 사이에 논리적 연결이 없이 한 주제에서 다른 주제로의 빠른 이동을 말한다. 사고가 와해된 사람은 질문과는 무관한 대답으로 반응하거나 한 가지 주제에 관한 문장으로 시작해서 완전히 다른 지점에서 말을 마치는 것으로 반응한다. 와해된 말disorganized speech의 정도가 심한 경우 말의 앞뒤가 전혀 맞지 않게 되는데, 이러한 현상을 '말비빔word salad'이라고 한다. 와해된 말의 다른 발현 증상으로는 신어조작증neologisms(개인에게만 한정된 의미가 있도록 지어낸 단어 또는 문구), 고집증perseveration(다른 사람이 주제를 바꾸려고 시도하는 경우조차 단어 또는 생각의 지속적인 반복), 그리고 소리연상증clanging(사고가 실제 의미보다는 유사하거나 음운이 맞는 소리와 관련이 있는 말) 사용이 포함된다.
- **극도로 와해된 또는 비정상 운동행동(긴장증 포함)**: 이 증상 영역에는 극도로 비정상적인 행

동들이 포함된다. 정신병적 장애 특유의 와해된 행동은 목표 지향적이지 않고 아이 같은 어리석음, 괴이한 옷 입기(무더운 날에 여러 벌의 외투를 입음), 그리고 예측할 수 없고 촉발요인 없이 발생하는 공격성과 초조가 포함된다. 긴장성 행동catatonic behaviors은 환경에 대해 현저히 감소된 인식의 맥락에서 발생하고, 모든 수의적 운동이 정지되는 시점까지 극적인 활동 감소 또는 개인의 주변에서 진행되는 것과는 차단된 활동의 극적인 증가로 나타날 수 있다(긴장성으로 간주되는 다양한 행동에 관한 상세한 설명은 2.6절 참조).

- **음성 증상**: 이 증상은 정신기능상의 결함으로, 조현병과 연관된 기능손상의 상당한 부분을 차지하지만 이 진단부류에 속한 다른 정신병적 장애들에서는 덜 눈에 띈다. 가장 중요한 음성 증상negative symptoms으로는 정서 표현 감소(정동둔마flattened affect로도 불림)와 무욕증avolition이 있다. 정서 표현이 감소된 사람들은 마치 정서가 없는 것처럼 보인다. 이들은 시선 접촉을 하지 않거나, 표정에 변화가 없거나, 음조의 높낮이가 없이 단조롭게 말하거나, 또는 보통 말에 있어서 정서적 강조점을 제공하는 손 또는 머리 운동을 추가하지 않는다. 무욕증은 자기주도적이고 목적이 있는 활동의 개시 및 수행하려는 동기가 없는 것이 특징이다. 무욕증이 있는 사람들은 직업 또는 또래 관계를 찾기보다는 오랜 기간 동안 가정에서 머문다. 기타 음성 증상으로는 쾌감을 경험하는 능력 감소(무쾌감증anhedonia)와 말 생성의 대폭 감소(무언증alogia)가 있다.

이 장에서 다루는 장애군에는 ① 조현병(기능 저하가 동반된 다른 정신병적 증상 유형이 혼합된 지속적인 정신병적 장애), ② 조현양상장애(1~6개월간 지속되며, 흔히 조현병으로 진행되는 보다 짧은 정신병적 장애), ③ 망상장애(다른 정신병적 증상이 없는 지속적 망상), ④ 단기 정신병적 장애(1개월 이내에 해소되는 정신병적 증상), ⑤ 긴장증(긴장성 증상 증후군), ⑥ 물질/치료약물로 유발된 정신병적 장애(물질 또는 치료약물 사용으로 인한 망상 또는 환각), 그리고 ⑦ 달리 명시된 조현병 스펙트럼 및 기타 정신병적 장애(구체적인 조현병 스펙트럼 및 기타 정신병적 장애들 중 어떤 장애의 진단기준에도 부합되지 않는 정신병적 증상 발현)가 포함되어 있다(특유의 증상에 대해서는 〈표 2-1〉 참조).

DSM-5에는 이 진단부류에도 다른 의학적 상태(일반적인 의학적 상태의 중추신경계에 대한 직접적인 효과로 인한 환각 또는 망상)로 인한 정신병적 장애가 포함되어 있다. 그러나 이 책에는 이렇게 구체적인 상태에 관한 사례는 포함되어 있지 않다(일반적인 의학적 상태가 어떻게 정신의학적 발현을 초래하는지에 대한 상세한 설명은 4.5절 다른 의학적 상태로 인한 우울장애 또는 5.8절 다른 의학적 상태로 인한 불안장애 참조). DSM-5에는 또한 조현병 스펙트럼 및 기타 정

〈표 2-1〉 조현병 스펙트럼 및 기타 정신병적 장애의 특징

장애	주요 특징
□ 조현병	• 활성국면 증상(망상, 환각, 와해된 말, 극도로 와해된 또는 긴장성 행동, 음성 증상)이 적어도 1개월 지속됨 • 증상 지속기간: 6개월 이상 • 한 가지 이상의 주요 생활영역에서의 기능 수준이 발병 이전에 성취된 수준보다 현저하게 미달됨
□ 조현양상장애	• 활성국면 증상(망상, 환각, 와해된 말, 극도로 와해된 또는 긴장성 행동, 음성 증상)이 적어도 1개월 지속됨 • 증상이 6개월 미만 동안 지속됨
□ 조현정동장애	• 주요우울 또는 조증 삽화 기간이 조현병의 활성국면 증상과 겹침 • 적어도 2주 동안 주요우울 또는 조증 삽화 없이 망상 또는 환각이 있음
□ 망상장애	• 다른 정신병적 증상 없이 지속적인 망상이 적어도 1개월 동안 지속됨
□ 단기 정신병적 장애	• 망상, 환각, 또는 와해된 말이 1개월 미만 동안 지속됨
□ 긴장증	• 운동 활동 감소, 면담 또는 신체검진 동안 참여 감소, 또는 과도하고 특이한 운동 활동이 포함된 광범위한 증상이 특징인 정신운동 장해
□ 물질/치료약물로 유발된 정신병적 장애	• 중추신경계에 대한 물질 또는 치료약물의 직접적인 효과로 인한 망상 또는 환각
□ 달리 명시된 조현병 스펙트럼 및 기타 정신병적 장애	• 임상적으로 현저한 고통 또는 기능 손상을 초래하지만, 조현병 스펙트럼 및 기타 정신병적 장애 진단부류에 속한 장애들 중 어떤 장애의 진단기준에 완전히 부합되지 않는 조현병 스펙트럼 및 기타 정신병적 장애 특유의 증상

신병적 장애들 중에 조현형 성격장애가 들어 있다. 그 이유는 이 두 장애 사이에 유전적 관계가 있고, 조현병이 있는 사람들에게서 발견되는 일부 증상과 뇌화학, 뇌구조, 그리고 뇌기능상의 비정상 패턴이 조현형 성격장애가 있는 사람들에게서도 발견되기 때문이다. 그러나 조현형 성격장애는 성격장애로도 개념화된다는 점에서 기준 세트와 상세한 논의는 DSM-5의 성격장애 장에 포함되어 있다. 마찬가지로, 이 역시 이 책의 성격장애에 관한 장에 수록되어 있다(18.8절 참조).

발현 증상의 일부로 때로 정신병적 증상이 포함되는 일부 DSM-5 장애들은 이 장에 포함되어 있지 않다. 이러한 장애들로는 ① 정신병적 양상(정신병적 형태의 제I형 양극성장애는 제3장 '양극성 및 관련 장애' 참조, 정신병적 형태의 주요우울장애는 제4장 '우울장애' 참조), ② 개인의

병식이 손상되어 왜곡된 믿음이 사실이라고 완전히 확신하는 왜곡된 믿음을 동반하는 장애들(예, 신체이형장애, 강박장애; 제6장 '강박 및 관련 장애' 참조), 그리고 ③ 연관된 양상으로서 망상 또는 환각이 포함되는 신경인지장애(예, 섬망, 주요신경인지장애; 제17장 '신경인지장애' 참조)가 있다.

2.1 조현병

조현병schizophrenia은 DSM-5에 수록된 조현병 스펙트럼 및 기타 정신병적 장애들 중 가장 심각하고 심신을 약화시키는 장애다. 이 장애는 지각, 추론적 사고, 사고와 말의 유창성과 생산성, 행동 모니터링, 그리고 정서표현 능력과 동기 부여에의 손상이 포함된 다양한 인지적·행동적·정서적 기능이상이 특징이다. 조현병 진단기준을 충족시키려면 이 증후군은 적어도 6개월 동안 지속되어야 하는데, 적어도 1개월은 활성국면 증상으로 알려진 특별히 심각하고 손상된 증상이 특징이다. 더욱이, 증상은 고용, 대인관계, 또는 학업성취의 유지와 질을 고려할 때 개인의 심리사회적 기능에 현저하게 부정적인 영향을 미칠 정도로 심각해야 한다. 그 자체로 조현병을 나타내는 단일 증상은 없다. 진단에는 손상된 심리사회적 기능과 연관된 일련의 징후와 증상의 인식이 포함된다.

특유의 활성국면 증상은 2개의 넓은 범주, 즉 정상적인 정신기능의 초과 또는 왜곡을 나타내는 양성 증상과 정상적인 정신기능의 감소 또는 소실을 나타내는 음성 증상으로 나뉜다. 양성 증상으로는 ① 망상(추론적 사고의 왜곡 또는 과정으로 이해될 수 있음), ② 환각(지각 왜곡), ③ 와해된 말(언어, 의사소통, 사고과정 왜곡), 그리고 ④ 극도로 와해된 또는 긴장성 행동(행동 모니터링의 왜곡)이 있다. 조현병의 음성 증상으로는 무욕증(목표 지향적 행동 개시에 있어서의 한계)과 감소된 정서 표현(정서의 범위와 강도에 있어서의 한계)이 포함된다. 동일한 1개월 기간에 유의한 시간 동안 발현되는 적어도 이 2가지 증상이 이 진단의 필수요건이다(증상들 중 적어도 한 가지는 망상, 환각, 또는 와해된 말이고, 이 2가지 증상이 와해된 행동과 음성 증상이라면 조현병 기준에 부합되지 않음). 다수의 증상이 결합되어 조현병으로 진단된다는 사실을 고려한다면, 이 진단에는 엄청난 이질성이 있다. 즉, 조현병이 있는 환자들은 증상 지속과 심리사회적 기능에 대해 부정적인 영향을 미치고 있는 공통적인 양상과 함께 광범위하게 다른 증상들을 가지고 있을 수 있다.

많은 사람은 이 질환의 첫 번째 활성국면active phase의 전조인 초기 국면('전구국면prodromal phase')을 거친다(때로 첫 번째 '정신병적 와해psychotic break'로 간주됨). 또한 조현병이 있는 사람들 대부분은 활성국면 사이에 잔류국면residual phase을 거친다. 이러한 전구 및 잔류 국면은 보다 경미한 정도의 음성 증상뿐 아니라 양성 증상들로 구성되어 있다. 예를 들면, 전구 또는 잔류 국면 동안 특이한 지각 경험(예, 눈에 보이지 않는 힘의 존재 감지)을 하는 사람들이 있는가 하면, 망상으로 간주되기에는 확고하지 않은 다양한 이상하거나 특이한 믿음을 나타내는 사람들이 있다(예, 다른 사람들이 자신을 해치려는 음모를 꾸미고 있다는 강한 감정).

우울증, 과민성, 팽창된 기분 같은 일부 기분 증상은 때로 조현병이 있는 환자들에게서 발생하지만, 이러한 증상들은 전체 장해 기간 동안 극히 일부 시간 동안 발현된다. 그렇지 않으면 진단은 조현정동장애가 될 것이다(2.3절 참조).

약물과 의학적 상태는 환각과 망상을 초래할 수 있다. 즉, 만일 정신병적 증상이 사실상 약물 사용으로 인한 발현이거나 일반적인 의학적 상태(예, 뇌종양 또는 갑상선 기능항진증)로 인한 것이라면, 조현병으로 진단되어서는 안 된다. 조현병 스펙트럼 및 기타 정신병적 장애가 있는 사람들이 흔히 약물(특히 대마)을 남용한다는 사실을 고려할 때, 정신병적 증상이 약물 사용의 결과(즉, 물질/치료약물로 유발된 정신병적 장애)인지의 여부와 조현병 진단을 나타내고 있지 않음을 확인하는 것이 중요하다(이러한 결정방법에 관한 논의는 2.7절 참조). 마찬가지로, 만일 정신병적 증상이 기저의 의학적 상태의 증상 발현이라면, 진단은 조현병보다는 다른 의학적 상태로 인한 정신병적 장애다. 정신병적 증상이 일반적인 의학적 상태로 인한 것이라는 단서로는 정신병적 증상의 발병(및 해소)과 일반적인 의학적 상태와 비전형적 양상(예, 후기 발병 연령) 경과 사이의 밀접한 일시적 관계가 포함된다.

인지 손상이 조현병을 정의하는 증상 목록에 들어 있지 않지만, 이는 조현병에서 흔하고 학업적(학교)·직업적(직장) 손상과 강하게 연결되어 있다. 조현병이 있는 사람들은 주의력과 기억, 특히 목표 성취를 위한 계획과 조직에 문제가 있는 경향이 있다. 이들은 또한 흔히 자신들이 정신질환을 가지고 있다는 사실에 대한 병식이 결여되어 있다. 인지 손상, 주의력, 기억, 그리고 병식 결여에 관한 쟁점들은 조현병이 있는 사람들에 대한 치료를 아주 어렵게 만들 수 있다. 왜냐하면 이러한 양상은 치료의 주축인 약물치료 계획에 불응으로 이어질 수 있기 때문이다.

조현병은 인구의 0.3~0.7% 사이에 영향을 미치고, 남성들보다 여성들에게서 약간 덜 발생한다. 조현병의 전구증상은 흔히 10대에 발생하지만, 조현병의 정신병적 양상은 전형적으로 10대 후반과 30대 초반 사이에 나타나고, 여성(발병의 정점은 20대 후반)보다는 남성에게서 보다 이른 경향이 있다(발병의 정점은 20대 초반). 청소년기 이전의 발병은 드물지만, 어린아이들에게서 발병된 경우도 있다.

감시 중

아서 스탠튼Arthur Stanton(남, 44세)은 독신이면서 실직 상태인 백인으로, 자신의 아파트에서 나이 든 여성에게 폭력을 휘두른 혐의로 경찰에 의해 응급실에 데려져 왔다. 스탠튼 씨는 "그 빌어먹을 암캐, 그 여자하고 나머지 패거리들은 날 못살게 한 것보다 더한 걸 당해야 돼요." 라고 말했다.

스탠튼 씨는 22세 이후로 지속적으로 질환이 있었다. 로스쿨에 입학한 첫해에 스탠튼 씨는 점점 더 같은 과 학생들이 자신을 조롱하고 있다고 확신했다. 스탠튼 씨는 자신이 강의실에 들어갈 때마다 코웃음치고 재채기하는 것을 목격했다고 한다. 그와 사귀었던 여성이 떠나자, 스탠튼 씨는 똑같이 생긴 사람으로 '대체'되었다고 믿었다. 스탠튼 씨는 경찰에 전화를 걸어 '유괴' 사건 해결을 위한 도움을 청했다. 그의 학업 성적은 급락했고, 스탠튼 씨는 학교를 그만두고 정신과 진료를 받도록 조치되었다.

스탠튼 씨는 은행에 투자 상담자로 취업해서 7개월 동안 근무했다. 근무하는 동안, 직장 동료들의 눈에 스탠튼 씨가 점차 자주 산만해지는 '징후'가 포착되었고, 스탠튼 씨는 점점 더 의심이 많아졌고 위축되었다. 그가 처음 목소리가 들린다고 했던 것이 이 기간 동안이었다. 스탠튼 씨는 24세 때 결국 해고되어, 곧바로 처음으로 입원하게 되었고, 그 후론 일을 하지 못했다.

스탠튼 씨는 12차례 입원했고, 가장 오래 입원했던 기간은 6개월이었다. 그러나 최근 5년간은 한 차례만 3주간 입원한 적이 있다. 입원기간 동안, 스탠튼 씨는 다양한 항정신병약을 복용했다. 외래환자용으로 처방된 치료약물이 주어졌지만, 스탠튼 씨는 퇴원하자마자 복용을 중단했다. 1년에 2회 삼촌과의 점심식사와 정신보건 사회복지사들과의 접촉을 제외하면, 스탠튼 씨는 완전히 사회적으로 고립된 상태다. 스탠튼 씨는 홀로 살면서 스스로 요리와 청소를 하고 있고, 많지 않은 유산을 비롯한 재산에 대해 재무 관리를 하고 있다. 스탠튼 씨는 매일 월스트리트 저널Wall Street Journal을 읽는다.

스탠튼 씨의 진술을 정리하면 다음과 같다. 스탠튼 씨의 아파트는 모든 주요 TV 네트워크, 이웃 사람들, 그리고 명백히 이웃에 사는 수백 명의 '연기자들actors'을 아우르는 대규모

커뮤니케이션 시스템의 중심이다. 그의 아파트에는 그의 일거수일투족을 면밀히 감시하는 비밀 카메라들이 설치되어 있어서 그가 TV를 시청하고 있으면 그의 여러 사소한 행위(예, 화장실 출입)가 곧 직접적으로 아나운서에 의해 언급된다. 그가 외출이라도 할라치면, '연기자들'은 모두 그를 감시하에 두라는 경고를 받아 왔다. 거리에 있는 모든 사람이 그를 감시하고 있다. 그의 이웃들은 2가지 다른 '기계machines'를 작동한다. 하나는 '농담joker'을 제외한 그의 모든 목소리에 대해 책임을 지고 있다. 그러나 오직 가끔 그를 '찾아오고' 웃기기도 한 이 목소리를 누가 통제하고 있는지는 확실하지 않다. 다른 목소리는 이 기계가 만들어 내는 것으로 매일 여러 차례 들리는데, 때로 그가 공격했던 이웃 사람들에 의해 직접적으로 작동되고 있는 것으로 짐작된다. 예를 들면, 그가 투자에 대해 검토할라치면, 이 '괴롭히는' 목소리는 계속해서 어떤 주식을 구매하라고 일러 준다. 그가 '꿈의 기계dream machine'라고 이름을 붙인 다른 기계는 그의 머리에 보통 '흑인 여성들'에 관한 색정적인 꿈을 심어 준다.

스탠튼 씨는 다른 특이한 경험에 대해 이야기한다. 예를 들면, 그는 최근 '변하지altered' 않을 신발을 구매하고자 집에서 30마일 떨어진 곳에 있는 신발가게에 갔다. 그러나 그는 곧 자신이 구입하는 다른 신발들처럼 신발 바닥에 짜증나게 하는 특수 못들이 박혀 있다는 사실을 알게 되었다. 스탠튼 씨는 어떤 신발가게에 갈 것인지에 대한 결정이 자신이 알기도 전에 자신을 '괴롭히는 사람들'이 이미 알고 있어서, 이들이 특별히 자신을 위해 제작한 변형된 신발을 구해 놓을 시간을 냈다는 사실에 너무도 놀라워했다. 스탠튼 씨는 자신을 계속해서 감시하는 데에 엄청난 노력과 '수백만 달러'가 투입되고 있음을 알고 있다. 그는 때로 이것이 자신의 '뛰어난 지능'의 비밀을 캐내기 위한 대규모 실험의 모든 부분이라고 생각하고 있다.

면담에서 스탠튼 씨는 잘 차려입은 상태로, 조리 있고 목표 지향적으로 말을 하고, 그의 정동은 다소 무딘 정도만 있을 뿐이다. 스탠튼 씨는 처음에는 경찰에 연행된 것에 매우 화가 나 있었다. 몇 주간의 항정신병약 투여가 정신병적 증상 조절에 효력이 없자, 스탠튼 씨는 구조화된 주거환경을 마련해 주기 위한 계획에 따라 장기시설로 옮겨졌다.

논의

스탠튼 씨의 오래된 질환은 조현병이다. 이 장애는 다수의 입원이 특징으로, 명백히 관계망상(교실에 들어서면, 급우들이 코웃음치고 재채기를 하면서 조롱한다고 믿음)으로 시작되었다. 여러 해가 지나서, 그의 망상은 점차 복합적이고 괴이하게 되었다(이웃 사람들은 실제로는 연기자들임, 생각이 감시받고 있음, 기계가 머리에 색정적인 꿈을 심어 줌). 이 외에도 스탠튼 씨는 자신을 괴롭히는 현저하게 서로 다른 목소리의 환청이 있다. 조현병의 모든 필수요건이 발현되고 있음을 고려할 때(즉, 20년간 지속되어 온 망상과 환각, 스탠튼 씨의 직무 또는 다른 사람들과의 대인관계 발달능력의 심각한 손상, 그리고 이 장해를 설명할 수 있는 지속적인 기분 장해 또는 다른 의학적 상태 또는 물질 결여), 조현병(DSM-5, p. 99/106) 진단이 내려진다.

이 사례의 서두에서 언급된 것처럼, 스탠튼 씨의 조현병은 폭력을 초래했다. 나이 든 이웃 사람이 자신에게 목소리가 들리게 하는 기계를 작동하고 있다는 망상으로 인해, 스탠튼 씨는 기계 작동을 중지하라면서 그녀에게 폭력을 휘둘렀다. 만일 이웃 사람이 스탠튼 씨를 고소한다면, 재판받게 될 주의 법률에 따라 그는 망상으로 인한 합리적 결정 또는 행동 통제능력 저하 판결로 재판을 마치게 될 것이고, 폭력행동에 대한 형사책임은 지지 않게 될 것이다. 조현병이 있는 사람들은 일반 인구의 다른 구성원들에 비해 더 현저하게 폭력적이지만, 조현병에 기인된 사회적 폭력 비율은 실제로는 매우 낮다(5% 미만).

철사 먹기

에밀리오 로드리게즈Emilio Rodriguez(남, 40세)는 10년은 젊어 보이는 남성이다. 그는 자신이 두렵다는 이유로 어머니에 의해 병원에 데려져 왔는데, 이번이 12번째 입원이다. 로드리게즈 씨는 누더기 코트에 침실 슬리퍼를 신고 있고, 야구 모자를 쓴 채, 목에는 여러 개의 메달을 걸고 있다. 그의 정동은 어머니에 대한 분노("엄마는 나한테 다른 사람들의 똥구멍에서 나오는 똥을 먹이고 있어요.")에서부터 낄낄거리는가 하면, 면담자에게 아부하면서 유혹하는 태도까지 다양하다. 로드리게즈 씨는 말과 매너가 마치 어린아이 같았고, 종종걸음과 과장되게 엉덩이를 움직이면서 걷는다. 그의 어머니에 의하면, 그가 치료약물 복용을 1개월 전쯤에 중단했는데, 그때 이후로 목소리가 들리기 시작했고, 더욱 괴이한 모습과 행동을 보이기 시작했다고 한다. 그에게 그동안 어떤 일을 해 왔는지 묻자, '철사 먹고 불붙이는 일'이라고 답한다. 그의 자발적인 말은 흔히 조리에 맞지 않고 빈번히 운이 맞는rhyming 소리연상clang associations처럼 들린다.

로드리게즈 씨는 16세 때 학교를 중퇴한 이후에 처음으로 병원에 입원했다. 그때 이후로 그는 학교에 나니시도 취업하지도 못했다. 그는 입원 당시 다양한 항정신병약으로 치료를 받았으나, 퇴원을 하면 치료약물 복용을 중단해서 곧바로 다시 와해되곤 한다. 로드리게즈 씨는 나이 든 어머니와 살고 있다. 그러나 그는 때로 한 번에 수개월 동안 말없이 사라져서 길에서 방황하다가 결국 경찰에 의해 연행된다. 약물 또는 알코올 남용의 과거력은 알려진 바가 없다.

논의

로드리게즈 씨는 이전 사례의 스탠튼 씨('감시 중' 참조)처럼 심각한 질환으로 고통을 겪고 있다. 이 두 남성은 빈약한 기능으로 이어지는 다양하고 지속적인 정신병적 증상이 있지만, 로드리게즈 씨의 조현병 발현(DSM-5, p. 99/106)은 매우 다르다. 이는 ① 누더기 코트를 걸침, 침실 슬리퍼를 신고 있음, 야구 모자를 쓰고 있음, ② 잦은 소리연상('철사 먹기와 화재 진압')이 특징인 조리가 맞지 않는 말, 그리고 ③ 가장 최근의 환청(목소리 듣기)의 증거를 볼 때 와해된 행동이 지배적이다. 안타깝게도, 이 모든 증상은 조현병에서 흔한 것으로, 로드리게즈 씨의 다수의 입원은 항정신병약을 반복적으로 중단한 것과 관련이 있다. 그의 지속적인 치료약물 복용의 결여가 정신질환이 있음에 대한 병식 결여와 온전한 상태 유지를 위해 치료약물을 복용하고자 하는 욕구 결여, 치료약물의 부작용 혐오, 또는 그의 약물 고수능력을 저해하는 만성 와해로 인한 것인지는 분명치 않다.

낮은 생활수준

루이스 라킨Louise Larkin(여, 39세)은 창백하고, 구부정하며, 듬성듬성 자란 금발을 분홍색 리본으로 뒤로 묶은 어린아이 같은 얼굴의 여성이다. 그녀는 자신의 낮은 기능수준을 염려한 가족 주치의에 의해 입원 가능성 타진을 위한 정신의학적 평가에 의뢰되었다. 라킨 양이 의사에게 밝힌 유일한 호소 내용은 "저는 자기관리 능력이 떨어졌고 생활수준도 낮아요."였다. 그녀의 어머니에 의하면, 라킨 양에게는 실제로 기능 저하가 있었지만, 이는 여러 해에 걸쳐 생긴 일이라고 한다. 최근 수개월 동안, 라킨 양은 자신의 방에서 아무 말 없이 꼼짝 않고 지냈다.

12년 전, 라킨 양은 대형병원의 직업치료과 관리자였고, 자신 소유의 아파트에서 생활했으며, 젊은 남성과 약혼도 했다. 그런데 약혼자가 갑자기 파혼을 통보하자 그녀는 점차 와해되어 정처 없이 거리를 방황했고, 조화롭지 않은 옷을 입었다. 라킨 양은 직장에서 해고되었고, 결국 그녀를 입원시키라는 신고전화가 경찰에 걸려왔다. 신고를 받은 경찰들은 라킨 양의 아파트에 잠입했고, 아파트가 엉망진창인 사실(신문지, 음식, 부서진 물건들로 가득 차 있었음)을 알게 되었다. 이번 입원으로부터는 이렇다 할 정보는 없다. 입원기간은 3개월이었고, 라킨 양은 한 번도 약국에 처방을 의뢰한 적이 없는 알려지지 않은 치료약물을 처방받고 퇴원해서 어머니의 집에 머물렀다.

라킨 양이 퇴원하자, 가족들은 그녀가 가족들과 함께 자신을 추슬러서 새로운 삶의 항해를 재개하기를 소망했다. 그러나 여러 해가 지나면서 라킨 양은 더욱 위축되었고 기능이 저하되었다. 그녀는 대부분의 시간을 TV 시청과 요리로 보냈다. 요리는 브로콜리와 케이크 믹스 같은 괴이하게 결합시킨 재료들을 뒤섞어 놓은 것으로, 그녀는 주로 혼자 식사를 했다. 그 이유는 가족들 중 누구도 그녀의 요리를 먹으려 하지 않았기 때문이었다. 라킨 양은 요리책과 조리법들을 수집했는데, 방에는 이렇게 수집한 것들을 쌓아 놓은 것들로 난장판이었다. 어머니가 그녀의 방에 들어갈 때면 그녀는 재빨리 잡지책을 들고 읽고 있는 척했지만, 실제로는 명백히 그저 우두커니 앉아서 허공만을 바라보고 있었다. 그녀는 목욕과 머리 빗기 또는 양치질을 하지 않았다. 그녀는 식욕상실을 부인했지만, 점차 덜 먹었고 수년간에 걸쳐 20파운드(*역자 주. 9kg)가 빠졌다. 그녀는 특이한 시간에 잠을 자곤 했다. 결국 그녀는 야뇨증이 생겨 자주 침대를 적셨고, 방은 지린내가 진동했다.

정신병원에 입원하자, 라킨 양은 두 손으로 무릎을 꽉 움켜쥔 상태로 면담 담당 의사의 시선을 피했다. 그녀는 선뜻 질문에 답했고 의심 또는 방어적인 모습을 보이지 않았지만, 정동은 깊이가 없었다. 그녀는 우울 기분, 망상, 또는 환각을 부인했다. 그러나 면담이 진행되면서 그녀는 점차 특징적이면서도 엉뚱한 대답을 했다.

낯선 요리 습관에 관한 질문에, 라킨 양은 자신이 최근에 러시아에서 일어난 사건에 대해서는 논의하고 싶지 않다고 답했다. 그녀의 기능 저하에 관해 논의하던 중, 라킨 양은 "당신이 더 어렸을 때는 이륙 메커니즘이 더 많았어요."라고 말했다. 관계사고에 관한 질문에 그녀는 "저는 그것이 사실일까 하는 의구심이 들지만, 누군가 연루된 작가들을 알고 있다면 코믹한 방식으로 진행될 수 있는 요소가 될 거예요."라고 말했다. 그녀의 답변 사이사이에는 "난 안전해. 난 안전해."라는 만트라mantra(*역자 주. 불교에서 기도, 명상 때 외는 주문)가 섞여 있었다.

라킨 양은 병원에서 항정신병 치료제로 치료를 받았고, 강박장애(의료진의 일부는 낯선 요리와 섭식행동이 이 장애로 인한 것으로 생각했음) 치료에 효과적인 것으로 여겨지는 항우울제가 투여되었다. 라킨 양은 3개월 입원기간 동안 병세가 현저하게 호전되어 어머니의 집으로 돌아갔고, 주간 프로그램에 등록해서 자신이 다니던 병원의 정신과 의사에게 계속해서 외래환자 치료를 받았다. 그녀의 정신과 의사는 항우울제 투여를 중단했다. 그 이유는 라킨 양의 '강박행동'이 실제로는 조현병의 증상이라고 생각했기 때문이었다. 라킨 양은 요리 모임에서 일했고, 제빵 능숙해져서 제과점 견습생으로 취업할 계획을 세웠다. 그러나 수개월 후, 그녀는 자신에게 더 이상 필요하지 않다는 이유로 치료약물 복용을 중단했다. 그러자 그녀는 요리 모임에서 아무 관련이 없는 세부사항에 대해 집착하기 시작했다. 그녀는 별로 관계가 없는 말을 쏟아냈고, 결국 프로그램을 그만두고 집에 머무르면서 극히 소량의 음식 섭취와 되새김을 했다. 라킨 양은 개인위생이 더욱 악화되었고, 체중이 30파운드(*역자 주. 약 14kg)가 빠지게 되자 재차 입원했다.

라킨 양은 다른 항정신병약으로 치료를 받았고 6주 후에 퇴원했다. 처음 입원한 지 2년 후, 그녀는 부담이 다소 적은 주간 프로그램에 참여하고 있고 용모를 잘 돌보고 있지만, 여전히 아주 경미하게 상황과 관계없는 말을 하고 있다.

논의

라킨 양의 질환 경과는 임상가가 조현병(DSM-5, p. 99/106)에서 나타날 것으로 예견하는 대로 진행되고 있다. 즉, 20대 후반에 증상이 발병되었고 수년간 극도의 기능 저하가 진행되었다. 이전의 2가지 사례와는 대조적으로, 라킨 양의 사례는 조리 없는 말과 괴이한 와해된 행동 외에 기본 위생에 대한 자기돌봄 불능 및 TV 시청과 요리 외의 것에 대한 실행 동기 결여가 특징인 고도의 음성 증상 기간이 두드러진다. 첫 번째 2가지 사례와는 달리, 라킨 양이 어떤 종류의 망상이나 환각을 경험한 적이 있다는 증거는 없다.

마녀

버지니아 뒤부아[Virginia Dubois](여, 48세)라는 여성이 병원에 입원했다. 그녀의 남편에 의하면, 뒤부아 부인은 약 2개월 전 불안해하고, 의심이 많아졌으며, 이웃 사람들이 자신을 몰래 엿보고 자신에 관해 이야기하고 있다고 확신에 차서 말하기 전까지는 건강이 좋았다. 그녀는 위축되었고, 외출을 거부했으며, 수차례 혼자서 중얼거리는 장면이 목격되었다. 그녀는 자신의 집안일을 방치했고, 이 방 저 방 들락거리거나, 찬장과 옷장 문을 열었다 닫았다 하거나, 닫힌 커튼 뒤에서 창밖을 내다보는 등, 온종일 집 안을 배회하며 시간을 보냈다.

병원에 입원하자마자, 이 환자는 '무언가 무서운 일이 진행되고 있기' 때문에 더 이상 집에 머무를 수 없다고 말했다. 그녀는 과거 2개월 동안 어디서 들려오는지, 누구의 것인지를 알 수 없는 목소리들을 어떻게 들어왔는지에 대해 기술했다. 이 목소리들은 밤에 잠잘 때를 제외하고는 쉴 새 없이 그녀를 괴롭혔다고 한다. 대부분의 경우, 그녀는 잠을 잘 잤지만, 밤에 잠이 깰 때마다 그 목소리들이 있어서 다시 잠들지 못했다고 한다. 때로 2~3명의 목소리가 서로 이야기를 나누곤 했는데, 서로 그녀에 대해 좋지 않은 이야기를 했고, 그녀를 '파괴되어야destroyed' 할 마녀라고 말하곤 했다고 한다. 그러고 나서는 다시금 한 사람 또는 여러 사람의 목소리가 그녀에게 직접 말을 했는데, 외설적인 말을 하거나 '마녀, 마녀'라고 소리치면서 말을 가로막거나 그녀가 사라져야 한다. 또는 어떤 끔찍한 일이 일어날 것이라고 말하곤 했다고 한다. 그런가 하면, 이 목소리들이 단순히 그녀의 생각을 메아리처럼 울리거나 그녀가 하고 있는 것에 대해 냉소적으로 중계방송을 하곤 했다고 한다.

일부의 경우, 뒤부아 부인은 자신이 더 이상의 세부사항에 대해 말할 필요가 없다고 단언했다. 담당 임상가가 다른 모든 사람처럼 이미 그녀가 생각하고 있는 것을 알고 있다는 이유에서였다. 그녀는 이러한 생각의 많은 부분이 사실상 그녀 자신의 것이 아니라 자신이 확인할 수 없는 어떤 것 또는 누군가에 의해 아마도 방사선, 파동, 또는 전기를 통해 자신에게 주입되었고, 그녀는 사실상 때로 자신의 몸, 특히 생식기 영역에서 '전기방전'의 느낌이 있었다는 사실을 강조했다. 어떤 방식으로든 이웃 사람들이 이 모든 일에 연루되었을 것이지만, 그녀는 항상 모든 사람에게 우호적인 말을 해 왔는데, 왜 그들이 이 일에 관여하는지에 대한 이유를 알 수 없다고 한다.

문제가 시작될 무렵, 뒤부아 부인은 우울감을 느끼지 않았다. 그러나 지난 2주 동안 그녀는 무기력감과 '울적해진 상태'에서 자신이 겪고 있는 것을 경험하고 있는 사람은 당연히 우울하게 될 거라고 말했다. 그녀는 어떤 것에도 죄책감이 들지는 않았고, 과거에 자신이 잘못했을 수 있는 것에 대한 인식은 없었다. 그녀는 죽고 싶어 하지는 않았고 자살을 생각해 본 적도 없지만, 목소리들이 어떤 식으로든 자신을 해치거나 죽일 것을 두려워했다.

뒤부아 부인은 생각의 가닥을 한 번도 놓친 적이 없을 정도로 완벽하게 조리 있고 이해할 수 있는 방식으로 자신의 문제에 대해 논의했다. 신체검진 또는 검사실 검사로부터 어떤 신체질환이나 알코올 또는 약물 사용의 증거는 없었다.

뒤부아 부인은 하루에 항정신병약 리스페리돈 8mg 투여로 치료를 받았다. 약 2주가 지나자, 목소리들은 완전히 사라졌다. 수 주 후 퇴원하게 되면서, 리스페리돈 투여량은 하루에

4mg으로 줄었다. 그녀는 기분이 좋은 상태로 집안일을 다시 시작하고 정원 가꾸는 일을 고대하면서 병원 문을 나섰다. 그러나 그녀에게 들렸던 목소리가 뇌에서의 어떤 장해로 인한 것이었는지는 확실히 확인되지 않았다. 그녀는 여전히 이웃 사람들에 대한 의심이 남아 있었고, 집을 거의 떠나지 않았다. 이 외에도 그 후 12개월이 지나면서, 그녀는 텔레파시, 천리안 그리고 이전에 '사이비humbug'로 여겼던 다른 유사한 믿음에 대해 관심을 갖게 되었다. 이 기간 동안 뒤부아 부인은 두 차례 치료약물 복용을 중단했는데, 2주 이내에 목소리들이 다시 나타났다. 이 2가지 경우 모두 항정신병약 복용을 재개하자 목소리들은 다시 사라졌다.

논의

여러 가지 면에서 이는 조현병(DSM-5, p. 99/106)의 고전적인 사례다. 뒤부아 부인은 자신의 기능을 현저하게 저해하는 다수의 지속적인 정신병적 증상을 발달시켰다. 이러한 증상으로는 ① 자신의 행위를 지속적으로 중계방송하는가 하면, 자신이 파괴될 필요가 있는 마녀라는 말을 서로 주고받는 목소리를 듣는 것, ② 생식기 부위에서의 '전기방전'을 비롯한 신체적 환각, 그리고 ③ 이웃 사람들이 자신을 염탐하고, 자신에 관해 이야기를 하며, 자신의 생각의 많은 것이 그녀 자신의 것이 아닌 어떤 종류의 외부의 힘에 의해 자신에게 주입된 것이라는 몇 가지 망상이 포함된다. 역사적으로, 이 장애는 뒤부아 부인이 겪었던 몇 가지 정신병적 증상—즉, 목소리들이 서로 대화를 나누고, 계속해서 중계방송을 하며, 자신의 생각이 자신의 것이 아닌 누군가에 의해 자신의 머리에 주입된 것이라는 믿음('사고주입thought insertion' 으로 알려진 증상)—은 그 자체로 조현병 진단(즉, 질병 특유적pathognomonic)을 암시하고 있다. 이러한 증상들은 현재로서는 반드시 조현병을 암시하는 것은 아니고, 정신병적 조증 또는 우울증에서도 발생할 수 있는 것으로 이해되고 있다. 뒤부아 부인의 사례에 대해 특이한 점은 발병 연령이다. 조현병 증상은 전형적으로 16~30세에 발병한다. 뒤부아 부인의 사례에서처럼, 45세 이후의 발병은 비교적 특이하다. 증거에 의하면, 후기 발병 조현병 사례들은 전형적으로 발병 이전에는 사회적 기능이 양호하고, 와해된 말과 행동 및 음성 증상과는 달리 편집성 망상과 환각이 나타날 가능성이 더 높으며, 환시와 환후, 그리고 신체적 환각의 발생 가능성이 높다. 이 모든 상황이 뒤부아 부인의 사례에 해당된다.

뒤부아 부인은 14개월 동안 다양한 정신병적 증상—이웃 사람들에 대한 지속적인 편집증과 함께 입원 전 2개월간의 환각과 망상뿐 아니라 새로 발달되어 그녀의 기능에 영향을 미친(외출 중단) 텔레파시와 천리안에 대한 믿음—을 겪어왔다는 점에서 조현병 진단이 적절하다. 입원 후 2주간 약간의 우울증을 겪었지만, 이는 비교적 경미하고 시간 제한적이었으므로 조현정동장애(2.3절 참조)로 진단하기에는 불충분하다. 입원 당시, 그녀의 진단은 조현병보다는 조현양상장애(2.2절 참조)였을 것이다. 왜냐하면 당시 그녀의 증상은 2개월밖에 지속되지 않아서 조현병으로 진단을 내리기에는 너무 기간이 짧았을 것이기 때문이다(조현양상장애 진단을 위한 기간은 증상이 1~6개월간 지속되어야 함).

스타워즈

수잔 에시크로프트Susan Ashcroft(여, 15세)는 교육청 관계자의 학교 배정 조언 요청으로 클리닉을 찾았다. 수잔은 최근 가족들과 함께 이 지역으로 이사 왔고, 잠시 정규학급에 배정되었다가 정서 장해가 있는 학생들을 위한 학급으로 옮겨졌다. 수잔이 학업 수행을 매우 어려워하는 것이 입증되었기 때문이었다. 즉, 수잔의 어휘는 명백히 양호한 수준에 속했지만, 학업 이해는 5학년 수준 정도였다. 또한 동물 소리를 내고 환상에 관한 이야기를 늘어놓아 다른 학생들을 웃게 만듦으로써 수업을 방해했다.

가정에서 수잔은 공격행동을 보였는데, 좌절감이 들면 부모나 남동생을 물어뜯거나 때렸다. 수잔은 자주 지루해하고, 친구가 없으며, 자신에게 집중하기를 어려워한다. 그녀는 많은 시간을 로봇, 우주선, 그리고 환상적이거나 초현대적인 발명품 그림을 그리는 데에 보낸다. 수잔은 때로 죽고 싶다고 했지만 자살시도를 한 적은 없었고, 명백히 자살사고 역시 없었다. 수잔의 어머니는 수잔을 낳은 이후에 달라졌고 수잔의 현재 행동의 발병은 너무 점진적이어서 명확한 발병 날짜를 밝힐 수가 없다고 말한다.

수잔의 출생 전과 주산기 과거력에는 특이사항은 없다. 수잔은 발달이정표가 지연되어 4, 5세까지 단 한 개의 단어도 사용하지 못했다. 학교에 입학한 이후조차 수잔의 지적 능력에 대한 염려가 있었다. 반복적인 평가에 의하면, 수잔의 IQ는 70대 초반으로, 성취수준이 이러한 능력수준에서 기대되는 것보다도 다소 뒤떨어진 상태에 속했다. 수잔은 자라면서 비교적 친구들이 없었지만, 평상시 상호작용하는 아주 가까운 친구 2명이 있었다.

수잔의 부모는 수잔이 항상 어려워했고 안절부절못했는데, 일부 의사는 수잔이 지능이 낮을 뿐 아니라 심각한 정신장애를 앓고 있다고 말했다고 한다. 수잔의 학업 곤란 때문에 12세 때 실시된 평가 결과는 '괴이한 사고과정과 분절된 자아구조'를 나타냈다. 당시 이는 수잔의 초기 행동 양상이었지만, 수잔은 밤에 잠을 잘 잤고 악몽이나 괴이한 요구로 잠을 설치지는 않았다. 현재 수잔은 수면 곤란이 있고, 밤에 일어나 서성거림으로써 가족들의 수면을 방해하는 것으로 보고되었다. 수잔의 어머니는 수잔의 예견능력, 수잔이 말하는 낯선 이야기, 그리고 수잔이 '괴상한 목소리funny voices'로 중얼거린다고 강조해서 말한다. 수잔의 어머니는 수잔이 말하는 이야기를 유치하게 꾸며낸 것으로 여겨서 거의 주의를 기울이지 않고 있다. 그녀는 수잔이 10세 때 처음 스타워즈 영화를 관람한 이래 우주, 우주선 그리고 미래에 대한 생각에 강박적으로 집착해 왔다고 한다.

수잔의 부모는 40대 초반이다. 수잔의 아버지는 군 제대 후, 현재는 엔지니어로 일하고 있다. 수잔의 어머니는 자신에 대해 다수의 특이한 믿음이 있다. 그녀는 자신이 인도에서 자랐고, 극적이고 폭력적인 삽화들로 가득한 매우 괴이한 아동기 초기를 보냈다고 주장한다. 이러한 삽화의 다수는 너무 그럴듯하지 않게 들린다. 그녀는 자신의 남편이 그녀가 남편 앞에서 그녀의 과거에 대한 이야기를 하지 못하게 하고 있고, 그녀가 제공하는 정보와 수잔의 문제를 경시하고 있다고 말한다. 수잔의 부모는 다소 제한된 관계인 것 같다. 즉, 수잔의 아버지는 말수가 적고 능숙한 가장인 데 비해, 어머니는 일상적인 가사를 담당하는 상태에서 말이 많고 자신의 과거력에 대해 세세한 부분까지 말하는 편이다. 그녀는 자신의 낯선 아동기 경험에 대해 상당히 세세한 것까지 기억하고 있다. 수잔의 남동생은 현재 12세로, 학업 성적이 평균에 속하는 명백한 정상아다. 그는 집에서 또는 가족과 함께 자유로운 시간을 보내기보다는 친구들과 노는 것을 선호한다. 그는 수잔의 행동에 대해 수치스러워하고 그녀와의 외출을 피한다.

면담에서 수잔은 키가 크고, 과체중이며, 창백한 얼굴의 아이였고, 단정치 못하고 다소 부스스한 모습으로, 큰 소리로 불면증을 호소한다. 그렇지만 수면 장해에 대한 세부사항 설명은 매우 힘들어한다. 수잔은 자신의 관심거리와 집착에 대해 장황하게 말한다. 수잔은 자신이 지하에서 로봇을 만들었는데, 갑자기 미친 듯이 날뛰며 많은 피해를 초래할 뻔했지만 원격조종장치로 로봇을 멈추게 할 수 있었다고 한다. 또한 지역박물관에서 습득한 여분의 컴퓨터 부속으로 로봇을 제작했다고 한다. 로봇 조작법에 관한 세부적인 질문을 던지자, 수잔은 점차 모호한 답변을 늘어놓았다. 그녀의 발명품 중 하나를 그림으로 그려 보라고 하자, 수잔은 높이 세운 철길을 그렸고, 구조적인 세부사항을 입증하기 위해 복잡한 수학적 계산 같은 말을 했지만, 실제로는 의미 없는 반복적인 산수 기호(예, 더하기, 빼기, 나누기, 곱하기)의 조합이었다. 면담자가 부드럽게 믿기 어렵다고 하자, 수잔은 담백하게 "많은 사람은 내가 수퍼 천재라는 사실을 믿지 않아요."라고 답했다. 수잔은 또한 다른 사람들이 들을 수 없는 것을 들을 수 있는 자신의 특이한 능력에 관해 이야기하면서, 자신은 어떤 종류의 생명체와 소통하고 있다고 했다. 수잔은 그 생명체가 자신에게 나타나곤 하는데, 그 생명체는 다른 행성에서 온 존재인 것 같다고 생각했다. 수잔은 자신에게 말하고 질문하는 그의 목소리를 들을 수 있었다. 그는 그녀에게 일을 시키지는 않았다. 그 목소리는 수잔의 머리 외부에 있었지만, 다른 사람들에게는 들리지 않았다. 수잔은 자신에게 던지는 질문에 대해 언짢아하지 않았고, 이러한 질문은 그녀를 화나게 하거나 두렵게 하지 않았다고 말했다.

담임교사에 의하면, 수잔의 읽기능력은 명백히 5학년 수준이지만, 이해력은 훨씬 더 낮다. 수잔은 책에 없는 내용을 읽고 때로 문단의 의미를 바꾸는 경향이 있다. 그녀의 철자능력은 3학년 수준이고, 수학능력은 이보다 조금 더 낮은 수준이다. 수잔은 학교에서 공부를 열심히 하고는 있지만 매우 느린 편이다. 만일 압박감이 느껴진다면, 수잔은 냉정을 잃게 되고 학업이 악화된다.

논의

수잔은 몇 가지 정신병적 증상을 나타내고 있다. 자신이 복잡한 발명품을 만들었고 '어떤 종류의 생명체'와 소통하고 있다고 믿고 있다는 점에서 그녀는 망상이 있는 것으로 간주된다. 수잔은 자신에게 말을 걸고 질문을 던지는 목소리의 환청이 있다. 완전히 진행된 조증이나 우울 증후군 또는 이 장해를 설명할 수 있는 일반적인 의학적 상태나 물질 사용이 없는 상태에서, 이러한 증상들이 수잔의 심리사회적 기능에 대해 현저하게 미치는 부정적인 영향과 함께 망상과 환각의 발현은 아동기 발병 조현병(DSM-5, p. 99/106) 진단을 암시한다.

수잔의 과거력의 일부 측면은 자폐스펙트럼장애(1.6절 '흔들기와 책 읽기' 참조) 진단의 적합성에 의문을 제기하고 있다. 자폐스펙트럼장애는 아동기 초기에 발병되고 사회적 상호작용과 행동, 흥미, 또는 활동의 제한적 · 반복적 패턴이 특징이다. 수잔은 친구가 없다고 보고되지만, 더 어렸을 때 사회적 상호작용이 손상되었는지에 대한 증거는 없다. 현재 친구가 없는 것은 수잔의 괴이한 행동으로 인해 또래 아이들이 수잔을 멀리하는 것과 관련 있을 가능성이 매우 높다. 더욱이, 다른 것에 대한 흥미는 없이 오로지 우주, 우주선, 미래에 대한 집착은 자폐스펙트럼장애의 전형적인 특징에 속하지만, 자폐스펙트럼장애의 특징적 양상인 상동증적 또는 반복적 운동성 동작, 동일성에 대한 고집, 또는 감각 입력에 대한 특이한 반응(과잉반응 또는 과소반응)의 증거는 없다. 가장 중요한 점은 망상과 환각이 자폐스펙트럼장애의 양상이 아니라는 사실이다.

이 사례에서 또 다른 측면에서 눈에 띄는 측면은 수잔의 어머니 역시 다수의 특이한 믿음을 가지고 있고, 자신이 인도에서 자랐으며, 극적이고 폭력적인 삽화로 가득한 매우 괴이한 아동기 초기를 보냈다고 주장하고 있는데, 많은 내용이 '거의 가능성이 없는' 것으로 들린다. 조현병이 있는 사람들의 가족 구성원들은 조현병 스펙트럼에 속하는 다른 장애, 즉 구체적으로 말해서 조현정동장애(2.3절 참조)와 조현형 성격장애(18.8절 참조)의 발생 위험이 높다. 수잔의 어머니에 의해 보고되는 이상하고 특이한 믿음은 그녀가 조현형 성격장애 진단을 받았을 가능성을 나타내고 있다.

2.2 조현양상장애

조현양상장애schizophreniform disorder는 진단적 특징의 주요 부분을 조현병과 공유하고 있다. 단, 조현병의 필수요건인 지속기간이 6개월 이상의 지속기간이 아니라 1~6개월이라는 점이 예외다. 더욱이 조현병에서와 같이 개인의 기능수준이 증상 발병 전에 성취된 수준보다 현저하게 낮아야 한다는 필수요건은 없다. 조현양상장애 진단은 2가지 다른 임상적 상황에서 사용될 수 있다. 즉, ① 정신병적 증상 삽화가 1~6개월간 지속되다가 회복된 사람들과 ② 정신병적 삽화가 6개월 미만 동안 지속되는 상황이 있는 사람들에 대해 사용된다. 조현양상장애가 있는 사람들은 향후 정신병적 삽화를 경험할 가능성이 덜하다는 점에서 조현병이 있는 사람들보다 장기적인 예후가 더 좋다. 3가지 요인(① 평상시의 행동에서 첫 번째 눈에 띄는 변화가 있은 후 1개월 이내에 완전히 진행된 정신병적 증상 발병, ② 정신병적 삽화 절정에서의 혼돈 또는 당혹감, ③ 정신병적 삽화 발병 전의 좋은 기능)이 좋은 예후와 연관이 있다. 만일 이러한 요인들이 발현된다면, 좋은 예후 양상 있음 명시자가 주어진다. 그렇지 않은 경우, 좋은 예후 양상 없음 명시자가 적용된다.

늦깎이

지넷 필딩Jeanette Fielding(여, 35세, 독신, 무직)은 이동위기팀mobile crisis team에 의해 응급실로 호송된 대학교육을 받은 흑인 여성이다. 필딩 양의 언니는 필딩 양에게 외래환자 정신과 의사에게 진료를 받게 하기 위한 설득이 수포로 돌아가자 이 팀에 연락했다. 필딩 양의 작업 패턴이 갈수록 엉뚱해지는 것이 염려되었기 때문이다. 이 환자의 유일한 이전의 정신의학적 접촉은 대학 재학 중에 받은 단기 심리치료였다.

필딩 양은 3개월 전 직장에서 해고된 이후로는 일을 하지 않았다. 그녀의 남자 친구와 룸메이트(둘 다 그녀와 함께 살고 있음)에 의하면, 그 기간 동안 필딩 양은 위층에 사는 이웃 사람들에게 극도로 집착했다. 그로부터 며칠 전, 필딩 양은 명백한 이유 없이 철로 된 그 집 앞문에 세게 부딪쳤다. 그녀는 이동위기팀에게 위층에 사는 가족이 반복적으로 자신의 생각에 '접속'해서 자신을 괴롭히고 있다고 말했다. 위기팀은 '사고방송thought broadcasting'에 대한 평가를 위해 그녀를 응급실로 데려갔다. 필딩 양은 자신의 사고에 문제가 있다는 사실을 부인했지만, 실직한 이후로 스트레스를 받아 왔고 심리치료가 도움이 될 거라는 사실은 인정했다.

이러한 괴이한 증상이 기술된 입원 기록을 읽고 난 응급실 정신과 의사들은 맵시 있는 의상을 차려입고 완벽할 정도로 정상으로 보이는 침착하고 여유 있는 매력적인 여성을 보고 놀라워했다. 필딩 양은 그들에게 공손하지만 다소 피상적인 미소로 인사했다. 그녀는 다소 무심한 듯하면서도 공손함으로 의사들을 맞이했다. 그곳에 온 이유를 묻자, 필딩 양은 힘없이 어깨를 으쓱하면서 "선생님에게 확인받고 싶어서요!"라고 답했다.

필딩 양은 비서로 일해 왔는데, 경기침체로 인해 실직하게 되었다고 했다. 그녀는 자신이 실직한 사실 때문에 '스트레스를 받았다'고 말했다. 그녀는 최근에 기분 장해는 없었다고 했고, 정신병적 증상에 관한 질문에 "아니요."라고 답하면서, 질문들 사이사이에 공손한 자세로 못 믿겠다는 미소를 지었다. 위기팀의 평가가 다른 환자에 대한 것이 아닌가 하는 의문을 품으면서, 면담자는 다소 사과하듯이 사람들이 그녀의 마음을 읽을 수 있는지 궁금해한 적이 있는지 물었다. 그녀는 "아 네, 항상 그래요."라고 답했고, 언젠가 그녀가 부엌에서 조용히 서서 저녁식사를 계획하고 있었는데, 조금 후에 집 아래 길거리에서 전체 메뉴를 암송하는 사람들의 목소리가 들렸다고 말했다. 필딩 양은 그러한 경험이 실제로 일어난 것이라고 확신했고, 창문 밖을 내다보면서 그들이 자신의 생각을 크게 말하고 있는 것을 직접 목격함으로써 입증되었다고 했다.

필딩 양은 자신의 생각에 접속한 사람들에 의해서보다는 이 과정에 대한 통제 불능 때문에 고통을 받았다. 그녀는 대부분의 사람이 아동기에 텔레파시의 힘을 발달시킨 반면, 자신은 이제야 능력을 인식하게 된 '늦깎이late bloomer'이고, 현재는 이러한 능력에 압도된 상태라고 믿었다. 그녀는 지난 2개월 동안 자신의 생각을 반복했을 뿐 아니라 자신에게 폄히 · 비판하는 말들(예, "넌 좋지 않아." "넌 떠나야 해.")을 퍼부었던 위층에 사는 사람들 때문에 심한 문제를 겪었다고 말했다. 이들의 조롱은 밤낮을 가리지 않고 무차별적으로 필딩 양을 침해했다고 호소했다.

필딩 양은 유일한 해법이 위층에 사는 가족이 이사 가는 것이라고 확신했다. 다른 가능성에 대해 생각해 본 적이 있느냐는 질문에, 그녀는 마지못해 자신이 살인청부업자를 고용해서 '위협'을 가하거나, 필요하다면 그 부부를 '제거'하는 문제에 대해 남자 친구와 의논해 본 적이 있었다는 사실을 시인했다. 그녀는 자신의 '정신경계mental boundaries' 침범에 연루되지 않았다고 느끼는 이들의 두 자녀는 살려둘 수 있기를 바랐다. 이 아이들에 대한 염려는 그녀가 자신의 증상의 심각성을 입증한 유일한 병식이었다. 그녀는 자발적 입원에 동의했다.

병원에 입원하자마자 필딩 양은 즉각 퇴원을 요구했고, 이전의 증상을 전면 부인했다. 이외에 그녀의 행동, 사고, 정동은 정상인 것 같다. 관찰 2주 후, 그녀는 퇴원해서 자신을 치료하던 의사의 클리닉에 의뢰되었다. 그러나 2주가 채 지나지 않아, 그녀는 다시금 목소리가 들리고 다른 사람들의 생각을 읽게 되는 공포 경험뿐 아니라 취업계획을 세울 수 없음을 인정했다. 그녀는 약물치료에 동의했다.

필딩 양은 항정신병 올란자핀olanzapine으로 치료받았고, 자신이 천리안clairvoyant이라는 무서운 환각과 믿음은 수일 내로 관해되었다. 병원에서 퇴원한 지 3개월이 되지 않아, 그녀는 임시고용기관에 취업했다. 그 후 감정 상태는 완전히 좋아졌고, 그녀는 클리닉 진료를 중단했으며, 후속 조치도 받지 않았다.

논의

이 장해를 설명할 수 있는 기분장애, 물질장애, 또는 일반적인 의학적 상태가 없는 상태에서 적어도 1~6개월간 지속되는 망상과 환각은 조현양상장애(DSM-5, p. 96/103) 진단이 적합하다. 필딩 양의 사례는 정신병적 증상이 있는 사람들이 계속해서 미쳐 날뛰는 미치광이처럼 행동한다는 전형적인 견해가 흔히 사실이 아니라는 점을 말해 주고 있다. 필딩 양은 첫 면담에서 응급실 의료진에게는 완전히 정상으로 보였다. 망상성 사고가 극도로 명백해진 것은 면담자가 핵심적인 질문("사람들이 당신의 마음을 읽을 수 있을지에 대해 궁금해한 적이 있나요?")을 하고 나서였다.

필딩 양의 증상 발현은 좋은 예후와 연관이 있는 양상을 띠고 있다. 정신병적 증상 발병 이전의 그녀의 기능은 매우 좋았고(대학교육을 받았고, 입원 3개월 전 해고되기 전까지는 비서로 고용되었음), 정동둔마가 없었다(즉, 정서표현 능력은 영향을 받지 않았음). 그러므로 필딩 양은 조현양상장애, 좋은 예후 양상 있음으로 진단될 것이다.

산후 신앙심

고등학교 교사인 젤라 아케렐레Zela Akerele(여, 30세)는 나이지리아의 라고스에 거주하고 있다. 그녀는 결혼해서 다섯 자녀를 두었다. 그녀의 막내 출산은 과도한 출혈과 감염으로 복합적인 문제가 발생했다. 담당 산부인과 의사의 정신의학적 진찰 요청에 따라, 아케렐레 부인은 출산 후 3주가 지나도록 산부인과 병동에 입원해 있었다. 아케렐레 부인은 몹시 초조해했고 혼란스러운 상태에 있는 것처럼 보였다. 그녀는 정신과 의사에게 "나는 죄인이에요. 저는 죽어야 돼요. 나의 때는 지나갔어요. 난 다시 선한 기독교인이 될 수 없어요. 난 다시 태어날 필요가 있어요. 예수 그리스도께서 날 도와야 해요. 그분이 날 돕지 않고 있어요."라고 말했다. 정신과 의사는 산후 정신병postpartum psychosis으로 진단했고 항정신병 클로르프로마진chlorpromazine을 처방해 주었다. 아케렐레 부인은 귀가해도 좋을 정도로 곧 좋아졌다.

3주 후, 그녀는 다시 입원했다. 이번에는 정신과 병동으로였다. 그녀는 자신이 '성령의 비전'을 가졌고 '성령과 씨름하고 있다'고 주장했다. 그녀의 친척들은 그녀가 집에서 금식과 '철야기도'를 해 왔고 잠을 자지 않았다고 전했다. 그녀는 이웃 사람들에게 자신의 집에 마녀가 있다고 불평을 늘어놓았는데, '마녀'는 다름 아닌 그녀의 어머니로 밝혀졌다.

유럽에서 공학을 공부하고 있던 아케렐레 부인의 남편, 피터Peter가 급히 돌아와 집안 살림을 맡았다. 그녀는 지난번에 입원했을 때 처방받았던 약물과 동일한 항정신병약 복용으로 급속히 회복되었고 2주 후 퇴원했다. 그러나 증상 회복은 그리 오래가지 않았다. 그녀는 치료약을 던져 버리고 미사가 열릴 때마다 미사에 참석하기 시작했고, 신부들을 쫓아다니며 성경 구절에 관한 질문을 했다. 일주일이 지나지 않아 그녀는 다시 입원했다.

병동에서 아케렐레 부인은 정신과 의사가 자신에게 강력한 손전등 불빛을 비추고 사진 촬영을 했고, 자신의 가슴을 열어젖히고는 자신을 기니피그/실험 대상으로 사용했으며, 자신이 먹을 음식에 독약을 넣었고, 자신을 산 채로 매장하려고 계획하고 있다고 비난했다. 그녀는 화성과 목성으로부터 메시지를 받고 있다고 주장했고, 마을에 폭동이 일어났다고 했다. 그녀는 성경을 가슴에 움켜쥐고는 모든 의사가 '우상 숭배자'라고 비난하면서, 하나님의 진노가 그들 모두에게 내릴 거라고 외쳐 댔다.

상당한 저항이 있은 후, 그녀는 결국 전기충격치료electroconvulsive therapy(ECT: 전신마취하에 소량의 전류를 뇌에 흐르게 함으로써 의도적으로 단기 발작을 촉발시키는 절차)를 받는 데 동의했고, 6회 치료를 받고 나서 증상이 사라졌다. 이 시점에서 그녀는 자신의 병이 난산, 남편의 부재 그리고 자신의 불합리한 어머니로 인해 발생했다고 믿었다. 그녀는 더 이상 의사들의 역할을 기대하지 않았고, 신부에게 도움을 청했으며, 자신의 병을 역사상 종교지도자들의 경험과 유사한 종교체험으로 말하기 시작했다. 그러나 그녀는 증상이 재발되지 않았고, 입원한 지 6주 만에 퇴원했다.

논의

이 사례는 출산 이후의 갑작스러운 정신병적 증상 발병을 의미하는, 소위 말해서 산후 정신병postpartum psychosis 사례다. 일반 인구에서 산후 정신병의 유병률은 0.1~0.2%로, 산후 블루스postpartum blues(50~75%) 또는 산후우울증(10~13%)보다 현저하게 낮다. 산후 정신병은 보다 드문 정신의학적 장애 중 하나지만, 이 장애는 거의 언제나 정신의학적 긴급 상황으로 간주된다. 그 이유는 심각한 정신병적 증상의 급속한 발병과 영아살해 또는 자살과 같은 파멸적인 결과의 잠재성 때문이다.

DSM-5에는 산후 정신병이 분리된 진단으로 수록되어 있지 않다. 대신, 증상이 임신 중 또는 출산 4주 이내에 발병하는 경우, 다양한 DSM-5 진단의 적용에 활용될 수 있는 주산기 발병 동반with postpartum onset 명시자가 마련되어 있다. 이 명시자는 임신, 출산과 연관된 정신병적 증상뿐 아니라 기분 증상 발달에도 적용이 가능하다. 따라서 주산기 발병 동반 명시자는 조증 삽화와 주요우울 삽화(정신병적 양상 있음 또는 없음이 될 수 있음)뿐 아니라 단기 정신병적 장애에 적용된다. 끝으로, '산후 정신병'이라는 용어는 출산 후에 발달되는 정신병적 증상을 의미하지만, 증상이 임신 중 또는 출산 후 1개월 이내에 발병되는 경우에는 DSM-5 명시자 주산기 발병 동반이 적용된다.

매우 빈번하게, 산후 정신병적 증상은 출산 이후에 발달된 조증 또는 주요우울 삽화 맥락에서 발생한다. 이 사례에서 아케렐레 부인은 죄책감 망상과 종교적 내용이 담긴 환시와 환청이 포함된 반복적인 단기 정신병적 삽화를 발달시켰지만, 조증이나 우울 증상은 없었다. 망상과 환각이 결합된 증상이 1~6개월간 지속되었고, 증상을 초래한 약물 또는 의학적 상태가 없다는 사실을 고려한다면(임신과 출산은 DSM에서는 의학적 상태의 원인으로 간주되지 않음), 아케렐레 부인의 진단은 조현양상장애(DSM-5, p. 96/103)다. DSM-5에서는 조현양상장애 진단에 대한 주산기 발병 동반 명시자가 제공되지 않기 때문에 이는 공식적으로 이 진단에 적용될 수 없다. ECT는 고도 우울증 치료에 매우 흔히 사용되지만, 이는 산후 정신병 치료에도 효과적일 수 있다.

나이지리아에서는 산후 정신병이 있는 환자들 대부분은 전통적인(의학적 방법이 아닌 자연의 힘에 의해) 치유하는 사람 또는 심령술사에 의한 치료를 찾는다. 아케렐레 부인의 사례는 교육수준이 높은 나이지리아인들조차 환자와 가족들은 질환을 주술 또는 귀신론에 의거하여 이해하는 방식을 보여 주고 있다.

2.3 조현정동장애

명칭이 암시하는 바와 같이, 조현정동장애schizoaffective disorder는 조현병/조현양상장애와 기분장애(정동장애affective disorder는 현재 기분장애를 나타내는 종전의 명칭임)의 혼합된 형태다. 조현정동장애가 있는 사람들은 정신병적 증상과 기분 증상이 중첩되는 기간이 있다. 예를 들면, 조증 또는 우울증 상태에서 편집성 망상과 환청이 있는 경우뿐만 아니라 망상 또는 환각이 현저한 조증 또는 우울증이 없는 상태에서 발생하는 기간이다. 조현정동장애에는 기분 증상 패턴에 따라 서로 다른 2가지 유형이 있다. 즉, ① 증상 발현의 일부로 조증 삽화가 있는(또한 주요우울 삽화도 있는) 사람들은 양극형으로 간주되는 반면, ② 주요우울 삽화만 있는 사람들은 우울형으로 간주된다. 양극형은 젊은 성인들 사이에서, 우울형은 나이 든 성인들 사이에서 더 흔하다.

DSM-5의 일부 장애는 정신병적 증상과 기분 증상의 혼합된 형태로 발현되기도 하므로 조현정동장애와 감별되어야 한다. 조현정동장애를 이해하기 위한 최적의 방법은 다음과 같이 기타 상태들과 대조해 보는 것이다.

- 다수의 조현병이 있는 사람들은 간헐적 우울증 또는 조증 기간이 있다. 조현정동장애와 조현병 진단의 주요 차이점은 기분 증상이 발현된 시간의 비율이다. 조현정동장애에서 현저한 기분 증상은 적어도 발병된 시간의 절반 동안 발생하는 반면, 조현병에서의 기분 증상은 병의 짧은 지속기간 동안 발생한다.
- 일부 삽화성 기분장애(예, 양극성장애 또는 주요우울장애)가 있는 사람들은 한창 기분 삽화가 진행되는 중에 정신병 상태가 된다. 예를 들면, 양극성장애가 있는 사람은 조증이 발

병된 시점에 한해서 자신이 사회를 설득해서 화석연료 사용을 중지시키기 위해 신의 택함을 받은 선지자라는 망상이 있을 수 있다. 또는 주요우울장애가 있는 사람들은 우울증 삽화기간 동안 자신의 내부가 썩어 없어지고 있다고 확신에 차 있을 수 있다(삽화성 기분장애 기분 일치성 정신병적 양상 동반의 다른 예는 3.1절 '기도하는 운동선수'와 4.2절 '석공' 참조). 이러한 환자들의 경우, 정신병적 증상이 전적으로 기분 삽화에 국한되어 발생하는 반면, 조현정동장애가 있는 사람들은 때로 우울증 또는 조증이 없는 경우에도 정신병적 증상을 겪는다.

조현정동장애와 조현병의 구분은 치료와 예후가 서로 다르다는 점에서 잠재적으로 중요하다. 조현정동장애에서 현저한 기분 증상은 보통 정신병적 증상 치료에 사용되는 항정신병약 외에도 기분안정제(조증과 우울증 기간 둘 다 있는 경우) 또는 항우울제(우울증만 있는 경우) 투여가 필수로 요구된다. 따라서 조현정동장애와 정신병적 기분장애는 유사하게 치료된다. 더욱이, 기능적 결과를 고려할 때 조현정동장애의 장기 예후는 조현병에 대한 예후보다 더 좋은 것으로 간주되지만, 정신병적 기분장애에 비해서는 좋지 않은 것으로 간주된다.

위탁모

소피 바우만Sophie Baumann(여, 44세)은 3명의 10대 자녀의 어머니로, 지속성 우울증 치료를 받기 위해 클리닉을 찾는다. 바우만 부인은 다음과 같은 과거력을 제시한다. 약 1년 전, 연인과의 관계를 종결짓게 된 논쟁을 벌인 후, 그녀는 급성 정신병이 발병되었다. 그녀는 사람들이 자신을 살해할 것에 대해 두려워했고, 친구들과 낯선 사람들이 자신을 살해할 계획에 대해 이야기를 나누고, 때로 서로 이야기를 주고받는 목소리를 들었다고 했다. 그녀는 자신의 사고방송thoughts broadcast이 크게 들렸고, 다른 사람들 역시 자신의 생각을 들을 수 있을 것에 대해 두려워했다. 4주간에 걸쳐, 그녀는 자신의 아파트에 머무르면서 문에 새로운 자물쇠를 설치했고, 햇빛 가리개로 창을 가려놓은 채 직계가족 외의 모든 사람과의 만남을 피했다. 바우만 부인은 목소리들이 계속 잠을 깨우는 바람에 밤에 잠을 잘 수 없었고, 목구멍에 지속적으로 있었던 '혹' 때문에 먹을 수도 없었다. 그녀는 이 기간 동안 우울감, 고양감, 과민성은 없었고, 다만 자신에게 일어날 일에 대한 두려움만 있었다고 기억하고 있다. 가족들의 입원 설득에 의해 그녀는 정신병적 증상 치료를 위해 항정신병약인 지프라지돈ziprasidone

을 복용하게 되었다. 입원한 지 며칠 지나지 않아, 그녀는 어떤 것을 하기 위한 기력과 동기 저하가 있었다고 회상한다. 그러고 나서 그녀는 갈수록 우울해졌고, 식욕을 상실했으며, 매일 4시 또는 5시에 잠을 깨면 다시 잠들지 못했다. 그녀는 집중력이 떨어져서 더 이상 신문을 읽거나 TV 시청을 하지 못했다. 우울증 치료를 위해 지프라지돈에 항우울제 벤라팍신 venlafaxine이 추가되었다. 약 6주가 채 지나지 않아 망상과 환각이 관해되었고, 바우만 부인은 2주 후에 퇴원해서 지프라지돈과 벤라팍신을 계속 복용했지만, 그녀의 우울 증상은 경미할 정도로만 개선되었다.

지난 9개월에 걸쳐, 바우만 부인의 우울증은 정신병적 증상의 재발 없이 지속되었다. 이 기간 동안 그녀는 자신의 아파트에 기거하는 것 외에는 벽만 쳐다볼 뿐 거의 아무 일도 하지 않았다. 대신, 자녀들이 요리, 쇼핑, 공과금 납부 같은 대부분의 일을 처리했다. 바우만 부인은 계속해서 외래환자 치료를 받았지만, 우울증은 수차례의 다른 항우울제 시도 후에도 지속되었다.

과거력에 대한 논의에 있어서, 바우만 부인은 다소 방어적인 태도를 보인다. 그러나 지난해 이전에는 진단 가능한 질환의 증거는 없다. 그녀는 명백히 수줍어하고, '어떤 규칙도 위반한 적이 없으며, 정서적으로 위축되어 있다. 또한 10년간 남편과 별거해 왔지만, 그때 이후로 두 차례 남자 친구와 지속적인 관계를 가진 적이 있다. 어디로 보나 건강하고 호감이 가는 자녀 3명의 양육 외에, 그녀는 발병 전 4년간 전일제로 위탁아동들을 보살폈다. 그녀는 이러한 의미 있는 일을 즐겼고, 위탁기관에 의해 그 가치를 높이 인정받았다. 그녀는 여자 친구 몇 명과 그녀의 확대가족들과 가까운 관계를 유지해 왔다.

논의

질환 발병의 첫 4주 동안, 바우만 부인은 기분 장해가 없는 상태에서 발생하는 조현병의 특징적 증상인 망상(사람들이 자신의 생각을 들을 수 있음)과 환청(친구들과 낯선 사람들이 서로 대화를 하는 목소리)을 나타냈다. 병원에 입원한 지 얼마 되지 않아, 그녀는 우울 기분, 식욕 저하, 불면증, 기력 결여, 흥미 상실, 그리고 집중력 저하가 동반된 주요우울증 삽화의 특징적 증상을 발달시켰다. 약 6주간 항정신병약으로 치료를 받자, 그녀의 망상과 환각은 관해되었지만 우울증은 지속되었다. 이러한 증상의 일시적인 순서(약 4주간 기분 증상 없음, 약 6주간 기분 증상과 함께 발생한 정신병적 증상, 그러고 나서 다른 9~10개월간의 지속적 우울증)는 조현정동장애(DSM-5, p. 105/113)에서 나타나는 일시적인 패턴과 일치한다. 바우만 부인이 우울

증상만 있고 조증의 증거가 전혀 없었던 사실을 고려할 때, 그녀는 조현정동장애, 우울형으로 진단될 것이다.

2.4 망상장애

망상장애delusional disorder는 일차 증상이 적어도 1개월 동안 지속되고, 조현병에서 나타나는 것처럼 기타 정신병적 징후 또는 증상(예, 환각 또는 와해된 사고나 행동)이 없는 상태에서 발생하는 한 가지 이상의 망상(예, 비밀정부기관이 자신의 아파트와 사무실에 카메라와 마이크를 설치해 놓고 사사건건 감시한다는 고착된 믿음)인 지속성 정신병적 장애다. 더욱이, 개인의 기능에 대한 망상의 영향(예, FBI 요원들에게 미행당하고 있다는 확신 때문에 집을 떠나지 않음)을 제외하면, 정신질환의 명백한 증거는 없을 수 있다. 예를 들면, 자신이 감시당하고 있다는 망상이 있는 사람은 정부에 관한 주제를 꺼내기 전까지는 대화하는 동안 완벽하게 정상처럼 보일 수 있다. 그 결과, 이 사람은 자신이 계속적으로 감시당하고 있다는 것에 관해 비합리적인 불평을 늘어놓을 수 있다. 이러한 점은 조현병과 현저한 대조를 이룬다. 조현병이 있는 사람들의 정동, 외모, 사회적 관계성은 관찰자에 의해 이상·괴이하거나 또는 그저 어떤 방식으로든 '벗어난off' 것으로 경험될 가능성이 있다.

정의에 의하면, 망상장애가 있는 모든 사람은 적어도 1개월 동안 지속되는 망상이 있어야 하지만, 거의 무한할 정도로 다양한 고착된 허위 믿음이 발달될 수 있다는 점에서 사례마다 독특하다. 그러므로 DSM-5에는 다음과 같이 두드러지는 망상성 믿음의 주제에 따른 다양한 망상장애 아형이 제공되어 있다.

- 망상장애의 가장 흔한 유형은 피해형persecutory type으로, 개인은 자신이 미행, 감시, 독살, 약물 주입되거나 자신에게 음모를 꾸미고 있다고 확신한다.
- 질투형jealous type은 뒷받침할 수 있는 증거가 없음에도 배우자 또는 연인이 부정을 저지르고 있다고 확신한다.
- 색정형erotomanic type은 다른 사람(전형적으로 유명하거나 사회적으로 높은 지위의 사람)이 비밀스럽게 자신과 사랑에 빠져 있다고 확신함으로써 때로 자신의 망상 대상을 스토킹하게 되는 결과를 초래하기도 한다.

- 신체형somatic type은 신체적 기능 또는 느낌이 포함된 망상(예, 자신에게서 악취가 난다거나 피부 위 또는 아래에 곤충의 체내 침입)이 있다.
- 과대형grandiose type은 자신이 중요한 발견(예, 암 치료법 발견)을 했다고 확신한다.
- 이러한 범주들 중 어떤 것에도 부합되지 않는 망상성 믿음은 명시되지 않는 유형으로 분류된다.

망상장애는 추산된 유병률이 0.2%인 드문 장애로, 피해형이 가장 흔하다. 질투형은 여성보다는 남성들에게서 더 흔할 수 있지만, 망상장애의 전체 빈도수에서는 이렇다 할 성차는 없다. 망상장애는 청소년기처럼 이른 시기에 시작될 수 있지만, 전형적으로는 성인기 중, 후반기에 시작된다. 대부분의 경우, 발병은 갑작스럽게 이루어진다. 망상장애의 장기 결과는 다양해서, 이 장애가 있는 환자의 절반가량에서 지속적인 관해가 발생한다.

날 죽이려는 살인 청부

로버트 폴센Robert Polsen(남, 45세, 기혼)은 흑인 우편배달원이면서 두 자녀의 아버지로, 부인에 의해 응급실로 데려져 왔다. 그 이유는 그가 계속해서 "날 죽이려는 살인 청부가 있다."라고 주장해 왔기 때문이었다. 폴센 씨에 의하면, 문제는 4개월 전 직장 상사가 그가 소포에 대해 쓸데없이 참견한다고 비난했을 때 시작되었다. 폴센 씨는 이 일이 사실이 아니라고 부인했다. 왜냐하면 그는 실직 위기에 놓여 있었고, 이의를 신청한 상태였기 때문이었다. 그는 공식 청문회에서 자신에게 아무 잘못이 없음을 주장했다. 폴센 씨에 의하면, "이렇게 한 것이 그 사람을 몹시 화나게 했나 봅니다. 그 사람은 자신이 공개적으로 망신당했다고 느꼈나 봐요."

약 2주 후, 폴센 씨는 직장 동료들이 자신을 피한다는 느낌이 들었다. "제가 직장 동료들을 향해서 걸어가고 있었는데, 저를 보고 싶지 않은 것처럼 고개를 돌려 버리더라고요." 그 후 얼마 지나지 않아, 그는 이들이 직장에서 자신에 관해 이야기 나누고 있다는 느낌이 들기 시작했다. 이들이 어떤 이야기를 하고 있었는지는 확인할 수 없었지만, 폴센 씨는 직장 상사가 자신을 죽이려고 살인청부를 해서 이들이 점차 자신을 피하고 있다는 확신이 들었다.

이러한 상황은 약 2개월 동안 지속되었는데, 폴센 씨는 결국 자신의 집 근처에서는 볼 수 없었던 여러 대의 '대형 흰색 자동차'가 자신의 집 앞 도로의 위아래로 내달리는 광경이 눈에 들어오기 시작했다. 그는 갈수록 두려워졌고, '살인 청부업자들'이 여러 대의 자동차에 타고 있다고 확신했다. 그는 경호 없이는 아파트 문을 나서려고 하지 않았고, 수차례 흰색 자동차를 보면서 공포에 질려 집으로 줄달음쳤다. 이러한 일이 발생하자 폴센 씨는 자신의 부인이 응급실까지 동행하게 되었다고 밝혔다.

그의 부인과 형에 의하면, 폴센 씨는 기본적으로 적응을 잘했고 가족들과 함께 있는 것을 즐거워했던 외향적인 사람이었다. 그는 '사막폭풍 작전Operation Desert Storm'(*역자 주. 1991년 걸프 전쟁 때 미군의 작전명)에서 공훈을 세웠으나, 거기서 전투는 거의 보지 못했다.

응급실 면담에서 폴센 씨는 명백히 공포에 질려 있었다. 그가 살해당할 위험에 처해 있다는 믿음 외에, 그의 말, 행동, 태도는 특이하거나 이상하지 않았다. 그의 두드러진 기분은 불안이었다. 그는 앞서 언급된 것 외에 환각과 다른 정신병적 증상은 없다고 했다. 그는 우울하지 않다고 주장했다. 또한 최근에 잠들기가 약간 어려웠던 적은 있었지만 식욕, 성욕, 기력 수준, 또는 집중력은 여전하다고 했다.

입원 첫 주 동안, 폴센 씨는 항정신병약인 리스페리돈risperidone으로 치료받았다. 그러나 망상은 여전했고, 그 병동에 입원한 이탈리아 사람의 이름을 가진 몇 명의 환자가 자신을 살해하기 위해 파견된 '살인청부 팀'의 일원들이라고 확신했다. 그 후 3주 동안 치료가 계속되자, 이러한 믿음은 점차 사라졌다. 입원한 지 1개월 후, 퇴원하면서 그는 "직장 상사가 살인 청부를 철회한 것 같아요. 매스컴이 관심을 보이지 않으니까 그 일을 실행할 수 없었을 거예요."라고 말했다.

논의

폴센 씨의 유일한 증상은 직장 상사가 자신을 죽이려고 살인 청부를 했다는 망상이다. 살인 청부업자들이 자신의 뒤를 좇고 있다는 믿음 외에 다른 어떤 정신의학적 증상이 없다는 점을 고려할 때, 그에게 가장 적절한 DSM-5 진단은 망상장애(DSM-5, p. 90/97)다. 또한 망상의 핵심 주제가 직장 상사가 자신을 죽이려고 살인 청부를 했다는 것임을 고려한다면, 그는 망상장애 피해형으로 간주된다.

망상장애 가능성이 있는 사람에 대한 평가의 주요 진단적 도전은 망상의 실제 증거일 것이다. 망상delusion은 외적 현실에 대한 부정확한 추론을 기반으로 하고 반대되는 증거에도 불구하고 보유하고 있는 사실이 아닌 또는 특징적인 고정된 믿음으로 정의된다. 사실일 가능성이 없는 상황 또는 현상이 포함된 망상(예, "저는 외계인들에 의해 납치되었다가, 내 머릿속에 외계인들에게 신호가 보내져서 인류를 감시할 수 있는 전파송신기가 장착된 상태로 지구로 귀환되었어요.")의 경우, 그 믿음이 사실이 아닌 망상성이라는 결론은 간단하다. 그렇지만 실생활에서 발생 가능한 내용이 포함된 믿음이 훨씬 더 흔하게 나타나는 현실을 고려한다면, 믿음을 망상으로 결정짓는 일은 생각보다 훨씬 더 도전적일 수 있다. 폴센 씨의 사례에서 직장 상사가 자신을 살해하기 위해 살인 청부를 했다는 그의 믿음은 사실일 수도 있다. 그러나 그의 상사가 고충 청문회에서 폴센 씨가 우세함을 보인 것에 대해 살인 청부업자들을 고용하는 것으로 반응할 가능성은 폴센 씨의 믿음이 망상성이라는 사실이 확실하다는 신빙성의 폭을 넓혀 주고 있다.

이 사례는 또한 개인이 주변 환경의 사건, 물체, 또는 다른 사람들을 특정 · 특이한 의미를 지니고 있는 대상으로 여기는 다수의 전형적인 '관계성referential' 성격의 망상을 나타내고 있다. 폴센 씨의 망상성 질환이 시작되었다는 첫 번째 증거는 직장 동료들이 그를 피하고 있다는 지각이었다. 이는 그가 다른 사람들의 악의 없는 무작위 행동(예, 그들을 향해 걸어갔을 때, 그들이 등을 돌림)을 자신이 그들에 의해 따돌림을 당하고 있다는 것으로 잘못 해석하고 있을 수 있다. 마찬가지로, 직장 상사가 자신을 살해하려는 살인 청부를 했다는 확신이 발달되자, 그는 자신의 환경에서 무작위적 사건(예, 대형 흰색 자동차가 주변 도로를 질주함)을 왜곡된 믿음의 렌즈를 통해 살인 청부업자들에 의해 미행당하고 있는 것으로 보았다. 피해망상 과정의 전형적인 특징인 이 사례의 다른 측면은 추가적인 사람들(예, 이탈리아 사람의 이름을 가진 환자들)을 개인의 편집성 믿음 체계에 통합시키는 것이다.

이 사례의 몇 가지 측면은 다소 비전형적이다. 피해형 망상장애가 있는 사람들의 대부분은 도움을 꺼린다. 그러나 폴센 씨는 부인에게 응급실에 같이 가 줄 것을 요청할 정도로 겁에 질려 있었다. 또한 망상장애에서 항정신병약의 효과는 안타깝게도 매우 이례적이었다. 항정신병약은 전형적으로 조현병, 양극성장애, 주요우울장애에서의 정신병적 증상에 효과적이지만, 이 약은 흔히 망상장애가 있는 사람들에게 있어서는 덜 효과적이다. 망상장애를 고려할 때, 치료의 목표는 흔히 망상 제거가 아닌 망상 강도를 줄여서 더 이상 개인의 기능을 저해하지 않도록 하는 것이다. 이 사례에서는 폴센 씨의 믿음이 '사라졌지만'(즉, 직장 상사가 '살인 청부를 취소'했음), 그는 여전히 자신을 죽이려는 살인 청부를 실제였던 것으로 믿고 있었다.

사랑하는 의사 선생님께

마이어나 필드Myrna Field(여, 55세)는 병원 커피숍에서 일하다가, 3년 전 갑자기 커피숍에 자주 들르던 의사가 자신을 열렬히 사랑하고 있다는 믿음을 발달시켰다. 그녀는 그에게 열정적인 사랑을 느꼈지만, 그에게는 아무 말도 하지 않았고, 그를 볼 때마다 갈수록 고통스러워했다. 그가 커피를 주문하면서 그녀에게 무심코 던지는 말들은 그의 감정의 단서로 해석되었다. 또한 그녀는 그가 자신의 감정을 공개적으로 분명히 말한 적은 없지만, 그가 그녀에게 의미 있는 시선을 던졌고, 무언가 암시하는 동작을 했다고 믿었다. 그녀는 그가 결혼을 한 상태였기 때문에 자신의 감정을 인정하지 않는다고 확신했다.

2년 이상 이런 감정을 품어 왔던 그녀는 너무 초조한 나머지 일을 그만두어야 했다. 그녀는 집에만 머물면서, 그 의사에 대해 끊임없이 생각했다. 그녀는 빈번히 복부에 강렬한 느낌이 있었는데, 이러한 느낌은 그녀를 공포에 빠뜨렸다(이러한 느낌은 성적 감정으로 판명되었는데, 그녀는 자신이 이전에 극치감을 경험한 적이 없었기 때문에 이러한 감정을 인식하지 못했음). 결국, 그녀는 가족 주치의를 찾았다. 주치의는 그녀가 너무 불편해하자, 그녀를 정신과 의사에게 의뢰했다. 그녀는 자신의 이야기가 너무 당혹스러워서 남성 정신과 의사에게 털어놓을 수 없었고, 결국 여성 정신과 의사에게 의뢰되자 자신의 이야기를 쏟아냈다.

어린 시절, 필드 부인은 의부가 지나치게 엄격했던 관계로 언제나 부적절한 아이였다. 그녀는 학습이 늦었고, 가정과 학교에서 항상 문제가 많았다. 그녀는 불안 · 두려움과 함께 성장했고, 성인이 되어서는 건강염려증적 불안 때문에 여러 의사에게 진료를 받았다. 그녀는 항상 사람들 앞에서 불안정했다. 필드 부인은 결혼은 했지만, 부부관계가 없었고 자녀 또한 없었다. 그녀의 남편은 참을성이 있는 것 같았지만, 그녀는 그를 과도하게 비판적이고 요구가 많다고 여겨, 자신의 '연애' 사실을 남편에게 털어놓을 수 없었다.

여성 정신과 의사와의 면담에서 필드 부인은 매우 고통스러워했고, 강한 압력을 받는 상태에서 말했다. 그녀의 지능은 제한적이었고, 생각이 단순한 것 같았다. 그러나 증거가 있는 유일하게 명백한 비정상성은 자신의 의사 '연인'이 열정적으로 자신에게 푹 빠져 있다는 흔들리지 않는 믿음이었다. 그렇지 않다면 그녀는 설득되지 않았을 것이다.

필드 부인은 기꺼이 약물치료를 수용했다. 또한 의사는 다른 항정신병약에 비해 망상장애에 더 효과가 있는 것으로 보이는 항정신병약인 피모자이드pimozide를 처방해 주었다. 3~4주 중 한 기간에 걸쳐 필드 부인은 훨씬 차분해졌고, 망상은 덜 주장적이 되었다.

3년 후, 필드 부인은 건강을 되찾았다. 그녀와 남편은 정신적인 사랑으로 남아 있는 자신의 결혼에 대해 만족스러워하는 것 같다. 그녀는 때로 의사가 일부 향수를 가지고 있다고 생각하면서 그가 여전히 자신을 사랑하고 있지만, 이에 대해 더 이상 고통스러워하지는 않는다고 믿고 있다. 그녀는 계속해서 항정신병약을 복용하고 있다.

논의

필드 부인의 유일한 증상은 그녀가 아는 바가 별로 없는 의사가 자신에게 사랑에 빠졌다는 망상으로, 망상장애, 색정형(DSM-5, p. 90/97)으로 진단된다. 망상성 사고가 있는 사람의 경우처럼, 그녀는 그 의사가 무심코 한 말과 제스처를 그가 자신을 사랑하고 있다는 증거로 해석하고 있다. 이러한 유형의 망상은 개인이 다른 사람, 보통 자신보다 더 사회적으로 명망있거나 때로 유명인사가 비밀리에 자신과 사랑에 빠져 있다는 것으로, 색정적 망상erotomanic delusion이라고 불린다. 유명 연예인들을 스토킹하는 사람들 중 일부는 의심할 여지없이 명백한 색정형 망상장애가 있다. 색정적 망상은 여성들 사이에서 더 흔하지만, 남성들도 마찬가지로 발병될 수 있다. 이러한 남성들 중 일부는 이들 사이에 끼어들려고 한다고 여겨지는 사랑의 대상자의 동반자들에게 공격적인 경우도 있다.

바람 피우는 아내

마니 캘러핸Marnie Callahan(여, 48세)은 수면제를 과다 복용했다. 회복되었을 때, 그녀는 가족 주치의에게 과거 18개월 동안 남편, 케이시Casey(50세)가 갈수록 질투가 많아지고 비난을 일삼았다고 털어놓았다. 최근 들어 남편의 비난은 전적으로 비합리적이었다. 즉, 그는 그녀가 여러 명의 연인이 있고, 밤이 되면 침실을 빠져나가 그들에게 갔으며, 빛과 거울로 그들과 소통하고 있다고 말한다는 내용이었다. 잘못 걸려온 전화들은 그에게는 남성들이 그녀와 접촉하고 있다는 '증거'였다. 또한 그는 야간에 집 앞을 지나가는 자동차들이 그녀에게 보내는 신호로 전조등을 비췄다고 믿었다. 캘러핸 부인은 남편이 창문과 문에 테이프를 붙였고, 문을 닫아 버리고는 못을 박았으며, 모든 가구의 위치를 면밀하게 측정했고, 조금치의 변화라도 생기면 그녀의 부정에 관해 장황한 비난으로 이어졌다고 말했다. 그는 그녀로부터 어떤 음식이나 담배를 받기를 거부했다. 이 시기에 남편은 그녀에게 신체적 폭력을 휘두르지는 않았다. 또한 이들의 성적 활동은 평상시 수준으로 유지되었지만, 그는 갈수록 고통스러워했고 초췌해졌으며, 체중이 15파운드(*역자 주. 6.8kg)나 빠졌다.

캘러핸 부인은 남편의 행동이 너무 혼란스러워 그를 떠나야겠다고 생각해 본 적이 있지만, 그가 폭력을 휘두를 것이 두려웠다. 그녀는 자신의 수면제 과다복용이 '도움 요청을 위한 외침'이었음을 인정했다.

캘러핸 씨는 정신의학적 평가에 의뢰되었고 순순히 따랐다. 그는 부인과 유사한 이야기를 늘어놓았지만, 그녀의 외도에 대한 전적인 확신이 동반된 것이었다. 다양한 '증거'에 대한 그의 강력한 주장과 믿음에도 불구하고, 그는 자신이 무언가 잘못되었다는 인식이 다소 있는 것 같았다. 집에서 함께 살고 있던 딸과의 면담 내용은 어머니의 무죄와 아버지의 불합리성에 대한 견해를 확증했다.

젊은 시절, 캘러핸 씨가 젊어서 폭음을 일삼고 때로 부인을 폭행한 적은 있지만, 이들의 결혼은 이 문제가 발병되기 전까지는 안정적이었다. 그의 과음과 폭력은 30대 중반에 멈췄고, 그때 이후로 그는 일반적으로 좋은 남편이자 가족의 부양자였다. 그는 한 번도 불법약물을 사용한 적은 없었다. 캘러핸 부인은 그를 언제나 '고집이 센pig-headed' 사람이기는 했지만 막무가내로 논쟁적이거나 질투를 나타낸 적은 없었다고 했다. 그는 7학년(*역자 주. 중학교 1학년)까지 학교를 다녔다.

캘러핸 씨는 예기치 않게 선뜻 치료에 동의했고, 항정신병약인 피모자이드pimozide 복용을 시작해서 3년 후까지 계속했다. 두 차례 이 약물은 정신과 의사에 의해 철회되었지만, 1~2주 후 캘러핸 씨는 "아내에 대한 괴상한 생각이 다시 들기 시작했어요."라고 보고했고, 그는 자발적으로 치료약물 복용을 다시 시작했다.

논의

이 사례는 캘러핸 부인의 수면제 과다복용 때문에 그녀를 확인된 환자identified patient로 간주하는 것으로 시작되었지만, 정신질환이 있는 사람은 그녀의 남편 케이시라는 사실이 곧 밝혀졌다. 캘러핸 씨는 아내가 부정을 저지르고 있다는 고정된, 흔들리지 않는 믿음을 가지고 있다. 물론 이러한 의심이 사실로 판명된다면, 배우자 또는 연인이 부정을 저지르고 있다는 단순한 믿음은 정신장애가 있다는 증거가 되지 못한다. 그러나 이 사례에서는 캘러핸 씨의 부인에 대한 극히 있음직하지 않은 믿음(밤에 침대를 빠져나와 여러 명의 연인들을 만나러 외출한다는 것, 그 남성들과 빛과 거울로 소통하고 있다는 것)과 그의 질투성 믿음에서 촉발된 극단적 행동(창문과 문에 테이프를 붙이고, 문을 못으로 고정시켰으며, 모든 가구의 위치를 측정해 놓음)은 그의 믿음이 망상성 성격을 띠고 있음에 대한 강력한 지표다. 그러므로 진단은 망상장애, 질투형(DSM-5, p. 90/97)이다. 캘러핸 씨는 또한 아내가 자신을 사진에서 제거하기 위해 독살하려 한다는 이차 피해형 망상을 발달시킨 것 같다. 이러한 단서는 그녀가 마련하는 음식 또는 담배를 받기를 거부한 것으로 나타났다. 이전의 사례(사랑하는 '의사 선생님께')에서처럼, 항정신병약인 피모자이드를 통한 치료는 그의 망상 제거에 효과적이었다. 그렇지만 캘러핸 씨의 질투 망상을 저지시키기 위해서는 이 약을 통한 지속적인 치료가 필요할 것 같다.

벼룩

데이비드 월러스David Wallace(남, 70세)는 탄탄한 몸매의 소유자로, 약 1년간 벼룩이 우글거린다고 호소하면서 피부과 의사의 진료를 신청했다. 피부과 의사는 체내 침입 증거를 발견하지 못했고, 그에 대한 정신의학적 진료를 요청했다. 환자는 이러한 조치에 대해 크게 화를 냈지만, 곧 따랐고 다음과 같은 과거력을 밝혔다.

약 1년 전, 월러스 씨는 카나리아 한 마리를 샀는데, 곧 그 새에 벼룩이 있음이 눈에 들어왔다. 그는 살충제를 뿌렸지만, 벼룩이 그를 '공격했고' 그의 집에 '침입했다'. 그는 자신의 의복들을 반복해서 세탁했고, 여러 세제를 투여했으며, 여러 의사를 만났으나 도움이 되지 않았다. 그는 자신이 벼룩을 볼 수 있다고 주장했다. 그는 고통스러웠고, 너무 수치스러워 친구들을 만날 수 없어서 거의 완전히 고립되었다.

월러스 씨는 2년 전까지만 해도 건강 상태가 좋았으나, 고도 심근경색을 겪었다. 그는 거뜬히 회복했고, 계속해서 활동해 왔다. 당시에 그는 심하게 피웠던 파이프 담배를 끊었다. 그는 항상 중간 정도의 음주를 해 왔다. 정서 문제의 개인력 또는 가족력은 없었다. 그는 젊어서 결혼했으나 부인이 떠나는 바람에 여러 해 동안 홀로 살아왔다.

면담에서 만난 월러스 씨는 그가 밝힌 나이보다 상당히 젊어 보였고, 정신이 또렷했으며, 우호적이었다. 그렇지만 자신을 제대로 치료하지 못한 '무능한' 의사에 관한 이야기를 꺼내면서 화를 냈고, 체내 침입이 그의 상상으로 인한 것일 가능성에 대한 질문에 발끈했다.

월러스 씨의 의식수준과 인지기능은 정상이었다. 그의 기분은 약간의 불안과 간헐적인 분노 외에는 기본적으로 정상이었다. 그의 기본적인 성격은 안정적인 것 같았다. 체내 침입에 대한 그의 확신은 흔들리지 않았지만, 기타 사실이 아닌 믿음은 없었다.

월러스 씨는 마지못해 항정신병약 피모자이드 복용에 동의했다. 그렇지만 한때 그는 정신과 의사가 "내가 벼룩을 잊게 하려고 자신에게 마약을 투여하고 싶어 한다."라고 비난했다. 그의 상태는 점차 나아졌고, 그는 더 이상 약물 복용을 계속할 이유가 없어져서 약물 복용을 중단하겠다고 했을 때까지 6개월간 이 치료약물을 계속해서 복용했다. 1년 후, 그는 쾌활하고 증상이 없는 상태를 유지했다.

논의

윌러스 씨가 '보았던' 곤충이 정상적인 시각적 자극에 대한 망상성 오해(카나리아에는 벼룩이 없다는 사실을 고려할 때 집 먼지 진드기일 가능성이 있음) 또는 망상성 설명이 동반된 환시의 결과인지는 명확하지 않다. 그럼에도 그의 일차 증상은 신체적 망상이었다. (망상장애[DSM-5, p. 90/97] 진단에는 일반적으로 다른 정신병적 증상이 없어야 한다는 필수요건이 있지만, DSM-5에서는 이 사례에서의 상황처럼 망상성 내용과 관련 있는 환시에 대해서는 예외 규정이 적용됨) 신체적 망상이 있는 경우에 전형적인 것처럼, 윌러스 씨는 처음에는 일련의 비정신의학적 의사들을 찾아 자신의 벼룩 체내 침입에 대해 도움을 청했다. 특정 시점에서 윌러스 씨는 정신과 의사에게 의뢰되었고, 그는 마지못해 담당 의사의 권고를 받아들였다. 벼룩이 실제가 아닐 수 있다는 생각에 대한 그의 저항에도 불구하고 그는 약물치료에 동의했다. 이는 그의 도움을 얻기 위한 절박감 또는 그의 생각 한 켠에 벼룩이 자신의 마음에서 만들어 낸 것일 수 있다는 의식을 반영하고 있다.

2.5 단기 정신병적 장애

앞서 이 장에서 논의되었던 정신병적 장애들—조현병, 조현양상장애, 조현정동장애, 망상장애—이 공통적으로 지니고 있는 한 가지 양상은 증상의 최소 지속기간이 적어도 1개월이라는 점이다(그렇지만 실제로 이러한 장애들은 훨씬 길게, 때로 평생 지속되기도 함). 다른 한편으로, 정의에 의하면 단기 정신병적 장애^brief psychotic disorder^에서 정신병적 증상들은 단기, 즉 며칠에서 1개월간 지속된다. 이러한 단기 삽화에는 양성 정신병적 증상들—망상, 환각, 와해된 말, 또는 극도로 와해된 또는 긴장성 행동—이 단독 또는 결합 형태로 포함되기도 한다. 이러한 정신병적 증상 외에, 단기 정신병적 삽화로 고통을 겪는 사람들은 흔히 정서적 혼란 또는 압도적인 혼돈을 경험하고 한 가지 강렬한 기분 상태에서 다른 상태로 급격히 이동, 즉 초조와 과민성에서 우울증을 겪기도 한다.

단기 정신병적 삽화는 전형적으로 갑작스럽게 나타나는데, 흔히 개인의 현저한 정서적 혼란을 초래하는 주요 생활 사건(예, 가까운 가족의 죽음 또는 심각한 사고) 이후에 발생한다. 특정 남용약물(예, 코카인, 펜시클리딘), 특정 치료약물(예, 스테로이드), 특정 의학적 상태(예, 간질)가 정신병적 증상을 초래할 수 있다는 점에서 이러한 원인들이 고려되어야 하고, 단기 정신병적 장애 진단으로 결론짓기에 앞서 배제되어야 한다.

단기 정신병적 장애는 모든 정신병적 장애 중 가장 예후가 좋다. 단기 정신병적 삽화가 있어 온 대부분의 사람은 다른 어떤 주요 정신의학적 문제를 결코 갖게 되지 않을 것이다. 특정 성격 특질(예, 의심)과 이상한 사고와 특이한 지각 경험에 대한 경향성이 있는 일부 사람은 기저의 취약성이 있어서, 특히 스트레스 하에서 정신병적 증상을 발달시킨다.

사교계 명사

도로시아 캐벗[Dorothea Cabot](여, 42세)은 사교계 명사로, 과거에 정신장애를 겪은 적이 없었다. 캐벗 부인은 새로운 공연장이 새로운 발레의 세계 초연으로 정식 개장될 예정인 상태에서 문화원에서의 지위 때문에 이번 행사를 주관하는 책임을 맡았다. 그러나 작업 인부들의 파업을 포함한 건축 문제, 즉 세부 작업이 마감일 전까지 완결될 것인지 불투명해졌다. 그러자 성미가 급한 세트 디자이너는 재료가 세세한 사양에 적합하지 않다면 프로젝트에서 빠지겠다고 으름장을 놓았다. 캐벗 부인은 분노에 찬 이 남성을 진정시키는 동시에, 분규 중인 인부들을 구슬려서 타협점을 찾아야 했다. 그녀는 또한 집안에서의 책임도 무거워졌다. 왜냐하면 가정부가 아픈 친척을 방문하기 위해 떠났기 때문이었다.

이러한 어려움을 겪고 있던 와중에, 그녀의 가장 친한 친구가 비극적인 자동차 사고로 목이 잘려 죽었다는 비보가 전해졌다. 캐벗 부인은 외동이였고, 초등학교 때 사귄 가장 친한 친구와 아주 가깝게 지내 왔다. 사람들은 자주 이 두 여성이 자매 같다는 말을 했다. 장례식이 거행된 직후, 캐벗 부인은 갈수록 긴장과 초조에 시달리고 있고, 밤사이에 고작 2~3시간 정도 수면을 취한다. 이틀 후, 그녀는 죽은 친구가 몰던 것과 똑같은 차량을 운전하고 있던 여성을 우연히 목격한다. 그녀는 어리둥절해졌고, 몇 시간 후 친구가 살아 있고, 사고와 장례식은 음모의 일환으로 꾸며진 것이라고 확신했다. 왠지 이러한 음모는 그녀를 기만하려고 지시된 것이고, 그녀는 자신이 엄청난 위험에 처해 있고, 이 상황에서 도피하기 위해서는 이 수수께끼를 해결해야 한다는 느낌이 든다. 그녀는 남편 이외의 사람은 누구나 불신하고, 자신의 전화 통화 내용이 녹음되고 있고, 방마다 도청장치가 설치되어 있다고 믿기 시작한다. 그녀는 남편에게 목숨을 구해 달라고 애걸한다. 그녀는 높은 음조의, 높낮이가 있는 소리를 듣기 시작한다. 그녀가 두려워하는 것은 자신을 겨냥한 초음파 빔이다. 다음 날 아침 그녀의 남편이 그녀를 응급실로 데리고 왔을 때, 그녀는 완전히 공황 상태였고, 공포에 질린 상태로 남편의 팔을 움켜쥐고 있었다. 그녀는 정신과 병동에 입원하여 항정신병약 리스페리돈risperidone으로 치료를 받았고, 수일 내에 증상이 해소되어 정상으로 회복되었다.

논의

캐벗 부인의 사례는 상당히 전형적인 단기 정신병적 장애다. 발레의 세계 초연을 위해 예정 기일 내에 콘서트홀을 준공하기 위해 분투하던 상황으로부터 이미 엄청난 정서적 스트레스를 겪고 있던 중, 그녀의 친구가 끔찍한 자동차 사고로 세상을 떠난다. 이러한 스트레스 요인들은 정교한 일련의 서로 연결된 편집성 망상(친한 친구가 실제로는 자동차 사고로 죽지 않았고, 사고와 장례식은 자신을 기만하기 위해 꾸며진 것임)이 특징인 갑작스러운 고도 정신병적 삽화를 촉발했다. 더욱이, 그녀는 자신을 해치려는 음모의 중심에 놓여 감시당하고 있다(전화 내용이 녹음되고 있고, 방마다 '도청장치가 설치됨')고 결론을 내린다. 그러자 그녀는 그녀를 공포에 질리게 하는 높은 음조의 높낮이가 있는 소리가 그녀를 겨냥하고 있는 초음파 빔이라는 환청을 발달시킨다.

캐벗 부인이 응급실을 찾았던 시점에서 그녀에게 내려진 진단은 불분명하다. 이러한 사례에서 취해지는 첫 번째 조치는 면밀한 의학적 평가를 실시하여 약물, 치료약물, 또는 아직 진단되지 않은 의학적 상태가 그녀의 정신병적 증상을 초래했는지 조사하는 일이다. 이 평가에는 약물 발현 여부를 확인하기 위해 환자의 혈액검사가 필수로 요구된다. 이러한 가능한 원인들이 고려 대상에서 제외되고 나면, 임상가는 어떤 DSM-5 정신병적 장애가 이러한 발현을 가장 잘 설명하는지를 밝혀야 한다. 캐벗 부인이 망상과 환각 둘 다를 가지고 있다는 사실을 고려할 때, 주요 증상 패턴은 조현병의 급성 국면의 첫 징후일 수 있다. 그러나 다행히도 그녀는 증상이 수일 내에 해소되어 정상적인 상태로 회복되었으므로, 진단은 단기 정신병적 장애(DSM-5, p. 94/100)다. 또한 단기 정신병적 장애의 전형적인 특징은 환자의 증상이 매우 심각한 생활 스트레스 요인에 대한 반응으로 발달된다는 사실이다.

2.6 다른 정신장애와 연관된 긴장증/다른 의학적 상태로 인한 긴장성장애

긴장증catatonia은 감소된 운동활동, 면담 또는 신체검진 동안 감소된 참여, 또는 과도한 특이한 운동활동이 포함된 광범위한 증상이 특징인 현저한 정신운동 장해다. 극단적인 경우, 감소된 운동활동은 혼미stupor(주변 환경으로부터 완전한 이탈이 동반된 정신운동 활동의 완전한 결여)로 발현된다. 긴장증이 있는 일부 사람은 강경증catalepsy(확대된 시간 동안 흔히 특이한 신체 자세가 중력에 반하여 유지되는 증상[예, 한쪽 팔을 쭉 뻗은 상태 유지]) 또는 납굴증waxy flexibility(검사자가 취하게 하는 자세로 사지를 유지하는 증상)을 보인다. 면담이 진행되는 동안 환자는 함구증mutism(질문에 대한 언어적 반응의 완전한 결여)에서부터 거부증negativism(움직이게 하려는 모든 시도나 지시 또는 움직여 달라는 요청에 대해 명백한 동기 없이 거부함)에 이르기까지 참여 감소를 보일 수 있다. 과도하고 특이한 운동활동은 복합적 행동(예, 반복적으로 한 줄로 이어진 계단을 오르내림)을 수반하거나 단순히 목적 없는 운동 초조로 발현될 수 있다. 또한 이 장애에는 얼굴 찡그림, 반향언어증echolalia(다른 사람의 말을 따라 함), 또는 반향동작증echopraxia(다른 사람의 행동을 따라 함)이 포함되기도 한다. 심각한 경우, 자상 또는 타해를 피하기 위해 환자에게 면밀한 감독이 요구될 수 있다.

DSM-5에는 조현병 스펙트럼 및 기타 정신병적 장애 장에 긴장증이 수록되어 있다. 그 이유는 긴장성 증상이 조현병, 조현양상장애, 그리고 단기 정신병적 장애 특유의 증상들 사이에 포함되어 있기 때문이다. 그러나 긴장증은 매우 흔히 심각한 우울증 또는 심각한 조증과 연관되어 발생한다는 점에서 이를 이 진단부류에 배치한 것은 다소 오해의 소지가 있다. 덜 흔한 경우, 긴장성 증상은 일반적인 의학적 상태로 인해 발생하거나, 치료약물(예, 항정신병약) 또는 물질(예, 대마, 펜시클리딘) 사용과 관련이 있다. 제I형 양극성장애와 연관된 현재 조증 삽화, 긴장증의 경우는 제3장 '양극성 및 관련 장애'에 수록되어 있다(3.1절 '기도하는 운동선수' 참조).

침묵

캐시 자비스Cathy Jarvis(여, 25세)는 전신 홍반성 낭창(신체의 면역체계가 때로 중추신경계를 비롯한 신체의 다양한 부위를 공격하는 자가면역 질환)의 3년 병력이 있는 어머니로, 주의 유지 또는 조리 있는 대화 불능과 현저한 시간과 장소에 대한 방향감각 상실이 동반된 급성 혼돈 상태로 대학병원에 입원했다. 입원하기 전, 그녀는 여러 날에 걸쳐 점진적으로 혼돈 상태가 되었고, 이웃 사람들이 자신을 쳐다보고 있다고 믿기 시작했다. 입원 당일, 그녀는 집을 뛰쳐나가 통제 불가능한 초조 상태로 도로 위를 방황했다.

병원 응급실에 들어서자마자, 자비스 양에게는 근육주사로 항정신병약 할로페리돌haloperidol이 투여되었고, 다음 날 아침 무렵 그녀의 임상상은 극적으로 악화되었다. 그녀는 경직된 상태로 침묵을 지켰고, 좀처럼 입을 열지 않았으며, 모든 질문에 대해 반응이 없었다. 그녀는 또한 안면 찡그림을 나타냈다. 그녀의 경과는 변동을 거듭했다. 때로, 그녀는 흥분된 상태로 계속해서 소리를 질러 댔는데, 이는 환청과 환시에 대한 반응으로 짐작된다. 그런가 하면 그녀는 침묵과 경직된 태도를 보이곤 했다. 그녀는 정맥으로 주입하는 급식, 도뇨관/카테터 주입catheterization(*역자 주. 체내에 삽입하여 소변 등을 뽑아내는 도관 설치법), 그리고 4점 제지four-point restraint(두 팔과 두 다리를 제압하여 자해하지 못하게 하는 처치방법)와 함께 토털 간호 처치가 요구되었다. 그녀는 단시간 작용하는 벤조디아제핀 계열의 정맥 주입 로라제팜으로 자주 진정 조치되었다. 그녀에게 낭창 뇌염이 있다고 여겨졌기 때문에, 스테로이드 계열인 정맥으로 주입하는 메틸프레드니솔론methylprednisolone(*역자 주. 합성 당질 부신피질 호르몬제)가 다시 투여되었으나, 그녀의 임상적 상태는 여전히 호전되지 않았다.

그 후로부터 3주 동안 그녀의 상태는 악화되었고, 자비스 양은 상당한 정도의 체중이 감소되었고, 일어설 수조차 없었으며, 계속해서 토탈 간호 처치가 요구되었다. 28일째 되던 날, 그녀는 ECT가 의뢰되었다. 7회의 ECT 치료 후 그녀는 점차 반응을 보였고, 먹을 것을 찾았고 일어서려고 했으며, 정신 상태가 보다 더 기민해졌고, 자신의 가족들을 알아보았다. 경직성은 현재 때로 발현될 뿐이다. 요추천자(*역자 주. 척추 아랫부분에 바늘을 꽂아 골수를 뽑아내는 처치) 결과, 높은 적정 농도의 항신경성 항체의 발현이 입증되었다. 이는 낭창lupus(*역자 주. 결핵성 피부병의 일종)의 중추신경계 개입 진단과 일치하는 것이었다.

다음 몇 주간에 걸쳐, 정신 상태를 되찾은 기간은 경직성, 함구증, 거부증, 응시증과 교차되어 나타났다. 자비스 양이 입원한 지 90일이 되던 무렵, ECT의 두 번째 과정이 시작됐다. 10회의 치료를 받은 후, 그녀는 언어적이고 평상 상태euthymic(정상 기분 상태)가 되었으며 협조적이었다. 1년 후 다시 만났을 때, 그녀는 정신의학적 장해의 증거가 없었다. 즉, 그녀는 정신이 또렷했고, 지남력이 있었으며, 협조적이었고, 온전한 가정 관리와 자녀 양육이 가능해졌다. 반복적인 요추천자 결과, 뇌척수액에 항신경성 항체가 없음이 확인되었다.

논의

입원 전, 자비스 양은 다수의 섬망 양상(즉, 주의, 와해, 초조, 불일치, 망상성 사고가 특징인 신경인지장애[17.1절 참조])을 나타냈다. 입원 당시, 그녀의 상태는 긴장증이라는 임상적 증후군으로 빠르게 진행되었다. 그녀는 긴장성 거부증과 혼미(신체적 경직성, 함구증) 기간과 긴장성 흥분(초조와 정신병적 증상) 기간 사이를 오갔다.

자비스 양의 낭창 병력과 섬망 초기 발현을 고려할 때, 그녀의 사례에서 긴장성에 대한 가장 가능성이 높은 병인은 낭창으로, 이는 요추천자로부터 입수된 뇌척수액 내의 항체 발현으로 지지되었다. 섬망과 긴장성 증상의 임상적 유의성이 있다는 점에서 진단은 전신 홍반성 낭창으로 인한 섬망(DSM-5, p. 596/650)과 전신 홍반성 낭창으로 인한 긴장성장애(DSM-5, p. 120/128)가 될 것이다. 자비스 양에게 때로 긴장성 증상을 초래할 수 있는 항정신병약(할로페리돌)이 투여되었지만, 이 신경이완제가 투여된 지 오래된 후에 긴장증 지속 현상이 나타났다는 점에서 이 약이 긴장성 증상을 유발했을 가능성은 없다. 초기의 초조와 망상 역시 긴장증 동반 양극성장애가 긴장성 증상을 설명할 수 있을 가능성을 암시한다. 그러나 조증 삽화뿐 아니라 변동성 경과를 암시하는 다른 양상이 없었으므로, 긴장성 증상이 기분장애로 인한 것일 가능성은 없다.

긴장증의 여러 예는 자발적으로 해소된다. 단시간 작용하는 정맥 주입용 진정제는 보통 일시적일 뿐이지만, 흔히 증상을 해소한다. 일부 환자의 경우, 확실한 치료법은 ECT다. 사실상, 병인과 관계없이 긴장성 증상은 일반적으로 ECT에 반응한다.

2.7 물질/치료약물로 유발된 정신병적 장애

정신병적 증상에 대한 진단적 평가에 있어서 특히 중요한 부분은 이러한 증상이 개인의 뇌에 대한 물질의 직접적인 효과에 의해 초래된 것인지의 여부를 확인하는 일이다. 이러한 결정은 중요하다. 왜냐하면 이는 이러한 증상이 어떻게 관리되어야 하는지에 영향을 미치기 때문이다. 전형적으로, 약물 사용으로 인한 정신병적 증상은 약물이 개인의 체계로부터 대사작용을 하자마자 사라질 것이다. 오로지 약물 사용으로 인한 것이 아닌 것으로 판단되는 정신병적 증상('원발성 정신병적 증상')은 거의 언제나 항정신병약에 의한 치료가 필수로 요구된다.

폭넓은 다양한 물질은 중독 또는 금단 동안 정신병적 증상을 초래하는 것으로 알려져 있다. 정신병적 증상은 알코올, 암페타민과 기타 자극제(예, 코카인), 대마, 환각제, 흡입제(예, 글루, 시너/페인트 희석제), 펜시클리딘(PCP)과 관련 화합물(예, 케타민), 그리고 진정제, 수면제, 항불안제 치료약물 중독기간 동안 발생할 수 있다. 증상은 또한 알코올과 진정제, 수면제, 항불안제 투약으로부터의 금단기간 동안 발달될 수 있다. 특정 개인이 특정 물질로부터 정신병적 증상을 발달시킬 가능성은 투여량(투여량이 많을수록 정신병적 증상의 발생 가능성이 높아짐)과 개인의 민감성(특정 물질을 사용하는 경우, 특정 사람들은 다른 사람들에 비해 정신병적 증상을 발달시킬 가능성이 더 높음)에 달려 있다.

이외에도, 폭넓은 다양한 기타 치료약물과 다른 유형의 물질들이 정신병적 증상을 초래하는 것으로 알려져 있다. 이러한 것들로는 마취제와 진통제, 항경련제, 항히스타민제, 항고혈압성 및 심혈관계 치료약물, 항균제 치료약물, 항파킨슨병 치료제, 화학요법제(예, 시클로스포린, 프로카르바진), 코르티코스테로이드류, 위장 치료제, 근육이완제, 비스테로이드성 항염증제, 기타 처방전이 필요 없는 치료제(예, 페닐에프린, 가[성]에페드린), 그리고 디술피람disulfiram이 있다. 정신병적 증상을 유발하는 것으로 알려져 있는 독소로는 항콜린에스테라제, 유기인산염 살충제, 사린과 기타 신경가스, 일산화탄소, 이산화탄소, 그리고 휘발성 물질(예, 연료 또는 페인트)이 있다.

약물 또는 치료약물 사용과 정신병적 증상 사이의 인과관계를 이해하는 것은 환자가 정신병적 증상을 겪고 있고 또한 약물을 복용하고 있는 경우에는 특별히 도전적이다. 일부의 경우, 정신병적 증상은 전적으로 약물 사용으로 설명될 수 있다. 즉, 약물 사용을 중단하면 정신병적 증상은 관해되고, 물질/치료약물로 유발된 정신병적 장애 진단이 적용될 것이다. 그런가 하면, 기존의 정신병적 장애가 있는 사람(그럼에도 이전에 진단을 받은 적이 없었던 사람)이 여가 목적 또는 정신병적 장애나 처방된 치료약물 부작용에 대한 자가치료의 일환으로 약물을 투여하는 경우들도 있다.

보통, 정신병적 증상이 약물 사용으로 인한 것인지에 대한 가장 설득력 있는 지표는 개인이 약물을 사용하는 경우 외에 때로 정신병적 증상을 겪고 있는지의 여부다. 예를 들면, 편집성 망상을 겪고 있고 환청으로 불안해하며, 최근에 PCP를 투여한 적이 있다는 환자에 대해 생각해 보자. 만일 정신병적 증상이 PCP 사용 전에 발생했는지 또는 PCP 투여를 멈추고 나서 2주 동안 지속되었는지에 대한 후속 질문을 하고 나서 밝혀진 것이라면, 진단은 조현병이 될 것이다(예, 진단기준을 충족시키는 경우). 그러나 만일 이 환자가 과거에 PCP를 투여했던 경우 외에 때로 정신병적 증상이 발생한 과거력이 없고, 정신병적 증상이 PCP를 투여한 지 며칠에서 일주일 후에 사라졌다면, 임상가는 이 장애가 조현병보다는 PCP로 유발된 정신병적 장애로 결론지을 수 있다.

정신병적 증상 과거력이 없는 일부 사람이라 하더라도 약물이 그들의 신체를 떠난 지 한참 후까지 지속되는 정신병적 증상을 발달시킬 수 있다. 이러한 사람들은 치료약물 사용의 결과로 드러나게 되는 기존에 정신병적 장애를 발달시킬 경향성을 가지고 있었던 것으로 간주된다. 이러한 경우들은 물질/치료약물로 유발된 정신병적 장애로 간주되지 않고, 대신 조현병 같은 원발성 정신병적 장애로 진단될 것이다.

과민한 사업가

제프리 오하라Jeffrey O'Hara(남, 42세, 기혼)는 사업가로, 갈수록 다른 사람들을 믿지 못하고 사업 동료들을 의심하게 된 지 2.5개월이 지나면서 정신의학 서비스에 입원했다. 그는 직장 동료들이 '이중장부'를 만들어 그가 고객의 돈을 횡령했다는 혐의를 덮어씌워 자신을 해고시키려는 음모를 꾸미고 있다고 확신하고 있다. 그는 또한 동료들이 서로 수신호를 통해 이러한 계획에 대해 소통하고 있다고 믿었다. 그는 고객들에게 부적절하게 적대적이고 비난 섞인 말을 하고 있었다. 그는 '사실상 성사가 다된' 사업 거래를 몇 차례 물거품으로 만들었다. 마침내, 이 환자는 한밤중에 침입자들이 집에 침입해서 자신을 살해하려 한다고 확신이 되는 소음을 듣자 뒤뜰에 권총을 발사했다.

1년 반 전, 오하라 씨는 매일 견딜 수 없는 수면발작과 정서적으로 흥분되었을 때의 갑작스러운 근긴장 소실 삽화로 기면증 진단을 받아, 기면증 치료를 위해 암페타민유사 자극제 메틸페니데이트methylphenidate를 복용하기 시작했다. 그는 증상이 없어져서 소규모 제빙기 회사의 영업부장으로 매우 효과적으로 일했고, 가족들, 그리고 소규모의 친한 친구들과 활동적인 사회생활에 참여할 수 있게 되었다.

입원하기 4개월 전, 오하라 씨는 주간에 처리할 수 없었던 갈수록 많아지는 업무 때문에 밤늦도록 깨어 있기 위해 점차 다량의 메틸페니데이트를 사용하고 있었다. 그는 이 시기 동안 자신의 심장박동이 빨라지는 것을 느낄 수 있었고, 가만히 앉아 있기 힘들었다고 보고했다.

논의

오하라 씨가 병원에 입원하였을 때 2.5개월간 지속된 편집성 및 관계 망상 증상 발현은 망상장애 진단과 일치한다. 환자의 치료약물 사용이 고려되는 경우에 한해서 올바른 진단은 메틸페니데이트로 유발된 정신병적 장애가 명백해진다. 오하라 씨의 기면증 증상은 1년 6개월에 걸쳐 메틸페니데이트로 성공적으로 치료되었다. 주의력결핍 과잉행동장애 치료의 중추적인 역할을 하는 자극제인 메틸페티데이트는 정상 용량으로 복용하면 거의 정신병적 증상을 초래하지 않는다. 그러나 이 약물의 자극제 성분을 이용하여 야간에 각성 상태를 유지함으로써 늘어난 업무량을 더 잘 처리하고자 한 오하라 씨는 의사의 허락 없이 갈수록 복용량을 늘렸다. 치료약물은 그의 생산성을 높이는 데 긍정적인 혜택을 주는 동시에 심각한 부산물—망상장애 진단과 유사한 편집성 망상의 발달—이 함께 따라왔다. 오하라 씨가 기존의 정신병적 장애가 있었다는 증거가 없다는 사실을 고려할 때, 진단은 메틸페니데이트로 유발된 정신병적 장애, 중독 중 발병(DSM-5, p. 110/118)이다. 또한 증상은 고용량의 메틸페니데이트 복용을 중단하는 즉시 빠르게 해소될 것이다.

위협하는 목소리

게리 데이비스Gary Davis(남, 44세)는 실직 상태로, 1인용 침실 호텔에서 홀로 살고 있다. 그는 창문 아래 길가에서 자신에 관해 이야기하면서 자신을 해치려고 위협하는 남성들의 목소리를 듣고는 공포에 질리게 되었다고 호소하면서, 자신의 신고를 받고 출동한 경찰에 의해 응급실로 데려져 왔다. 그가 창밖을 내다보면, 남성들은 언제나 '사라지고 없었다.' 이 환자는 20년간 거의 매일 술을 마셨고, 매일 '술에 취한' 상태였으며, 잠에서 깨자마자 자주 '떨림shakes'을 경험해 왔다. 언젠가 그는 위장 통증 때문에 알코올 섭취량은 보드카 1파인트(*역자주. 약 0.5ℓ)로 줄였던 적이 있었다. 그는 정신상태검사에서 정신이 온전히 또렷했고 지남력이 있었다(즉, 현재 날짜, 현 위치, 그리고 자신이 누군지 알고 있었음).

논의

자극제 사용량을 증가시킨 기간 동안 발생했던 이전의 편집성 망상 사례와는 대조적으로, 이 사례는 정신병적 증상(즉, 데이비스 씨가 실제처럼 경험한 환청)이 사용한 물질 양의 갑작스러운 감소의 결과로 발생할 수 있음을 보여 주고 있다. 데이비스 씨는 매일 취할 때까지 다량의 알코올을 사용해 오고 있었다. 그가 잠에서 깨자마자 '떨림'이 발달된 사실은 그에게 알코올에 대한 생리적 의존이 있다는 증거다. 매일 다량의 알코올 사용이 방해를 받게 될 때—데이비스 씨의 사례에서는 위장통으로 인함—일부 사람은 환각을 발달시킬 수 있다. 환각(특히 환시)은 진전 섬망증delirium tremens(DTs)의 일부로 발생할 수 있으므로, 알코올 금단 섬망도 가능한 진단으로 고려되어야 할 것이다(17.1절 '천둥새' 참조). 검사가 진행되는 동안 데이비스 씨는 정신이 또렷했고 지남력이 있다는 점에서 와해성과 의식혼탁clouding of consciousness이 특징인 섬망 진단은 배제된다. 따라서 진단은 알코올로 유발된 정신병적 장애, 금단 중 발병(DSM-5, p. 110/118)이다.

2.8 달리 명시된 조현병 스펙트럼 및 기타 정신병적 장애

구체적인 DSM-5 조현병 스펙트럼 및 기타 정신병적 장애로서 이 장에 수록된 폭넓은 다양한 정신병적 발현에도 불구하고, DSM-5에 수록된 어떤 장애의 진단기준에도 부합되지 않는 일부 정신병적 발현이 있다. 2가지 이러한 발현은 다음과 같다.

사악한 목소리

카르멘 갈베즈Carmen Galvez(여, 25세)는 이혼한 매력적인 도미니카인으로, 두 자녀의 어머니다. (입술이 섹시하게) 불룩 튀어나오고 유혹적인 몸가짐에 빨강 머리의 갈베즈 양은 불안장애 클리닉에서 자신의 치료를 담당하던 정신과 의사에 의해 정신의학 응급실에 의뢰되었다. 그녀는 자신을 살해하겠다고 말하는 목소리를 들었다고 담당의사에게 말했고, 그 목소리에 따라 행동하지 않을 거라고 다짐을 한 후, 갈베즈 양은 다음 약속을 건너뛰었다. 담당의사는 그녀에게 전화를 걸어, 자발적으로 응급실에 와서 평가를 받지 않는다면 경찰을 보낼 거라고 말했다.

응급실에서 한 시니어 정신과 의사가 응급실 정신의학적 레지던트와 의과대학생 집단과 함께 실시한 면담에서 갈베즈 양은 때로 화를 냈고, 자신의 문제에 대해 얘기하는 것을 좋아하지 않는다고 고집을 부렸으며, 의사들은 자신의 말을 믿지 않거나 어떤 방법으로든 자신을 도울 수 없을 거라고 주장했다. 이러한 태도는 추파를 던지고 유혹적인 행동 사이를 오갔다.

7년 전, 갈베즈 양은 첫 번째 자녀를 출산하고 난 후 처음으로 정신과 의사를 찾았다. 당시, 그녀는 자신의 행동에 대해 말하고 자살해 버리라고 말하는 목소리를 듣기 시작했다. 그녀는 그 목소리가 자신에게 지시한 말은 정확하게 말하지는 않았다. 그렇지만 전하는 바에 의하면 매니큐어 제거제를 마시고 자살을 기도했다고 한다. 당시 그녀는 응급실에서 2일간 지냈고, 전하는 바에 의하면 목소리를 잠재우는 데 도움이 되는 미상의 치료약물이 투여되었다. 퇴원 후, 그녀는 다시 외래환자 약속시간에 나타나지 않았고, 다음 7년에 걸쳐 다양한 시점에서 계속해서 간헐적인 환청이 있었다. 예를 들면, 그녀가 창가 가까이에 있으면 목소리는 그녀에게 뛰어내리라고 했고, 그녀가 도로 근처에 있을 때에는 자동차 앞으로 걸어가라고 했을 것이다.

갈베즈 양은 첫 번째 삽화 이후에는 좋은 기능 상태를 유지해서, 고등학교를 마치고 자녀도 양육할 수 있었다고 한다. 그녀는 1년 전 이혼했지만, 자신의 결혼 문제에 대한 논의는 거부했다. 약 2개월 전쯤, 그녀는 수면 곤란을 겪기 시작했고 '불안감'을 느꼈다. 그녀가 불안장애 클리닉 홍보를 보고 클리닉을 찾은 것은 바로 이 무렵이었다. 그녀는 평가를 받았고, 항정신병약이 투여되었다. 그녀는 당시에 목소리에 변화가 없었고, 불면증과 불안만 새롭게 나타났다고 한다. 갈베즈 양은 구체적으로 우울 기분, 무쾌감증, 그리고 식욕에 어떤 변화도 없다고 했지만 눈물이 많아졌고 외롭다고 했고, 때로 '나쁜 일'(예, 14세 때 아버지의 강간 시도)에 대해 되새겼다. 이러한 증상에도 불구하고, 그녀는 계속해서 백화점 판매원으로서 상근 직원보다 일을 더 많이 했다.

갈베즈 양은 불안장애 클리닉에서 후속조치 약속을 지키지 않았다고 한다. 그 이유는 항정신병약이 증상 완화에 도움이 되지 않았고, 몸이 뻣뻣하고 메스꺼워지기 때문이었다. 그녀는 자살사고는 없다고 했고, 자신이 자녀 양육을 위해 얼마나 애쓰고 있는지를 '아이들을 저대로 남겨 두지' 않을 거라는 증거로 제시했다. 그녀는 자신의 행동이 정신과 의사를 불안하게 한 이유를 이해하지 못했다.

갈베즈 양은 알코올 또는 약물 사용을 부인했다. 또한 다양한 약물에 대한 독소검사는 음성이었다. 신체검진과 정례적인 검사실 검사 역시 정상이었다. 그녀는 면담 전 2일간 스스로 항정신병약 복용을 중단했다.

면담에 이어, 갈베즈 양의 퇴원 여부에 대해 의료진들 사이에서 의견의 불일치가 있었다.

결국 다음 날 그녀의 어머니가 나타날 수 있을 때까지 그녀를 그날 밤 동안 지켜보기로 결정되었다. 그녀는 자신이 응급실에 남아 있어야 한다는 말을 듣자, 화가 났지만 다소 수줍은 듯이 "그렇게 하세요. 조만간 저를 내보내 주어야 할 테지만, 내가 원치 않는데 굳이 당신에게 말할 필요는 없죠."라고 답했다. 그날 밤, 간호진들은 그녀가 눈물을 흘리는 모습을 보았다. 그러한 그녀는 자신이 왜 울었는지 모르겠다고 말했다.

다음 날 아침, 갈베즈 양의 어머니와 면담이 이루어졌다. 어머니는 최근에 자신의 딸이 그렇게 변화된 모습을 보지 못했다고 했다. 그녀는 갈베즈 양이 자해할 것 같은 느낌은 들지 않지만, 며칠간 그녀와 함께 머무르고 그녀가 후속 조치 약속을 이해하는지를 확인해 달라는 제안에 동의했다. 가족들과의 만남에서 갈베즈 양은 어머니가 반응이 없고, 자신을 충분히 도와주지 않았다고 불만을 토로했다. 그러나 그녀는 다시금 우울증이 있음을 부인했고, 직장생활과 자녀들과 즐거운 시간을 보내고 있다고 했다. 목소리에 관해, 그녀는 시간이 흐르면서 목소리들을 무시하는 방법을 터득했고, 첫 번째처럼 그렇게 방해되지는 않는다고 말했다. 그녀는 외래환자 치료를 담당하는 치료자를 여성으로 정하는 것에 동의했다.

논의

갈베즈 양은 점차 심해지는 불안 때문에 불안장애 클리닉에 진료를 요청했다. 그러나 클리닉 의사는 갈베즈 양 자신보다 환청에 대해 훨씬 더 염려했고, 갈베즈 양이 즉각적인 평가와 치료를 위해 정신의학 응급의학과에 가야 한다고 주장했다. 그의 염려는 이해할 만하다. 자살하라는 목소리(지시형 환청)는 보통 환자가 자해 또는 타해의 위험이 있어서 즉각적인 개입이 요구되는 심각한 상태를 나타내는 신호다. 그러나 이 사례에서 갈베즈 양은 그 목소리를 문제로 여기지 않고 있다. 그녀는 한 차례 그 목소리대로 행동했지만(매니큐어 제거제를 마심), 그때 이후로는 목소리대로 행동하지 않았다. 더욱이, 간헐적인 목소리에도 불구하고, 갈베즈 양은 비교적 기능 상태도 좋다. 즉, 그녀는 두 자녀를 양육하고 있고, 백화점 판매원으로서 '상근 직원보다 일을 더 많이' 했다. 환자에 의하면, 그녀는 수년간 목소리들을 단순히 무시하는 법을 터득했다. 만성 및 현저한 환각은 확실히 조현병 진단을 암시하지만, 성격의 와해, 망상, 또는 기능수준 악화의 증거 결여는 이 장애의 진단을 배제시킨다. 이 사례에 적용되는 이 진단부류에 속하는 다른 DSM-5 장애는 없다. 그러므로 갈베즈 양의 사례에 대해 가장 적절한 진단은 달리 명시된 조현병 스펙트럼 및 기타 정신병적 장애, 지속적 환청(DSM-5, p. 122/130)이 될 것이다.

환청 같은 증상은 일반 인구의 연속선상에서 발생한다는 상당한 증거가 있다. 지역사회 설문 연구에 의하면, 일반 인구의 현저한 비율의 사람들이 평생 동안 적어도 한 차례 환각 경험을 한다. 일부 사람과 옹호 집단(예, 목소리 듣기 운동Hearing Voices Movement)은 환청이 반드시 정신장애의 증거가 아니라는 의식을 홍보하면서, 대신 목소리를 듣는 것은 특이하지만 의미 있고 이해할 수 있는 인간 변이로 간주되어야 한다고 제안하고 있다. 이러한 관점에서 볼 때, 불안장애의 가능성 외에는 그녀에게 적용될 진단이 없는 사례라는 점에서 갈베즈 양의 현재 환청들은 정신장애의 증거로 간주되지 않을 것이다.

성 문제

재닌 번바움Janine Birnbaum(여, 43세)은 전업주부로, 자신의 '성 문제'를 호소하며 외래환자 치료를 신청한다. 그녀는 자신의 성욕에 어떤 문제가 있는지를 밝혀내기 위해 최면술이 필요하다고 한다. 그녀의 남편 조셉은 그녀의 과거력을 다음과 같이 전하고 있다. 그는 그녀가 결혼생활 내내 여러 다른 남성과 다수의 혼외정사를 가져왔다고 불평을 털어놓았다. 그는 그녀가 한 번에 2주 동안 내내 혼외로 다른 남성들과 100회 정도의 서로 다른 성적 경험을 했다고 주장했다. 이 환자 자신은 이러한 자신의 행동에 대한 평가에 동의했지만, 그 기억은 '차단'되어 있다고 말하면서 그 경험에 대해서는 말하려 하지 않았다. 그녀는 특정 성적 취향은 없지만, 명백한 것은 자신은 관심이 없음에도 불구하고 강박적으로 밖으로 나가 성적 활동을 추구해야 할 것 같은 느낌이 들었다고 말했다.

번바움 부인은 남편과 20년 넘게 결혼생활을 하고 있다. 그녀에게 있어서 그녀의 남편은 결혼생활에서 명백하게 지배적인 동반자였다. 이 환자는 자신의 잦은 질투에 찬 분노를 두려워했다. 또한 분명한 점은 그녀에게 정신과 의사의 최면치료를 받을 것을 제안한 사람은 바로 그녀의 남편이라는 사실이었다. 이 환자는 자신이 다른 남성들을 찾게 된 이유를 설명할 수 없고, 실제로 이런 일을 하고 싶지 않다고 말했다. 그녀의 남편은 때로 그녀의 뒤를 밟았는데, 그가 그녀를 발견하면 그녀는 마치 그를 모르는 것처럼 행동했다고 말했다. 그녀는 이 사실을 인정했고, 그녀의 혼음 삽화는 '기억상실'에 의해 가려진 사실로 인한 것이었다고 믿었다. 정신과 의사가 자신이 부인의 성적 모험의 현실에 대해 질문했다고 말하자, 남편은 몹시 화를 내면서 정신과 의사가 그녀와 성적 관계를 갖고 있다고 비난했다.

번바움 부인에게는 최면치료도 심리치료도 그녀의 성적 활동기간에 대한 '차단된' 기억을 되찾게 하지 못했다. 이 환자는 과거에 두 차례 혼외관계를 가졌던 적이 있다는 기억에 대해 인정했다. 첫 번째는 이 평가가 있기 20년 전이었고, 다른 하나는 입원하기 1년 전이었다. 그녀는 최근의 것은 실제로 남편에 의해 계획된 것이었고, 당시에 그가 같은 집에 있었다고 말했다. 그녀는 자신이 실제로 셀 수 없이 많은 혼외 성적 경험을 해 왔다고 계속해서 믿었다. 그렇지만 그녀는 단 두 가지만 기억했다.

논의

임상가의 첫 번째 인상은 번바움 부인의 기억상실 삽화를 설명하기 위해서는 해리성 기억상실(8.2절 참조), 다른 의학적 상태로 인한 신경인지장애(DSM-5, p. 641/699), 물질사용장애(제16장 참조)가 고려되어야 한다는 것일 것이다. 그러나 주요 정보제공자인 남편이 망상성 질투가 있어서, 아내가 반복적으로 부정을 저지르고 있다고 믿는 증거가 더해지면서 음모의 가능성이 높아진다. 명백히 그의 영향하에서, 그의 부인은 자신이 '기억상실'이 있다고 믿음으로써 이러한 일들에 대한 기억이 없다고 해명했고, 이러한 망상성 믿음을 받아들였다. 번바움 부인은 남편의 망상 체계를 채택했고, 실제로는 어떤 형태의 '기억상실'도 없는 것 같다. 흔히 공유된 정신병적 장애 또는 폴리 아듀[folie à deux]로 불리는 이러한 드문 공유된 상태는 DSM-5에는 특정 정신병적 장애로 포함되지 않지만, 달리 명시된 조현병 스펙트럼 및 기타 정신병적 장애(DSM-5, p. 122/130)로 진단될 것이다. 이 장애에는 한 사람(이 사례에서는 망상성 질투가 있는 남편)으로부터 다른 사람(그의 부인)에게 망상의 전이가 포함된다. 이 장애의 가장 흔한 형태의 경우, 처음 망상이 있는 사람은 만성 질환이 있고, 전형적으로 남의 영향을 받기 쉽고 망상도 발달시키게 되는 다른 사람과의 가까운 관계에 대해 영향력이 있는 구성원이다. 두 번째 사람은 흔히 첫 번째 사람에 비해 덜 지적이거나, 잘 속아 넘어가거나, 보다 수동적이거나, 자존감이 더 낮다. 만일 공유된 망상이 있는 사람이 일차 망상이 있는 사람과 분리된다면, 두 번째 사람은 망상을 버릴 수 있다.

Chapter 3

양극성 및 관련 장애

양극성 및 관련 장애

양극성 및 관련 장애bipolar and related disorders는 모두 비정상적으로 고양된 기분기간과 비정상적으로 저조한 기분기간을 동반한 기분 불안정성이 특징이다. 고양된 기분기간은 이 장에서 논의되는 장애들과 우울증 기간만이 포함된 우울장애(제4장)를 구분하는 요소다.

DSM-5에는 최소 지속기간과 기능에 미치는 영향에 따라 다른, 지속적으로 높거나 고양된 2가지 유형의 기분 삽화가 포함되어 있다. 하나는 기분 변화가 적어도 1주일간 지속되고 개인의 기능능력을 현저하게 저해할 정도로 심각한 조증 삽화manic episode이고, 다른 하나는 최소 지속기간이 4일이며 기능에 현저하게 부정적인 영향을 줄 정도로 심각하지는 않은 경조증 삽화hypomanic episode다. 조증 또는 경조증 삽화에서 두드러지는 기분은 고전적인 다행감 또는 의기양양해하는 팽창감으로, 개인은 '고양' 또는 '세계 정상에 서 있는' 느낌으로 묘사한다. 일부 사람의 경우, 기분 변화는 지속적인 과민성, 안절부절증, 짜증, 쉽게 화를 내는 등의 특징이 있다. 조증 또는 경조증 삽화 특유의 것으로 간주되는 기분의 경우, 증가된 활동 또는 기력이 동반되어야 하는데, 개인은 자신을 '선에 연결된wired' 것으로 묘사하기도 한다. 기분 변화는 전형적으로 활동 또는 기력 증가가 동반되어야 한다. 이는 조증 또는 경조증과 '정상적인' 다행감(예, 사랑의 초기 국면) 또는 과민성(예, 불편한 관계에 놓이게 되는 경우) 기간을 구분 짓는 필수요건이다.

조증과 경조증 삽화는 둘 다 '증후군syndrome'(특징적으로 함께 발생하는 일단의 증상) 발현에 의해 확인된다. 조증 또는 경조증 삽화로 정의되는 증후군에는 고양된 또는 과민한 기분 외에 7가지 증상이 포함되는데, 적어도 3가지 증상이 발현되어야 한다(또는 기분이 과민하지만 다행감이 아닌 경우는 4가지). 특별히 공통적인 것은 자존감 상승으로, 그 범위는 무비판적인 자신감에서부터 현저한 과대성까지 이어질 수 있다. 또한 일부 사람의 경우, 망상성 부분에 도달할 수 있다. 예를 들면, 이전에 비종교적이었던 사람이 자신이 임박한 세상 종말에 대해 세상에 경고하기 위한 신성한 사명을 띠고 있다고 믿는 것이다. 또 다른 공통점은 수면 욕구 저하로, 개인은 거의 잠을 자지 않은 상태에서도 완전히 휴식을 취한 느낌을 갖는다. 다른 특징적인 증상에는 평상시보다 말이 더 많아질 뿐 아니라 사고비약flight of thought으로 알려진 현상이 포함된다. 이는 거의 끊임없이 한 주제에서 다른 주제로 뛰어넘는 급속한 말의 흐름으로, 보통 식별이 가능한 연상 또는 말장난을 하는 것이지만, 심각한 경우에는 너무 빨라서 와해성disorganization과 앞뒤가 맞지 않는 현상, 즉 지리멸렬incoherence이 나타난다. 조증 또는 경조증 삽화 상태에서 다수의 사람들은 자신들의 머리를 통해 경주사고thought racing를 경험한다. 예를 들면, 이들은 이러한 상황에서 외부 자극에 의해 매우 산만해져서 실외로부터 들려오는 소리에 의해 주의가 반복적으로 다른 데를 향하게 된다. 조증 또는 경조증 삽화 상태에 있는 사람들은 보통 사회적 상황, 직장(개인의 생산성 급등), 가정(예, 오랫동안 방치했던 것에 대한 수선 작업), 또는 성적 활동 등 다수의 생활 영역에서 평상시보다 훨씬 더 활동적이 된다. 일부 사람의 경우, 이러한 증가된 활동은 가만히 있지 못하는 극도의 운동 좌불안석으로 표출되기도 한다. 가장 피해를 주는 증상의 하나는 무모한 행동 성향이다(예, 성적으로 충동적이고 무분별한 행동, 아주 후하고 흥청망청 쓰는 행동, 알코올 또는 약물 남용, 또는 무모한 사업 결정).

조증 삽화와 경조증 삽화는 동일한 증상 세트에 의해 정의된다. DSM-5에서 이 삽화는 개인의 기능에 미치는 영향과 최소한 필수로 요구되는 증상의 지속기간에 의해 감별된다. 조증 삽화의 진단기준에 부합되려면, 증상이 사회적 또는 직업적 기능에서 현저한 손상을 초래할 정도로 심각하거나, 망상 또는 환각 같은 정신병적 양상이 동반되거나, 환자 또는 다른 사람들에 대한 가해를 막기 위해 입원을 필요로 해야 한다. 더욱이, 조증 삽화 상태에서의 증상이 하루의 대부분 동안 거의 매일, 적어도 1주일 동안 발현되어야 한다. 다른 한편으로, 경조증 삽화의 증상 심각도는 DSM-5에서는 증상이 개인의 기능에 영향을 미치는 범위의 상한선으로 설정되어 있다(예, 좋지 않은 사업 결정으로 인한 직장 해고, 조증 성욕과다증으로 인한 부분별한 성적 행동, 또는 무모한 과소비로 인한 심각한 채무 문제).

DSM-5의 양극성 및 관련 장애에는 다음의 장애들이 수록되어 있다. 즉, ① 제I형 양극성장애(주요우울 삽화 또는 경조증 삽화에 선행하거나 뒤이어 나타날 수 있는 조증 삽화에 대한 기준에 부합되어야 한다는 필수요건이 있음), ② 제II형 양극성장애(적어도 한 가지 경조증 삽화와 한 가지 주요우울 삽화가 필수로 발현되어야 하지만, 조증 삽화는 없어야 함), ③ 순환성장애(경조증 증상과 우울 증상의 다수의 기간이 있지만 조증, 경조증, 또는 주요우울 삽화로 간주될 정도로 심각한 것이 없는 것이 특징임), ④ 물질/치료약물로 유발된 양극성 및 관련 장애, 그리고 ⑤ 다른 의학적 상태로 인한 양극성 및 관련 장애(정의 요약은 〈표 3-1〉 참조)가 수록되어 있다. 다른

〈표 3-1〉 양극성 및 관련 장애의 특징

장애	주요 특징
□ 제I형 양극성장애	• 적어도 한 가지 조증 삽화가 경조증 또는 주요우울 삽화에 선행 또는 뒤이어 발현됨
□ 제II형 양극성장애	• 적어도 한 가지 경조증 삽화와 한 가지 주요우울 삽화
□ 순환성장애	• 경조증 삽화에 대한 진단기준에 부합되지 않는 경조증 증상의 다수의 기간 • 주요우울 삽화에 대한 진단기준에 부합되지 않는 우울 증상의 다수의 기간 • 적어도 2년 동안 수일 이상 증상이 발현되어야 함
□ 물질/치료약물로 유발된 양극성 및 관련 장애	• 물질 또는 치료약물이 중추신경계에 미치는 직접적인 효과로 인한 현저하고 지속적인 고양된, 팽창된, 또는 과민한 기분
□ 다른 의학적 상태로 인한 양극성 및 관련 장애	• 다른 의학적 상태(예, 갑상선기능항진증 또는 외상성 뇌손상)의 직접적인 생리적 결과인 현저하고 지속적인 고양된, 의기양양/팽창된, 또는 과민한 기분

의학적 상태로 인한 양극성 및 관련 장애를 제외하고, 이러한 상태들의 각각에 대한 세부설명을 위한 사례들이 이 장에 제시되어 있다.

3.1 제I형 양극성장애

제I형 양극성장애bipolar I disorder(때로 '조울병manic-depressive illness'으로 불림)는 대부분의 사람에게서 평생 동안 다수의 조증과 주요우울 삽화가 특징적으로 나타나는 기분장애다. 둘 다 병리적 고양과 저하를 암시하는 이 상태의 명칭은 실제로는 부적절한 명칭이다. 왜냐하면 DSM-5의 정의에 의하면, 이 진단에 대해 필수로 요구되는 것이 단일 조증 삽화이기 때문이다. 그러나 대부분의 환자는 한 가지 이상의 주요우울 삽화뿐 아니라 다수의 조증 삽화를 가지고 있고, 모든 환자는 완전한 조증 삽화로 진행되기에 앞서 적어도 일시적으로 경조증 단계를 경험한다. 제I형 양극성장애에서 주요우울 삽화는 주요우울장애(DSM-5, p. 160/169)에서 나타나는 증상들과 유사하고, 우울 기분, 흥미 또는 쾌감 상실, 식욕 또는 체중 변화(증가 또는 감소), 수면 과다 또는 과소, 정신운동 초조 또는 지체, 기력 또는 활동 감소, 죄책감 또는 무가치감, 집중 곤란, 그리고 자살사고가 특징이다.

제I형 양극성장애가 있는 다수의 사람의 경우, 이 진단은 입원이 요구될 정도로 심각한 조증 삽화 발병에 의해 예고된다. 다른 사람들의 경우, 이 장애는 조증 또는 경조증 삽화 없이 한 가지 이상의 주요우울 삽화로 시작되어, 매우 오랫동안(수년 동안) 올바른 진단이 제I형 양극성장애보다는 주요우울장애인 것처럼 보인다. 진단이 주요우울장애에서 제I형 양극성장애로 변경되는 것은 첫 번째 조증 삽화가 발달되는 경우에 한해서며, 언제나 치료(항우울제 치료약물보다는 기분안정제 사용)와 예후에 있어서 변화를 수반한다. 이러한 사람들 중 일부의 경우, 조증 삽화는 우울증 치료를 위해 사용된 항우울제 치료약물 또는 다른 물리치료(예, 광치료light therapy 또는 전기충격치료electroconvulsive therapy[ECT])에 의해 촉발된다. 이러한 경우, 조증 증상은 치료의 생리적 효과가 소멸되었을 수 있는 시점을 훨씬 초과해서 완전히 진행된 증후군 수준으로 지속된다. 그럼에도 불구하고 오로지 치료로 유발된 조증 삽화가 있는 사람들은 우울증 치료가 조증 삽화를 유발하여 이미 제I형 양극성장애 발달 성향이 있었던 사람에게서 발현되었다는 가정하에, 제I형 양극성장애가 있는 것으로 간주된다.

다른 한편으로, 제I형 양극성장애를 암시하지 않는 조증유사 삽화는 특정 물질(예, 암페타민, 코카인) 중독 또는 특정 처방된 치료약물(예, 스테로이드, 자극제) 부작용으로 인해 사람들에게 발생할 수 있고, 의학적 상태(예, 뇌종양)로 인해 발생할 수 있다. 이러한 조증유사 삽화는 제I형 양극성장애 진단 쪽보다는 물질/치료약물로 유발된 양극성 및 관련 장애 또는 다른 의학적 상태로 인한 양극성 및 관련 장애로 진단되어야 한다.

제I형 양극성장애의 원형적 발현은 조증과 우울증의 재발성 삽화들로 구성되지만, 삽화의 일시적인 패턴과 현재 환자에게 발현되고 있는 삽화 유형의 증상 발현을 고려할 때 사례에 따라 상당한 진단적 이질성이 있다. 이러한 이질성은 DSM-5 진단에서는 진단적 명시자(진단 다음에 추가되는 진단용어) 사용을 통해 나타내어진다(예, 제I형 양극성장애, 현재 삽화 조증, 중등도, 급속순환 동반). 각 명시자마다 다음과 같은 특정 치료 또는 예후적인 시사점들이 있다.

- 개인이 현재 활성기에 있는 조증, 경조증, 또는 주요우울 삽화 중에 치료를 찾고 있던 간에, 현재 관리 욕구가 활성화된 조증 상태에 있는 사람과 우울증 상태의 사람이 매우 다르기 때문에 가장 중요한 명시자들 사이에는 현재 치료의 계기가 되는 삽화 유형을 나타내는 것들이 있다.

- 관리 결정의 방향 설정에 있어서 유용할 수 있는 현재 삽화의 임상적으로 관련된 측면을 나타내기 위해서는 다른 명시자들이 사용된다. 예를 들면, 삽화기간 동안 정신병적 양상 동반with psychotic features 명시자로 표시되는 망상 또는 환각의 발현에는 일반적으로 현재 치료의 일부로 항정신병적 치료약물의 사용이 제안된다. 덜 자주 조증 삽화 상태에 있는 사람들은 긴장증 기간(긴장증 동반with catatonia 명시자로 표시됨)을 경험하는데, 이는 운동활동 감소, 면담 또는 신체검진 동안의 참여 감소, 또는 과도하고 특이한 운동활동(2.6절 참조)이 특징인 현저한 정신운동 장해다. 불안 증상은 흔히 조증, 경조증, 주요우울 삽화 동안 동반 발생하고, 불안증 동반with anxious distress 명시자로 나타낼 수 있다(4.2절 '완벽한 체크리스트' 참조). 심각한 동반발생 불안 증상의 발현은 특히 이들이 자살 위험을 높일 수 있다는 점에서 주목할 만하다. 일부 사람은 동일한 삽화 동안 우울증과 조증 증상의 혼재된 양상을 경험한다. 따라서 혼재성 양상 동반with mixed features 명시자는 우울증 삽화 특유의 일부 혼합된 증상(예, 강렬한 슬픔과 무가치감 기간)이 포함된 조증 삽화 또는 혼합된 조증 증상이 동반된 주요우울 삽화(팽창된 자존감 또는 과대성[제4장 '정서장애가 있는 웨이터' 참조])에 적용할 수 있다.
- 특정 명시자들(즉, 멜랑콜리아 양상 동반with melancholic features과 비전형적 양상 동반with atypical features)은 개인이 현재 주요우울 삽화를 경험하고 있는 경우에 한해 적용될 수 있다(이러한 명시자와 관련된 사례['석공'과 '항상 그래요']에 대한 설명은 4.2절 참조).
- 현재 삽화의 심각도와 개인의 상태가 현재 부분 관해 상태in partial remission(즉, 더 이상 삽화 상태에 있지는 않지만, 여전히 경미한 증상이 남아 있음) 또는 완전 관해 상태in full remission(즉, 증상은 없지만 향후 삽화의 재발을 막기 위해 전형적으로 유지치료maintenance treatment가 필요한 상태)인지를 나타내기 위해서는 다른 명시자들이 사용될 수 있다.
- 끝으로, 양극성장애의 특정한 일시적 양상을 나타내기 위한 명시자들이 마련되어 있다. 급속순환성 동반with rapid cycling 명시자는 개인에게 지난 1년 이내에 4가지 이상의 조증, 경조증, 또는 주요우울 삽화가 있었어야 하는 특히 심각한 형태의 제I형 양극성장애와 제II형 양극성장애를 가리킨다. 주산기 발병 동반with postpartum onset 명시자는 임신기간 동안 또는 출산 이후 4주 이내에 발병되는 삽화에 적용된다. 끝으로, 계절성 패턴 동반with seasonal pattern 명시자는 1년 중 동일한 시기 동안 주기적으로 발생하는 삽화에 적용된다(예, 봄철 또는 겨울철에 주기적으로 발생하는 조증 삽화).

제I형 양극성장애가 있는 다수의 사람은 삽화들 사이에 완전한 기능수준으로 회복된다.

그렇지만 약 30% 정도의 사람들은 계속해서 직장 역할 기능상에 심각한 손상을 나타낸다. 전형적으로, 첫 번째 조증, 경조증, 또는 주요우울 삽화의 평균 발병 연령은 약 18세이지만, 아동기뿐 아니라 60대 또는 70대에서도 시작될 수 있다. 제I형 양극성장애는 비교적 드물다. 즉, 미국 내에서 이 장애의 12개월 유병률은 0.6%다. 제I형 양극성장애는 남성과 여성들 사이에 동일하게 흔하다.

레이더 메시지

앨리스 브래이버만Alice Braverman(여, 24세)은 최근 콜로라도에서 뉴욕으로 이주한 교열 담당자copy editor로, 기분안정 치료제 리튬탄산염으로 치료를 받던 중 도움을 청하고자 정신과 의사를 찾는다. 그녀는 3년 전, 대학교 4학년 때 자신이 얼마나 성공적인 대학생이었고, 공부를 잘했으며, 남녀를 막론하고 폭넓은 교우관계를 즐겼는지에 대한 이야기를 늘어놓는다. 첫 학기에 별다른 일이 없었던 기간이 지속되던 중, 그녀는 우울감, 10파운드(*역자 주. 4.5kg) 정도의 체중소실 동반 식욕상실, 수면개시 곤란, 그리고 원하는 시간보다 여러 시간 일찍 잠을 깨기 시작했다.

약 2개월 후, 이러한 문제들은 사라지는 듯했지만, 그녀는 갈수록 원기가 왕성해지는 느낌이 들었고, 야간에 2~4시간 정도의 수면을 취하게 되었으며, '경주'사고를 경험하기 시작했다. 그녀는 평범한 것에서 상징적인 의미, 특히 성적 의미가 눈에 띄기 시작했다. 또한 TV 쇼에서의 특별한 의미 없는 말들이 자신에 대한 것이라고 의심하기 시작했다. 그 후 수개월에 걸쳐, 그녀는 갈수록 들뜨고 과민해졌으며, 과도하게 말이 많아졌다. 그녀는 자신의 머리에 레이더 메시지가 보내지고 있는 구멍이 있다고 믿기 시작했다. 이러한 메시지들은 그녀의 사고를 통제하거나, 그녀가 통제할 수 없는 분노, 슬픔 등의 정서를 야기할 수 있었다. 그녀는 또한 자신의 사고는 주변 사람들이 읽을 수 있고, 다른 사람들로부터의 외계인의 사고가 머릿속 레이더를 통해 그들에게 침투되고 있다고 믿었다. 그녀는 목소리 들리는 것에 대해 설명했는데, 이는 때로 제3자에게 그녀에 관해 말을 할 때도 있고, 그녀에게 다양한 행위, 특히 성적 행위를 수행하도록 지시하는 때도 있다고 한다.

앨리스의 특이한 행동을 염려한 친구들은 그녀를 병원 응급의학과로 데려가 평가를 받게 하고 정신과 입원환자 병동 입원을 도왔다. 하루 동안 지켜본 임상가는 앨리스에게 항정신병약 올란자핀과 기분안정제 리튬탄산염 투여를 시작했다. 3주가 경과하자, 앨리스는 그녀를 병원에 오게 했던 모든 증상이 매우 빠르게 감소되었다. 올란자핀 투여는 점차 감량되다가 중단되었다. 그 후, 리튬탄산염만 계속해서 투여되었다. 입원 6주 후 퇴원 당시, 그녀는 입원 당시의 증상이 전혀 나타나지 않았지만, 하룻밤 사이에 약 10시간 정도의 수면을 취하게 되는 간헐적인 경도 과다수면증과 식욕상실 및 아침에 악화되는 약간의 감정둔화를 겪고 있다고 했다. 그녀는 퇴원해서 몇몇 친구와 함께 생활했다.

퇴원 약 8개월 후, 앨리스는 정상적인 자기로 되돌아간 느낌이 들어서 리튬탄산염 복용을 중단했다. 그 이유는 더 이상 약물이 필요한 느낌이 들지 않았고, 약물의 부작용(손 떨림, 갈증, 반복적인 설사)이 싫어서였다. 그녀는 그 후 몇 개월 동안은 상당히 좋은 상태가 지속되었으나, 입원을 촉진시켰던 것과 유사한 증상들(예, 수면 욕구 저하와 평소보다 말이 많아짐)이 점차 다시 나타나기 시작했다. 2주 후 증상이 더욱 악화되었고, 앨리스는 첫 번째 입원 당시에 나타났던 것과 거의 동일한 정신병적 증상들로 인해 재차 병원에 입원했다.

앨리스는 며칠간 올란자핀olanzapine과 리튬탄산염lithium carbonate에 잘 반응해서 올란자핀 투여는 점차 중단되었고, 리튬탄산염만 투여되었다. 약 1년 이상 전 퇴원 당시, 그녀는 첫 번째 입원에서처럼 약간의 과다수면증, 식욕상실, 감정둔마를 보였다. 계속해서 리튬을 복용하고 있었던 지난 1년간 증상이 없었고 기능수준이 상당히 높아져서, 앨리스는 출판사에 취업해서 최근 뉴욕으로 이주했다.

앨리스의 아버지는 40대에 과다수면, 식욕상실, 최고도 감정둔마, 자살사고가 특징인 고도 우울증 삽화가 있었다. 앨리스의 외조모는 우울증 삽화처럼 보이는 기간에 자살했다.

논의

앨리스는 대학에서 기능수준이 높았다. 당시 그녀는 2개월간의 아역치subthreshold 우울 증상(여기서 아역치란 앨리스의 3가지 증상이 주요우울 삽화의 필수요건인 최소 5가지 증상을 충족시키지 못했다는 의미임)이 발달되었고, 곧이어 특유의 조증 증상(다행감과 과민한 기분, 기력 · 활동 증가, 수면 욕구 저하, 압력언어, 경주사고의 주관적 경험) 삽화가 나타났다. 삽화가 절정일 때, 앨리스는 괴이한 망상(정서와 사고가 머리에 난 구멍을 통해 수신되는 레이더 메시지에 의해 통제되고 있다는 믿음)과 환청(지시 환청과 제3자에게 있어서 자신에 관한 목소리)을 발달시켰다. 이러한 종류의 괴이한 정신병적 증상들은 조현병(2.1절 '감시 중' 참조) 활성 국면의 보다 전형적인 특징이지만, 앨리스의 사례에서 이 증상들이 조증 기분 장해 동안에만 발생한다는 점에서 제I형 양극성장애의 일부로 간주된다. 앨리스의 정신병적 증상들은 전형적인 조증 주제인 과대성과 설득 불능과는 일치되지 않는다는 점에서 기분 불일치로 간주된다. 앨리스의 과거력 중 이 단계에서의 진단은 제I형 양극성장애, 현재 삽화 조증, 고도, 기분 불일치성 정신병적 양상 동반이 될 것이다.

직접적으로 기분 장해가 초래될 수 있는 자극제 같은 물질 또는 갑상선기능항진증 같은 일반적인 의학적 상태의 증거가 없는 상태에서 이 증후군은 조증 삽화로 간주된다. 주요우울 삽화가 전혀 없이 조증 삽화의 발생은 DSM-5의 제I형 양극성장애(DSM-5, p. 123/132) 기준에 부합되기에 충분하다. 과다수면, 식욕 저하, 감정둔마가 있었던 조증 삽화 이후 앨리스의 '둔마^down^'기간 동안조차, 주요우울 삽화의 증거로 간주될 수 있는 증상은 충분하지 않다. 이 시점에서 최종 진단은 앨리스의 두 번째 입원을 촉발시켰던 가장 최근의 기분 장해 삽화가 기분 불일치 정신병적 양상이 발현되었던 기간의 조증 삽화였음을 반영하고 있다. 더욱이, 앨리스는 지난 6개월간 근본적으로 증상이 없었기 때문에(예방적 조치로 리튬탄산염을 복용함), 그녀는 현재 완전 관해 상태로 간주된다. 따라서 최종 진단은 제I형 양극성장애, 가장 최근의 삽화 조증, 기분 불일치성 정신병적 양상 동반, 완전 관해 상태(DSM-5, p. 123/132)로 기록될 것이다.

세 차례 이혼한 여성

산드라 코박스Sandra Kovacs(여, 37세)는 세 차례 이혼한 여성으로, 권위 있는 로펌의 법무사로 일하고 있던 중 수면제 과다투여로 생을 마감하려다 정신병원에 입원되었다. 그녀는 약 3개월 전, 만성 경도 우울증이 악화되자 담당 정신과 의사가 항우울제를 선택적 세로토닌 재흡수 억제제인 시탈로프램citalopram에서 보다 오래된 삼환성 항우울제인 데시프라민desipramine으로 변경했다. 새로운 치료약물 복욕을 시작한 지 몇 주 되지 않아, 코박스 양은 직장에서 기력과 자신감이 더해졌고, 법률 동반자들로부터 더 많은 과제를 요청했다. 더 이상 항우울제 복용이 필요하지 않을 것 같은 느낌이 들자, 그녀는 정신과 의사에게 알리지 않고 데시프라민 복용을 중단했다. 그 후 몇 주 후, 그녀는 '완전한 행복 상태on Cloud 9'에 있는 느낌이 계속되었고, 경주사고를 경험했으며, 2시간 정도의 수면만으로도 살 수 있을 것 같았다. 그녀는 주기적으로 자정까지 직장에 남아 있었고 주말에도 출근했다.

입원 3일 전, 코박스 양은 로펌의 동업자 중 한 사람의 퇴임식에서 '모든 것이 머리에 들어왔다.'고 보고했다. 그녀는 연결된 과잉의 '수퍼 성적supersexual'인 느낌으로 그 모임에 갔다.

크고 활기찬 목소리로 야한 농담을 늘어놓았고, 매우 빠른 속도로 말하고 있었다. 그녀는 결국 상사의 남편에게 다가가 냅킨에 자신의 전화번호를 적어서 그에게 주고는 모임 후 자신에게 전화할 것을 요구했다. 다음 날 몸을 잘 가누지 못하는 상태로 잠이 깼을 때 그녀는 자신이 저지른 행동을 알게 되었고, 사무실에 출근해서 다른 사람의 얼굴을 볼 수 없을 것 같은 느낌이 들었다.

그녀가 지금까지 가졌던 가장 좋은 직장을 망친 것에 대해 낙담한 그녀는 수면제 한 병과 함께 다른 병에 담긴 항우울제 알약 전체를 입에 털어 넣었다. 연이은 전화에도 코박스 양의 반응이 없자, 그녀의 어머니는 코박스 양이 사는 아파트에 갔고, 거기서 딸을 발견해서 911(*역자 주. 한국의 경우 119)에 신고했다.

코박스 양은 자신이 20대 이후로 우울증 삽화를 겪어 왔다고 했다. 23세 때, 첫 번째 삽화는 부부 별거에 의해 촉발되었으나, 그녀는 그로 인한 삽화에 대해 설명하지 못했다. "난 그저 어두운 절망으로 빠져드는 것 같아요." 코박스 양의 우울증은 적어도 부분적으로 치료에 반응을 보이고 있어서 그녀가 다시 복직해서 상당히 정상적인 기능을 할 수 있는 정도까지 상승되었지만, 그녀의 기분은 결코 완전히는 좋아지지 않고 있고, 그녀는 또한 적어도 삽화 사이에 다소 우울감이 들고 있다. 코박스 양은 수년에 걸쳐 개인 심리치료를 받았을 뿐 아니라 모든 종류의 항우울제를 소량 복용해 왔다. 코박스 양은 이전에 고양된 또는 과민한 기분 삽화는 없었지만, 외삼촌이 '조울증'으로 진단되었고 그의 삶의 많은 시간 동안 정신병원을 들락거렸다고 했다.

논의

23~37세 때까지 코박스 양의 기분 장해는 간헐적으로 기분이 심하게 악화된 삽화들과 함께 지속성 우울장애(기분저하증)(DSM-5, p. 168/177)과 유사했다. 최근 다소 오래된 삼환성 항우울제 데시프라민으로 변경한 후, 코박스 양은 다행감 기분, 기력과 활동 증진, 자존감 상승, 수면 욕구 저하, 급속언어, 경주사고, 그리고 좋지 않은 판단력과 함께 완전히 진행된 조증 삽화가 발달되었다. 코박스 양의 삽화는 코카인 같은 자극제를 섭취한 후에 일부 사람에게서 발생할 수 있는 것처럼 약물로 유발된 조증으로 간주되지 않는다. 이러한 사례에서 조증유사 증상은 약물이 개인의 신체로부터 빠져나가자마자 관해된다. 산드라의 사례에서 조증 증상은 데시프라민이 신체조직에서 빠져나간 시간이 이후까지 오랫동안 지속되었다는 점에서 데시프라민에 의해 '도출된' 기저의 제I형 양극성장애가 나타난 것으로 간주된다.

즉, 기본 가정은 양극성장애를 발달시킬 성향이 없는 사람들은 항우울제 치료에 노출되는 경우 조증 삽화를 발달시키지 않을 것이라는 것이다. 코박스 양이 조증 삽화의 7가지 증상 중 6가지(산만성을 제외한 모든 증상)를 경험하고 있고, 판단력이 명백하게 손상되어 있다는 점을 고려할 때 조증 삽화의 심각도는 중등도(DSM-5, p. 154/162)로 간주될 것이다. 따라서 코박스 양에 대한 진단은 제I형 양극성장애, 현재 삽화 조증, 중등도(DSM-5, p. 123/ 132)다.

롤러코스터

어니스트 이튼Ernest Eaton(남, 39세)은 절박해하던 부인에 의해 병원에 와서 입원환자 종합평가를 받는 것에 동의했다. 당시 그는 실직 상태였고, 수년간 근본적으로 비기능적이었다. 그가 밤새 파티를 열고, 온종일 쇼핑을 하는 등의 행동을 나타내게 된 지 일주일 후, 그의 부인은 그가 정신병원에 가지 않는다면 그를 떠나겠다고 했다. 입원담당 정신과 의사는 그가 망상 또는 환각의 증거는 없는 상태에서 말이 많고, 유쾌하며, 유혹적인 남성임을 파악했다.

이튼 씨의 문제는 보험청구사정관으로 근무했던 7년 전에 시작되었다. 그는 수개월간 경도 간헐적 우울 증상, 불안, 피로, 불면증, 그리고 식욕상실이 있었다. 당시, 그는 이러한 증상들을 직장 스트레스 때문으로 돌렸고, 수개월이 채 지나지 않아 평소 상태로 회복되었다.

수년 후, 정례적인 신체검진에서 비증상성 갑상선 덩어리가 발견되었다. 그 덩어리(*역자 주. 낭포/물혹papillary cyst)를 제거한 지 한 달 후, 이튼 씨에게 극적인 기분 변화가 생겼다. 25일간 눈에 띌 정도의 기력, 과잉행동, 다행감에 이어 5일간 우울증이 이어졌다. 이 기간 동안 그는 과다수면과 함께 거의 움직일 수 없는 느낌이 들었다. 명백히 거의 '정상' 상태가 없이 고양과 우울증 패턴의 반복기간은 그 후 수년간 계속되었다.

의기양양한 기간 동안 이튼 씨는 다행감, 낙천성, 자신감이 있었지만, 급한 성미와 함께 쉽게 짜증을 냈다. 그는 밤마다 2시간 정도의 수면을 취하면서도 기능수준이 좋았고, 때로 한 번에 며칠씩 전혀 잠을 자지 않았다. 그는 매우 빠른 속도로 말했고, 주변 사람들은 그가 대화 중에 끼어들어 힘들게 한다고 불평했다. 직장에서 그의 판단력은 엉뚱했다. 그는 자신에게 불필요하고 평소의 그답지 않게 재정적 여력에 맞지 않는 물건(예, 고가의 입체음향 시스템과 여러 마리의 도베르만 핀셔Doberman pinschers(*역자 주. 검은색 털이 짧고 덩치가 큰 독일산 개로, 흔히 군견 또는 경찰견으로 쓰임) 구입에 거액의 돈을 썼다. 그는 또한 몇 차례 충동적으로 성행위를 즐긴 적이 있다. 우울증 기간 동안, 그는 흔히 피로, 동기 결여, 우울 기분 때문에 온종일 침대에서 지냈다. 그는 이전의 몇 주 동안 저지른 무책임하고 과도한 행동에 대해 죄책감을 느꼈다. 그는 섭식, 목욕, 면도를 중단했다. 이러한 위축된 생활을 한 지 며칠 후, 이튼 씨는 어느 날 아침 기분이 나아진 상태로 침대에서 일어나곤 했고, 이틀이 지나지 않아 직장에 출근했으며, 우울증 기간 동안 미뤄 놓았던 업무를 만회하기 위해 몹시 흥분된 상태로 일을 했지만, 비효과적인 방법을 통해서였다.

이튼 부부는 그가 과잉행동 기간 동안 알코올을 폭음한 것 외에는 어떤 물질도 사용하지 않았다고 했지만, 5년 전 직장상사가 그의 과잉행동이 약물 사용으로 인한 것으로 확신했기 때문에 직장에서 해고되었다. 그 후, 이튼 부인이 그를 재정적으로 뒷받침해 왔다.

2년 전, 그가 결국 정신의학적 평가를 받기로 동의했을 때, 이튼 씨는 최소로 협조적이었고 처방받은 리튬탄산염, 나트륨 밸프로에이트sodium valproate(기분안정제로도 작용하는 항경련제 치료약물), 항우울제를 비롯한 치료약물을 지시대로 잘 복용하지 않았다. 그의 기분 기복은 현재 입원할 때까지 거의 중단 없이 계속되었다.

병원에서 그의 신체검진, 혈액화학치, 혈액검사, 뇌컴퓨터 단층촬영computed tomography(CT) 스캔, 인지검사 결과는 별 이상이 없었다. 일주일 후, 그는 그의 특유의 우울증 상태로 바뀌었다.

병원에서의 3주 후, 이튼 씨의 기분은 나트륨 밸프로에이트로 안정적이었다. 그는 병원을 떠나 매우 신속하게 새로운 직장에 취업했고, 그 이듬해 동안 호전된 상태가 유지되었으며, 더 이상 치료약물이 필요하지 않아 나트륨 밸프로에이트 복용을 중단하기로 결정했다. 몇 주후, 그는 극도로 조증 상태가 되었고, 재차 병원에 입원되었다.

논의

제I형 양극성장애, 현재 삽화 조증 진단은 이튼 씨의 사례에 대해 내리기는 어렵지 않다(DSM-5, p. 123/132). 의기양양한 기간에 이튼 씨는 조증 삽화의 특징적인 증상(수면 욕구 저하, 과잉활동, 지나치게 말이 많아짐, 그리고 결과에 대한 생각 없이 즐거운 활동에의 과도한 참여[과소비, 성적 문란])이 있었다. 우울증 기간에 그의 증상 발현은 주요우울 삽화의 증상 기준을 충족시켰지만, 지속기간(2주) 기준에는 그렇지 못했다. 그의 현재 조증 삽화는 입원을 초래했지만, 고도로 간주되는 조증 삽화에 대해 필수로 요구되는 "자해 또는 타해 예방을 위해서는 거의 지속적인 감독이 필수로 요구되는"(DSM-5, p. 154/162) 것 같지는 않다. 따라서 현재 심각도는 중등도가 가장 적절한 것으로 간주된다. 이튼 씨는 1년 이내에 단기 우울증 기간으로 분리된 4가지 이상의 조증 삽화를 가지고 있으므로 제I형 양극성장애 진단(DSM-5,

p. 150/159)에 급속 순환성 동반 명시자가 적용된다.

급속 순환성이 있는 모든 사람이 정상 기분euthymia기간 없이 조증에서 우울증으로 예측 가능한 이동을 경험하는 것은 아니다. 급속 순환성에는 이 사례에서처럼 보통 한 가지 이상의 조증 또는 경조증 삽화가 포함되지만, 모든 삽화가 관해기간으로 분리되는 한(또는 반대편 극단으로의 전환), 이들이 우울증, 조증, 또는 경조증이라면 급속 순환성도 진단된다.

이튼 씨의 특이한 행동은 그의 고용주들에 의한 약물 사용에 기인된 것이었다. 이러한 불규칙한 기분 패턴이 약물남용의 증거로 잘못 확인되는 것은 특이한 일은 아니다. 이는 또한 급속 순환성이 고려되고 있을 때 감별진단의 일부가 되어야 한다. 이튼 씨의 증상 발현은 급속 순환성 형태의 양극성장애가 여성들 사이에서 훨씬 더 흔하다는 점에서 다소 비전형적이다. 리튬에의 비반응 비율이 높기 때문에 급속 순환성은 흔히 이튼 씨에게 효과적이었던 나트륨 밸프로에이트 같은 항경련제로 치료된다.

부유한 미망인

앤 케터링Anne Kettering(여, 72세)은 부유한 미망인으로, 그녀의 의지와는 상관없이 자녀들에 의해 정신의학적 평가에 의뢰된다. 왜냐하면 이들은 6개월 전 그녀가 남편의 죽음 이후로 '노망senile'이 들었다고 생각하기 때문이다. 특별히 고도는 아니었던 초기 사별 후, 케터링 부인은 활동적인 사회생활을 재개했고 지역 병원의 자원봉사자가 되었다. 그녀의 가족들은 이러한 활동을 권장했다. 그러나 지난 3개월에 걸쳐 그녀의 아들들은 그녀가 병원의 일부 직원과 지역 바에 놀러가는 것에 대해 염려하게 되었다. 의뢰는 그녀가 자신의 집과 거액의 돈을 넘겨줄 예정이라는 25세 남성 간호사와의 약혼 발표에 의해 촉발되었다. 케터링 부인의 세 아들은 협박과 위협을 통해 그녀를 이번 정신의학적 평가를 받도록 했다. 세 아들 중 한 사람의 말을 듣고 있는 동안, 정신과 의사 역시 언뜻 다른 두 아들이 자신의 돈을 빼앗으려고 한다는 이 환자의 말을 들은 적이 있다.

면담 초기에, 케터링 부인은 난생 처음 아버지, 남편, 또는 자녀가 아니라 자신을 위한 일을 하고 있는 것을 이해하지 못한다면서 아들들에 대해 극도로 화를 냈다. 그러다가 갑자기 카우치에 앉더니 정신과 의사에게 자신이 25세 남성의 마음을 사로잡을 정도로 매력적인지 물었다. 그녀는 계속해서 약혼자의 체격과 성적 능력에 대해 상세히 기술했고, 자신의 삶이 난생 처음으로 신나고 성취감을 느낀다고 말했다. 그녀는 지나치게 말이 많았고, 질문하려는 정신과 의사가 자신의 말을 가로막지 못하도록 했다. 케터링 부인은 밤에 약혼자와 함께 클럽과 바에 놀러갔고, 자신은 술은 마시지 않지만 분위기를 충분히 즐기고 있다고 한다. 두 사람은 자주 정상 영업시간 이후까지 문을 여는 곳에 가서는 아침식사로 마무리를 짓고는 침실에 가서 성관계를 갖는다. 그녀는 3~4시간 정도의 수면을 취한 뒤, 일어나서 상쾌한 느낌으로 쇼핑을 나간다. 그녀는 일주일에 자신을 위해 약 1,000달러 정도를 쓰고, 약혼자에게는 일주일에 약 700달러 정도를 주는데, 이 정도는 그녀가 쉽게 지출할 수 있다.

케터링 부인은 자신의 행동이 자신의 연령대와 사회적 지위에 있는 사람으로서는 특이하다는 사실에 동의하지만, 자신이 항상 보수적으로 살아왔기 때문에 더 늦기 전에 지금이 바뀌어야 할 때라고 한다. 그녀는 "난 내 정신이 온전한지를 보려는 그 어떤 멍청한 검사도 받지 않을 거예요."라며, 공식적인 정신상태검사를 거부한다. 그녀는 명백한 기억 손상은 없고, 시간(현재 날짜를 알고 있음), 장소(자신이 정신과 의사의 진료실에 있음을 알고 있음), 사람(자신의 이름을 말할 수 있음)에 대해 정확한 지남력을 지니고 있다. 가족들에 의하면, 그녀는 정서 장해 과거력은 없다.

논의

이 이야기가 전개되면서, 임상가는 케터링 부인이 정신장애보다는 탐욕스러운 자녀들로부터만 고통을 겪고 있는지가 궁금했다. 그러나 번갈아 나타나는 과민하고 팽창된 기분, 압력언어, 수면 욕구 저하, 그리고 좋지 않은 판단력(최근에 한 차례 만난 적이 있는 사람에게 집을 넘기는 계약서에 서명함)은 지금껏 너무 '보수적'이었던 사람이 삶의 새 출발을 하는 것 이상의 것을 나타내고 있다. 사실상, 일반적인 의학적 상태 또는 이 장해에 원인을 제공하는 물질이 없는 상태에서, 이러한 모든 증상 또는 비기분성 정신병적 장애는 조증 또는 경조증 삽화를 암시한다. 조증 삽화의 경우, 직업적 기능 또는 평소 활동이나 다른 사람들과의 관계에서 현저한 손상이 있다. 경조증 삽화의 경우, 다른 사람들에 의해 관찰 가능한 명백한 기능상의 변화가 있지만, 현저한 손상은 나타나지 않는다. 케터링 부인은 부유하지만, 새 연인에게 집을 넘기는 계약서에 서명하는 계획은 그녀와 다른 사람들과의 관계에 현저한 손상이 있음을 나타낸다(그렇지만 그녀는 이러한 진술에 동의하지 않을 것임). 따라서 진단은 제I형 양극성장애, 현재 삽화 조증, 중등도(DSM-5, p. 123/132)다. 제I형 양극성장애가 72세에 처음 발현되는 것은 확실시 흔치 않은 일이다. 임상가는 다른 의학적 상태로 인한 양극성 및 관련 장애를 초래할 수 있는 뇌종양 같은 신체적 장애와 알츠하이머병 같은 퇴행성 중추신경계 장애의 가능성을 조심스럽게 배제해야 할 것이다. 케터링 부인은 인지적으로는 문제가 없는 것 같고, 일반적인 의학적 상태의 발현을 암시하는 과거력도 없는 것 같지만, 그녀의 연령대 사람에게 있어서 조증유사 삽화의 발병은 흔히 기저의 의학적 병인을 나타낸다. 병인학적으로 관련된 의학적 상태를 배제하기 위한 의학적 정밀검사가 아직 실시되지 않았기 때문에, 정밀검사를 마칠 때까지는 잠정적으로 제I형 양극성장애 진단이 고려되어야 한다.

기도하는 운동선수

디온 로빈슨Dion Robinson(남, 24세, 흑인)이 응급실에 데려져 왔을 때, 그는 완전히 침묵과 경직 상태였고, 움직이게 하려는 모든 시도에 저항했다. 그를 데려온 친구들은 그가 학생체육관에서 자신들과 함께 농구를 하고 있었는데, 그가 갑자기 몸을 구부리더니 머리를 바닥에 대고는 마치 기도하는 것처럼 소리를 냈고, 그 자세로 약 15분간 '얼어붙어' 있었다고 한다. 그를 다시 일으켜 세울 수 없자, 그의 친구들은 대학경찰을 불러 그를 응급실로 데려오게 되었다. 한 시간 후에 진행된 면담에서 디온은 "난 하나님과 직접 소통하고 있어요."라고만 말하곤 했다. 그의 친구들에 의하면, 디온은 최근에 '하이퍼/들뜬hyper' 상태였지만, 그들은 그의 약물 사용 또는 과음에 대해서는 단호히 부인했다. 그의 친구들이 제공한 그의 여자 친구 이름과 전화번호로 전화를 걸어서 다음과 같은 사실을 알게 되었다. 즉, 디온은 입원하기 일주일 전까지는 특이한 행동의 증거 없이 잘 지내고 있었다. 그는 여자 친구와 동거하면서 학교에 다니고 있었고 시간제로 일도 하고 있었다. 입원하기 일주일 전, 그는 보통 종교와 관련된 '이상한' 말을 하기 시작했다. 그는 또한 밤에 잠을 자지 않고 여자 친구에게 성적으로 요구사항이 많아졌다. 그는 '과도한 기력을 소진'시키기 위해 보통 때보다 더 자주 체육관에 가서 운동을 하기 시작했다. 그의 여자 친구는 그가 1년 전 입원했을 때 유사한 증상이 있었다고 했다. 당시에 그는 의학적 조언을 듣지 않고 퇴원했고 약 3개월간 갈수록 우울증이 심해진 적이 있다. 그는 전문가의 도움을 찾지 않았다. 그는 학교에서 사회활동으로부터 철수했고, 하루에 14시간까지 잠을 자곤 했다. 그의 여자 친구가 그와 헤어지겠다고 통보하자, 그는 자발적으로 정상적인 자기 상태로 되돌아왔다. 그녀는 그를 학교와 운동에 관심이 많았고, 공부를 잘했으며, 직장에서도 일을 잘했던 우호적이고, 외향적이며, 활기 넘치는 청년으로 묘사했다.

응급실에서 약물남용의 증거 확인을 위한 혈액검사와 소변독소검사 결과는 다른 의학적 검사와 마찬가지로 음성이었다. 신체검진 결과는 매우 건강하고 탄탄한 청년으로 나왔는데, 그는 대체로 침묵을 지켰고, 그의 몸은 경직된 자세를 유지했다. 병원 차트에는 1년 전 한 차례 정신의학적 입원 사실이 기록되어 있었다. 입원 사유가 되는 진단은 '비전형적 정신병atypical psychosis'이었고, 어떤 종류의 기질적 또는 약물로 인한 정신병은 배제된 상태였다. 디온은 4일간만 입원해 있었는데, 그동안 그는 목소리를 듣는 것으로 관찰되었고, 자신이 직접 하나님과 소통하고 있다는 망상을 표출했다.

현재 입원 후 첫 며칠 동안, 디온은 '경직된 자세들' 사이를 오가는 것이 관찰되었는데, 그는 얼어붙은 것 같은 자세에서 특정 자세를 취하면서 다른 사람들이 그를 움직이게 하려는 시도에 대해 저항했고 '경도 과잉행동'을 보였다. 그가 경직된 상태였던 시기 중 한 시기 동안, 그 병동의 정신과 의사는 디온이 마치 밀랍인형처럼 변형되면 그 자세를 유지했고, 그의 팔은 어떤 자세로든 변형될 수 있는 것으로 보아, 그에게 '납굴증waxy flexibility' 증상이 있음을 확인했다. 그러고 나면, 그는 자발적으로 '자세를 풀었고, 자신이 불러 모을 수 있었던 사람'에게 종교에서 새로 발견한 믿음에 관해 이야기하며, 활동적으로 병동 주위를 서성거리곤 했다.

항정신병약 리스페리돈과 기분안정제 리튬탄산염이 처방되었고, 디온의 리튬 수준은 그 후 5일에 걸쳐 치료적 수준까지 급격히 증가되었다. 이 시기 동안 그의 침묵 삽화는 덜 빈번하게 되었고, 삽화들 사이의 과잉행동은 진폭이 감소되었다. 입원한 지 12일째 되던 날, 디온의 정신 상태는 근본적으로 정상이었고, 환각 또는 활성화된 망상은 없었다. 그는 대학 클리닉을 통한 후속조치와 함께 퇴원했다. 병원에서 퇴원한 지 약 1개월 후, 디온은 경도 우울증이 있었다. 이는 리튬 양의 증가로 관리될 수 있었다. 후속 조치가 있었던 한 해 동안, 더 이상의 정신병적 증상 또는 주요우울증이나 조증 삽화는 발생하지 않았다.

논의

디온이 병원에 입원하게 된 이유인 괴이한 행동(침묵과 경직 상태)은 긴장증(2.6절 참조)의 증상이다. 전통적으로, 긴장증 증상은 거의 언제나 조현병이나 특이한 형태의 중추신경계 이상이다. 그러나 이젠 대부분의 긴장증 사례에는 우울증 또는 양극성장애가 있는 사람들이 수반된다고 이해되고 있다. 긴장증 증후군의 일부인 12가지 증상 중 적어도 3가지는 이 진단(DSM-5, p. 119/127)을 위해 반드시 발현되어야 한다. 디온의 사례에서는 함구증 외에도,

그는 납굴증과 함께 얼어붙은 자세로 짐작되는 경직된 자세가 있었다.

긴장증 기간 외에, 디온은 조증 삽화의 고전적인 증상이 있었다. 즉, 그의 기분은 팽창되어, 그의 친구들은 그를 '하이퍼/들뜬hyper'으로 묘사했고, '그가 불러 모을 수 있는 사람'에게 종교에 관한 이야기를 했으며, 망상성 과대증이 있었고(하나님과 직접 소통하고 있다고 함), 정신운동성 초조가 있었으며(서성거림), 밤에 잠을 자지 않았고, 성욕항진증이 있었다(성적으로 요구가 많았음). 이 외에도 주요우울 삽화로 보이는 과거력이 있다(즉, 극도의 우울증, 사회적 위축, 그리고 하루에 14시간의 수면).

또한 제I형 양극성장애의 특징은 조증 삽화의 급속한 발달과 기분 장해의 삽화 사이에 평소의 기능수준으로의 완전 회복이다. 하나님과 소통하고 있다는 디온의 과대망상은 조증에서 나타나는 전형적인 망상 유형으로, '기분일치' 망상으로 불린다. 그러므로 디온은 제I형 양극성장애, 현재 조증삽화, 기분일치성 정신병적 양상 동반, 긴장증 동반(DSM-5, p. 123/132)으로 진단된다.

그 요트 가지세요

에디 스토버Eddie Stover(남, 35세)는 보안관 대리인들에 의해 교도소로부터 법정신의학 입원환자 병동으로 호송되어 왔다. 이들은 그를 '정신의학적 장애로 인한 심각한 장애 상태'임이 기록된 비자발적 구금서류를 가지고 왔다. 그는 죄수복을 입은 상태에서 혼자 신이 나서 조리에 맞지 않는 말로 빠른 속도로 수다를 떨고 있었다. 호송을 담당한 대리인들은 입원담당 간호사에게 "저 친구는 입을 다물지 않을 거예요. 지난 이틀 밤 동안 터무니없는 말을 지껄여서 함께 수감되어 있는 사람들이 잠을 못 자게 했거든요. 저 친구는 다른 주에서 강간을 저질렀는데, 우리는 그 사건에 대한 세부 자료는 없어요. 그는 우리한테 말을 하지 않으려 하고, 음식도 먹으려 하지 않고, 약 복용도 거부하고, 자기 간이침대에서 나체 상태로 담요를 덮고 있어요. 또 자신의 음모를 뽑으면서 그렇게 하면 정력이 세질 수 있다네요."라고 설명했다.

담당 정신과 의사가 검진을 위해 도착했고, 환자가 키가 크고, 마른 체구이며, 자신의 나이가 35세라고 밝힌 연령으로 보이는 흑인 남성임을 확인했다. 환자는 엉클어지고 명백히 방치된 상태의 '거슬거슬한' 모발을 지니고 있었다. 그는 '위협적인 강렬한 정동'을 지닌 것으로 기록되었다. 그의 말은 명확했지만, 장황하고 두서가 없었고, 목소리가 컸으며, 압력언어 양상을 보였다. 그의 반응은 '조심스럽고, 의심스러울 정도로 신뢰성이 있는' 것으로 판단되었다. 그는 느슨한 결합 상태의 괴이한 반응을 보였다. 예를 들면, 'world'라는 단어의 철자를 말해 보라고 하자, 그는 "w-제로-r-l-d. 내가 숫자를 사용했지만, 난 그것이 철자인 사실을 알고 있어요. ……그건 미터법의 일부이고, 당신이 알고 있는 태양계죠."라고 답했다. 그는 환각, 폭력 충동, 그리고 이전의 정신과 치료를 받은 적이 없다고 했다.

정신과 의사는 가장 가능성이 높은 진단은 조현병이고, 약물중독의 가능성 배제가 필요하다고 생각했다. 항정신병약이 처방되었지만, 스토버 씨는 약물 복용을 거부했다. 그는 또한 소변검사와 성병연구검사실Venereal Disease Research Laboratory(VDRL) 검사(매독에 대한 혈액검사)를 제외하고는 신체검진과 검사실 검사도 거부했다. 그 후 그는 신체검진에 동의했고, 검진 담당 간호사에게 정맥으로 주입하는 헤로인 사용에 관한 과거력, 입원하기 8년 전에 치료받은 매독 감염, 그리고 가슴에 총탄 자국이 있다고 털어놓았다. 검사 결과, 총탄 상처나 자국의 오래된 흉터는 없었다. 매독혈청검사는 '무반응성'으로 매독에 감염된 적이 없음을 나타냈고, 입원 후 약 72시간 되는 시점에서 실시된 소변 독소검사는 약물에 대해 음성이었다. 그가 이동하는 오후에 스토버 씨는 강간 혐의가 없음으로 밝혀져서, 형사상 구금에서 방면되었다. 그러나 그는 비자발적인 정신과 치료를 위해 구금 상태로 남았고, 그날 저녁에 일반 폐쇄병동으로 옮겨졌다.

폐쇄병동에서 스토버 씨는 협조적이었으나 초조해했고 잠을 자지 않았다. 몇 시간 후, 그는 자신의 방에서 '다른 사람들'에 의한 동성애 활동이 있다고 불평하기 시작했다. 그러나 그는 룸메이트가 없었다. 직원들은 그의 통제력 상실을 두려워했다. 또한 그가 치료약물 복용을 계속해서 거부했기 때문에 이들은 그를 문이 개방되어 있는 격리실로 옮겼다. 이러한 조치도 그의 초조를 완화시키지 못했고, 그는 급기야 소리를 지르기 시작했다. 격리실 문이 잠기자, 그는 다소 차분해졌고, 직원들에게 안전하게 해 줘서 감사하다고 하고는 짧게 잠을 잤다.

다음 날, 스토버 씨는 격리 상태에 있었고, 거기서 그는 바닥에 누워 있거나, 서성거리거나, 구석에 서서 혼자 소리를 냈다. 그는 괴이하고 의례적인 운동을 보였고, 갈수록 위축되었다. 그는 치료약물과 고형solid 식품을 거부했으나 액체로 된 것은 마셨다. 간호사는 그가 '장난기 많고 초연한 태도'를 보인다고 기술했다. 그는 질문에 대해 "난 거부해요, 난 거부해요. 난 사업 실행을 위한 회의 중이에요."라는 말을 반복하는 것으로 반응했다. 입원 4일째 되던 날, 폐쇄병동에서 그를 검진한 여성 정신과 의사는 '위협적이고 성적으로 부적절한 행동'을 관찰했다. 치료약물 복용 거부에 관한 질문을 받자, 그는 "당신은 내 말을 듣지 않고 있어요."라고 소리를 지르고는 키스 제스처를 하더니 자신의 골반을 삐죽 내밀었다. 지속적인 증상과 치료약물 복용 거부로 인해 그는 법원의 치료명령을 받기 위해 출석했다. 법원 공판에서 스토버 씨는 뱃속의 가스를 분출하고, 여성 법원행정관을 베트 미들러Bette Midler(*역자 주. 미국의 유명 여자 가수 · 배우[1945~]로, 그래미상 4회, 골든글로브상 4회, 에미상 3회, 토니상 특별상[1974]을 수상함)라고 부르는 등, 계속해서 부적절하게 행동했다. 그는 공판에서 합리적 치료약물 거부능력 결여로 인해 패소했다. 그는 경구용 또는 근육주사로 투여되는 치료약물이 제공되었다. 그는 또한 억제된 상태에서의 투여를 택했고, 근육주사를 통해 첫 번째 리스페리돈(항정신병약)이 투여되었다. 8시간이 지나지 않아, 그는 경구용 치료약물 투여에 동의했다.

치료약물 투여가 시작된 지 4일째, 스토버 씨는 극적으로 개선되었다. 그는 격리에서 벗어났고, 용모를 단정히 하고 집단치료 참여를 시작했다. 그는 대체로 적절했지만, 여전히 간헐적인 괴이한 행동이 관찰되었다. 예를 들면, 그는 다른 사람들과 몸치장을 하는 동안 '내 머리를 식히려고' 한다면서, 자신의 긴 레게머리dreadlocks(*역자 주. [특히 자메이카 흑인들이 하는, 두피에서부터] 머리카락을 여러 가닥으로 가늘게 땋아 늘어뜨린 헤어스타일)를 면도기로 밀어 버렸다. 정신상태검사에서 그는 더 이상 이완 연합loose associations을 보이지 않았지만 계속해서 '의심이 많았고', 자신의 과거에 관한 정보 제공을 거부했다. 그는 퇴원을 위해 적극적으로 로비를 했고, 정신과 의사에게 자신의 이전 의사와 중서부 주의 부동산 중개업자와 접촉해 줄 것을 요청했다. 그의 유일한 정보 누출은 자신의 부모가 둘 다 살아 있고, 자신에게는 4명의 누이가 있다는 사실이었다. 또한 그는 건설회사 직원으로 근무했으나 현재는 산업재해로 인해 장애를 입었다는 것이었다.

강간 혐의에서는 벗어났고, 그의 정신의학적 상태는 더 이상 비자발적 치료가 필수로 요구되는 상황이 아니어서 의료진들은 그가 자발적으로 병원에 머물도록 설득하려 했다. 그는 거절했고, 병원은 어쩔 수 없이 그를 퇴원시켰다. 그는 자신이 '우수한 가죽 제품'을 구매할 수 있을 정도의 기간 동안만 그 지역에 남아 있을 것이고, 그런 다음 중서부 지방으로 다시 돌아갈 계획이라고 밝혔다. 폐쇄병동 문을 나서며 스토버 씨는 자신의 일차 진료 간호사를 돌아보면서, "당신은 내가 지금까지 만난 하녀 중 가장 훌륭했어요. 그 요트 가지세요!"라고 말했다.

논의

평가 담당 임상가와 문화적 또는 민족적 배경이 다른 환자들이 낯선 방식으로 증상을 나타내는 경우, 표적 증상이 간과될 수 있다. 스토버 씨의 사례에서 폭력 과거력이 있고 '위협적'이고, 초조해하며, 조리에 맞지 않는 몸집이 큰 검은 피부의 남성의 입원을 담당한 정신과 의사는 이러한 양상에 의해 강한 인상을 받은 결과, 조현병 진단으로 이어졌음이 명백하다. 법의학적 입원환자 병동 담당 정신과 의사는 자신이 '다듬어지지 않은' 모발로 지각한 것이 실제로는 인기 있는 캐리비안 헤어스타일이었다는 사실을 인식하지 못했다. 스토버 씨의 공포스러운 증상 발현이 없었다면, 이 정신과 의사는 그를 거칠고 와해된 것으로보다는 이색적인 사람으로 보았을 것이다. 그는 또한 스토버 씨의 말이 압력언어였고, 잠을 자지 않고 있음을 알아차렸을 수 있다("저 친구는 입을 다물지 않을 거예요. 지난 이틀간 밤새도록 조리에 맞지 않는 소리를 늘어놓으면서 함께 수감되어 있는 사람의 잠을 깨웠거든요."). 또한 그는 과민하고, 신체적으로 안절부절못했으며, 과장되고, 성욕항진증이 있었는데, 이 모든 증상은 조증 삽화의 가능성을 암시하고 있다. 이후에 이어진 경과, 즉 스토버 씨가 과대성과 팽창된 기분을 나타낸 것은 더욱더 이 진단의 신빙성을 높이고 있다. 이전의 조증 또는 주요우울 삽화에 관한 어떤 정보도 없는 상태에서 진단은 제I형 양극성장애, 현재 삽화 조증(DSM-5, p. 123/132)이 될 것이다. 그의 삽화(예, 감방에 홀로 수감되어 있음에도, 다른 사람들이 연관된 동성애 행위에 관한 망상) 동안 정신병적 증상이 발현되었기 때문에 추가로 기분 불일치성 정신병적 양상 동반 명시자도 기입될 것이다.

연구에 의하면, 임상가들이 정신병적인 흑인 환자들을 양극성장애보다는 조현병이 있는 것으로 오진할 가능성이 있음을 입증해 왔다. 이 사례에서 앞서 조현병 또는 물질중독 가능성에 대한 의구심은 합리적이었지만, 감별진단에 제I형 양극성장애, 정신병적 양상 동반 진단이 포함되었어야 했다.

3.2 제II형 양극성장애

제II형 양극성장애bipolar II disorder는 1회 이상의 경조증 삽화, 1회 이상의 주요우울 삽화, 그리고 평생 조증 삽화가 없는 임상적 경과가 특징이다. 이는 적어도 1회의 완전히 진행된 조증 삽화가 요구되는 제I형 양극성장애의 요건과는 대조적이다. 제II형 양극성장애가 있는 사람들은 일반적으로 주요우울 삽화 상태에서 재발성 주요우울장애 진단을 받는 것처럼 증상이 발현될 때 임상적 주의를 받게 된다. 그러므로 재발성 우울증 병력이 있는 모든 환자의 경우, 비우울증 기간 동안 경조증 삽화 발현의 가능성에 대해 적극적으로 문진하는 것은 임상가들에게 중요하다. 왜냐하면 이러한 사람들은 전형적으로 경조증 삽화를 문제로 여기거나, 주목할 만한 것으로조차 여기지 않기 때문이다. 그러나 잦은 기간 동안 우울 기분을 경험하는 일부 사람의 경우, 우울증이 걷히는 기간은 경미한 다행감처럼 여겨질 수 있다. 이는 특히 이들이 우울증 상태에서 겪은 고통의 정도가 심한 경우에 그렇다. 그러므로 경조증 삽화 진단을 내리기 전에 우울증 삽화들 사이에 개인의 기분이 비정상적으로 고양되거나 과민한 상태인지를 확인해서 이러한 사람들에게 제II형 양극성장애로 과잉 진단하지 않는 것이 중요하다.

3.1절 '제I형 양극성장애'에서 논의되는 모든 DSM-5 진단 명시자는 제II형 양극성장애에도 적용된다. 예외가 있다면, 정신병적 양상 동반 명시자는 정신병적 양상을 가질 수 없는(그리고 정의에 의해 만일 조증 삽화로 간주된다면) 경조증 삽화에는 적용되지 않는다.

일부 사람은 제II형 양극성장애를 제I형 양극성장애보다 경미한 형태의 양극성장애로 생각하지만, 이는 반드시 그런 것은 아니다. 제II형 양극성장애와 연관된 손상은 특히 심각할 수 있는 주요우울 삽화로부터 초래되거나, 예측 불가능한 기분 변화와 변동, 신뢰할 수 없는 대인관계 또는 직업적 기능의 지속적 패턴으로 인한 것이다.

제II형 양극성장애는 제I형 양극성장애에 비해 약간 더 흔하다. 미국 내에서의 12개월 유병률은 0.8%다(제I형 양극성장애는 0.6%임). 성별 비율이 동일한 제I형 양극성장애와는 달리, 제II형 양극성장애는 남성보다 여성들에게서 더 흔하다. 유병률에 있어서는 성차가 있는 것 같지는 않다. 평균 발병 연령은 20대 중반으로, 제I형 양극성장애보다 약간 늦다. 이 질환은 매우 흔히 우울증 삽화와 함께 시작되는데, 경조증 삽화가 발생하기 전까지는 제II형 양극성장애로 인식되지 않아서, 결국 처음에 주요우울장애로 진단되는 사람들의 약 12%에서 발생한다.

아직 학생인 걸요

엘렌 워터스^Ellen Waters^(여, 37세)는 가정건강보조원^home health aide^(*역자 주. 환자나 노인 가정을 방문하여 돌봐 주며 사회복지사 역할을 대행하는 사람)으로 일하며 자립해서 혼자 살고 있는 시간제 대학원생이다. 그녀는 3년 전 사회학 박사과정을 수료했으나, 논문은 아직 시작도 하지 않은 상태다. 그녀의 심리치료자는 워터스 양의 계속되는 우울 기분과 공황발작으로 인해 그녀를 약물치료 진료에 의뢰했다.

워터스 양은 실제로 행복하지 않은 모습의 여성으로, 정말 좋은 느낌이 지속적으로 들었던 기간이 없을 정도로 삶에 있어서 많은 부분이 행복하지 않았다고 한다. 그녀의 아버지는 알코올 중독자여서, 부모의 결혼생활에는 항상 엄청난 불화가 있었다. 그녀는 성적 또는 신체적 학대는 없었지만, 자신의 부모가 자신을 '정서적으로 학대'하는 느낌이 들었다고 했다. 그녀는 14세 때 자살시도를 한 후에 처음으로 정신과 치료에 의뢰되었고, 그 후 여러 해에 걸쳐 다수의 시도가 있었다. 당시 그녀의 평소 낮은 우울증 수준은 상당히 악화되었지만 그녀는 치료를 받지 않았다. 2년 전, 현재의 남자 친구와 4년간 교제한 끝에 결국 그가 그녀와 결혼하거나 동거하고 싶어 하지 않는다는 사실이 명백해졌다. 그녀는 더욱더 우울해졌고, 급성 공황발작을 겪기 시작했다. 이때가 그녀가 심리치료를 받기 시작한 시점이었다.

워터스 양은 자신이 진료를 받기 전 달 대부분의 시간 동안 우울했다고 말한다. 그녀는 계속해서 칩 또는 쿠키를 야금야금 먹거나 땅콩버터 샌드위치를 만들어서 먹었기 때문에 체중이 약 10파운드(*역자 주. 4.5kg) 정도 늘었다. 그녀는 자주 한밤중에 잠을 깼고, 여러 시간동안 다시 잠들지 못했으며, 그러고 나서는 다음 날 늦잠을 잤는데, 자주 하루에 18시간까지 자기도 했다. 그녀는 항상 피곤하고 무거운 짐이 있는 것 같은 느낌이 들고, 팔과 다리가 묵직하다고 한다. 그녀는 자신이 실패한 것들을 곱씹었고, 정독해야 할 읽을거리에 집중하지 못하고 있다. 그녀는 자주 죽고 싶다는 생각이 들지만, 최근에 자살을 시도한 적은 없다.

워터스 양의 기분은 명백히 좋아하거나 좋아하지 않는 사건에 대해 반응적이다. 그녀의 치료자 또는 남자 친구로부터의 사사로운 주의집중에도 그녀는 한 번에 여러 시간 동안 실제로 좋은 느낌을 초래할 수 있다. 그녀는 어떤 형태의 거부에도 동일하게 극도의 반응을 보인다. 만일 친구가 회답전화를 하지 않으면, 그녀는 일을 할 수 없을 정도로 비탄에 젖는다. 그러고 나면 그녀는 집에 머물면서 과식하고 사람들을 피한다.

워터스 양의 학업적·직업적 과거력은 일정치 않다. 그녀는 심리학 전공으로 석사학위를 받았고 한동안 상담자로 일했으나, 이러한 일이 너무도 혼란스럽다는 사실을 알게 되었다. 그 후, 그녀는 사회학 전공 박사과정에 입학했지만, 그 과정을 수료한 후 신체적 치료를 수련받기 위해 학위과정을 그만두었다. 그녀는 한 직장에서 수년 이상 동안 근무한 적이 없고, 성인의 삶 대부분을 학생으로 보냈다. 그녀의 현재 로맨스는 그녀가 유지해 온 것 중 가장 긴 것이다. 그녀는 이전에 한때 한 남성과 동거했지만, 이는 단기였고 격동의 관계였다. 남자 친구들은 그녀를 '궁색하고 매달리는' 형으로 묘사했고, 현재 남사 친구도 그녀의 빈곤 상태를 염려하고 있는 것 같다.

워터스 양은 만성 우울증을 호소하는데, '고양'기간에 대해 묻자, 한 번에 수개월 동안 지속된 다수의 비정상적으로 고양된 기분과 기력 저하에 대해 기술한다. 이러한 시기 동안 그녀는 하루에 3~4시간 수면을 취하고, 감정이 처지는 기간 동안 한 마디 말도 하지 않았던 친구들과의 관계 회복을 위해 전화 통화로 여러 시간을 보내며, 자신의 사고가 내달리고 있음(경주사고)을 느끼고 있다. 그녀는 많은 것을 끝마칠 수 있었지만, 그녀의 친구들은 그녀에게 "조금 더 천천히 해." "좀 더 침착하게 해."라고 충고하면서 명백히 그녀의 행동 변화에 대해 염려했다. 그녀는 이러한 삽화가 진행되는 동안 어떤 실질적인 문제를 일으킨 적은 없다.

논의

워터스 양의 경도 우울 증상의 긴 과거력은 주요우울장애(4.2절 '무가치한 아내' 참조)의 재발성 삽화와 함께 지속성 우울장애(기분저하증; 4.3절 '중견간부' 참조) 진단을 암시한다. 그러나 고양된 기분, 수면 감소, 활동 증가, 경주사고의 여러 삽화는 명백히 경조증 삽화를 나타낸다. 이로써 지속성 우울장애 진단은 배제되고, 제II형 양극성장애(DSM-5, p. 132/141) 진단이 내려진다. 그녀는 현재 주요우울 삽화(체중 증가, 불면증, 집중 곤란, 자기비하, 자살사고)를 겪고 있어서 제II형 양극성장애는 현재 우울증 삽화로 명시화될 것이다.

수면 곤란과 식욕상실이 특징인 소위 전형적인 우울 증상 발현과는 대조적으로, 워터스 양은 자주 18시간 잠을 잤고 식욕이 증가되었다. '반전 식물인간 증상reverse vegetative symptom'으로 불리는 이러한 양상은 워터스 양의 우울 기분의 발현이 긍정적인 사건들과 그녀의 거부 민감성에 대한 반응으로 밝아진다는 점에서 비전형적 양상 동반 명시자가 추가된다. 이 명시자의 명칭에도 불구하고, '비전형적 우울증'은 매우 흔하다. 이러한 임상상은 모노아민 산화효소 억제제monoamine oxidase inhibitors(MAOIs)라 불리는 항우울제의 좀 더 오래된 유형에 대해 특히 반응이 좋고, 노르트립틸린nortriptyline 같은 삼환성 항우울제에 대해서는 반응이 더 좋지 않은 것과 연관된 것으로 입증되어 왔다.

3.3 순환성장애

이 장에 있는 다른 장애들이 삽화성(보통 삽화 사이에 정상 기분기간이 있는 비교적 뚜렷한 기분 삽화[조증 삽화, 경조증 삽화, 주요우울 삽화]로 구성됨)인 것과는 달리, 순환성장애cyclothymic disorder는 조증, 경조증, 또는 주요우울 삽화로 간주될 정도로 심각해 본 적이 없는 경미하게 고양된 기분과 경미한 우울 기분의 다수의 기간이 동반된 만성적인 변동성 기분 장해다. 순환성장애 진단의 경우, 고양 또는 우울증 기간의 기분 증상이 적어도 2년 동안 대부분의 시간 동안 발현되어야 한다. 만성적인 기분 변화의 결과, 순환성장애가 있는 사람들은 흔히 다른 사람들에 의한 기분 변화가 심하거나, 신경질적이거나, 신뢰할 수 없거나, 일관성이 없는 사람으로 여겨지게 된다. 순환성장애는 장기적인 순환성 기간, 흔히 예측할 수 없는 기분 변화로 인해 심각한 문제를 초래할 수 있다. 하지만 손상의 정도는 거의 언제나 조증 또는 주요우울 삽화기간 동안 사람들이 흔히 기능할 수 없는 제I형 양극성장애 또는 제II형 양극성장애에 비해 경미하다.

순환성장애는 보통 청소년기 또는 성인생활 초기에 시작되고, 보통 서서히 발달되며, 지속적인 경과를 보인다. 순환성장애의 평생 유병률은 약 0.4~1%다. 기분장애 클리닉에서의 유병률은 3~5%를 차지한다. 일반 인구에서 순환성장애는 남성과 여성에게서 명백히 동일하게 흔하다.

자동차 영업사원

조프리 피셔Geoffrey Fisher(남, 29세)는 자동차 영업사원으로, 정신과 간호사인 그의 현재 여자친구에 의해 의뢰되었다. 그녀는 피셔 씨에게 기분장애가 있다고 의심했지만, 정작 그는 자신이 '기분 변화가 심한' 사람이라는 사실을 인정하기를 꺼렸다. 그에 의하면, 14세 때부터 그는 그의 말로 '좋을 때와 나쁠 때'가 반복된 변동주기를 경험해 왔다. 보통 4~7일간 지속되는 '나쁜' 기간 동안, 그는 하루에 10~14시간 잠을 잤고 기력, 자신감, 그리고 동기가 결여된 상태로 지냈다. 그의 표현에 의하면, 그는 '그저 식물인간'처럼 지낸다. 자주, 그는 갑작스럽게 달라지는데, 특징적으로 2~3일 정도는 아침에 잠이 깨자마자 자신감 상승, 사회적 인식 증진, 혼음, 그리고 사고가 날카로워지곤 한다("여러 가지 생각이 섬광처럼 떠오르곤 해요."). 이 시기에 그는 이러한 경험을 더욱 고양시킬 뿐 아니라 수면에 도움을 주고자 마음껏 술을 탐닉한다. 때로, '좋은' 기간은 과민하고 적대적인 폭발로 끝이 나는데, 이는 또 다른 '나쁜' 기간으로의 회귀를 알리는 전조가 된다. 그는 마리화나를 자주 사용하고 있음을 인정하는데, 이는 일상 업무에의 적응에 도움이 되기 때문이라고 주장한다.

자동차 영업사원으로서 그의 업무 수행력은 일정치 않았는데, '좋은 날'이 가까스로 '나쁜 날'을 상쇄하고 있었지만, '좋은 날'조차 그는 때로 고객들과 논쟁을 벌이는 바람에 거의 확실시되었던 판매 기회를 놓치곤 한다. 다수의 사회적 영역에서 매력적인 남성으로 간주되지만, 그는 자신이 적대적이고 과민한 경우에는 친구들을 멀리한다. 그는 전형적으로 '나쁜' 기간 동안에는 사회적 의무를 쌓아 놓다가 '좋은' 기간의 첫날에 이 모든 것을 한꺼번에 처리한다.

논의

피셔 씨는 경조증과 우울증의 일부 증상이 나타나는 다수의 기간이 있다. '좋은 날'의 특징은 과도한 자신감, 증가된 활동, 좋지 않은 판단력(혼음)이다. 이러한 기간들은 위태롭게 경조증 삽화 기준을 충족시킬 수준에 접근하지만, 경조증 삽화 기준을 충족시킬 정도로 충분한 기간(적어도 4일간) 동안 지속되지는 않는다. 마찬가지로, 과도한 수면과 기력, 자신감, 동기 결여가 특징인 '나쁜 날'은 주요우울 삽화 기준을 충족시킬 심각도와 지속기간이 충분하지 않다. 이러한 기분 변화의 만성 및 예측할 수 없는 특징은 명백히 그의 삶에 부정적인 영향을 미치고 있고, 직장에서의 직무 수행(좋은 날들조차 고객들과의 논쟁으로 영업 손실을 초래함)과 친구들과의 관계(과민할 때 친구들을 멀리함)에 부정적으로 영향을 미치고 있다. 따라서 피셔 씨의 증상 발현에 대한 진단은 순환성장애(DSM-5, p. 139/148)다.

3.4 물질/치료약물로 유발된 양극성 및 관련 장애

조증, 경조증, 주요우울 삽화의 특징적인 증상(즉, 고양된, 팽창된, 또는 과민한 기분, 우울 기분 있음 또는 없음, 또는 모든/거의 모든 활동에 있어서 현저한 흥미 또는 즐거움 감소)은 특정 남용물질(즉, ① 알코올, ② 펜시클리딘, ③ 환각제, ④ 진정제, 수면제, 또는 항불안제, ⑤ 암페타민 또는 코카인) 중독이나 특정 남용물질(즉, ① 알코올, ② 진정제, 수면제, 또는 항불안제, ③ 암페타민 또는 코카인) 금단, 또는 특정 치료약물(예, 코르티코스테로이드류, 안드로겐, 레보도파[levodopa])의 부작용에 의해 초래될 수 있다. 이러한 경우, 물질/치료약물로 유발된 양극성 및 관련 장애로 진단된다. 한 가지 중요한 예외는 항우울제 사용 후에 발생하여 이 치료약물의 생리적 효과

이상으로 지속되는 경조증 또는 조증 삽화의 경우다. 이 상황에서 증상은 물질/치료약물로 유발된 양극성 및 관련 장애보다는 진성 양극성장애의 지표로 간주된다.

잠이 없는 가정주부

잉그리드 아인바크Ingrid Einbach(여, 28세)는 독일 바이에른 전원지역 출신이면서 두 자녀의 어머니로, 피부과 클리닉에서 재발성 피부감염 치료를 받아 왔다. 그녀는 피부과 의사가 처방해 준 새로운 경구용 항생제 오플록사신ofloxacin을 처음 복용한 이후에 시작된 불면증을 호소한 지 5일 후 정신과 클리닉에 의뢰된다.

처음으로 잠 못 이룬 밤을 지낸 아인바크 양은 특이할 정도로 쾌활해졌고, 사교적이었으며, 신체적으로 활동적으로 바뀌었다. 그녀는 여러 시간 동안 테니스를 했고, 여러 해 동안 만나지 않던 친구들을 만났으며, '최상의tip-top' 상태임이 느껴졌다. 그녀는 고작 한 시간 수면을 취하고도 충분한 휴식을 취한 느낌이 들었다. 3일 후, 그녀는 자신의 남편에게 "생각이 달음질쳐 달아나고 있어요."와 "내 안의 모든 것이 떨리고 있어요."라고 말했다. 이틀 후, 그녀는 곧바로 피부과 의사를 찾았고, 아인바크 양의 상태를 보고 심상치 않음을 느낀 피부과 의사는 오플록사신 복용을 중단시켰고, 다음 5일 동안 점차 복용량을 늘려 가라는 설명과 함께 항불안제 알프라졸람alprazolam을 처방해 주는 동시에 그날 정신과 클리닉을 찾도록 예약을 해 주었다.

아인바크 양은 그녀 자신 또는 다른 가족 구성원의 정신의학력이 없다고 했다. 오플록사신 외에, 그녀는 기분 변화가 있기 전 4주 동안 어떤 치료약물도 복용하지 않았다. 그녀의 의학력은 이전에 성공적으로 치료되었던 갑상선기능저하증 외에는 특이사항이 없었다. 모든 검사실 데이터와 의학적, 산부인과, 신경학적 소견들은 정상치 내에 있었다. 심전도, 뇌전도, 그리고 두부 CT 촬영 결과는 모두 정상이었다.

다음 주 동안 아인바크 양은 "감정이 한데 뒤엉켜 있어요."라고 호소했다. 한편, 그녀는 불쾌감과 우울감이 들었고, 기력상실, 우유부단, 흥미 결여, 피로, 현저한 식욕상실을 호소했다. 다른 한편으로는 경주사고, 좌불안석증과 과민성, 집중력 결여를 겪었다. 그녀의 정동은 이렇다 할 이유 없이 눈물을 흘리고 웃는 삽화 사이를 오갈 정도로 불안정했다. 그녀는 또한 4차례 공황발작이 있었다. 이들 중 하나는 그녀의 개인 의사가 목격한 것으로, 그 기간 동안 그녀는 갑자기 불안감, 떨림, 창백한 얼굴, 숨가쁨, 심박급속증(급속한 심박), 그리고 거의 기절할 정도가 되었다. 공황발작이 있었던 또 다른 경우에, 그녀는 자신의 의사에게 '어떤 사악한 일이 일어나서' 무서웠고, 그가 그녀로부터 '무언가 숨기고 있는 것 같아' 걱정이 되었다고 했다.

기분 변화가 시작된 지 열흘이 될 때까지, 이 환자는 현저한 우울 기분, 기력상실, 자녀에 대한 관심 상실, 현저한 식욕상실, 불면증, 그리고 확연한 정신운동 지체를 동반한 전형적인 우울 증후군을 발달시켰다. 2주 후, 그녀의 우울증은 처음으로 여러 시간 동안 연속해서 수면을 취하고 나서 잠깐 나아지는 듯했다. 수일 이내에 그녀의 기분은 정상으로 돌아왔다.

논의

이전에 정신의학력이 없었던 아인바크 양은 이러한 증상을 유발시킬 수 있는 치료약물에 노출된 기간 동안 또는 노출 직후 다양한 정신의학적 증상을 발달시켰다(DSM-5, p. 142/151). 플루오로퀴놀론fluoroquinolones으로 알려진 항생제 부류는 불안, 우울증, 불면증, 공황발작, 조증, 정신병을 비롯한 정신의학적 부작용이 거의 없는 것으로 알려져 있다. 아인바크 양은 치료약물 복용 후 불면증, 고양된 기분, 경주사고, 활동 증가가 초래되었고, 약물 복용을 중단하자마자 조증 증상과 혼합된 다양한 우울 증상(불쾌감, 기력상실, 식욕 결여, 흥미상실)을 발달시켰으며, 그러고 나서 우울 증상만 있는 기간을 경험했다. 환자 자신 또는 가족들에게 있어서 기분 장해 과거력이 없고, 약물 복용 및 중단과 기분 장해 발병 사이에 밀접한 일시적인 관계가 있다는 점에서, 약물로 인해 조증과 우울증 장해가 유발되었다고 결론을 내리는 것이 합리적이다. 그러므로 임상가는 우선 오플록사신으로 유발된 양극성 및 관련 장애(DSM-5, p. 142/151)로 진단을 내린다.

논리적인 가정은 5일간 지속된 공황발작 역시 약물에 의해 촉발되었다는 것이다. 그러므로 임상가는 오플록사신으로 유발된 불안장애, 공황발작 동반(DSM-5, p. 226/240)으로 추가 진단을 내리거나, 좀 더 인색하게 한다면, 단순히 보다 현저한 물질/치료약물로 유발된 양극성 및 관련 장애를 기입하고 공황발작을 연관된 양상으로 생각할 수 있을 것이다.

아인바크 양의 편집성 사고(즉, 의사가 그녀로부터 무언가를 숨기고 있다는)는 오플록사신에 대한 또 다른 반응이라고 가정하는 것이 합리적이다. 그러나 이러한 양상은 추가 진단을 보장할 만큼 현저한 것 같지 않다.

Chapter 4

우울장애

우울장애 depressive disorders는 전 세계적으로 가장 흔하고 장해를 초래하는 정신장애 유형에 속한다. DSM의 초기 판들에서 우울장애는 기분장애 또는 정동장애로 알려진 진단군에서 양극성장애와 함께 분류되었다. 그러나 우울장애와 양극성 및 관련 장애는 임상적 경과, 치료, 그리고 추정되는 병인에 있어서 주요한 차이점이 있다는 점에서 이 2가지 장애군은 현재 DSM-5에서는 따로 분류된다.

우울장애는 모두 개인의 주요 생활 영역에 있어서의 능력에 부정적인 영향을 미치는 신체적(신체적 기능) · 인지적(정신기능) 변화와 함께 "슬픈, 공허한, 또는 과민한 기분 발현"(DSM-5, p. 155/163)이 특징이다. 우울장애는 동반되는 임상적 양상, 발병 · 경과, 지속기간, 심각도, 추정되는 병인에 있어서 서로 다르다. DSM-5에 새로운 장애인 파괴적 기분조절부전장애 disruptive mood dysregulation disorder는 지속적 과민성과 극도의 행동조절부전의 잦은 삽화가 특징인 아동 장애다. 주요우울장애 major depressive disorder는 적어도 2주간 지속되지만 흔히 훨씬 더 오랫동안 지속되는 기분, 인지, 수면 및 섭식 패턴의 별개 삽화가 특징이다. 지속성 우울장애(기분저하증) persistent depressive disorder (dysthymia)는 성인의 경우 적어도 2년간, 아동들은 1년간 지속되는 다양한 심각도의 만성 우울증 패턴으로 기술된다. 월경전불쾌감장애 premenstrual dysphoric disorder는 여성들에게서 나타나는 구체적인 우울 증후군으로, 때로 월경주기에서 배란 다음에 시작되고, 월경 후 며칠 이내에 관해된다. 끝으로, 우울 증후군 depressive syndromes은 다양한 남용물질, 처방된 치료약물, 그리고 기타 의학적 상태에 의해 초래된다. 따라서 DSM-5에는 물질/치료약물로 유발된 우울장애와 다른 의학적 상태로 인한 우울장애가 수록되어 있다(〈표 4-1〉에는 이 장에서 논의되는 우울장애의 특징적인 양상이 제시되어 있다).

우울장애, 불안장애, 그리고 신체증상 및 관련 장애는 '내면화' 스펙트럼으로 알려진 정신병리학의 연속선상에 있고('외면화' 스펙트럼과 반대, 제18장 '성격장애' 참조), 특히 부정적 정동성 기저의 성격 특질 영역과 연관되어 있다(DSM-5, p. 779/859). 우울장애는 주로 고통이 특징인 장애인 반면, 불안장애는 주로 공포나 불안이 특징이다. 병리적 성격 특질은 관련된

〈표 4-1〉 우울장애의 특징

장애	주요 특징
□ 파괴적 기분조절부전장애	• 주당 3회 이상 언어적 또는 행동적으로 발생하는 고도 재발성 분노폭발 • 분노폭발 사이에 지속적으로 과민한 또는 분노 기분 • 적어도 12개월의 지속기간 • 3가지 장면(즉, 가정, 학교, 또래들) 중 적어도 2개 장면에서 발생하는 분노폭발 • 첫 진단 연령이 6~18세 • 10세 이전 발병
□ 주요우울장애	• 적어도 2주간 우울 기분 또는 흥미나 즐거움 상실 • 식욕 및 수면 장해, 정신운동 초조 또는 지체, 피로 또는 기력상실, 무가치감 또는 죄책감, 사고력 또는 집중력 감소, 재발성 죽음 또는 자살 사고, 계획, 또는 시도 등의 기타 증상
□ 지속적 우울장애 (기분저하증)	• 적어도 2년간(아동 · 청소년은 1년) 하루의 대부분, 우울 기분이 없는 날보다 있는 날이 더 많음 • 식욕 및 수면 장해, 기력 저하 또는 피로, 자존감 저하, 집중력 저하 또는 의사결정 곤란, 무망감 등의 기타 증상 • 2년 동안(아동 · 청소년은 1년) 2개월 이상 증상이 없었던 기간이 없음
□ 월경전불쾌감장애	• 전년도에 월경주기의 대부분 기간 동안, 우울 증상이 월경 시작 전주에 발현되어, 월경 후 수일 내에 호전되기 시작하며, 월경이 끝난 주에는 최소화 또는 사라져야 함 • 적어도 연속적으로 2회 증상 주기 동안 전향적 일일 평정에 의해 확인되어야 함
□ 다른 의학적 상태로 인한 우울장애	• 우울 기분 또는 흥미나 즐거움 상실의 현저하고 지속적 기간 있음 • 장해는 다른 의학적 상태의 직접적인 병태생리학적 결과임

정신장애의 발달상의 위험요인으로 구성되어 있고, 또한 관련 장애들 사이에서 광범위한 동시발생을 설명하는 데 도움이 된다.

4.1 파괴적 기분조절부전장애

파괴적 기분조절부전장애disruptive mood dysregulation disorder는 이전에 (부적절하게) 아동기 양극성 장애로 진단되었던 많은 아동의 임상상에 적용하기 위한 의도로 DSM-5에 새로 수록된 장애다. 특징적인 증상은 고도의 재발성 분노폭발로, 아동은 고함과 괴성 지르기와 같이 언어적으로 및/또는 다른 사람들 또는 재산에 대해 신체적 공격 같은 행동적으로 표현하는 것이다. 분노폭발outbursts은 "상황 또는 자극에 비해 강도 또는 지속기간이 극도로 비정상적이다" (DSM-5, p. 156/164). 분노폭발은 자주—평균적으로 주당 3회 이상—발생하고, 보통 아동의 발달수준을 한참 벗어나는 정도다. 분노폭발 사이에, 아동의 기분은 대부분의 시간 동안 명백히 다른 사람들(예, 부모, 교사, 또래들)에게 지속적으로 과민하거나 화가 나 있다. 사실상, 이 진단은 분노폭발과 과민한/분노 기분이 3가지 장면(즉, 가정, 학교, 또래들) 중 적어도 2가지에서 발현되지 않고, 이러한 장면 중 적어도 한 가지에서 '고도'가 아니면 내리지 않는다. 장해는 적어도 1년간 발현되어야 한다. 또한 이 진단은 아동이 3개월 이상 증상이 없으면 내리지 않는다. 10세 이전에 발병되어야 하고, 이 진단은 6~18세 아동들에게 한정된다. 조증 또는 경조증 삽화(DSM-5, p. 124/141)의 진단기준에 완전히 부합되는 기간이 하루 이상 있으면 안 된다.

파괴적 기분조절부전장애는 소아과 정신보건 장면에서 매우 흔한 정신장애다. 이는 여아보다는 남아들 사이에서 더 흔하다. 이 장해는 지속적이고, 정의에 의하면 적어도 1년간 지속되며, 사례의 50%가 더 오래 지속된다. 만성, 고도, 비삽화성 과민성은 시간이 흐름에 따라 드물게 양극성장애(제3장 참조)로 이어지는데, 이는 아동기 양극성장애 진단이 정확하게 적용될 수 없었던 한 가지 이유다. 대신, 이 증상은 성인기에 주요우울장애(4.2절 참조, 이런 이유로 이 장애의 분류체계가 DSM-5에는 우울장애에 속해 있음) 또는 불안장애(제5장 참조) 발달의 위험성을 높인다. 파괴적 기분조절부전장애가 있는 아동의 과거력에는 흔히 다른 아동기 정신장애(예, 적대적 반항장애[15.1절 '브레이크 실종' 참조], 주의력결핍 과잉행동장애[1.7절 '사사건건' 참조], 또는 다양한 불안장애[제5장 참조])가 포함된다. 파괴적 기분조절부전장애는 아동의 가족, 학교, 또래 집단 기능에 매우 파괴적이다. 자살 시도, 위험하거나 고도로 공격적인 행동, 그리고 정신의학적 입원이 흔하다.

엄청난 분노발작[1)]

부모와 남동생과 함께 살고 있는 딜론Dillon(남, 8세)은 그의 부모가 하루에도 몇 차례씩 발생하는 그의 분노폭발을 다루는 법에 대해 어쩔 줄 몰라 하게 되면서 평가에 의뢰되었다. 딜론의 어머니인 A부인은 "이 문제는 제 아이를 싫어하게 된 정도까지 오게 되었어요."라고 말했다.

평가 당시, 딜론은 한 번에 약 10분간 지속되는 분노폭발을 하루에 수차례, 일주일에 여러 차례 보다 극심한 정도로 신체적으로 공격까지 하면서 30분간 지속되는 분노폭발을 나타내고 있었다. 예를 들면, 최근의 분노발작tantrum 기간 동안 딜론은 자신의 방문을 발로 차고 주먹으로 쳐서 구멍을 내서 문을 교체해야 할 정도였다. 이 외에도 A부인은 딜론이 때리는 것을 막느라 자신의 팔은 항상 멍들어 있다고 보고했다. 딜론의 부모는 그가 대부분의 날에 있어서 하루의 대부분 시간동안 과민하고 짜증을 낸다고 기술했다. 과민할 때, 딜론은 초조하고 안절부절못하는 것 같았고, 흔히 혼자 있고 싶다고 말했다. 그의 원기를 북돋아 주려는 시도는 흔히 성공적이지 못했고, 때로 그의 과민성을 악화시켰다.

딜론은 정서 장해로 특수교육 이수아동으로 분류되어 제한적인 교실환경에 배정된 2학년이었다. 지난 학년 동안, 딜론은 3차례 정학을 당했다(교직원에 대한 신체 공격, 교실 의자를 집어 던짐, 책장을 쳐서 넘어뜨림). 평균 이상의 인지능력에도 불구하고, 딜론은 부분적으로 파괴적 행동으로 인해 교실 밖에서 보내는 시간이 많아져서 학업적으로 힘겨워했다. 교사들은 딜론이 자주 과민하고 초조해하는 것 같았고, 거의 웃지 않거나 행복해 보이지 않는다고 입을 모았다. 이들은 자주 그의 분노폭발을 피하기 위해 계란껍질 위를 걷고 있는 느낌이 들었다고 했다.

A부인은 딜론이 항상 어려운 아이였다고 했다. 갓난아기로서, 그는 배앓이를 했고 하루에 몇 시간 동안 끊임없이 울어 댔다고 했다. 걸음마 시기에 그는 하루에 여러 차례 분노발작을 나타내서, A부인은 이것을 '끔찍한 두 살배기terrible twos'로 여겼다. 안타깝게도, 딜론의 분노폭발은 나이가 들면서 더 심해졌다. 딜론이 5세 될 무렵, 그의 분노발작에는 부모를 때리고 발로 차며 깨질 수 있는 물건을 집어 던지는 행동이 포함되었다. 그의 어려움은 집밖에

---

1) 출처. Roy AK, Lopes V, Klein RG: "Disruptive Mood Dysregulation Disorder: A New Diagnostic Approach to Chronic Irritability in Youth." *American Journal of Psychiatry* 171:918-924, 2014. Copyright © 2014 American Psychiatric Association. Used with permission.

서도 나타났는데, 다루기 힘든 행동으로 인해 유아원에서 쫓겨난 적도 있었다.

가정에서 딜론의 분노발작과 불순종은 학교에 입학하게 되자 숙제가 또 다른 좌절감과 부정적 상호작용의 원천이 되면서 더욱 심해졌다. 그는 심하게 산만했고 숙제를 하라는 요구에 강한 반발을 보였다. 그는 계속해서 안절부절못했고, 꼼지락거렸으며, 자리를 이탈했고, 통제가 어려웠다. 그는 또한 일상적인 일(예, 옷 정리, 이 닦기)을 회피하려고 했고, 이를 피하기 위해 주기적으로 분노발작을 나타냈다. 이 시기 동안 딜론의 과민성 역시 악화되었다. 1학년에 입학한 즈음에 그는 계속해서 '신경이 곤두서 있는' 것 같은 상태가 시작되었고, 사소한 일(예, 다른 사람들이 그의 곁에 가까이 앉기)에 의해 쉽게 방해를 받았다. 그의 기분은 하루의 대부분 동안 짜증이 난 상태가 지속되었고, 때로 한 번에 며칠 동안 이어졌다. 그의 부모가 재미있는 활동을 제안함으로써 그의 기분이 나아지도록 하는 경우, 그는 이내 제발 혼자 있게 내버려 달라는 말로 일축하곤 했다. 딜론은 또한 자신의 또래들의 의도에 대해 적대적인 귀인을 하기 시작했다. 예를 들면, 아이들과 치기 장난을 하는 경우, 딜론은 다른 아이들이 그를 치기만 해도 고의로 때렸다고 여기고 분노를 터뜨리곤 했다. 그는 또한 자신을 좋아하는 사람이 아무도 없고, 친구가 하나도 없으며, 엄마 아빠가 자신을 사랑하지 않는다는 부정적 사고를 나타냈다. 때로, 딜론은 이러한 사고 통제를 어려워했는데, 이러한 삽화에서 A부인은 이러한 행태를 '마음의 소용돌이[mind spirals]'라고 명명했다. 딜론은 시도 때도 없이 분노를 유발하는 사건(예, 며칠 전 그의 담임교사가 고함을 지름)을 일으키곤 했고, 여러 시간동안 언짢아하는 상태로 있었다.

학교에서 딜론의 분노폭발은 그를 정서 장해로 분류되는 상황으로 이어졌고, 그는 결국 규모가 작은 교실로 배치되었다. 이러한 보다 더 지지적인 환경에도 불구하고 딜론은 계속해서 파괴적인 상태였고, 초점 맞추기, 지시 이행, 숙제 완수를 어려워했다. 그는 쉽게 지루해했고 숙제하기를 거부했다. 시간이 갈수록 딜론의 학업 성적은 하락했다. 교사들은 결국 분노폭발을 피하기 위해 그에게 학업적 요구를 줄여 주었다.

초기 학교생활에서 딜론은 친구를 사귀었고 또래들과의 상호작용을 즐거워했다. 그러나 그의 분노발작과 적대적 귀인으로 인해 또래 아이들은 그를 피하기 시작했다. 딜론의 부모는 가족 나들이를 제한했다. 딜론이 2학년이 되었을 때, 이들은 딜론이 가만히 앉아 있을 수 없었고 교회에서조차 분노발작을 나타냈기 때문에 미사 참석도 중단했다. 이들은 그의 분노발작으로 인해 초래되는 당혹감 때문에 가족 모임도 줄였고, 딜론에게 심부름 시키는 일조차 피하게 되었다.

딜론의 부모와 딜론은 치료약물에 대한 논의를 위해 소아정신과 의사에게 진료를 받았다. 정신과 의사는 딜론의 과잉행동과 좌절감 내성 증진을 통해 분노발작을 감소시키기 위해 메틸페니데이트[methylphenidate]를 처방해 주었다. 가정에서 딜론의 분노폭발은 갖은 요구에 대한 회피 수단이 되어 왔다. 그러나 딜론의 부모는 딜론의 행동 관리에 확신이 없어서 효과적인 의사소통과 훈육 향상을 위한 구체적인 전략을 제공하는 부모관리 훈련에 의뢰되었다. 동시에, 딜론에게는 보다 효과적인 기분조절과 좌절감 내성 향상을 위한 방법을 가르치기 위해 개별 인지행동치료가 제공되었다. 그는 자신의 분노 조절과 자신에 대한 적대적인 반응으로 귀인한 인지 왜곡을 확인해서 재명명하기 위한 대처기술을 배웠다. 끝으로, 딜론이 교실에서 특정한 긍정적인 행동에 대해 보상을 받을 수 있게 함으로써 토큰경제처럼 기능하는 학교 행동 일일통지서가 마련되었다.

논의

딜론의 행동과 기분 증상은 파괴적 기분조절부전장애(DSM-5, p. 156/164)와 일치한다. 그의 분노폭발은 빈번했고(주당 최소 3회), 고도였으며, 가정과 학교에서 손상을 초래할 정도로 폭발적이었다. 분노폭발 삽화 사이에 딜론의 기분은 만성적으로 과민했다. 이러한 증상은 개선 기간 없이 수년 동안 발현되었다. 이 외에도, 딜론의 증상 발현은 주의력결핍 과잉행동장애, 복합형(1.7절 참조)과 적대적 반항장애(15.1절 참조) 기준을 충족시킨다. 그러나 DSM-5 진단 기준 J(p. 156/164)의 주의점에 의하면, 적대적 반항장애와 파괴적 기분조절부전장애 기준 둘 다에 부합되는 경우 오직 후자의 진단만이 할당되어야 한다. 딜론의 사례에서 조증 증상은 보고되지 않았고, 그의 과민한 기분이 만성이라는 점에서 양극성장애가 배제되었다.

파괴적 기분조절부전장애 진단은 청소년 양극성장애의 과잉진단 문제를 다루기 위해 만들어졌다. 파괴적 기분조절부전장애에는 아동의 만성 과민성이 양극성장애의 발달적 변이라는 잘못된 믿음을 다루기 위한 목적이 있다. 아동의 고도, 만성 과민성이 생애 후반에 삽화성 양극성장애로 전환되는 비율은 매우 낮다. 가족력에 관한 연구에 의하면, 만성 과민성이 있는 아동의 가족들에게 있어서 양극성장애가 있는 친척 수가 증가되지 않았다. 더욱이, 다양한 인지 · 정서처리검사들은 만성적으로 과민한 아동들에게 있어서 기능이상의 독특한 징후를 나타낸다. 그러므로 임상가들의 소아과 양극성 진단의 오진을 막기 위해 파괴적 기분조절부전장애의 존재의 필요성을 지지하는 경험적 데이터의 한계에도 불구하고, DSM-5에 이 진단이 추가되었다. 다수의 전문가는 파괴적 기분조절부전장애를 단순히 적대적 반항장애의 아형 정도로 여긴다.

파괴적 기분조절부전장애와 활성 상태의 양극성장애(3.1절 '레이더 메시지' 참조)와의 감별은 주로 과민한 기분의 특징에 대한 면밀한 감별에 달려 있다. 파괴적 기분조절부전장애는 만성 과민성이 특징인 반면, 양극성장애에서의 과민성은 개인의 평소 상태로부터의 변화를 나타낸다. 따라서 파괴적 기분조절부전장애의 전형적인 기분은 지속적인 과민성 또는 분노인 반면, 소아과적 양극성장애의 것은 정상 기분[euthymia], 우울증, 그리고 조증 상태 사이에서 다양하다.

4.2 주요우울장애

주요우울장애[major depressive disorder]는 원형적[prototypical] 우울장애다. 이는 ① 우울 기분 및/또는 ② 모든 또는 거의 모든 활동에 있어서 흥미 또는 즐거움 감소가 발생하는 적어도 2주간 계속해서 매일, 하루의 대부분이라는 기간이 특징이다. 이 외에도 다음 증상들 중 4가지가 주요우울장애를 구성하고 있는 위의 증상들 중 한 가지 또는 둘 다와 함께 발생한다.

- 현저한 체중 감소로 이어지는 식욕 저하 또는 현저한 체중 증가로 이어지는 식욕 상승
- 거의 매일 불면증 또는 과다수면증(과다수면)
- 거의 매일 정신운동 초조 또는 지체
- 거의 매일 피로 또는 기력상실
- 거의 매일 무가치감 또는 과도하거나 부적절한 죄책감
- 거의 매일 사고력 또는 집중력 감소, 또는 우유부단성
- 죽음에 대한 생각 집착, 구체적인 계획이 있거나 없는 재발성 자살사고, 또는 자살 시도 또는 계획

동반 발생하는 증상의 결합은 개인에게 매우 고통스럽게 하고 사회적·직업적 또는 기타 중요한 기능 영역에서 손상을 초래한다. 주요우울장애는 진단에 필수로 요구되는 수준(즉, 진단기준 A의 9개 증상 중 최소 5개), 증상에 의해 초래되는 고통의 정도, 그리고 심리사회적 기능(DSM-5, p. 188/197)의 손상 정도를 초과하여 발현되는 증상 수를 기초로 경도, 중등도, 또는 고도로 구분된다.

주요우울장애와 일부 기타 우울장애 역시 환자가 동반발생 정신병적 양상(기분 일치성 또는 기분 불일치성), 불안증, 멜랑콜리아 양상, 비전형적 양상, 또는 긴장증의 유무에 따라 다르다. 이러한 추가적인 양상은 DSM-5 진단체계에서 명시자에 의해 구분된다.

- 정신병적 증상에는 망상 또는 환각이 포함된다. 기분 일치성 정신병적 양상mood-congruent psychotic features은 "개인의 부적절감, 죄책감, 질병, 죽음, 허무주의, 또는 마땅한 처벌 등의 우울증 주제"(DSM-5, p. 186/195)와 일치하는 내용이 담겨 있다. 기분 불일치성 정신병적 양상mood- incongruent psychotic features은 이러한 전형적인 우울증 주제가 포함되어 있지 않은 것들이다.
- 불안증anxious distress에는 흥분감 또는 긴장감, 평소와 다른 좌불안석, 걱정으로 인한 집중 곤란, 끔찍한 일의 발생할 것에 대한 공포, 또는 개인의 자기통제 상실감 등 같은 불안 증상이 포함된다.
- 혼재성 양상mixed features은 주요우울 삽화의 주요 기간 동안 거의 매일 발생하는 고양된 또는 팽창된 기분, 팽창된 자존감 또는 과대성, 과도하게 말이 많아짐 또는 압력언어, 경주사고, 그리고 기력이나 목표 지향적 활동 증가 같은 조증 또는 경조증 증상들이다.
- 멜랑콜리아 양상melancholic features에는 ① 모든 또는 거의 모든 활동에서 즐거움 상실, ② 보통 즐거운 자극 또는 좋은 일에 대해 긍정적으로 반응하지 않음, ③ 최고도 낙담, 절망, 또는 시무룩함(소위 말해서 텅 빈 기분), ④ 아침에 주기적으로 악화되는 우울증, ⑤ 매우 이른 아침에 잠이 깸, ⑥ 현저한 정신운동 초조 또는 지체, ⑦ 현저한 식욕부진증 또는 체중소실, 또는 ⑧ 과도한 또는 부적절한 죄책감이 포함된다.
- 비전형적 양상atypical features은 긍정적인 사건, 현저한 체중 증가 또는 식욕 증가, 과다수면증, 팔 또는 다리가 무거운 납 같은 느낌('납 마비/연 마비leaden paralysis'), 그리고 대인관계 거부에 대한 오래된 민감성 과거력에 대한 기분 반응으로 정의된다.
- 긴장증catatonia은 조현병 스펙트럼 및 기타 정신병적 장애(2.6절 참조) 장에 기술되어 있다. 그 이유는 이러한 장애들의 맥락에서 더 흔히 발생하기 때문이다.
- 끝으로, 주요우울장애는 이 장애의 임상적 경과의 특정 측면에 따라 달라진다. 주요우울장애는 단일(하나 및 오직 하나) 삽화 또는 재발성 삽화로 표기된다. 만일 이 장애의 발병이 임신기간 동안 또는 출산 후 4주 이내에 발생한다면, 이는 주산기 발병 동반으로 명시된다. 만일 1년 중 가을 또는 겨울에 주요우울장애 삽화 발병의 주기적 패턴이 있다면(겨울철 실업 같은 어떤 심리사회적 이유로 인한 것이 아닌 경우), 이는 계절성 패턴 동반으

〈표 4-2〉 주요우울장애 명시자의 임상적 유용성

명시자	잠재적인 임상적 유용성
□ 경도, 중등도, 고도	• 주요우울 삽화에 대한 치료 선택(경도~중등도는 심리치료, 중등도~고도는 약물치료)
□ 정신병적 양상 동반	• 치료(항정신병약 치료가 요구됨)
□ 기분 일치성/기분 불일치성 정신병적 양상 동반	• 조현병과 공유된 유전적 취약성의 가능성이 있음
□ 불안증 동반	• 치료가 더 어려움, 보다 높은 자살 위험성
□ 혼재성 양상 동반	• 치료가 더 어려움, 보다 높은 자살 시도율
□ 멜랑콜리아 양상 동반	• 치료(신체적 치료가 요구됨)
□ 비전형적 양상 동반	• 치료(삼환성 항우울제 치료약물 사용 지양)
□ 긴장증 동반	• 치료(전기충격치료)
□ 주산기 발병 동반	• 향후 예후
□ 계절성 패턴 동반	• 치료(광치료가 효과적임)
□ (부분 또는 완전) 관해 상태	• 치료 변화 vs. 유지치료와 주기적인 후속조치

로 명시될 수 있다. 주요우울장애의 삽화 역시 부분 관해 상태 또는 완전 관해 상태로 기록될 수 있다.

이러한 모든 주요우울장애의 추가적인 양상들은 각각 일부 치료적 또는 예후적 유의성(〈표 4-2〉 참조)을 지니고 있다는 점에서 기록하는 것이 중요하다.

미국 내에서 주요우울장애의 12개월 유병률은 약 7%로 추산된다. 주요우울장애는 60세 이상의 사람들에게서보다는 18~29세의 젊은이들에게서 더 흔하다. 이는 남성보다는 여성들에게서 1.5~3배 더 흔하다. 주요우울장애는 어떤 연령에서도 발병할 수 있다. 그러나 사춘기 무렵에 발병이 급증하고 20대에 절정에 이른다. 주요우울장애의 경과는 매우 다양하다. 만성 경과는 기저의 우울증 성격 양상, 정신병적 양상, 성격장애(제18장 참조), 불안장애(제5장 참조), 그리고 물질사용장애(제16장 참조)와 연관이 있다. 주요우울장애는 발병률에 있어서 차이가 있지만, 모든 문화권에서 발생한다. 일부 문화권에서 신체 증상(예, 불면증과 기력상실)은 가장 흔한 주요 호소 내용이다. 주요우울장애에서 기능 손상 역시 매우 가변적이다. 그러나 이는 일부의 경우 완전히 정상적인 생활을 할 수 없게 만들기도 한다. 자살 시도와 완수는 가능한 결과다. 여성들은 자살시도율이 더 높은 반면, 남성들은 자살완수의 가능성이 더 높다. 동반발생 경계성 성격장애(18.1절 '빈껍데기' 참조)의 발현은 자살시도의 위험성을 높인다.

무가치한 아내

코니 루소Connie Russo(33세, 여)는 전업주부이자 4세 된 아들 앤서니Anthony의 어머니다. 그녀는 일반의에 의해 정신의학적 외래환자 프로그램에 의뢰된다. 3개월 전 남편과 별거한 이후에 발생한 우울증과 집중 곤란의 호소 때문이다. 루소 부인은 5년간의 결혼생활을 접고 남편 빈센트Vincent를 떠났다. 루소 부인이 남편에게 구타당하던 시기 동안, 특히 앤서니를 임신했을 때 시작된 두 사람의 격렬한 논쟁은 결혼생활 4년 내내 발생했다. 매일 벌이던 논쟁 도중, 루소 씨는 심한 폭력을 휘둘러 그녀의 얼굴과 팔에 멍 자국을 남겼다. 이들이 헤어지기 전에 벌였던 마지막 논쟁은 루소 부인이 앤서니에게 값비싼 세발자전거를 사 준 것에서 발단되었다. 이 과정에서 그녀의 남편은 총알이 장전된 권총을 앤서니의 이마에 대고는 세발자전거를 당장 가게에 갖다 주지 않으면 쏘겠다고 협박했다. 루소 부인은 남편이 자신 또는 아들과 어떤 접촉도 하지 못하도록 하는 법원의 보호명령을 얻었다. 루소 부인과 앤서니는 그녀의 부모가 사는 아파트로 거주지를 옮겼고, 현재도 여전히 그곳에서 살고 있다.

외동이였던 루소 부인은 고등학교와 비서양성학교를 졸업했다. 그녀는 결혼 전 6년간, 그리고 결혼 후 첫 2년간, 앤서니를 낳기 전까지 행정비서로 근무했다. 결혼 전, 루소 부인은 자신 소유의 아파트가 있었다. 그녀는 부모와 사이가 좋아서 매주 부모를 방문했고, 매주 2차례 정도 이야기를 나눴다. 루소 부인은 주기적으로 만나던 친구들이 많았다. 그중에는 고등학교 동창생 친구들도 있었다. 고교 시절, 그녀는 인기 있는 치어리더였고 우수한 학생이었다. 비서로 근무했던 사무실에서 그녀는 사무실 휴일 파티 기획과 직원들 선물을 위해 모금하기도 했다. 그녀는 우울증 과거력이 없었고, 폭력, 정신질환, 또는 물질남용의 가족력도 없었다. 그녀의 부모는 25년간 행복하게 결혼생활을 해 왔다.

루소 부부는 직장에서 만났는데, 남편은 당시 경리직에 있었다. 이들은 3개월 교제 끝에 결혼했다. 당시 루소 부인은 루소 씨가 파티에서 코카인 사용 장면을 2차례나 목격했다. 그녀가 이에 대한 염려를 나타내자, 그는 '잠시 사교용'일 뿐이고 주기적으로 사용하지는 않는다면서 그녀를 안심시켰다.

학사학위를 가진 루소 씨는 3명의 형제자매 중 맏이다. 그의 아버지는 매일 밤 버번위스키[bourbon]를 1파인트(*역자 주. 약 0.5ℓ) 마셨고, 자주 루소 씨의 어머니에게 폭력을 휘둘렀다. 루소 씨의 두 남동생은 둘 다 물질남용의 과거력이 있다.

결혼 첫해 동안, 루소 씨는 갈수록 과민해졌고 부인에게 비판적으로 변했다. 그는 그녀에게 퇴근 후에는 친구들에게 전화를 하지도 만나지도 말라고 요구했다. 또한 그는 이들 또는 처갓집 식구들이 자신의 아파트에 오지 못하도록 했다. 루소 부인은 남편에게 부부치료를 받자고 설득했으나, 그는 첫 두 회기 이후에 더 이상의 참석을 거부했다.

그녀에 대한 남편의 행동에 대한 불안감에도 불구하고, 루소 부인은 아기를 갖기로 결정했다. 임신 7개월 동안, 그녀는 혈전 정맥염[thrombophlebitis](다리 정맥의 염증)이 생겼고, 집에서 침대에 누워 지내야 했다. 루소 씨는 아파트가 정리되어 있지 않고, 루소 부인이 장을 보러 가지 않는 것에 대해 불평하기 시작했다. 그는 한 번도 그녀의 집안일을 도운 적이 없었다. 그는 장모가 아파트에 와서 돕지 못하도록 했다. 어느 날 아침, 그는 깨끗한 셔츠를 찾을 수 없자, 몹시 화를 내면서 부인에게 소리를 질렀다. 그녀가 그에게 세탁소에서 의복 몇 벌을 찾아다 달라고 하자, 그는 그녀를 주먹으로 때리기 시작했다. 그 후, 그녀는 그를 떠나 일주일간 부모와 함께 지냈다. 그는 곧 폭력을 휘두른 것에 대해 그녀에게 용서를 빌었고, 부부치료를 다시 받기로 동의했다.

그녀 부모와 남편의 요구에 따라, 루소 부인은 그녀의 아파트로 돌아왔다. 앤서니의 출생 이후까지는 더 이상의 폭력은 발생하지 않았다. 당시 루소 씨는 주말마다 코카인 사용을 시작했고, 고양 상태가 되면 폭력을 휘둘렀다. 그녀가 남편을 떠난 지 3개월 되던 때, 루소 부인은 갈수록 우울해졌다. 그녀는 식욕상실로, 체중이 10파운드(*역자 주. 4.5kg)나 줄었다. 그녀는 자주 눈물을 흘리고 새벽 5시에 눈을 뜨곤 하는데, 그런 다음에는 다시 잠들지 못한다. 아내가 떠난 이래, 루소 씨는 그녀에게 계속 전화를 걸어 다시 돌아오기를 애원하고 있다. 정신의학적 평가가 있기 일주일 전, 루소 부인의 부모는 그녀를 일반의학과 의사에게 데리고 갔다. 그녀의 신체검진 결과는 정상이었고, 담당의사는 그녀를 정신과 치료에 의뢰했다.

외래환자 클리닉에서 정신과 의사를 만날 때, 루소 부인은 창백하고 가냘프며, 많이 헤진 면바지와 감청색 스웨터를 입고 있다. 그녀의 미용 상태는 유행과는 거리가 멀고, 그녀의 나이보다 많아 보인다. 그녀는 천천히 우울 기분과 기력 결여에 대해 설명한다. 그녀는 자신의 유일한 낙은 아들과 함께 있는 거라고 말한다. 그녀는 스스로를 돌볼 수 있지만, 아들과 함께 놀 수 없게 하는 자신의 나쁜 감정에 대한 집착 때문에 죄책감이 든다고 한다. 그녀는 현재 부모와 아들 외에는 사회적 접촉을 하지 않고 있다. 그녀는 무가치감을 느끼며, 자신이 좀 더 좋은 아내였다면 남편이 코카인을 포기할 수 있었을 거라고 말하면서 결혼 문제에 대해 자신을 비난하고 있다. 그녀에게 그와 그렇게 오랫동안 함께 지낸 이유를 묻자, 그녀는 자신의 가족들이 이혼을 인정하지 않았고, 그녀에게 계속해서 성공적인 결혼이 될 수 있도록 더 노력해야 한다는 말을 했다고 설명한다. 그녀는 또한 전일제로 근무하면서 아들을 돌보려면 자신의 삶이 어떻게 될 것인지에 대해 생각했는데, 그렇게 할 수 없을 것 같은 생각이 들었다고 한다.

루소 부인은 우울증 치료를 위해 약물치료와 개인 심리치료를 받았다. 그녀는 또한 배우자 학대를 받은 다른 여성들과 집단치료에 참여했다.

치료가 시작된 지 6개월 후, 루소 부인은 더 이상 우울해하지 않았다. 그녀는 새 옷을 구입했고, 머리를 돋보이고 젊은 스타일로 깎았다. 그녀는 행정비서로 일자리를 구했고, 앤서니를 어린이집에 맡겼으며, 그곳에서 주관하는 부모 프로그램에 참여했다. 그녀는 자신과 앤서니가 저녁때와 주말에 즐거운 시간을 함께 보내고 있다고 전했다. 그녀는 다시 친구들을 만나기 시작했다. 부모로부터의 재정 지원과 함께 그녀는 남편과의 이혼 절차를 밟기 시작했고, 앤서니에 대한 독자적인 양육권을 요청했다.

논의

치료를 받으러 왔을 당시, 루소 부인은 주요우울장애(DSM-5, p. 160/169)의 거의 모든 특징적인 증상을 가지고 있었다. 그녀의 기분은 지속적으로 우울했고, 아들 양육 외에는 모든 활동에서 흥미와 즐거움을 상실했으며, 자신에 대해 무가치감을 느꼈고, 집중 곤란, 식욕 저하와 체중 감소, 기력 저하, 수면 곤란 문제가 있었다. 그녀는 이전에 현저한 우울증 삽화 과거력이 없기 때문에 이는 단일 삽화로 기록되어야 할 것이다. 루소 부인의 우울증은 이 장애에 필수로 요구되는 증상 이상의 것으로, 그녀의 역할(어머니로서의)과 사회적 기능에 현저하게 영향을 주었지만, 그녀는 부모의 도움으로 잘 관리해 왔고 완전히 기능이상 상태도 아니다. 따라서 이 삽화의 심각도는 중등도로 기록되어야 할 것이다. 치료에 대한 뛰어난 반응에 따라, 그녀의 장애는 완전 관해 상태로 간주된다. 일정 기간 동안 재발 가능성 관찰이 중요할 것이다.

석공

예전엔 건강한 석공이었던 스탠리 코즐로스키Stanley Kozlowski(남, 55세)가 지난 6개월 동안 식욕상실과 체중이 50파운드(*역자 주. 약 23kg)나 빠졌다는 이유로 의료서비스를 찾는다. 그의 식욕상실은 가슴, 등, 복부에서의 따끔거리는 통증을 동반했는데, 그는 이러한 증상을 치명적인 복강암abdominal cancer을 나타내는 것으로 믿고 있다. 그는 위축 · 고립되고, 일을 할 수 없으며, 친구들과 가족들에게 무관심하고, 그의 기분이 나아지게 하려는 이들의 시도에 대해 이렇다 할 반응을 보이지 않는다. 그는 새벽 4시에 잠이 깨서는 다시 잠들지 못한다. 그는 아침마다 느낌이 최악이고, 날이 기울어 갈 무렵이 되어서야 약간 나아지는 느낌이 든다고 한다. 정신상태검사에서 그는 현저하게 초조해했고 극도의 무가치감이 든다고 한다. 코즐로스키 씨는 자신이 차라리 죽는 것이 나을 것이고, 자신이 머지않아 암으로 죽게 될 것을 기꺼이 받아들이고 있다고 말한다. 그는 정서 장해 또는 물질남용의 과거력은 없다. 신체검진과 검사실 검사 결과는 정상 범위 이내에 있다.

논의

코즐로스키 씨는 우울감을 호소하지는 않지만, 광범위한 흥미와 즐거움 상실을 호소하고 있다. 현저한 고통과 기능 손상으로 이어지는 우울 증후군(식욕상실과 체중 감소, 불면증, 무가치감, 그리고 죽음에 대한 반복적 사고)의 몇 가지 다른 증상 외에, 이러한 증상은 주요우울장애(DSM-5, p. 160/169)의 발현을 암시한다. 조증 삽화 과거력 부재는 양극성장애(3.1절 '레이더 메시지' 참조)를 배제하고 있다. 정상적인 신체검진 결과와 검사실 소견은 다른 의학적 상태로 인한 우울장애(4.5절 '토이 디자이너' 참조)의 가능성을 배제하고 있다. 치료약물 사용 또는 물질남용 과거력의 부재는 물질/치료약물로 유발된 우울장애를 배제하고 있다. 이번 것이 코즐로스키 씨의 첫 번째 우울증 삽화라는 점에서 이는 단일 삽화로 명시될 것이다. 또한 코즐로스키 씨는 치명적인 복강암에 걸렸다는 망상이 있다는 점에서 후속 진단은 정신병적 양상 동반이 될 것이다. 치명적인 암에 걸렸다는 신체적 망상은 우울장애의 전형적인 우울증 주제(즉, 질병과 죽음에 관한)이므로, 기분 일치성 정신병적 양상 동반으로 기입될 것이다.

코즐로스키 씨는 또한 멜랑콜리아 양상(모든 또는 거의 모든 활동에 있어서 즐거움 상실, 반응 결여[그의 기분이 나아지게 하려는 다른 사람들의 시도에 대한 무반응], 주간 기분 변이[아침에 우울증이 악화됨], 이른 아침 각성, 현저한 체중 감소, 그리고 현저한 정신운동 초조)이 있음이 입증된다. 그러므로 후속 진단은 멜랑콜리아 양상 동반으로 명시될 것이다. DSM-5에 의하면, 정신병적 양상과 멜랑콜리아 양상이 발현되는 경우, 둘 다 기입될 수 있다. 그러므로 코즐로스키 씨의 최종적인 진단은 주요우울장애, 단일 삽화, 기분 일치성 정신병적 양상 동반, 멜랑콜리아 양상 동반이 될 것이다.

3인의 목소리

하루키 타카하시Haruki Takahashi(남, 23세)가 병원에 입원했다. 그는 거의 전적으로 말이 없었다. 부모에 의하면, 그는 약 4년 전쯤 여자 친구와 헤어지기 전까지는 확실히 상태가 좋았다. 그때 이후로, 그는 뉴욕 퀸즈 플러싱의 집에 살면서 많은 시간을 홀로 보내며, 다양하고 이상한 일에 종사하며, 장기적인 목표를 추구하지 못했다. 입원하기 약 4개월 전쯤, 하루키는 환경에 변화를 주고 새로운 일자리를 구하기 위해 캘리포니아로 가기로 결심했다. 그러나 그곳에 도착하자마자, 하루키의 부모는 그로부터 '상태가 좋지 않은 것 같은' 전화를 받았다. 하루키의 아버지는 항공편으로 캘리포니아로 건너갔고, 과민성, 편집성, 공포에 질려 며칠째 아무것도 먹지 않은 것 같은 모습의 하루키를 발견했다. 아버지는 아들을 뉴욕으로 데려왔고, 하루키를 신경과 전문의에게 진료를 받도록 했다. 그러나 하루키는 신경학적으로 아무 이상이 없었다. 그 후 얼마 지나지 않아서 하루키는 심리학자를 만났으나, 심리학자는 하루키를 정신병원에 입원하는 것이 좋겠다고 권유했다.

입원 당시, 하루키는 하룻밤 동안 10~12시간 잠을 잤고, 식욕이 거의 없었으며, 최근 2개월에 걸쳐 체중이 20파운드(*역자 주. 약 9kg)나 빠졌다. 하루키는 최고도 기력상실을 보고했고, 면담자의 질문에 때로 단음절로 답한 것 외에는 거의 말을 하지 않았다. 병원에서의 첫 며칠 동안, 이 환자는 사실상 어떤 활동에도 흥미 또는 즐거움을 보이지 않았고 대부분의 시간을 그저 침대에 앉아 허공만 바라봤다. 질문에 대해 하루키는 어떤 구체적인 무가치감, 자책, 또는 죄책감도 호소하지 않았고, 죽음 또는 자살 사고에 대해서도 언급하지 않았다. 그렇지만 말이 워낙 없었기 때문에 이러한 사항들 중 그 어떤 것에 대해서도 확신하기가 어려웠다.

병원에서 하루키는 그에게 큰 관심을 가졌던 의대생과 매일 만나게 되면서 점차 그를 신뢰하게 되었다. 결국, 이 환자는 그 학생에게 자신이 3가지 서로 다른 목소리—아이, 여성,

그리고 여성의 목소리를 흉내 내고 있는 남성의 목소리—를 듣고 있다는 사실을 드러냈다. 이 3인의 목소리는 서로 이야기를 나누었고, 때로 그에게 직접 말하기도 했다. 때로 이들은 그를 제3자로 여기면서 말을 했고, 그의 생각을 메아리처럼 소리 내는 경우도 있었다. 이 목소리들은 다수의 서로 다른 주제에 관해 이야기했을 뿐, 어떤 구체적인 우울증 주제(예, 죄책감, 죄, 또는 죽음)에 대해 초점을 맞추지 않았다.

입원 후 둘째 날, 하루키는 항정신병약 올란자핀olanzapine을 1일 5mg, 그리고 항우울제 노르트립틸린nortriptyline의 투여량을 1일 150mg까지 점차 높여 가는 투약방식으로 치료를 받았다. 첫 2주 동안, 하루키는 사실상 아무런 변화가 없었다. 그러나 3주째가 되면서, 환자는 약간의 좌불안석 증상이 상승되었다. 올란자핀 투여량은 1일 2.5mg으로 감소되었고, 결국 3주가 끝날 무렵이 되면서 약물 투여는 완전히 중단되었다. 병원에서 23일째 되던 날, 환자는 기력수준이 현저히 호전되기 시작했고, 4주의 끝 무렵이 되면서, 웃으면서 말을 많이 했고, 수면과 섭식 상태가 호전되었으며, 이젠 완전히 사라졌다고 말한 환각에 대해 회상할 수 있었다. 하루키는 일주일 후에 퇴원 · 귀가해서 노르트립틸린을 1일 150mg 투약으로 유지치료를 받았지만, 다른 향정신성 치료약물은 투약되지 않았다.

퇴원한 지 약 8개월이 지나자, 하루키는 처방받은 노르트립틸린을 모두 소모했으나 약국으로부터 더 구입하지 않았다. 하루키의 증상은 며칠이 지나면서 급속히 재발되었다. 그의 부모로부터 의사에게 전화가 걸려온 후, 서둘러서 노르트립틸린 치료가 재개되었다. 그러자 일주일 정도가 지나면서, 환자는 다시 근본적으로 정상을 되찾았다.

하루키의 어머니는 약 1년간 지속되다가 치료 없이 점차 관해된 산후우울증 삽화를 겪은 적이 있다. 이 외에도, 그녀의 언니는 40대에 '신경쇠약nervous breakdown'으로 입원이 요구되었던 적이 있다. 그녀는 12차례나 전기충격치료(ECT)를 받았다. 그때 이후로, 하루키의 이모는 완전 관해되었고, 보통 수준으로 기능하는 것으로 알려졌다.

논의

하루키는 명백히 4년 동안 몇몇 비특이성 어려움(사회적 위축과 장기 목표 추구 불능)이 있었고, 이는 편집성 행동, 괴이한 환청, 흥미와 즐거움 상실, 식욕부진증과 20파운드(*역자 주. 약 9kg)의 체중소실, 과다수면증, 기력상실, 그리고 정신운동 지체(말이 별로 없고 대부분의 시간을 침대에 앉아 허공을 바라보면서 시간을 보냄)로 이어졌다. 정신병적 증상이 의대생이 환자의 신뢰를 얻은 후에 비로소 알려졌다는 사실은 꽤 흥미롭다. 정신병적 증상은 흔히 환자에 의해 감춰질 수 있고, 정신병적 증상을 발견하기까지는 시간이 걸리고 래포 발달(및 좋은 관찰력)이 요구될 수 있다.

과거에, 이러한 임상적 발현은 4년 기간을 급성 정신병적 국면의 전구기로 간주함으로써 곧잘 조현병으로 진단되었을 것이다. 환자의 흥미와 즐거움 상실과 다른 비정신병적 증상은 단지 관련된 양상으로 간주되었을 것이다. DSM-5에 의하면, 흥미와 즐거움 상실과 다른 비정신병적 증상은 실제로 완전한 주요우울 증후군을 성립시킨다. 정신병적 증상은 오직 하루키가 주요우울 증후군을 가지고 있을 때에 한해서 명백히 발현되었기 때문에 이들은 주요우울장애의 정신병적 양상으로 간주된다. 망상과 환각의 내용은 개인적 부적절감, 죄책감, 또는 처벌받아 마땅하다는 생각 같은 평범한 우울증 주제와 일치하고 있지 않다는 사실에도 불구하고 이것은 사실이다. 따라서 입원 당시 이 환자의 진단은 주요우울장애, 단일 삽화, 고도, 기분 불일치성 정신병적 양상 동반(DSM-5, p. 186/195)이었을 것이다. 이 진단은 하루키가 항우울제에 대해 좋은 반응을 보였다는 사실과 기분장애 가족력에 의해 확실히 지지를 받고 있다.

이 사례에 의해 제기되는 질문은 하루키가 치료약물 복용을 중단했을 때 우울 증후군이 재출현한 시점에서 주요우울장애의 적절한 하위 분류체계에 관한 것이다. 이러한 상황은 그동안 치료약물에 의해 억제되었던 증상인 주요우울장애, 재발성 또는 주요우울장애, 단일 삽화가 지속되는 것으로 간주되어야 하는가? DSM-5에서는 오직 한 가지 또는 2가지 장해의 경도 증상이 없는 2개월 기간을 서로 다른 삽화의 재발로 간주될 필요가 있는 최소 시간으로 간주한다. 이 환자의 증상은 8개월 후에 재발되었기 때문에, 이는 재발성 삽화로 기입될 것이다. 그렇지만 다수의 임상가는 치료약물 투여 중단에 따른 증상의 급속한 발달을 환자가 여전히 본래의 주요우울 삽화를 겪고 있음을 나타내는 것으로 간주할 것이다.

항상 그래요[2)]

정신과 의사의 진료실 의자에 편안하게 앉아 있던 젊은 여성이 한숨을 쉬며, "어떻게 되어가고 있는 모르겠어요. 그냥 잘 모르겠어요."라고 말했다. 지난 2개월 동안, 미혼이면서 미술을 전공하는 레슬리 시걸 Leslie Siegel(여, 25세)은 우울감과 부적절감과 힘겨운 싸움을 벌이고 있었다. 우울증은 그녀가 만나고 있었던 42세 이혼남(종합건설회사 직원)이 그녀에게 결혼을

할 거라고 예상하던 관계의 '진행 속도를 늦추고' 싶다고 말한 시점에 시작되었다.[2)]

시걸 양은 자주 눈물을 흘렸고, 아침에는 침대에서 일어나기 싫었으며, 학교수업을 빼먹고, 피로감(납덩이가 어깨를 짓누르는 느낌)이 들었으며, 계속해서 '특히 초콜릿'을 먹었다. 그녀는 체중이 15파운드(*역자 주. 6.8kg)나 늘어서, 평소에 가냘프고 나긋나긋한 용모와는 달리 눈에 띄게 통통해졌다. 그녀는 또한 불안발작을 경험하고 있었는데, 이로써 수차례 학교에 가지 못하고, 지하철 플랫폼을 돌아서 집으로 돌아갔다. 시걸 양은 남자 친구가 자신을 위한 유일한 남성이라고 확신했다. 다음 달, 남자 친구의 모호한 태도로 시걸 양의 기분은 변동을 거듭했다. 그의 행동 또는 말을 두 사람의 관계가 여전히 잘 진행되고 있다는 신호로 해석할 때마다, 그녀는 붕 뜨는 느낌이 들었다. 그러나 남자 친구가 거리를 두거나 비판적인 태도를 취하면, 시걸 양은 절망과 자기비하의 나락으로 떨어졌다. 그녀는 자신의 궁극적인 미래에 대한 기분 또는 사고와 자신에 대한 남자 친구의 그날그날의 태도를 분리하지 못했다.

논의

시걸 양은 명백히 주요우울장애(DSM-5, p. 160/169) 삽화가 있다. 그녀는 지난 2개월 동안 흥미, 섭식, 수면, 기력수준, 그리고 자기개념에서의 변화와 함께, 대부분의 시간 동안 지속적으로 우울해했다. 이러한 증상들은 시걸 양에게 현저한 고통을 초래하고 있고, 기능을 저해하고 있다. 시걸 양의 우울증은 스트레스 요인—결혼하고 싶었던 남성과의 위협적인 관계 종결—에 대한 반응이지만, 임상가가 적응장애, 우울 기분 동반(7.5절 '해피엔딩' 참조) 또는 적응장애, 혼재된 불안·우울 기분 동반이 있는 환자에게서 관찰할 수 있는 것보다 더 심각하다.

이러한 주요우울장애 사례에 대해 다소 특이한 점은 시걸 양의 기분이 긍정적인 일(예, 남자 친구의 행동 또는 말을 관계가 여전히 잘 진행되고 있음을 암시하는 것으로 해석함)이 발생하는 경우에 나아진다는 사실이다. 또한 그녀는 체중이 줄기보다 늘었고, 불면증을 겪기보다 잠을 너무 많이 자고 있다(수업 결손). 끝으로, 시걸 양은 납덩이가 어깨를 짓누르는 것 같은 느

---

2) 출처. Skodol AE: *Problems in Differential Diagnosis: From DSM-III to DSM-III-R in Clinical Practice*. Washington, DC, American Psychiatric Press, 1989, pp. 245-246. Copyright © American Psychiatric Press. Used with permission.

낌—'납 마비[leaden paralysis]'라고 불리는 느낌—이 들고 있다. 이러한 증상은 그녀에 대한 진단이 주요우울장애, 비전형적 양상 동반일 것임을 나타내고 있다. 오늘날 대부분의 주요우울삽화 치료에 선택적 세로토닌 재흡수 억제제가 매우 자주 사용되지만, 비전형적 우울증은 모노아민 산화효소 억제제 항우울제(예, 페넬진 또는 트라닐시프로민)에도 반응하는 것으로 나타났다.

수차례 등교 회피의 원인으로 작용했던 시걸 양이 겪어온 불안발작은 공황장애(5.5 '참고 견딤' 참조)를 추가적인 잠정적 진단으로 내려야 할 것을 암시하고 있다. 그러나 이 진단을 확정짓기 위해서는 발작의 성질에 관한 후속 정보가 필요할 것이다.

새엄마

마리아 히메네스[Maria Jimenez](여, 30세, 기혼)는 그녀의 치료약물을 관리해 주는 정신과 의사를 만나기 위해 클리닉을 다시 찾는다. 그녀는 최근 제왕절개로 처음으로 사내아이를 출산했다. 그녀는 현재 뮤추얼 펀드(*역자 주. 투자자들의 자금을 모아 투자회사를 설립해 주식이나 채권, 파생상품 등에 투자한 후 그 운용 수익을 투자자, 즉 주주에게 배당금의 형태로 나누어 주는 투자 신탁) 투자회사에서 연구 분석가로 일하다가 출산휴가 중이다. 그녀는 약 5년 동안 사회적 불안 치료를 위해 서트랄린[sertraline]을 복용해 오고 있었지만, 약 1년 6개월 전쯤 아기를 갖기로 하면서 중단했다. 그녀는 치료약물을 복용하지 않는 동안 일부 불안 증상 재발을 경험했지만, 심리치료자의 도움으로 임신기간 내내 치료약물을 투여하지 않기로 한 계획을 밀고 나갔다.

히메네스 양의 현재 호소 내용은 과식, 과잉수면, 기력 저하, 집중력 저하, 그리고 아기와 음식을 제외한 거의 모든 것에 대한 흥미 감소와 함께 우울 기분으로, 이 모든 증상은 2개월 전 병원에서 퇴원해서 아기와 함께 집으로 돌아가자마자 시작되었다. 그녀는 자살 계획 또는 의도에 대해서는 부인했지만, '어떤 식으로든 급기야 내가 자해를 한다면 어떨까?'라는 '우스꽝스러운 생각'을 할 때가 있다고 인정한다. 그녀는 자신이 고의로 아들에게 해를 입히는 행동을 할 것이라는 염려는 없다고 한다. 그녀의 어머니는 근처에 살고 있고, 거의 매일 히메네스 양의 아들을 돌보는 일을 도왔지만, 히메네스 양은 남편과 아기를 방치하고 있는 것이 염려되고, 자신이 '나쁜' 엄마가 되어 아기와 유대감이 형성되지 않을 것에 대해 걱정하고 있다. 그녀는 그동안 자존감으로 고통받아 왔는데, 원하는 만큼 체중을 줄이지 못했고 '뚱뚱하고 못 생겼다'는 느낌이 들어 스스로에 대해 언짢아하고 있다.

새로 태어난 아기가 부부에게 새로운 부담을 가중시킴으로써 이 두 사람의 관계는 점차 압박받게 되었고, 급기야 그녀의 남편은 히메네스 양의 어머니가 이들의 아파트에서 너무 오랫동안 지내는 것에 대해 분노를 터뜨렸다. 히메네스 양과 어머니의 관계는 항상 매우 가까웠다. 또한 그녀의 어머니는 자주 그녀에게 부담을 주거나, 그녀의 삶의 중요한 측면(예, 그녀가 어디서 일하고 있는지 또는 누구와 데이트를 하고 있는지)에 대해 비판해 왔다. 이제 그녀의 어머니는 육아에 대해 충고하고 있다. 또한 이 환자는 '감당할 수 없을 것 같은' 느낌이 들면서도 너무도 선뜻 귀 기울이고 있다.

히메네스 양은 지난 7년간 젊은 여성들 문제에 전문성이 있는 심리학자에게 심리치료를 받다가 말다가를 반복해 왔다. 정신과 의사에게 처음 진료를 받았을 때, 히메네스 양은 사회불안장애(사회공포증)로 진단받았다. 왜냐하면 그녀는 비즈니스 미팅과 사교모임—말을 해야 하거나 다른 사람들 앞에서 음식을 먹어야 하는 장소—에서 당혹감에 대한 불안과 공포를 겪고 있었기 때문이었다. 그녀는 다른 사람들이 자신의 손이 떨리거나, 얼굴이 붉어지거나, 또는 목소리가 떨린다는 사실을 알까 봐 두려웠다. 그녀는 친구들과 저녁식사를 하는 등의 상황을 피하기 시작했다. 지지적 심리치료와 서트랄린의 결합은 그녀의 불안 관리에 효과가 있었다. 그녀는 직장에서 승진했고, 언니의 소개로 만난 남성과 결국 결혼했다.

논의

히메네스 양은 주요우울장애(DSM-5, p. 160/169) 증상이 발현되고 있다. 지난 2개월에 걸쳐 많은 시간 동안, 그녀는 우울 기분, 흥미 상실, 식욕 증가(체중 감소 불능), 과다수면, 기력 저하, 집중력 저하, 그동안 자신의 수행해 왔던 어머니의 종류(단지 그녀가 좋은 느낌이 들지 않았던 것뿐 아니라)에 대한 죄책감, 그리고 어떤 식으로든 자해할 수 있다는 것에 대한 걱정이 있어 왔다. 이러한 증상들은 아기 출산 후 첫 4주 이내에 발병되었다는 점에서 이 장애는 주산기 발병 동반(DSM-5, p. 186/195)으로 기입될 것이다.

여성의 3~6%가 임신기간 동안 또는 출산한 주 또는 월 이내에 주요우울 삽화 발병을 경험할 것이다. 히메네스 양은 또한 사회불안장애(사회공포증)(DSM-5, p. 202/214)의 과거력도 가지고 있는데, 이는 치료약물로 조절되어 왔으나 약물복용을 하지 않은 기간 동안 재발되었다. 임신기간 동안 기분과 불안 증상은 산후 주요우울 삽화의 위험성을 증가시킨다.

아이가 울고 있어요

신디Cindy(여, 15세)는 우울증에 빠져 있고, 그녀의 자살 가능성을 염려한 학교상담자의 전화를 받은 아버지에 의해 정신건강 클리닉에 데려져 왔다. 그녀의 아버지 역시 신디가 지난 한 달간 슬픔에 빠져 위축된 모습을 보이는 것에 대해 신디에 대해 염려해 오던 터였다. 신디에게는 아버지, 어머니 그리고 동생 둘이 있다. 신디는 2년 전 어머니와 말다툼을 벌인 이래 대부분의 날 동안 우울한 상태로 지내 왔다고 한다. 말다툼을 하는 동안, 그녀의 어머니가 뜨거운 물이 담긴 주전자를 던지는 바람에 신디는 어깨에 화상을 입었다. 신디는 근처의 병원 응급실로 옮겨져서 화상 치료를 받았다. 그때 이후로 신디는 어머니의 방식과는 무관한 상태로 지내왔다. 신디의 어머니는 다수의 입원과 장기 외래환자 치료와 함께 오랜 정신적인 문제 과거력이 있다. 아버지에 의하면, 신디의 어머니는 만성적으로 '정신병적'이고 현저한 기분 기복이 있다.

수년에 걸쳐 이들의 결혼생활에는 많은 갈등이 있어 왔고, 이 부부는 현재 이혼 절차를 밟고 있으며, 집을 팔기 위해 내놓은 상태다. 끓는 물로 인한 사고 이래, 지난 2년간 신디의 어머니는 집 3층에 감금되었고, 가족들과 접촉하지 않았다.

어머니로 인한 사고가 일어나기 전, 신디는 사회적으로 매우 활동적이었고, 댄스와 음악 레슨을 받았고, 교회와 학교 활동에 참여했다. 그녀는 올 A 학생이었다.

신디는 기분이 지난 6개월 동안 대부분의 날 동안 드는 우울감에서부터 거의 매일, 온종일 우울감이 들 정도로 너무 악화되어 왔다고 한다. 그녀는 어머니를 걱정하고 있고, 당시의 말다툼이 거의 확실히 자신의 잘못이었다는 느낌이 든다고 한다. 신디는 학교생활과 사회활동에 대한 흥미를 잃었고, 지난 6개월 동안 실제로 학업에 주의를 기울이지 않았다. 그녀의 성적은 A에서 B와 C로 하락했다. 그녀는 항상 피곤해하면서 방과 후 집에 오면 낮잠을 잔다. 그녀는 밤에 잠들기 어려워하고 있고, 자주 아침에 일어나기 힘들어한다.

지난 3주 동안, 신디는 불안해졌고 '멍하고 비현실적'인 느낌이 드는 경험이 2차례 있었다. 그녀는 자주 어린아이가 도와달라며 우는 목소리가 들리는데, 문 밖에 누가 있는지 확인할 때마다 아무도 없었다고 한다. 때로 최근 들어서 특히 어머니와 싸운 것에 대해 죄책감이 들 때면, 신디는 살 가치가 없다는 확신이 들면서 자살생각이 들곤 했다고 한다. 3주 전 설거지를 하는 동안, 신디는 칼로 손목을 그을까 생각했지만, 자신이 그런 짓을 하지 못하도록 애써온 아버지가 얼마나 속상해하실까 하는 생각이 들었다고 한다.

신디에 대한 평가를 담당한 정신과 의사는 선택적 입원을 권장했다. 그러나 신디와 아버지는 신디가 외래환자 치료를 잘 받을 수 있을 거라는 느낌이 들었다. 신디는 응급실 전화 번호를 받았다. 다음 날, 신디는 전화를 걸어 이 목소리들이 점차 악화되어 자신이 자해할까 봐 두렵다고 말했다. 신디는 즉각 응급실로 옮겨졌고, 나중에 입원 수속을 마쳤다.

논의

신디는 2년간 대부분의 날 동안 우울해했다. 아동 또는 청소년에게 있어서 적어도 1년 동안 없는 날보다 있는 날이 더 많은 날의 대부분의 시간 동안 '낮은 자존감'과 '무망감hopelessness' 증상이 동반된 우울 기분은 지속성 우울장애(DSM-5, p. 168/177) 진단을 암시한다. 그러나 지난 6개월 동안 신디 역시 완전한 주요우울 삽화의 특징적 증상(관해되지 않은 우울 기분, 대부분의 활동에서 흥미상실, 기력 저하, 불면증, 과도한 죄책감, 그리고 자살사고)이 있어 왔다. 보다 최근에, 신디는 한 아이가 울고 있는 환청이 있어 왔다. 이 증상은 신디의 우울 기분과 일치하고 있고, 신디는 이인증depersonalization(즉, 그녀가 사용한 단어에서 그녀는 '멍하고 실제가 아닌' 것 같은)을 경험해 왔다.

조증 삽화나 경조증 삽화 또는 직접적으로 이 장해를 유발한 물질/치료약물로 유발된 또는 다른 의학적 상태의 과거력이 없는 상태에서 주요우울장애(DSM-5, p. 160/169) 진단은 가장 최근의 6개월 기간에 적용된다. 이 외에도, 단일 삽화(이전의 삽화가 없기 때문)와 기분 일치성 정신병적 양상 동반(한 아이가 도움을 요청하며 울고 있는 환청이 있기 때문)으로 기입된다. 이 사례는 주요우울장애의 특징적 증상이 청소년들에게서 발생하고 있음을 보여 주고 있다. 더욱이, 신디에게 지난 6개월에 걸쳐 심각도가 악화되어 온 오래된 우울증이 있었음을 나타내기 위해 DSM-5에서는 지속성 우울장애 진단을 추가로 배정할 것을 권장하고 있다. 왜냐하면 이 진단은 향후 신디의 우울증에 대해 보다 만성적인 경과의 가능성이 암시되기 때문이다.

완벽한 체크리스트

초등학교 2학년인 빌리Billy(남, 7세)는 '행복하지 않고 항상 아프다고 호소'한다는 이유로, 어머니에 의해 정신건강 클리닉에 데려져 왔다. 빌리는 부모, 남동생, 그리고 조모와 함께 살고 있다. 어머니에 의하면, 빌리는 한 번도 아주 행복한 적이 없고 다른 아이들과 함께 놀고 싫어 한 적이 없는 아이이다. 유아원에 다니기 시작했을 때부터 빌리는 복통, 두통, 그리고 다양한 기타 신체적 문제를 호소해 왔는데, 이러한 문제들은 빌리가 등교 준비를 하는 아침에 가장 극심하다. 지난 수개월 동안, 빌리의 신체적 불편감은 점차 악화되는 바람에, 신경학적 검사와 뇌전도(뇌의 서로 다른 부위에 대한 전기 활동량을 측정하는 검사)를 비롯한 종합적인 의학적 검사가 실시되었으나, 모두 정상으로 판명되었다.

빌리는 1학년 때는 잘했으나, 현재는 숙제 완수에 어려움을 겪고 있다. 빌리는 숙제하는 데 시간이 오래 걸리고, 자주 숙제를 다시 해야 '완벽하게' 될 거라는 느낌이 든다고 한다. 잦은 신체적 호소로 인해 아침에 빌리를 학교에 보내는 일은 쉽지 않은 상황이다. 집에 있어도 된다는 허락이 떨어지게 되면, 빌리는 성적이 떨어질 것에 대해 걱정한다. 학교에 갈 때면, 빌리는 흔히 숙제를 완결 짓지 못하는데, 이로써 자신의 상황에 대해 무망감을 느낀다. 하루를 마무리하기 위해 빌리는 어머니에게 써 달라고 한 글("넌 오늘 학교에서 일찍 나오지 않을 거야. 만일 네 숙제를 몇 번이고 다시 해야 한다는 느낌이 들면 최선을 다하렴. 시간에 대해 생각하지 말거라. 그러면 시간이 빨리 갈 거야.")이 적힌 메모지를 몸에 지니고 다닌다.

빌리의 걱정은 학교 외의 것에도 확대되었고, 그는 자주 부모에게 매달리면서 온갖 요구를 한다. 부모가 예견된 것보다 더 늦게 나오거나, 그를 떼놓고 쇼핑을 가거나, 다른 일상 업무를 볼 때면, 빌리는 '어떤 나쁜 일'이 그들에게 일어날 것에 대해 두려워한다. 빌리는 긴장된 상태로 창가에 앉아서 엄마 아빠가 귀가할 때까지 기다리거나, 안절부절못하며 집 안을 서성거리다가 다시 창가로 돌아와 앉곤 한다. 지난 수 주 동안, 빌리는 남동생이 자신과 잠을 자야 한다고 주장했다. 빌리는 '누군가 집에 침입할까 봐' 밤에 혼자 자는 것을 두려워한다.

어머니는 빌리가 실제로 행복한 적이 없다는 사실을 인정하지만, 지난 6개월 동안 그녀는 그가 훨씬 더 우울해졌다는 느낌이 든다고 한다. 빌리는 너무 피곤해서 아무것도 할 수 없다면서 자주 집에서 누워 지낸다. 빌리는 노는 것에 대해 흥미가 없고 즐거워하지도 않는다. 빌리의 식욕은 감소된 상태다. 빌리는 밤에 잠들기 어려워하고 있고, 한밤중 또는 이른 아침에 자주 잠을 깬다. 3주 전, 빌리는 처음으로 죽고 싶고, 자신에게 총을 쏠 거라고 말했다.

빌리의 어머니는 결혼 후 2개월 되었을 때 임신했다. 그녀는 아이에 대해 준비가 되지 않았다는 느낌이 들었다. 그녀는 임신기간 동안 혈압이 높았고(고혈압이 있었음), 정서적으로 혼란스러웠다. 출산은 혈압 상승으로 인해 복잡해졌다. 출산 당시, 빌리는 심박정지 상태였다고 전해진다. 태어난 지 첫 주 동안, 빌리는 분출성 구토projectile vomitting를 발달시켜 2주간 지속되었다. 빌리는 만 한 살이 되기 전까지 야뇨증이 있었다.

평가가 진행되는 동안, 빌리는 어머니가 면담을 위해 다른 방에 가는 것을 허락했다. 그러나 20분이 지나자, 빌리는 매우 초조해졌고, 울음을 터뜨렸으며, 엄마에게 데려다 달라고 졸랐다. 그런 다음, 빌리는 진료실 문을 열어 놓도록 해서 어머니를 볼 수 있는 상태에서만 그 진료실 밖에 앉아 있었다.

빌리는 주어진 평가 시간에 증상 체크리스트(그의 연령에 맞도록 고안된 것임)를 완성하지 못했다. 빌리는 자신이 완벽한 체크리스트를 받아야 한다고 느꼈고, 목록을 완성할 수 없을 것에 대해 매우 걱정을 했다. 빌리는 검사를 집에 가져가서 완성할 수 있게 해 달라고 했다. 빌리는 검사를 집에까지 가져갈 필요는 없다는 말을 들었지만, 집에 가지고 가겠다고 고집을 피웠다.

논의

이 사례는 아주 어린 아동에게 발생한 고도 우울증에 관한 것이다. 빌리는 명백히 우울한 상태다. 빌리는 노는 것에 대해 흥미와 즐거움을 상실했고 수면 곤란, 식욕부진, 기력 저하, 자살사고가 있다. 이는 첫 삽화이고, 이러한 증상들이 현저한 기능 손상을 초래했다는 점에서 진단은 주요우울장애, 단일 삽화, 고도(DSM-5, p. 160/169)가 될 것이다.

빌리는 완벽주의 학업 수행에 관한 걱정, 신체적 호소, 불안을 비롯한 다수의 다른 증상이 있다. 빌리는 부모가 외출할 때 긴장하고 안절부절못하며, 혼자 자는 것을 두려워한다. 완벽주의는 빌리가 강박성 성격장애(18.4절 참조) 또는 강박장애(6.1절 참조)를 가지고 있는가에 대한 의문을 제기한다. 그러나 빌리는 성격장애 진단을 고려하기에는 너무 어리고 순수한 강박사고 또는 강박행동의 증거가 없다. 학업 수행에 대한 걱정, 신체적 호소, 긴장감, 좌불안석, 그리고 부모에게 나쁜 일이 일어날 것에 대한 공포는 추가로 범불안장애(5.7절 참조) 진단을 암시한다. 그러나 이러한 증상들은 명백히 기분장애 발현 동안에 한해서 발생했기 때문에, DSM-5 관례상 이러한 증상들은 기분장애와 연관된 양상으로 간주되고 불안증 동반 명시자로 기입된다.

분리불안장애(5.1절 '가냘픈 티나' 참조) 진단에는 아동에게 애착이 형성된 사람들과의 분리에 대해 부적절하고 과도한 불안 증상 8가지 중 적어도 3가지가 필수로 요구된다. 빌리는 이러한 증상들 중 적어도 5가지(① 주요 애착인물들과의 분리 예상 또는 경험할 때의 고통, ② 주요 애착인물에 대한 피해 가능성에 대한 비현실적인 걱정, ③ 등교를 꺼림, ④ 혼자 있는 것에 대한 공포와 회피(매달리기 포함), 그리고 ⑤ 등교하는 날에 신체증상 호소)를 가지고 있다. 그러므로 동시에 적용될 진단으로 분리불안장애(DSM-5, p. 190/201)가 내려질 수 있다.

빌리의 다수의 신체적 호소 내용은 신체증상장애(9.1절 참조)를 암시하지만, 보다 엄격한 접근은 이러한 증상들을 주요우울장애의 증상 발현으로 간주하는 것이다.

정서장애가 있는 웨이터

앤드류 와이글라인Andrew Weiglein(남, 21세, 미혼)는 백인으로, 현재 레스토랑에서 웨이터로 일하고 있다. 그는 가족 주치의에 의해 진단 명료화와 치료 권고를 받기 위해 예약이 필요 없는 기분 · 불안 외래환자 클리닉에 의뢰되었다. 그의 주요 호소 내용은 "저는 지난 한 달 동안 일하는 능력이 많이 떨어져서 일자리를 잃을까 봐 걱정돼요."이다.

앤드류는 '다른 느낌과 행동'의 4주 과거력이 있음을 인정한다. 그는 지난 4주 동안 명백한 이유 없이 '정말 슬픈' 느낌이 지속되었다고 한다. 그는 슬픔을 촉발시킨 요인을 확인할 수 없었고, 이전에 이런 일을 당해 본 적이 없었다고 한다. 일, 사회활동, 섭식 동기와 즐거움은 지난 한 달 동안 현저하게 감소되었다. 그는 여생 동안 '웨이터로서의 일에 갇혀 살 것' 같은 생각이 들어서 다소 무망감까지 느껴졌다. 이러한 느낌은 자존감 저하를 초래했다. 앤드류는 자해 또는 자살 사고는 없고, 현재 수면 시간을 8시간에서 14시간까지 늘렸음에도 수면의 질이 극도로 저하 · 분절되었다고 한다. 침대에 있는 시간을 늘렸음에도, 그는 잠이 깰 때 '소진되고, 취해 있으며, 피곤한' 느낌이 들고 온종일 기력이 저하되어 있다고 한다.

앤드류에 의하면, 그의 집중력은 여러 방식으로 현저하게 영향을 받아 왔다. 예를 들면, 그는 '손님들의 음식 주문을 모두 기억할 수 있어서 글로 쓸 필요가 전혀 없었다.' 그러나 그는 지난 달 셀 수 없이 많은 실수를 저질렀고, 급기야 레스토랑 주인은 그에게 메모장을 사용하라고 지시했다. 손님들 역시 그가 '너무 말이 많다'고 불평했다. 그는 직장에서 더 쉽게 산만해졌고, 손님들은 그가 주문 내역에 귀 기울이지 않아서 여러 차례 되풀이해서 주문해야 한다고 불평했다. 앤드류 역시 '생각 속도를 조절하기 어려워서' 손님들의 주문에 초점을 맞출 수 없다고 느낀다. 그는 직장과 가정생활에서 그리고 친구들과 교제할 때 자신의 생각이 계속 '의미 없고 연결성이 없이' 질주하고 있는 느낌이 든다고 한다. 그는 이전에 생애 초기에 산만성, 부주의성, 또는 경주사고를 경험한 적이 없다고 한다. 레스토랑 주인은 이러한 변화를 목격했고, 그의 업무 수행력이 개선되지 않으면 해고하겠다고 으름장을 놓았다.

일자리를 잃을 가능성은 현재 앤드류에게는 특별한 걱정거리다. 왜냐하면 그는 지난 한 달 동안 1만 달러 이상 채무를 지게 되었기 때문이다. 그는 매일 온라인을 통해 다양한 물품

(예, 옷, 기구, 랩톱 컴퓨터, 스피커)을 구입하고 있을 뿐 아니라 온라인 포커게임을 하고 있다. 지난달까지만 해도 그는 아주 검소해서 아무런 채무도 없었고, 심지어 약 5천 달러 정도 저축해 놓은 돈도 있었다. 앤드류는 가끔 온라인 포커 게임을 한 적은 있지만 매우 통제를 잘 했고, 한 주에 기껏해야 20달러 정도로만 유지하곤 했다. 그러나 그는 온라인 포커 게임에서 이번 달에만 이미 1천 달러를 잃었다. 그는 이러한 행동의 촉발요인이 무엇인지 알지 못하고 있고, 모든 도박과 온라인 구매가 상당히 충동적인 성격이 있음을 느끼고 있다. 앤드류는 지난달만 해도 어떤 충동적 행동도 없었다고 한다. 또한 이전에 충동적인 물질 사용 또는 성적 대면은 없었다고 한다. 그는 자신이 외출해서 '성관계를 갖거나 약물을 구입할' 기력 또는 의욕이 없어, 이런 점은 문제가 되지 않았을 거라고 말한다.

2주 전, 가족 주치의가 그를 만났을 때, 의사는 진단이 확실치 않은 상태에서 치료약물 처방이 염려되었다. 그러나 의사는 앤드류의 야간 수면을 돕기 위해 조피클론zopiclone 7.5mg과 '불안을 해소할' 필요가 있을 때 사용하도록 항불안제 로라제팜lorazepam 1mg을 처방해 주었다. 그의 가족력에서 눈에 띄는 점으로는 앤드류의 어머니와 외조모가 '우울증' 진단을 받았고, 아버지는 '확실하지는 않지만, 조울증 또는 조현병'으로 진단을 받았다. 그러나 앤드류의 아버지는 중간 규모 회사의 CEO였기 때문에 아버지에 대한 양극성장애 진단이 더 신빙성이 있을 것 같다. 아버지는 25세 때 한 차례 입원한 적이 있지만, 그는 그때 이후로 리튬으로 유지치료를 받으면서 아주 잘 지내고 있다.

면담에서 앤드류는 잘 차려입은 상태이고, 그가 밝힌 연령처럼 보인다. 앤드류는 '매우 슬픈' 기분이 드는 상태이고 불쾌해하는 모습이다. 그의 말은 압력을 받는 상태(빠르면서도 사실상 중단시키기 어려울 정도로 끊임없이 말함)지만, 목소리 크기는 정상이다. 그는 매우 산만해서 이야기의 초점 및 방향 변화가 어렵다. 그의 사고 형태는 사고비약flight of ideas(사고들 간의 피상적으로만 연관된 연결과 함께 사고의 급속한 이동)을 나타내고 있다. 그의 사고 내용은 일자리 상실에 대한 되새김에 관한 것이다. 그는 자살 또는 타살 사고는 없다.

논의

앤드류는 4주 기간 동안 '정말 슬펐고', 일과 사회생활에서 흥미를 잃었다. 그는 식욕상실, 수면 곤란, 미래에 대한 무망감, 온종일 극도의 피로와 '기력 저하', 그리고 집중력 저하가 있다(예, 정서 장해가 있고, 이전에는 적지 않고도 기억할 수 있었던 손님들의 주문 내용을 기억 못함). 이러한 증상을 초래할 수 있는 약물 사용 또는 다른 의학적 상태가 없는 상태임을 감안할 때, 이들 증상은 앤드류에게 주요우울장애(DSM-5, p. 160/169)가 있음을 나타내고 있다.

그러나 앤드류는 또한 대체로 우울증과 연관성이 없는 일부 추가 증상들을 보고하고 있다. 즉, 그는 평소보다 말이 많아졌고, '사고의 속도를 통제하기 어려워'하고 있으며('명백히 말이 많음'), '의미 없고 서로 연결되지 않은 생각들'에 대해 경주사고가 있다고 느끼고 있다. 평가를 담당한 정신과 의사는 앤드류가 실제로 압력언어와 사고비약이 있음을 관찰하게 된다. 이 외에도 앤드류는 충동적으로 자신이 감당할 수 없을 정도의 물건을 구입하고 온라인 포커 게임을 하는 등, 자신에게 해를 입히는 활동에 참여한다. 그의 처지는 그가 구매한 물건 값과 도박에서 잃은 돈으로 인해 한 달 만에 5천 달러의 은행잔고가 있었던 상태에서 1만 달러의 빚지는 상황으로 탈바꿈되었다. 주요우울장애 삽화의 경과 동안 3가지 조증유사 증상의 발현이 다른 사람들에 의해 관찰될 수 있고, 앤드류의 평소 행동으로부터 변화가 있다. 그러나 이러한 증상들은 조증 또는 경조증 삽화의 진단기준을 완전히 충족시키지는 못한다. 왜냐하면 비정상적이고 지속적으로 증가된 고양, 팽창, 또는 과민한 기분활동이 없고, 비정상적이고 지속적으로 증가된 활동 또는 기력이 없기 때문이다. 대신, 이러한 조증유사 증상들은 주요우울장애 진단에 혼재성 양상 동반 명시자(DSM-5, p. 184/194)의 추가를 정당화하고 있다.

주요우울장애, 혼재성 양상 동반 진단에는 항우울제에 의한 완전히 진행된 조증 삽화의 촉발을 막기 위해 환자의 항우울제에 대해 면밀한 관찰이 필수로 요구된다. 만일 환자가 과거에 항우울제 관련 조증 증상의 과거력이 있다면(앤드류는 없음, 3.1절 '세 차례 이혼한 여성' 참조), 리튬, 카르바마제핀, 또는 발프로산[valproic acid] 같은 기분안정제를 치료를 위한 투약방식에 추가하는 것이 현명할 것이다.

플로리다 처방

5년 전 겨울, 의사이면서 결혼해서 두 자녀를 둔 존 레드랜드[John Redland](남, 42세)는 보스톤 소재 대학병원의 특수 우울증 치료 프로그램에 등록신청을 했다. 그는 지난 몇 주에 걸쳐 자신이 재차 우울증으로 미끄러져 들어가는 것을 느꼈다고 했다.

레드랜드 박사는 첫 우울증이 21세 때 자신이 살고 있던 플로리다에서 워싱턴 D.C의 도심지로 이사한 직후에 발생했다고 말했다. 우울증은 그 후 4년, 즉 대학 재학 시절, 의과대학 초기에 겨울이 될 때마다 재발했다. 이러한 삽화들 중 가장 최근의 것이 진행되는 동안 레드랜드 박사는 입원했고, 재발성 우울증 때문에 평생 목표였던 의사로 성공할 것 같지 않다고 말했다. 그의 우울증은 여전해서 이듬해에 병원에서 심리치료로만 치료를 받았고, 봄이 되면서 관해되었다. 우울증은 수년간 다시 나타나지 않았고, 래드랜드 박사는 의과대학과 인턴십을 무사히 마칠 수 있었다. 그러나 그해 겨울에 다시 발병된 우울증은 래드랜드 박사가 대학 치료 프로그램에 지원하기 전까지 9년간 지속되었다.

레드랜드 박사는 자신의 우울증 삽화에 동일한 패턴이 있는 것 같다는 인식을 하게 되었다. 증상들이 12월 첫 주 무렵(3주 전후)에 시작되어 4월경까지 상승하기 시작한다. 거의 매년 우울증 발병은 점진적이지만, 때로 일부 환경적 스트레스에 대한 반응으로 보다 급격히 발생한다. 우울증이 발생하면, 레드랜드 박사는 무기력, 무감각, 과민, 비관적인 상태가 된다. 그의 기분은 아침에 더 악화되며, 밤새도록 잠을 자지 못한다. 또한 탄수화물(빵, 케이크, 쿠키)을 갈망하여 체중이 증가한다. 그는 겨울철에 입는 옷들이 흔히 여름 것에 비해 두 사이즈가 크다는 사실을 알게 되었다. 그는 버뮤다에서 겨울휴가를 보내는 동안 기분이 훨씬 나아졌던 사실을 기억한다. 즉, 그의 기분은 그곳에 도착한 지 며칠 지나지 않아 나아졌던 반면, 북미 지방으로 돌아온 지 며칠 되지 않아 증상이 재발했다. 그는 또한 뉴욕주 시라큐스에서 근무했을 때, 특히 겨울에 어려움을 겪었던 기억이 떠올랐다. 이처럼 위도, 날씨, 기분 간의 연관성은 래드랜드 박사로 하여금 기후가 실제로 자신의 기분 변화에 영향을 줄 수 있는지에 대한 궁금증을 불러일으키게 했다.

레드랜드 박사가 치료 프로그램에 처음 참여했을 때, 그는 수년간 심리치료와 삼환성 항우울제인 데시프라민desipramine 1일 175mg으로 치료받았다. 그는 이 2가지가 결합된 치료방법이 '매우 효과적'이라는 사실을 알게 되었다.

레드랜드 박사가 치료 프로그램에 들어왔을 때, 그는 계속해서 데시프라민으로 유지치료를 받았다. 또한 특히 계절성 정동장애 치료를 위해 고안된 1만 루멘의 라이트 박스(낮은 자외선이 방출되는 고광도의 빛을 내는 기구)로부터 빛에 노출시키는 것이 포함된 '광치료'를 받았다. 그는 매일 아침 그의 얼굴로부터 약 18인치(*역자 주. 약 46cm) 거리에서 라이트 박스로 30분간 치료를 받았다. 치료가 시작된 지 일주일이 지나자, 그는 훨씬 덜 우울해졌고, 해밀턴 우울증평정척도Hamilton Rating Scale for Depression 점수가 21에서 8로 떨어졌다.

환자의 우울증이 반응을 보이자, 데시프라민 투여량은 1일 250mg으로 늘렸고, 주간시간 동안 15분간 광치료가 유지되었고, 저녁시간에 다시 실시되었다. 그는 광치료와 데시프라민을 결합시킨 치료방법으로 치료를 받게 되면서 우울증이 없어진 상태를 유지했다. 레드랜드 박사는 그때 이후로 매년 겨울 광치료를 받고 있고, 겨울기간 동안 데시프라민 투여량을 175mg에서 250mg으로 늘리고 있다. 그는 지난 4년간 사실상 우울증이 없는 상태를 유지하고 있어서 현재는 심리치료를 받지 않고 있다.

논의

레드랜드 박사가 주요우울장애, 재발성 삽화(DSM-5, p. 160/169)를 겪고 있다는 사실에는 거의 의심할 여지가 없다. 그는 다수의 지속적 우울 기분, 수면 방해, 식욕 증가와 체중 증가, 기력 저하, 그리고 평소 활동에 있어서의 흥미상실 삽화가 있어 왔다. 레드랜드 박사가 처음으로 우울증 치료 프로그램에 도착했을 때 그는 재차 '우울증으로 빠져들고' 있었다. 그 당시는 경도로 기입되었지만, 과거에 그의 우울증은 고도였다.

레드랜드 박사의 우울증에 있어서 특이한 점은 겨울에 시작해서 봄에 관해되는 것이다. 1년 중 특정 기간 동안 주기적으로 시작과 종결을 짓는 재발성 기분장애는 흔히 '계절성 정동장애seasonal affective disorders'로 불린다. 레드랜드 박사의 사례에서 우울증은 가을 또는 겨울에 시작해서 봄에 관해되는 가장 흔한 패턴을 나타내고 있다. 덜 흔한 패턴에는 여름에 시작해서 가을 또는 겨울에 관해되는 재발성 우울증 또는 조증 삽화가 포함된다. DSM-5에서 계절성 정동장애의 개념은 지난 2년 중 적어도 매년, 동일한 기간 동안 비계절성 삽화 없이 계절성 삽화가 반드시 발현되어야 한다는 요건이 필수로 요구되는 계절성 패턴 동반 명시자(DSM-5, p. 187/196)로 표현된다. 계절성 삽화는 환자의 평생에 걸쳐 비계절성 삽화의 수보다 상당히 많아야 한다.

레드랜드 박사의 체중 증가와 탄수화물 갈망은 계절성 정동장애 사례의 전형적인 특징이다. 다른 관점에서 볼 때, 그의 사례는 비전형적이다. 계절성 정동장애가 있는 대부분의 환자는 여성들로, 대개 수면 방해(불면증)보다는 수면 증가(과다수면증)를 호소한다.

계절성 정동장애가 있는 다수의 환자처럼, 여름기간 동안 레드랜드 박사는 항우울제 투여량을 줄이고 광치료를 중단할 수 있다. 그러나 겨울이 되면 그는 우울증 재발로 며칠 이상 광치료를 중단할 수 없다.

4.3 지속성 우울장애(기분저하증)

지속성 우울장애(기분저하증)persistent depressive disorder (dysthymia)는 적어도 2년(아동 · 청소년은 1년)

동안 "우울 기분이 하루의 대부분, 없는 날보다 있는 날이 더 많은"(DSM-5, p. 168/177) 것이 특징이다. 우울 기분이 동반되는 경우, 적어도 2가지 추가 증상(예, 식욕 저하 또는 과식, 불면증 또는 과다수면증, 기력 저하 또는 피로, 자존감 저하, 집중력 저하 또는 의사결정 곤란, 그리고 무망감이 있어야 한다. 지속성 우울장애를 정의하는 양상은 만성으로, 우울증 지속은 장기적인 결과의 가장 중요한 부정적인 예후 지표로 입증되는데, 이는 우울증 자체의 심각도보다 더 중요하다. 만성에 대한 필수요건을 확인하려면, 개인이 우울 증상이 없는 2년 동안 2개월 이상 지속되지 않아야 한다. 지속성 우울장애 진단을 받으려면, 개인은 조증 삽화, 경조증 삽화, 또는 순환성장애(제3장 '양극성 및 관련 장애' 참조)를 겪은 적이 없어야 한다.

지속성 우울장애의 정의에서 만성이 심각도보다 선행하는 것을 고려할 때, 2년 동안 우울증의 심각도는 사례에 따라 매우 다를 수 있다. 주요우울장애의 심각도 역치 아래의 비교적 경미한 만성 우울증이 있는 사람들이 있는가 하면, '이중 우울증double depression'으로 불리는 상황인 주요우울장애 재발성 삽화로 마무리되는 만성 경도 우울증의 배경을 지닌 지속성 우울장애가 있는 사람들도 있다. 그런가 하면, 끝으로 증상 발현이 근본적으로 2년 동안 매일 주요우울장애의 진단 필수요건을 충족시키는 고도 만성 우울증이 있는 사람들도 있다. 후자의 2가지 상황을 고려할 때, 주요우울장애로 추가 진단함으로써 우울증이 주요우울 삽화의 심각도 역치에 도달할 만큼 고도라는 사실을 나타낼 필요가 있다.

지속성 우울장애는 발병 연령에 따라 달라지는데, 이는 조기 발병(21세 이전) 또는 후기 발병(21세 이상)으로 명시될 수 있다. 조기 발병된 사람들은 성격장애(제18장 참조)와 물질사용장애(제16절 참조)를 발달시킬 가능성이 더 높다. 앞서 설명한 보다 경미한 것과 보다 심각한 우울 증후군의 다양한 종단적 패턴은 다음과 같이 지속성 우울장애로 명시될 수 있다.

- 만일 개인이 지속성 우울장애가 있지만 2년 동안 주요우울장애 삽화가 한 번도 없었다면, 이 장애는 '순수한 기분저하 증후군 동반with pure dysthymic syndrome'(즉, DSM 이전 판에서는 기분저하장애 또는 기분저하증)으로 명시된다.
- 만일 개인이 직전의 2년 내내 지속되었던 주요우울장애를 가지고 있다면, 이 장애는 '지속성 주요우울 삽화 동반with persistent major depressive episode'(즉, 만성 주요우울장애)으로 명시된다.
- 다음의 2가지 발현은 흔히 '이중 우울증'으로 불린다.
  - 만일 개인이 현재 주요우울장애가 있지만 지난 2년간 주요우울장애의 진단적 역치에 미치지 못했던 기간이 8주 이상이라면, 이 장애는 '간헐성 주요우울 삽화 동반with intermittent major depressive episodes, 현재 삽화 있음with current episode'으로 명시된다.

– 만일 개인이 현재 주요우울장애가 없지만 직전 2년간 삽화가 있었다면, 이 장애는 '간헐성 주요우울 삽화 동반, 현재 삽화 없음without current episode'으로 명시된다.

나머지 명시자 '부분 관해 상태'와 '완전 관해 상태', 증상 명시자(예, 불안증 동반, 혼재성 양상 동반), 그리고 심각도 명시자(즉, 경도, 중등도, 고도)는 주요우울장애의 경우 지속성 우울장애에 적용된다(4.2절 서론 참조).

정의에 의하면, 지속성 우울장애의 경과는 만성이다. 증상이 주요우울 삽화 수준까지 상승하는 경우, 이들은 보통 나중에 이전의 보다 낮은 수준으로 환원되지만, 우울 증상이 주요우울 삽화에서보다 지속성 우울장애의 맥락에서 주어진 시간 기간 동안 해소될 가능성은 훨씬 적다. 이 장애가 심리사회적 기능에 미치는 영향은 주요우울장애의 것만큼 또는 더 클 가능성이 있다.

중견간부

이사벨 가르시아Isabella Garcia(여, 28세)는 대기업의 중견간부로, '지지'치료를 받기 위해 시니어 정신분석가에게 의뢰되었다. 그녀는 경영학 전공으로 석사학위를 받았고, 캘리포니아로 이주하여 1년 6개월 후 대기업에서 근무하게 되었다. 그녀는 '우울증'과 직장, 남편, 미래에 대한 전망 등 모든 것에 대한 '무망감'을 호소했다.

가르시아 양은 이전에 광범위한 심리치료를 받은 적이 있다. 그녀는 대학 재학 중 3년간 주당 2회 '분석가'를, 대학원 재학 중에는 1년 6개월간 '행동치료자'를 만났다. 그녀의 호소 내용은 16세 또는 17세 이래로 겪어 온 지속적인 우울 기분, 열등감, 그리고 비관적인 감정에 관한 것이었다. 가르시아 양은 대학에서 비교적 공부를 잘했지만, '정말 지적인' 학생들에 대해 지속적으로 곰곰이 생각하곤 했다. 그녀는 대학과 대학원 재학 중에 데이트를 했지만, '특별하다'는 생각이 들 정도의 남성과는 항상 열등감과 위협감이 느껴져서 사귀려고 하지 않았다고 했다. 그녀는 이러한 남성을 보거나 만날 때면 뻣뻣하고 냉담하게 행동하거나 가능한 한 신속히 자리를 뜨고는 스스로를 자책하면서 수개월 동안 그 남성에 대한 공상에 잠기곤 했다. 그녀는 치료가 도움은 되었지만, 여전히 우울하지 않았던 때가 있었는지 잘 기억나지 않는다고 했다.

졸업 직후, 가르시아 양은 한때 데이트했던 남성과 결혼했다. 그녀는 그가 '특별'하지는 않지만 비교적 바람직하다고 생각했고, 무엇보다도 함께할 '남편이 필요하다.'는 느낌이 들어서 그와 결혼했다. 결혼한 지 얼마 되지 않아, 부부는 사소한 일로 다투기 시작했다. 가르시아 양은 그의 옷, 직장, 그리고 그의 부모에 대해 매우 비판적이었다. 반면, 그는 오히려 그녀가 거부적이고, 통제적이며, 기분 변화가 심하다고 여겼다. 가르시아 양은 그와 결혼한 것이 실수였다는 느낌이 들기 시작했다.

최근 가르시아 양은 직장에서도 어려움을 겪고 있다. 그녀는 회사에서 가장 하찮은 일을 맡고 있을 뿐, 중요하거나 책임을 질 수 있는 과제는 한 번도 주어지지 않고 있다고 여기고 있다. 그녀는 자신에게 주어진 일을 '대충대충' 하고 있고, 꼭 해야 할 일 외에는 절대 하지 않고 있으며, 자신의 감독자들에게 어떤 주장이나 주도성을 결코 보여 주지 않고 있다는 사실을 인정한다. 그녀는 자신의 직장 상사가 자기중심적이고, 무심하며, 불공정하다고 여기지만, 그럼에도 그의 성공은 존경하고 있다. 그녀는 자신이 적절한 '연고'가 없어서 직장에서 높은 자리까지 승진하지는 못할 것이고, 남편도 마찬가지일 거라는 느낌이 든다. 그러나 그녀는 돈, 지위, 권력에 대한 꿈이 있다.

가르시아 양의 남편과 그녀의 사회생활에는 몇몇 다른 부부가 포함되어 있다. 이 부부들 중 남성들은 보통 남편 친구들이다. 그녀는 이 여성들이 자신을 재미없고 인상적이지 않게 여기고 있다는 사실을 알고 있고, 자신을 좋아하는 사람들은 그녀 자신보다 더 나은 사람은 아닐 거라고 확신하고 있다.

결혼, 직장, 사회생활에 대한 불만족, 그리고 '삶'에서 피로감과 무관심의 무거운 짐을 지고 있는 가르시아 양은 세 번째로 치료를 받기 시작한다.

논의

가르시아 양의 결혼과 직업적 기능은 그녀의 만성 우울 기분, 낮은 자존감, 무망감, 그리고 비관주의적 태도에 의해 심각하게 영향을 받고 있다. 그녀는 현재 흥미 또는 기력 상실도 호소하고 있지만, 이러한 증상들은 그녀의 평소 상태로부터의 현저한 변화를 나타내는 것 같지는 않다. 그녀의 우울증, 그리고 연관된 증상들이 2년 이상 계속적으로 지속되어 왔다는 점에서 가르시아 양에게는 지속성 우울장애(기분저하증) 진단이 고려된다. 이 외에도 조증 또는 경조증 삽화의 증거가 없고, 이 장해가 지속적 정신병적 장애에 의해 더 잘 설명되지 않으며, 가르시아 양의 증상들은 물질(예, 남용약물 또는 치료약물) 또는 다른 의학적 상태(예, 갑상선기능저하증)의 생리적 효과에 기인되는 것이 아니다. 따라서 지속성 우울장애

(DSM-5, p. 168/177)로 진단이 내려질 것이다. 이 사례에서 청소년기에 기분 장해 발병은 조기 발병으로 기입될 것이다. 끝으로, 가장 최근의 만성 우울증이 있었던 2년 동안, 가르시아 양은 어떤 주요우울 삽화도 없었다는 사실을 고려할 때, 순수한 기분저하 증후군with pure dysthymic syndrome 동반 명시자가 적용된다.

많은 임상가는 가르시아 양의 우울 증상을 우울장애보다는 성격장애(제18장 참조)의 표현으로 간주할 것이다. 이들은 그녀의 우울 증상과 그녀가 자신, 타인, 세계와 관계를 맺는 특징적이고 지속적인 방식을 분리하는 것은 불가능하므로, 치료는 그녀의 특징적 스타일뿐 아니라 정동 증상에 대해 초점이 맞추어져야 한다고 주장할 것이다. 그러나 우울장애의 폭넓은 기준하에 있는 지속성 우울장애의 분류에 있어서 DSM-5에는 최적의 치료는 필연적으로 생물학적이거나 단지 증상 해소에만 초점이 맞춰져야 한다는 기본 가정이 없다.

망가진 신경

노마 진 루비Norma Jean Luby(여, 49세, 전업주부)는 일차 진료의사에 의해 우울증 평가를 받기 위해 중앙 애팔래치아 소재의 클리닉을 찾았다. 그녀는 얼굴이 창백했고 단정했으며, 검소한 옷차림으로 모발을 빗질해서 모두 뒤로 넘겼고 화장을 하지 않은 상태였다. 면담이 진행되는 대부분의 시간 동안, 그녀의 눈은 눈물로 가득 고여 있었지만 드러내어 울지는 않았다. 그녀는 천천히 아주 조심스럽게 말을 해서 때로 알아들을 수 없었다. 그녀는 소심하고, 절망적 · 의존적이며, 무기력 · 무망한 것처럼 보였고, "내 신경이 망가져서 아무것도 할 수 없어요."라는 말로 자신의 상황을 요약했다.

루비 부인은 '멍든 발목', 고통스러운 목 부분의 '매듭knots', 그녀의 몸 전체에 영향을 주고 있는 두통, 그리고 골반과 복통을 비롯해서 다수의 통증을 호소했다. 그녀는 다양한 위장 및 호흡기관의 불편감에 대해 설명했다. 일상적인 체계별 문진 실시에 있어서 그녀가 특정 신체 증상 발현에 관한 모든 문의에 대해 긍정적으로 반응할 것이라는 사실이 명백해졌다. 그녀는 삶 내내 우울증에 빠진 상태로 지내 왔고, 점차 악화되고 있다고 말했다. 그녀는 슬프고, 무기력하며, 희망이 없고, 두려웠다. 그녀는 기력이 없어서 거의 아무 일도 하지 않고, 집안 '이곳저곳에 앉아 있기만 했다.' 그녀는 어떤 것에도 흥미가 없었고, 즐거운 일이 전혀 없었다. 루비 부인은 잠들 수는 있었지만, 야간에 반복적으로 잠이 깼고, 동트기 전까지 잠이 깬 상태로 있곤 했다. 그녀는 식욕을 상실했고, 이전 2개월에 걸쳐 체중이 10파운드(*역자 주. 약 4.5kg)나 줄었다. 그녀는 과거에 다수의 체중 감소와 증가 삽화가 있었다. 그녀는 "어떤 것에도 집중할 수 없어요. 사람들은 나한테 말을 하고 있는데, 저는 그들이 말을 하고 있는 도중에 그들이 무슨 말을 하고 있었는지 기억이 나지 않아요."라고 말했다. 그녀는 또한 자신이 "아무것에도 관심이 없어요. TV조차도요."라고 말했다. 때로, 그녀는 자신의 이름을 부르는 목소리가 들린다고 생각하고 있다. 그래서 주변을 둘러보곤 하는데 아무도 없었다고 한다. 또한 잦은 '숨 막힘smothering' 삽화가 발생했는데, 이 시기에 그녀는 자신이 질식해서 죽을 것 같은 느낌이 들었다고 한다. 그녀는 현기증을 느끼곤 했고, 심장이 방망이질을 하곤 했으며, 양손이 따끔거리는 느낌이 들곤 했다.

루비 부인은 정식으로 정신의학적 평가나 치료를 받아 본 적이 없었다. 그러나 25년 전 그녀의 차트에 기록된 담당의사의 세부관찰 내용으로는 현재의 증상 발현과 거의 모든 부분에서 유사한 임상상을 나타냈다. 그녀는 수년에 걸쳐 다수의 '경미한 신경안정제'를 복용했으나 효과는 없었다. 신체적 질환(보통 감염 증상들)의 경도 자기한정성self-limited 삽화 외에, 그녀의 신체검진과 검사실 검사 결과는 이번의 경우와 마찬가지로 항상 정상 범위 내에 있었다.

루비 부인은 중앙 애팔래치아 산맥에서 태어나서 줄곧 그곳에서 살았다. 그녀는 8학년(*역자 주. 우리나라의 중학교 2학년)까지 학교에 다녔으나, "배운 것이 아무것도 없었어요."라고 말했다. 그녀는 학업을 중단하고 부모와 함께 '집에 머물렀을' 때에는 자신의 나이를 말하지 못했다. 그녀의 모든 형제자매는 집을 떠났다. 그러나 그녀는 "나는 집에 있으면서 엄마를 도왔어요."라고 말한다. 이것이 그녀가 23세 때 남편을 만나 결혼할 때까지의 상황이었다. 이들은 장성한 세 딸이 있다. 이전에 광부였던 그녀의 남편은 탄진폐증black lung disease (*역자 주. 오랫동안 석탄 가루를 마셔서 폐에 생기는 병)으로 인해 장애를 겪고 있다.

루비 부인은 5개월간 격주로 개인 지지적 심리치료와 치료약물 관리를 받았다. 그녀의 증상은 만성, 고정불변성, 그리고 다루기 힘든 성질이 두드러졌다. 그녀는 정기적으로 여러 회기 동안 항상 정시에 모습을 드러냈으나 자신의 상태에 대한 병식을 거의 드러내지 않았다. 그녀는 다양한 약물치료를 시도했다. 끝으로, 트라조돈trazodone(*역자 주. 우울증 치료용의 백색 결정성 분말)을 복용하던 중 그녀는 자신의 수면이 개선되었고, 그 결과 그녀는 그날 동안 '조금 나아진' 느낌이 드는 것 같다고 했다. 지난 25년간의 그녀의 의학적 기록 검토를 고려해 볼 때, 이것이 그녀가 처음으로 향정신성 치료약물에 대해 미약하나마 긍정적인 반응을 보고한 것이다.

논의

신체 증상somatic symptoms은 특정 문화권과 하위문화권(DSM-5, p. 749/825 '문화적 개념화' 참조)에서는 우울증의 흔한 증상 발현이다. 이 사례는 애팔래치아와 기타 북아메리카의 시골지역에서 살고 있는 사람들에게서 자주 나타나는 증후군의 예다. 이 증후군은 특정 신체적 원인 또는 질환에 대해보다는 '신경nerves'에 기인되는 신체적 · 정서적 불편감 패턴이 특징이다. 흔한 증상으로는 실신, 부분 마비, 건망증과 기억상실, 무력증과 위약감, 그리고 실신, 떨림, 또는 '붕괴going to pieces' 없이 힘이 많이 드는 신체적 활동 수행 불능이 있다. 이 사람들은 흔히 두려움이 많고 비주장적이라고 묘사되는데, 놀랍게도 자신들의 운명에 대해 거의 분노를 거의 드러내지 않는다. 이전의 시기에, 유사한 사례들에 대해 '히스테리hysteria'로 진단되었다.

루비 부인은 신체 증상에 대한 모든 문의에 대해 긍정적으로 반응했기 때문에, 신체증상장애somatic symptom disorder(9.1절 '의식소실' 참조)가 진단으로 고려될 필요가 있다. 그러나 이 환자는 자신의 증상의 심각성에 대해 집착하거나, 이에 대해 높은 수준의 불안이 지속되거나, 자신의 증상 또는 건강 염려에 대해 과도한 시간 또는 에너지를 소모—이들 중 적어도 한 가지가 신체증상장애 진단의 필수요건임—하고 있지 않은 것 같다.

루비 부인의 만성 경도 우울 기분, 그리고 무망감, 기력 저하, 불면증, 식욕 저하, 집중력 저하 등 이와 관련된 증상들은 지속성 우울장애(기분저하증; DSM-5, p. 168/177) 진단을 암시하고 있다. 그녀는 자신이 '평생 동안 우울'한 상태로 지내왔다고 보고하고 있기 때문에 조기 발병(즉, 21세 이전 발병) 명시자를 추가하는 것이 합리적이다. 그녀가 또한 주요우울장애 삽화가 추가로 있었는지는 불분명하다(그녀의 현재 상태로는 이 진단을 보장할 만큼 심각한 것 같지는 않음). 그러나 만일 지난 2년 이내에 한 가지 이상의 삽화가 있었다면, 간헐적 주요우울 삽화 동반, 현재 삽화 없음 명시자가 추가될 것이다. 숨 막힘과 현기증 삽화는 거의 확실한 공황장애(5.5절 '참고 견딤' 참조) 추가 진단의 가능성을 암시하고 있다.

한 가지 의문점은 루비 부인에게 소심성, 사회적 고립, 그리고 전반적인 비효과성 패턴이 있기 때문에, 성격장애로 진단되어야 하는지 또는 이러한 것들이 기저의 우울장애의 증상들인지의 여부다. 그녀의 성격 문제는 어떤 특정 DSM-5 성격장애로 적절히 기술되지 않는다는 점에서, 달리 명시된 또는 명시되지 않는 성격장애 진단을 추가하는 것은 이점이 거의 없는 것 같다. 더욱이, 오래된 지속성 우울장애가 있는 환자들의 대부분은 일부 비특이성 성격 장해를 보이기도 한다.

장애 입은 퇴역군인

로저 알브레히트Roger Albrecht(남, 37세)는 수면제 복용으로 자살을 시도한 이후에 스스로 VA 병원에 입원을 신청한다. 그는 특별히 이러한 시도를 촉발시킨 것은 없지만, 10년 전 이라크에 파병되었다가 돌아온 이후로, 그동안 약간의 변동은 있었지만 전반적으로 매우 우울했다고 말한다.

알브레히트 씨는 아동기와 청소년기는 비교적 정상적이었다고 한다("이라크에 도착하기 전까지는 내 삶에서 이런 느낌이 든 적은 없었습니다."). 그는 고등학교 시절 내내 친구들이 있었고, 학업성적이 항상 적어도 평균 정도는 되었고, 법적 또는 다른 권위 있는 인물들과의 문제를 일으킨 적은 없었다. 그는 여자 친구들이 많았지만 결혼한 적은 없었다. 고등학교 졸업 후, 그는 기술학교에 진학해서 전기기사 훈련을 받은 후 육군 예비군에 입대했다. 그는 직장생활을 하던 중 예비군으로부터 이라크 군복무에 소집되었다. 그는 그곳에서의 폭력을 몹시 혐오했으나, 언젠가 단체정신에 휩쓸려 '재미로' 민간인을 살해한 적이 있다. 이러한 일은 그에게는 전적으로 자신의 성격과 일치하지 않는 것인 것 같았다. 이 사건에 대한 기억은 끊임없이 그의 뇌리에서 떠나지 않고 있고, 그는 죄책감으로 몹시 괴로워하고 있다. 그는 연장된 복무기간을 채우고 나서 명예롭게 제대했고, 삼촌이 그를 고용했던 3주를 제외하면 일을 하지 않고 있다. 그는 다양한 형태의 정부보조금으로 살고 있다.

군대에서 알브레히트 씨는 폭음과 닥치는 대로 약물 사용을 시작했고 대부분의 약물을 남용했지만, 최근 몇 년 동안에는 거의 술만 마시고 있다. 그는 지난 10년 동안 거의 계속해서 심하게 과음을 해 오고 있고, 의식상실, 공공장소에서의 만취 혐의로 잦은 구속, 그리고 술집에서 술에 취해 벌인 싸움으로 인한 부상 등의 문제를 나타내고 있다. 그는 지인들은 있으나 친구는 없다. 그는 '술을 끊을 때'마다 심각할 정도로 우울감이 들어서(이는 술을 마실 때도 마찬가지임), 지난 7년 내에 4차례나 자살을 시도했다. 그의 가장 최근의 자살시도가 있기 전 달 동안, 그는 알코올치료 합숙소에서 살고 있었고, 그가 기억할 수 있는 가장 긴 금주기간이었다. 이전의 모든 감주 시도는 실패로 돌아갔다.

알브레히트 씨는 위엄 있는 태도와 함께, 매우 슬프고 생각에 잠겨 있는 자기성찰적인 남성의 모습이다. 비공식적인 대화에서 그는 적어도 정상 지능인 것 같다. 그는 어떤 것에도 흥미가 없고, 자신이 다른 사람들이 즐거워하는 모습을 보면 너무 질투가 나서 때려 주고 싶다는 사실을 털어놓는다. 이러한 충동은 그의 흔들림 없이 점잖은 행동으로는 증거를 찾을 수가 없다. 과거에 몇 차례의 알코올 금단 섬망기간을 제외하면, 망상의 증거와 환각의 과거력은 없다. 알브레히트 씨의 식욕은 정상이고, 성욕 역시 정상이다("그렇지만 난 그것을 즐기지는 않습니다."). 그는 치료약물이 없이는 수면 개시 또는 유지에 어려움이 있다. 그는 정신운동 완서증psychomotor slowing은 없고, 다만 '멍한 상태'에 빠지는 것을 호소한다.

병원에서의 2주 후, 알브레히트 씨는 여전히 병동 주변에서 길을 찾는 데 어려움이 있었다. 그는 신경심리검사 실시 협조에 매우 잘 동기화되어 있는 것 같았고, 자신의 장애에 의해 극도로 고통을 받고 있었다. 검사 결과, 즉시 및 장기 기억 손상, 운동불능증(복합적 협응운동 곤란), 실인증(감정해석과 사물인식 불능), 말초신경증peripheral neuropathy(손과 발의 신경 손상으로 인한 위약감, 무감각, 그리고 통증), 그리고 구성 곤란(물건 쌓기, 조립, 또는 그리기 불능)이 있는 것으로 나타났다. 그의 IQ는 66이었다.

알브레히트 씨는 항우울제에 반응하지 않았다. 그는 자살이 완수되지 못한 것에 대해 아쉬워하면서, 상황이 더 나아지지 않는다면 확실히 죽고 싶다고 말한다.

논의

알브레히트 씨의 입원을 야기한 것은 그의 오래된 우울 증상인 자살 시도였다. 수면 곤란, 멍한 상태, 재발성 자살행위와 같이 연관된 증상과 함께, 10년간 지속되어 온 우울 기분과 무쾌감증은 만성 주요우울장애를 암시한다. 이 삽화는 2개월 이상의 완전 관해 없이 이전의 2년간 지속되어 왔으므로, 진단은 지속성 우울장애(기분저하증; DSM-5, p. 168/177)다. 현저한 우울 증상이 없는 기간이 있었다는 증거가 없기 때문에, 임상가는 지속성 주요우울 삽화 동반 명시자와 주요우울장애 동반이환 진단을 기입해야 할 것이다. 알브레히트 씨의 우울증은 청소년기에 시작된 것 같지는 않으므로 후기 발병으로 기입될 것이다. 끝으로, 증상과 기능 손상이 경도와 고도 사이에 있으므로 심각도는 중등도로 기입된다.

알브레히트 씨는 오랜 과음, 성공적이지 못한 알코올 사용 감량 시도, 알코올 사용으로 인한 사회적 · 직업적 및 여가 활동에의 참여 감소, 알코올 사용으로 인해 초래되는 재발성 문제(의식상실, 잦은 구속, 술집에서 사소한 일로 다툼)의 인식에도 불구하고 지속적인 음주의 오랜 과거력이 있다. 금단(알코올 금단 섬망) 삽화 과거력과 함께, 이러한 증상들은 고도 알코올사용장애(DSM-5, p. 490/537)의 발현을 나타내고 있다.

더욱이 알브레히트 씨는 고도 기억상실과 고위 대뇌피질 손상의 증거(운동불능증, 실인증, 구성 곤란)가 있고, 기능을 저하시키는 지적 능력 감소(IQ=66)가 있다. 이러한 증상들은 명백히 오랜 알코올사용장애 과거력으로 인한 것이고 기억상실에 국한되지 않기 때문에(알코올로 유발된 주요신경인지장애, 기억상실-작화형amnestic-confabulatory type에서처럼), 알코올로 유발된 주요신경인지장애(DSM-5, p. 627/684) 진단이 주어진다.

4.4 월경전불쾌감장애

DSM-5에서는 다음과 같은 2가지 징후 및 증상 집단으로 월경전불쾌감장애premenstrual dysphoric disorder가 정의된다.

- 첫 번째 집단은 불쾌감의 고전적인 징후와 증상으로 이루어져 있다(① 정동적 불안정성[예, 갑작스러운 기분 변화], ② 현저한 과민성이나 분노 또는 대인관계 갈등 증가, ③ 현저한 우울 기분, 무망감, 또는 자기비하적 사고, ④ 현저한 불안, 긴장감, 신경이 곤두섬 또는 초조감).
- 두 번째 집단은 흔히 우울증의 연관된 증상들로 이루어져 있다(① 활동에의 흥미 감소, ② 집중 곤란, ③ 무기력 또는 기력 결여, ④ 과식과 구체적인 음식 갈망 등 현저한 식욕 변화, ⑤ 과다수면증 또는 불면증, ⑥ 압도감 또는 통제불능감). 또한 두 번째 증상 집단에 포함된 것으로는 신체 증상이다(예, 유방 압통 또는 부종, 관절 또는 근육 통증, 부풀어 오르거나 체중이 증가된 느낌).

이 진단에는 여성이 이 2가지 증상 집단 중 각 집단으로부터 적어도 한 가지와 함께 최소한 5가지 전체 증상을 가지고 있어야 한다는 필수요건이 있다.

그러나 이 진단의 핵심은 이러한 증상들과 여성의 월경주기와의 관계다. DSM-5에 의하면, "대부분의 월경주기에서 월경 시작 1주 전에 적어도 5가지 증상이 발현되어야 하고, 월경 시작 수일 내에 증상이 호전되며, 월경이 끝난 주에는 증상이 최소화 또는 사라져야 한다"(DSM-5, p. 171/181). 월경전불쾌감장애의 증상 발병과 특히 해소의 월경주기 국면들과의 관계는 월경전불쾌감장애와 다른 정신장애(예, 주요우울장애)의 악화 상태를 구분하는 데 도움이 된다. 이러한 패턴은 적어도 전년도 동안 명백해야 한다. 다른 정신장애들과 마찬가지로, 월경전불쾌감장애는 현저한 고통과 심리사회적 기능 손상과 연관이 있다. 또한 이는 단지 다른 정신장애의 악화 또는 물질이나 다른 의학적 장애의 생리적 영향에 기인한 것이 아니어야 한다. 여성들은 때로 증상과 월경주기의 연합 시점을 잘못 보고하기 때문에, 이러한 패턴이 적어도 2회 증상주기 동안 전향적 일일평정prospective daily ratings에 의해 확인되기 전까지 진단은 잠정적으로 내려진다.

많은 여성은 '월경전증후군premenstrual syndrome'으로 불리는 월경주기와 관련된 다양한 인지적 · 신체적 증상을 경험한다. 월경전증후군과 월경전불쾌감장애를 구분하는 것은 전자에서 현저한 정동(예, 정동적 불안정성, 과민성 또는 분노, 우울 기분, 불안) 증상의 결여다. 월경전증후군은 일반적으로 덜 심각한 상태로 간주된다. 월경전불쾌감장애의 12개월 유병률은 월경하는 여성들의 1.8~5.8%로 추산된다. 이는 초경 이후에 언제든지 시작될 수 있다. 이는 여성이 폐경에 접근하면서 악화될 수 있다. 월경전불쾌감장애는 전 세계적으로 인구에서 발견된다. 이는 현저한 결혼 갈등과 아동, 기타 가족 구성원, 또는 친구들과의 문제와 연관성이 있을 수 있다.

편집증과 위험성

트레이시 쇼Tracy Shaw(여, 32세)는 과체중과 사나운 표정을 지은 상태로 경찰에 의해 정신과 응급실로 데려져 왔다. 이 일은 쇼 양이 자녀가 다니는 학교의 교장실에서 몹시 화를 내면서 의자를 밀쳐 전신거울을 박살 낸 이후에 이루어졌다. 그녀를 검진한 정신과 의사는 그녀가 '편집증과 타인들에 대한 위험성'이 있다고 보고, 만일 그녀가 자발적 입원을 거부하면 즉각 비자발적 입원을 시키도록 권고했다.

쇼 양은 자발적 입원을 거부했다. 그녀는 학교에서 자신의 아이를 불공정하게 대우한 것에 대한 자신의 의심에는 충분한 이유가 있었고, 자신은 누구도 해를 입히지 않을 거라고 말했다. 그녀는 자신이 월경 전이어서 특별히 긴장되고, 과민했으며, 화가 나 있었다고 했다. 그녀의 남편은 그녀의 결정을 지지했고, 책임을 지고 다음 날 그녀를 다시 데리고 와서 정신과 의사를 만나도록 하겠다고 했다. 그날 저녁, 쇼 양의 월경이 시작되었다.

다음 날, 쇼 양이 정신과 의사의 앞에 나타났을 때 그녀는 전혀 '다른 사람'처럼 보였다. 그녀는 아주 이완된 상태로, 분노와 과민성은 자취를 감췄고, 유머감각을 나타냈다. 그러나 학교장이 자신의 자녀를 불공정하게 대우한 것에 대해서는 반드시 해명해야 한다는 확신은 여전히 남아 있었다.

쇼 양은 자신에게 초경이 시작된 시점에 시작되어 20대 이후로 악화된 매월 월경 전 증상 과거력이 있음을 밝혔다. 증상은 매월 동일하지는 않았다. 자살사고를 동반한 우울증이 나타나는 때가 있었는가 하면, 초콜릿을 갈망하여 체중이 일주일에 5~10파운드(*역자 주. 약 4.5~9kg)나 불어난 적도 있다. 그런가 하면, 두드러기가 심하게 난 적도 있으나, 몇 개월간은 전혀 증상이 없었던 적도 있다. 증상은 항상 그 시기를 예측할 수 있었는데, 월경이 시작되기 전주에 발생해서 월경이 시작되면서 관해되었다.

쇼 양은 만성 우울증과 걱정이 많은 어머니와 알코올 중독자 아버지의 맏딸이었다. 결혼 전, 그녀는 가족의 보호자였다. 쇼 양의 청소년 시절, 어머니는 우울증에서 현저하게 회복되었으나, 딸이 고등학교 졸업하고 집을 떠나 결혼할 무렵 신체적으로 급속히 나빠져서 결국 세상을 떠났다.

쇼 양은 현재 초등학교 4학년 아동의 어머니이자 알코올 중독이 있으면서 암 투병 중인 형제자매에 대해서뿐 아니라, 장애가 있는 남편에 대해 일차적인 책임을 지고 있다. 그녀의 남편은 고도 우울증이 있었고, 1년 6개월 전 수술을 받은 이후로는 전혀 일을 할 수 없는 상태로 지내오고 있다. 쇼 양은 남편의 가족들과 함께 살고 있는데, 남편과 시부모는 심각한 알코올 문제가 있다.

쇼 양은 가족의 보호자다. "제가 모든 일을 챙기지 않으면, 내 자존심이 허락하지 않아요. 저는 왠지 저를 위한 일을 하면 죄책감이 들어요." 쇼 양은 삶의 요구에 잘 대처할 수 있고, 보통 우울해하지 않는다. 다만, 월경할 때가 되면 '모든 세상이 몰려오면서 한꺼번에 무너지는' 느낌이 든다.

논의

쇼 양의 정신의학적 평가로 이어진 통제되지 않는 행동은 그녀가 정신병적이고 잠재적으로 다른 사람들에게 위험하므로 비자발적 입원이 요구된다는 정신과 의사의 제안으로 이어졌다. 다행히, 쇼 양은 자신이 정신병적이 아니라 항상 월경 며칠 전에 발생하여 월경 시작과 함께 관해되는 삽화성 어려움으로 고통받고 있다고 의사를 설득할 수 있었다. 그녀의 증상은 주기마다 다양해서 우울증, 분노, 과민성, 긴장감, 과식을 포함하고 있다. 삽화 사이에 명백한 증상은 전혀 나타나지 않는다.

이렇게 월경 전 국면에 시작되어 월경 시작과 함께 관해되는 재발성 불쾌감 삽화 패턴은 월경전불쾌감장애(DSM-5, p. 171/181) 진단을 암시한다. 확진을 위해 정신과 의사는 쇼 양에게 이러한 변화가 항상 월경주기와 연관성이 있다는 그녀의 인상을 입증하기 위해 적어도 2주기 동안 그녀의 기분과 행동에 대해 매일 평정하도록 요구할 필요가 있다. 이 외에도 불쾌감과 기타 연관된 증상들 중 5가지가 지난 1년에 걸쳐 월경 전 주요 기간의 대부분 시간 동안 나타났는지, 그리고 이러한 증상들이 그녀의 기능을 손상시켰는지 확인할 필요가 있다.

4.5 다른 의학적 상태로 인한 우울장애

모든 또는 거의 모든 활동에서 우울 기분 또는 현저하게 감소된 흥미나 쾌감의 현저하고 지속적인 기간이 다른 의학적 상태의 직접적인 병태생리학적 결과인(또는 이로 인해 초래된) 경우, 적절한 진단은 다른 의학적 상태로 인한 우울장애depressive disorder due to another medical condition가 되어야 한다. 이 진단은 임상적 과거력, 신체검진, 또는 검사실 검사에 의해 검증되어야 한다.

일단 일반적인 의학적 상태로 진단되었다면, 우울증에 대한 병인학적 관계가 설정되어야 할 필요가 있다. 우울증 발달은 특정 의학적 상태(예, 뇌졸중, 헌팅턴병, 파킨슨병, 외상성 뇌 부상, 쿠싱병Cushing's disease, 갑상선기능저하증)와 연관이 있는 것으로 알려져 있다. 병인학적 관계에 대한 증거는 기분 장해의 발병, 악화, 또는 관해와 의학적 장애의 경과에서 이에 상응하는 변화 사이의 명백한 일시적인 연관성일 것이다. 다른 의학적 상태로 인한 우울장애 결과의 실질적인 경과는, 기능상의 결과를 포함해서 대부분 기저의 의학적 상태의 성격과 치료 효과에 따라 좌우될 것이다.

다른 의학적 상태로 인한 우울장애의 특징은 명시자로 나타낼 수 있다. 만일 주요우울장애의 진단기준에 완전히 충족되지 않는다면, 우울증 양상 동반with depressive features으로 진단된다. 만일 주요우울 삽화에 대한 진단기준에 완전히 충족된다면, 명시자는 주요우울 유사 삽화major depressive episode다. 만일 우울 증상과 함께 조증 또는 경조증(제3장 '양극성 및 관련 장애' 참조)의 일부 증상이 있다면, 이 장애는 혼재성 양상 동반with mixed features으로 기재된다.

토이 디자이너

2년 전, 토이 디자이너 래이 맥킨지Ray McKenzie(남, 45세)가 전깃줄로 목을 매 자살 제스처를 보여 병원에 입원되었다. 입원 4개월 전, 맥킨지 씨의 가족은 그가 점차 우울해지는 것이 느껴졌다. 가정에서 그는 장시간 의자에만 앉아 있었고, 평소보다 오래 잠을 잤으며, 집에서만

빈둥거렸고, TV 저녁뉴스를 시청하던 습관이 사라졌다. 한 달이 채 지나지 않아 맥킨지 씨는 아침에 일어나지 못해 출근하지 못했다. 그는 상당한 죄책감을 표출하면서도, 가족들의 강압적인 요구가 있기 전까지는 도움 요청을 엄두조차 내지 못했다. 맥킨지 씨는 2개월간 외래환자 항우울제 치료에 반응이 없었고, 입원을 초래한 심각한 자살시도 전에도 칼로 손목을 긋다가 포기한 적이 몇 차례 있다.

신체검진 결과, 두개뇌압intracranial pressure 상승 징후가 나타났고, 뇌 컴퓨터 단층촬영(CT) 검사 결과, 대형 전두엽 뇌종양이 나타났다. 곧 수술을 받은 맥킨지 씨의 종양은 이내 제거되었다. 수술 2년 후, 맥킨지 부인은 외과 의사에게 수술 후 남편의 우울증이 해소되어 너무 희망적이라고 말했다. 그럼에도, 맥킨지 씨는 복직에는 관심이 없이 집에서만 시간을 보내고 있다. 맥킨지 씨는 어떤 불편감도 호소하고 있지는 않지만, 그의 부인은 그가 이전에 보였던 열정과 '재기발랄'이 사라졌고, TV에도 집중하기 어려워하는 것 같다고 전한다.

논의

우울 기분, 자살 제스처, 수면 증가, 흥미 상실, 죄책감 이 모두는 주요우울장애의 과거 삽화를 암시한다. 맥킨지 씨의 증상은 이 장애의 것들과 동일하지만, 수술 전 장해는 전두엽 뇌종양frontal-lobe brain tumor에 의해 초래된 것으로 추론하는 것이 합당하다. 따라서 진단은 뇌종양으로 인한 우울장애, 주요우울 유사 삽화 동반depressive disorder due to brain tumor, with major depressive-like episode(DSM-5, p. 180/189)이다.

일부 임상가는 수술 결과에 따라 뇌종양과 우울 증상 간의 일시적 관계를 명료하게 나타내기 위해 잠정적 진단으로 기록하는 것을 선호할 수 있다. 만일 우울증이 뇌종양 제거 이후에 개선된다면, 뇌종양으로 인한 우울장애 진단가 합당하게 될 것이다. 만일 맥킨지 씨의 우울증이 수술 후에도 지속된다면, 진단은 모호한 상태가 될 것이다. 왜냐하면 동시에 발달된 주요우울장애를 확실히 배제할 방법이 없기 때문이다. 그러나 후속 조치에서 맥킨지 씨의 진단은 본래의 진단에서 변경된다. 수술 2년 후에 나타난 두드러진 장해는 우울 증상보다 맥킨지 씨의 냉담성과 무관심으로 입증되는 현저한 성격 변화다. 성격 변화는 주요 또는 경도 신경인지장애(17.2절 '하이커/도보 여행자' 참조)에서 흔하다. 그러나 맥킨지 씨의 사례에서는 약간의 집중력 곤란이 있음에도, 그는 현저한 인지 저하의 증거는 보이지 않는다. 따라서 후속진단은 뇌종양으로 인한 성격 변화, 무감동형personality change due to brain tumor, apathetic type(DSM-5, p. 682/744)이다.

Chapter 5

불안장애

불안장애anxiety disorders는 과도한 공포나 불안 또는 불안 완화를 위해 초래되는 회피행동이 특징이다. 공포 경험, 그리고 이와 관련된 불안 정서는 삶의 정상적인 부분이다. 공포fear는 개인을 즉각적인 위협으로부터 보호하는 한편, 신체를 활성화시켜 신속히 위험을 피하게 하는 데 필수적이다. 다른 한편으로, 불안anxiety은 미래 지향적인 정동 상태로, 개인은 미래의 위협을 예견하고 다가오는 사건 또는 상황에 대한 통제 불능감과 취약감을 경험한다. 불안은 위험성의 원천에 주의를 이동시킴으로써 개인으로 하여금 위협의 단서에 경각심을 갖게 한다. 이에 개인은 지각된 즉각적인 위협에 직면하게 되는 경우, '투쟁 또는 도피fight-or-flight'에 필요한 자율신경계 각성으로 공포를 경험할 가능성이 높아진다. 예를 들면, 밤에 홀로 귀가하는 사람은 불안해질 수 있고, 주위를 둘러보면서 소음이나 그림자에 신경을 곤두세우며 숨어 있는 노상강도의 전조라도 발견하게 되면 달아날 준비를 하게 된다. 그러나 공포와 불안은 항상 적응적인 것은 아니다. 공포나 불안은 때로 현실적인 위협이 없는데도 발생할 수 있다. 또는 이러한 정서들은 공포 대상 또는 상황에 따른 실제 위험에 비해 훨씬 과도한 상태가 되기도 한다.

불안장애는 공포 또는 불안을 일으키는 대상 또는 상황의 유형, 경험하는 공포 또는 불안의 유형과 패턴, 그리고 회피행동의 발현과 범위에 따라 다르다. 불안장애에는 ① 분리불안장애separation anxiety disorder(애착 인물[대부분의 경우 부모이지만, 성인의 경우에는 연인이 되기도 함]로부터의 분리에 대한 공포 또는 불안), ② 선택적 함구증selective mutism(일부 상황[보통 사회적 상황]에서 말을 하지 못함), ③ 특정공포증specific phobia(공포나 불안이 특정 대상 또는 상황[개, 뱀, 높은 곳, 비행]과 관련됨), ④ 사회불안장애(사회공포증)social anxiety disorder (social phobia)(타인들의 시선이 포함된 사회적 상황에 대한 공포나 불안), ⑤ 공황장애panic disorder(재발성의 예기치 않은 '공황' 발작 경험), ⑥ 광장공포증agoraphobia(회피가 어려울 것 같은 다수의 특수 상황에 대한 공포), 그리고 ⑦ 범불안장애general anxiety disorder(다수의 사건 또는 활동에 대한 지속적 불안과 과도한 걱정)가 포함된다. 다른 의학적 상태의 직접적인 병태생리학적 결과인 불안 또는 공황발작은 다른

〈표 5-1〉 불안장애의 특징

장애	주요 특징
□ 분리불안장애	• 애착이 형성된 개인으로부터의 분리에 대한 발달적으로 부적절하고 과도한 공포 또는 불안 • 아동의 경우, 최소 지속기간은 4주, 성인은 6개월
□ 선택적 함구증	• 말할 것이 기대되는 사회적 상황에서 지속적으로 말을 하지 않음
□ 특정공포증	• 특정 대상 또는 상황에 대한 현저한 공포 또는 불안
□ 사회불안장애 (사회공포증)	• 타인의 시선에 노출되는 한 가지 이상의 사회적 상황에 대한 현저한 공포 또는 불안
□ 공황장애	• 재발성 예기치 않은 공황발작(갑작스러운 강렬한 공포 또는 신체적 불편감 발현)
□ 광장공포증	• 다음 중 적어도 2가지에서 현저한 공포 또는 불안을 느낌(① 대중교통 사용, ② 열린 공간에 있기, ③ 폐쇄된 공간이 있기, ④ 줄을 서거나 군중 속에 있기, ⑤ 집 밖에 혼자 있기) • 무기력 또는 당혹스럽게 하는 증상 발현 시 도피 또는 도움 요청이 어려울 것 같은 상황에 대한 공포 또는 회피 • 극심한 공포 또는 불안의 능동적인 회피 또는 견딤
□ 범불안장애	• 최소 6개월간 다수의 사건 또는 활동에 대한 과도한 불안과 걱정
□ 다른 의학적 상태로 인한 불안장애	• 다른 의학적 상태의 직접적인 병태생리학적 결과로 인한 공황발작 또는 불안

의학적 상태로 인한 불안장애anxiety disorder due to another medical condition로 진단된다(〈표 5-1〉에는 이 장에서 논의되는 불안장애의 특징적 양상이 수록되어 있음). 불안장애가 있는 사람들은 흔히 공포나 불안의 초점이 되는 상황을 회피함으로써 공포와 불안을 감소시킬 수 있다. 예를 들면, 낯선 사람들과의 상호작용을 지속적으로 회피하는 사회불안장애가 있는 사람은 공포나 불안을 거의 겪지 않는다. 그렇지만 삶을 심각하게 제한하는 희생을 치르게 된다.

5.1 분리불안장애

분리불안separation anxiety—즉, 일차 보호자로부터의 분리로 촉발되는 불안—은 전형적으로 6개월~3세 유아와 어린 아동들에게서 흔하고, 발달과정의 자연스러운 일부다. 이에 비해, 분리불안장애separation anxiety disorder는 가정 또는 애착 인물(예, 부모 또는 중요한 보호자)로부터 분리되는 것에 대해 발달적으로 부적절하고 과도한 공포나 불안이다. 고통은 분리 또는 분리가 예견되는 경우에 경험된다. 개인은 흔히 애착 인물에 대해 뜻밖의 일이 일어날 것에 대해 걱정한다. 예를 들면, 애착 인물이 아프거나 다치거나 죽게 되어 그와 떨어지게 되는 경우, 자신이 아프거나 갈 곳이 없거나 유괴되거나 사고가 나서 애착 인물과 분리될 것을 걱정하게 된다. 공포는 직접적 또는 간접적, 즉 집을 떠나거나 등교하기를 거부함, 수면 거부, 분리에 대한 악몽, 또는 분리 또는 분리가 예견될 때의 신체 증상(예, 두통, 복통, 메스꺼움, 구토)으로 표출된다. 특히 스트레스 상황에서 일시적인 분리공포가 흔하다는 사실을 고려할 때, DSM-5에서는 분리불안이 아동의 경우 적어도 4주간, 성인은 최소 6개월간 지속되어야 이 진단이 내려질 수 있다.

분리불안장애는 12세 미만 아동들에게서 가장 널리 퍼져 있는 불안장애다. 이 장애의 유병률은 나이가 들어 감에 따라 감소한다. 이 장애가 있는 아동의 대부분은 성인이 되면 병리적 불안을 겪지 않는다. 그럼에도 불구하고, 분리불안장애는 성인들에게서 관찰될 수 있다. 분리불안장애가 있는 성인들은 전형적으로 자녀와 배우자에 대해 과도하게 염려하고, 이들과 분리되는 경우 현저한 불편감을 경험한다. 이들은 또한 계속적으로 중요한 타인의 소재를 파악할 필요성 때문에 직업적 또는 사회적 경험에 있어서 심각한 혼란을 겪는다.

분리불안장애는 흔히 스트레스 요인(예, 부모의 이혼, 자연재해, 가족의 죽음, 환자 또는 친척의 질병, 이사, 이민, 또는 애완동물의 죽음)에 이어 발병한다. 젊은 성인들의 경우, 분리불안장애는 원가족으로부터의 분리, 연인관계 형성, 또는 부모가 됨으로써 촉발될 수 있다. 여아는 남아에 비해 분리불안으로 인한 등교거부의 가능성이 더 높다. 남아는 불안을 간접적으로 표출할 가능성이 더 높다(예, 신체 증상으로).

가냘픈 티나

작고 귀여운 얼굴에 주근깨가 있는 티나Tina(여, 10세)는 티나의 등교거부 치료를 담당했다가 좋은 결과를 얻지 못한 소아과 의사에 의해 의뢰되었다. 티나의 문제는 1년 전 등교 첫날 울면서 지하실에 숨게 되면서 시작되었다. 티나는 어머니가 함께 학교에 가고, 학교에서 함께 점심을 먹기로 약속하는 경우에만 등교에 동의했다. 그 후 3개월 동안 티나는 매일 아침 등교시간만 되면, 다양한 신체 문제(예, 두통, '복통')를 호소했고, 부모가 한참 동안 구슬린 후에야 겨우 마지못해 등교하곤 했다. 얼마 지나지 않아, 티나는 부모가 자신을 침대에서 안고 나와 옷을 입혀 주고 먹여 주고 차를 태워 줘야만 학교에 갔다. 끝으로, 봄이 되자 학교사회복지사가 티나 부모의 도움으로 행동수정 프로그램을 시작한 티나의 소아과 의사를 자문했다. 이 프로그램은 제한적으로만 도움이 되었기 때문에 소아과 의사는 새 학년이 시작되는 현재 티나를 정신과 의사에게 의뢰한 것이었다.

어머니에 의하면, 지난해 티나는 여러 차례 결석했음에도 학업 수행을 잘했다. 이 기간 동안 티나는 또한 모든 다른 활동(예, 걸스카우트 모임, 슬립오버sleepovers[*역자 주. 친구들 집에서 함께 자며 노는 것으로, 티나는 보통 언니와 함께 감], 가족 나들이)에도 행복하게 참여했다고 한다. 티나의 어머니는 2년 전 시간제 경리일을 한 것, 그리고 티나와 특별히 가까웠던 외조모의 갑작스러운 죽음이 티나의 어려움을 초래하는 것은 아닌지 궁금해한다.

면담에서 티나는 먼저 "전부 괜찮아요."라고 말했고, 자신의 성적이 좋으며, 모든 선생님을 좋아한다면서 학교에 관한 문제를 애써 축소시키려 했다. 정신과 의사가 티나에게 자주 등교거부 이유에 대해 집중적으로 묻자, 티나는 화를 내며 "몰라요." 반응으로 일관했다. 그러다가 마침내 티나는 아이들이 자신의 키에 대해 '새우Shrimp', '꼬맹이Shorty'라고 놀리지만, 자신은 학교와 선생님들을 좋아한다고 말했다. 그러면서도 티나는 결국 집 떠나는 것이 힘들다는 사실을 인정했다. 티나는 그 이유에 대해 구체적으로 언급하지는 못했으나, 무언가 두려운 일이 일어날 것만 같다고 암시했다. 그렇지만 티나는 누구 또는 무엇에 대해 두려운지는 말하지 않았다. 티나는 자신의 모든 가족이 눈에 보이지 않으면 불편한 느낌이 든다고 털어놓았다.

논의

티나의 제반 문제에는 등교에 대한 두려움이 포함되어 있다. 의문점은 티나가 실제로 학교 또는 부모와의 분리를 두려워하는지다. 티나가 학교를 두려워하고 있다는 증거는 다른 아이들이 자신을 놀리고 있고, 집 밖의 다른 활동에 자발적으로 참여(예, 다른 친구들 집에서 자며 놀기, 걸스카우트 모임)하고 있다는 티나의 주장이다. 그러나 티나 자신은 궁극적으로 등교거부 이면에 있는, 가족들이 눈에 보이지 않으면 무언가 나쁜 일이 일어날 것 같다는 사실을 인정하고 있다. 매일 강제로 가족들과 6시간 이상 떨어져 있어야 하는 상황은 티나에게는 간헐적인 걸스카우트 모임, 또는 놀랍게도 슬립오버(보통 언니와 함께 감)보다 명백히 더 큰 문제가 되고 있다.

이렇다 할 광범위한 장애가 없는 상태에서 티나의 가족과의 분리에 대한 과도한 고통, 부모에게 닥칠 비현실적인 걱정, 등교 저항, 그리고 등교일의 신체 증상 호소—이 모두 4주 이상 지속됨—는 분리불안장애(DSM-5, p. 190/201)를 암시한다.

5.2 선택적 함구증

선택적 함구증selective mutism은 보통 아동기에 발병하는 또 다른 불안장애다. 이 장애의 특징은 "아동이 다른 상황에서는 지속적으로 말을 하지만, 말이 기대되는 특정 사회적 상황(예, 학교)에서 지속적으로 말을 하지 않는 것"(DSM-5, p. 195/206)이다(이로써 '선택적'이라는 말이 채택됨). 말을 하지 않는 것은 아동이 언어를 모르는 것과는 무관하고, 의사소통장애(예, 아동기 발병 유창성장애[말더듬]) 또는 자폐스펙트럼장애(제1장 '신경발달장애' 참조)와 관련이 없어야 한다. 아동의 말하기 거부는 교육적 성취와 사회적 기술 발달을 저해한다.

선택적 함구증은 매우 흔히 아동이 처음 학교에 입학할 때와 사회적 상황에서 말을 해야 하는 상황에서 나타난다. 그렇지만 이 장애의 다소 경미한 징후는 그 전에 명백히 나타날 수 있다. 전형적으로, 이러한 아동은 자신이 말하지 않는 이유를 설명할 수 없고, 일종의 불안장애 가능성을 시사할 정도로 두려워하는 것처럼 보인다. 사실상, 선택적 함구증은 흔히 특정공포증(예, 동물 공포)과 분리불안장애와 연관이 있다. 선택적 함구증을 발달시키는 일부 아동은 조음을 저해하는 경도 의사소통장애 또는 신체적 장애가 있다. 아동의 나이가 들어 가면서 선택적 함구증은 해소될 수 있는 반면, 계속해서 사회불안장애(5.4절 참조) 증상을 나타내는 경우도 있다.

말없는 케빈

케빈Kevin(남, 6세)은 놀기 좋아하는 매력적인 아이로, 케빈의 어머니가 "케빈이 학교나 사회적 상황에서 말을 하려 들지 않는다."는 이유로 평가에 데려온 시점은 케빈이 교외의 초등학교 1학년일 때였다. 평가가 진행되는 동안, 케빈은 어머니에게는 귓속말로 속삭이면서도 면담자에게는 전혀 말을 하지 않았다. 케빈의 기분은 좋아 보였고, 정동도 더 폭이 매우 넓었다. 케빈은 활기가 넘치면서도 말을 해야 하는 상황이 되면 다소 불안해했지만, 슬픔은 없는 것으로 입증되었다. 케빈은 말하지 않는 것이 실제 문제라는 어머니의 말에 동의하면서 이 문제를 극복하고 싶어 했다.

케빈의 어머니에 의하면, 케빈은 2세경 이후부터 집밖의 사람들과의 대화를 꺼려 왔다. 그는 인사에 답하는 일이 없었고, 집 밖에서 다른 사람들과 전혀 대화를 나누지 않았다. 케빈은 유치원에 들어가서도 전혀 말을 하지 않았다. 그는 파티에 가서 다른 사람들과 노는 것—웃고, 뛰어 다니고, 노래하는 것—을 좋아했지만, 전혀 대화를 나누는 일은 없었다. 그는 사회적 상황 또는 낯선 사람들을 피하지는 않았다. 케빈은 피아노 레슨을 받고 있었고, 다른 사람들 앞에서 연주는 해도 결코 말은 하지 않았다. 그는 쇼핑을 즐겨서 수퍼마켓에서 큰 소리로 노래를 부르곤 했지만, 사람들이 그에게 말을 걸 때마다 침묵으로 일관했다. 케빈은 집에서 혼자서 게임과 퍼즐을 하며 놀았고, 다른 아이들과도 즐겁게 놀았다.

케빈은 문제가 될 만한 의학적 과거력은 없었다. 케빈의 어머니는 그를 '절제된low-key' 아이로 묘사했고, 항상 쉽게 잘 어울리며 가족들과 함께 있을 때는 매우 말을 잘한다고 했다. 그는 언제나 매우 밝았고 공부를 잘했다.

케빈은 유치원에서 개인 상담소를 운영하는 심리학자의 '놀이치료'에 의뢰된 적이 있는데, 수개월간의 치료에도 그의 증상에는 이렇다 할 변화가 없었다.

케빈은 처음으로 4주간 행동치료로 치료를 받았다. 이 방법으로도 나아지지 않자, 그는 항우울제 플루옥세틴fluoxetine으로 치료받았다. 플루옥세틴 치료 9주 후, 그는 학교에서 약간씩 말을 하게 되었고, 조부모와도 전화로 이야기를 나눴다. 여름 기간 동안, 케빈은 정신과 의사와 주간캠프에서 또래들과 대화를 나누기 시작했다. 22주 후, 치료약물은 서서히 감량되었고, 그 후 몇 주에 걸쳐 케빈의 함구증은 직계가족들과 정신과 의사를 제외한 모든 사람에게 다시 나타났다. 케빈의 기분은 활기가 저하되었고, 더욱 가라앉은 상태였으며, 집에서 다소 적대적인 행동이 나타났다.

다음 학기가 시작될 무렵, 케빈은 처음으로 치료약물을 거부했지만, 열흘 후—학교에서 또래들과 교사들과 말을 하지 않고 있던 기간 동안—다시 1개월 동안 치료약물을 복용했다. 케빈은 전처럼 편안하고 활기 넘치는 상태로 회복되었고, 학교와 모든 사회적 장면에서 말을 하게 되었다. 플루옥세틴 투여는 점차 중단되었고, 한 학년이 끝나갈 무렵, 그는 행복하고 편안하며, 말이 많은 2학년 아동으로, 학급 반장으로 선출되었다. 이 시점에서 케빈은 자신을 말이 없는 유치원생으로 알고 있는 교사들을 제외한 모든 사람에게 말을 하고 있었다.

논의

케빈은 직계가족 외의 사람들과의 대화 거부를 제외하고는 모든 면에 있어서 정상인 것 같았다. 이러한 극적인 증상은 거의 무시하기 어려웠을 것이다. 케빈의 사례에서처럼 말하지 않는 것이 학교에서 사용되는 언어에의 친숙성 결여 또는 고도 아동기 발병 유창성장애(말더듬)(1.4절 '걱정 마' 참조) 같은 의사소통장애로 인한 것인 경우, 이러한 증상에는 선택적 함구증(DSM-5, p. 195/206)으로 불리는 진단적 상태가 주어진다.

5.3 특정공포증

개인이 지속적으로 대상 또는 상황과 관련된 강렬한 공포와 불안을 경험하는 경우, 특정공포증specific phobia 진단이 고려되어야 한다. 원형적으로, 공포증phobia에는 특정 대상 또는 상황('공포 자극phobic stimulus'으로 불림)에의 노출에 의해 지속적으로 촉발되는 강렬한 공포가 포함된다. 대부분의 사람은 공포 자극을 회피하기 위해 모든 수단과 방법을 동원할 것이다. 만일 이를 피할 수 없다면, 개인은 강렬한 공포 또는 불안을 경험하게 된다. 대상에 대한 비합리적인 공포는 일시적으로 발생할 수 있다. 또한 많은 사람의 경우, 이러한 공포는 보통 회피가 용이하다는 점에서 성가심 정도에 불과하다(예, 도심지에서 뱀 공포증은 뱀에 대한 노출될 가능성이 거의 없다는 점에서 거의 쟁점이 되지 않음). 따라서 특정공포증으로 임상적 진단을 받는 사람의 경우, 공포증은 지속적(즉, 적어도 6개월간 지속)이고 개인의 기능에 현저한 고통 또는 손상을 초래해야 한다.

특정공포증 진단에 있어서 대부분의 이질성heterogeneity은 사람들이 공포를 발달시킬 수 있는 폭넓은 자극 범위와 관련이 있다. 그러므로 DSM-5에서는 다양한 공포 자극 유형을 나타내기 위한 명시자들이 마련되어 있다. 이러한 명시자로는 ① 동물형animal type(특정 종류의 동물[거미, 곤충, 개]에 대한 공포가 있는 사람들), ② 자연환경형natural environment type(자연환경의 특정 측면[높은 곳, 폭풍우, 물]에 대한 공포가 있는 사람들), ③ 혈액-주사-부상형blood-injection-injury type(주사바늘, 피를 보는 것, 다치는 것, 또는 다친 사람을 보는 것에 대한 공포가 있는 사람들), ④ 상황형situational type(특정 상황[항공기, 엘리베이터, 폐쇄된 공간]에 대한 공포가 있는 사람들), 그리고 ⑤ 기타형other type(다른 공포 자극이 있는 사람들)이 있다. 사회적 상황에 의해 촉발되는 공포나 불안이 매우 흔하다는 점에서 DSM-5에서 이 장애는 독자적인 진단명(사회불안장애[5.4절 참조])을 가지고 있다.

특정공포증은 때로 외상성 사건(예, 개한테 물림, 엘리베이터에 갇힘), 외상성 사건을 겪는 다른 사람의 목격(예, 익사 장면 목격), 공포 상황에서 예기치 않은 공황발작 발생(예, 지하철을 타고 가던 중 예기치 않은 공황발작이 발달된 후 지하철 타기를 두려워함), 또는 공포 사건(예, 항공기 추락사고)에 대한 상세한 언론 보도를 경험한 후에 발달되기도 한다. 그러나 특정공포증이 있는 많은 사람은 자신들의 공포증 발병에 대한 구체적인 이유를 회상하지 못한다.

전형적으로, 특정공포증이 있는 사람들은 공포 대상 또는 상황에의 노출 예견 또는 노출되는 동안 심박수 증가, 혈압 상승, 발한 등의 생리적 각성 증가를 경험한다. 혈액-주사-부상형 특정공포증이 있는 사람들은 전형적으로 심박수와 혈압 강하로 초래되는 혈관미주 신경성 실신vasovagal fainting 또는 거의 실신 상태로 반응한다.

특정공포증은 흔한 장애다. 미국 내에서, 12개월 지역사회 유병률은 약 7~9%로 추산된다. 유병률은 아동이 약 5%이고, 13~17세는 약 16%다. 유병률은 나이 든 사람들에게서 더 낮은데(약 3~5%), 이는 심각도가 하위임상적 수준까지 감소 가능성을 반영하고 있다. 여성들은 남성들에 비해 2배 정도 높게 발병된다. 그렇지만 성차는 공포증 유형에 따라 다르다. 동물형, 자연환경형, 그리고 상황형 특정공포증은 두드러지게 여성들에 의해 경험되는 반면, 혈액-주사-부상형 특정공포증은 남녀가 거의 비슷한 비율로 경험된다.

폭풍우

실라 안토넬리Sheila Antonelli(여, 28세, 전업주부)는 점진적으로 자신의 삶을 방해해 온 폭풍우에 대한 공포 치료를 위해 정신과 치료를 찾았다. 안토넬리 양은 어린아이 때부터 폭풍우를 두려워했다. 이러한 공포심은 청소년기에 다소 누그러지는 듯했으나, 지난 몇 년에 걸쳐서는 심각도가 크게 높아져 왔다. 불안의 점진적 악화와 함께, 그녀는 이러한 증상이 자녀들에게도 전수될 수 있다는 두려움으로 치료를 찾게 되었다.

안토넬리 양은 번개를 가장 두려워했지만, 그 이유는 알지 못한다. 그녀는 모호하게나마 번개에 맞을 것에 대한 공포 정도로 인식하고 있고, 이러한 일의 발생 가능성은 그리 높지 않다는 사실을 잘 알고 있다. 공포심에 대해 좀 더 자세히 말해 보라는 요청에 그녀는 번개가 뜰에 있는 나무를 칠 수 있고, 나무가 쓰러져서 진입로를 막게 되면 자신이 집에 갇히게 될 거라고 상상을 털어놓는다. 이러한 가능성이 두려움을 조장하지만, 그녀는 자신의 공포심이 비합리적이라는 사실을 잘 인식하고 있다. 그녀는 또한 자신의 폭풍우 공포의 비합리적인 성질에 대해 알고 있다. 그녀는 폭풍우가 당도하기 훨씬 전부터 불안을 느끼기 시작한다. 예를 들면, 주말에 폭풍우가 예측된다는 일기예보를 듣게 되면, 그녀는 폭풍우 발생 여러 날 전부터 걱정하게 되어 불안이 고조된다. 그녀는 비에 대해서는 공포심을 나타내지 않지만, 날씨가 흐려지면 폭풍우 가능성이 높아진다는 이유로 불안이 높아진다.

폭풍우가 부는 동안, 안토넬리 양은 불안 감소를 위해 습관적으로 몇 가지 조치를 취한다. 즉, 다른 사람들과 함께 있으면 공포심이 줄어든다는 이유로, 폭풍우가 위협적이며 그녀는 흔히 친구이나 친척들을 방문할 계획을 세우거나 가게에 간다. 행여 남편이 사업차 집에 없을 때 폭풍우가 예상되는 경우, 그녀는 자녀들을 데리고 가까운 친척 집에 가서 밤새 함께 지낸다. 폭풍우가 부는 동안, 그녀는 눈을 감고 있거나 번개가 쳐도 보이지 않는, 창에서 멀리 떨어진 곳으로 옮겨 간다.

안토넬리 양은 어린 자녀 셋이 있다. 그녀는 결혼생활이 행복하다면서, 자신이 두려움에 휩싸이자 남편이 지지해 주면서 정신과 치료를 받아 보라고 격려해 주었다고 한다. 그녀의 신체건강은 좋은 상태다. 치료받기 시작했을 당시, 그녀의 삶에 있어서 특이한 스트레스 상황 또는 기타 정서적 어려움은 없었다. 안토넬리 양의 부모는 그녀가 치료를 받기 시작한 지 얼마 되지 않아 별거했다. 그녀는 부모의 별거에 대해 고통스러워했지만, 자신의 개인적인 지지가 적절하고, 이런 일의 발생은 추가로 신경 쓸 필요는 없다고 느꼈다.

안토넬리 양은 자신의 과거력을 폭풍우에 대한 공포 외에 명백한 심리적 문제를 고려할 때 대체로 특이사항은 없다고 기술한다. 그녀는 폭풍우를 두려워했던 할머니로부터 이러한 공포가 '학습'되었을 거라고 느끼고 있다. 그녀는 공황발작 또는 어떤 다른 특이하거나 무력하게 만드는 공포는 없다고 한다.

논의

많은 사람은 천둥과 번개를 동반한 폭풍우가 부는 동안 불편한 느낌이 들지만, 안토넬리 양의 이러한 국한된 자극에 대한 지속적인 공포는 명백히 과도하고 상당한 고통을 초래하고 있다. 더욱이, 그녀의 공포와 회피적 행동은 자주 현저하게 그녀의 일상생활을 저해하고 있다. 이러한 양상은 공포증 발현을 나타낸다. 이 사례는 다수의 특정공포증(DSM-5, p. 197/208) 양상을 나타내고 있다. 많은 사람은 심한 폭풍우, 특별히 거친 폭풍우가 진행되는 동안 특정 수준의 공포나 불안을 경험하기도 한다. 이러한 사람들의 대부분은 특정공포증 진단에 부합되지 않을 것이다. 왜냐하면 이들은 폭풍우에 의해 특별히 고통스러워하거나 기능 손상을 초래하지 않고, 확실히 치료를 받아야 할 정도는 아니기 때문이다. 안토넬리 양의 사례에서 그녀의 고통수준과 그녀의 삶에 미치는 영향의 정도(예, 남편이 집에 없을 때 폭풍우가 예상되는 경우, 가까운 친척 집에서 밤새 지낼 필요가 있음)는 이 진단을 정당화하고 있다. 다수의 공포증이 전형적인 것처럼, 안토넬리 양의 공포는 그녀의 아동기로 거슬러 올라간다. 이 사례는 공포증이 발달시킬 수 있는 다수의 방식 중 하나—즉, 다른 가족 구성원에 의해 '모방학습'이 일어났음—를 보여 주고 있다. 폭풍우에 대한 공포는 자연환경형 특정공포증의 한 예다.

건강유지

조던 마이클스Jordan Michaels(남, 27세)는 컴퓨터 프로그래머로, 병원에 입원 중인 위독한 장인 병문안을 가로막고 있는 공포 때문에 치료를 요청한다. 그는 자신이 신체적 부상 또는 질병과 크게 연관이 없어 보이는 상황에 대해 두려워한다고 토로한다. 예를 들면, 그는 자신의 혈액 체취 또는 아픈 사람들을 보거나 이들에 관한 이야기를 듣는 것조차 견디기 힘들어한다. 이러한 공포는 그가 아플 때조차 의사의 진료 회피, 아픈 친구나 가족들 방문 회피, 의학적 절차, 신체적 외상, 또는 질병에 관한 설명을 듣는 것조차 거부하는 이유다. 그는 동물이 살육당하는 생각을 피하기 위해 5년 전 채식주의자가 되었다.

마이클스 씨의 공포증 발병은 9세 때, 주일학교 교사가 자신이 받았던 다리 수술에 대해 상세히 설명했던 때로 거슬러 올라간다. 그녀의 말을 듣고 있던 그는 불안감과 현기증이 시작되었고, 식은땀을 비 오듯 흘리다가 결국 정신을 잃었다. 그 후, 그는 학교생활 내내 예방주사 맞는 것과 기타 의례적인 의학적 절차를 밟아야 하는 것을 매우 힘들어했을 뿐 아니라, 10대와 성인기 내내 매우 경미한 신체적 외상을 목격하거나, 부상 또는 질병에 관한 이야기를 듣거나, 아프거나 모습이 변형된 사람을 볼 때마다 여러 차례 실신 또는 실신에 가까운 삽화가 있었다. 그는 최근에 가게에서 휠체어에 앉은 사람을 보았을 때 그 사람이 통증을 느끼고 있는지 궁금해졌고, 너무 고통스러워하다가 정신을 잃어서 바닥에 쓰러졌다. 의식을 되찾았을 때, 그는 주변에 둘러서 있는 많은 사람 때문에 몹시 당혹스러워했다.

마이클스 씨는 다른 정서 문제는 없다고 한다. 그는 자신의 일을 즐겁게 하고 있고, 부인과도 잘 지내고 있는 것 같으며, 친구들이 많다.

논의

특정공포증(DSM-5, p. 197/208)에 관한 이 예시에서 공포 자극은 신체적 부상 또는 질병이다. 이러한 유형의 공포증에서 흔히 발생하는 것처럼 폭넓은 다양한 상황이 회피된다. 마이클스 씨는 자신의 혈액체취와 의사를 찾는 것, 아픈 사람 병문안(심지어 이에 관해 듣는 것조차), 그리고 어떤 종류이든 간에 의학적 절차, 신체적 외상, 또는 질병에 관한 말을 듣는 것을 피하고 있다. 그의 혈액과 부상에 대한 공포는 일련의 실신으로 인해 성가시고 당혹스러웠지만, 최근까지는 삶에 현저한 영향을 주지는 않았다. 그러나 그의 장인이 위독한 상태임에도 병원을 방문할 수 없는 마이클스 씨에게 이러한 공포는 치료가 필요할 정도의 문제가 되고 있다.

마이클스 씨의 공포는 강박장애(6.1절 '맥베스 부인' 참조)가 있는 사람에게서 발생할 수 있는 것같이 세균감염이 포함된 강박사고와는 무관하다. 이는 또한 외상후 스트레스장애(7.3절 '플래시백' 참조)가 있는 사람에게서 발생하는 것 같은 이전의 외상성 경험(예, 전쟁터에서 신체 부위 절단 목격)과 관련이 없다. 만일 관련이 있다면, 특정공포증으로 추가 진단이 주어지지 않을 것이다.

특정공포증의 혈액-주사-부상형을 다른 유형들과 구분이 되는 한 가지 양상은 공포 자극에의 노출에 대한 개인의 생리적 반응이다. 특정공포증의 다른 유형의 경우, 사람들은 노출에 대해 전형적으로 교감신경계의 공포와 불안 증상(예, 심박수 증가, 발한, 그리고 때로 공황발작)으로 반응한다. 반면, 혈액-주사-부상형 특정공포증이 있는 사람들은 각성과 심박수 증가의 초기 기간을 경험한 다음, 이어서 실신으로 이어질 수 있는 심박수와 혈압에서 혈관미주 신경 하락이 나타난다.

주목할 점은 DSM-5에는 질병불안장애(9.2절 '방사선과 의사' 참조)라 불리는 장애가 포함되어 있다는 사실이다. 이 장애는 불안장애 장이 아니라 신체증상 및 관련 장애로 분류되어 있다. 이 상태는 심각한 진단되지 않은 질병(예, 암)이 있거나 걸리게 될 것에 대한 집착과 건강에 대해 전반적으로 높은 수준의 불안이 특징이다. 이 장애는 일차 증상이 부상 또는 질병에 대한 공포 자극과 관련된 공포, 불안, 회피인 특정공포증과는 대조적이다. 따라서 명칭이 암시하고 있음에도, 질병불안장애는 질병공포증illness phobia과 매우 다르다.

5.4 사회불안장애(사회공포증)

개인이 잠재적으로 다른 사람들의 시선에 노출되는 사회적 상황에 놓이는 것에 대한 현저한 공포 또는 불안은 사회불안장애social anxiety disorder를 나타낸다. 이러한 사회적 상황에는 집단 앞에서의 수행(예, 발표), 사람들에게 관찰될 수 있는 상황(예, 먹기, 마시기), 또는 단순히 새로운 사람들을 만나거나 다른 사람들과의 대화 참여가 포함된다. 사회불안장애가 있는 사람은 당혹 또는 수치스럽게 되는 방식으로 행동하게 되거나, 다른 사람들의 기분을 상하게 하거나, 다른 사람들에게 거부감이 들게 할 수 있는 상황을 두려워한다. 다른 공포증과 마찬가지로, 사회공포증social phobia은 개인이 공포 상황을 피하거나 견디게 하는 원인이 된다. 즉, 사회공포증은 특정 상황에서 실제 위협보다 훨씬 과장된 공포 또는 불안을 초래하여 심각한 고통 또는 기능을 저해하는 불안으로 이어진다. 불안 또는 회피는 다른 정신장애와 관련이 없어야 한다. 예를 들면, 고도 공황장애(5.5절 참조)가 있는 사람의 경우에서처럼, 개인은 공황발작에 대한 공포 때문에 사회적 상황을 회피한다. 또는 신체이형장애(6.2절 참조)가 있는 사람은 자신의 지각된 신체적 결함에 대한 당혹감 때문에 사회적 상황을 회피한다. 더욱이, 사회적 상황에서 불안증을 겪게 되는 것이 일반적이어서, 당혹스러운 증상(예, 파킨슨병이 있는 사람의 고도 떨림 또는 화상을 입은 사람의 고도의 미관 손상)이 특징인 의학적 상태가 있는 사람에게 흔히 나타난다. 사회불안장애 진단은 공포와 회피가 초점이 되는 증상에 비해 훨씬 과장된 상황(예, 파킨슨병으로 인해 약간의 떨림만이 있는 환자가 집 떠나기를 거부하는 경우)에 한해서 내려져야 한다.

사회불안장애는 보다 흔한 불안장애들 중 하나로, 미국 내에서의 12개월 유병률은 약 7%로 추산된다. 이 장애는 보통 청소년기 초기에 발병된다. 경과는 악화와 완화를 반복하지만, 상당수의 사람의 경우, 이 장애는 수년 이상 지속된다. 여성 유병률이 남성보다 다소 높지만, 남성들은 대중 속에서의 사회적 기대로 인해 장애치료 요청 비율이 더 높다.

우편분류

앤디 존슨Andy Johnson(남, 25세, 독신)은 어머니와 남동생과 함께 살고 있고, 우체국에서 우편물 분류업무를 담당하고 있다. 이 일은 그가 대학 2학년을 마치고, 학교를 그만둔 이래로 해오고 있다. 그는 불안장애 연구에 참여하면 무료로 치료를 받을 수 있다는 신문광고를 보고 불안장애 클리닉을 찾았다. 그의 주요 호소 내용은 '신경과민nervousness'에 관한 것이다. 그는 당장 '어려움의 종지부를 찍고, 정상적인 삶으로 복귀해서' 대학에 복학하고 싶다고 말한다.

청소년기와 성인기 초기 동안, 존슨 씨는 친한 친구가 없이 보통 홀로 지내는 것을 선호했다. 대학에 입학했을 때, 그는 몇몇 사람과 가까운 교우관계를 형성했으나, 낯선 사람, 급우, 그리고 때로 친구들과 이야기를 할 때 '지나치게 자의식이 강했다'. 그는 과민한 느낌이 들고, 얼굴이 너무 '경직되어' 말하는 것조차 어려워하곤 했다. 그는 머릿속에서 윙윙거리는 소리가 들렸고, 마치 자신이 '[그의] 몸 밖에' 있는 것 같은 느낌이 들었으며, 일과성 열감hot flashes이 느껴졌으며, 식은땀을 흘렸다. 이러한 '공황발작panic attacks'(그가 말한 용어)이 몇 초 이내에 갑자기 찾아왔고, 이는 그가 사람들과 함께 있을 때에 한해서 발생했다. 한 급우가 말을 걸면 그는 때로 신경과민으로 인해 그 급우가 말하는 것을 '들을 수 없었다.'

수업시간 외에, 존슨 씨는 사회적 상황에서의 불편감이 상승했다("저는 제가 어리석은 말이나 행동을 할까 봐 두려워요."). 그는 파티 초대를 거절하고 다른 사회활동(예, 볼링대회)으로부터 위축되면서, 대학을 완전히 그만두었다. 존슨 씨는 자신이 우체국에서 일하게 된 이유가 사람들과 만나지 않아도 되기 때문이라고 한다. 그를 과민하게 만드는 다른 일에 대해 묻자, 그는 공중 화장실 사용을 피하려고 하지만, 사용해야 하는 경우 전등이 희미할 때, 사람들이 많이 없을 때, 소변기보다는 양변기를 사용할 때 더 편안함을 느낀다고 한다.

존슨 씨는 주기적으로 만나고 매우 편안해하는 오래된 '친구' 2명이 있다. 그러나 그는 대학 시절 이후로는 데이트를 해 본 적이 없었고, 전적으로 집단 장면(예, 결혼식, 파티, 클럽)을 피하고 있다. 그는 권위 있는 인물들과는 아무런 문제가 없고, 우체국 상사로부터 건설적인 비판을 반기기까지 한다("제 문제는 신경과민이지, 고집이 아니거든요.").

논의

존슨 씨는 자신에게 '공황발작'이 있다고 하는데, 실제로는 갑작스러운 극심한 불안발작이 있다. 그러나 이러한 증상은 항상 자신에게 두려움을 느끼게 하는 상황에서 발생한다. 따라서 이러한 발작들은 공황장애(5.5절 참조)에서 발생하는 예기치 않은 공황발작과는 매우 다르다. 존슨 씨의 불안은 자신이 굴욕적이거나 당혹스럽게 되는 일이나 방식으로 행동할 것에 대해 두려워하는 다양한 사회적 상황에서 발생한다. 이러한 점들은 사회불안장애(DSM-5, p. 202/214)의 특징이다. 이 진단은 존슨 씨의 사례에서처럼 고통이 개인의 정상적인 일상활동, 직업적 기능, 또는 사회활동이나 관계를 현저하게 저해하거나, 이러한 공포증에 의해 현저한 고통이 있는 경우에 한해서 내려진다. 존슨 씨가 자신의 장애 맥락에서 소위 말해서 공황발작이 있다는 사실은 공황발작 명시자(DSM-5, p. 214/227)로 기입될 수 있다.

존슨 씨의 주요 호소 내용은 '신경과민'이다. 그러므로 그에 대한 평가는 불안 증상의 감별진단에 맞춰진다. 만일 그가 자신의 삶을 제한해 온 대인관계 문제에 대해 치료를 요청한다면 초점은 그의 성격기능에 맞추어질 것이고, 회피성 성격장애(18.3절 '얼간이' 참조) 진단이 제안되었을 것이다. 사실상, 대인관계 접촉, 대인관계 상황 억제, 비판 또는 거부되는 것에 대한 집착, 그리고 전반적인 부적절감이 수반되는 활동 회피를 감안할 때, 그의 증상은 거의 확실하게 이 장애의 진단기준을 충족시킨다.

무대에서

더그 필립스Doug Phillips(남, 33세)는 시애틀에서 부인과 함께 살고 있다. 그는 대학을 졸업한 이래 보험회사 영업사원으로 일해 왔다. 그는 친구가 추천한 심리학자를 찾아와 '직장에서의 불안'을 호소한다.

필립스 씨는 청소년기와 성인기 초기 내내 자신이 외향적이고 인기가 많았고, 대학 3학년 때까지는 심각한 문제는 없었다고 한다. 당시 그는 시험공부와 보고서 작성을 해야 할 때면 극도로 긴장하고 과민해지기 시작했다고 한다. 그의 심장은 방망이질을 해댔고, 손에 땀이 나고 떨리기까지 했다. 그 결과, 그는 자주 필수로 제출해야 하는 보고서를 작성하지 못했고, 작성을 한 경우조차 마감일이 지난 후에 제출하곤 했다. 그는 자신이 과거에 항상 이러한 일들을 잘했음에도, 갑자기 보고서 작성과 시험 보는 것에 대해 과민해진 이유가 이해되지 않았다. 특정 보고서들을 제출하지 못하고 또 다른 것은 늦게 제출하게 되면서 그는 학점에 심각한 영향을 받았다.

졸업 직후, 필립스 씨는 보험회사 영업사원으로 취업했다. 그의 초기 연수(강의 수강, 읽기 숙제 완성)는 평탄하게 진행되었다. 그러나 고객들을 대하게 되면서, 불안이 되살아났다. 고객들로부터의 전화가 예상되는 경우, 그는 극도로 과민해졌다. 그의 사업용 전화기가 울리면, 그는 떨림이 시작되었고 때로 전화를 받기조차 못하곤 했다. 결국, 그는 만나야 할 고객들과 일정 약속을 하지 않고 접촉하지 않음으로써 불안을 피했다.

그를 과민하게 만드는 상황에 관해 묻자, 그는 고객들이 그를 어떻게 생각할 것인지가 염려된다고 했다("고객들은 내가 과민하다는 점을 느낄 것이고, 내가 답할 수 없는 질문을 하게 되면 난 바보 같은 느낌이 들겠죠."). 그 결과, 그는 잘못 말할까 봐 염려스러워서 전화로 이야기할 내용을 반복해서 다시 쓰고, 단어를 고치곤 했다. "난 그저 판단되는 것이 너무 염려가 돼요."

한 번도 실직한 적은 없지만, 필립스 씨는 자신의 업무수행 능력의 20% 정도만 기능하고 있다고 추산한다. 영업사원은 실적에 따라 급여가 지급되기 때문에 그의 고용주가 이를 감내하고 있다고 보고 있다. 지난 수년 동안, 그는 실적을 올리기 위해 거액의 돈을 빌려야 했다.

재정적 압박이 부담되어 왔지만, 필립스 씨와 그의 부인은 주기적으로 손님들을 집에 초대하고, 친구들과 야외에 나가 파티를 열어서 함께 어울리면서 공식적인 모임 갖기를 좋아한다. 필립스 씨는 "내가 어떤 조치를 취해야 할 때야. 난 모든 사람이 날 지켜보고 있는 무대 위에 혼자 서 있는 것 같단 말이야."라며 탄식했다.

논의

필립스 씨의 문제는 그가 무언가 수행하고 있다는 느낌이 들 때마다 사기를 꺾는 불안이다. 대학에서 이러한 일은 보고서 작성 또는 시험 볼 때 발생했다. 직장에서는 고객들과 전화 통화 또는 대면 상태로 대화를 나누어야 할 때마다 발생한다. 그가 두려워하는 것은 사람들에게 자신의 불안 상태가 드러나서 '바보스러운 느낌'이 들게 되는 것이다. 명백히 그는 자신이 '무대'로 정의하지 않은 사회적 상황에서는 불안이 발생하지 않고 있고, 불안이 예기하지 않는 상황에서는 갑작스러운 공황발작을 경험한 적이 없다(공황장애에서처럼, 5.5절 '죽을 것 같아요' 참조).

개인이 낯선 사람 또는 다른 사람들의 비판 가능성에 노출되는 한 가지 이상의 사회적 또는 수행 상황에 대한 현저하고 지속적인 공포, 그리고 굴욕감 또는 당혹감을 느끼게 될 수 있는 방식으로 행동하게 될 거라는 공포는 사회불안장애(DSM-5, p. 202/214)의 필수 양상이다. 사회불안장애는 특정 공포 자극(필립스 씨의 사례에서처럼)에 국한되거나 거의 모든 사회적 상황에 대해 일반화될 수 있다. 사회불안장애의 가장 흔한 형태는 사람들 앞에서 말하기다. 이러한 형태의 공포는 보통 형식적 발현에 국한되고, 이 사례에서와 같이 전화 통화에 대한 공포는 포함되지 않는다. 덜 흔한 형태의 사회불안장애는 사람들이 지켜보는 앞에서의 섭식과 쓰기 공포, 그리고 공중화장실 사용공포다. 필립스 씨는 자신이 판단을 받지 않는다고 느끼는 사회활동을 즐길 수 있고, 그의 공포는 사람들 앞에서 말하기 또는 업무 수행에 국한되기 때문에, 그는 사회불안장애, 수행형 단독social anxiety disorder, performance only type으로 진단된다.

외톨이

에밀리Emily(여, 7세)는 또래관계 어려움 때문에 어머니에 의해 외래환자 소아정신건강 클리닉에 왔다. 에밀리의 2학년 담임교사는 최근 어머니에게 전화를 걸어 에밀리에게 전문가의 도움이 필요함을 알렸다. 이 교사는 에밀리가 수업시간에 다른 아이들과의 상호작용을 꺼리는 것에 대해 점차 염려하게 되었다. 쉬는 시간에, 에밀리는 고개를 숙이고 극도로 불편한 표정으로 놀이터 밖에 서 있곤 했다. 교실에서 에밀리는 다른 아이들에게 말을 거는 법이 없고, 다른 아이가 접근할 때조차 반응하기를 몹시 어려워한다. 이제 이번 학년도 6개월이 지나고 있음에도, 또래들 주변에서 에밀리가 느끼는 극도의 불편감은 전혀 나아지지 않았다. 사실상, 에밀리는 같은 반에 친구가 한 명도 없다.

또래들과의 상호작용에 대한 에밀리의 불편감은 유치원 시절로 거슬러 올라간다. 유치원과 초등학교 1학년 때 에밀리의 교사들은 가정통신문에 에밀리가 매우 위축되어 있고, 다른 아이들에 대해 과민하다고 했다. 그러나 2학년 때 담임교사는 에밀리에게 필요한 도움을 주기 위해 적극적인 역할을 한 첫 번째 사람이었다.

에밀리의 어머니는 에밀리를 이웃 아이들과 엮어 주기 위해 끊임없이 노력했다. 그녀는 실제로 에밀리의 손을 잡고 동년배 아이들이 사는 이웃에 가서 에밀리에게 친구를 만들어 주려고도 했다. 그러나 안타깝게도 이럴 때마다 에밀리는 떨거나 울음을 터뜨렸고, 이웃집 아이에게 말 한 마디 건네지 못했다. 에밀리는 다른 아이의 생일 파티에 초대된 적도 없었다.

그러나 놀랍게도 집에서의 행동은 아주 다르다. 에밀리는 가족들과 있을 때는 다정하고 활발한데, 이러한 모습은 교사와 또래들에 의해 관찰된 위축되고 불안해하는 아이의 모습과는 현저한 대조를 이룬다.

논의

다수의 아동은 사회적으로 조심스러워한다. 즉, 낯선 사회적 상황에 적응하는 데 시간이 걸린다. 그러나 에밀리와는 달리 아이들은 일반적으로 초기의 수줍음을 극복하고 극도의 지속적인 사회적 고립을 나타내지 않는다. 성인의 경우, 에밀리의 행동은 회피성 성격장애(18.3절 '얼간이' 참조) 진단의 가능성을 암시할 것이다. 그러나 에밀리는 너무 어리다는 점에서 성격장애 진단은 적절치 않다. 에밀리는 명백히 낯선 사람들에게 노출되는 상황을 두려워하고 있고, 정신과 의사는 에밀리가 굴욕감 또는 당혹감이 느껴질 수 있는 방식으로 행동하는 것을 두려워하고 있을 거라고 여기고 있다. 에밀리에게 친숙한 사람들(가족들)과의 사회적 관계능력과 함께 이러한 양상들은 사회불안장애(DSM-5, p. 202/214) 진단을 나타내고 있다. 이처럼 어린아이에게는 다소 특이하지만, 사회불안장애는 아동들에게서 발생할 수 있다.

5.5 공황장애

갑작스럽게 예기치 않은 극도의 공포 또는 불안 발작은 공황장애panic disorder의 특징이다. 공황발작panic attacks은 강렬한 공포 또는 불편감이 갑작스럽게 발생하여 수 분 이내에 강도의 최고점에 도달하는 증상이다. 다양한 정도의 불편한 신체 증상은 심혈관계, 호흡기관, 위장, 신경학적, 그리고 기타 신체 체계를 포함해서 발생한다. 증상으로는 심계항진, 심박수 증가, 발한, 떨림 또는 흔들림, 숨가쁨, 숨 막힘, 흉통/가슴 불편감, 메스꺼움, 현기증, 오한 또는 일과성 열감, 그리고 사지 무감각과 저림이 있다. 공황발작 동안 개인은 또한 지각 또는 인지 장해(즉, 현실이 아닌 것 같은 느낌[비현실감derealization] 또는 자신으로부터 이탈되는 느낌[즉, 이인증depersonalization], 통제력 상실 또는 미칠 것에 대한 두려움, 그리고 죽음에 대한 공포)를 경험하게 된다. 더욱이, 개인은 거듭되는 공황발작에 의해 흔들리게 되어 "추가적인 공황발작 또는 발작의 결과(예, 통제력 상실, 심장마비, '정신이상going crazy')에 대해 지속적인 염려 또는 걱정" (DSM-5, p. 208/221) 또는 추가적인 발작을 피하기 위한 노력의 일환으로 행동에 있어서 현저한 변화(예, 운동 회피)를 초래하게 된다. 행동 변화에는 흔히 개인이 발작을 촉발시킨다고 믿고 있는 장소 또는 상황(예, 대중교통 이용, 군중 속에 있기, 또는 외출 회피)이 포함된다. 공황장애가 개인으로 하여금 여러 다른 장소 또는 상황의 회피를 초래하는 경우, 추가 진단으로 광장공포증(5.6절 참조)이 적용된다.

공황장애는 일반 인구의 12개월 유병률이 성인과 청소년에게서 약 2~3%로 추산될 정도로 비교적 흔하다. 공황장애는 보통 20대 초반에 발병된다. 경과는 치료를 받지 않으면 만성이지만, 증상의 악화와 완화가 다소 반복된다. 여성은 남성보다 발생 가능성이 더 높다. 공황장애는 매우 손상이 심할 수 있다. 이 장애가 있는 사람들은 의사 또는 응급실을 찾아 진료를 받느라 현저한 정도의 직장 결근 또는 학교 출석을 하지 않기도 한다. 공황발작은 높은 의학적 진료 활용과 낮은 삶의 질과 연관이 있다.

참고 견딤

민디 마코위츠Mindy Markowitz(여, 25세)는 매력적이고 맵시 있는 의상을 입은 교역 관련 잡지의 아트 디렉터로, 신문에서 클리닉 프로그램에 관한 기사를 보고 불안장애 클리닉을 찾는다. 그녀는 지난해 하루에 2~3회 정도로 발생 빈도수가 점차 증가해 온 '공황발작' 치료를 요청한다. 그녀의 공황발작은 난데없이 갑작스럽게 극심한 '끔찍한 공포' 파동으로 시작하는데, 때로는 낮 시간에, 때로는 잠을 깨우기도 한다. 그녀는 몸이 떨리고, 메스껍고, 땀을 비 오듯 흘리며, 숨 막히는 것 같은 느낌이 들고, 자신이 통제력을 상실하고 길거리로 비명을 지르며 뛰쳐나가는 것 같은 미친 짓을 저지를 것 같은 공포로 시작한다.

마코위츠 양은 고교 시절 처음 이와 같은 발작이 일어났던 때를 기억하고 있다. 당시, 그녀는 부모가 반대하는 남학생과 사귀고 있었고, 부모에게 들킬까 봐 많은 경우 '몰래 숨어 다녀야 했다.' 동시에, 그녀는 아이비리그 대학에 지원할 예정이었는데, 고등학교 졸업앨범의 대표 디자이너로서도 많은 압력을 받고 있었다. 그녀는 자신의 첫 공황발작이 졸업앨범이 인쇄에 들어갔고 하버드, 예일, 브라운 대학으로부터 입학허가를 받고 난 직후에 발생했다고 기억하고 있다. 발작은 몇 분간 지속되었고, 그녀는 그저 '발작이 끝날 때까지 앉아 있곤 했다.' 그녀는 너무도 걱정이 되어서 어머니에게 이 사실을 알렸으나, 이 외에는 완벽할 정도로 건강했기 때문에 치료를 신청하지 않았다.

마코위츠 양은 첫 번째 발작이 있은 후 8년에 걸쳐 간헐적으로 공황발작이 있었는데, 수개월 동안 없다가도 현재처럼 하루에도 수차례 발생하기도 했다. 또한 발작의 강도에 극도의 변이가 있어 왔는데, 일부의 경우는 너무 심했고 아무 일도 하지 못할 정도여서 그녀는 하루 휴가를 내야 했던 적도 있다.

마코위츠 양은 19세 때 남자 친구와 헤어졌을 때 공황발작과 단기 우울증 기간을 제외하면 학교, 직장, 사회생활에서 항상 기능수준이 매우 높았다. 그녀는 친구와 동료들로부터 지능과 창의성, 그리고 논의 중재능력에 대해 존경을 받는 활발하고 우호적인 사람이다.

마코위츠 양은 다수의 발작으로 소진되어 때로 하루를 결근하고 집에서 쉬기도 했지만, 잦은 고도 발작이 있었던 시기조차 결코 활동을 제한하지 않았다. 그녀는 특정 장소와 발작을 연관시키지 않았다. 예를 들면, 그녀는 지하철에서든 침대에서든 발작 가능성은 항상 있기 때문에 지하철을 피할 이유가 없다고 한다. 그녀에게 지하철, 수퍼마켓, 또는 집에서 발작이 발생하든 간에 그녀는 "그저 참고 견디죠."라고 말한다.

논의

마코위츠 양은 고전적인 예기치 않은 공황발작에 대해 언급하고 있다. 이러한 발작은 예측할 수 없을 정도로 갑작스러운 공포와 자율신경계 각성 특유의 증상(발한, 떨림, 메스꺼움, 숨막힘)과 함께, 통제력을 상실할 수도 있다는 강한 공포에 사로잡힐 정도로 그녀에게 심각한 영향을 주고 있다. 이처럼 고도 공황발작이 있는 대부분의 환자와는 달리(다음의 '죽을 것 같아요' 참조), 마코위츠 양은 특정 상황(사람들이 많이 모이는 장소, 대중교통)과 발작 발생을 연관시키지 않음으로써 광장공포증적 회피 증상을 보이지 않고 있다. 따라서 진단은 단순히 공황장애(DSM-5, p. 208/220)다. 마코위츠 양의 공황장애는 간헐적이지만, 꽤 여러 해 동안 지속되었다는 점에서 상당히 전형적이다.

죽을 것 같아요

니욜 비게이Niyol Begay(남, 52세)는 자동차 부품 도매업자로, 한밤중에 숨가쁨, 발한, 오한, 심계항진으로 잠이 깼다. 그는 맥박이 느껴졌는데, 맥박이 120이었다. 그는 이러다가 '죽을 수도 있겠다'는 생각을 했다. 이는 이번 주 들어서만도 그의 잠을 깨운 3번째 발작이었고, 이번 달만 하더라도 적어도 10번째 발작이었다. 2년 전에 시작된 이 문제는 점차 악화되고 있었다. 즉, 유사 발작 때문에 수면 유지에 어려움이 있었을 뿐 아니라 밤이 지나면 온종일 피로감에 시달렸다. 그는 친구의 조언을 받아들여 수면 문제 전문 정신과 의사에게 도움을 청하기로 했다.

정신과 의사는 비게이 씨로부터 이 추가적인 과거력을 도출해 냈다. 즉, 낮 시간에 발생하는 공황발작은 12세 때 시작되어 거의 몇 달에 한 번씩 재발해 왔다. 발작은 약 2년 전, 환자가 50세가 되는 해부터는 밤에 잠을 자다가도 발생했다. 수개월 전, 비게이 씨가 성인으로서의 삶의 대부분 동안 매주 주말마다 주기적으로 마셔 왔던 8~10잔의 맥주를 끊자 발작이 훨씬 뜸해졌다. 그의 체중은 227파운드(*역자 주. 103kg)에서 약간 과체중인 181파운드(*역자 주. 83kg)로 줄었고, 그가 수년 동안 가지고 있었던 경미한 정도의 고혈압도 사라졌다.

재발성 발작 외에, 삶의 대부분 기간 동안 비게이 씨는 특정 상황(예, 항공기 또는 엘리베이터 안에 갇히거나 도로 가운데 차선을 따라 이동함)으로 예견되는 상황에서 불안감을 느꼈다. 접근이 제한된 도로상에서 그는 그곳을 빠져나갈 때까지 공황발작이 일어날 것 같은 두려움에 휩싸인 상태에서 출구 수를 셌다.

비게이 씨는 자신만의 표현으로 시원한 맥주를 뜻하는, 자신의 '지지체계'로부터 너무 멀어지게 된다면, 금새 나락으로 떨어져 버릴 것 같은 공포감이 든다고 했다. 그는 항상 맥주를 채워 놓고는 있지만 거의 마시지는 않았다. 그러나 항공기에 탑승하게 되는 경우, 그는 6~8잔 정도의 맥주를 마시곤 했다. 그는 거의 항상 회사 직원, 아들, 또는 친구와 함께 마셨고, 친숙한 사람과 함께하는 경우가 아니면 특별히 항공기 탑승을 싫어했다. 그가 술을 마신 날 밤에는 불안발작이 발생해서 잠을 깨웠다.

비게이 씨는 사업을 아주 잘하고 있을 뿐 아니라 다른 사람들에게도 자문을 해 주고 있었다. 그러나 최근 들어서는 불안으로 인해 군 기지의 소매점들을 위한 국제적인 공급체계 구축을 위한 대규모 정부계약 건을 취소했다. 그는 자신이 면밀한 감시에 너무 노출될 것이어서 실패하게 될 것이라는 느낌이 들었다. 그는 또한 일부 장시간의 비행을 피할 수 없을 것에 대해 걱정했다.

면담이 진행되는 동안, 비게이 씨는 자기표현을 잘했고, 견문이 넓고 쾌활했으며, 우호적이면서 적극적이었다. 그는 불편한 주제에 관해 솔직하고 생산적으로 이야기했다. 그는 광장공포증으로 고통을 겪는 두 누이와 두 딸이 있었다. 두 딸 중 하나는 집에만 틀어박혀 있었다.

처음에, 비게이 씨는 자신이 큰 소리로 코를 곤다는 사실을 토대로 자신에게 폐쇄성 수면 무호흡(수면 중 호흡이 없는 재발성 기간[12.4절 '생각해 볼 일' 참조])이 있고, 알코올 섭취로 인해 잠을 깨는 것으로 생각되었고, 체중 감소가 위안이 되었으며, 경미한 정도의 고혈압이 있었다. 이러한 증상들은 수면 무호흡이 있는 환자들에게서 흔하고, 불충분한 호흡과 산소 불포화 반응으로부터 발달하는 폐긴장항진증pulmonary hypertension과 관련이 있는 것으로 여겨진다. 수면 검사실 기록, 상기도 검사, 또는 주각 각성에 대한 검사실 검사 결과, 이 상태에 대한 증거는 나타나지 않았다.

논의

비게이 씨의 주요 호소 내용은 수면 유지의 어려움이지만, 계속해서 그의 잠을 깨우는 것은 재발성 공황발작임이 분명하다. 그는 전형적인 공황발작 증상(즉, 갑작스러운 호흡 곤란, 발한, 떨림, 급속 심박, 심계항진 발병)으로 잠을 깬다. 비게이 씨는 적어도 4가지 특징적 증상이 동반된 재발성 예기치 않은 공황발작뿐 아니라 발작의 결과에 대한 염려(즉, 발작으로 인해 죽을 것 같은 공포)가 있다는 점에서 공황장애(DSM-5, p. 208/220) 진단이 내려진다.

공황장애가 있는 사람들은 자주 도피가 어려울 것 같거나 공황발작(광장공포증)이 발생하는 경우, 도움 받을 수 없을 것 같은 장소 또는 상황을 피하려고 한다. 비게이 씨의 과거력은 자신이 공황발작 발병 전부터 불안감이 느껴질 것으로 예상되는 상황을 명백히 회피한다는 점에서 특이하다. 어찌 되었든, 그는 현재 공황발작에 대한 공포 때문에 다수의 이런 상황들을 피하고 있다. 그러므로 광장공포증(5.6절 '액체 금지' 참조)으로 추가 진단이 적용된다.

이 사례는 다음 2가지 관점에서 특이하다. 첫째, 공황장애가 있는 환자가 야간에 공황발작을 한다는 점이다. 둘째, 불면증이 환자의 잠을 깨우는 공황발작에 의해 초래된다는 점이다. 이 사례에서처럼, 지속적 불면증이 독립적인 임상적 주의가 필수로 요구되고 주간 피로감과 고통 또는 기능 손상을 초래할 정도의 두드러진 증상인 경우, 수면-각성장애로 추가 진단이 내려진다. 그러므로 비게이 씨는 또한 불면장애, 비수면장애 정신장애 동반이환 동반insomia disorder, with non-sleep disorder mental comorbidity(DSM-5, p. 362/392)으로 진단될 것이다.

5.6 광장공포증

광장공포증agoraphobia은 실제 또는 예기되는 다양한 상황에의 노출에 의해 촉발되는 현저한 공포 또는 불안으로 정의된다. DSM-5에서는 구체적으로 다음 상황들 중 적어도 2가지의 공포 또는 회피가 필수로 발현되어야 한다. ① 대중교통(예, 자동차, 버스, 기차, 선박, 또는 비행기) 이용, ② 열린 공간(예, 주차장, 시장, 다리)에 있기, ③ 폐쇄된 공간(예, 가게, 극장)에 있기, ④ 줄 서기 또는 군중 속에 있기, 또는 ⑤ 혼자 외출하기. 개인은 "공황유사 증상 또는 다른 무기력 또는 당혹스러운 증상(예, 낙상 공포, 실금 공포)이 발달되는 경우에 도피 또는 도움을 청하기 어려울 수 있다는 생각 때문에"(DSM-5, pp. 217-218/231-232) 이런 상황을 두려워하거나 피한다. 이러한 상황들은 지속적으로 개인에게서 공포 또는 불안을 유발하게 되어, 개인은 이 상황을 능동적으로 피하거나, 강렬한 공포나 불안을 참고 견디거나, 반드시 동반자를 필요로 하게 된다. 이 장애로 진단을 내리려면, 공포 또는 불안이 지속적이어야 하고, 적어도 6개월간 지속되어야 하며, 현저한 고통 또는 기능 손상을 초래해야 한다. 만일 이런 상황의 내재적 위험성 때문에 이 상황을 피하려는 시도가 합리적인 것으로 간주된다면, 이 진단을 내려서는 안 된다(예, 야간에 범죄 발생률이 매우 높은 집 주변의 외출을 삼가는 것).

광장공포증은 비교적 흔해서, 성인과 청소년 일반 인구의 12개월 유병률은 약 1.7%로 추산된다. 광장공포증은 전형적으로 청소년기 후기 또는 성인기 초기에 발병된다. 여성은 남성에 비해 발병률이 2배 높다. 광장공포증의 경과는 치료를 받지 않는 상태에서는 전형적으로 만성으로, 자연적으로(즉, 치료를 받지 않는 상태에서) 관해되는 사람은 거의 없다. 기타 불안장애, 우울장애(제4장 참조), 물질사용장애(제16장 참조), 그리고 성격장애(제18장 참조)는 흔히 광장공포증과 동반 발생한다. 광장공포증이 있는 사람들은 완전히 집에만 머물면서 학교 또는 직장에 등교 또는 출근을 하지 않기도 한다.

액체 금지

애나 오라일리Anna O'Reilly(여, 32세)는 아일랜드 더블린에서 일하는 의료업무 담당 직원으로, 우울증 치료를 위해 클리닉에 의뢰된다. 그녀는 자신이 우울한 이유가 지난 5개월 동안 자신이 공공장소에서 소변을 볼 것 같은 두려움이 있었기 때문이라는 말을 털어놓는다. 그녀는 이를 실행에 옮긴 적은 없다. 다만, 아무런 의미가 없을 것 같은 이 일을 안전한 자신의 집에서 실제로 실행에 옮겨 볼까 하는 생각을 하고 있다.

오라일리 양이 집을 떠나 있는 경우, 이러한 공포심은 그녀의 생각을 압도해서 그녀는 이러한 일이 발생하지 않도록 주의를 한다. 그녀는 항상 위생용 기저귀를 착용하고 있고, 집에서 먼 곳은 가지 않으며, 액체 섭취를 제한하고, 술을 끊었으며, 직장 책상을 화장실 근처로 옮겼다. 진료를 받기 전 2주 동안, 그녀는 공포가 너무 극심해서 출근을 할 수 없었다.

그녀는 세상을 떠난 아버지 역시 공공장소에서 소변을 보는 것에 대한 공포가 있었다는 사실을 희미하게 기억하고 있다. 매일 출근하기에 앞서, 그는 여러 차례 소변을 보았고, 어떤 액체든지 마시는 것을 피했다. 그녀의 여동생은 세면기의 측면을 건드리지 않고 왼손을 먼저 씻고 나서 오른손을 정확하게 10회 씻어야 하는 세척의례cleansing ritual(강박장애가 거의 확실시됨)에 대해 성공적으로 치료를 받았다.

오라일리 양은 10년 전 감염에 대한 임상적 또는 검사실 증거가 없음에도 자신이 매독syphilis에 걸렸다는 공포가 시작되면서 정신과 치료를 받았다. 5개월 전, 그녀는 공공장소에서 소변을 볼 거라는 공포가 없었다. 이러한 특정 공포 외에, 그녀는 항상 불안하고 불안정한 사람으로, 가족들의 관점에서 보면 과도하게 조심스럽고 완벽주의적인 사람이었다. 지난 1년간 그녀는 남자 친구가 아일랜드에서의 의학 공부를 마치고 파키스탄으로 되돌아갈 때가 임박한 것에 대해 혼란스러워했다. 그녀는 5년 전 이혼했고, 현재는 7세 아들과 어머니와 함께 살고 있다. 그녀의 어머니는 그녀의 남자 친구와의 교제를 반대했고, 오라일리 양은 관계 종결에 대해 더욱 심한 압박감을 느꼈다. 그녀는 자신이 현재 겪고 있는 문제의 발병이 어머니와의 관계로 인한 스트레스와 남자 친구의 출국에 대한 위협 때문인 것으로 믿고 있다.

면담이 진행되면서, 오라일리 양은 눈에 띄게 불안해하는 모습을 보인다. 그녀는 자신의 문제에 대해 낙담하고 있고, 수면 곤란이 있어서 낮 시간에 기력이 없다고 한다. 또한 식욕이 저하된 상태지만, 체중은 줄지 않고 있다.

오라일리 양은 항우울제 클로미프라민clomipramine으로 치료를 받았다. 이 치료제는 강박장애 치료에 효과적이라고 알려져 있는데, 처음에는 1일 10mg이 투여되었고, 2주에 걸쳐 1일 125mg까지 투여량을 늘려 나갔다. 공공장소에서 소변을 볼 것 같은 그녀의 공포는 치료 시작 10일이 지나면서 줄어들었다. 그리고 나서 그녀의 회피행동 레퍼토리를 교정하기 위해 그녀가 불안을 감내할 수 있을 때까지 점차 보다 긴 기간 동안 집을 떠나도록 격려하는 행동 프로그램이 실시되었다. 그녀의 남자 친구가 출국하기에 앞서, 오라일리 양과 그녀의 아들은 그녀의 어머니로부터 이사를 나왔고, 그녀는 보다 독립적인 삶을 영위할 수 있었다. 오라일리 양의 치료제 투여량은 단계적으로 줄여 나가다가 2개월 후에 투여를 중단했고, 공공장소에서 소변을 볼 것에 대한 공포는 재발되지 않았다. 정신과 의사는 오라일리 양의 초기 개선을 치료약물의 효과로 인한 것으로 간주했고, 그녀의 지속적인 개선은 행동 프로그램과 그녀가 자신의 생활 상황에 있어서 시도한 변화, 특히 어머니로부터 이사 나온 것의 효과에 따른 것으로 보았다.

논의

오라일리 양은 자신이 공공장소에서 불수의적으로 소변을 볼 것에 대한 공포 때문에 자신의 평소 활동을 현저하게 제한해 왔다. 당혹감을 증가시키는 경우에 도피가 어려울 수 있는 상황에 처하게 되는 것에 대한 공포 또는 무력화시키는 증상은 광장공포증[agoraphobia]이라고 불린다. 흔히, 광장공포증은 개인이 공황발작 발생과 연관이 있는 특정 상황을 피한다는 점에서 공황장애(5.5절 참조)의 합병증이다. 광장공포증에서 덜 흔한 것은 공황장애 과거력이 없는 것이고 일부 특정 증상(예, 방광조절 상실[오라일리 양의 사례에서처럼], 구토, 실신, 또는 심장마비) 발달에 대한 공포다. 이러한 경우, 단순히 광장공포증(DSM-5, p. 217/231)으로 진단이 내려진다.

독자들은 오라일리 양의 상태가 사회불안장애(5.4절 '무대에서' 참조)—즉, 다른 사람들이 쳐다볼 가능성이 있는 상황에 대한 지속적 공포와 굴욕감 또는 당혹감이 느껴질 수 있는 행동을 할지도 모른다는 공포(예, 소변 보기)—로 진단되지 않는지에 대해 궁금할 것이다. 사회불안장애에서는 개인이 수의적 활동(예, 말하기, 섭식, 쓰기, 소변 보기)을 완수하려는 시도가 있어야 하고, 정상적인 활동이 불안 징후(예, 말하기 불능, 섭식 중 숨 막힘, 글 쓰는 동안의 떨림, 소변 불능)에 의해 손상될 것이라는 공포가 동반되어야 한다. 이와는 달리, 광장공포증에서는 개인이 통제가 불가능하고 자신이 성취하려고 노력하고 있는 활동과는 무관한 증상(예, 쇼핑 중 심장 통증, 집을 떠나 있을 때의 불수의적 배뇨, 도로를 건너는 도중의 현기증)의 갑작스러운 발달을 두려워한다.

5.7 범불안장애

개인이 적어도 6개월 동안 증상이 없는 날보다 있는 날이 더 많게, 다수의 사건 또는 활동에 대해 과도한 불안, 걱정, 그리고 염려하는 경우 범불안장애generalized anxiety disorder 진단이 적절하다. 일상적인 말로 이러한 사람은 '안달쟁이worrywart'로 불린다. 범불안장애가 있는 성인들은 흔히 일상생활 상황(예, 직장 책무, 건강과 재정, 가족의 건강, 자녀의 불행, 또는 사소한 일[집안일 또는 약속시간에 늦음])의 가능성에 대해 걱정한다. 범불안장애가 있는 아동은 자신의 역량 또는 수행 수준에 대해 지나치게 걱정하는 경향이 있다. 이 장애가 있는 사람은 걱정 통제가 어렵고, 좌불안석이나 긴장감 또는 초조감, 쉽게 피로해짐, 집중 곤란 또는 멍한 상태, 과민성, 근긴장감, 그리고 수면 장해(DSM-5, p. 222/236) 증상을 겪는다. 다른 불안장애에서처럼, 이 진단을 내리려면 공포 또는 불안이 현저한 고통 또는 기능 손상을 초래해야 한다.

범불안장애는 비교적 흔해서, 일반 인구의 12개월 유병률이 청소년은 약 0.9%, 성인은 2.9%로 추산된다. 이 장애는 보통 30세 무렵에 발병되는데, 이 진단부류의 다른 장애들과 비교할 때 후기에 발병되는 편이다. 여성은 남성에 비해 유병률이 2배 높다. 다른 불안장애와 마찬가지로, 경과는 만성 경향이 있어서 평생 동안 증상이 악화와 완화를 거듭하며 완전관해의 비율이 낮은 편이다. 범불안장애는 특히 효과적인 업무수행 능력에 상당한 손상을 초래할 수 있다. 범불안장애가 있는 사람들은 다른 불안 및 우울장애의 현재 또는 과거력이 있을 가능성이 높다.

초조한 전기기사

맥스 슈미트Max Schmidt(남, 27세)는 결혼한 전기기사로, 지난 2년간 불안과 걱정을 겪어 왔다. 그는 극도의 근육긴장감과 쉽게 피로해지는 경험을 해 왔다. 그럼에도 수면 개시와 유지 곤란이 있어 왔다. 이 외에도, 그는 자주 집중력을 저하시키는 과민성, 그리고 지속적인 '초조감edgy'과 경계심이 있다. 이러한 감정은 없는 날보다 있는 날이 더 많았고, 특정 시간에 한정되지 않고 시도 때도 없이 나타나고 있다. 이러한 증상들은 때로 그에게 좌절감을 안겨 주지만, 그는 우울감은 없고 가족들과 즐거운 시간을 보내고 있다고 한다. 그는 치료약물의 주기적인 복용, 레저용 약물 사용, 또는 알코올 사용을 하지 않는다고 한다.

이러한 증상 때문에 슈미트 씨는 과거에 가족치료자, 신경과 전문의, 정형외과 의사, 척추 지압사, 그리고 이비인후과 전문의에게 치료를 받은 적이 있다. 그는 저혈당(낮은 당분) 식이요법과 물리치료를 받았고, '내분비성 문제'가 있는 것 같다는 말을 들은 적이 있다. 그렇지만 모든 혈액검사 결과는 사실상 정상이었다.

슈미트 씨는 걱정이 많아서, 부모님의 건강에 대해 끊임없이 걱정한다. 실제로, 그의 아버지는 2년 전 심근경색(심장마비)이 있었지만, 현재는 완쾌된 상태다. 슈미트 씨는 또한 자신이 '좋은 아버지'인지, 아내가 떠날까 봐(그녀가 결혼생활에 대해 불만족스러워한다는 단서는 없음), 그리고 직장 동료들이 자신을 좋아하지 않을 것에 대해 걱정한다. 그는 자신의 걱정이 근거가 없음을 잘 알고 있지만, 걱정을 멈추지 못하는 상태다.

지난 2년간 슈미트 씨는 신경과민 증상으로 사회적 접촉을 거의 하지 않고 있다. 그는 증상이 견딜 수 없을 때면 며칠씩 출근을 하지 않았지만, 고등학교를 졸업하면서 견습직으로 입사한 회사에서 지속적으로 근무하고 있다. 그는 부인과 자녀들에게 '완벽한' 것처럼 보이고 싶어서 자신의 증상을 숨기는 경향이 있는데, 가족들과는 자신의 신경과민으로 인한 문제는 거의 없다고 한다.

논의

슈미트 씨의 두드러진 증상은 지난 2년에 걸쳐 대부분의 시간 동안 과도하고 통제할 수 없는 불안과 걱정으로, 이는 범불안장애 진단을 암시한다. 그는 또한 특징적으로 연관된 증상인 초조감, 쉽게 피로해짐, 집중 곤란, 과민성, 근육긴장감, 그리고 수면 장해가 있다. 그의 걱정은 현저한 고통을 초래하고 있고, 사회적 기능을 손상시키고 있다. 6개월 이상 지속된 증상들이 물질 또는 다른 의학적 상태(예, 갑상선기능항진증)의 생리적 영향으로 인한 것이 아니고, 다른 정신장애(예, 공황장애에서처럼 공황발작 발생, 또는 사회불안장애에서처럼 공공장소에서의 당혹감에 대한 걱정)에 의해 더 잘 설명되지 않는다는 점에서 이 사례에서는 범불안장애(DSM-5, p. 222/236) 진단이 내려진다.

슈미트 씨는 자신의 걱정이 과도하고 반복적이라는 사실을 인식하고 있지만, 이들은 강박장애(6.1절 '맥베스 부인' 참조)에서 발생하는 강박사고의 증거로 간주되지는 않을 것이다. 왜냐하면 이들은 침습적이고 부적절한 특징이 없기 때문이다.

5.8 다른 의학적 상태로 인한 불안장애

다른 의학적 상태(예, 크롬친화세포종phenochromocytoma. 즉, 노르에피네프린norepnephrine[불안을 초래하는 호르몬]을 분비하는 부신adrenal gland의 양성 종양)의 직접적인 병태생리학적 결과인 불안 또는 공황발작은 다른 의학적 상태로 인한 불안장애anxiety disorder due to another medical condition로 진단된다. 이러한 불안은 심리적 반응으로 발달되어 의학적 상태로 진단될 수 있는 불안과는 달리 적응장애(7.5절 참조)로 진단될 것이다. 다른 의학적 상태로 인한 불안장애 진단에는 불안을 초래한 것으로 알려진 의학적 상태에 대한 과거력, 신체검진, 또는 검사실 검사뿐 아니라 불안을 의학적 상태로 연결시킨 다른 증거가 필수로 요구된다. 인과관계 연결에 도움이 될 수 있는 임상적 발현의 측면으로는 ① 의학적 상태의 발병, 악화, 또는 관해와 불안 증상 간의 명백히 일시적인 연관성 발현, ② 불안장애의 비전형적인 양상(예, 특이한 발병 연령) 발현, 그리고 ③ 알려진 생리적 메커니즘이 불안을 초래한다는 의학적 문헌에 있어서의 증거가 포함된다.

야외활동 애호가

아르네 올슨Arne Olsen(남, 78세)은 정년 퇴임한 목재회사 사장으로, 일련의 삽화성 발작 발병에 대한 도움을 요청했다. 삽화성 발작에서 그는 현저한 불안, 좌불안석, 그리고 자신의 불편감 해소를 위한 야외활동의 필요성을 느꼈다. 그는 가장 최근의 사건이 1주일 전, 새벽 3시에 발생했다고 기술했다. 즉, 그는 잠을 깼는데 '벽이 무너지면서' 자신을 덮치는 것 같은 느낌이 들었다고 했다. 그는 당시에 완전히 깨어 있었기 때문에 이것은 꿈이 아니라고 말했다. 그는 일어나 옷을 입었고, 영하의 날씨에 밖으로 나갔다. 밖으로 나가자마자, 그는 증상이 점차 나아지는 것이 느껴졌다(그러나 완전 해소는 아니었음). 완전한 해소는 하루 종일 걸렸다.

구체적인 질문에 대해, 올슨 씨는 숨가쁨, 심계항진, 숨 막히는 느낌, 무감각과 따끔거림, 그리고 메스꺼움 증상은 없다고 했다. 그는 떨림과 약간의 발한이 간헐적 현기증과 함께 나타난다고 했다. 그는 집에서 '탈출'하지 못하면 죽을 거라는(또는 의식상실) 상상이 들어서, 좀 더 '활동적일' 필요가 있다고 말했다.

올슨 씨는 최근의 수면 기능이상, 식욕 또는 체중 변화, 멈출 수 없는 울음, 또는 기력 저하는 없다고 했다. 그는 약 2개월간 신경과민과 긴장감 항진 치료를 위해 항불안제 클로나제팜clonazepam을 복용해 오고 있었다. 그는 최근 경도의 기억 문제가 있음을 인식했다.

후속 문진을 통해 그의 오른팔에 균형감각 및 간헐적 통증 문제, 그리고 소화 불편감과 간헐적 설사 문제가 있음이 밝혀졌다. 올슨 씨는 자신의 균형감각 문제 때문에 지난 여름 정원 가꾸는 일을 중단했다. 검사에서 그는 '붉은beefy' 혀 증상(그는 통증이 있다고 말함), 직렬 걸음tandem gait(한쪽 발을 다른 쪽 발과의 일렬 상태로 걷기)과 급속한 손동작 변경의 어려움, 그리고 경도의 의도성(운동성) 손 떨림이 있음이 확인되었다. 그는 요실금은 없다고 했다.

검사실 검사를 통해, 대적혈구성 빈혈macrocytic anemia(정상치보다 더 큰 적혈구가 특징인 헤모글로빈/혈색소[Hb] 농도가 불충분한 혈액)과 비타민 B12 결핍증이 있는 것으로 판명되었다. 올슨 씨에게 비타민 B12 보조제가 주어졌고, 발작은 재발되지 않았다.

논의

올슨 씨는 공황장애(5.5절 '죽을 것 같아요' 참조) 진단이 암시되는 예기치 않은 공황발작(떨림, 발한, 현기증, 죽음 공포가 동반되지만, 심계항진 또는 숨가쁨 같은 전형적인 증상은 없음)에 대해 기술하고 있다. 그러나 면밀한 신체검진과 검사실 소견에 의하면, 후천성 비타민 B12 흡수불량 증후군인 악성 빈혈로 인한 비타민 B12 결핍증의 특징적 양상을 나타내고 있다. 악성 빈혈은 대적혈구성 빈혈뿐 아니라 붉은 혀, 균형상실, 통증 같은 기타 증상들이 특징이다. 비타민 결핍증에 대한 치료로 공황발작이 사라졌기 때문에 올바른 진단은 악성 빈혈로 인한 불안장애, 공황발작 동반anxiety disorder due to pernicious anemia, with panic attacks(DSM-5, p. 230/244)으로 보는 것이 합당하다.

Chapter 6

강박 및 관련 장애

강박 및 관련 장애obsessive-compulsive and related disorders는 개인의 인지과정(예, 사고, 지각)과 행동 통제의 어려움이 특징이다. 이러한 과정과 행동은 극도로 집착적(사고, 갈망, 또는 심상)이고, 끊임없이 반복적(행동 또는 집착에 대한 정신행위)이다. 이 집단의 대표적인 장애인 강박장애obsessive-compulsive disorder(OCD)는 ① 강박사고obsessions(개인에 의해 침습적 및 원치 않게 경험되는 재발성 · 지속적 사고, 충동, 또는 심상으로, 개인의 현저한 불안 또는 고통을 초래함) 및/또는 ② 강박행동compulsions(개인이 강박사고에 대한 반응 또는 경직된 규칙에 따라 수행해야 할 것처럼 느끼게 되는 반복적 행동 또는 정신행위)이 특징이다. 이 집단에 속한 다른 장애들은 지각된 신체적 결점이나 결함(신체이형장애) 또는 근본적으로 쓸모없는 소유물 보유의 지각된 필요성(수집장애)에 대한 집착이 특징이다. 2가지 다른 장애(발모광[털뽑기장애], 피부뜯기장애)는 자상 또는 자기파괴적인 재발성 신체에 초점을 둔 반복적 행동이 특징이다(〈표 6-1〉에는 이 장에서 논의되는 강박 및 관련 장애의 특징이 제시되어 있음).

강박 및 관련 장애는 대부분의 경우에 인지가 불안을 초래하고, 연관된 행동이 흔히 불안 감소 기능을 하는 것처럼 보인다는 점에서 현저한 불안요소를 가지고 있다. 강박 및 관련 장애들은 모두 개인이 집착적인 사고 또는 반복적 행동 조절을 극도로 어려워하거나 할 수 없는 것이 특징이다.

연관된 집착 유형과 반복적 행동에 변이가 있다는 점 외에도, 강박 및 관련 장애는 이 장애가 있는 사람이 자신의 사고 또는 행동의 비현실적 측면에 대한 병식의 정도에 따라 다양하다. 병식insight이란 개인의 부적응적인 태도와 행동의 원천과 성격에 대한 이해를 뜻한다. 인지요소를 지닌 강박 및 관련 장애(즉, OCD, 신체이형장애, 수집장애)의 경우, DSM-5에는 3가지 병식 관련 명시자가 포함되어 있다.

〈표 6-1〉 강박 및 관련 장애의 특징

장애	주요 특징
□ 강박장애	• 강박사고: 개인이 능동적으로 무시, 억제, 또는 다른 사고 또는 행위(예, 강박행동 수행)로 상쇄시키고자 하는 반복적 · 지속적 · 침습적 사고, 충동, 또는 심상 • 강박행동: ① 경직된 규칙에 따른 강박사고에 의한 반복적, 행동 또는 정신행위, ② 불안 예방이나 감소 또는 일부 두려운 사건이나 상황 예방을 목표로 나타내는 비현실적이거나 과도한 행동 또는 정신 행위
□ 신체이형장애	• 신체적 외모에서 지각된 결함 또는 결점에 대한 집착 • 외모 염려에 대한 반복적 행동 또는 정신 행위
□ 수집장애	• 소지품 폐기 또는 분리에 대한 지속적인 어려움 • 소지품 축적이 생활공간을 혼잡 또는 난장판을 만듦으로써 소지품의 원래 용도를 저해함
□ 발모광(털뽑기장애)	• 모발 상실을 초래하는 반복적인 털 뽑기
□ 피부뜯기장애	• 피부 병변 장애를 초래하는 반복적인 피부 뜯기

- '좋거나 양호한 병식 있음^with good or fair insight'은 개인의 믿음이 확실히 또는 거의 확실하게 진실이 아님, 이러한 믿음이 진실이거나 진실이 아닐 수 있음, 또는 자신들의 행동에 문제가 있음을 인식하고 있음을 가리킨다.
- '좋지 않은 병식 있음^with poor insight'은 개인의 믿음이 거의 확실히 진실이고, 반대되는 증거가 있음에도 불구하고 자신들의 행동에 문제가 없다고 확신하고 있는 상태를 가리킨다.
- '병식 없음/망상적 믿음 있음^with absent insight/delusional beliefs'은 병식이 없거나 망상(제2장 '조현병 스펙트럼 및 기타 정신병적 장애' 서론 참조)이 있고, 개인의 믿음이 진실이고, 자신의 행동에 문제가 없다고 완전히 확신(예, 자신의 집이 헌 신문지로 꽉 차 있는 것에 대해 아무런 문제가 없다거나 비정상이 아니라는 확신)하는 사람에게 적용된다.

6.1 강박장애

강박장애^obsessive-compulsive disorder(OCD)의 강박사고와 강박행동 내용은 이 상태가 있는 사람들 사이에서 다양하지만, 특정 주제는 공통적이다. 이러한 주제로는 자신들이 안전 또는 안정 상태 확인을 위한 ① 청결cleaning(먼지, 세균, 또는 질병에 의한 오염 가능성에 대한 반복적 사고와 보상적인 정리정돈 행동[예, 과도한 손 씻기]), ② 대칭symmetry(질서에 대한 반복적인 사고와 정리정돈, 숫자 세기 등의 행동), ③ 금지사고forbidden thoughts(공격적, 성적, 또는 종교적 사고와 행동[예, 기도]), ④ 피해harm(자해 또는 타해와 확인하기[예, 문, 가스레인지와 오븐]) 같은 보상행동이 있다. 강박사고obsessions는 사람들에게 심각한 불안 또는 고통을 초래하고, 이 사고가 있는 사람들은 이러한 생각들을 무시 또는 억제하려고 노력하거나, 다른 사고 또는 행위(즉, 강박행동)로 '상쇄시키기' 위해 애쓴다. 강박행동compulsions은 사람들이 강박사고에 대한 반응 또는 경직된 규칙에 따라 수행해야 할 것처럼 느끼는 반복적 행동 또는 정신행위다. 예를 들면, 어떤 것을 만진 후에 세균에 감염될 것을 걱정하는 사람이 자신의 손을 정확하게 7차례 문지르고 세척한 다음, 왼손도 정확하게 7차례 문지르고 세척하고(그리고 다시 시작하고) 싶은 저항할 수 없는 욕구를 느낄 수 있다. OCD에서 강박행동은 불안 예방이나 감소 또는 불행한 일을 막기 위한 것이지만, 이러한 행동은 이들이 상쇄시키거나 예방하고자 하는 의도와는 현실적으로 연결되어 있지 않거나 명백하게 과도하다.

강박사고는 보통 실생활의 염려에 대한 '걱정'과는 구별할 필요가 있다. OCD의 강박사고는 흔히 실생활 염려에 관한 것이 아니다. 또한 이상하거나 비합리적인 내용과 '마법적' 요소가 포함되어 있을 수 있다. 우울증 환자들은 자신들 또는 자신들의 삶(즉, '반추')에 관한 반복적인 부정적 사고를 가지고 있지만, 이러한 것들은 보통 '침습적' 또는 통제할 수 없는 상태로 경험되지는 않는다. 주사위를 던지기 전에 입으로 불기, 보도의 금이 간 곳을 밟지 않거나 사다리 밑으로 지나가지 않기, 또는 자신의 어깨에 소금물 뿌리기 같은 미신행동은 강박행동의 특징이다. 그러나 여러 시간 동안 진행될 수 있고 개인의 사회적 또는 직업적 기능을 심각하게 저해하는 강박적 의례와 비교할 때, 보통 이러한 행동들은 시간 소모적인 의례 없이 수행된다.

OCD는 보통 청소년기 후기에 시작되지만, 보다 이른 시기 또는 아동기에도 시작될 수 있다. 미국 내에서 OCD의 12개월 유병률은 1.2%다. 성인기에 이 장애가 있는 여성의 유병률이 남성보다 약간 더 높지만, 아동기에 이 장애는 남아가 여아보다 유병률이 더 높은 편이다. OCD는 매우 손상이 심각한 장애가 될 수 있다. OCD가 있는 사람들은 특이할 정도로 많은 시간을 다른 활동을 제외하고 강박사고 또는 강박 의례에 소비할 수 있다. 또한 이들은 완전히 정해진 시간 내에 학업적 또는 직업적 과업을 완수하지 못하기도 한다. 이 외에도, OCD가 있는 사람들은 증상을 촉발시킬 수 있는 사람 또는 상황(예, 먼지에 의한 감염이 두려워 외출을 삼감)을 피하기도 한다. 이들은 또한 스스로 신체적 손상을 초래하기도 한다(예, 과도한 세척으로 인한 피부 손상). OCD가 있는 사람들의 25%까지가 어떤 시점에 자살을 시도한다(DSM-5, p. 240/255). OCD가 치료되지 않으면 경과는 만성이 될 수 있고, 낮은 비율의 사람들만이 완전히 회복될 것이다. 불안, 우울증, 틱, 그리고 성격장애(예, 강박성 성격장애) 같은 기타 정신장애가 흔히 OCD가 있는 사람들에게서 발생한다.

맥베스 부인

면담자: 신디[Cindy], 가장 힘들었던 때가 언제였는지 말해 볼래? 그때가 언제였지?

환　자: 작년 크리스마스 무렵이었어요.

면담자: 그때가 몇 살이었지?

환　자: 열세 살이요.

면담자: 그럼, 지금은 열네 살이겠군.

환　자: 네.

면담자: 최악의 상태였을 때, 그럴 때 어떤 것이 가장 힘들게 하는지 말해 볼까?

환　자: 글쎄요, 그것에 대한 주요 부분은 내가 저지른 모든 이러한 일처럼 이게 정말 멍청한 짓이라는 거예요. 그리고 아무런 의미도 없었고요. 그렇지만 난 여전히 그 짓을 계속해야 할 거고, 이게 일종의 내가 하지 않으면 어떻게 될 것인가를 두려워하는 것 같은 거예요.

면담자: 네가 하고 있는 일들이 뭔데?

환　자: 아침에 옷 입을 때 내 옷과 물건에 온통 세균이 득실거릴까 봐 그냥 서서 30분 정도 터는 일이죠. 난 어떤 일이든 하기 전에 씻거든요. 세수를 하려면 손을 먼저 씻는 것처럼 말이죠. 그리고 옷을 입으려면 손을 먼저 씻죠. 그러고 나면 그 지점을 넘어서까지 하기도 하죠. 손을 씻는 것만으로 충분하지 않아서 알코올로 문지르는 것 말이에요. 그때가 겨울이라서 꽤 추운 날이었는데, 그렇게 하니까 손에 피가 나더라고요. 난 그저 두 손을 물속에 담그고 있었을 뿐인데, 손에서 피가 흘러서 온갖 곳에 묻게 돼서 보기에도 끔찍했어요. 그래서 모든 사람이 내가 병에 걸렸거나 어떤 문제가 있다고 생각했던 것 같아요.

면담자: 그러면 네가 그렇게 심하게 씻고 있을 때, 그 일의 다른 부분들을 모두 합한다면 매일 걸리는 시간은 얼마나 될까?

환　자: 하루에 6시간 정도 걸려요. 아침에는 선택의 여지가 많지 않았어요. 왜냐하면 6시에 일어나서 학교 갈 준비를 해야 하거든요. 내가 기껏 할 수 있는 일은 옷 입는 거였어요. 머리 빗는 시간조차 없거든요. 그땐 아침식사를 해 본 적이 없었어요. 그래서 이 모든 일이 너무 복잡해서 아무 일도 할 시간이 없었어요.

면담자: 씻는 일과 먼지에 대한 걱정 외에, 네가 다른 일—다른 일들을 어떻게 할 것인지에 대한 계획—에 대해서도 나한테 말했지.

환 자: 네, 글쎄요, 마음속으로 계획을 세우는 것 같은 거예요. 세균이나 질병과 관련된 단어 소리가 들리면 무언가 나쁜 일로 간주될 것이고, 이것을 내 마음속을 거치게 해서 일종의 '교차를 시키면' 그 단어를 듣는 것이 '괜찮게 되는' 것이죠.

면담자: 어떤 종류의 일이지?

환 자: 숫자나 단어와 같은 일종의 보호장치처럼 여겨지는 것이죠.

면담자: 어떤 숫자와 어떤 단어지?

환 자: 숫자 3과 3의 배수로 시작해서, '비누와 물' 같은 단어 같은 것들이죠. 그런 다음, 여러 개의 3은 정말 높은 것이고, 123이나 이런 것으로 끝나게 되요. 그러고 나면 정말 나빠지는데…….

면담자: 어떤 경우에도 네가 만일 이러한 일들을 하지 않는다면 좋지 않은 일이 생길 거라고 믿었니? 그것이 어떤 감정이었니, 아니면 정말 무서웠니?

환 자: 아니요! 난 정말 어떤 일이 일어날까 봐 몸이 굳어질 정도였어요. 참 이상했어요. 모든 사람이 항상 내가 너무 분별력이 있고 지적이라는 말을 하곤 했거든요. 그렇지만 이상했어요. 난 내가 말하려는 것을 그 사람들에게 이해시키려고 그것에 대해 설명하려고 했거든요. 그런데 그들은 그저, 뭐랄까, "글쎄, 멍청한 짓이지."라고 하는 것 같았어요. 나도 알았어요. 그렇지만 난 혼자였고, 내가 이 집단과 함께 있을 때보다 훨씬 더 나빠질 거고요. 만일 내 주변에 친구들이 있었다면, 이 대부분의 것을 잊어버릴 수 있었을 거예요. 하지만 내가 혼자 있을 때는 내 마음은 이 모든 것에 대해 방황하게 되고, 나는 새로운 계획과 새로운 의례적인 행동과 새로운 생각들이 떠오르곤 했어요. 그리고 다칠 수 있을 것 같은 사람들에 대해 더욱더 걱정을 하기 시작하곤 했어요. 내가 그렇게 하지 않으면, 상황이 정말 나빠질 수 있는 일들에 대해 염려하게 되었어요.

면담자: 누가 가장 다칠까 봐 염려되었니?

환 자: 우리 가족들, 기본적으로 가족들이요.

면담자: 가족들 중에 어떤 특정한 사람들이 있을까?

환 자: 글쎄요, 할머니요. 할머니는 83세이거든요. 뭐랄까, 그냥 걱정이 되었어요. …… 할머니는

연세가 많으셔서 오래 사시지는 않을 거잖아요. 하지만 아마도 내가 저지른 일 때문에 할머니가 정말, 정말 편찮으시게 되거나 그런 일이 생길 수 있게 될까 봐 걱정이 돼요.

면담자: 이 일이 시작된 열세 살 이전에도 이런 일이 마음속에 있었던 적이 있니?

환 자: 글쎄요, 음……. 엄마, 외가 식구들은 대개 정말 좋은 분들이었는데, 엄청나게 깨끗해서 그것에 영향을 미쳤을 수 있었을 거예요. 내가 이런 종류의 배경에서 자라났거든요. 그렇지만 난 항상 깨끗하고 단정한 것을 좋아해요. 그리고 흙 묻은 신발이나 이런 비슷한 상태로 집 주변을 걷는 것이 한 번도 허락된 적이 없었거든요. 그래서…….

면담자: 하지만 청결에 대한 너의 염려, 네가 몇 번이나 그 일을 했는지에 대한 것 등, 그러한 일들이 네가 하고 싶었던 일들을 방해한 적이 있니?

환 자: 아, 네. 많이요. 음, 친구와 어디를 가기로 해서 11시에 떠나려고 했는데, 떠나기 전에 샤워하고 싶었어요. 그래서 아침 6시에 일어났거든요. 그런데 때로 5시간으로도 그걸 할 수 없는 거예요…….

면담자: 그러니까 그러한 일이 열세 살 이후에 일어났구나. 그런데 그전에는 어땠니? 이전에도 그런 일이 일어났던 적이 있니? 아니면 네가 알고 있는 한 그게 처음이었니?

환 자: 그게 처음이었어요.

면담자: 언제였든 간에, 네가 통제력을 뛰어넘는 힘에 관한 어떤 다른 특별한 생각이 있다는 느낌이 든 적이 있니? …… 네가 마법적으로 일을 통제할 수 있다거나 통제된 상태에 관한 것 말이야.

환 자: 난 초자연적인 것들이 무서워요. 난 미신과 그런 걸 믿는 것을 좋아하지 않아요. 내 생각에는 내가 그런 것을 무서워하니까 그런 것 같아요. 어렸을 때는 그런 것에 대해 신경 쓰지 않았는데, 지금은 가능하면 피하고 있어요. 뭐랄까, 이젠 13이라는 숫자를 보더라도 그렇게 신경 쓰이지는 않지만, 대신 7이라는 숫자를 더 좋아해요.

면담자: 그럼, 넌 미신적이지만, 어떤 특이한 목소리가 너에게 말하는 것 같은 소리를 들어 본 적은 없나 보구나…….

환 자: 아니요, 있어요. 그건 마치…… 내가 그걸 설명한다면, 사람들은 내가 어린아이들이 춤추고 있는 것 같은 것을 봤다고 생각할 것이고, 그건 다 목소리 같지는 않은 것이고, 생각 같은 것이기 때문에 잘못된 거라고 할 거예요.

면담자: 네가 혼자 생각하는 것을 들을 수 있다는 것에 더 가깝다는 거니?

환 자: 맞아요.

면담자: 다른 사람들이 볼 수 없는 것들을 본 적이 있니?

환　자: 아니요.

면담자: 네가 여기 병원에 있는 학교와 병동에서 아주 잘하고 있다고 알고 있단다. 너의 의례적인 행동과 강박행동과 함께, 네가 겪어 왔던 문제들 중에서 아직 남아 있는 어떤 징후가 있니?

환　자: 글쎄요, 누구나 어느 정도는 강박적이잖아요. 난 내가 하려는 사소한 일들을 볼 수 있어요. 뭐랄까, 난 어떤 것을 두세 번 훑어봐요. 특별한 숫자거든요. 뭐랄까, 어떤 것을 읽었는데 잘 이해되지 않으면, 아마 그걸 한 번 더 들여다볼 거예요. 그런 다음, 말하자면 한 번 더 보는 것은 세 번이 될 거예요. 하지만 진짜 큰 것은 없어요. 지금까지는 정말 좋았어요. 일어나서 샤워하고, 옷 입고, 세수와 양치질도 하고, 이러한 모든 일을 30분 내에 다 했거든요! 정말 저는 좋아요. 전에는 이렇게 할 수 없었거든요.

면담자: 그러면 대체로 네 눈에 띄는 것들이 실제로 있는 것들이라고 말하는 것이 옳겠구나. 그리고 아마도 너와 방을 함께 쓰고 있는 사람이 네가 하고 있는 다른 일들을 말할 수는 없겠구나. 넌 이러한 사소한 것들이 거기에 있다는 사실을 알고 있지만 말이야. 음, 좋아. 고맙다!

논의

이 여자 청소년은 고도 OCD(DSM-5, p. 237/251)가 있다는 것이 어떤지에 대해 명확하고 생생하게 기술하고 있다. 그녀는 강박사고와 강박행동을 둘 다 가지고 있다. 그리고 이 2가지는 그녀에게 현저한 고통의 원천으로, 그녀의 기능을 저해하고 있고, 그녀에게 신체적 해를 입히고 있다. 청소년기에 그녀의 문제 발병은 이 장애의 전형적인 현상이다.

오염과 해로움에 관한 혼합된 주제와 함께, 강박사고는 신디의 의식에 침투하는 사고들로 구성되어 있고 원치 않는 것으로 경험되고 있다. 예를 들면, 그녀는 자신이 저지른 행동이 할머니를 병들게 할 수 있다는 생각을 하고 있다. 또 다른 예로는 자신의 옷에 세균들이 있다는 사고를 들 수 있다. 이러한 고통스러운 사고를 중화시킬 필요성은 반복적이고 경직되게 적용되어야 하는 규칙에 따라 수행하고자 하는 충동적인 느낌이 들게 하는 다양한 강박행동으로 이어져 왔다. 예를 들면, 세균 또는 질병을 암시하는 단어를 들었다면, 그녀는 숫자 3과 3의 배수 또는 '비누와 물' 같은 단어들을 말함으로써 그것을 취소해야 했다. 이러한 행동들은 불편감 또는 두려운 사건(할머니가 '정말, 정말 아프게' 됨)을 막기 위한 의도가 있었지만, 이 활동은 예방(즉, '비누와 물'이라고 말하는 것은 사실상 할머니가 아프지 않도록 막을 수 없음)을 위한 목적과는 현실적으로 연결되지 않았고, 명백히 과도한 것이었다. 이 외에도 신디는 세균 감염을 막기 위해 여러 시간 동안 실제로 손에 피를 흘릴 만큼 극도로 손을 씻었다. 정서적으로 신디는 마치 위험성이 실제인 것처럼 반응했지만("어떤 일이 실제로 일어날까 봐 몸이 굳어졌어요."), 지적으로 항상 자신의 공포가 비합리적이고 실생활 문제(친구들이 그녀의 행동이 멍청하다고 말하곤 했고, 그녀는 실제로 그렇다는 사실을 알고 있었음)에 관한 것이 아니라고 알고 있었다. 신디의 인식수준을 고려할 때, 좋은 또는 양호한 병식 동반 명시자가 진단과 함께 기입될 것이다. 몇몇 사례(즉, 4% 이하)에서 이 질환의 고도 삽화가 진행되는 동안, 개인은 더 이상 강박사고 또는 강박행동이 과도하거나 비합리적이라는 사실을 인식할 수 없을 수 있다. 이러한 경우, 진단에 좋지 않은 병식 있음 명시자가 추가될 것이다.

강박사고는 환청과 혼동될 수 있다(제2장 '조현병 스펙트럼 및 기타 정신병적 장애' 참조). 이 환자는 자신이 강박사고의 일부를 사람들에게 설명한다면, 이들은 자신이 환각 상태에 빠져 있다고 생각할 것이라는 사실을 인식하고 있었다("내가 그걸 설명한다면, 사람들은 내가 어린아이들이 춤추고 있는 것 같은 것을 봤다고 생각할 거예요."). 그러나 그녀는 자신이 경험하고 있는 것과 자신이 실제의, 자신에게 말하는 다른 외부의 목소리를 듣고 있는 것이 아니라는 사실에 대해 매우 분명히 인식하고 있다.

OCD는 때로 강박성 성격장애(18.4절 '일벌레' 참조)와 연관이 있다. OCD에는 강박사고와 강박행동이 포함되지만(이 장의 서문에 정의된 것처럼), 강박성 성격장애에는 완벽주의, 대인관계 통제, 그리고 일 또는 생산성에 대한 과도한 몰두 같은 성격 특질이 포함된다. 이 사례에서는 강박성 성격장애의 증거는 없다.

주요우울장애(4.2절 참조)는 흔히 OCD 전 또는 동안 발생하고 자살시도의 위험성을 증가시킨다. 사실상, 후속 질문에 대해 이 환자는 자신의 OCD 경과 초기에 발생한 주요우울장애 삽화에 대해 기술했다.

6.2 신체이형장애

신체이형장애body dysmorphic disorder에는 "다른 사람들에게 관찰될 수 없거나 거의 눈에 띄지 않는 신체적 외모에서 지각된 결함 또는 결점"(DSM-5, p. 242/257)에 대한 집착이 포함된다. OCD(6.1절 참조)가 있는 사람들처럼, 신체이형장애가 있는 사람들은 자신들의 염려에 대한 반응으로 반복적 행동에 참여한다. 그러나 이들의 염려는 오로지 자신들의 외모와 (타인들의 반응을 지각하면서) 자신들의 외모에 대한 타인들의 반응에만 집중된다. 예를 들어, 이들의 행동으로는 자신의 모습이 거울에 어떻게 보이는지를 자주 확인하거나, 반복적으로 옷매무새를 고치거나, 타인들로부터 자신들의 외모에 대해 확신을 구하거나, 다른 사람들의 눈에 자신들이 어떻게 보이는지를 비교하는 것 등이 있다. 이 장애가 있는 사람들은 자신들이 못생겼거나, 매력적이지 않거나, 비정상적이거나, 변형되었다고 느끼기도 한다. 이들이 염려하는 신체의 가장 공통적인 부위는 피부, 모발, 또는 코이지만, 눈, 치아, 얼굴, 턱, 복부, 가슴, 다리, 그리고 성기 같은 다른 신체 영역 역시 초점이 될 수 있다.

섭식장애가 있는 다수의 사람, 특별히 신경성 식욕부진증(10.4절 참조) 또는 신경성 폭식증(10.5절 참조)이 있는 사람들은 신체상 쟁점을 가지고 있고, 자신이 과체중이라는 생각 또는 자신들의 신체의 일부(예, 허벅지, 복부)가 축 늘어져 있다는 생각에 집착하기도 한다. 이러한 사람들의 경우, 신체이형장애로 추가 진단하는 것은 불필요한 일이 될 수 있다. 왜냐하면 이러한 종류의 신체상 왜곡은 이들의 섭식장애의 양상이기 때문이다. 만일 이러한 집착이 충분히 손상을 주고 있다면, 이러한 집착이 있지만 섭식장애가 없는 사람들은 신체이형장애 진단을 받을 수 있다. 더욱이, 만일 외모에 대한 집착의 초점이 자신이 뚱뚱하거나 과체중이라는 점에 대한 것이 아니고, 대신 예를 들어 자신의 코가 심하게 구부러져 있다는 것이라면, 섭식장애가 있는 일부 사람은 신체이형장애로 추가 진단을 받게 될 수도 있다.

신체이형장애는 흔히 청소년기에 시작된다. 미국 내에서 신체이형장애의 유병률은 2.4%로 추산된다. 유병률은 남성에 비해 여성에게서 약간 더 높다. 거의 남성들에게서만 발생하는 유형은 근육이형증^muscle dysmorphia^으로, 이는 자신의 신체가 너무 왜소하거나 근육이 충분하지 않다는 생각에 집착하게 됨으로써 과도한 다이어트, 운동, 역기 운동, 또는 근육량을 늘리기 위해 동화작용 스테로이드^anabolic steroids^(*역자 주. 근육 증강제) 섭취로 이어지게 된다. 신체이형장애는 피부과, 성형수술, 치열교정, 그리고 구강 및 상악/위턱안면^maxillofacial^ 수술에서 매우 흔히 볼 수 있다. 이는 흔히 만성장애로, 이 장애가 있는 사람들은 불필요하고 잠재적으로 해로운 피부과 치료 또는 수술을 받기도 한다. 신체이형장애가 있는 환자들이 박피치료^dermabrasion^(손상된 피부층 제거를 위해 피부를 긁어 내는 치료법) 또는 수술 같은 치료를 받는 경우, 이들은 거의 언제나 그 결과에 대해 불만족스러워한다(다음의 '코끼리 인간' 참조). 이러한 이유로, 의학적 치료는 도움이 되지 않을 가능성이 높다. 일부 사람은 실제로 스스로 수술 또는 자살을 시도하기도 한다. 신체이형장애는 매우 손상적이다. 왜냐하면 이러한 문제가 있는 사람들은 사회적 상황 회피, 학업 중단, 직장 포기, 또는 자신들의 외모 때문에 완전히 바깥출입을 하지 않을 것이다.

코끼리 인간

마르코 카루소Marco Caruso(남, 31세)는 목수로, 자신의 모습을 거울에 비춰 본 후에 자신의 머리를 비닐봉지를 씌워 자살을 시도한 후에 입원되었다. 그는 수줍어하고, 불안한 표정을 지으며, 어두운 방에서 정신과 의사를 만나게 해 달라고 요청한다. 그는 야구 모자를 자신의 앞이마를 덮고 부분적으로 눈을 가릴 정도로 눌러쓰고 있다. 바닥을 응시하고 있던 카루소 씨는 자신이 친구가 없고, 직장에서 방금 해고되었으며, 최근에 여자 친구에게 차였다고 말한다. 정신과 의사가 그에게 상세히 말해 달라고 요청하자, 그는 "이 일에 대해 말하기는 정말 힘들어요, 의사 선생님. 내가 말할 수 있을지 모르겠어요. 너무 당혹스럽거든요. 글쎄요, 선생님께는 말씀드려야 한다고 생각은 해요. …… 결국, 그 일 때문에 제가 병원에 있잖아요. 그건 내 코 때문이에요."라고 답한다. "코요?" 정신과 의사가 묻자, 그는 "네, 내 코 위에 나 있는 이 거대한 마맛자국pockmarks이요. 정말 기괴하잖아요! 괴물처럼 보이고요. 난 코끼리 인간처럼 못생겼어요! 내 코 위에 나 있는 이 자국들은 내가 생각할 수 있는 모든 것이에요. 이미 지난 15년 동안 매일 이 자국에 대해 생각했어요. 이 자국들에 대해 악몽까지 꾸고 있어요. 그리고 누구나 이 자국을 볼 수 있어서, 이것 때문에 날 보고 비웃는다는 생각이 들어요. 그래서 항상 이 모자를 쓰고 다녀요. 그래서 내가 선생님과 밝은 방에서 이야기를 나눌 수 없는 거예요. …… 선생님은 내가 얼마나 못생겼는지 볼 수 있을 테니까요."라고 말한다.

정신과 의사는 카루소 씨가 가리키고 있는 거대한 마맛자국을 보지 못했고, 심지어 그 후에 밝은 조명이 달린 방에서 그를 만났을 때조차도 그랬다. 카루소 씨의 얼굴은 실제로는 정상적으로 보이는 피부의 잘생긴 모습이다. 정신과 의사는 "제 눈에는 어떤 마맛자국도 보이지 않는데요. 그저 정상적인 모습의 얼굴 모공인 것 같은데, 당신의 외모에 대한 당신 자신의 견해가 왜곡되었을 가능성이 있을까요?"라고 묻는다.

그러자 그는 "그건 답하기 곤란한 질문이네요."라고 답한다. "이게 너무 당혹스러워서 이러한 집착을 비밀로 해 왔거든요. 저는 사람들이 저를 쓸모없는 사람이라고 생각할까 봐 두려워요. 하지만 전 그동안 몇몇 사람에게 이에 대해 말해 왔는데, 실제로는 모공이 보이지 않는다고 절 설득하려고 했어요. 어떨 때는 사람들의 말이 믿어지는 것 같기도 했어요. 제가 왜곡하고 있고 그렇게 나쁜 상태는 아닐 수도 있겠다는 생각이 들기도 해요. 그러고 나면 저는 거울을 들여다보는데, 모공이 엄청나게 크고 추하게 보이는 거예요. 그러면 저는 사람들이 제 얼굴에 있는 모공을 보고 비웃을 거라는 확신이 들어요. 그러면 아무한테도 이러한 이야기를 하지 않게 되죠. 사람들이 말을 걸면, 전 그들이 단지 저에 대해 안쓰러워서 기분이 나아지게 하려고 노력하고 있다는 생각이 들어요. 이러한 상황이 여러 방식으로 저한테 영향을 주어 왔거든요, 의사 선생님."이라고 덧붙인다. "선생님께서는 믿기 어려울 수도 있겠지만, 이 문제는 내 삶을 완전히 망가뜨렸어요. 내가 생각할 수 있는 모든 것이 내 얼굴이거든요. 저는 온종일 거울을 들여다보면서 그 자국들을 들여다보는 데 시간을 보내고 있어요. 그렇지만 그렇게 하지 않을 수가 없어요. 그러다 보니 점점 더 출근을 안 하게 됐고, 친구들과 여자 친구와 외출하는 것도 그만두게 되었고요. 사람들이 저를 쳐다볼 때면, 난 너무 불안해져서 대부분의 시간을 집에서 보내고 있어요. 때로 외출할 때면, 저는 빨간 신호등에도 그냥 통과해 버려요. 신호등에 걸려 서 있게 되면, 사람들이 저를 쳐다보게 되잖아요. 모자가 도움이 조금 되기는 하지만 모든 자국을 가리지는 못해요. 한때는 화장품으로 가려 보려고 했는데, 사람들이 화장한 것을 쳐다볼 수 있어서 실제로는 도움이 되지 않더라고요. 제가 정말 편안한 느낌이 들었던 유일한 때는 핼러윈에 저희 조카의 배트맨 가면을 썼을 때였어요. 그땐 아무도 저의 자국을 볼 수 없었죠. 전 제가 해고당한 직장이 너무 그리워요. 제 여자 친구도 정말 오랫동안 저랑 붙어 다녔는데, 결국 더 이상 견디지 못하고 떠났죠. 그녀가 정말 힘들어했던 한 가지 일은 제가 괜찮게 보이는가와 이 자국이 보이는지에 대해 내가 그녀에게 하루에도 50차례 정도 물어본 거예요. 그게 최후의 지푸라기였다고 생각해요. 저한테 선택권이 있다면, 차라리 암에 걸리는 편이 나았을 거예요. 그건 아픔이 덜할 거잖아요. 이건 제 심장을 뚫고 지나가는 화살 같아요."

카루소 씨의 이야기는 자신이 피부과 전문의를 찾아가서 박피치료를 요청했지만, 의사가 "치료할 것이 아무것도 없습니다."라는 말로 거절했다는 사실에 대한 것으로 이어졌다. 그는 결국 다른 피부과 전문의를 설득해서 이 치료를 받았지만, 카루소 씨는 별 도움이 되지 않았다고 생각했다. 결국, 그는 가정에 의한 자국에 대해 너무 자포자기적인 상태가 되어 두 차례나 자살을 시도했다. 그의 가장 최근의 자살시도는 거울을 들여다보고는 자신이 본 모습에 혐오감을 느낀 이후에 발생했다. 그는 정신과 의사에게 "전 제가 얼마나 끔찍하게 생겼는지를 보고는, 내가 이렇게 생겨야 한다면 더 이상 살아갈 가치가 있을지 확신이 서지 않았어요. 그러고 나서는 이에 대해 끊임없이 생각한답니다." 그의 첫 번째 자살시도 역시 입원으로 이어졌다. 그러나 환자가 자신의 외모에 대해 염려하는 것을 너무 수치스러워하고 심각하게 고려되지 않을 거라고 생각했기 때문에, 그는 그것을 비밀로 하고 의료진들에게만 자신이 우울증이 있다고 말했다.

논의

카루소 씨는 정상적으로 생겼지만, 자신의 외모에서 지각된 결함에 집착하고 있다. 이러한 집착은 명백히 그에게 현저한 고통을 초래해 왔고, 현저하게 그의 기능을 저해해 왔다(그는 장기결근 때문에 직장에서 해고되었고, 여자 친구는 그와의 관계를 끊었음). 이는 상당히 고도의 신체이형장애(DSM-5, p. 242/257) 사례이지만, 비전형적이다. 즉, 기능의 직업적·사회적, 그리고 기타 중요한 기능 영역이 고도로 손상될 수 있고, 자살시도는 흔치 않다. 그러나 이 장애와 연관된 고통과 기능이상의 정도는 심각도 스펙트럼으로 측정된다. 이 장애가 있는 사람들의 일부는—고통이 있고 자신들의 능력만큼 기능수준이 높지 않을 수 있지만—비교적 기능수준이 높다.

신체이형장애에서 개인의 염려의 초점에는 흔히 카루소 씨의 사례에서처럼 안면 결함—흔히 모발, 코, 또는 피부에 대한 지각된 결함—이 포함된다. 카루소 씨의 경우처럼, 신체적 변형이 실제로는 없는 사례들도 있는 반면, 약간의 신체적 변형이 있지만 개인의 염려가 현저하게 과도한 사례들도 있다.

때로 특정 반복적 행동들이 지각된 결함과 관련되어 또는 반응으로 나타나기도 한다. 카루소 씨의 사례에서, 이러한 행동으로는 과도한 거울 확인, 위장을 위한 몸치장 활동(예, 자신의 '모공'을 가리기 위한 노력의 일환으로 화장품 사용, 또는 모자나 가면 착용), 그리고 여자 친구와 다른 친구들에게 '결함'에 대한 반복적 질문이 포함된다. 신체이형장애가 있는 사람들은 흔히 자신들의 염려에 대해 수치심이 있기 때문에 카루소 씨가 대부분의 시간 동안 및 그가 처음으로 입원한 기간 동안 한 것처럼 이 사실을 비밀에 붙일 수 있다. 또한 이에 대해 구체적으로 문의하지 않으면, 이 사실을 드러내지 않을 수 있다.

신체이형장애가 있는 사람들은 흔히 '결함'이 상상 또는 왜곡에 의한 것이라는 사실에 대한 좋지 않은 병식을 가지고 있을 수 있다. 이 외에도 병식의 정도는 개인의 믿음이 시간이 지남에 따라 다양할 수 있다는 사실과 함께, 좋은 병식에서 망상적 사고까지 이어지는 스펙트럼으로 평가함으로써 보다 더 정확하게 개념화될 수 있다(제2장 '조현병 스펙트럼 및 기타 정신병적 장애' 서론 참조). 사실상, 위에 기술된 평가 시점에서, 카루소 씨의 병식은 신체이형장애, 좋은 또는 양호한 병식 있음 진단이 내려질 수 있을 정도로 양호했다. 그러나 다른 시점에서는 망상이 있는 것 같은 시기가 있어서 '병식 없음/망상적 믿음 있음'으로 기입될 수도 있다.

6.3 수집장애

수집장애hoarding disorder의 특징은 "소지품의 실제 가치와 상관없이 폐기 또는 분리의 지속적인 어려움"(DSM-5, p. 247/262)이다. 개인은 이러한 것들을 보관할 필요성이 있다고 지각하고 있어서 이 물건들을 버리는 생각은 상당한 고통을 초래한다. 이 장애가 있는 사람들은 물건들을 앞으로 사용될 수 있다고 생각하거나 다소 심미적 또는 감상적 가치가 있다고 믿기 때문에 의도적으로 소지품을 계속 보관한다. 가장 흔히 보관되는 물품은 신문, 잡지, 낡은 옷, 가방, 서적, 우편물, 서류이지만, 동물을 비롯해서 거의 어떤 것이든 보관될 수 있다. 소지품을 버리기 어려워하는 문제는 이러한 물건의 축적으로 이어져, 그 결과 실제 생활공간을 다 차지해서 발 디딜 틈도 없게 된다. 따라서 축적의 범위 때문에 부엌은 요리할 수 없는 공간이 되거나, 침대는 더 이상 잠을 잘 수 없게 되거나, 집 또는 아파트 전체가 완전히 접근할 수 없게 된다. 일부의 경우, 물건들이 집밖의 자동차, 마당, 사무실이나 직장의 다른 공간, 친구나 가족들의 집에 축적되기도 한다. 생활 영역은 화재, 낙상, 또는 호흡기관이나 기타 질병의 위험성으로 인해 안전하지 않을 수 있다.

수집증 증상은 흔히 청소년기에 시작된다. 그러나 이 증상의 만성 경과로 인해 유병률은 나이가 들어 감에 따라 증가한다. 미국과 유럽에서 수집장애 유병률은 2~6%로 추산된다. 수집장애는 남성들에게서 더 흔하지만, 여성들이 더 치료를 찾는 편이다.

가치 있는 것

엘리 울프Eli Wolfe(남, 50세)는 으스스한 느낌, 고열, 기침 때문에 뉴욕 병원 응급실을 찾았다. 상기도 호흡기관 감염으로 진단되었지만, 의사가 처방전을 작성하던 중, 울프 씨는 눈물을 흘리며 자신이 돌아갈 집이 없고, 우울증이 있으며, 삶에 대한 가치를 느끼지 못한다는 사실을 드러냈다. 환자가 있다는 전화를 받고 온 정신과 레지던트는 다음과 같은 추가 정보를 수집했다.

지난 한 달 동안, 울프 씨는 자신의 아파트 빌딩의 지하에서 생활해 왔고, 레스토랑에서 식사를 해결해 왔으며, 유대인청년회Young Men's Hebrew Association에서 샤워를 해 오고 있었다. 그는 섭식과 수면 상태가 좋지 않았다. 울프 씨 소유의 아파트는 신문, 잡지, 서적들로 가득 차 있어서 더 이상 문을 열고 들어갈 수 없었다. 그러나 그는 자신의 '물건stuff' 중 어떤 것도 버릴 수 없었다.

12세 때, 울프 씨는 야구카드 수집을 시작했고, 그 후로는 서적과 잡지들을 모았다. 그의 부모는 동유럽에서 건너온 가난한 이민자들로, 물건을 모아 두면 언젠간 가치 있을 것이라는 생각이 그들에게는 낯설지 않았다. 그러나 결국 아파트는 난장판이 되어 버려서 이들은 그가 수집한 많은 물건을 내다 버렸다. 그는 버린 물건들을 쓰레기통에서 다시 회수했고, 그 시점부터 그의 '수집' 행동은 가족들과 고용주와의 갈등의 초점이 되어 오고 있다. 그는 물건 수집을 위해 자신의 방식을 벗어나지 않는다. 일단 신문, 서적, 또는 잡지가 손에 들어오면, 그는 '거기에 가치 있는 것이 쓰여 있을 수 있기' 때문에 그것을 버리지 못한다. 물건을 버린다는 생각은 그를 극도로 불안하게 하고, 결국 그는 단순히 버릴 수 없게 된다.

여러 해 동안 울프 씨는 부유한 사람들이 사는 아파트 단지의 경비로 일했다. 그러나 변함없이 해고당했다. 그 이유는 근무지에 개인적인 '물건'을 가져다 쌓아 놓았기 때문이었다. 또한 그는 때로 이 물건들을 버리려던 아파트 관리요원들과 주먹다짐을 벌이곤 했기 때문이었다. 그는 결혼한 지 16년 되었고 25세 아들이 있다. 그의 행동을 견디다 못한 부인은 결국 그의 곁을 떠났다. 그는 아들을 거의 만나지 않는다.

울프 씨는 자신의 수집행동 때문이 아니라 20세 때 "기분이 점점 나빠져요. 신경쇠약에 걸렸어요."라고 호소하며 처음으로 치료를 받았다. 그는 사실상 모든 일—일, 섭식, 수면—을 중단했다. "다리를 드는 것조차 힘들었어요." 그는 외래환자로 정신과 의사를 만나기 시작했고, 여러 해에 걸쳐 많은 시간 동안 치료를 받았고, 아미트립틸린amitriptyline, 데시프라민desipramine, 플루옥세틴fluoxetine(이 모두는 항우울제임), 쿠에티아핀quetiapine(항정신병약), 그리고 기타 그가 잘 기억하지 못하는 약물로 치료를 받았다.

10년 전 이혼 후, 울프 씨는 자신의 수집품 일부를 자신의 아파트로 옮겼고, 나머지 물건은 저장 공간을 세 얻어 보관했다. 점차 그의 새 아파트는 신문, 잡지, 서적들로 가득 찼고, 현관문을 열고 침실로 가는 것이 매우 어려워졌다. 끝으로, 지난 달 물건을 치우다가 어깨 부상을 당한 후, 그는 아파트를 포기하고, 건물 지하에 간이침대를 사용하게 되었다. 그는 자신의 물건을 버리지 못하는 것이 비합리적이라는 사실을 알고 있다. 그러나 막상 물건 폐기를 시작한다는 생각은 그를 견딜 수 없을 정도로 불안하게 한다.

울프 씨는 주요우울장애로 진단을 받고 정신병원에 입원되었고, 과거에 그의 우울 기분에 도움이 되었던 항우울제 플루옥세틴으로 치료를 받았다. 투여량은 1일 80mg까지 점차 높여졌고, 4주 후에 그의 심리치료자의 상당한 압박을 받은 울프 씨는 자신의 아파트 현관을 비웠고, 적어도 문을 열고 들어갈 수 있게 했다. 그의 기분은 나아졌고, 섭식과 수면 상태도 개선되었다. 그 후 6개월이 지나면서, 그는 서서히 그동안 모아 놓았던 물건 다발들을 폐기했다. 그는 현재 자신의 아파트에 거주할 수 있지만, 아파트는 여전히 난장판 상태를 면치 못하고 있다.

논의

울프 씨는 우울증을 암시하는 증상(즉, 우울 기분, 섭식 및 수면 곤란, 그리고 삶이 살 가치가 없다는 생각)을 보이고 있다. 주요우울장애(4.2절 '석공' 참조) 진단을 내리려면, 이러한 증상들의 심각도와 지속성에 관한 후속 정보가 수집되어야 한다. 그러나 가장 두드러지는 점은 물건들을 버리지 못하는 오래 지속되어 온 문제—수집증—가 있어서, 전적으로 그의 삶을 저해하고 있다는 점이다.

울프 씨의 사례는 수집장애(DSM-5, p. 247/262)의 원형적인 사례인 것 같다. 왜냐하면 그는 물건 저장에 대한 지각된 필요성, 물건 폐기 가능성에 대한 고통, 자신의 아파트 거주를 불가능하게 만든 소지품 축적, 그리고 자신의 행동에 의해 초래된 직장 문제(예, 해고)와 개인적 손실(예, 부인과의 이혼)과 함께, 물건 폐기에 대한 지속적인 어려움이 있어 왔기 때문이다. 정보가 담긴 물품(신문, 서적, 잡지) 수집은 고전적이다. 수집증은 강박성 성격장애(18.4절 '일벌레' 참조) 임상상의 일부에 속한다. 왜냐하면 수집행동은 실제로 수집장애 기준의 하나('감상적 가치가 없음에도 낡거나 무가치한 물건을 버리지 못함', DSM-5, p. 679/741)이고, 사례의 절반 정도에서 나타나기 때문이다. 그러나 울프 씨의 사례에서는 완벽주의 또는 일에 대한 과도한 몰두 같은 강박성 성격장애의 다른 양상들이 나타난 것 같지는 않다.

수집증hoarding은 때로 조현병이 있는 사람들(2.1절 '철사 먹기' 참조)의 와해된 또는 괴이한 행동의 일부로 나타나지만, 이 사례에서는 조현병의 특징적 양상은 없다. 물건을 버리는 생각과 연관된 울프 씨의 불안은 강박사고를 암시한다. 그러나 실제 강박사고의 경우, 이러한 사고들은 침습적이고 원치 않는 형태로 경험되는 반면, 울프 씨의 경우는 그렇지 않다. 그렇다면 수집행동은 강박행동인가? 강박행동은 개인이 참여하고 상동적stereotyped 방식 또는 강박사고에 대한 반응으로 수행되는 반복적 행동 또는 사고다. 이와는 달리, 울프 씨의 수집증은 사실상 적절한 행동(오래되고 사용하지 않는 신문, 서적, 잡지 폐기) 참여의 실패다. 더욱이, 그는 서적과 신문 수집에 있어서 어떤 상동적 규칙도 따르지 않고 있고, 그의 수집증은 강박사고에 대한 반응이 아니다.

6.4 발모광(털뽑기장애)

발모광trichotillomania의 필수 양상은 "탈모를 초래하는 반복적인 자신의 털뽑기"와 "반복적인 털뽑기 감소 또는 중단 시도"(DSM-5, p. 251/267)다. 털뽑기hair-pulling는 신체의 어떤 부위에서나 발생할 수 있지만, 가장 흔한 부위는 두피, 눈썹, 눈꺼풀이다. 덜 흔히, 털뽑기는 겨드랑이, 얼굴, 음부, 또는 직장 주위 영역에서 발생한다. 털뽑기 삽화는 단기 및 산발적이거나 장기적 및 지속적이기도 하다. 털뽑기 행동은 당혹감, 수치심, 통제 불능감 등 엄청난 고통을 초래한다. 이는 ① 따분함 또는 불안 같은 부정적 정서에 의해 촉발되고, ② 털뽑기 전의 긴장감 증가가 동반되며, ③ 일단 이 행동이 일어나는 순간 쾌감 또는 안도감으로 이어진다. 눈에 띄는 부위(예, 두피)의 털을 뽑는 사람들은 털이 뽑힌 부위를 모자, 스카프, 또는 가발로 가리고자 한다.

성인과 청소년들에게 있어서의 12개월 발모광 유병률은 1~2%로 추산된다. 발모광 유병률은 여성이 남성에 비해 10배 더 높다. 이 장애는 매우 흔히 사춘기에 발병된다. 증상은 흔히 치료를 받지 않은 상태에서도 나타났다 사라지기를 반복한다. 털뽑기는 흔히 사회적·직업적 기능을 저해하고, 때로 피부 감염 같은 일부 신체적 문제와 연관이 있다.

모발

실레스트 응우옌Celeste Nguyen(여, 25세)은 항상 자신이 자신의 머리털을 뽑는 유일한 사람이라고 생각해 왔다. 10대 때, 그녀의 부모는 그녀에게 자신의 눈썹을 하나도 남김없이 뽑아 버리는 사람은 없다고 느끼게 했다. 이러한 행동은 그녀가 12세 때부터 지속되어 왔다. 응우옌 양은 눈썹을 뽑는 것 외에, 머리털을 뽑았고, 때로 머리의 1/4 정도의 부위가 대머리 상태가 된 적도 있었다. 사실상, 그녀가 실제로 대머리 상태가 된 것은 1년 정도의 기간(약 5년 전, 대학 2학년 때)이 있었다.

모든 사람이 그녀가 얼마나 '함께' 한다고 생각하는지는 항상 응우옌 양을 놀라게 했다. 그녀는 우수한 성적으로 로스쿨에 입학했다. '만일 그들이 알았다면', 그녀는 흔히 스스로에게 말했다. 그러나 그녀가 여전히 가지고 있는 모발을 조심스럽게 빗고, 교묘한 스카프 사용, 그리고 간헐적인 부분가발hairpiece 사용을 통해서뿐 아니라 체육 수업을 모두 피함으로써, 그녀는 그 행동과 그 결과를 숨겼고 털끝 하나 보이는 것이 없었다. 눈썹은 쉬웠다. 새로운 눈썹을 그려 넣었기 때문이었다.

그녀는 자신의 모발 뽑기가 잔혹한 일상 습관임을 깨달았다. 보통 그녀는 TV 앞에 앉아서 미친 듯이 재방송 프로를 시청하곤 했는데, 그때마다 그녀의 손가락은 머리카락에 가서 주변을 샅샅이 뒤지면서 아주 두텁게 자란 머리카락을 찾고 있음을 인식하곤 했다. 그런 다음, 그녀는 오랜 경험에서 터득한 전문적인 기술로 신속하게 뽑곤 했다. 머리카락이 뿌리째 뽑혀 나올 때면, 응우옌 양은 소파 팔걸이 위에 수북이 쌓여 있는 머리카락 더미가 눈에 들어왔고, 문득 그녀가 이미 오랜 시간 동안 이러한 행동을 해 왔다는 사실을 인식하곤 했다. 그녀는 이러한 행동을 그만두려는 시도를 했지만, 신경과민 상태가 고조되곤 했다. 그러면 머리털 뽑기는 다시 시작되었고, 이러한 충동이 저절로 사라질 때까지 계속되곤 했다. 좋은 날에는 이 활동이 10분이 지나면서 끝이 났다. 나쁜 날에는 한 시간 동안 계속되기도 했다.

응우옌 양은 한 달 전 갑작스러운 폭풍우가 전략적으로 두건을 둘렀던 모발을 엉망으로 만들면서, 그녀의 좌측 귀 바로 위에 쥐가 갉아먹은 것 같은 부분이 노출되지 않았다면 다른 사람들도 이러한 습관을 가지고 있다는 사실을 알지 못했을 것이다. 자신의 이러한 모습이 직장 동료 실비아Sylvia에게 노출된 것에 대해 잔뜩 겁에 질린 응우옌 양은 "너도 헤어 풀러hair puller니?"라는 그녀의 질문을 듣고는 깜짝 놀랐다. 3일 후, 실비아는 응우옌 양을 자조집단에 데리고 갔다. 거기서 그녀는 7명(여성 5명과 남성 2명)의 다른 '풀러들'을 만났다. 응우옌 양은 다른 사람들의 말 속에서 자신의 삶에 대한 이야기를 듣고 있다는 생각이 들었다.

"난 내가 자기조절을 하지 못하는 끔찍한 사람임에 틀림없다는 느낌이 들었어요. 이것이 엄마 아빠가 말해 준 거예요."

"고등학교 체육시간은 정말 무서웠어요. 전 계속해서 내 가발이 벗겨질까 봐 염려했거든요."

"나는 누가 나 같은 사람과 결혼할 수 있을까 하는 생각이 들었어요. 무엇보다도, 난 진짜 섹스하는 것이 무서워요. 내 머리털이 벗겨질 거라는 걸 알고 있거든요. 그리고 누군가 절 사랑하게 되면 어떡하죠? 그 사람이 내가 이러한 일을 했다는 것을 알게 된다면, 어떻게 반응해야 할까요? 전에 남자 친구가 있었는데, 난 머리 파마할 때 화학약품이 잘못되어서 이렇게 되었다고 둘러댔어요. 그렇지만 난 그 말을 영원히 할 수 없을 거예요."

"난 이 세상에서 내가 유일한 사람이라고 생각했어요."

자조집단에서 응우옌 양은 발모광 치료 전문의의 이름을 알게 되었다. 그 의사는 항우울제 플루옥세틴을 처방해 주었는데, 약 3개월 동안 상당히 효과가 있는 것 같았다. 그 후 증상은 다시 악화되었다. 응우옌 양은 클로미프라민clomipramine(흔히 다루기 어려운 OCD 치료에 사용되는 또 다른 항우울제)으로 대체했다. 그녀가 이 치료제를 투여했을 때 졸린 느낌이 없어질 때까지는 다소 시간이 걸렸지만, 털뽑기 증상은 현저하게 개선되었고 그 상태가 유지되었다. 6개월 후, 그녀는 최면치료자를 찾아가서, 털뽑기 갈망 감소를 위한 도움을 받았다. 그녀는 현재 여러 날 그리고 여러 주 동안 자신의 머리털을 전혀 뽑지 않고 있다. 또한 증상이 이전처럼 악화된 적은 없다. 놀랍게도, 이 2가지 치료제의 사용은 예기치 않은 혜택을 가져왔다. 그녀는 자신의 털뽑기에 의해 스스로 타락하는 느낌이 들기는 했지만, 자신이 '우울증'이 있다고 생각해 본 적은 없었다. 그러나 이 치료제를 복용하는 동안, 기분이 훨씬 나아졌다. 그녀는 더욱 열심히 일했고, 데이트를 하게 되면서 자신에 대해 더욱 좋은 느낌이 들었다. 털을 뽑기 전보다도 더 좋아졌다. 그녀는 계속해서 자조집단에 참여하고 있고, 특히 자존감에 있어서 자신이 나아진 것에 대해 신임을 얻고 있다.

논의

응우옌 양은 자신의 모발 뽑기 충동을 이겨 낼 수 없었다. 그녀의 털뽑기 행동은 많은 여성이 미용의 이유(즉, 신체적 외모 개선을 위해)만으로 흔히 참여하는 눈썹 뽑기에 비해 지나칠 정도로 과도하다. 사실상, 그녀의 털뽑기는 머리와 눈썹에서 광범위한 모발 상실을 초래해 왔다. 이러한 행동에 저항하려고 할 때, 그녀는 불안이 상승되어 결국 포기하게 된다. 그녀는 명백히 이 활동으로부터 약간의 긴장감 해소를 이끌어 낸다. 이러한 점들은 발모광(DSM-5, p. 251/267)의 특징적 양상이다. 이 사례는 환자가 여성이고 청소년기에 발병되었다는 점에서 전형적이다.

이 활동과 연관된 쾌감과 충동에 의한 털뽑기 행동의 침습적 특징이 없는 것은 OCD(6.1절 참조)를 암시한다. 그러나 OCD에서 강박행동은 강박사고에 대한 반응으로 또는 상동적 방식으로 수행되고, 흔히 어떤 두려운 사건을 막기 위한 것이다. 응우옌 양의 털뽑기가 어떤 강박사고에 대한 반응으로 인한 것이 아니라는 사실은 매우 분명하다. 이 행동은 거의 그녀의 인식 없이 일어난다. 그녀의 털뽑기가 반복적이지만, 의례화 또는 경직된 방식으로 수행되지는 않고, 미래의 불행을 막기 위한 의도가 있는 것도 아닌 것 같다. 더욱이, OCD에서 강박행동은 발모광 사례에서처럼 보통 단일 행동에 국한되지 않는다.

6.5 피부뜯기장애

피부뜯기장애skin-picking disorder의 특징적인 행동은 "피부 병변을 초래하는 반복적인 피부뜯기" (DSM-5, p. 254/270)다. 이 장애가 있는 사람은 반복적으로 피부뜯기 행동을 감소 또는 중단하고자 노력한다. 가장 흔한 뜯기 부위는 얼굴, 팔, 손이다. 사람들은 정상적인 피부 또는 병변이 있는 피부(예, 여드름, 굳은살, 또는 이전 뜯기에서 생긴 딱지)를 뜯는다. 가장 흔한 방법은 손가락으로 뜯는 것이지만, 일부 사람은 핀셋, 핀, 또는 다른 도구를 사용한다. 피부뜯기는 하루 중 여러 시간을 소모하고, 몇 개월 또는 몇 년간 지속되기도 한다. 피부뜯기는 당혹감, 수치감, 통제 불능감 등의 현저한 고통을 초래한다. 이는 ① 따분함 또는 불안 같은 부정적 정서에 의해 촉발되고, ② 털뽑기 전의 긴장감 증가가 동반되며, ③ 일단 이 행동이 일어나는 순간 쾌감 또는 안도감으로 이어진다. 눈에 띄는 부위(예, 얼굴, 팔)의 피부를 뜯는 사람들은 화장 또는 옷으로 피부 병변을 가리고자 한다.

피부뜯기장애의 평생 유병률은 1.4%로 추산된다. 피부뜯기장애는 약 3:1 정도로 남성보다 여성에게서 더 많이 발생한다. 이 장애는 흔히 사춘기에 발병되고, 여드름과 함께 시작된다. 치료를 받지 않으면, 이 장애는 보통 만성이 되며, 증상의 악화와 완화가 반복된다. 피부뜯기는 흔히 사회적 · 학업적 또는 직업적 기능을 저해한다. 왜냐하면 피부뜯기장애가 있는 일부 사람은 공공장소에 나가지 않을 것이기 때문이다. 이 장애는 조직 손상, 흉터, 감염 같은 신체적 문제가 발생할 수 있다. 항생제 또는 수술을 통한 치료가 필수로 요구된다.

뜯기

셸리 켈러만Shelley Kellerman(여, 28세)은 독신 여성으로, 자신의 피부를 뜯는다. 그녀는 13세 무렵에 자신의 여드름을 뜯기 시작했다. 그녀는 대학 재하 중, 보통 시험으로 인한 스트레스 상황에 처할 때 더 자주 뜯었다. 그녀는 자신이 흔히 피부의 결점, 울퉁불퉁한 부분, 또는 일정치 않은 부분이 상당히 무의미했음에도 뜯을 것을 느껴 보거나 찾았다는 사실을 인정한다. 지난 4년 동안, 켈러만 양은 매일 피부를 뜯고 있다고 한다. 아침에 샤워한 후, 그녀는 흔히 얼굴, 다리, 허리, 또는 팔을 뜯는다. 또한 밤에 잠자러 가기 전에 하루의 스트레스로부터 안정을 취하기 위한 방편으로 피부를 뜯는다(손톱으로 뜯음). 하루에 피부를 뜯는 시간을 합산해 보면, 켈러만 양은 보통 하루에 3시간 정도의 시간을 소모한다. 그녀는 근무 중이거나 다른 사람들과 함께 있을 때에는 뜯기를 자제한다. 그녀는 보통 자신이 피부의 흠집을 제거해 버렸다는 느낌이 드는 경우, 피가 나는 경우, 또는 뜯기가 통증을 유발하는 경우에는 뜯기행동을 중단한다.

켈러만 양은 피부뜯기 충동 또는 욕구가 있음을 인정하고 있고, 이러한 충동에 저항할 수 없다는 느낌이 든다고 한다. 그녀는 자신이 튀어난 부분을 제거하거나 실제로 뾰루지에서 고름이 나올 때 성취감이 느껴진다는 점에서 뜯기가 자신에게 실질적인 보상을 제공하고 있다는 사실에 당혹스러워한다. 사실상, 그녀는 남자 친구의 뾰루지조차도 뜯어 주고 싶어 한다. 그래서 심지어 그와 함께 있을 때, 그녀는 때로 그의 피부 흠집들 중 하나에 대해 생각하거나 초점을 맞추는 것을 멈추기 힘들어한다. 뜯기의 각 삽화는 그녀의 행동에 대한 수치심과 당혹감으로 끝이 난다. 그러고 나면 그녀는 속으로 다시는 하지 않겠다고 다짐한다. 이러한 해소는 기껏해야 하루 정도 지속될 뿐, 그녀는 다시 피부를 뜯게 된다.

아침에 뜯기에 소모하는 시간으로 인해, 켈러만 양은 흔히 직장에 지각하거나 주말에 사회적 약속을 지키지 못한다. 그녀는 잦은 지각으로 인해 해고당할 것을 걱정하고 있지만, 당혹감 때문에 자신의 상황을 설명하고 싶어 하지 않는다. 피부뜯기는 이미 신체 전반에 상처 자국을 남겨 왔기 때문에 켈러만 양은 친구들과의 수영 또는 반바지와 반팔 상의 착용 같은 자신이 좋아하는 활동을 피하고 있다. 그녀는 자신을 매력적인 젊은 여성으로 간주하고 있지만, 뜯기는 그녀로 하여금 공공장소에서 자의식이 강한 느낌이 들게 한다. 그녀는 어떤 약물도 사용하고 있지 않다고 답한다. 전반적으로, 그녀는 자신이 삶, 친구들, 그리고 직장생활을 즐기는 상당히 행복한 사람이라고 말한다. 그러나 그녀는 자신이 뜯기를 그만둘 수 있기를 바라고 있다. 왜냐하면 그녀는 이러한 행동으로 인해 대가를 치러 왔기 때문이다. 켈러만 양은 이 문제를 해결하기 위해 피부과 전문의를 찾아갔지만, 뜯기를 통제할 수 있을 때까지 피부 흠집에 국소 크림을 사용할 이유가 없다는 말을 들었다. 그러나 그녀는 이 문제를 이해하는 심리학자 또는 정신과 의사를 찾는 데 어려움을 겪었다.

논의

켈러만 양은 반복적이고 저항할 수 없는 피부뜯기 충동을 느끼고 있다. 그녀는 아무리 노력해도 이 충동을 조절할 수 없다. 이 행동은 그녀에게 상당한 고통과 때로 직장에 지각을 초래하고 있고, 그녀가 즐기곤 하는 일부 활동(예, 수영)을 저해하고 있다. 그녀는 자신을 매력적인 여성으로 간주하고 있고, 신체이형장애(6.2절 '코끼리 인간' 참조)의 사례에서처럼 외모상의 결점 개선을 위해 뜯기를 하고 있는 것은 아니며, 정신병 증거 또는 약물남용 과거력이 없다는 사실에 비추어볼 때, 이는 피부뜯기장애(DSM-5, p. 254/271)의 고전적인 사례인 것 같다. 개인이 흔히 여드름 뜯기에 의해 이러한 행동이 시작되는 사춘기 시작과 함께 발생한 이러한 장애는 흔하다. 그녀의 만성 경과 역시 전형적이다. 피부뜯기장애는 심각하고 장해를 유발하는 문제행동이 될 수 있는 임상적 주의에 초점을 맞추기 위해 DSM-5에 새로운 진단으로 추가되었다.

Chapter 7

외상 및 스트레스 관련 장애

정신의학적 장애의 대부분은 아니더라도 다수가 외상성 또는 스트레스성 사건의 노출에 의해 촉발 또는 악화될 수 있다. 예를 들면, 우울장애 발달에 취약한 사람들에게 스트레스가 많은 생활 경험의 여파로 주요우울 삽화가 발달되는 것은 그리 특이한 일은 아니다. 그러나 이 장은 외상성 또는 스트레스성 사건에 대한 노출이 명백하게 진단기준에 들어 있는 DSM-5 장애들에 국한된다. 며칠간 또는 몇 주간 외상에 대해 일시적으로 급성 반응이 나타나는 일은 흔하다. 그러나 증상과 증상 지속기간이 개인의 생활과 기능 능력에 부정적으로 영향을 미치는 경우, 외상에 대한 일부 반응 장애로 발달되기도 한다. DSM-5의 모든 외상 및 스트레스 관련 장애trauma- and stressor-related disorders에는 외상성 또는 스트레스성 생활 사건 또는 상황에의 노출에 따른 부적응적 심리적 고통 또는 행동이 수반된다. 이 장애군에 속한 장애들은 주로 스트레스 요인 유형의 필수요건이 다양하다. 즉, 급성 스트레스장애와 외상후 스트레스장애(PTSD)에는 실제 또는 위협적인 죽음, 심각한 부상, 또는 성폭력에의 노출이 포함된 스트레스 요인이 필수로 요구된다. 반응성 애착장애와 탈억제성 사회적 유대감 장애에는 아동기 초기에 극도로 불충분한 돌봄에의 노출이 필수로 요구된다. 그리고 적응장애의 잔류 범주에는 단순히 확인 가능한 스트레스 요인에 대한 정서적 또는 행동적 증상 발달이 필수로 요구된다(〈표 7-1〉에는 이러한 외상 및 스트레스 관련 장애의 특징적인 양상들이 수록되어 있음).

외상성 또는 스트레스성 사건에의 노출에 따른 심리적 고통 유형은 매우 다양하다. 이러한 증상들은 흔히 불안 또는 공포 기반의 맥락 내에서 잘 이해될 수 있지만, 외상성 또는 스트레스성 사건에 노출되어 온 다수의 사람은 즐거움 상실과 불쾌감 증상, 외현화된 분노와 공격적인 증상, 또는 해리 증상을 나타낸다.

〈표 7-1〉 외상 및 스트레스 관련 장애의 특징

장애	주요 특징
□ 반응성 애착장애	• 성인 보호자에 대한 억제된, 정서적으로 위축된 행동 패턴 • 문제 행동을 초래하는 극도의 불충분한 돌봄
□ 탈억제성 사회적 유대감 장애	• 아동이 낯선 성인들에게 능동적으로 접근 또는 상호작용하는 행동 패턴 • 문제 행동을 초래하는 극도의 불충분한 돌봄
□ 외상후 스트레스 장애	• 실제 또는 위협적인 죽음, 심각한 부상 또는 성폭력에의 노출 • 외상성 사건과 연관된 침습 증상 • 외상성 사건과 연관된 자극의 지속적 회피 • 외상성 사건과 연관된 인지와 기분의 부정적 변화 • 외상성 사건과 연관된 각성과 반응의 현저한 변화 • 장해 지속기간이 1개월 이상임
□ 급성 스트레스장애	• 실제 또는 위협적인 죽음, 심각한 부상 또는 성폭력에의 노출 • 외상성 사건 이후 침습, 부정적 기분, 해리, 회피, 각성 증상 발현 • 장해 지속기간이 3일~1개월임
□ 적응장애	• 스트레스 요인 발생 3개월 이내에 발생하는 확인 가능한 스트레스 요인에 대한 정서적 또는 행동적 증상 • 스트레스 관련 장해가 다른 정신장애 기준에 부합되지 않고, 기존의 정신장애의 악화를 나타내는 것이 아님

7.1 반응성 애착장애

반응성 애착장애reactive attachment disorder는 비교적 드문 어린 아동(9개월~5세) 장애다. 성인 보호자에 대한 억제된, 정서적으로 위축된 행동 패턴은 아동이 정신적으로 고통을 받는 경우에 거의 안락을 추구하지 않거나 최소로 반응하는 것으로 나타난다. 지속적인 사회적 · 정서적 고통은 다른 사람들에 대한 아동의 최소 사회적 · 정서적 반응, 제한된 긍정적 정서(예, 애정 표현, 즐거움), 그리고 위협적이지 않은 상황에서조차 과민성, 슬픔, 공포심 표출로 명백해진다. 이 장애로 이어지는 스트레스성 생활 상황에는 ① 성인 보호자들로부터의 안락을 위한 기본 정서적 욕구, 자극, 애정 결핍, ② 보호자의 잦은 변경으로 애착 형성 기회 제한, ③ 선택적 애착 가능성을 제한하는 장면(보호자에 비해 아동의 비율이 높은 수용기관)에서의 양육 같은 사회적 방치로 발현되는 불충분한 돌봄이 포함된다.

가장 고도로 방치된 아동들 사이에서조차 반응성 애착장애의 발달은 흔치 않다. 이 장애의 경과는 정상적인 돌봄환경에의 치료적인 노출이 없는 상태에서 보통 만성이다. 반응성 애착장애는 성인들과 또래들에 대한 아동의 대인관계를 심하게 손상시켜, 흔히 인지와 언어의 발달지연과 연관이 있고 영양실조가 나타나기도 한다.

이 장애는 아동이 비정상적인 사회적 행동도 나타내는 자폐스펙트럼장애(1.6절 참조)와 구분될 필요가 있다. 반응성 애착장애가 있는 아동들은 자폐스펙트럼장애에서는 드문 고도의 사회적 방치 과거력이 있다. 자폐스펙트럼장애가 있는 아동들은 보통 반응성 애착장애에서는 나타나지 않는 제한된 범위의 흥미를 가지고 있고, 반복적이고 의례화된 행동을 나타낸다. 자폐스펙트럼장애가 있는 아동들은 발달적으로 적절한 애착행동을 주기적으로 보이는데, 이는 반응성 애착장애가 있는 아동들에게서는 드물다.

할머니의 아이

타냐Tanya(여, 4세)는 조부모의 요청으로 평가를 받기 위해 소아정신과 클리닉을 찾았다. 타냐는 장기간 헤로인 사용자였던 부모의 외동이였다. 수년 동안 타냐 또는 그녀의 부모를 만나지 못하던 조부모는 수개월 전 다른 주 소재 아동보호기관의 전화를 통해 타냐의 부모가 구속되었고 타냐는 보육기관에 보내졌다는 소식을 들었다. 이에 조부모는 타냐에 대한 양육권을 신청해서 일시적인 양육권을 받았다.

타냐가 집에 와서 살게 된 지 얼마 되지 않아, 조부모는 타냐가 정상적인 4세의 언어적 기술을 갖추고 있지 않았고, 이들과의 상호작용에 문제가 있음을 알게 되었다. 타냐는 안락 또는 보호를 위해 조부모를 거의 찾지 않았고, 흔히 조부모와 다른 친척들과의 허그 또는 놀이에의 통상적인 초대를 의식하지 못하거나 반응이 없는 것 같았다. 조부모는 후에 사회복지사로부터 타냐가 어려서부터 부모의 다양한 친구와 함께 남겨졌는데, 이들 중 다수가 다량의 약물 사용자였고 타냐에게 최소한의 주의만 기울였다는 사실을 알게 되었다.

검사에서 타냐는 경도 언어지연과 사회적 상호작용에서 현저한 문제가 있었다. 타냐는 검사자 또는 조부모와의 상호작용을 회피하는 경향이 있었다. 상호작용이 피해질 수 없을 때면, 타냐는 매우 두려워했다. 수개월간 조부모의 집에서 지속적인 보살핌을 받은 후, 타냐의 언어 사용은 4세에 훨씬 더 적절해졌다. 그럼에도 타냐는 여전히 자신을 편안하게 해 주거나 함께 놀기 위한 시도에 대한 반응에 다소 어려움이 있었다.

논의

타냐는 부모, 그리고 흔히 함께 남겨졌던 부모 친구들의 극도의 방치 결과로 초래된 억제되고 정서적으로 위축된 행동, 최소의 사회적·정서적 반응, 공포 등 반응성 애착장애(DSM-5, p. 265/290)의 특징적 양상을 보이고 있다. 또한 이 사례에서 이 장애의 발달에 영향을 미친 것은 안정된 애착 형성을 가로막는 타냐의 일차 보호자의 잦은 변경이다. 타냐는 또한 연령에 적절한 언어기술 발달에 있어서 전형적인 지연을 보이고 있다.

적절하고 양육적인 환경 제공으로, 적어도 부분적으로 이 증후군의 역전은 이 진단과 일치하고 있다. 주요 감별진단은 자폐스펙트럼장애(1.6절 '메아리' 참조)지만, 이 장애는 제한된 범위의 흥미 또는 반복적이고 의식화된 행동의 징후가 없다는 점에서 이 사례에서 배제된다.

7.2 탈억제성 사회적 유대감 장애

반응성 애착장애 외에, 생애 초기의 사회적 방치와 관련된 다른 DSM-5 외상 및 스트레스 관련 장애로는 탈억제성 사회적 유대감 장애disinhibited social engagement disorder가 있다. 보호자에게 억제되고 정서적으로 위축된 행동을 나타내는 대신, 탈억제성 사회적 유대감 장애가 있는 아동들은 낯선 성인들에게 무분별하게 접근하고 상호작용하는 경향이 있다. 이러한 아동들은 낯선 사람들에 대해 사회적 억제를 거의 보이지 않고, 이들과 신체적으로조차 친숙해지기도 하며, 성인 보호자와 분리된 것처럼 보이고, 완전히 낯선 사람들을 따라 선뜻 나서기도 한다. 이러한 행동 패턴 역시 ① 기본적인 안락 욕구, 자극, 애정이 보호자에 의해 채워지지 않을 정도의 극도로 부적절한 돌봄, ② 다른 사람들과의 안정된 애착 형성을 가로막는 잦은 보호자 변경, 또는 ③ 수용시설 거주에 의한 애착 형성 기회 제한으로 인해 발생한다. 이 진단은 대부분의 아동이 발달적으로 다른 구체적인 사람들과 애착 형성이 되지 않는 시기인 9개월 이전에 내려져서는 안 된다. 대개 5세 이상의 아동들에게서는 나타나지 않는 반응성 애착장애(7.1절 참조)와는 대조적으로, 탈억제성 사회적 유대감 장애의 경과는 보다 지속적이어서, 방치된 상태에서 아동에 대한 양육이 지속된다면 청소년기까지 지속된다. 이 상태가 있는 학령기전 아동들은 과도하게 시선을 끄는 행동을 나타낸다. 아동기 중반에는 특히 성인들과의 언어적 · 신체적 과잉친숙성과 비진정성 정서적 표현(예, 사랑 또는 애정)을 한다. 탈억제성 사회적 유대감 장애가 있는 청소년들은 피상적 · 갈등적 또래관계를 형성한다.

낯선 어른을 따라나서는 아이

할로우Harlow(여, 37개월)와 세 형제자매가 학대받은 어린 아동들 대상의 개입 프로그램에 의뢰되었다. 아동보호서비스Child Protective Services(CPS)에 의하면, 할로우와 형제자매들은 성인의 보호 없이 이들의 집 앞 정원에서 서성거리고 있다가 이 기관에 신고되었다. CPS는 집 안에 쓰레기와 술병들이 널브러져 있는 난장판 상태인 것을 확인했다. 아이들은 심한 기저귀 뾰루지와 온몸에 멍 자국이 있었고, 위생 상태와 옷차림새가 형편없었다. 두 아이는 한 보호소에 맡겨졌고, 할로우와 18개월 된 남동생은 다른 보호소에 위탁되었다.

위탁된 지 1주일 후, 임상가가 처음으로 가정방문을 하자, 할로우는 그 임상가를 한 번도 만난 적이 없었음에도 불구하고 즉시 임상가에게 달려가 껴안기 시작했다. 방문기간 동안, 할로우의 보모는 이 아동이 처음 그곳에 위탁되었을 때 할로우와 남동생이 식사시간에 음식을 '게걸스럽게' 입으로 떠 넣는 경향이 있었고, 엄청난 양의 물을 마셨다고 했다. 보모는 또한 이 아이들이 목욕시간을 두려워했는데, 물에 들어갈 시간이 되면 말을 듣지 않았다고 했다. 보모는 할로우가 위탁된 지 1주일이 지날 무렵, 할로우가 도로로 뛰쳐나갔던 일을 상기했다. 이는 보모에게 매우 염려스러운 일로, 그녀는 한계 설정에 경계를 늦추지 않아야 했고, 할로우에게 안전 유지를 위한 경계선에 대해 가르치기 시작했다.

보모와 낯선 장소에 있을 때, 할로우는 가까이에 머무르지 않았다. 대신, 아이는 온갖 곳을 [뛰어다녔고], 보모가 함께 있는지 살펴보지 않았다. 보모와 떨어지게 되는 경우에도, 할로우는 분리에 의해 특별히 방해받지 않는 것 같았다. 보모는 할로우가 누구와도 '연결'되어 있지 않은 것 같다고 말했다. 그녀는 또한 할로우가 계속해서 주의를 끌려고 했고 '온갖 수단과 방법을 동원해서라도' 이러한 주의를 갈망하는 것 같았다고 했다. 예를 들면, 할로우는 버스에서 자주 낯선 사람들에게 수줍어하는 체하며 웃음을 지어 보였다.

처음 보호소에 위탁되었을 때, 할로우는 어떤 특정 성인에 대한 선호가 없었고, 주저 없이 '누구에게나 뛰어가 안겼다'고 보고되었다. 다치거나 두려울 때면, 할로우는 알든 모르든 간에 주변 사람에게 와락 안겼다. 그러나 할로우는 자신을 안심시키려는 다른 사람들의 시도에 반응하는 경향이 있었다. 할로우는 낯선 사람들에게 항상 우호적이고 다정했다. 예를 들면, 낯선 사람들을 마치 자신이 '여러 해 동안 알고 지냈던' 것처럼 껴안았다. 가족 친구가 보호소를 방문했을 때, 할로우는 한 번도 만난 적이 없는 그 친구에게 달려가 안겼고, 그녀에게 선택되고 싶어 했다. 보모는 할로우가 매우 확실히 낯선 성인과 길을 나서곤 했다고 말했다. 이는 할로우가 보호소에 들어온 이래, 낯선 사람들과 여러 차례의 만남에 있어서 할로우의 반응으로 입증되었다. 할로우가 낯선 사람들과 대면할 때, 할로우는 이들에게 "나도 같이 갈래요."라고 말했다.

논의

할로우는 보호자를 염려하게 하는 행동을 나타내고 있다. 그녀는 연령에 적절하지 않게 이렇다 할 주저함 또는 낯가림 없이 낯선 사람들에게 마치 이미 알고 있었던 것처럼 무분별하게 접근한다. 할로우는 자신이 한 번도 만난 적이 없었던 사람들과 껴안는다. 그녀는 자신의 보호자들과 애착이 거의 없고, 말리지 않으면 마치 완전히 낯선 사람과 길을 나서려고 하는 것처럼 보인다. 그녀는 양육 초기에 명백히 아주 문제가 많았던 부모에 의해 현저한 사회적 · 신체적 방치와 신체적 학대를 경험해 왔다. 이러한 방치와 학대는 극단적으로 부적절한 보살핌이 할로우의 성인 보호자들과의 선택적이고 안정된 애착 형성을 저해했다는 점에서 이 아이의 사회적 손상을 초래한 것으로 짐작된다. 어느 정도의 사회적 충동성(1.7절 '사사건건' 참조)이 포함된 주의력결핍 과잉행동장애(ADHD)의 부주의성 또는 과잉행동을 암시하는 어떤 징후도 없는 상태에서, 이 사례에서 진단은 확실히 탈억제성 사회적 유대감 장애(DSM-5, p. 268/287)가 될 것이다.

7.3 외상후 스트레스장애

외상후 스트레스장애posttraumatic stress disorder(PTSD)의 특징적 양상은 "실제 또는 위협적인 죽음, 심각한 부상, 또는 성폭력"(DSM-5, p. 271/290)이 포함된 극도의 외상성 경험에 대한 특정한 특징이 있는 증상 발달이다. 개인은 ① 직접적으로 삶 또는 사지limb에 대한 위협(예, 생명에의 위협 또는 심각한 부상이나 강간) 경험, ② 다른 사람에게 발생하는 사건 목격, ③ 가까운 가족 또는 친구에게 발생한 폭력적이거나 우연한 사건에 대해 알게 됨(가족 또는 친구의 실제 죽음 또는 가까스로 죽음을 면한 경우, 이 사건은 폭력적 또는 우연한 것이어야 함), 또는 ④ 직무(많은 피해자를 비롯한 사건 또는 자연재해나 인재의 최초 반응자로서의)를 통한 끔찍한 외상성 사건의 세부사항에 반복적으로 노출될 수 있다.

증상의 특징적 패턴으로는 ① 침습intrusion 증상(외상성 사건이 지속적으로 재경험됨), ② 외상성 사건(들)과 연관된 자극의 지속적 회피, ③ 이 사건(들)과 연관된 인지와 기분의 부정적 변화, 그리고 ④ 이 사건(들)과 연관된 각성arousal과 반응 변화가 포함된다. 이러한 문제들은 적어도 1개월간 지속되어야 하고, 임상적으로 현저한 기능 손상을 초래해야 한다. 외상 노출에 대해 보다 짧지만 유사하게 강렬한 반응은 급성스트레스장애(7.4절)로 진단된다.

침습 증상은 여러 형태로 나타난다. 흔한 증상에는 사건에 대한 반복적 · 불수의적 · 침습적인 고통스러운 기억과 반복적인 꿈이 포함되는데, 꿈과 연관된 내용 또는 정서는 사건과 관련된 것이다. 해리 반응(예, 플래시백flashback)이 발생하는 경우, 개인은 마치 외상성 사건이 다시 일어나는 것처럼 느끼거나 행동한다. 외상성 사건을 상기시키거나 외상성 사건(예, 외상성 사건의 기념일, 남태평양 전투 참전용사들에 대한 무덥고 습한 날씨 경험, 개인을 공격한 가해자와 신체적으로 닮은 사람의 만남)의 일부 측면을 상징하는 상황에 노출되면, 사람들은 극심하거나 장기적인 심리적 고통 또는 생리적 반응(예, 발한, 심계항진)을 경험한다. 사건과 연관된 자극의 회피에는 고의적으로 회피하는 외상성 사건에 관한 사고, 기억, 그리고 감정, 또는 활동, 대상, 상황, 또는 외상성 사건을 불편하게 떠올리게 할 가능성이 있는 사람들이 포함된다. 예를 들면, 개인은 외상에 관한 생각을 하지 않기 위해 컴퓨터 또는 비디오 게임을 하거나 TV 시청을 통해 주의를 딴 데로 돌리려고 하거나, 약물 또는 알코올 사용을 통해 자신을 무감각하게 하기도 한다. 그런가 하면, 고속도로에서 자동차 사고로 심각한 부상을 입은 사람은 국도에서만 운전하려고 할 수 있다.

사건과 연관된 인지와 기분의 부정적 변화에는 ① 사건 중 일어났던 중요한 측면의 기억 불능, ② 자신, 타인, 또는 세계에 관한 지속적이고 과장된 부정적 믿음(예, "난 나쁜 사람이야." "믿을 사람은 아무도 없어." "세상은 완전히 위험한 곳이야."), ③ 자신 또는 타인 비난으로 이어지는 사건의 원인 또는 결과에 관한 지속적인 왜곡된 사고, ④ 지속적인 공포심, 경악, 분노감, 죄책감 또는 수치심, ⑤ 이전에 즐기던 활동에 대해 흥미 또는 참여율 대폭 감소, ⑥ 애착 상실감 또는 다른 사람들로부터의 고립, 또는 ⑦ 지속적인 긍정적 정서(예, 행복감, 희열,

또는 사랑) 경험 불능이 포함된다.

각성과 반응의 변화에는 자극이 거의 또는 전혀 없는 상태에서의 과민성과 분노폭발, 무모성 또는 자기파괴적 행동(예, 위험한 운전, 과도한 알코올 또는 약물 사용), 과민성(즉, 일부 지각된 미래 위협에 대한 지속적인 경계심), 과장된 놀람 반응, 집중력 문제, 또는 수면 장해(예, 수면 개시나 유지 곤란 또는 제대로 쉬지 못하는 수면)가 포함된다.

PTSD가 있는 일부 사람은 또한 이인증depersonalization—즉, 자신들의 신체로부터 분리되는 느낌(마치 자신들이 외부에서 자신들의 정신과정 또는 신체에 대한 관찰자처럼 느끼는 증상)—또는 비현실감derealization—즉, 자신들의 주변이 실재가 아니거나, 꿈같거나, 멀리 떨어져 있거나, 왜곡된 것처럼 느끼는 증상—이 포함된 지속적 또는 반복적 해리 증상을 경험한다.

해리 증상 동반 명시자로 기재될 수 있는 이러한 형태의 PTSD가 있는 사람들은 PTSD 발병 이전, 생애 초기에 외상과 부정적인 경험을 반복해 왔을 가능성이 더 높고, 기능 손상 및 자살 사고·시도 증가 가능성이 더 높다.

이 장애는 흔히 외상성 사건 직후에 시작되는데, 보통 노출 후 첫 3개월 이내에 시작된다. 그렇지만 장애의 진단기준에 완전히 부합되려면 몇 개월 또는 몇 년까지도 지체될 수있다. 만일 외상에의 노출과 PTSD 증후군의 완전 표출 사이에 6개월 이상 경과한다면 지연된 표출 동반with delayed expression 명시자가 사용된다.

PTSD는 생애 첫해 이후에는 어떤 연령에서도 발생할 수 있다. DSM-5에는 아동의 연령(구체적으로, 6세 이하의 아동)에 걸맞게 수정한 PTSD 지표가 수록되어 있다. 일반적으로 아동들의 경우, 사건과 관련된 외상성 주제로 반복적인 놀이와 놀이에서 외상 특유의 재현은 성인들의 고통스러운 기억 증상과 플래시백 유형의 경험으로 대체된다. 6세 미만 아동의 경우, 외상성 사건에 다른 사람들이 관여되어 있다면, 이 장애가 발생하는 대상은 보통 부모 또는 일차적인 보호자다. 아동의 경우, 심리적 고통은 명백하지 않을 수 있고, 꿈도 외상성 사건과 명백하게 관련되지 않을 수 있다. 놀이는 계속해서 어린 아동의 정서 표현을 위한 중요한 영역이다. 또한 아동의 놀이 축소와 사회적 위축은 각각 성인의 활동에의 흥미 상실과 애착상실 또는 다른 사람들로부터의 소외와 맞먹는다. 끝으로, 어린 아동이 가지고 있거나 표현할 수 있을 것으로 기대되지 않는 외상(예, 자기비난)과 관련된 개인의 일부 복잡한 개념적 해석은 6세 미만 아동에 대한 진단기준에서 빠져 있다.

PTSD는 대부분의 아시아, 아프리카, 또는 라틴아메리카 국가들보다 미국에서 더 흔하다. 이는 전쟁 참전용사들과 경찰, 소방관, 또는 응급실 인력과 같은 외상성 사건에의 노출 위험성이 있는 사람들 사이에서 더 흔하다. 가장 높은 발병률은 강간, 전투, 포로, 그리고 민족적 · 정치적 동기에 따른 강제수용과 집단학살 생존자들 사이에서 발견된다. 여성은 남성보다 발병률이 더 높다. 미국 내에서는, 비라틴계 백인들 사이에서 PTSD 발병률과 비교할 때 라티노, 아프리카계 미국인, 그리고 미국 원주민들 사이에서 보다 높은 발병률이 발견되었고, 아시아계 미국인들 사이에서는 발병률이 더 낮다.

PTSD의 경과는 각기 다르다. 수개월 이내에 회복되는 사람들이 있는 반면, 1년 또는 수십 년 동안 증상을 가지고 있는 사람들도 있다.

가수

나타샤 블랙만Natasha Blackman(여, 27세)은 나이트클럽 가수로, 평가를 받기 위해 친구에 의해 심리학자에게 의뢰되었다. 4개월 전, 그녀의 남자 친구는 한밤중에 퇴근한 그녀를 집까지 바래다 주던 중 그녀의 집 근처 어두운 도로에서 강도의 칼에 찔려 죽음을 당했다(그녀는 무사히 달아났음). 애도기간 후, 그녀는 평소의 자기로 되돌아온 것 같았다. 그녀는 경찰의 조사에 협력했고, 대체로 이상적인 목격자로 간주되었다.

그럼에도 불구하고 최근에 살인 용의자로 한 남성이 체포된 직후, 블랙만 양은 재발성 악몽을 꾸고 범죄가 발생했던 그날 밤에 대한 생생한 기억이 떠오르기 시작했다. 꿈에서 그녀는 자주 피를 보았고, 불길하게 망토를 걸친 사람들에 의해 쫓기는 심상이 떠올랐다. 낮 시간 동안 특히 어딘가 혼자 길을 걸을 때, 그녀는 흔히 몽상에 빠져 헤매었고, 자신이 향하고 있는 곳을 잊어버렸다. 게다가 그녀가 쉽게 놀라고 무엇인가에 집착하는 것 같은 모습이 친구들에게 자주 목격되었다. 블랙만 양은 가게에 잔돈 또는 식료품을 두고 오거나 무엇을 사러 왔는지를 기억하지 못하는 일이 잦았다. 그녀는 잠을 이룰 수 없었고, 노래에 초점을 맞추기도 어려워져서 노래 부르는 일에도 큰 타격을 받았다. 그녀는 점차 친구들로부터 멀어졌고 노래하는 일을 거절하기 시작했다. 그녀는 살인 사건이 발생했던 밤이 떠올라 해가 진 후에는 외출하지 않았다. 그녀는 남자 친구가 살해당한 것에 대해 상당히 죄책감이 들었다. 그렇지만 정확한 이유는 분명하지 않았다. 여러 주 동안 이 고통스러운 증상들을 경험하고, 증상이 그녀의 사회적 · 직업적 기능을 저해하고 있다는 사실을 인식한 후, 블랙만 양은 자신의 친구에게 자신을 도와줄 수 있는 사람을 알고 있는지 물었다.

논의

고도 외상성 사건(예, 살인 목격)을 경험한 사람들의 대부분은 때로 반복적으로 그 사건에 대해 생각한다. 그러나 이 사례에서는 애도기간이 지났고, 사건에 대한 명백한 수용이 이루어진 후, 블랙만 양은 외상에 대한 침습적 회상(살인 사건에 대한 생생한 기억과 재발성 악몽), 사건을 떠올리는 장소와 상황 회피(해가 진 후의 외출, 가수로서의 일), 인지와 기분의 부정적 변화(친구 회피, 죄책감과 자기비난), 그리고 각성 변화(과장된 놀람 반응, 집중 곤란, 수면 장해)가 특징인 특정 증후군을 발달시켰다. 이 외에도, 그녀의 몽상과 가게에서 사고자 했던 것을 기억할 수 없는 현상은 경도 해리 경험의 예가 될 수 있다. 따라서 이러한 증상들이 1개월 이상 지속되었다고 한다면, 블랙만 양의 경우는 전형적인 PTSD(DSM-5, p. 271/290) 사례에 속한다. 이 장애의 증상은 짧은 잠복기(4개월) 후에 시작되었으나, 완전히 진행된 증후군이 외상 후 6개월 이내에 나타났기 때문에 지연된 표출 동반 명시자는 적용되지 않는다.

만일 블랙만 양이 오직 경도 및 비특이성 불안 증상을 경험했다면, 그녀의 진단은 적응장애, 불안 동반adjustment disorder, with anxiety(7.5절 '유괴' 사건 참조)이 될 것이다.

박살 난 자동차

엔리케 카살레스Enrique Casales(남, 40세)는 결혼한 목수로, 2년 전쯤 몰고 가던 자동차가 완파되는 사고를 당했다. 당시 그는 두부외상 또는 의식상실은 없었고, 다만 목 긴장과 등 부위 승모근의 척수신경 염증 진단을 받고 하루 동안 입원해 있었다. 일련의 신체적 치료와 항염증제가 투여되었다.

사고가 난 지 수개월 후, 카살레스 씨는 간헐적으로 사고에 대한 불수의적인 생각들을 경험했다. 그는 수면개시 곤란, 과민성, 불안 기분, 손상된 집중력, 그리고 30파운드 체중 증가와 함께 식욕 증가 문제를 겪었다. 이러한 증상들은 그 후 수개월에 걸쳐 악화와 완화를 반복하는 경향이 있었다. 이 환자는 회피행동으로 고통을 겪지 않았고, 평소 활동(예, 성적 흥미)에 대한 흥미 상실도 없었으며, 친구들과 지속적으로 어울렸다. 그는 자동차를 몰고 다녔고, 자동차 조수석에 앉아 있으면서도 편안해했다. 그러나 차를 몰고 사고 장소를 지나칠 때는 다소 일시적 불안이 있었다.

카살레스 씨는 정형외과적 부상으로 인해 목수로서의 일을 하지 못하게 되었지만, 지속적으로 다양한 '부업적인' 일에 적극 매달렸다. 그러나 그가 집에서 점차 과민해지면서 그의 결혼생활은 악화되기 시작했다. 이러한 어려움에도 불구하고, 그는 몇몇 친구와 3일 코스로 캠핑 여행을 떠나 즐거운 시간을 가질 수 있었다.

신체적 치료를 받은 지 약 2년 후, 카살레스 씨는 의사가 권장한 수술을 받기로 했다. 카살레스 씨는 그 수술을 잘 견뎌 냈지만, 수술로 인해 그의 우측 어깨와 팔에 일시적인 장애(운동 범위 제한과 강도 상실)가 나타났다. 카살레스 씨는 집에 돌아가게 되면서 정서 상태에 극적인 변화가 생겼다. 수술의 궁극적인 결과에 대한 염려 외에, 그는 스스로 주의를 다른 곳으로 돌림으로써 자동차 사고에 대한 생각을 피해 보려고 했지만, 당시의 기억에서 헤어나오지 못하고 점점 깊이 빠져들었다. 밤이 되면 공포를 느끼게 하는 꿈을 꾸게 되어, 그는 순간 잠이 깨서 식은땀을 흘렸고, 2시간 이상 다시 잠들 수 없어서 숙면을 취하지 못했다. 그는 섹스에 대한 흥미를 잃었고, 자신은 이제 "자신의 몸 같은 것에 신경도 쓰지 않는다."고 했다. 그는 큰 소음(예, 자동차 경적 소리, 문이 닫히는 소리)에 대해 과장된 놀람 반응을 발달시켰다.

카살레스 씨는 수술 후 장애로 더 이상 자동차 운전을 할 수 없게 되었다. 그러면서도 자동차의 조수석에 앉아 있으면, 급격히 불안이 엄습해서 식은땀을 흘렸고, 메스꺼움을 느꼈으며, 자주 도로상의 다른 운전자들에게 심한 욕설을 퍼부었다. 사고 지역을 지날 때도 그는 이와 유사한 반응을 보였다. 카살레스 씨는 자신의 부업적인 일에 집중할 수 없었고, 결혼 상황도 더욱 악화되었다. 이혼을 고려할 정도로, 부인으로부터의 정서적 고립감이 점차 심화되었기 때문이었다. 증상 발생 6주 후, 환자는 자신의 정형외과 의사에게 도움을 청했고, 결국 정신의학과에 의뢰되었다.

"난 박살 난 자동차입니다." 카살레스 씨가 정신과 의사에게 말했다. 정신과 의사는 이 환자를 항우울제 서트랄린sertraline과 지지적 심리치료로 치료했고, 그의 증상은 신속하게 조절되었다. 그 후 2개월 동안 그의 수술 후 장애가 해소되었고, 운동 범위가 완전히 호전되었으며, 강도 역시 거의 완전하게 회복되었다. 6개월 후, 서트랄린 투여량 감소가 시도되었으나, 꿈, 수면 장해, 고도 불안이 즉시 재발되었다.

논의

이 사례에서 진단을 고려함에 있어서 카살레스 씨가 사고에 대한 외상 후 수개월 내에 경험한 증상과 사고가 난 지 2년 후에 받은 수술에 이어 즉시 발달된 극적인 증상과의 구분이 필요하다. 사고 후 수개월 동안, 카살레스 씨는 다수의 비특이성 불안 증상(예, 사고에 대한 간헐적 생각, 수면 곤란, 집중력 손상)을 나타냈다. 우울장애는 우울 기분 또는 흥미나 쾌감상실이 없으므로 배제된다. 당시에 그가 치료를 요청했다는 점에서 그는 적응장애, 불안 동반(7.5절 '유괴' 사건 참조)이 있는 것으로 진단되었을 수 있다.

명백하게도, 카살레스 씨의 사고에 대한 경험이 수술 후에 재각성되었다. 또한 그는 가까스로 면한 심각한 부상(사고에 대한 지속적 생각, 사고에 대한 무서운 꿈, 움직이는 자동차 탑승 시에 겪는 고통), 사고와 연관된 자극 회피(주의를 다른 데로 돌림으로써 사고에 대해 생각하지 않으려 함), 사고와 기분의 부정적 변화(매사에 대한 흥미 상실, 부인으로부터의 소외된 느낌), 그리고 각성 증상 증가(수면 유지 곤란, 과장된 놀람 반응, 집중 곤란, 분노폭발)가 사고에 대한 외상과 연관된 침습적 증상을 발달시켰다. 개인이 실제 또는 위협적인 죽음, 심각한 부상, 또는 성폭력에 노출되는 외상성 사건에 따른 이러한 임상상은 PTSD(DSM-5, p. 271/290)의 특징이다. 이 사례에서 특이한 점은 완전한 임상상이 즉각 또는 외상 직후에 발달되지 않고, 2년 정도가 지난 후 사고와 무관한 부상에 대한 수술을 받았을 때 발달되었다는 사실이다. 이러한 이유로, 카살레스 씨의 진단은 지연된 표출 동반with delayed expression 명시자로 기입된다.

플래시백

마이클 베넷Michael Bennett(남, 23세)은 베트남 전쟁 참전용사로, 1975년(미국의 베트남 전쟁 종전 2년 후) 우울증, 불면증, 그리고 전시 경험의 플래시백을 경험하게 되면서 그의 부인의 요청으로 병원에 입원했다. 그는 거의 1년간 전쟁터에서 지내다가 2년 전, 명예제대를 했다. 그는 민간인 생활로의 복귀에 있어서 최소의 어려움만이 있었고, 대학에서의 학업을 재개했으며, 복귀한 지 6개월이 채 되지 않아서 결혼을 했다. 그의 부인은 그가 자신의 군대 경험에 대해 이야기하는 것을 꺼린다는 것을 눈치챘지만, 불쾌한 기억에 대한 자연스러운 반응으로 여겼다.

마이클은 1975년 4월, 사이공이 함락될 당시에 증상 경험이 시작되었다. 그는 이 사건에 관한 TV 뉴스 보도 시청에 집착하게 되었다. 그리고 나서 그는 수면 곤란을 겪었고, 때로 한밤중에 과거 전쟁 경험이 되살아난 상태의 악몽을 꾸다가 잠을 깨곤 했다. 그러던 어느 날, 그의 부인은 뒤뜰에 있다가 그가 플래시백(즉, 비행기가 평소보다 다소 낮게 머리 위로 날아갔을 때, 환자는 이것이 공격용 헬기로 생각되어 몸을 날려 땅바닥에 엎드려 몸을 숨긴 내용)을 겪게 되면서 특별히 걱정하게 되었다. 그가 TV 뉴스를 시청하면 할수록, 그는 더욱더 초조하고 침울해졌다. 그가 목격하고 경험해 왔던 것들과 같은 끔찍할 정도의 잔인성에 관한 이야기들이 쏟아져 나왔고, 그는 다수의 동료가 살아남지 못한 상황에서 자신만 생존했다는 사실에 죄책감이 들기 시작했다. 때로 그는 또한 자신과 다른 사람들의 희생이 모두 헛된 것이라는 느낌에 분노하면서 견디기 어려워하는 것 같았다. 끝으로, 그는 전쟁에 관한 보도가 너무 고통스러워서 TV 시청 또는 신문 읽기를 피했다.

이 참전용사의 부인은 베트남에 대한 그의 집착이 너무 심해서 그 외의 다른 것에는 흥미를 보이지 않았고, 정서적으로 그녀와 거리를 두는 것 같은 상황에 대해 염려를 나타냈다.

논의

이 참전용사는 베트남에서의 아픔에 전적으로 집착해 왔다. 마이클의 전투 경험은 명백히 자신과 다른 사람들이 죽음의 위협을 느꼈던 외상성 사건에 포함된다. 그는 이 외상(반복적인 고통스러운 꿈, 해리성 플래시백)과 연관된 침습 증상, 그리고 지속적인 부정적 정서(공포감과 경악)와 흥미 감소가 있었으며, 정서적으로 부인과 멀어졌다. 이 외에도, 그는 증가된 각성 증상(수면 방해, 분노폭발, 과장된 놀람 반응)이 있었고, 결국 고통 때문에 모든 전쟁에 관한 뉴스 보도를 피했다. 이것은 PTSD(DSM-5, p. 271/290)의 완전한 임상상이다. 마이클의 장애는 증상이 적어도 외상이 발생한 지 6개월 후에 발병되었음을 나타내는 지연된 표출 동반 with delayed expression 명시자로 기재된다.

이 환자는 다른 사람들과 공유된 생명을 위협하는 외상을 경험하는 사람들에게서 보이는 흔한 증상, 즉 다른 사람들은 살아남지 못한 상황에서 자신만 생존했다는 죄책감(생존자 죄책감 survivor guilt)을 나타냈다.

만일 마이클이 오늘(2016년) 살아 있다면 60대가 되었을 것이다. 교전지역 PTSD가 있는 남성 베트남 전쟁 참전용사들은 PTSD가 없는 사람들에 비해 25년 기간에 걸쳐 사망할 가능성이 2배 높은 것으로 나타났다. 생존한 참전용사들은 계속해서 PTSD 증상과 지속적으로 치료를 필요로 하는 기타 일련의 만성적인 건강상의 쟁점들(예, 심혈관계 질병, 신경계 장애, 근골격계 장애)을 보고하기도 한다. 최근의 이라크와 아프가니스탄 전쟁은 PTSD로 평가된 약 27만 명의 참전용사들을 양산했다. 이들 중 절반 이상이 장애 관련 혜택을 받고 있다. 이러한 전쟁들은 병사들에게 이러한 문제들을 초래할 수 있는 복수 및 장기 배치가 특징이었다.

아우슈비츠 수용소의 기억

젤다 포드레브너Zelda Podlevner(여, 49세)는 결혼한 정통 유대교도 여성으로, 1975년 과거에 노동자 보상에 대한 자신의 주장을 인정해 주지 않았던 위원회에 대한 항소 준비를 위한 평가를 받기 위해 정신과 의사에게 의뢰되었다. 포드레브너 부인의 문제는 6개월 전 자신이 15년간 재봉사로 고용되었던 의상공장에 불이 나면서 시작되었다. 화재는 경미했고 쉽게 진압되었지만, 불에 탄 합성직물은 극도로 매캐한 냄새를 유발했다. 화재가 있은 후 포드레브너 부인은 복통, 메스꺼움, 심계항진을 발달시켰다. 당시 의사는 천식 또는 심장병을 의심했기 때문에 포드레브너 부인은 1주일간 집중치료 병동에 입원했다. 면밀한 의학적 평가 결과, 신체적 질환의 증거는 발견되지 않았다.

집으로 돌아간 포드레브너 부인은 우울해졌고, 아파트를 떠나기가 너무 두려워져서 출근을 할 수 없었다. 그녀의 증상은 지속되었고, 정신의학적 평가가 있기 2개월 전 보상 청구가 거절되면서 악화되었다. 그녀는 집에 머무르면서 요리와 청소를 하며 지냈지만, 다른 일에 대해서는 흥미를 잃었다.

정신의학적 면담에서 포드레브너 부인은 경미하게 우울한 것 같았고, 이번 소송에 대한 위원회의 결정이 어떻게 나오든지 간에, 자신은 복직할 수 없을 거라고 말했다. 그녀는 집에서는 편안하고 안전한 느낌이 들었지만 외출이라도 할라치면 금새 불안해졌다. 그러면서도 무엇이 두려운지는 정확하게 말하지 못했다. 그녀는 남편과 함께 이웃에 있는 가게에 갈 때는 편안함을 느꼈으나, 다른 이웃에 다녀와야 할 때(예, 병원 진료실에 가야 하는 경우)는 남편이 함께 하더라도 불편한 느낌이 들었다. 왜냐하면 남편의 긴 구레나룻과 민족적 의상이 비유태인들로부터 적대적인 시선을 끌 것 같은 것이 두려웠기 때문이었다. 그녀는 30여 년 전 강제수용소에서의 경험에 대해 반복적으로 꾸는 악몽 때문에 수면 곤란을 겪었고, 낮 시간 동안 이러한 기억들에 대해 곰곰이 생각하느라 읽기에 집중하지 못하고 있음을 깨닫곤 했다.

포드레브너 부인은 항상 적극적이고 유능한 사람이었다. 그녀는 화재 이후로 왜 이런 모든 문제가 발달되었고, 왜 자신이 현재 '죽은 사람'이라는 느낌이 드는지 이해할 수 없었다. 그녀는 화재가 발생하기 전의 자신을 특별히 '행복한' 사람이었다고 하지는 않겠지만, '만족'해 왔다고 믿었다. 그녀는 항상 전쟁이 없었다면 자신이 얼마나 다른 사람이 되었을 것인지에 대해 생각해 왔지만, 이러한 생각에 집착하지는 않는다고 주장했다.

정신과 의사는 포드레브너 부인에게 강제수용소에서의 경험에 대해 말해 달라고 했고, 그녀가 17세 때인 1943년에 아우슈비츠Auschwitz에 있었다는 사실을 알게 되었다. 젊고 건강했던 그녀는 가학적인 의사였던 요셉 멩겔Josef Mengele 박사에 의해 선발되어 작업요원의 일원이 되었다. 선발된 후, 그녀와 수백 명의 다른 여성들은 옷을 벗고 지시를 기다리라는 말을 들었다. 캠프는 많은 사람으로 몹시 북적거렸고, 이들은 창이 없는 낯설어 보이는 넓은 공간으로 떠밀려 들어갔다. 그곳은 특이한 냄새가 났다. 이들이 옮겨진 지 몇 시간 후, 그녀는 자신과 다른 여성들이 일시적으로 가스실에 갇혀 있다는 사실을 알게 되었다. 공장에 불이 났을 때의 냄새가 당시의 가스실 기억을 되살렸다는 사실을 깨닫게 되자 그녀는 갑자기 통곡을 했다.

정신과 의사는 그녀에 관한 보고서를 근로자 보상위원회에 보냈다. 소송심리에서 의장을 맡은 관리는 이 이야기를 다시 듣고 싶지 않다고 말했고, 완전보상을 해 주기로 의결했다. 6개월간 치료를 받은 후조차 포드레브너 부인은 여전히 출근을 두려워하고 있지만, 우울 상태는 조금 나아졌다. 그녀의 치료자는 포드레브너 부인이 자신의 삶이 17세 때 멈췄다는 느낌에 잘 대처하고 있다고 말했다.

논의

포드레브너 부인의 사례는 PTSD, 지연된 표출 동반(DSM-5, p. 271/290)의 예다. 포드레브너 부인이 일했던 공장의 화재는 아우슈비츠에서의 경험 재생을 촉발시켰다. 그녀는 정신과 의사에게 이야기를 털어놓게 되면서 자신의 현재 경험이 과거 사건과 연결되어 있었다는 사실을 깨닫게 되었다. 소규모의 화재처럼 비교적 경미한 사건이 어떻게 너무도 오랜 세월이 지나 깊이 묻혀 있었던 무시무시한 경험에 대한 기억을 들추어 낼 수 있었는지는 미스터리다.

PTSD의 특징적인 증상은 명백하다. 즉, 강제수용소에서의 외상성 경험에는 확실히 자신 또는 타인의 실제적 또는 위협적 죽음이 포함되어 있었다. 포드레브너 부인의 사례에서 외상과 연관된 침습 증상은 악몽과 고통스러운 회상의 형태를 띠고 있다. 그녀는 외상을 떠올리는 상황들(예, 직장으로의 복귀)을 회피하고 있다. 그녀는 자신의 평소 활동에 대한 흥미를 잃었고, 자신에 관해 부정적 사고('죽은' 느낌)를 가지고 있으며, 증가된 각성 증상(수면 및 집중 곤란)을 가지고 있다.

폴란드의 아우슈비츠-비르케나우Auschwitz-Birkenau에 있던 강제수용소는 1945년 1월 27일 소비에트 군대에 의해 자유를 되찾았다. 2014년, 추산된 14만 명의 대학살 생존자들이 여전히 미국 땅에 살고 있다. 이들은 이젠 나이가 많이 들었다. 만일 포드레브너 부인이 오늘(2016년)

살아 있다면 90세가 넘었을 것이다. 대학살로부터의 생존자 수는 점차 줄고 있지만, 현재 생존해 있는 사람들 중 다수가 정상적인 노화과정과 연관된 것들 외에 외상성 경험과 관련된 갖가지 신체적 · 정서적 문제들로부터 여전히 고통을 겪고 있다.

총기난사 사건

레아Leah(여, 6세)는 눈물어림, 과민성, 수업시간에의 집중 곤란 문제로 평가를 받기 위해 담임교사에 의해 의뢰되었다. 2개월 반 전, 레아는 학교운동장에서 총기난사에 쓰러진 여러 명의 아이들 사이에 있었다. 15분 정도에 걸쳐 발생한 총기난사 사건에서 한 아이가 피살되었고, 여러 명의 아이들이 부상을 입었다. 사격이 끝나고 경찰이 총기를 난사한 사람의 아파트를 급습했을 때 범인은 이미 자살했고, 그때까지 움직이는 사람은 아무도 없었다. 레아는 죽은 아이 또는 범인을 개인적으로 알지 못했다.

레아의 담임교사에 의하면, 총기난사가 있기 전 레아는 수줍어하기는 했지만 쾌활하고 품행이 좋은 우수한 학생이었다. 사고가 난 지 며칠 지나지 않아, 레아의 행동에 주목할 만한 변화가 나타났다. 레아가 친구들을 멀리하는 것이었다. 레아는 다른 아이들이 말을 걸면, 대뜸 시비를 걸어 말다툼을 벌이곤 했다. 레아는 또한 학업에 흥미를 잃은 것 같았고, 필수로 요구되는 과업을 지속하게 하려면 재촉을 필요로 했다. 확성기의 잡음소리가 날 때와 수업시간에 아이들이 플래시카드flashcards(*역자 주. 잠깐 보여 글자를 읽게 하는 외국어 따위의 교수용 카드)에 대해 큰 소리로 대답할 때마다 레아가 화들짝 놀라는 광경이 담임교사의 눈에 띄었다.

학교당국이 레아를 어떻게 도와야 하는지에 대해 확신이 없는 상황에서 레아가 전문가에게 의뢰되면서, 레아의 부모는 걱정을 한시름 덜게 되었다. 레아의 부모가 레아에게 총기사고에 관해 물었을 때, 레아는 평소답지 않게 말이 없었다. 레아는 집에서도 기분 변화가 심해졌고, 과민하고 논쟁적이었으며, 두려움에 떨며 매달리는 아이로 변했다. 레아는 새로운 상황에 대해 불안해했고, 혼자 있는 것을 두려워했으며, 화장실에도 누군가 함께 가 줄 것을 요구하기도 했다. 레아는 주기적으로 부모와 함께 자게 해 달라고 졸랐다. 레아는 수면 곤란을 겪었고, 때로 자다가 울기도 했다. 레아는 항상 피곤해 보였고, 경미한 신체적 문제를 호소했으며, 경미한 감염에 대해 더욱 민감해진 것 같았다. 레아의 부모는 특히 레아가 아무런 생각 없이 질주하는 차량 앞을 걸어서 지나친 일이 있은 후 특히 걱정이 많아졌다. 레아는 평소에 즐기던 많은 놀이에 대해 덜 흥미를 느끼는 것 같았지만, 레아의 부모는 레아가 자주 형제자매들과 '간호사 놀이'를 하는 것을 목격했는데, 그때마다 그녀는 자주 붕대를 감고 있었다.

면담이 진행되는 동안 당시 사고에 대해 묻자, 레아는 반복되는 총소리가 들렸을 때 필사적으로 쓰레기통 뒤에 숨으려고 했다고 말했다. 레아는 죽을까 봐 겁에 질렸고, '온몸이 떨렸으며', 심장이 방망이질을 했고 머리가 아팠다고 했다. 레아는 자기보다 나이가 많은 아이가 땅에 쓰러져 피를 흘리면서 아무런 미동도 없었던 광경에 대해 생생하게 말했다. 레아는 잠시 총성이 멎었을 때 안전한 곳으로 달려갔다.

레아는 부상을 입은 여자아이가 운동장에 쓰러져 피를 흘리던 장면이 되살아나곤 한다고 했다. 레아는 다른 것에 대해 생각해 보려고 노력하곤 하지만, 당시 사고에 대한 생각이 주의를 방해한다고 말했다. 최근에 레아는 수업시간에 들은 내용을 기억할 수 없었다. 레아는 쉬는 시간 또는 방과 후에 총기난사 사건이 발생했던 곳에서 더 이상 놀지 않았다. 또한 매일 학교에서 집에 갈 때 운동장을 가로지르는 것을 피했고, 범인의 아파트와 사이에 있던 길을 피해 다녔다. 특히 총기난사 사건이 발생했던 금요일이 되면 레아는 학교에 있는 것조차 두려워했다. 레아는 부모의 위로에도 불구하고 자신이 어떤 느낌이 드는지 알지 못했다.

레아는 누군가가 자신을 총으로 쏠 것 같은 두려움이 계속되었다. 레아는 총기난사에 관한 악몽, 그리고 자기 자신 또는 가족 구성원이 총에 맞거나 쫓기는 꿈을 꾸곤 했다. 레아는 집 또는 이웃에서 '펑 소리'가 나자 달아났다. 레아는 놀고 싶은 생각이 줄었다고 했지만, 새로운 놀이에 대해 묻자 간호사가 부상당한 사람을 돕는 놀이를 자주 하고 있다고 했다. 레아는 폭력 사건에 관한 TV 뉴스를 시청하기 시작했고, 세상이 위험으로 가득 차 있다는 사실을 입증하는 뉴스 보도에 대해 상세히 말했다.

논의

레아는 실제 또는 위협적인 죽음 또는 자신과 급우들에 대한 심각한 부상이 포함된 외상성 사건을 경험했다. 외상 발생 수일 내에, 레아는 고도 PTSD(DSM-5, p. 272/291)의 특징적 증상을 나타내기 시작했다. PTSD는 1세 정도의 어린아이들에게서도 발생할 수 있다. PTSD의 연령 특이적 지표는 6세 이하의 아동들에게 있어서 고려되어야 한다.

성인들은 때로 마치 현재 일어나고 있는 것처럼 실제로 그 상황을 경험하게 되는 플래시백이 있지만, 아동들이 이러한 방식으로 외상을 재경험하는 경우는 드물다. 어린아이들에게 전형적인 것처럼, 외상과 연관된 레아의 침습 증상들은 재발성, 침습적 심상과 사건 회상, 그리고 외상에 관한 반복되는 고통스러운 꿈의 형태로 나타난다. 레아는 또한 사건으로부터의 주제를 반복적인 게임과 놀이와 결합시켰다.

레아는 외상, 그리고 사건을 떠올리는 장소와 연관된 사고와 감정을 피하고자 했다. 종전에는 쾌활했던 레아는 이젠 부정적 인지 변화를 나타냈다. 즉, 레아는 냉담해졌고 학업에도 흥미를 잃었을 뿐 아니라, 이전 친구들과도 분리되어 이들을 멀리하게 되었다. 레아는 증가된 각성 증상([큰 소음에 대한] 과장된 놀람 반응, 과민성, 집중 곤란, 그리고 수면 장해)을 지속적으로 나타냈다.

심야 방문객

크리스티나[Christina](여, 8세)는 파괴적 · 공격적 행동 때문에 학교상담자에 의해 클리블랜드 소재 가족치료센터에 의뢰되었다. 크리스티나의 오빠 돈[Don](11세)과 언니 사라[Sara](9세)도 어머니와 함께 평가를 받았다.

수개월 전, 크리스티나는 질 출혈로 입원했다가 퇴원했다. 질 사마귀[vaginal warts](첨형콘딜로마[condyloma acuminatum]) 진단이 내려졌고, 질에 대한 조직검사 결과 임질[gonorrhea] 양성으로 판명되었다. 크리스티나의 진료를 담당했던 소아과 의사는 사회복지사에게 이 아동에 대한 면담을 요청했다. 사회복지사의 면담을 통해 크리스티나와 사라가 지난 2년 동안 아버지에 의해 성학대를 당해 온 사실이 드러났다. 크리스티나에 의하면, 아버지는 밤에 아이들의 침실에 들어와 크리스티나와 질을 통해 성관계를 하곤 했다(사라와는 보다 드물게 했음). 이 여아들은 자신들이 깨어 있으면, 아버지가 괴롭히지 않는다는 사실을 눈치챘다. 그럼에도 불구하고, 크리스티나는 너무 무서운 나머지 학대가 이루어지는 동안 눈을 감고 자는 척하곤 했다. 아버지는 비밀을 누설하면 때려 줄 거라고 위협해서 이들은 아무에게도 이러한 사실을 알리지 않았다.

이들 중 한 사람에 대한 성학대 광경을 목격한 오빠 돈이 어머니에게 이 사실을 알렸다. 그러나 그녀는 아들의 말을 믿지 않았고, 이 사실을 남편에게 알렸다. 그러자 그녀의 남편은 곧바로 돈에게 폭력을 휘둘렀다. 사실상, 돈은 아버지에게 자주 맞았다. 돈의 폭로 이후, 크리스티나와 사라는 지금까지 일어났던 일을 어머니에게 말했으나, 그녀는 오히려 아이들이 '말을 지어내고 있다'면서 심하게 꾸짖었다.

사회복지사가 이 사건에 대해 어머니와 이야기를 나눌 때, 그녀는 자신의 자녀들이 사실을 말하고 있었는지에 대해 의구심이 들었다는 사실을 인정했지만, 남편이 살기등등하게 화를 낼 것이 두려워서 그의 성학대에 대해 직면하는 것이 두려웠다고 말했다. 12년간의 결혼생활 동안, 그는 자주 그녀에게 폭력을 가했지만, 그녀는 자신이 믿고 있는 종교가 이혼을 금했기 때문에 그를 떠날 생각을 해 본 적이 없었다.

성학대에 대한 의학적 확증이 있은 후, 이 아이들은 일시적으로 보호기관에 위탁되었고, 아버지는 구속되었으며, 가정법원은 어머니가 아버지의 성학대로부터 자녀보호를 위한 개입을 하지 못했기 때문에 아동방치 혐의로 그녀를 법원에 소환했다. 아이들은 나중에 외조모에게 맡겨졌다가, 어머니가 자신과 자녀들에 대한 정신의학적 평가와 치료에 동의한 후에 그녀에게 되돌아오게 되었다.

가족치료센터에서의 면담이 진행되는 동안, 크리스티나는 슬프고, 특이하게 말이 없었으며, 거의 웃음을 보이지 않는다. 2년 전 학대가 시작된 이래, 크리스티나는 대부분의 시간을 자신의 방에 혼자 앉아 거의 TV만 보고 있다고 한다. 낮 시간 동안, 크리스티나는 자신에게 일어났던 일에 대해 생각하지 않으려고 노력하지만, 밤이 되면 자주 수면개시 곤란을 겪고 있고, 아버지가 자신의 방에 들어오는 것에 관한 악몽을 꾼다고 한다. 학교에서는 아이들이 자신에게 무슨 일이 있다고 의심해서 자신을 거부할까 봐 친구들을 멀리하고 있다. 법정에서 증언할 때 크리스티나는 자신이 잘못을 했기 때문에 교도소로 보내질 거라고 생각했다. 크리스티나는 또한 아버지가 돌아와서 자신을 공격할까 봐 두려워하고 있다. 집에서 그녀는 대체로 과민하고, 자주 사라, 돈과 다투고 있고, 다른 형제자매를 더 좋아하는 어머니로부터 비난을 받고 있다는 느낌이 든다고 한다.

가족에 대한 평가 후, 개인 심리치료가 크리스티나, 사라, 그리고 어머니에게 권장되었다. 이 외에도 자녀들과 어머니 사이의 관계 개선과 가정에서의 구조 설정과 훈육을 돕기 위한 가족치료가 시작되었다. 크리스티나의 어머니에게는 자신에게 배신감을 느껴 왔던 자녀들의 감정 표현을 허용할 것이 권장되었다. 집에서 크리스티나는 어머니에 대한 분노 표현과 주의 끌기의 일환으로 과식과 어머니의 지갑에서 돈을 훔치기 시작했다.

치료 장면에서 크리스티나는 두려움과 요구가 많은 행동을 보였고, 여성치료자에게 들러붙었다. 크리스티나는 아기 인형과 동물 인형을 보살핌으로써 양육과 안전에 대한 열망을 표출했다. 또한 자주 외상의 다양한 요소를 행동으로 표출한 '외상성 놀이traumatic play'에 참여했다. 이러한 심리극에는 흔히 아이들을 독살한 마녀와 아이들이 달아나려고 할 때 이 아이들을 공격한 악마와 괴물들이 등장했다.

논의

크리스티나의 어려움은 거의 확실하게 아버지에 의해 반복적으로 성학대를 당해 온 것과 관련되어 있다. PTSD(DSM-5, p. 271/290)의 스트레스 요인 기준에는 개인이 실제 또는 위협적인 죽음, 심각한 부상, 또는 성폭력이 포함된 사건 경험 또는 목격이 필수로 요구된다. 이 사례에서는 지속적으로 반복된 성학대가 있었다. 그러므로 스트레스 요인 필수요건이 충족되었다.

크리스티나는 어린아이지만 6세 이상이므로 PTSD의 성인기준이 적용된다. 외상과 연관된 크리스티나의 침습 증상은 아버지가 자신의 방에 들어오는 악몽이다. 이 진단에는 역시 외상과 연관된 지속적 자극 회피를 나타내는 증상이 필수로 요구된다. 크리스티나는 자신에게 일어났던 일에 대해 생각하지 않으려고 노력하고 있고, TV 시청으로 주의를 딴 데로 돌리려고 하고 있다. 크리스티나는 다른 사람들(급우들)로부터 소외감을 느끼고 있고, 부정적 정동과 제한된 긍정적 정서(특이하게 말이 없고, 죄책감을 느끼며, 거의 웃음이 없음)가 있으며, 활동(TV 시청 외에는 거의 아무것도 하지 않음)에 대한 흥미와 참여가 현저하게 감소된 상태다. 이 외에도 크리스티나는 지속적으로 증가된 각성 증상(수면개시 곤란, 가정에서의 전반적인 과민성과 공격성)이 있다.

아버지에 의해 성학대를 당해 온 것과 어머니에 의해 보호받지 못한(또는 믿을 수 없었던) 것에 대한 크리스티나의 반응에는 우울 기분, 외상에 관한 악몽, 분노, 부적절한 자기비난과 죄책감, 그리고 급우들이 자신을 싫어할 것이라는 느낌이 포함되어 있었다. 이러한 증상들은 우울장애의 추가 진단 가능성을 암시하지만, 우울 기분이 자기비난과 죄책감 외에 주요 우울 삽화의 특징적인 증상을 동반하고 있다는 증거는 없다. 성학대가 2년간 계속되었지만, 지속성 우울장애(기분저하증; 4.3절 참조) 진단을 정당화할 지속적 우울 기분에 대한 기술은 없다. 사실상, 이 시기 동안 크리스티나는 우울증보다는 두려움이 더 큰 것 같다.

7.4 급성 스트레스장애

급성 스트레스장애acute stress disorder(DSM-5, p. 280/300)의 발현 증상은 PTSD의 것과 매우 유사하다. 그러나 이 장해의 지속기간은 외상에의 노출 후 3일~1개월간 지속된다. 급성 스트레스장애에서 스트레스 요인의 특징에 대한 필수요건, 즉 "실제 또는 위협적인 죽음, 심각한 부상, 또는 성폭력에의 노출"(DSM-5, pp. 272/290, 280/300)은 PTSD의 것과 거의 동일하다.

급성 스트레스장애의 징후와 증상 역시 PTSD의 것과 매우 유사하다. 그러나 증상의 4개 범주(① 침습 증상, ② 회피 증상, ③ 인지 · 기분의 변화, ④ 각성 · 반응의 변화) 중 각 범주로부터 최소한 한 가지(적어도 1 또는 2개) 증상이 필수로 요구되는 PTSD와 비교할 때, 급성 스트레스장애의 필수 증상은 범주와 관계 없이 14개 증상 중 9개만 요구된다. PTSD(20개)에 비해 급성 스트레스장애(14개)의 목록에는 증상 수가 더 적다. 이 가운데 14개 중 13개는 PTSD 증상(DSM-5, p. 271/290 참조) 목록(20개)에 기인된다. 급성 스트레스장애에 독특한 유일한 증상은 진단기준 B6의 "자신의 주변 또는 현실에 대한 변화된 감각(예, 자신을 다른 사람의 관점에서 관찰, 혼란스러운 상태, 시간 서행[time slowing])"(DSM-5, pp. 281/300-301)이다. 급성 스트레스장애의 증상은 보통 스트레스성 사건 직후에 시작된다. 그러나 만일 증상이 적어도 3일간 지속되지 않는다면, 이 장애로 진단되지 않는다.

대인 간 폭행이 수반되지 않은 외상성 사건에 노출된 사람들의 20% 미만이 급성 스트레스장애를 발달시킨다. 폭행, 강간, 총기난사 목격 같은 외상성 사건의 경우, 유병률은 50% 정도로 높아질 수 있다. PTSD와 마찬가지로 급성 스트레스장애는 여성들 사이에서 더 흔한데, 이는 여성과 남성 사이에 스트레스 반응에 있어서 신경생물학적 차이와 급성 스트레스장애 발달과 연관된 종류의 사건(예, 강간, 기타 유형의 대인 간 폭력)에의 노출 가능성이 더 높기 때문일 수 있다. 급성 스트레스장애는 고도 스트레스 요인에 대한 일시적인 반응일 수 있고, 1개월 이내에 해소되거나 PTSD로 진행된다. PTSD를 발달시키는 사람들의 절반가량은 스트레스 요인 직후에 급성 스트레스장애가 나타난다.

화상

비키 로슨[Vicky Lawson](여, 28세)이 대형 지자체 병원의 화상 병동에 입원한 지 1주일 후, 한 정신과 의사가 그녀에 대해 진료를 요청하는 전화를 받았다. 그녀는 주택 화재로 인해 (피부의) 28% 화상을 입었고, 자녀들(3세와 5세)도 화상을 입었으며, 남편은 이 화재로 세상을 떠났다. 화상을 입게 된 상황은 그녀가 갇혀 있어서 탈출이 어려운 상황에서 자녀들을 구하기 위해 생명의 위협을 무릅썼다는 점에서 매우 외상적이었다.

검사에서 로슨 양은 정신이 온전하고 지남력이 있었으나, 어떤 일이 있었는지에 대해 설명해 보라고 하자 매우 두려워하면서 불안해했다. 간호사들의 기록에 의하면, 이 환자는 입원 당시부터 한밤중에 거의 반복적으로 잠을 깼다. 로슨 양은 집에서 탈출하는 경험이 재생되는 재발성 악몽 때문에 땀에 흠뻑 젖은 상태로 잠을 깬다고 했다. 낮 시간 동안, 그녀는 때로 졸면서 주변을 인식하지 못하는 것 같은 때가 있는가 하면, 과잉 경계와 놀람, 그리고 사소한 소음(예, 창밖의 도로를 지나는 자동차의 경적 소리)에도 두려움으로 반응하는 것 같았다. 로슨 양은 자녀들의 화상 정도가 그녀보다 심하지 않고 곧 괜찮아질 거라는 소식에 거의 기쁨을 표출하지 않았다. 간호진들은 그녀가 어떤 일이 일어났는지에 대해 말하고 싶어 하지 않고 있고, 남편의 사망 사실을 기억하지 못하는 것 같았으며, 애도과정을 적절하게 지나고 있지 않고 있음에 대해 염려한 나머지 진료를 요청했다.

논의

압도적인 스트레스에 대한 반응으로, 로슨 양은 고통스러운 기억과 외상에 대한 반복적인 고통스러운 꿈(악몽), 부정적 기분 변화(자녀에 대한 기쁨 상실), 해리 증상(멍한 상태로 보임, 남편의 사망 사실을 기억하지 못함), 그리고 증가된 각성 증상(수면 장해, 과민성, 과장된 놀람 반응)이 있다. 이러한 임상상은 로슨 양과 가족들이 모두 죽음과 심각한 부상 위협을 받았고, 거의 일주일 동안 지속된 외상과 관련되어 발달되었다는 점에서 진단은 급성 스트레스장애(DSM-5, p. 280/300)가 될 것이다. 이 진단은 보다 심각한 장애의 진단기준에 부합될 정도로 심각하지 않은 스트레스 관련 정서 또는 행동 장해에 대한 잔류 범주인 적응장애(7.5절 참조)보다 앞선다.

사형집행 목격자

캐런 다비도프[Karen Davidoff](여, 39세)는 TV 리포터로, 살인범의 사형집행 장면을 목격하게 되었다. 몇 주 후, 그녀는 자신의 네트워크 직원지원 프로그램에서 심리학자를 만났다. 사형집행일이 다가왔던 당시, 다비도프 씨는 수년간 이 사형수에 관한 이야기를 취재하고 있었다. 사형집행 자체는 놀랄 만큼 오래 걸렸고 섬뜩했다. 사형집행에 앞서 다양한 최종적인 절차가 진행되는 동안, 그녀는 동료들과 함께 몇 시간 동안 사형집행 준비과정을 지켜보았고, 사법관계자들 옆에 서게 되었다. 어떤 한 시점에, 사형수는 바퀴 달린 들것 위에 가죽 끈으로 묶여 있었다. 그때였다. 말 그대로 최후의 순간에 연방판사로부터 전화가 걸려왔다. 그러자 형 집행이 잠시 유보되어 사형수는 살아서 사형집행실에서 나왔다. 그러나 결국 잠시 후 사형집행이 시작되었다. 다비도프 씨와 동료들은 약 10피트(*역자 주. 약 3m) 정도 떨어진 곳에서 증인실과 사형집행실 사이에 난 창을 통해 사형집행 과정을 지켜보았다. 사형수는 테이블 위에서 몸부림쳤고, 바퀴 달린 들것에 묶인 채 온몸을 비트는 순간, 눈이 안쪽으로 뒤집어졌고, 숨을 헐떡였으며, 입에서는 타액이 흘러나왔다. 약 5분 후, 그의 몸은 움직임이 없었고, 교도소 관계자에 의해 사망이 선언되었다.

다비도프 씨는 심리학자에게 "누군가 죽는 광경을 보게 되면, 그 광경을 잊을 수 없을 거예요."라고 말했다. 그녀는 처음에 이 전문가의 객관적인 녹음기로서의 역할이 자신을 정서 반응으로부터 분리시키는 데 도움이 된다는 느낌이 들었다. 예를 들면, 사행이 집행되는 순간, 그녀는 입이 마르는 느낌이 들었지만, 그 느낌이 다른 정서적 반응과 분리되었다는 사실이 떠올랐다. 그녀가 '초현실적이고 섬뜩한' 것으로 묘사한 이 분리된 감정은 그 사건이 있은 후 며칠간 지속되었다. 사형집행이 있은 후 일주일 동안, 그녀는 자신의 감정과 분리된 상태가 지속되었고, '멍하고, 평소의 자기 같지 않은 상태'로 있었다.

사형집행 이후, 지난 몇 주 동안 다비도프 씨는 일에 집중할 수 없었고, 일에 대해 흥미를 잃었으며, 일에 대해 만족스럽지 않은 상태로 지냈다. 예를 들면, 그녀는 사형집행 직후에 발생한 폭동 사건을 다루기를 꺼리는 자신을 보고는 깜짝 놀랐다. 이러한 사건은 그녀가 보통 매우 열정적으로 관심을 보였던 뉴스거리였기 때문이었다. 다비도프 씨는 수면유지 곤란을 겪었고, 사형집행에 관한 악몽을 꾸곤 했다. 이 외에도 그녀는 자신이 하지 않으려고 노력하지만 적어도 매일 그 일을 생각하게 되고, 때로 사형집행 순간의 이미지가 생생한 '스냅사진'처럼 떠오른다고 한다.

논의

다비도프 씨는 섬뜩한 사형집행을 목격한 후유증으로 고통을 겪고 있다. 그녀는 침습적 회상, 악몽, 그리고 플래시백(생생한 '스냅사진' 이미지)으로 외상을 재경험하고 있고, 자신의 일에 대한 무관심, 그리고 흥분과 희열 상실로 나타나는 부정적 기분 상태가 있으며, 비현실감('초현실적이고 섬뜩한' 분리감)과 자신의 상황에 대한 인식 감소 같은 해리 증상이 있고, 사형집행에 관한 생각을 하지 않고 전반적으로 일을 회피하려고 하며, 수면 곤란과 집중에 어려움을 겪고 있다. 이러한 모든 증상은 PTSD(7.3절 참조) 진단을 암시하고 있다. 그러나

PTSD 진단에는 증상들이 1개월 이상 지속되어야 한다는 필수요건이 있다. 왜냐하면 일시적인 급성 PTSD 유사 증상들은 외상성 사건 이후에 매우 흔하고, 이러한 증상이 있는 사람들이 며칠 또는 몇 주 이내에 회복되기 때문이다. DSM-5에서 급성 스트레스장애(DSM-5, p. 280/300) 진단은 PTSD 유사 증상들이 사회적 또는 직업적 기능을 저해할 정도로 충분히 심각하고, 적어도 3일 이상 1개월 미만 동안 지속되는 경우에 사용된다.

7.5 적응장애

어떤 종류의 스트레스성 생활 사건이라도 현저한 고통을 초래하거나 사회적 또는 직업적 기능을 저해하는 고통스러운 정서적 또는 행동적 반응을 야기할 수 있다. 스트레스 요인은 단일 사건(예, 연인관계 해체, 실직과 이사의 필요성 같은 일련의 사건, 또는 병을 앓고 있거나 가난한 삶과 같은 지속적인 상황)일 수 있다. 이러한 스트레스 요인은 다른 정신장애(예, 불안장애, 기분장애)의 재발을 초래 또는 촉진하기도 한다. 만일 스트레스 요인이 위협적인 죽음, 심각한 부상, 또는 성폭력에의 노출이 수반되고 특정한 기타 증상이 발현된다면, 급성 스트레스장애(7.4절 참조) 또는 PTSD(7.3절 참조) 진단이 적용된다. 가까운 친척의 죽음 경험은 보통 애도 반응을 초래하는데, 이 자체로는 정신장애로 간주되지 않는다.

다른 정신장애 진단에 해당되지 않고 정상적인 사별을 나타나는 것으로 간주되지 않지만, 스트레스 요인의 심각도 또는 강도에 비해 과도한 현저한 고통을 초래하거나 현저한 정도의 기능 손상을 초래하는 기타 모든 스트레스 관련 문제에 대한 진단은 적응장애adjustment disorders다. 적응장애 증상이 발현되는 방식은 다양하다. 또한 각 장애는 다음과 같은 아형을 통해 진단의 일부로 기록된다. ① 우울 기분 동반, ② 불안 동반, ③ 혼재성 불안 및 우울 기분 동반, ④ 품행장해 동반, ⑤ 혼재성 정서 및 품행 장해 동반.

정의에 의하면, 적응장애의 장해는 "스트레스 요인의 발병 3개월 이내에 시작되어 스트레스 요인 또는 그 결과가 중단된 지 6개월 미만 동안 지속된다"(DSM-5, p. 287/307). 보통, 적응장애는 즉각적으로 발병하며, 문제는 수개월 미만 동안 지속된다. 일련의 지속적인 스트레스성 상황(예, 가정 내 학대)의 경우 이 장해는 무한정 지속될 수 있다.

해피엔딩

에스더 킴Esther Kim(여, 24세, 독신)은 유아원 교사로, 단기 심리치료를 10회기 받은 후 종결했다. 그녀는 자신과 4개월 동안 교제해 온 남성이 유부남인 사실을 알게 되었고, 결별 통보를 받고 난 2주 후에 치료를 시작했다. 그녀는 수차례 슬픔과 눈물로 반응했고, 자신이 산산조각 나는 느낌이 들었으며, 일주일 병가를 냈고, 자신의 미래가 너무 암담해서 삶이 노력할 가치가 없다는 막막한 생각이 든다고 했다. 그녀는 자신이 어떤 근본적인 측면에서 '결함'이 있음에 틀림없다는 느낌이 든다고 했다. 그녀는 그렇지 않다면 자신이 장기적인 관계를 유지할 의도가 없었던 사람과 그렇게 사귀지는 않았을 거라고 했다. 그녀는 또한 다른 사람들이 '이런 사실을 알고 있었을 것'이고, 자신만이 '너무 멍청'해서 속았다는 느낌이 든다고 했다. 다른 우울 증후군 징후(예, 집중 곤란, 흥미 또는 식욕 상실)는 없었다. 그녀는 혼합된 지지·통찰 심리치료에 대해 잘 반응했고, 치료의 종결시기가 다가오면서 그 지역 카페에서 만난 법학과 학생과 교제를 시작했다.

논의

에스더의 우울 증상(슬픔과 울음, 미래가 암담하다는 사고)은 주요우울 삽화의 가능성을 제기하고 있다. 그러나 그녀는 다른 우울 증후군 징후들이 없기 때문에 주요우울장애(4.2절 '무가치한 아내' 참조) 진단은 배제된다. 그녀가 심리사회적 스트레스 요인(교제 중이었던 남성이 결별을 선언함)에 대한 반응으로 느끼는 현저한 고통은 거의 확실하게 이 스트레스 요인의 강도에 비해 과도하다(일주일간의 직장 결근과 자신이 산산조각 나서 삶이 노력할 가치가 없다는 느낌이 듦)는 점에서 적응장애, 우울 기분 동반adjustment disorder, with depressed mood(DSM-5, p. 286/307) 진단을 암시한다.

이 사례는 문제가 단기 심리치료로 해소된 상당히 단적·전형적인 적응장애 사례로, 해피앤딩happy ending이 동반된 사례의 예이기도 하다.

유괴 사건

케이틀린Kaitlyn(여, 3세)이라는 아이가 소아과 클리닉에 의해 의뢰되었다. 그 이유는 딸이 다른 주에 거주하는 아버지에게 1개월 동안 유괴되었다가 돌아온 이래, 지난 5개월 동안 다양한 문제를 나타내고 있다는 어머니의 보고 때문이었다. 케이틀린의 어머니에 의하면, 케이틀린은 성공적으로 배변훈련이 되었음에도 유괴된 기간 동안 계속해서 유뇨 증상을 보였다. 그때 이후로, 케이틀린은 '손톱 아랫부분의 피부를 뜯고 있고, 두 손을 비틀고' 있다. 그녀는 어둠을 두려워해서 잠을 깨서는 무엇인가가 보인다고 하거나, 누군가가 자신의 뒤를 쫓거나 방 안으로 들어올 것 같은 생각이 든다고 한다. 또한 무서운 '괴물'에 관한 꿈에 대해 이야기하고 있고, 수면 곤란을 겪고 있다고 한다.

케이틀린의 부모는 지난 2년 동안 함께하게 되면서 불행해하면서 자주 다퉜다. 케이틀린의 아버지는 재정적으로 가난한 집안 출신이었고 고등학교를 마치지 못했다. 그는 항상 마치 돈이 많은 것처럼 말했다. 그러나 이들이 헤어진 후, 어머니는 그가 강간, 폭행, 구타 등 여러 경찰 기록이 있었다는 사실을 알게 되었다. 그는 신용카드 불법 사용에도 연루되었고, 면허도 없이 계약하는 일을 했으며, 주와 연방 소득세도 납부하지 않았다. 이들이 거주했던 주에서는 그에 대한 체포영장이 발부된 상태였다.

면담 당시, 케이틀린은 머리를 말아서 늘인 매력적인 모습이었고, 작고 빨간 귀걸이와 화려한 색상의 운동복을 입고 있었다. 그녀는 협조적이었고, 약간 주저하다가 어머니와 떨어졌다. 케이틀린은 잽싸게 면담자에게 와서 자신이 신발 끈을 쉽게 묶을 수 있다는 사실을 보여 주었다. 그녀는 쉽게 놀이에 참여하였으나, 그녀의 놀이에는 다수의 두려움에 관한 주제(아버지 꼭두각시가 반복적으로 아기 꼭두각시를 무섭게 하고, 호랑이가 쥐의 목을 조르고, 소가 개구리에게 잡아먹힘)가 포함되어 있었다.

논의

케이틀린의 문제는 명백히 5개월 전 아버지에게 유괴되면서 시작되었다. 그때 이후로, 그녀는 다양한 불안 증상(예, 손가락 피부를 입으로 뜯어냄, 어둠에 대한 공포, 악몽)을 나타냈다. 유괴에 대한 일시적 반응이 예견될 수 있지만, 5개월간의 증상 지속은 정상 및 예기되는 반응에 비해 과도하다.

전반적 · 지속적 불안 상태를 암시할 수 있는 다수의 증상 결여는 범불안장애(5.7절 '초조한 전기기사' 참조) 진단을 배제시킨다. 케이틀린이 다른 불안장애(예, 분리불안장애[5.1절 '가냘픈 티나' 참조]) 또는 특정공포증(5.3절 '폭풍우' 참조)이 있다는 증거는 없다.

케이틀린의 불안 증상이 특정 정신장애의 진단기준을 충족시킬 정도로 심각하지 않고, 심리사회적 스트레스 요인에 의해 촉발되지 않았으며, 예기되는 반응에 비해 지나치게 과도한 고통을 초래하고 있지 않다는 점에서, 그녀에 대한 진단은 적응장애, 불안 동반adjustment disorder, with anxiety(DSM-5, p. 286/307)이다. 이 사례에서 나타나는 것처럼, 일부 고통은 놀이(예, 여러 위협적인 주제가 포함된 케이틀린의 놀이)와 같이 간접적으로 표출될 수 있지만, 적응장애는 아주 어린 아동들에게서조차 발생할 수 있다.

케이틀린은 아버지에 의한 1개월간의 유괴기간 동안 실금이 있었지만 지속되지 않았으므로, 유뇨증 진단(11.1절 '옷이 마를 날 없는 아이' 참조)을 별도로 내려야 할 정도로 심각하지는 않았던 것 같다.

아기는 때리면 안 돼요

캐롤Carol(여, 4세)은 그녀의 교사가 주립 중앙 아동학대 신고접수과에 신고하게 되면서 평가에 의뢰되었다. 사회복지사에 의한 가족 평가 결과, 다음과 같은 정보가 수집되었다.

캐롤은 두 자녀 중 맏이로, 두 아이는 침실 2개가 달린 아파트에서 부모와 함께 살고 있다. 그녀의 문제는 3개월 전 여동생이 태어나면서 시작되었다. 캐롤의 교사는 학교에서 그녀의 행동에 변화가 생겼음을 알아차렸다. 그녀는 다른 아이들을 밀치기 시작했고, 급우를 나무 블록으로 때려서 입술이 찢어지게 했다. 캐롤의 교사가 그녀를 옆으로 데려가 그녀의 행동에 대해 타이르던 중, 캐롤의 배와 이마에 벨트 자국처럼 보이는 상처를 발견했다.

캐롤의 여동생은 '배앓이'가 있어서 밤낮으로 짧은 시간 동안만 잠을 잤고, 어머니가 안아 줄 때만 울음을 그쳤다. 따라서 캐롤의 어머니는 캐롤을 돌봐 줄 시간이 거의 없었고, 캐롤의 아버지가 저녁시간과 주말에 그녀를 돌보는 일을 떠맡았다. 그는 매일 저녁 평소보다 더 많은 양의 술(와인 반병)을 마시기 시작했고 점차 과민해졌다. 부부는 아내의 아기 돌봄과 남편의 캐롤 돌봄에 대한 필수요건에 대해 논쟁을 벌였다. 명석하고, 호기심 많고, 말을 잘하는 4세 캐롤은 계속해서 질문을 해댔고, 자주 아기를 안아 주고 싶어 했다. 그러다가 거절되면, 캐롤은 바닥에 누워 분노발작을 일으키곤 했다. 여동생의 출생 이후로, 캐롤은 수면개시 곤란이 생겼고 반복적으로 밤에 잠을 깼다.

캐롤의 아버지는 캐롤의 시선집중을 위한 요구사항에 잘 대처하지 못했고, 자주 캐롤에게 입 다물고 있으라고 말했으며, 말을 듣지 않으면 때려 주곤 했다. 많은 경우, 그는 캐롤의 분노발작 또는 반복되는 질문에 대해 자신의 벨트로 때리는 것으로 반응했다.

캐롤은 활기차고, 매력적이며, 작은 파란 눈과 금발의 작은 체구의 여아로, 면바지와 티셔츠를 입고 운동화를 신고 있었다. 캐롤은 면담자에게 적절하고 따스하게 상호작용을 하고, 대기실에서 부모와 쉽게 떨어진다. 축적된 지식, 어휘, 사람과 기하학적 형태를 그린 것을 고려할 때, 캐롤의 지능은 평균 이상인 것 같다. 캐롤은 여동생에 관한 질문에, "동생은 나쁜 아이에요. 항상 울어요. 내가 울면 매 맞는데, 아기는 때리면 안 돼요."라고 말한다. 학교에서 싸움에 관해 묻자, 캐롤은 "로버트[급우]가 내 머리를 잡아당겨서 때린 거예요." 캐롤은 한 노인이 자기를 죽이려는 나쁜 꿈을 꾸기 때문에 잠을 자기가 무섭다고 말한다.

캐롤은 부모와 함께 학교와 연계된 가족치료 프로그램(부모교육과 캐롤에 대한 행동치료가 포함됨)에 참여했다. 캐롤의 아버지는 알코올 중독자 익명집단 참여를 권유받았고, 술을 끊었으며, 딸에 대한 분노를 통제할 수 있게 되었다. 6개월 후, 캐롤의 공격적인 행동은 멈췄다. 캐롤은 또래들과 잘 지냈고, 공부도 잘했으며, 밤새도록 잠을 잘 잤고, 분노발작도 더 이상 나타나지 않았다.

논의

캐롤이 '확인된 환자identified patient'라는 점에서 캐롤의 어려움에 초점이 맞춰져 있지만, 캐롤의 문제는 실제로는 아버지의 정신병리 결과다. 갓난아기 동생을 갖는 것에 대한 캐롤의 반응은 아버지의 신체적 학대가 없었다면, 그리 주목할 만하지 않았을 가능성이 높다.

신체 또는 성적으로 학대당한 아동들은 몇 가지 장애를 발달시킬 가능성이 높다. 주요우울장애(4.2절 참조), 분리불안장애(5.1절), 적대적 반항장애(15.1절), 그리고 품행장애(15.3절)는 흔히 성학대 또는 신체학대에 대한 초기 반응들이다. 청소년들 사이에서 자살행동과 향정신성 물질사용 역시 흔하다. 얼마나 자주 학대하면 급성 스트레스장애 또는 PTSD를 발달시키는지는 분명치 않다. 주요우울장애, 다양한 성격 장해(예, 경계성 성격장애; 18.1절 참조), 그리고(더 드물게) 해리성 정체성장애(8.1절)는 성인들에게서 보이는 학대의 장기 결과다. 신체 또는 성적으로 학대당한 아동들은 자신들의 자녀를 학대할 가능성이 높다. 이러한 부류의 다세대 학대가 확인되는 사례들은 일반적으로 캐롤이 경험해 온 것보다 더 심각하고 장기적인 학대가 포함되어 왔다.

캐롤의 변화된 행동에는 가정에서의 분노발작, 학교에서 다른 아동들과의 싸움, 수면개시 곤란, 그리고 나쁜 꿈이 포함된다. 이러한 몇몇 증상은 위에 명명된 장애들 중 어떤 진단도 정당화할 증후군을 나타내지는 않는다. 그러므로 진단은 적응장애, 정서 및 품행 장해 함께 동반adjustment disorder, with mixed disturbance of emotions and conduct(DSM-5, p. 286/307)이다.

Chapter 8

해리장애

해리dissociation는 개인의 의식적 인식과 자신의 일부 측면(예, 기억, 정체감, 자기지각, 또는 현실에 대한 주관적 경험) 사이의 연결 결여를 초래하는 정신과정이다. 해리는 심각도의 연속선상에 표시된다. 예를 들면, 경도 해리는 흔히 개인이 운전 중 공상에 잠겨 있다가 운전해서 지나친 몇 마일에 대해 기억하지 못하거나, 개인이 완전히 책에 빠져 있을 때 발생한다. 개인이 특정 약물(예, 대마, 환각제)에 취해 있는 동안 발생할 수 있는 의식 변성 상태 역시 해리의 한 형태다.

해리 경험이 문제가 되고 개인의 기능을 저해하는 경우, DSM-5에 수록된 3가지 특정한 해리장애 중 한 가지가 발현될 수 있다. 해리장애dissociative disorders는 의식, 기억, 정체성, 정서, 지각의 정상 통합의 붕괴가 특징이다. 해리의 연속선상에서 최고도 상태에서는 개인의 정체감 또는 자기가 분절될 수 있어서 2가지 이상의 분리된 뚜렷한 성격 상태가 번갈아 가며 개인의 행동을 통제하기도 한다. 이러한 상태는 해리성 정체성장애로, 종전에는 다중성격장애multiple personality disorder(MPD)로 불렸다. 해리성 기억상실의 경우에는 (보통 외상성 또는 스트레스성 성격의) 중요한 자전적 정보를 회상하지 못하는데, 이는 평범한 망각과는 다르다. 이인성/비현실감 장애의 경우, 핵심 양상은 지각의 비정상성으로, 개인은 자신의 사고와 감정을 실재하지 않은 것으로 경험(이인증depersonalization)하거나 자신의 주변을 실재하지 않는 것으로 경험(비현실감derealization)한다(〈표 8-1〉에는 이 장에서 논의되는 DSM-5의 해리장애의 특징적인 양상이 수록되어 있음).

해리 증상, 특히 이인증과 비현실감은 해리장애의 필수요소는 아니고, 다른 DSM-5 장애의 일부(예, 공황발작[DSM-5, p. 214/227] 또는 외상성 사건에 대한 반응[예, 외상후 스트레스장애[DSM-5, p. 271/290]의 일부로)로 나타날 수 있다. 더욱이, 이러한 것들은 전혀 이 장애를 시사하고 있지 않을 수 있다. 즉, 사람들의 약 1/3가량은 자신들이 스스로를 영화에서 보고 있다는 느낌이 든다고 말하고 있고 자신들의 감정과 행동으로부터 자단된 느낌이 들지만, 해리장애로 인해 경험한 고통 또는 기능 손상은 없다고 말한다.

〈표 8-1〉 해리장애의 특징

장애	주요 특징
□ 해리성 정체성장애	• 2가지 이상의 뚜렷한 성격 상태가 특징인 정체성 붕괴 • 일상 사건의 회상에 있어서 반복적인 공백
□ 해리성 기억상실	• (보통 외상성 또는 스트레스성 성격의) 중요한 자전적 정보 회상 불능
□ 이인성/비현실감 장애	• 지속적 또는 반복적인 이인증(자신에 관한 비현실성 또는 애착상실) 또는 비현실감(주변에 대한 비현실성 또는 애착상실) 경험

8.1 해리성 정체성장애

해리성 정체성장애dissociative identity disorder(종전에는 '다중성격장애'로 불렸음)는 가장 심각한 해리장애다. 해리성 정체성장애가 있는 사람은 2가지 이상의 성격 상태를 가지고 있어서, 때로 '올터스alters'('번갈아 교체되는alternate 성격 상태'의 준말)로 불린다. 각각의 성격 상태는 뚜렷한 특질, 개인력, 그리고 자신의 주위에 관한 및 관련된 사고방식을 지니고 있다. 각 성격 상태는 이성이 되기도 하고, 독자적인 이름이 있으며, 뚜렷한 매너리즘과 선호성을 지니고 있다. 스트레스 또는 외상을 상기시키는 단서는 한 성격 상태에서 다른 성격 상태로 변환시키는 방아쇠 역할을 할 수 있다. 해리성 정체성장애가 있는 사람은 다른 성격 상태를 의식하거나 의식하지 못할 수 있고, 다른 성격 상태가 압도적일 때에는 그 당시에 대한 기억을 하지 못한다. 대신, 개인의 일차 증상은 기억상실 또는 시간상실 삽화가 될 수 있다. 이 장애가 있는 사람들은 반복적으로 그들을 안다고 주장하는 낯선 사람들을 반복적으로 대면하거나, 어떻게 왔는지 모르는 곳에 와 있는 것을 알게 되거나, 자신들의 소지품 사이에서 자신들이 구입한 기억이 없는 물건을 발견하게 된다.

해리성 정체성장애는 아동기 초기에 발생한 고도 외상(보통 극도의 반복적인 신체적·성적, 또는 정서적 학대)의 결과로 간주된다. 해리 측면은 대처기제로 생각된다. 즉, 개인은 말 그대로 지나치게 폭력적이거나, 외상성, 또는 고통스러운 상황 또는 경험으로부터 자신을 분리시킴으로써 자신의 의식적 자기에 동화시켜 정체감에 있어서 분절로 이어진다.

해리성 정체성장애는 DSM-5에 수록된 정신장애들 중 보다 논란이 많은 장애의 하나다.

한편, 이 장애의 치료에 전문성을 가진 임상가들은 이 상태가 일반적으로 인식된 것보다 훨씬 더 흔하다고 주장한다. 이들에 의하면, 이 증상의 변동성 때문에 이 진단은 환자가 이러한 증상을 가지고 있게 된 이후, 그리고 많은 서로 다른 진단들이 축적된 이후 수년간 이 진단이 거의 항상 첫 번째로 내려진다. 다른 한편으로, 이 장애에 대해 비판하는 사람들은 이 장애의 존재 자체에 대한 의문을 제기하면서, 전부는 아니더라도 대부분이 치료자의 증상 암시 또는 〈이브 또는 시빌의 세 얼굴The Three Faces of Eve or Sybil〉을 시청하거나 책으로 읽은 후처럼, 이 장애의 유명한 사례의 특징을 띠는 환자로 인한 진단일 뿐이라고 주장하고 있다.

다중성격의 매리

매리 켄달Mary Kendall(여, 35세)은 사회복지사로, 우측 팔뚝과 손의 반사 교감신경 이상증reflex sympathetic dystrophy (불확실한 병인의 만성 통증장애) 치료를 받기 위해 정신과 의사에게 의뢰되었다. 그녀는 천식, 편두통, 진성 당뇨병, 비만 등 복합적 의학력이 있다. 그녀는 고도로 최면에 걸릴 수 있다는 사실을 알게 되었고, 재빨리 자기최면 요법으로 자신의 통증을 조절하는 방법을 습득했다.

매리는 직장에서 매우 유능했으나, 개인적인 삶은 다소 건조했다. 그녀는 짧은 기간 동안 결혼생활을 하다가 10년 전 이혼했고, 재혼에는 거의 관심이 없었고, 호스피스에서 자원봉사 활동을 하며 자유로운 시간을 보냈다.

면밀한 정신의학적 평가가 지속되자, 그녀는 이상한 관찰 내용을 보고했다. 내용인즉, 다수의 경우 출근할 때 차량의 연료 탱크가 거의 차 있었는데, 다음 날 출근을 위해 차에 타면 연료 탱크가 반 정도 비어 있곤 했다는 것이었다. 그녀는 주행거리계를 추적해 보기 시작했고, 여러 날에 걸쳐 하룻밤 동안 50~100마일(*역자 주. 약 80~160km) 정도의 거리를 주행하곤 했음이 밝혀졌다. 그러나 그녀는 어디가 되었든, 차를 운전한 기억이 전혀 나지 않았다. 후속 질문을 통해 그녀가 자신의 아동기의 큰 부분에 대한 기억에 공백이 있음이 드러났다.

그녀의 기억 공백을 고려해서 정신과 의사는 해리장애를 의심했지만, 상실된 시간에 대한 설명이 떠오른 것은 통증 조절을 위한 최면치료를 받기 시작한지 수개월 후였다. 최면유도를 하던 중, 정신과 의사는 상실된 시간에 대해 다시 물었다. 그때 갑자기 다른 목소리가 "당신이 나에 관해 알게 된 때쯤이에요."라고 답했다. 약간 다른 이름을 가진 성격(배역) 마리안Marian이 말했고, 자신이 밤에 운전한 것에 대해 설명했다. 즉, 그녀는 '문제 해결'을 위해 근처의 산과 해변으로 바람 쐬러 다녀왔다는 것이었다. 시간이 지나면서 정신과 의사가 마리안을 알게 되면서, 매리가 다른 사람들에 대해 불만스러워하고 염려하는 만큼 그녀가 퉁명스럽고 적대적이라는 사실이 명백해졌다. 마리안은 매리를 다소 딱하고 즐거워하는 것과는 거리가 너무 멀다고 간주했고, "너 자신 외에 다른 사람에 대해 걱정하는 것은 시간 낭비야."라고 말했다.

치료과정에서 6가지 다른 성격들이 떠올랐고, 대략적으로 의존과 공격의 연속선상을 따라 구성되었다. 상당한 긴장감과 불일치가 이러한 배역들 사이에서 떠올랐는데, 이들 각자는 다소 2차원적인 것으로 깊이가 결여되어 있었다. 매리에 대한 통제를 위한 경쟁이 잦았고, 마리안은 다른 사람들을 두렵게 하는 상황들(자신을 6세 아이로 여김)을 촉발시키곤 했다. 일부 성격 상태 간의 구분에 대한 주관적인 경험은 다소 적대적인 한 배역이 자살 위협을 했을 때 부각되었다. 정신과 의사는 다른 배역들과 이 점에 대해 논의하자고 주장했지만, 그녀는 그렇게 하는 것이 '의사와 환자 사이의 비밀보장 위반'이 될 거라며 거절했다.

이러한 해리성 성격 상태들과 함께 떠오른 기억에는 그녀의 아버지와 다른 사람들에 의한 신체 · 성학대에 대한 회상뿐 아니라, 이러한 학대로부터 가족 내 다른 아이들을 보호하지 못한 것에 대한 상당한 죄책감이 포함되어 있었다. 그녀는 자신의 어머니를 학대는 덜 자주 했지만 매우 의존적이어서 매리가 아주 어린 나이 때부터 부엌일과 청소 일을 하도록 강요했던 사람으로 회상했다.

심리치료가 시작된 지 4년 후, 매리는 점차 이러한 성격 상태의 부분들을 통합했다. 2가지 유사한 성격들이 합쳐졌지만, 그녀는 여전히 부분적으로 해리 상태로 남아 있었다. 이러한 성격 상태들은 서로 인식되었지만, 계속해서 주기적으로 서로 '다툼'을 벌였다.

논의

매리의 사례는 해리성 정체성장애(DSM-5, p. 292/312)의 전형적인 양상을 보여 주고 있다. 만성 통증의 치료과정에서 발견된 것처럼, 매리는 고도로 최면에 걸릴 수 있었다. 그녀가 해리성 정체성장애를 가지고 있을 수 있는 첫 번째 단서는 면담 중에 대안적 성격 상태의 출현이 아니라, 기억 공백을 나타내는 증상(예, 수행에 대한 기억 없이 설명되지 않는 연료 탱크 내의 연료량 감소와 한밤중에 50~100마일의 거리를 자동차로 주행한 주행기록계 증거) 발현이었다. 더욱이, 매리는 아동기의 큰 부분에 대한 기억 공백이 있음을 보고했다. 오직 최면치료 회기 동안, 매리가 야간 운전에 대한 기억 공백이 생긴 이유가 다른 성격 상태('마리안')가 이 시간 동안 그녀의 행동을 통제하고 있었음이 명백해졌다. 그러고 나서 그녀에 대한 치료과정에서 6가지 추가적인 별개의 성격 상태가 나타났다. 궁극적으로, 그녀는 아동기 신체 · 성학대 과거력을 회상할 수 있었다. 이 과거력은 일반적으로 해리성 정체성장애의 발달에 있어서 원인을 나타내는 요인으로 여겨진다.

8.2 해리성 기억상실

해리성 기억상실dissociative amnesia은 개인이 무의식적으로 보통 스트레스성 또는 외상성 사건(예, 아동학대, 치열한 전투)과 연관된 특정 정보를 차단함으로써, 중요한 개인 정보를 기억할 수 없게 되는 경우에 발생한다. 기억상실은 상황 특이적(즉, 특정 사고에 관한)이거나, 보다 보편적(수개월에서 수년 동안 지속되는 완전한 기억 공백이 수반되는)이다. 국소적 기억상실localized amnesia(국한된 시간 동안 사건의 회상 불능)은 이 장애의 가장 흔한 형태다. 때로 사건에 대한 기억상실은 선택적이어서 개인은 외상성 사건의 일부는 기억할 수 있지만, 다른 부분은 기억하지 못한다('선택적 기억상실selective amnesia'). 훨씬 더 드물게, 전반적 기억상실generalized amnesia이 생길 수 있는데, 개인은 자신의 생애력에 대한 기억을 완전히 상실하게 되고, 일부의 경우 개인적 정체성조차 망각하게 된다.

기억이 영구적으로 소실되는 두부외상 또는 과도한 알코올 사용과 연관된 기억상실('의식소실blackouts')과는 달리, 해리성 기억상실에서 기억은 여전히 존재하지만, 개인의 마음에 깊이 묻히게 되어 회상할 수 없는 상태가 된다. 그러나 기억은 스스로 또는 개인의 주변에서 어떤 단서에 의해 촉발된 이후에 다시 떠오르게 될 수 있다. 해리성 기억상실의 일부 삽화(예, 전투 또는 기타 스트레스를 유발하는 상황)은 급속히 해소되는 반면, 다른 삽화들은 오래 지속되기도 한다. 일부 사람은 몇 년이 지나면 해리되었던 기억을 점차 되살릴 수 있게 된다. 자살과 기타 자기파괴적인 행동들은 해리성 기억상실이 있는 사람들 사이에서 흔하고, 기억상실이 갑자기 관해되어 개인이 감내할 수 없는 기억에 압도되는 경우에 특히 위험할 수 있다.

미국의 일반 인구에서 성인들의 12개월 유병률은 1.8%로 추산된다. 해리성 기억상실의 유병률은 남성에 비해 여성이 2배 높고, 전체 연령 집단에서 발생할 수 있다.

난파선

경찰에 의해 병원에 데려져 온 남성에 대한 정신의학적 진찰이 응급의학과 의사에 의해 요청되었다. 조슈아Joshua(남, 18세)는 소진된 듯 보이고, 햇빛에 장기적으로 노출된 증거가 보인다. 그는 현재 날짜를 10월 1일 대신 9월 27일이라고 틀리게 답한다. 그는 특정 질문에 초점을 맞추는 데 어려움이 있지만, 격려와 함께 다수의 사실을 제공한다. 그는 정확하게 9월 25일 주말에 플로리다 해변에서 친구들과 항해를 떠났다가 악천후를 만났던 사실을 떠올린다. 그는 그 후에 있었던 사건들을 기억하지 못하고 함께 있었던 사람들이 어떻게 되었는지 알지 못한다. 그는 자신이 병원에 있다는 사실을 반복해서 확인하곤 한다. 왜냐하면 그는 자신이 어디에 있는지에 대한 불확실성을 표출하고 있기 때문이다. 그는 이에 대한 말을 들을 때마다 놀라는 것 같다.

조슈아에게는 두부외상 또는 탈수의 증거는 없다. 명백한 소진으로 인해, 조슈아는 6시간 동안 수면이 허용된다. 잠에서 깨자, 그는 주의집중력이 훨씬 나아졌지만 여전히 9월 25일 이후의 사건(그가 어떻게 병원에 왔는지 등)에 대해서는 회상하지 못한다. 그러나 그는 자신이 병원에 있다는 사실에 대해서는 더 이상 의심하지 않고 있고, 이전 면담 내용과 자신이 잠들었다는 사실을 회상할 수 있다. 그는 또한 자신이 남부 소재 대학의 학생이고, 평균 B학점을 유지하고 있으며, 몇 안 되는 친한 친구들이 있고, 가족들과 좋은 관계를 유지하고 있다는 사실을 기억할 수 있다. 그는 이전의 정신의학력은 없고 약물 또는 알코올을 남용했던 적도 없었다고 답한다.

그런 다음, 면담은 아모바비탈amobarbital(구어체로는 '자백약truth serum'으로 알려져 있음)의 영향하에 진행된다. 이 약물은 최소의 진정 작용으로 완전한 이완을 초래하고, 개인이 차단하고 있을 수 있는 정보에 대해 기꺼이 설명하도록 개인의 자발성을 촉진시키는 효과가 있는 것으로 알려져 있다. 면담이 진행되는 동안, 조슈아는 자신 또는 동행자들 중 어느 누구도 이들이 만난 무지막지한 폭풍우에 대처할 수 있는 특별히 경험이 많은 뱃사람들이 아니었다고 말한다. 조슈아는 구명 재킷을 입고 자신의 몸을 줄로 묶어서 보트에 안전하게 고정시켰지만 동승했던 사람들은 그렇게 하지 못했고, 결국 파도에 휩쓸려 바다에 빠졌다. 그는 보트의 통제력을 완전히 상실한 상태였는데, 오직 행운과 생명선에 의해 구조되었다는 느낌이 들었다고 한다. 그는 3일 동안 선실에 채워 두었던 소량의 음식으로 버텼다. 그는 함께 승선했던 동료들 중 어느 한 사람도 다시 보지 못했다. 조슈아는 10월 1일 해안경비대 함정에 구조되어 해안으로 옮겨졌고, 그 후 경찰에 의해 병원으로 호송되었다.

논의

이 사례는 가장 흔한 형태의 해리성 기억상실(DSM-5, p. 298/319)의 고전적인 양상—즉, 과거의 특정 기간에 관한 것에 대한 기억 불능으로, 이 사례에서는 극도의 외상성 및 생명을 위협하는 상황—을 잘 보여 주고 있다. 그러나 조슈아 같은 환자가 급성 기억상실을 나타내는 경우, 해리성 기억상실 진단이 내려질 수 있기 전에 기억상실에 대한 다른 특정한 외적 원인들부터 배제되어야 한다. 다수의 의학적 상태(예, 두부외상, 뇌졸중)는 다른 인지 문제와 함께 급성 기억상실이 포함될 수 있는 주요신경인지장애(17.2절 참조)의 발달을 초래할 수 있다. 다른 의학적 문제(예, 전해질 불균형, 뇌 감염)는 급성 혼돈과 개인의 환경에 대한 인식 감소뿐 아니라 기억상실의 특징이 있는 신경인지장애인 섬망(17.1절 참조)으로 이어질 수 있다. 진정제 또는 수면제 중독뿐 아니라 고용량의 알코올은 개인이 중독기간 동안 자신에게 무슨 일이 일어났는지를 기억할 수 없는 의식소실을 초래할 수 있다. 이 모든 사례에서 기억상실은 기억이 영구적으로 부호화되지 않거나 기억에의 접근능력이 영구적으로 사라지게 되는 뇌기능상의 신체적 장해를 반영한다.

조슈아의 초기 와해된 지남력과 혼돈은 그의 기억 문제에 대해 신체적 원인이 있었을 가능성을 암시했다. 그러나 의학적 문제 또는 약물이나 알코올 사용의 증거 결여, 그리고 그의 혼돈 상태가 하룻밤 수면을 취한 후에 해소되었지만, 오직 문제의 시간 동안 일어났던 것에 대해서만 기억할 수 없다는 사실은 그의 기억에 대해서는 신체적으로 잘못된 점이 없음을 나타냈다. 더욱이, 병원에서 진행된 첫 번째 면담 내용에 대한 그의 기억력은 그의 뇌가 사고 이후의 새로운 기억을 형성(및 회상)할 수 있음을 나타냈다.

조슈아의 기억상실이 심리적 스트레스에 의해 초래되었다는 사실은 결국 아모바비탈 면담 결과에 의해 확인되었다. 정맥으로 주입되는 진정제의 영향하에, 그는 결국 충분히 이완되어 자기 자신, 그리고 그와 함께 보트를 타고 항해했던 동료들에게 일어났던 일에 대해 이전에 차단되었던 기억에 접근할 수 있게 되었다.

버트 테이트

버트 테이트 Burt Tate(남, 42세)는 경찰에 의해 응급실에 데려져 온 백인 남성이다. 그는 자신이 근무하고 있는 간이식당에서 논쟁과 싸움에 연루되었다. 경찰이 도착해서 환자에게 질문하기 시작했을 때, 그는 자신의 이름이 '버트 테이트'라고 했지만 이를 증명할 신분증이 없었다. '테이트' 씨는 몇 주 전 이곳으로 흘러들어왔고, 간이식당에서 간단한 메뉴 요리사로 일하기 시작했다. 그는 자신이 이곳에 도착하기 전에 일했던 곳 또는 살던 곳을 기억하지 못했다. 그에 대해서는 어떤 혐의점은 없었지만, 경찰은 그에게 응급실에 가서 검사를 받아보라고 설득했다.

응급실에서 질문을 받자, '테이트' 씨는 그가 있는 도시와 현재 날짜를 알고 있었다. 그는 자신의 과거 생활에 대한 세부사항을 기억해 내지 못하는 것이 다소 특이하다는 것을 인정했으나, 이에 대해 언짢아하는 기색은 보이지 않았다. 알코올 또는 약물 남용의 증거는 없었다. 또한 신체검진 결과, 두부외상이나 다른 신체적 비정상성은 드러나지 않았다. 그는 밤새 관찰되었다.

경찰이 이 환자의 배경에 대해 확인해 본 결과, 이 환자는 한 달 전 이곳에서 200마일(*역자 주. 약 320km)가량 떨어진 도시로부터 실종된 진 손더스Gene Saunders라는 남성에 관한 기술 내용과 일치한다는 사실을 발견했다. 그 후, 손더스 부인의 방문으로 이 환자가 실제로는 진 손더스라는 사실이 확인되었다. 손더스 부인은 그가 사라지기 전 18개월 동안 대형 제조공장의 중간관리자였고, 당시 직장에서 상당한 어려움을 겪고 있었다고 했다. 그의 승진기회는 번번이 물 건너갔고, 직장상사는 그의 업무에 대해 매우 비판적이었다. 그의 직원들 중 여러 명이 회사를 그만두고 다른 직장을 구하는 바람에, 이 환자는 생산목표 달성이 불가능하다는 사실을 깨달았다. 직무 스트레스는 그가 마음 편히 사는 것을 어렵게 했다. 태평하고 어울리기 좋아했던 그는 상당히 위축되었고, 부인과 자녀에게도 비판적인 모습을 보였다. 그가 집을 나가기 직전, 그는 18세 아들과 격렬한 논쟁을 벌였다. 아들은 그에게 '실패자'라고 큰 소리로 말하고는 집을 나갔고, 친구들과 한 아파트에서 함께 살았다. 논쟁이 있은 지 이틀 후, 환자는 종적을 감췄다.

부인이 기다리고 있던 방으로 데려져 온 환자는 자신의 아내를 알지 못한다고 말했다. 그러나 그는 눈에 띄게 불안해 보였다.

논의

이전 사례에서의 환자처럼, 이 환자 역시 약물이나 알코올 사용 또는 의학적 상태에 의해 설명되지 않는 중요한 개인 정보의 회상 불능으로 고통을 겪고 있다. 이 사례는 그의 삶의 특정 기간 동안 국소적 기억상실을 경험하는 대신, 이 환자는 과거의 삶에 관한 어떤 세부사항(자신의 과거의 정체성 포함)도 회상할 수 없는 전반적 기억상실로 고통을 겪고 있다는 점에서 다르다. 이 사례를 구분하는 것 역시 기억상실 외에, 환자가 새로운 정체성을 '버트 테이트'라는 이름의 간단한 메뉴 요리사로서 여기고 있었다는 점이다. 이러한 증상 발현은 역사적으로 해리성 둔주dissociative fugue(라틴어로 '비행flight'이라는 뜻임)로 불렸다. 해리성 둔주란 개인의 정체성에 관한 혼돈 또는 새로운 정체성의 기정사실화가 동반된, 개인의 집 또는 관례적인 일터로부터 갑작스럽고 예기치 않게 여행을 떠나는 것이 포함된 상태를 말한다. 따라서 이 사례에 대한 DSM-5 진단은 해리성 기억상실, 해리성 둔주 동반dissociative amnesia, with dissociative fugue(DSM-5, p. 298/319)이다.

해리성 둔주는 DSM-IV에서는 해리성 기억상실과 별개의 장애였지만, DSM-5에서는 해리성 기억상실과 합쳐졌다. 그 이유는 이 장애의 희소성과 이 두 장애가 개인의 일부 또는 전체 과거의 회상 불능을 포함하고 있다는 사실 때문이었다. 해리성 둔주 또는 해리성 기억상실의 발병은 전형적으로 한 가지 이상의 고도 스트레스 요인과 연결되어 있다. 이 환자의 사례에서는 둔주가 직장에서 승진이 물 건너가게 된 것에서 시작되어, 생산목표를 달성할 수 없음으로 인한 직무 스트레스가 뒤를 이었고, 결국 18세 아들의 갑작스러운 가출을 초래한 아들과의 논쟁이 정점을 이룬 연속적인 스트레스성 생활 사건 이후에 발달되었다. 실생활에서는 매우 드문 것으로 간주되지만(유병률이 0.2% 미만임), 이러한 현상은 더 흔히 서적, TV 쇼, 그리고 〈본 아이덴티티The Bourne Identity〉 같은 영화의 소재로 사용된다.

8.3 이인성/비현실감 장애

이인성/비현실감 장애depersonalization/derealization disorder는 지각의 한 가지 이상의 요소들의 통합성 결여를 포함하고, 이인증이나 비현실감 또는 둘 다의 지속적 또는 재발성 삽화로 구성된다. 초점이 자신에게 맞춰져 있는 이인증에는 개인의 사고, 감정, 느낌, 신체, 또는 행위가 실제가 아닌 감정이 포함되어 있거나, 개인으로부터 다소 분리 또는 소원해진 감정이 포함된다. 전형적으로, 이 장애가 있는 사람들은 마치 자신들의 정신과정을 외부에서 관찰하는 사람 또는 자신들이 스스로 말이나 운동 통제를 할 수 없는 로봇 또는 자동장치인 것처럼 느낀다. 이들 중에는 자체적인 유체이탈 체험을 하면서 자신들의 모습(예, 거울에 비친)을 받아들이지 않는 사람들이 있는가 하면, 비현실감에 개인의 주변이 실제가 아니라는 감정이 수반되어 주변 환경 내의 다른 사람들 또는 물체가 꿈같거나 안개가 끼었거나 생명이 없거나 시각적으로 왜곡된 것으로 경험하는 사람들도 있다. 이 장애에는 주관적인 현실 경험에서의 변동이 수반되지만, 이는 정신병의 형태는 아니다. 왜냐하면 이러한 사람들은 자신들의 내적 경험과 외부세계의 객관적인 현실 사이를 구분할 수 있는 능력을 유지하고 있기 때문이다. 이인증 또는 비현실감 삽화는 수 분에서 수년까지 지속될 수 있다.

일반 인구의 약 50%는 이인증 또는 비현실감 삽화를 가지고 있는데, 이들 삽화는 자주 생명을 위협하는 위험성, 급성 약물중독(대마, 환각제, 케타민, 엑스터시), 감각박탈, 또는 수면박탈과 연계되어 발생한다. 이인증은 또한 많은 기타 정신장애(공황장애[5.5절 참조], 외상후 스트레스장애[7.3절 참조], 경계성 성격장애[18.1절 참조])뿐 아니라 신체장애(예, 발작장애)의 증상으로 발생하기도 한다. 이인증이 다른 정신장애 또는 신체장애들과 독립적으로, 지속적 또는 반복적으로 발생하고 임상적으로 현저한 고통 또는 기능 손상을 초래하는 경우, 진단은 이인성/비현실감 장애다. 이는 일반 인구의 약 2%에서 발생하는 것으로 추산된다.

몽롱한 학생

에드워드 알바레즈Edward Alvarez(남, 20세)는 대학생으로, 자신이 미쳐 버릴 수 있다는 걱정 때문에 정신의학적 진료를 요청했다. 과거 2년 동안, 그는 자신 '밖에' 있는 느낌이 드는 삽화가 점차 잦아짐을 감지했다. 이러한 삽화들은 그의 신체에서 죽음감각sense of deadness을 동반했다. 이 외에도 이 기간 동안 그는 자신의 균형감각에 대해 확신이 서지 않았고, 자주 가구에 걸려 넘어졌다. 이러한 일은 공공장소에서, 특히 다소 불안해지는 경우에 더 발생하는 경향이 있었다. 이러한 삽화가 진행되는 동안, 그는 자신의 신체가 쉽고 자연스럽게 조절되지 않는 느낌이 들었고, 사고 역시 '몽롱한foggy' 것 같았다. 이러한 상황은 약 5년 전 맹장수술을 받기 위해 마취제 정맥주사를 맞았던 일을 상기시켰다.

주관적인 통제 결여감이 특히 문제여서, 에드워드는 머리를 흔들며 스스로에게 '그만'이라고 말하며 이를 극복하기 위해 애쓰곤 했다. 이는 일시적으로 그의 마음을 맑게 해 줬고 자율감각을 회복시키곤 했지만 일시적인 효과뿐이었다. 왜냐하면 죽었다는 느낌과 자신의 밖에 있는 것 같은 상태가 되돌아오곤 했기 때문이었다. 여러 시간에 걸쳐 점차 불쾌한 경험이 되살아나곤 했다. 그러나 에드워드는 이러한 증상들이 되살아날까 봐 불안했고, 빈도수와 지속기간이 점차 늘어나고 있다는 사실을 깨달았다.

에드워드가 치료를 받기 위해 왔을 당시, 그는 주당 2회 정도 이러한 증상을 경험하고 있었고, 각각의 증상은 3~4시간 동안 지속되었다. 개중에는 삽화가 자동차를 운전하고 있거나 혼자 있을 때 발생하기도 했다. 이러다가 사고가 날지도 모른다는 생각에 걱정이 된 그는 누군가 동반하지 않은 상태에서는 운전을 하지 않았다. 여자 친구와 점차 이 문제에 대해 논의를 시작하게 되면서, 그녀는 그가 유머감각을 상실했고 전적으로 자신만 생각하고 있다고 불평하면서 애정을 철회했다. 급기야 그녀는 그가 변화하지 않으면 그와 헤어지겠다고 위협했고, 결국 다른 남성들과 데이트를 시작했다.

에드워드의 대학 학점은 손상되지 않은 상태로 유지되었다. 즉, 성적은 사실상 이 환자가 이전에 비해 더 많은 시간을 공부하는 데 보냈기 때문에 지난 6개월에 걸쳐 향상되었다. 증상으로 인해 좌절은 겪었지만, 환자는 밤에 잠을 잘 잤고, 식욕에도 변화가 없었으며, 집중력에도 손상이 없었다. 그는 피로하지도, 걱정 때문에 신체적으로 '안절부절못하지'도 않았다.

조카가 고도 정신질환으로 여러 해 동안 입원해 있었기 때문에 에드워드는 이와 유사한 운명이 자신에게도 닥칠 것인지에 대해 궁금해졌다. 그는 이 문제에 대해 직접적으로 확신시켜 주는 말을 듣고 싶어 했다.

논의

에드워드는 한 번에 수 시간 동안 지속되는 재발성 삽화로 고통을 겪고 있다. 이 삽화에는 자신의 신체에서 죽음감각이 동반된 상태에서 자신의 외부에 있다는 감정, 사고가 '몽롱한' 느낌, 그리고 자신의 신체를 쉽고 자연스럽게 통제할 수 없다는 느낌이 포함된다. 그의 지각의 비정상성이 그의 환경보다는 자신의 다양한 측면(즉, 신체, 사고, 신체 통제 능력)에 초점이 맞추어져 있다는 사실을 고려할 때, 에드워드가 이인증을 나타내고 있음을 알 수 있다. 에드워드가 경험하고 있는 고통뿐 아니라, 증상에 대해 설명할 수 있는 다른 정신장애, 물질 사용 또는 일반적인 의학적 상태의 결여는 DSM-5의 이인성/비현실감 장애(DSM-5, p. 302/324) 진단이 가장 적절하다는 사실을 암시하고 있다. 환자들은 흔히 이인증과 비현실감 둘 다 지니고 있지만, 에드워드의 경우에는 비현실감 증상의 증거는 없다. 어떤 경우에도 이는 이인성/비현실감 장애 진단에 필수로 요구되지는 않는다. 에드워드는 자신이 미쳐서 조카처럼 결국 정신병원 신세가 될 수 있다는 사실에 대한 염려를 나타냈지만, 이러한 증상들은 정신병적 장애를 나타내지 않는다 .언제나 그는 이러한 증상들이 자신의 마음의 산물이라는 사실을 인식하고 있다.

Chapter 9

신체증상 및 관련 장애

9.1 신체증상장애
9.2 질병불안장애
9.3 전환장애(기능성 신경학적 증상장애)
9.4 기타 의학적 상태에 영향을 주는 심리적 요인
9.5 인위성장애

DSM-5 신체증상 및 관련 장애somatic symptom and related disorders의 공통적인 양상은 모두 현저한 고통 및 손상과 연관된 신체증상 또는 신체적 질환에 대한 현저한 초점이 특징이라는 점이다. 이 장애가 있는 사람들은 자신들의 신체증상에 초점을 맞추기 때문에, 정신건강 장면보다는 의학적 장면에서 매우 흔히 대면하게 된다. 이 진단부류에 속한 DSM-5 장애들은 다음과 같다.

- 신체증상장애는 한 가지 이상의 고통스러운 또는 손상시키는 신체증상의 발현이 특징이다.
- 질병불안장애에는 현저한 신체증상이 없는 상황에서 건강에 대한 고도의 불안수준이 동반된, 심각한 병이 있거나 걸릴 것에 대한 정당화되지 않는 집착이 수반된다.
- 전환장애(기능성 신경학적 증상장애)에는 신경학적 상태와 일치하지 않는 변동성 운동 또는 감각기능 증상이 수반된다.
- 기타 의학적 상태에 영향을 주는 심리적 요인은 의학적 상태의 경과에 부정적으로 영향을 미치는 심리적 또는 행동적 요인이 있는 경우에 진단된다.
- 인위성장애에는 명백한 외적 보상(예, 직무 회피, 형사책임 회피)이 없는 상태에서 의학적 질환 또는 정신장애가 있는 것으로 가장하는 것이 수반된다. 신체적 또는 심리적 징후나 증상에 대한 개인의 위증은 자신(스스로에게 부여된 인위성장애) 또는 타인(타인에게 부여된 인위성장애)에 대해 발생할 수 있다.

DSM의 이전 판들에서 이러한 상태들은 신체형장애somatoform disorders로 알려져 있었고, 전형적으로 의학적 설명을 할 수 없는 신체증상이 있는 사람들에게 진단되었다. 이러한 경우, 증상들은 심리적 증상('신체화somaticizing')이 신체적으로 발현되는 것으로 생각되었고, 다소 '실제가 아니거나, 전적으로 개인의 머릿속에 있는 것'이며, 비정신의학적 임상가에 의해서보

〈표 9-1〉 신체증상 및 관련 장애의 특징

장애	주요 특징
□ 신체증상장애	• 고통 또는 현저한 일상생활 저해를 초래하는 신체증상 • 신체증상 또는 연관된 건강염려와 관련된 과도한 사고, 감정, 또는 행동
□ 질병불안장애	• 심각한 병에 걸리거나 걸릴 것에 대한 집착 • 발현되지 않거나 경도 수준의 신체증상 • 건강에 대한 고도의 불안 수준 • 과도한 건강 관련 행동 또는 부적응적 회피
□ 전환장애(기능성 신경학적 증상장애)	• 신경학적 또는 의학적 상태와 일치하지 않는 수의적 운동 또는 감각 기능 증상(들)
□ 기타 의학적 상태에 영향을 주는 심리적 요인	• 의학적 상태의 경과 또는 치료에 부정적으로 영향을 미치거나, 개인에게 추가적인 건강 위험이 되거나, 기저의 병태생리에 영향을 미치는 심리적 또는 행동적 요인
□ 인위성장애(스스로에게 부여된 인위성장애와 타인에게 부여된 인위성장애)	• 자신 또는 타인에게 있어서의 신체적 또는 심리적 징후나 증상, 또는 부상이나 질병에 대한 위증

다는 정신건강 전문가에 의해 가장 잘 치료되었다. 몇 가지 이유로, DSM-5에서는 설명되지 않는 의학적 증상 발현에 근거한 진단 원칙을 철회하는 대신, 신체증상 발현과 고통수준 또는 이들로부터의 손상에 기반을 둔 것으로 옮겨 갔다. DSM-IV의 신체형 진단을 받았던 환자들 대부분은 이들이 실제로 경험한 신체증상들이 심리적인 것에서 비롯된 것이라는 주장에 대해 반박했다. 따라서 이들은 흔히 정신건강 전문가들에 의한 치료를 거부하는 대신, 결국 이들의 신체적 호소 내용의 바닥까지 도달하게 될 다른 의학적 의사들의 도움추구를 선호하게 된다. 더욱이, 신체증상이 의학적으로 설명되지 않음의 여부 결정에 있어서 정신건강 임상가의 능력은 매우 제한적이다. 예를 들면, 의학적으로 설명할 수 없는 상태는 특정 신체증상이 의학적 기반이 없는 것이 아니라 부적절한 의학적 정밀검사가 실시되어 왔음을 대신 반영하는 것일 수 있다. 대부분의 의학적 상태 역시 고통스러운 또는 손상을 초래하는 신체증상 발현이 특징이라는 점을 고려할 때, 이 절에 속한 장애에는 의학적 상태(또는 의학적 상태 외에)보다는 정신장애 발현을 나타내는 추가적인 필수요건이 포함되어 있다. 예를 들면, 신체증상장애 진단의 경우, 신체증상 자체 외에도 신체증상과 관련된 과도한 사

고, 감정, 또는 행동이 반드시 있어야 한다(〈표 9-1〉에는 이 장에서 논의되는 신체증상 및 관련 장애의 특징적인 양상이 수록되어 있음).

9.1 신체증상장애

신체증상장애somatic symptom disorder에는 신체증상에 관한 염려로 인해 개인을 고통스럽게 하거나 생활을 저해하는 증상이 수반된다. 신체증상장애가 있는 환자들은 전형적으로 다수의 신체증상을 나타내지만, 때로 오직 한 가지 고도 증상, 가장 흔히 통증만을 호소한다. 증상은 신체의 특정 부위에 특이적(예, 국소적 통증)이거나 비교적 비특이적(예, 전반적인 피로)일 수 있다. 일부의 경우, 증상은 일반적으로 심각한 질병을 의미하지 않는 평범한 신체적 느낌 또는 불편감을 나타낸다. 일시적으로 신체증상을 경험하는 것은 때로 정상적이라는 점을 고려할 때 이 진단에는 증상이 지속적이어야 하고, 전형적으로 6개월 이상 지속되어야 한다는 필수요건이 있다.

신체증상장애가 다른 의학적 상태를 동반하는 경우, 이 장애는 흔히 의학적 상태 암시에 관한 개인의 과도한 수준의 걱정에 의해 증상이 발현된다. 예를 들면, 단순 심근경색에서 완전히 회복한 사람은 또 다른 심장마비 발생 가능성에 대해 타당하지 않게 행동하거나 계속해서 걱정할 수 있다. 증상이 다른 의학적 상태와 관련이 있든 없던 간에, 신체증상장애 진단에는 신체증상이 신체증상 또는 연관된 건강염려와 관련된 과도한 사고, 감정, 또는 행동을 동반해야 함이 필수로 요구된다. 사람들은 이러한 증상과 끔찍한 결과의 가능성에 대해 지나치게 걱정하고 있어서 안심시키기가 매우 어렵다. 안심시키려는 시도는 흔히 의사가 증상을 심각하게 여기지 않는 것으로 해석된다. 건강염려는 흔히 삶의 중심이 되고, 때로 온통 마음을 빼앗아 버리는 역할을 하게 되어, 개인은 과도한 시간과 에너지를 건강염려에 쏟게 된다. 이러한 사람들은 건강에 대해 매우 걱정하는 한편, 자주 약물 부작용에 과도할 정도로 민감한 것처럼 보인다.

신체증상장애가 있는 환자들은 흔히 이들의 고통에 있어서 기저의 정신건강 관련 요인에 대해 인식하지 못하고, 자신들에게 신체적 질병이 있다고 실제로 믿고 있어서, 이들은 전형적으로 면밀한 평가 결과가 음성으로 나온 이후에도 의사들에게 추가적 또는 반복적 검사와 치료를 해 달라고 계속해서 압력을 가한다. DSM-5(p. 311/333)에서 언급된 것처럼, "개인의 고통은 의학적으로 설명되었던 그렇지 않던 간에 진정성이 있다." 신체증상장애가 있는 일부 사람의 경우 이들의 두드러진 호소 내용은 만성 통증이다. DSM-5에는 통증 우세형 with predominant pain 명시자가 포함되어 있어서, 이러한 비교적 흔한 발현에 대한 기재가 가능하다. 다른 사람들은 특별히 이들의 전체 생활이 자신들의 신체적 호소 내용을 따라 또는 경향이 있는 만성 및 고도 발현을 가지고 있다. DSM-5에는 이러한 발현을 기재하기 위해 '지속형persistent' 명시자가 수록되어 있다.

신체증상장애는 비교적 흔한데, 성인 인구의 약 5~7%에 영향을 미치는 것으로 추산된다. 이는 흔히 남성보다 여성에게 더 영향을 미친다. 신체증상장애는 생애의 어떤 시기에서도 발생할 수 있으나, 매우 흔히 성인기 초기에 시작된다.

의식소실

글로리아 잭슨Gloria Jackson(여, 50세, 이혼)은 곤혹스러워하는 내과의사에 의해 정신과 진료에 의뢰되었다. 그녀는 비서로 일하다가 실직한 상태로, 특이한 신체적 호소 내용에 대한 정밀 검사를 위해 병원에 입원했다. 정신과 의사와의 첫 대면에서 잭슨 씨는 몸을 뒤튼 자세로 침대에 누워 있으면서, 몇 초마다 한 번씩 간헐적으로 팔을 움찔했다. 10분도 채 되지 않아, 그녀는 일어나 앉으면서 '여전히 거기, 내 척추에 발작seizure'이 일어났다고 호소했다. "어느 순간에 발작이 일어나면, 전 다시 꼼짝도 못하겠어요." 잭슨 씨의 문제는 약 8개월 전 메스꺼움, 복통, 그리고 한 번에 며칠 동안 몸져눕게 하는 팔, 다리, 등 부위의 통증과 함께 시작되었다. 또한 그녀는 '일주일에 여러 차례' 정신과 의사에 의해 목격된 것과 같은 '발작'을 경험해 오고 있다. 발작이 시작된 이래, 그녀는 발작만이 자신이 생각 또는 말할 수 있는 모든 것이라고 했다. 잭슨 씨는 자신의 현재 지니고 있는 일련의 증상('셀 수 없을 정도로 많은') 때문에 다양한 유형의 수많은 의사를 만나 오고 있지만, 여전히 자신이 어떻게 해야 할지 파악한 사람은 아무도 없었다고 한다. 그녀는 이러한 증상이 '무시무시한 병'을 나타내는 것일까 봐 매우 걱정하고 있지만, 이 병이 어떤 것인지는 알 수 없었다.

잭슨 씨는 구체적인 진단이 없어서 탐색적 수술을 필요로 했던 17세부터 복통이 있었다고 한다. 그녀는 몇 차례 임신을 했는데, 그때마다 심한 메스꺼움, 구토, 복통이 있었고, 결국 '자궁을 비우기 위해' 자궁절제술hysterectomy을 받았다. 40세 이후부터, 그녀는 현기증과 '의식소실blackout'을 겪어 왔는데, 결국 다발성 경화증multiple sclerosis 또는 뇌종양일 수도 있다는 말을 들었다. 그녀는 오랫동안 위약감, 흐릿한 시각, 소변 보기 어려움으로 몸져누워 지내는 생활을 계속하고 있다. 43세 때, 그녀는 다양한 음식에 대한 위 팽창감과 과민성 호소로 열공 허니아hiatal hernia에 대한 정밀검사를 받았다. 그녀는 또한 신경학적, 고혈압, 신장 정밀검사를 받기 위해 추가 입원을 했지만, 이 모두 확진되지 않았다.

논의

잭슨 씨의 주요 호소 내용은 셀 수 없이 많은 고통스럽고 무기력하게 하는 신체증상들(즉, 메스꺼움, 복통, 등과 사지 통증, '발작' 등)이다. 그녀의 신체적 호소 내용은 다수의 "과도한 사고, 감정, 또는 행동"(DSM-5, p. 311/333)의 예다. 즉, 그녀의 사고와 대화를 지배하는 증상들, 다양한 의사로부터의 반복적인 의학적 평가 추구, 그리고 이러한 걱정을 뒷받침하는 증거가 없음에도 이러한 증상들이 심각한 질병을 암시하고 있을 거라는 공포가 그것이다. 잭슨 씨의 현재 증상들은 일시적이지 않고, 지난 8개월 동안 지속되어 왔고, 신체증상장애의 경과가 고도 증상, 현저한 손상(장기간 몸져누워 있었음), 그리고 긴 지속기간(17세에 시작된 증상) 계속되어 왔다는 점을 고려할 때, 진단은 고도 신체증상장애, 지속형severe somatic symptom disorder, persistent(DSM-5, p. 311/333)이다.

잭슨 씨의 사례에서처럼 30세 이전에 발병되었고, 다수의 기관계가 수반된 재발성 설명되지 않는 신체적 불편감 발현은 DSM 이전 판들에서는 신체화장애somatization disorder로 진단되었다. 이 장애는 본래 브리케 증후군Briquet's syndrome으로 불렸고, 1859년 폴 브리켓Paul Briquet에 의해 발견되었다. 이 만성적이고 광범위한 형태의 신체증상장애는 남성보다 여성들에게서 10배 더 흔하다.

주차금지

바네사 애버나시Vanessa Abernathy(여, 36세)는 교통단속 요원으로, 그녀의 변호사에 의해 정신의학적 검사에 의뢰되었다. 약 10개월 전, 그녀가 교통위반 딱지를 써서 불법 주차된 차량의 앞면 유리에 얹어 놓으려는 순간, 한 남성이 이발소에서 뛰쳐나와 그녀에게 달려들면서 주먹을 휘두르며 욕설을 퍼부었고, 주먹으로 그녀의 턱을 쳐서 넘어뜨렸다. 동료 직원이 그녀에게 달려와 도와줬고 경찰을 불렀다. 경찰은 몇 블록 떨어진 곳에서 가해남성을 붙잡았다.

애버나시 씨는 곧바로 병원으로 옮겨졌고, X선 촬영 결과 턱에 머리카락 크기의 골절이 있는 것으로 진단되었다. 골절은 턱 고정 시술을 요하지는 않았고, 다만 4주간 연한 음식만을 먹도록 권고되었다. 그녀의 의사를 포함해서 여러 명의 다른 의사들은 1개월 후면 그녀가 신체적으로 다시 출근을 해도 좋다는 소견을 내놓았다. 그러나 이 환자는 자신의 목과 등에 심한 통증과 근육긴장감 때문에 사실상 꼼짝할 수 없다고 호소했다. 그녀는 하루 대부분의 시간을 의자 또는 침대 보드bed board(*역자 주. 침대 스프링과 매트리스 사이의 얇은 판자)에 누워서 보냈다. 그녀는 가족과 친구들에게 자신의 통증에 대해 끊임없이 이야기하게 되면서, 결국 이들은 그녀의 호소 내용을 듣는 것에 진력이 나서 더 이상 그녀에게 전화를 걸지 않게 되었다. 그러던 중, 근로자보상위원회Workers' Compensation Board에서 그녀에 대한 보상금 지급을 중단했고, 직장에서도 그녀가 복직하지 않으면 직무정지를 시키겠다고 으름장을 놓고 있는 상황에 처하게 되자, 그녀는 변호사 서비스를 신청했다.

애버나시 씨는 천천히 발을 끌며 걸면서 힘들어하며 정신과 의사 진료실에 들어와서는 매우 조심스럽게 몸을 낮추며 의자에 앉았다. 그녀는 매력적으로 옷을 입고 있었고, 화장을 했으며, 목 버팀대를 착용하고 있었다. 그녀는 생생하고 세세하게 자신의 이야기를 했고, 가해자, 고용주, 보상위원회에 대해 상당한 분노를 표출했다. 그녀의 이야기는 마치 그 사고가 어제 일어났던 것 같았다. 그녀는 자신의 일할 수 있는 능력에 대해 이야기하면서 자신이 직장으로 되돌아가고 싶고, 곧 재정적인 어려움에 처하게 될 것을 알고 있지만, 자신의 현 상황은 신체적으로 가장 부담이 적은 사무실 업무조차 감당할 수 있는 정도도 아니라고 말했다.

애버나시 씨는 이전에 심리적 문제는 없었다고 했고, 처음으로 자신의 아동기와 가정생활에 대해 이야기책을 완성하듯이 기술했다. 그러나 이후의 면담에서 그녀는 어릴 적에 알코올 중독자 아버지에게 자주 맞았고, 한 번은 맞아서 팔이 골절되어 고통을 당한 적이 있으며, 잘못된 행동에 대한 벌로서 한 번에 여러 시간 동안 벽장에 갇혀 있었다고 털어놓았다.

논의

환자가 수년간 지속되어 온 다양한 기관계에 영향을 미치는 다수의 신체적 불편감 호소가 있었던 이전 사례와는 대조적으로, 이 사례에서는 환자의 초점이 전적으로 자신의 통증에 맞추어져 있다. 만성 통증은 매우 흔하다. 즉, 연구에 의하면, 전 세계적으로 10~50%의 사람들에게 만성 통증이 있다. 그녀의 삶이 이젠 완전히 자신의 통증을 중심으로 선회하고 있는 방식과 결합된 애버나시 씨의 통증에 대한 초점은 신체증상장애, 통증 우세형somatic symptom disorder, with predominant pain 진단(DSM-5, p. 311/333)이 정당화된다.

애버나시 씨가 근로자보상위원회의 보상금 지급중지계획에 맞서기 위해 변호사를 고용한 사실을 고려할 때, 의문점은 신체증상장애라기보다는 그녀의 통증이 꾸며진 것인지, 아니면 과장되어 그녀가 더 이상 생활비를 벌지 않아도 되도록 하려는 것인지에 대해 제기되고 있다. 이는 꾀병malingering("직무 회피 [또는] 재정적 보상 획득…… 같은 외적 유인가에 의해 동기화된 거짓된 또는 극도로 과장된 신체적 또는 심리적 증상의 의도적 산출; DSM-5, p. 726/801)의 예가 될 것이다. 그러나 그녀의 고통에 대한 명백한 진실성과 그녀가 밝힌 복직 욕구는 꾀병의 가능성을 낮추고 있다.

9.2 질병불안장애

질병불안장애illness anxiety disorder가 있는 사람들은 자신들의 신체건강에 과도하게 초점을 맞추고 이에 대해 생각하며, 심각한 질병을 가지고 있거나 걸릴 것에 대한 비현실적이고 통제할 수 없는 공포를 가지고 있다. 이들은 자신들이 병에 걸리거나 걸릴 것이라는 생각에 너무 집착한 나머지, 이들의 질병불안이 사회적 · 직업적 기능 손상 또는 현저한 고통을 초래한다. 신체적 징후 또는 증상이 발현되는 경우, 이는 흔히 정상적인 생리적 느낌(예, 너무 빨리 일어서는 경우의 약간 어지러운 느낌)이거나, 양성 및 자기한정성 기능이상(예, 단기간의 이명 증상), 또는 일반적으로 질병을 나타내는 것으로 간주되지 않는 신체적 불편감(예, 트림)이다. 만일 개인이 의학적 상태를 가지고 있거나 의학적 상태의 고도 위험수준(예, 심각한 심장병 가족력)에 놓여 있다면, 이 장애로 진단되려면 의학적 상태 또는 위험요인에 대한 개인의 불안과 집착은 명백히 과도해야 하고, 이 상태의 심각도에 비해 과도해야 한다.

질병불안장애가 있는 사람들은 이러한 집착을 다양한 방식으로 나타낸다. 이들은 전형적으로 가족, 친구, 또는 의료서비스 제공자들로부터의 안심시키는 말을 주기적으로 추구한다. 이러한 말을 듣고 나면, 이들은 잠시 동안 괜찮아지지만, 이내 동일 증상 또는 새로운 증상에 대해 걱정하기 시작한다. 일부 사람은 자신들을 반복적으로 확인한다(예, 거울로 목구멍을 들여다봄, 피부를 보며 피부암 징후를 확인함). 일부의 경우, 불안은 상황(예, 입원한 가족 구성원 방문)에 대한 부적응적 회피로 이어지거나, 이러한 사람들이 두려워하는 활동(예, 운동)

이 이들의 건강을 위태롭게 할 수 있다. 질병불안장애가 있는 사람들은 질병에 대해 쉽게 경각심을 갖는다(예, 친구 또는 유명인사의 질병 소식을 접하거나 신문, TV, 또는 인터넷상에서 건강 관련 뉴스 보도를 접함).

질병불안장애의 경과는 흔히 만성으로, 증상에 변동이 있는 사람들이 있는가 하면, 변동 없이 꾸준한 사람들도 있다. 이 장애는 가장 흔히 성인기 초기와 중기에 시작되고, 남녀가 동일한 비율로 발생한다. 지역 설문조사와 인구기반 표집에서 건강불안 및/또는 질병확신의 1~2년 유병률은 1.3~10%에 이른다. 의학적 외래환자들의 경우, 유병률은 3~8%다.

이 상태는 DSM 이전 판에서는 건강염려증hypochondriasis으로 불렸다. 그러나 이 용어는 경멸적인 의미를 내포하고 있다는 이유로 폐기되었다.

방사선과 의사

말콤 데이비스Malcolm Davies(남, 38세)는 방사선과 의사로, "내가 할 수 있는 것은 다했습니다." 라고 밝힌 지역 병원의 위장병 전문의의 소개로 10일간 다른 주의 유명한 진단센터로부터 돌아온 후에 평가를 받게 되었다. 데이비스 씨는 그곳에서 광범위한 신체검진, 검사실 검사, 전체 위장관에 대한 X선 검사, 그리고 식도, 복부, 대장 내시경 검사를 받았다. 그는 이 모든 검사에서 현저한 신체질병에 대해 음성으로 판명되었다는 말을 들었다. 그러나 이러한 소견에 대해 그의 표정은 안도감보다는 오히려 분노와 실망이 뒤섞여 있다. 그는 진단센터의 정신과 의사로부터 잠시 '일상적' 평가를 위한 진료를 받았으나, 담당 여의사에게 피상적인 수준 이상에 대한 이야기를 하는 데 있어서 어려움을 겪었다.

그의 신체증상에 대한 후속 문의에 대해 데이비스 씨는 간헐적인 경도의 쑤시는 것 같은 복통, '포만'감, '장에서 나는 소리' 그리고 때로 복부 좌측 하단부에서 느껴지는 '단단한 복부 부종'에 대해 설명한다. 지난 6개월에 걸쳐, 그는 점차 이러한 느낌들을 인식해 왔고, 이러한 증상들이 대장에 생긴 악성종양으로 인한 것일 수 있다고 확신했다. 그는 매주 육안으로는 보이지 않는 혈액을 찾기 위해 자신의 대변을 검사하고 있고, 2~3일마다 집에서 침대에 누워 자신의 복부를 조심스럽게 촉진palpating(*역자 주. 손으로 만져 봄으로써 증상 여부를 알아보는 방법)하는 데 15~20분을 보낸다. 그는 근무를 마친 시간에 자신의 진료실에서 비밀리에 자신에 대해 수차례 X선 촬영을 했다.

데이비스 씨는 담당하고 있는 일에서 성공적이고, 우수한 진료 기록을 보유하고 있으며,

공동체 생활에도 적극적이지만, 집에서는 자신이 보유하고 있을 수 있다고 걱정되는 질병에 관한 정보를 찾기 위해 많은 여가시간을 웹 서핑 하는 데 보내고 있다. 지역 간호학교 강사인 그의 부인은 남편의 이러한 행동에 대해 분개하고 있고, 몹시 견디기 어려워하고 있다. 그녀는 그가 "우리가 지금까지 열심히 일해 왔고 미뤄 왔던 것을 빼앗아 가고 있어요."라고 기술한다. 데이비스 씨 부부는 다수의 가치관을 공유하고 있고 서로 진솔하게 사랑하고 있지만, 이해할 수 없는 그의 행동은 이들의 결혼에 실질적인 갈등을 초래하고 있다.

환자가 13세 때, 심장잡음heart murmur이 학교 신체검사에서 발견되었다. 남동생이 아동기 초기에 선천성 심장병으로 세상을 떠났기 때문에 데이비스 씨는 심장잡음 평가를 받을 수 있을 때까지 체육수업이 면제되었다. 평가 결과, 양성(즉, 해롭지 않음)으로 판명되었으나, 평가에서 '무엇인가 누락되었을' 수 있음을 걱정하기 시작했고, 간헐적인 '심장박동이 건너뛰는' 느낌을 의구심의 증거로 간주했다. 그는 자신의 공포심을 속으로 간직했고, 그 후 2년에 걸쳐 잠잠해졌으나 완전히 사라지지는 않았다.

의대 2년차 때, 데이비스 씨는 급우들과 자신의 건강염려의 일부를 공유함으로써 안도감을 느꼈다. 이들 역시 병리학 시간에 배우고 있는 질병에 걸릴 것에 대해 걱정하고 있던 참이었다. 그러나 그는 자신이 그들에 비해 훨씬 더 건강에 대해 집착하고 있고 걱정하고 있다는 사실을 깨달았다. 의과대학을 졸업한 이후부터 그는 반복적으로 동일한 패턴(즉, 증상 인식, 이것이 의미할 수 있는 것에 대한 집착 증가, 그리고 부정적인 신체 평가)으로 연결되는 일련의 염려를 경험했다. 때로, 그는 '옛날'에 염려하던 것으로 되돌아가지만, 피부과 전문의에게 전적으로 양성으로 판명된 것에 대해 생검biopsy(*역자 주. 생체 조직에 대한 현미경 검사)을 실시해 주도록 설득한 지 고작 1주일 후에 '의심스러운' 사마귀를 발견했을 때처럼, 너무 당혹스러워서 자신이 알고 있는 의사들을 찾아갈 수 없었다.

데이비스 씨는 자신의 이야기를 진실하면서도 실망스러운 어조로 털어놓는다. 그러다가도 자신이 신청한 정맥으로 주입하는 깔때기 조영사진pyelogram(정맥주사로 염료를 주입한 후에 실시되는 신장과 요로 X선 촬영) 결과로 자신의 요도에서 진성, 그렇지만 임상적으로는 유의하지 않은 비정상성에 관해 상세히 설명하면서, 정말 신이 나서 열심히 이야기할 때에만 목소리가 밝아졌다. 면담이 끝나갈 무렵, 그는 자신이 지금 평가를 받기 위해 온 것은 9세 아들과의 대면에 의해 촉발된 자신의 의향에 따른 것이라고 설명한다. 그의 아들은 우연히 길을 걷다가 자신의 배에서 '덩어리'를 찾느라 손으로 만져 보다가 "아빠, 이것이 그 시기가 된 가라고 생각하세요?"라고 물었다. 아들과의 사이에서 있었던 일에 대해 느꼈던 수치심과 분노감(대부분 자신에 대한)에 대해 이야기를 하던 중 그의 눈에 눈물이 고였다.

논의

데이비스 씨는 자신이 심각한 질병, 즉 대장암에 걸렸다는 생각에 집착하고 있다. 그의 염려는 간헐적인 경도의 쑤시는 듯한 복통, '포만'감, '장에서 나는 소리' 그리고 때로 복부 좌측 하단부에서 느껴지는 '단단한 복부 덩어리' 같은 신체증상에 의해 촉발되지만, 그는 특별히 증상 자체보다는 이들이 대장암의 증거라는 암시에 의해 괴로워하고 있다. 그의 집착은 명백히 부인과의 관계에 부정적인 영향을 미쳐 왔지만, 결국 자신이 정신건강 전문가의 도움을 통해 혜택을 받을 수 있는 심리적 문제가 있다는 사실을 받아들이게 된 것은 9세 아들과의 대면이었다. 데이비스 씨의 집착의 지속적인 특징, 건강에 대한 전반적으로 높은 불안 수준, 그리고 집착과 관련된 과도한 건강 관련 행동 수행(예, 반복적인 덩어리 확인과 자신의 대변에 대한 반복적인 혈액 징후[대장암 가능성 지표] 확인)은 질병불안장애(DSM-5, p. 315/338) 진단을 가리키고 있다. 그의 초점이 증상 자체의 무력화 성질에 맞추어져 있다면, 진단은 질병불안장애보다는 신체증상장애가 될 것이다.

9.3 전환장애(기능성 신경학적 증상장애)

전환장애conversion disorder(신경과 전문의들 사이에서는 '기능성 신경학적 증상장애functional neurological symptom disorder'로도 알려져 있음)가 있는 사람들은 변동성 수의적 운동 또는 감각기능 증상(예, 신경학적 또는 기타 의학적 상태를 암시하는 사지 마비 또는 경련)을 나타낸다. 그러나 상세한 신경학적 검사와 적절한 검사실 및 방사선 진단검사가 포함된 면밀한 평가를 통해, 호소 내용과 검사 소견 및 검사실 검사 결과가 불일치하는 경우, 이러한 증상에 대해 존재하는 신경학적 설명 없음으로 결정된다. 전환장애라는 명칭—무의식적 불안은 실명 같은 신체증상으로 '전환'될 수 있다는 지그문트 프로이트Sigmund Freud의 원칙에 근원을 두고 있음—은 DSM에서 볼 수 있는 정신분석 이론의 마지막 흔적일 것이다.

전환장애가 있는 환자의 운동 증상으로는 ① 위약감 또는 마비, ② 떨림 같은 비정상 운동, ③ 걸음걸이의 비정상성, ④ 사지 자세의 비정상성이 포함된다. 감각 증상에는 피부 감각, 시각, 또는 청각의 변화, 저하, 또는 결여가 포함될 수 있다. 명백한 의식 손상 또는 상실이 동반된 비정상적 전신 사지 떨림 삽화는 뇌전증 발작과 유사하다. 실신 또는 혼수 삽화와 유사한 무반응 삽화가 나타날 수 있다. 기타 증상으로는 발성 음량 감소 또는 결여, 불분명한 말소리, 또는 복시double vision(*역자 주. 하나의 물체가 둘로 보이는 증상)가 포함된다. 전환장애로 진단을 내리려면, 증상('유사 신경학적 증상pseudoneurological symptoms'으로 알려짐)이 개인에게 현저한 고통을 초래하거나 기능을 저해할 만큼 심각한 정도여야 한다.

전환장애 진단에는 증상이 반드시 신경학적 상태에 의해 설명되지 않아야 한다는 필수요건이 있지만, 이 진단은 단순히 검사 결과가 정상이거나 증상이 괴이한 것 같다는 이유로 내려서는 안 된다. 이 진단에는 임상적 소견이 신경학적 질병과 불일치한다는 명백한 증거(예, 한 가지 검사방법을 통해 도출된 신체적 징후가 다른 방법으로 검사했을 때 더 이상 양성이 아님이 입증되어야 함)를 보여야 한다는 필수요건이 있다. 예를 들면, 침대에서 검사했을 때 환자는 발바닥 쪽 굽힘 능력에 있어서 현저한 쇠약이 나타나지만, 정상적인 발바닥 쪽 굽힘이 필수로 요구되는 운동인 발끝으로 걸을 수 있다. 또는 환자가 주의를 다른 곳으로 돌렸을 때, 편측성 떨림 증상이 변화 또는 사라지기도 한다. 전환장애에서 신경학적 증상이 신경학적 상태를 나타내는 것이 아니라는 점에서 실제는 아니지만, 전환장애가 있는 사람들이 의식적으로 이러한 증상들을 가장하는 것은 아니라는 점을 인식하는 것이 중요하다. 이들에게는 이들의 마비, 실명, 발작 등의 경험은 실제의 것들이다. 이는 꾀병, 즉 외적 보상(예, 병역의무 기피, 근무 회피, 또는 재정적 보상 획득) 때문에 신체증상을 가장하는 사람들과는 대조된다.

일시적 전환 증상은 비교적 흔하지만, 일반 인구에서 지속적 전환 증상의 발생은 매년 10만 명 중 2~5명으로 추산될 정도로 드물다. 전환장애는 신경학 클리닉에 의뢰되는 사람들의 5% 정도에서 발견될 정도로 신경학적 환자 인구 사이에서 훨씬 더 흔하다. 흥미롭게도, 전환장애의 발현은 선진국에 비해 개발도상국에서 훨씬 더 흔하다. 이러한 현상은 전환장애가 보다 낮은 사회경제적 지위, 보다 낮은 교육, 심리적 섬세함 결여, 그리고 지방 장면과 연관성이 있음을 반영하고 있다. 전환장애는 남성보다 여성에게서 2~3배 더 흔히 발생한다.

경련

젊은 부인, 패리 채터지Pari Chatterjee(여, 26세)가 지난 4년간 '경련' 문제로 인도 뉴델리 소재의 클리닉을 찾는다. 경련은 항상 갑작스럽게 발병되고, 보통 30~60분간 지속되는데, 그녀는 이 상황이 급박하다는 사실을 알아서 보통 침대로 간다. 경련 중, 그녀는 사지의 괴이하고 몸부림치는 운동과 함께, 몸 전체에 걸쳐 무반응적이고 경직된 상태가 된다. 그녀의 눈은 감기고 턱은 꽉 닫히며, 입에서는 거품이 흘러나온다. 그녀는 자주 울고, 때로 큰 소리로 욕설을 퍼붓기도 한다. 그녀는 요실금 또는 대변실금이 없고, 혀를 깨물지 않는다. 경련이 끝나면, 그녀는 전혀 기억나지 않는다고 한다.

이러한 삽화들은 한 달에 1~2회 정도 재발한다. 채터지 부인은 삽화들 사이에 잘 기능하고 있고, 현저한 우울증이나 불안 증상은 없다고 한다.

채터지 부인과 가족들은 그녀의 경련이 신체질병의 증거이며, 그녀가 잘 통제하지 못한다고 믿고 있다. 그러나 이들은 경련이 흔히 일부 스트레스 요인(예, 가족 또는 친구들과의 논쟁) 이후에 발생한다고 인식하고 있다.

채터지 부인은 중산층 도회지 집안 출신이다. 그녀는 5년 전 정부관리와 결혼해서 두 자녀를 두었다. 그녀는 시부모와 함께 살고 있는데, 이러한 상황은 때로 갈등으로 이어지곤 한다.

그녀는 가족들에 의해 다소 미성숙하지만, '매우 사교적이고' 좋은 친구로 묘사된다. 이들은 또한 그녀가 자기중심적이고, 다른 사람들로부터의 주의를 갈망하며, 자신의 요구가 즉각 충족되지 않으면 흔히 과민성과 분노로 반응한다고 전한다. 그녀는 일상적인 집안일을 잘 처리하고 있다.

신체검진에서 채터지 부인은 경도 빈혈이 발견되었지만, 이 외에는 건강한 것으로 판명되었다. 정신상태검사에 의하면, 그녀의 말, 사고 과정이나 내용, 지남력, 지각, 또는 지적 기능에서 이렇다 할 비정상성이 발견되지 않았다. 그녀는 이렇다 할 기분 변화를 나타내지 않았고, 기억력 역시 정상이었다. 클리닉 진료실에서 실시된 일상적인 뇌전도(EEG)검사 결과, 발작활동은 나타나지 않았다(그러나 발작기간이 아님). 두개골 X선 촬영 결과 역시 정상이었다. 그녀의 경련이 진행되는 동안 뇌파활동을 측정하기 위해 이동성 EEG 검사(일상생활 활동을 하는 동안 휴대용 EEG 장치가 부착됨)가 실시되었다. 채터지 부인은 3일간 이 장치를 몸에 지니고 다니면서 일지에 발작활동을 상세히 기록하라는 지시를 받았다. 채터지 부인은 감시 3일째 되던 날 아침, 평소의 경련 중 하나가 발생했다고 말했다. 이 경련은 남편에 의해 목격되었다. 경련이 진행되는 동안의 EEG 기록검사 결과, EEG에는 비정상이 발견되지 않았다. 이로써 그녀의 경련은 신경학적 원인이 없는 것으로 확인되었다.

다음 2개월에 걸쳐, 채터지 부인은 가족 회기에서 남편과 함께 치료를 받았다. 채터지 부인의 경련이 심각한 신체질병의 증거가 없다는 사실이 부부에게 통보되었다. 이 외에도, 그녀의 남편은 환자와 시댁 식구들과의 사이에서 발생하는 문제 해결에 있어서 보다 더 적극적인 역할을 수행하고, 전반적으로 환자에게 더 주의를 기울이되 경련 중에는 그렇게 하지 않도록 했다. 2개월 후, 환자가 더 이상 경련이 나타나지 않게 되면서, 이 부부에 대한 치료가 중단되었다.

논의

채터지 부인의 두드러진 증상은 뇌전증 발작과 유사하다. 그러나 신경학적 발작의 전형적인 양상(예, 실금, 혀 깨물기) 결여는 신경학적 상태 또는 일반적인 의학적 상태가 발작을 설명할 수 없음을 암시한다. 이러한 발작 발현의 유사 신경학적 성질은 휴대용 EEG에 의해 확인된다. 즉, 발작 유사 행동이 일어나는 동안, 뇌에서 동시 발생하는 발작활동은 진성 뇌전증에서 기대되는 것과는 일치되지 않으므로, DSM-5의 전환장애, 발작 동반conversion disorder, with attacks or seizures(DSM-5, p. 318/342)이 암시된다.

채터지 부인은 또한 연극성 및 자기애성 성격 특질("그녀는 자기중심적이고, 다른 사람들로부터의 주의를 갈망하며, 자신의 요구가 즉각 충족되지 않으면 흔히 과민성과 분노로 반응해요.")이 있다. 이는 부적응적 성격 특질이 흔히 전환장애와 연관성이 있다는 점을 고려할 때 주목할 만하다.

9.4 기타 의학적 상태에 영향을 주는 심리적 요인

DSM-5의 상태인 기타 의학적 상태에 영향을 주는 심리적 요인psychological factors affecting other medical conditions 진단은 심리적 또는 행동적 요인이 기존의 의학적 상태 또는 증상(예, 통증)의 경과 또는 결과에 부정적으로 영향을 미치는 경우에 내려진다. 의학적 상태에 대한 심리적 요인의 영향은 다수의 방식으로 입증될 수 있다. 심리적 요인과 의학적 상태의 발달이나 악화, 또는 지연된 회복 사이에 밀접한 일시적인 연관성이 있을 수 있다. 이러한 요인들은 의학적 상태의 치료를 저해할 수 있다. 예를 들면, 의학적 증상의 유의성 또는 심각도에 대한 부정은 처방된 검사 또는 치료에 대한 순응성 저하로 이어진다. 끝으로, 이러한 요인들은 개인에게는 확실한 건강의 위험요소가 될 수 있다(예, 만성 직업적 스트레스는 고혈압 발생 위험을 증가시킴).

이 상태의 흔한 임상적 예로는 불안에 의해 악화되는 천식, 암 환자의 치료 필요성 부인, 그리고 당뇨병이 있는 사람들이 체중 감소를 위한 노력의 일환으로 인슐린 조절이 있다. 다수의 심리적 요인의 다른 유형(예, 우울증 또는 불안 증상, 스트레스성 생활 사건, 성격 특질, 대처 방식)은 의학적 상태에 부정적으로 영향을 미치는 것으로 나타났다. 부정적인 효과는 즉각적인 의학적 결과를 동반하는 급성(예, 급성 심근경색이 있는 동안 진료추구 거부)에서부터 장기간에 걸쳐 발생하는 만성(예, 스트레스가 과식과 비만으로 이어짐)까지 다양하다.

궤양

아일린 캐머런Eileen Cameron(여, 42세)은 결혼한 두 아이의 어머니인 법정변호사로, 3번째 십이지장 궤양병duodenal ulcer disease 삽화 이후에 위장병 전문의에 의해 심리학자에게 의뢰되었다. 그녀의 궤양은 4년 전 처음 진단되었다. 당시 그녀는 헬리코박터 유문Helicobacter pylori(펩틱 위궤양의 발달에 중요한 역할을 하는 것으로 발견된 박테리아)에 대한 항생제 치료과정을 마쳤고, 비스테로이드성 소염제nonsteroidal anti-inflammatory drugs(NSAIDs) 섭취를 피하고 알코올 섭취를 제한하도록 권고되었다. 위장병 전문의는 스트레스가 그녀의 상태에 영향을 미칠 수 있는지에 대해 그녀가 궁금해한다는 이유로 진료를 요청했다.

캐머런 부인은 정확하게 약속시간에 모습을 나타낸다. 그녀는 말끔하고 보수적으로 옷을 입고 있다. 그녀는 자신의 의학적 문제에 대해 체계적이고 조리 있게 설명하고, 어떤 과거 또는 직계가족들의 현저한 정신장애 과거력은 없다고 답한다. 그녀는 "궤양은 스트레스와 관련이 있는 것 같은데, 나한테는 꼭 그렇지만은 않은 것 같아요."라고 말한다. 지난 4년 동안, 여러 극적이고 고도의 세금 관련 법원 소송이 맡겨지게 되면서 그녀의 업무량은 눈에 띄게 증가했다. 비록 업무 성과에 대한 영예는 소속 변호사 사무실의 상급자에게 돌아갔지만, 그녀는 자신이 이겼다고 말했다. 그녀는 로스쿨 동기생과 결혼했고, 그 역시 성공 가도를 달리고 있다. 그녀는 남편이 가정과 자녀에 대한 책임의 대부분을 자신에게 맡기고 있다는 느낌이 들어서 이들의 결혼은 갈등 상황에 놓여 있다. 지난해 자녀 중 하나가 땅콩 과민증 반응으로 병원에 입원했다.

심리학자는 그녀가 실제로 삶에 있어서 엄청난 스트레스를 받았다고 반영해 주면서도 그녀가 어떻게 이 모든 일을 처리했을지에 대해 궁금해했다. 캐머런 부인은 말을 잠시 멈추고, "난 해야 할 일을 했을 뿐, 다음에 대해서는 생각하지 않아요."라고 답했다. 심리학자는 대안적인 대처방식의 탐색이 그녀의 감정을 더 나아지게 할 것 같고, 또다시 궤양 발생 위험도 감소시킬 것 같다고 제안했고, 캐머런 부인은 이 제안에 수긍했다.

논의

과거에 십이지장 궤양 같은 특정 장애들은 정서요인들에 의해 초래되는 것으로 여겼다(아주 초기의 DSM 판에서는 이를 심리생리장애psychophysiological disorder로 분류했음). 그러나 이제 이러한 장애들은 병인에 있어서 생물학적·사회적·심리적 요인 등 다중요인적인 것으로 이해되고 있다. 펩틱 위궤양은 헬리코박터 유문Helicobacter pylori 및/또는 NSAIDS 복용과 높은 연관성이 있지만, 헬리코박터 유문에 감염되거나 NSAIDS를 복용하는 많은 사람이 펩틱 위궤양을 발달시키지 않는다. 펩틱 위궤양 발생은 재해, 직무 스트레스 가족 갈등, 우울증, 적대성과 함께 증가되는 것으로 나타났다. 이러한 종류의 사례에서처럼, 스트레스 요인과 환자의 재발성 궤양병 간의 관계가 높은 것으로 보기는 어렵다. 그러나 캐머런 부인의 궤양병은 직장에서의 스트레스 증가와 함께 악화되어 왔고, 가정에서는 스트레스가 펩틱 위궤양을 악화시키고 있을 가능성이 매우 높으므로, DSM-5의 기타 의학적 상태에 영향을 주는 심리적 요인(DSM-5, p. 322/345) 진단이 정당화된다.

9.5 인위성장애

인위성장애factitious disorder는 자신 또는 타인들에게 있어서 의학적 또는 심리적 징후와 증상에 대한 개인의 위증falsification이 특징이다. 인위성이라는 말은 '인위적artificial'이라는 뜻의 라틴어에서 유래한다. 이 장애가 있는 사람들의 대부분의 증상은 정신장애보다는 신체질환(즉, 흉통/가슴 통증, 복부 문제, 또는 고열 같은 증상)과 관련이 있다.

이 진단에는 개인이 질병 또는 부상의 징후나 증상을 잘못 표출, 가장, 또는 유발하고 있다는 증거가 필수로 요구된다. 예를 들면, 인위성장애가 있는 사람들은 ① 배우자가 죽지 않았거나 심지어 배우자가 없음에도 불구하고 배우자의 죽음과 관련 있는 우울감과 자살경향성과 ② 허위로 신경학적 증상 삽화(예, 발작, 현기증, 의식소실)를 보고하거나, ③ 검사실 검사를 비정상적으로 보이기 위한 허위 조작(예, 소변에 혈액을 넣음), ④ 비정상적인 검사실 결과(예, 저혈당) 유도를 위한 물질(예, 인슐린) 섭취, 또는 ⑤ 신체적 자상[self-injury] 또는 자신이나 타인에 대한 질병 유도(예, 농양/종기, 패혈증/혈액 감염 유도를 위한 대변 주사)를 하기도 한다.

인위성장애는 2가지 형태가 있다. 이렇게 드문 상태 중 보다 흔한 형태는 스스로에게 부여된 인위성장애[factitious disorder imposed on self]로, 개인은 자신이 병, 손상, 또는 부상을 입은 것으로 나타낸다. 인위성장애에서 기만적인 행동의 동기는 동정을 얻고, 실제로 병에 걸린 사람들에 대한 특별한 관심을 집중시키기 위해 환자의 역할을 하려는 것으로 가정된다. 타인에게 부여된 인위성장애[factitious disorder imposed on another](종전에는 '대리인에 의한 인위성장애[factitious disorder by proxy]'로 불림)의 경우, 개인은 의존하는 대상에게서 질병의 증상을 만들어 내거나 허위로 꾸며낸 다음, 문제의 원인에 대해 알고 있음을 부인하면서 피해자에게 의학적 진료를 받게 한다. 이러한 경우, 인위성장애 진단은 학대의 피해자로서 명백한 의학적 문제를 나타내는 사람이 아니라 오히려 정신장애가 있는 가해자에게 주어진다.

만일 아프거나 부상을 입은 것처럼 보임으로써 얻게 되는 명백한 외적 보상(예, '부상'에 대한 보상으로 보험금 수수, 의학적 장애의 자격 획득, 또는 범죄 책임이나 군복무 면제)이 있다면, 이 진단을 내려서는 안 된다. 이 경우, 개인은 꾀병[malingering]으로 간주된다. 꾀병은 DSM-5에서 정신장애로 간주되지 않지만, 임상적 주의의 초점으로 기록될 수 있는 분리된 상태로 수록되어 있다(p. 726/801).

인위성장애가 있는 사람들의 수에 관해서는 신뢰할 만한 통계는 없다. 그 이유는 부정직성이 이 장애의 핵심 양상이라는 점에서 정확한 통계치 파악이 어렵기 때문이다. 이 외에도, 인위성장애가 있는 사람들은 다수의 다른 의료시설에서 치료를 추구하는 경향이 있어서, 동일한 환자가 여러 차례 중복되어 계산될 수 있기 때문에 잘못된 통계치를 초래하게 된다. 병원에 입원한 사람들의 약 1%가 인위성장애가 있는 것으로 추산된다.

빌러브란트 양

제인 파월[Jane Powell](여, 29세)은 실험실 기사로, 소변에 혈액이 섞여 나온다는 이유로 응급실을 통해 의료서비스에 입원했다. 파월 양은 자신이 다른 도시에 있는 의사에게서 전신 홍반성 낭창[systemic lupus erthematosus](SLE; 다양한 신체조직의 급성·만성 염증이 특징인 자가면역 질병) 치료를 받고 있다고 말했다. 그녀는 또한 어렸을 때 빌러브란트병[von Willebrand's disease](*역자 주. 희귀 유전적 혈액장애로, 혈액 중의 응고 요소의 부족으로 인한 장시간 또는 과도한 출혈이 특징임)을 앓았다고 말했다. 입원 3일째 되던 날, 한 의대생은 자신이 몇 주 전 그 지역의 다른 병원에서 이 환자를 만난 적이 있는데, 당시 환자는 동일한 문제로 입원했다가 정밀검사를 채 마치기도 전에 갑자기 병원을 떠났다고 말했다. 그녀가 이러한 최근의 이전 입원사실에 대한 보고를 누락시켰다는 사실은 병원 의료진들 사이에 의구심을 불러일으켰고, 이는 환자의 소지품 검사로 이어져 숨겨 놓은 항응혈제를 발견하기에 이르렀다. 이러한 정보에 대해 직면하자, 그녀는 이 문제에 대한 논의를 거부했고 의학적 조언을 듣지 않고 서둘러 퇴원수속을 했다.

논의

파월 양은 자신의 소변에 혈액이 비친다는 이유로 응급실을 찾았다. 이는 소변검사로 쉽게 확인되며, SLE와 결합된 선천성 출혈장애 과거력이 있는 사람에게서 나타날 수 있는 증상이다. SLE의 더욱 심각한 합병증의 하나는 홍반성 신장염lupus nephritis(면역체계가 혈액의 노폐물을 걸러 내는 신장을 공격하는 병)이다. 소변의 혈액과 SLE와 빌러브란트병의 결합이 소변의 혈액에 대한 정밀검사를 위한 입원을 촉발했던 것이었다. 그러나 파월 양이 자신의 소지품에 항응혈제 치료약물을 소지하고 있었던 사실과 함께, 의료진에게 자신이 최근에 동일한 문제로 병원에 입원한 적이 있다는 사실을 알리지 않은 사실을 알게 된 것은 그녀의 소변에 섞여 있던 혈액은 실제 의학적 질병의 증상이 아니라 처방을 받지 않은 항응혈제 투여의 결과였음을 강하게 암시했다. 그녀는 필시 이 치료약물을 숨겨서 들어와서는 입원기간 동안 계속해서 요로 출혈을 유도함으로써 '제스처 게임charade'(*역자 주. 한 사람의 몸짓을 보고 그것이 나타내는 말을 알아맞히는 놀이)을 지속하려고 했던 것이었다.

이러한 속임수 같은 일을 고려할 때, 유일한 진단적 쟁점은 파월 양의 행동이 정신질환(인위성장애)에 의해 설명되는지 또는 이것이 꾀병을 나타내는 것인지에 대한 판단이다. 그녀의 행동에 대한 명백한 외적 보상(예, 장애보상금 신청)이 없다는 점은 스스로에게 부여된 인위성장애(DSM-5, p. 324/348) 진단 쪽으로 무게가 실린다. 환자들의 가장된 상태에 대한 불필요한 검사와 치료를 방지하기 위한 한 가지 방법은 이들이 일단 인위성장애가 있는 것으로 확인되는 경우, 병원에 이러한 환자들을 등록해 놓는 것이다(응급실에서 잠재적으로 파월 양을 확인할 수 있도록).

나에게 관심 좀 가져 주세요

클라라 뷰몬트Clara Beaumont(여, 56세)는 미혼으로, 의료서비스 제공자가 그녀에게 제안한 인위성장애 진단(그는 이 진단을 그녀의 의료 차트에 기록하는 것에 대해 마음이 편치 않았음)에 이의 제기를 위한 도움을 받기 위해 외래환자 정신건강 클리닉을 찾았다. 그녀가 치료를 요청한 초기 이유는 인위성장애 전문가로 하여금 자신이 인위성장애가 없다는 내용이 기록된 서류를 작성하게 함으로써 의사들이 자신의 의학적 호소를 진지하게 받아들여 자신이 꼭 필요하다고 느끼는 치료를 제공해 주도록 하기 위함이었다.

그녀는 오랜 의학적 문제(이전의 어깨와 무릎관절 대체를 유발한 뼈괴사osteonecrosis[혈액공급 부족으로 초래된 뼈의 괴사], 현재 산소 공급이 필수로 요구되는 만성 폐쇄성 폐질환chronic obstructive lung disease[COPD], 입원 당시 관해된 난소암, 그리고 일련의 기타 의학적 질환과 부상) 과거력을 보고했다. 초기면담에서 그녀는 그녀가 밝힌 나이보다 10세 정도 많고 약해 보였으며, 휠체어가 없이는 걸을 수조차 없었다. 수집된 몇몇 의학적 기록에는 강제적인 뼈괴사에 대한 X선 검사와 COPD가 포함되어 있었지만, 기타 질환 또는 부상의 증거는 없었다. 또한 이 자료에는 과장된 증상 보고 내용(예, 탈수로 인한 입원이 필수로 요구되지 않았던 3주간의 지속적 설사와 구토, 명백히 가장된 또는 있을 법하지 않은 이전의 의학력에 관한 정보[예, 33°C의 고열])이 담겨 있었다. 그녀는 클리닉이 자신의 과거 의료 기록 수집에 대한 동의에 있어서 선택적이었고, 일부 기록이 분실되었거나 카트리나 허리케인Hurricane Katrina 때 파기되었다고 주장했다. 전화 대화에서 그녀의 일차 진료의사는 뷰몬트 씨가 그의 탓으로 돌린 다수의 진단과 권고사항(예, 휠체어의 필요성, 호스피스 케어 입원 권장, 발작장애에 대한 비디오 EEG 확인)에 대해 이의를 제기했다.

세 차례의 진단 면담 회기를 거치면서, 뷰몬트 씨는 점차 기상천외한 의학력과 사회력을 보고했고, 그녀의 이야기는 점차 극적인 상태가 되었다. 그녀의 의심스러운 의학력 외에, 그녀는 자신이 한 남성과 결혼했는데, 뇌종양이 발병되어 수개월 동안 사라졌다가 후에 세상을 떠났다고 주장했다. 또한 그녀는 자신이 성공적인 아역배우와 최우수 주니어 골프선수였다고 말했다. 그리고 그녀는 자신과 남편이 불법약물 유통을 폭로했다가 집과 직장을 버리고 도피행각을 벌여야 했다고 주장했다. 그녀가 주장한 내용의 대부분은 검증될 수 없었다. 또한 기록 제시를 요구하자, 그녀는 기록이 수집될 수 없는 이유에 대해 마찬가지로 기상천외한 설명을 늘어놓았다(예, 집에 불이 나서 가족 사진이 모두 불타 버렸음). 그녀의 진술에 있어서 의심스러운 망상적 특징에도 불구하고, (조현병의 특징이 될 수 있는) 와해된 사고의 증거는 없었다. 또한 MMPI 결과에 의하면, 정신병적 장애의 증거는 암시되지 않았지만,

경계성 성격장애와 일치되는 대인관계 불안정 지표를 보였다.

뷰몬트 씨는 극심한 가난 상태에서 살았다. 그녀는 수입이 없었고, 살아 있는 가족 또는 친구도 없었다. 그녀는 만성 정신장애가 있는 남성과 함께 사회적 안전장애 지원금으로 살았다. 그는 그녀의 보호자 역할을 했다. 이 남성이 세상을 떠나자, 그녀의 사회적 네트워크는 오직 의학적 환자로서의 지위를 기반으로 연루된 사람들로 이루어졌다. 그녀는 자신의 의학적 문제에 대한 설명을 자신에게 의복, 음식, 그리고 일시적인 숙소 제공으로 도와준 지역 민간단체와 교회 집단으로부터의 돌봄과 호의를 구하기 위한 방편으로 사용했다.

약국 기록에 의하면 뷰몬트 씨는 마약 성분의 진통제를 구하기 위해 서로 잘 모를 것 같은 다수의 의학적 서비스 제공자 명단이 수록된 명부를 교묘하게 사용했다. 그녀는 약물 과다복용과 관련된 것 같은 입원을 수차례 했지만, 이러한 점에 대해 그런 사실이 없다고 답했다.

그녀에 대한 초기 진단적 평가 결과, 수집 가능한 의료 기록, 그리고 그녀의 일반의와의 논의 결과, 그녀는 실제로 인위성장애가 있는 것으로 밝혀졌다. 50회 이상 지속된 치료 회기에서 그녀의 인위성 질환 행동 감소와 의사들과의 소통 향상을 돕기 위한 시도가 이루어졌고, 그녀는 효과적인 의학적 진료를 받을 수 있었다.

뷰몬트 씨는 치료를 중단한 지 얼마 되지 않아 호흡기 정지로 세상을 떠났다. 부검이 실시되지 않은 관계로, 호흡기 정지의 정확한 원인은 알려지지 않았다. 그러나 그녀의 보호자는 그녀의 통증 해소에 도움을 주기 위해 치료약물을 마련해 주었던 사실을 인정했다.

논의

처음에는 환자가 몰래 자가투여한 처방받지 않은 항응혈제에 의해 타당한 의학적 증상이 있는 것처럼 보였던 이전의 인위성장애 사례와는 대조적으로, 이 사례는 속임수 행동에 증상과 자신의 과거 의학력에 대한 거짓말이 포함된 환자에 관한 것이다. 그러나 이 사례에서 인위성장애 진단은 ① 검증된 의학적 질환(즉, 뼈괴사와 COPD)과 ② 과장된 질환행동을 설명할 수 있고, 꾀병 발현(즉, 그녀의 아편계 추구행동과 민간단체와 교회 집단으로부터 돌봄과 호의를 구하기 위해 자신의 의학적 문제에 대한 설명 사용)을 암시할 수 있는 다수의 외적 유인가 출현에 의해 복잡해진다. 복잡한 요인에도 불구하고, 뷰몬트 씨의 자신의 의학적 상태에 대한 극적이고 과장된 설명은 특성상 거짓이었고, 마약 성분이 있는 치료약물 또는 물질 지원 요청을 위한 지렛대로서만 사용되지 않았다는 사실이 명백했다. 따라서 진단은 스스로에게 부여된 인위성장애(DSM-5, p. 324/348)다.

뷰몬트 씨의 증상 발현은 뮌하우젠 증후군Munchausen syndrome, 특히 고도 및 만성 형태의 신체증상을 동반한 인위성장애와 일치한다. 이 증후군은 뮌하우젠 남작Baron von Münchhausen의 이름에서 유래된 것으로, 그는 자신의 삶과 경험에 관한 이야기를 미화시킨 것으로 유명했던 18세기 독일군 장교였다. 뮌하우젠 증후군에는 3가지 요소(① 질환 가장, ② 이곳저곳으로의 방황(보통 이 병원 저 병원), ③ 병리적 거짓말)가 있다. 뷰몬트 씨는 가족 또는 사회적 연결고리, 직업 또는 전문가 정체성, 그리고 영구적으로 살 집이 없어서, 유일하게 의학적 환자로만 정의된 상태에서 이곳저곳을 떠도는 삶을 살고 있었다. 뷰몬트 씨의 자신의 업적, 높은 지위, 그리고 박해에 관한 기상천외한 이야기들은 그녀의 병리적 거짓말 경향성의 증거다. 더욱이, 병리적 거짓말의 출현은 인위성장애와 꾀병의 구별에 도움이 되고 있다. 전형적으로 꾀병을 일삼는 사람들이 자신들의 목표성취를 위해 필수로 요구되는 최소의 속임수와 관심추구만을 사용하는 반면, 주의가 보통 일차 목표인 인위성장애가 있는 환자들은 도구적 이득 성취에 필요한 수준을 훌쩍 뛰어넘을 정도의 뻔뻔스러운 속임수를 사용한다.

뷰몬트 씨의 과도한 질환행동은 오직 약물추구 행동으로 적절히 설명될 수 없지만, 그녀가 또한 아편계 중독 상태였다는 사실에 대해서는 의심할 여지가 없다. 또한 그녀는 아편계 치료약물이 합리적인 관리 전략이었던 진성 통증 관련 상태(즉, 뼈괴사)를 겪고 있었다. 그러나 이 사례에서 뷰몬트 씨의 과도하고 극적인 질환 연기는 의사들이 인위성장애가 없는 환자에게 하듯이, 그녀의 뼈 통증치료를 하지 않게 하는 원인이 되었다. 이 상황이 이해될 수 있듯이, 뷰몬트 씨의 통증치료를 하지 않은 것은 의학적 오류로, 불필요한 평가와 치료 요구에 속아 넘어간 것 역시 마찬가지다. 사실상, 돌봄 기준으로부터 벗어나는 것—과잉치료와 과소치료—은 인위성장애 사례의 특징이다.

질환행동과 외적인 물질적 혜택 사이의 연결이 감별진단으로 꾀병을 지지한다고 성급하게 결론짓는 것을 경계하는 것 역시 중요하다. 가족, 친구, 지역사회로부터의 보조에 의존하는 환자의 행동은 재정적 이득 추구가 아닐 수 있지만, 그 대신 환자가 사랑, 보살핌, 배려를 받고 있다는 증거로 여겨질 수 있다.

의료서비스 범법자

크리스Chris(남, 11세)는 6세 때 가족 파티를 열던 중 나선형 계단에서 심한 추락사고로 고통을 당했다. 사고가 난 지 며칠 지나지 않아 완전히 회복되었음에도 불구하고, 그는 계속해서 당혹스럽게 하는 일련의 문제에 대해 의학적 주의를 받았는데, 다수가 추락사고와 무관한 것들이었다. 병원 직원인 그의 어머니(41세)의 주장에 의하면, 크리스는 캘리포니아에 있는 신경과 전문의들에 의해 발작, 시각 결함, 그리고 뇌의 액체 축적이 암시되는 고도 두통에 대한 평가를 받아 왔다. 그녀는 성대 기능이상, 갑상선염thyroiditis(갑상선 염증), 섭식 및 마시기 곤란, 과도한 배뇨, 그리고 자가면역질환 조사를 위해 다른 주 소재의 병원에 그를 데리고 갔다. 크리스는 그가 행동이 양호하지 않고 집중 곤란이 있다는 그의 어머니의 보고에 따라 정신과 의사에게 기억상실, 자폐증, 외상후 스트레스 증상, 그리고 주의력결핍 과잉행동장애(ADHD)에 대한 검진을 받았다. 그러나 광범위한 정밀검사에도 불구하고, 질환이 있다는 어떤 객관적인 징후는 발견되지 않았다. 또한 검사에서 크리스는 대체로 정상적이고 건강한 남자아이로 보였다. 실제로, 면담이 이루어졌을 때, 크리스는 의료진들이 놀랄 정도로 많은, 일련의 만성 고도 장애들로 고통을 당하고 있다는 인상을 받고 있는 자신의 증상에 대해 기술하지 못했다. 이러한 혼돈은 크리스가 아프지 않다는 사실을 너무도 잘 알고 있는 그의 어머니에 의해 의료진들에게 제공된 거짓된 의학력으로 인한 것이다.

크리스의 어머니로부터의 혼란스러운 임상상과 무자비한 압력에 직면한 다수의 임상가는 공격적인 진단연구 또는 치료를 추구하도록 설득되어 왔다. 이 과정에서 그의 어머니는 더 많은 거짓된 정보와 함께 날조된 아들의 과거력을 추가하면서, 때로 소아과 전문성을 지닌 공인 간호사가 되기도 하거나, 심각한 질환에 대한 소견을 확인하는 의학적 기록을 가지고 있거나, 종전에 크리스의 진료에 참여했던 의료진의 태만을 목격했다고 주장하기도 했다. 그녀가 아들 대신 설명한 의학력은 흔히 일관성이 없었고, 완전히 터무니없는 것들도 있었다. 때로 크리스의 '증상'은 그의 어머니가 거짓 주장한 질환(예, ADHD, 자가면역 질환)의 형태를 띠었다. 그녀가 의사의 지지를 얻을 수 없는 경우, 그녀는 대안적인 의견을 내놓거나 다른 병원을 찾았다.

어머니의 속임수 과정에서 크리스는 일련의 고통스러운 과정을 겪었다. 적극적으로 조르지 않으면, 그의 어머니는 아들에 대해 아주 불편한 절차도 기꺼이 받아들였다. 놀랍게도, 이러한 개입에는 그에게 추정되는 과도 배뇨 검진을 위해 일정한 기간 동안 물을 마시지 못하게 하는 것과 급식 튜브 삽입이 포함되었다. 5년간, 어떤 전문가 또는 준전문가도 아주 사소하게도 그의 '증상'을 개선시킬 수 없었다. 사실상, 과도한 치료약물 투약방식과 결합시킨 이러한 치료방법들은 크리스에게 상당한 장애를 초래했다. 실제든 가장된 것이든, 그의 손상은 그의 가족들로 하여금 주정부의 재정지원 대상 가족으로 적격 판정을 받게 했다. 크리스가 사회생활 박탈을 겪고 있는 동안, 그의 어머니는 자신의 또래들에게 끈질기게 병든 아이를 보살피는 영웅으로 떠받들어지는 기회를 누렸다. 크리스는 최근 학교에서 어머니에 의해 불필요하게 자폐아동을 위한 프로그램에 등록한 사실을 염려한 교사에 의해 아동보호서비스에 신고되면서 어머니의 돌봄에서 벗어났다. 그러자 그의 건강이 개선되었고, 그는 지금까지 복용해 온 치료약물의 대부분에 대한 복용을 중단할 수 있었다. 그의 어머니는 자녀의 생명을 위협한 혐의로 구속되었다.

논의

타인에게 부여된 인위성장애(DSM-5, p. 325/349)의 필수 양상은 속임수 행동과 연관된 다른 사람에게 있어서의 의학적 또는 심리적 징후와 증상의 위증이다. 크리스의 어머니는 제지를 받지 않는 한, 자신의 아들이 고도로 아픈 것으로 보이기 위해 의료체계를 조종하려는 분명하고 지속적인 욕구를 보이고 있다. 그녀의 질병 속임수에 대한 재정적 유인가가 있었지만, 크리스의 '증상'은 주정부에서 제공하는 재정적 지지의 역치를 훨씬 초월했다. 따라서 이러한 유인가는 그녀의 행동의 일차 동기로 볼 수 없다.

이 사례에서 심각하게 염려되는 점은 객관적인 임상적 증거를 토대로 하지 않고, 그의 어머니의 보고 내용에 대한 반응으로 크리스를 피해 위험성이 높은 고통스러운 절차를 밟게 한 다수의 건강 전문가의 자발성이었다. 진단검사가 정상적인 결과를 나타내거나 임상가들이 검토 중인 '증상'에 대해 의구심을 표출하는 경우, 크리스의 어머니는 의학적 권고에 순응하기를 거부했고, 연루된 임상가들을 습관적으로 불신했다. 의사들은 때로 그녀의 아이를 옹호해 주지 않는다고 공개적으로 비난을 받았다. 크리스의 어머니는 또한 자신의 주장에 대한 신빙성을 높이기 위해 자신이 소아과 병원에서 일해 왔다고 거짓주장을 하기도 했다. 이러한 일련의 위협과 속임수는 임상가들이 매우 의심스러운 임상상에 따라 행동하게 했다.

타인에게 부여된 인위성장애의 기저에 있는 동기는 불분명하다. 가해자들은 동정과 주의를 필요로 하기 때문에 이들은 자신들의 피해자와 의료서비스를 조종한다. 크리스의 어머니가 인위성장애 과거력이 있다는 사실 역시 그녀의 질병에 대한 태도에 의문이 제기된다. 확인되지 않은 그녀의 행위들은 크리스의 영구적인 장애 또는 죽음까지도 초래할 수 있었다. 이 사례는 징후와 증상이 의학적으로 이해되지 않거나 객관적인 임상적 증거가 없는 아동들을 대하는 경우, 의료 전문가들은 타인에게 부여된 인위성장애를 고려할 필요성을 강조하고 있다. 혐의를 받고 있는 부모로부터 분리되어 있는 동안 아이가 개선되었다는 사실은 의학적 속임의 강한 지표가 된다.

Chapter 10

급식 및 섭식 장애

섭식 및 섭식 관련 행동의 변화는 다양한 정신장애의 특징일 것이다(예, 우울증 기간 동안 개인의 식욕상실로 인한 체중 감소). 따라서 이러한 사람들에게 있어서 또는 이러한 사람들의 섭식 장해는 급식 및 섭식 장애가 발현되었음을 가리키지 않는다. 그러나 DSM-5의 '급식 및 섭식 장애feeding and eating disorders' 장에 분류된 장애들은 일차 증상 발현이 "음식의 변화된 소비 또는 섭취와, 신체건강 또는 심리사회적 기능에 현저한 손상을 초래하는 섭식 또는 섭식 관련 행동"(DSM-5, p. 329/353)에 있어서의 지속적인 장해다. 이러한 장애들로 인해 개인의 섭식은 여러 방식으로 방해를 받게 된다(① 보통 음식으로 간주되지 않는 것의 지속적 섭식[이식증], ② 위장관에 흡수되기 전의 반복적 음식 역류[되새김장애], ③ 날씬해지고자 하는 것 외에 다양한 이유로 충분한 음식 섭취 거부[회피적/제한적 음식섭취장애ARFID], ④ 극도로 날씬해지기 위해 굶음[신경성 식욕부진증], ⑤ 동일한 목적의 폭식 및 제거[신경성 폭식증], 그리고 ⑥ 제거 없는 폭식[폭식장애](〈표 10-1〉에는 급식 및 섭식 장애의 특징적 양상이 수록되어 있음).

이식증을 제외한 DSM-5의 모든 급식 및 섭식 장애 진단들은 주어진 삽화에 대해 상호 배타적이어서, 한 번에 한 가지 진단만이 내려질 수 있다. 이러한 진단방식의 이유는 이러한 장애들이 일부 행동적 · 심리적 양상을 공유하지만, 이들은 서로 다른 종단적 경과, 결과, 그리고 치료의 필요성이 있기 때문이다.

〈표 10-1〉 급식 및 섭식 장애의 특징

장애	주요 특징
□ 이식증	• 비영양성, 비음식 물질 섭식
□ 되새김장애	• 음식 역류
□ 회피적/제한적 음식섭취장애	• 영양 및/또는 기력 요구 충족 실패
□ 신경성 식욕부진증	• 현저하게 낮은 체중으로 이어지는 에너지 섭취 제한 • 체중증가 또는 비만에 대한 극심한 공포 • 자신의 체중 또는 몸매에 대한 인식방식의 장해
□ 신경성 폭식증	• 폭식 • 체중증가를 막기 위한 부적절한 보상 행동 • 몸매와 체중에 의해 과도하게 영향을 받는 자기평가
□ 폭식장애	• 폭식 • 체중증가를 막는 부적절한 보상 행동 없음 • 신경성 폭식증 또는 신경성 식욕부진증 기간에만 한정되지 않은 폭식

10.1 이식증

이식증pica은 비영양성, 비음식 물질의 지속적 섭식이 특징이다. 소비될 수 있는 전형적인 물질에는 "종이, 비누, 천, 모발, 실, 털, 흙, 분필, 탤컴파우더talcom powder(예, 땀띠약), 페인트, 껌, 금속, 자갈, 숯 또는 석탄, 재, 진흙, 녹말, 또는 얼음"(DSM-5, p. 330/354)이 포함된다. 유아들이 흔히 하는 것처럼 유아가 입짓하던 것을 우연히 섭취한 경우에는 이식증으로 진단되지 않는다.

이식증은 전체 연령에서 발생할 수 있지만, 아동들에게서 가장 흔하다. 나이 든 사람들의 경우에는 다른 정신장애와 연관성이 있는 경우가 매우 흔하다. 임신한 여성들은 비영양성nonnutritive, 비음식nonfood 물질(예, 분필)에 대한 갈망이 있는 것으로 알려져 있지만, 이식증 진단은 이러한 행동이 의학적 문제를 초래하거나 위험성이 있는 경우에 한해서 내려진다. 이식증은 장폐색이나 중독, 또는 영양실조 같은 의학적 응급상황으로 이어질 수 있다는 점에서 심각한 장애가 될 수 있다.

닥치는 대로 먹어 치우는 아이

조지George(남, 5세)는 가냘프고 창백한 모습의 아이로, 영양성 빈혈nutritional anemia(개인이 정상보다 적혈구 수가 적고 매우 약하고 피로해하는 상태)로 병원에 입원했다. 이는 그가 페인트, 석고, 흙, 점토 섭취로 인한 것 같았다. 그는 생후 19개월부터 유사한 상황에서 여러 차례 입원했는데, 당시 조지는 라이터 용액을 삼켰다. 조지의 부모는 생활보호대상자 지원금으로 살아왔고 미성숙하고 의존적인 사람들이라는 평판이 있었다. 조지는 계획되지는 않았으나 정상적인 임신의 산물이었다. 그의 어머니는 조지를 임신했을 때 진흙을 먹었지만 정상적인 임신이었다. 그의 아버지는 주기적으로 약물과 알코올을 남용했다.

논의

비영양성 물질의 섭식은 유아에게는 발달적으로 적절할 수 있지만, 5세까지 계속된다면 이식증(DSM-5, p. 329/354) 진단에 해당된다. 이 사례에서처럼, 이는 흔히 임신 중 어머니에게 있어서 유사한 과거력과 낮은 사회경제적 지위와 연관성이 있다.

일부 문화적 장면에서 비영양성 물질(예, 진흙)의 섭식은 인정되는 행위일 수 있다. 이러한 경우, 이 진단은 적용되지 않을 것이지만 조지의 경우는 그렇지 않다. 다른 사례의 경우, 이러한 장해는 다른 장애들(예, 지적장애, 자폐스펙트럼장애, 조현병, 또는 신경학적 장애인 클라인-레빈 증후군Klein-Levin syndrome)과 연관성이 있을 수 있다.

10.2 되새김장애

되새김장애rumination disorder는 "급식 또는 섭식 이후에 발생하는 반복되는 음식 역류"(DSM-5, p. 332/356)가 특징이다. 역류된 음식은 부분적으로 소화되기도 하고, 되씹거나 다시 삼키거나 뱉어지기도 한다. 역류regurgitation는 위식도 역류(식도 괄약근 이완으로 인해 음식이 배에서 식도와 잠재적으로 입으로 재투입되는 증상) 또는 유문협착증pyloric stenosis(복부에서 소장으로 이어지는 출구가 좁아진 증상) 같은 위장 상태에 의한 것이 아니어야 한다. 신경성 식욕부진증 또는 신경성 폭식증(10.4절, 10.5절 참조)이 있는 사람들은 섭취된 칼로리 제거와 체중 증가 조절의 수단으로 음식 역류 및 토해 내기도 한다. 만일 섭식 장해가 이러한 다른 섭식장애들 중 하나의 증상으로 간주된다면, 되새김장애 진단은 내리지 않는다. 만일 되새김이 다른 정신장애(예, 지적장애)의 맥락에서 발생한다면, 되새김장애 진단은 특별한 임상적 주의가 필수로 요구되는 경우에 한해서 내려진다.

되새김장애는 유아기, 아동기, 청소년기, 또는 성인기에 발생할 수 있다. 이 장애는 3~12개월 된 유아들 사이에서 매우 흔하다. 또한 영양실조, 성장지연, 그리고 발달 및 학습 문제로 이어질 수 있다는 점에서 심각한 장애가 될 수 있다. 이 장애는 유아들에게 있어서 치명적일 수 있다.

아기 올리비아

올리비아[Olivia](여, 6개월)는 체중이 늘지 않는 문제에 대한 평가를 받기 위해 병원에 데려져 왔다. 그녀는 계획되지 않고 합병증이 없었던 임신을 통해 가난한 가정에 태어났다. 생애 첫 4개월 동안 올리비아의 체중은 서서히 늘었다. 올리비아가 생후 5개월 되었을 때 역류가 처음 나타났고, 그 후 급식 때마다 발생할 정도로 역류의 심각도가 증가했다. 매 급식 후, 올리비아는 2가지 중 한 가지 행동을 보이곤 했다(① 우유가 입 안쪽에서 흘러나오는 것 같으면, 입을 벌리고 혀를 올려서 빠르게 이리저리 내밀거나, ② 우유가 입 구석으로부터 천천히 흘러나오면 엄지손가락을 힘차게 빨고 손가락들을 입에 넣곤 했음).

지난 2개월 동안 올리비아는 이모와 외조모 등 여러 사람의 보살핌을 받았다. 올리비아의 부모는 결혼생활에 적응하지 못하고 별거 또는 이혼에 대해 자주 이야기했다. 그럼에도 불구하고, 올리비아는 자주 미소를 지으며 보호자 누구에게나 반응을 보인다.

논의

일반적인 의학적 상태(예, 선천성 비정상성[즉, 출생 결함])가 배제된다면, 유아기의 체중 증가 실패 또는 체중 소실은 되새김장애, ARFID(10.3절 '병우유 먹는 아기' 참조), 또는 반응성 애착장애(7.1절 '할머니의 아이' 참조)를 암시한다. 이 사례에서 올리비아는 매 급식 후 음식의 역류 때문에 체중이 늘어나지 않고 있다는 점에서 되새김장애(DSM-5, p. 332/356) 증상을 나타내고 있음이 명백하다. 전형적으로, 이 장애가 있는 아이는 등이 긴장된 상태로 활처럼 구부리거나, 혀로 빠는 움직임을 나타낸다. 음식은 입에서 분출되거나 다시 씹어서 삼킨다. 이러한 아이는 흔히 이 활동을 통해 상당한 희열을 느끼는 듯한 인상을 풍긴다. 이 사례에서처럼, 이 장애는 보통 3~12개월 사이에 나타난다.

올리비아의 사례에서는 부모의 보살핌이 부적절할 가능성이 있다. 그러나 올리비아에게 부적절한 사회적 관련성이 없다는 점에서 반응성 애착장애 진단이 배제된다. 또한 체중 소실의 원인이 음식 역류와 섭식 또는 음식에 대한 흥미 결여, 또는 감각적 특징으로 인한 음식 회피라는 점에서 ARFID(10.3절 참조) 진단은 내릴 수 없다.

10.3 회피적/제한적 음식섭취장애

회피적/제한적 음식섭취장애avoidant/restrictive food intake disorder(ARFID)는 섭식 또는 음식에 대한 흥미 결여, 감각(예, 색상, 냄새, 감촉, 온도, 맛)에 대한 극도의 민감성을 기반으로 한 음식 회피, 또는 섭식의 부정적 결과(예, 숨 막힘 또는 구토)에 대한 염려와 연관된 "적절한 영양 및/또는 에너지에 대한 욕구 충족의 지속적 실패"(DSM-5, p. 334/358)가 특징이다. 섭식 장해는 체중 감소 또는 체중 증가 실패(아동의 경우), 영양 결핍, 음식 보충제 요구, 또는 심리사회적(학교, 직장, 사회) 기능 손상을 초래한다.

ARFID는 매우 흔히 유아기와 아동기 초기에 발생하지만('성장 실패failure to thrive'로 알려짐), DSM-5에서 이러한 진단 개념은 전체 연령의 사람들에게서 나타날 수 있는 음식 회피 또는 제한을 포함하는 것으로 확대되었다. 따라서 ARFID는 신경성 식욕부진증(10.4절 참조) 또는 신경성 폭식증(10.5절 참조)과 관련이 없고, 동반되는 의학적 상태로 인한 것이 아니며, 다른 의학적 상태에 의해 더 잘 설명되지 않는 '까다로운 섭식' 또는 '만성 음식 거부'를 포함하고 있다. 이 장애는 다른 정신장애(예, 불안장애, 자폐스펙트럼장애, 강박장애, 또는 주의력결핍 과잉행동장애)와 연관되어 발생할 수 있다. 이러한 경우, 만일 음식 회피가 특별히 고도이거나 특별한 임상적 주의가 필수로 요구된다면, ARFID는 다른 장애 외에 추가로 진단된다. 만일 위장 문제(예, 위식도 역류)가 음식 회피를 초래한다면 ARFID로 진단되어서는 안 된다.

병우유 먹는 아기

로베르토Roberto(남, 6개월)는 체중이 연령대에 비해 15백분율 미만인 15파운드(*역자 주. 약 6.8kg)가 되었을 때 체중 증가 실패에 대한 평가를 받기 위해 병원에 왔다. 그는 계획되지 않았지만 정상 임신과정을 거쳐 노동자층에 속하는 부모의 두 자녀 중 둘째로 태어났다. 출생 시 그의 체중은 거의 9파운드(*역자 주. 약 4kg)였다. 외아들로서 이 아이는 아버지의 눈에는 실패였고, 어머니와는 지속적으로 어려움을 겪었다. 로베르토는 병에 넣은 우유를 먹었고, 그의 어머니는 그가 심한 배앓이(즉, 재발성 장기적 울음과 과민성 삽화)를 겪었다고 했다. 소아과 의사는 배앓이 치료를 위해 몇 가지 처방전을 바꿔 주었고, 다른 치료법들을 제안했음에도 로베르토는 계속해서 체중이 늘지 않았다.

병원에서 간호사들은 어머니가 아이에게 젖을 먹이려는 광경을 지켜보았다. 급식을 둘러싼 어머니와 아기 사이에 부조화가 있었다. 어머니는 아이가 배고파할 때, 트림이 필요할 때, 그리고 섭식을 끝내야 할 때를 잘 모르는 것 같았다. 그 결과, 아이는 흔히 급식에 무관심한 것 같았고, 이는 어머니와 아이에게 고통스러운 경험이 되었다. 그러나 간호사들과 보조원들은 아무런 어려움 없이 로베르토에게 우유를 먹일 수 있었다. 다양한 의학적 검사 결과, 아기에게 문제를 설명할 수 있는 특정 의학적 상태는 없었다. 어머니와의 점진적인 논의에서 그녀는 임신기간 내내 우울했고, 아기의 요구에 대해 화가 난다는 사실을 털어놓았다. 우울증과 기저의 결혼 문제에 대한 치료뿐 아니라 급식방법에 관한 교육은 어머니의 적응을 촉진했다. 로베르토의 급식 문제는 점차 줄어들었고, 수 주가 채 지나지 않아 아이의 체중이 몇 파운드 늘었다.

논의

ARFID(DSM-5, p. 334/358)는 아이가 적절하게 먹지 않아서 현저한 체중 증가 실패 또는 현저한 체중 감소가 초래되는 경우, 이 사례에서처럼 이 상태가 의학적 상태(예, 위식도 역류), 단순히 먹을 음식의 결여, 또는 되새김장애(10.2절 '아기 올리비아' 참조)에 의해 잘 설명되지 않는 경우에 진단된다. 되새김장애에서 체중 감소가 때로 관찰되지만, 특유의 음식 역류와 되씹기 또는 음식 뱉기가 동반된다.

이 사례에서 결혼 문제와 어머니의 우울증은 거의 확실하게 로베르토의 급식에 대한 어머니의 어려움에 영향을 주었다. 부모와 아이의 상호작용 문제는 일부의 사례에서 유아의 급식 문제에 영향을 미치는 것으로 알려져 있다.

식성이 까다로운 아이

니콜Nicole(여, 14세)은 중학교 3학년 학생으로, 딸의 학교 밖 또래들과의 사회화 능력과 새로운 상황 접근에 겁내는 것에 대해 염려한 어머니에 의해 의뢰되었다.

니콜은 혼자 지내는 것을 선호하고, 파티나 새로운 곳에 가는 것을 어려워하며, 가급적 사람들이 보는 곳에서의 섭식을 피한다고 한다. 니콜은 학교에 있는 동안 전혀 먹지 않을 수는 없기 때문에 점심시간에 극히 소량의 음식을 먹는다. 니콜은 매일 점심으로 그릴에 구운 치즈 샌드위치를 싸 가지고 가는데, 매일 똑같은 음식을 먹는 것이 다른 아이들의 눈에 띄면 당혹스러울 것 같아 많이 먹지는 않으며, 가급적 레스토랑이나 음식이 제공되는 파티에는 가지 않으려고 한다.

니콜이 선호하는 음식은 제한되어 있다(흰 빵과 버터, 크레페 빵, 그릴에 구운 치즈, 피자, 요구르트 음료수, 우유, 그리고 한 가지 브랜드의 주스). 니콜은 과일류, 채소류, 육류, 치킨은 먹지 않고, 새로운 감촉이 느껴지는 음식을 좋아하지 않으며, 복통 걱정 때문에 새로운 음식 먹어 보는 것을 피한다. 니콜은 복통이 문제를 초래할 때 어떤 특정 경험에 초점을 맞추지는 않지만, 음식의 양과 유형을 제한함으로써 속이 불편해지는 위험성을 최소화한다. 니콜이 선호하는 음식은 모두 부드럽고 순하며, 피자 외에는 일반적으로 색깔이 없다는 점이 주목할 만하다.

니콜은 섭식 또는 식사 이외의 상황(예, 수업시간 발표, 교사의 호출에 의한 대화, 또는 새로운 사람에 대한 자기소개)에서 다른 사람들의 평가에 대해 걱정한다. 니콜은 친구가 많다고 말하고 있지만, 가장 친한 친구는 없다고 한다.

니콜은 성장 차트상에서 체중은 항상 정상보다 아래에 있었다. 최근 니콜의 키가 눈에 띄게 자라서 체중(73파운드/33kg)이 1백분율 미만에 속하지만, 키(5피트/152cm)는 12백분율에 속한다. 따라서 니콜은 전에 비해 더 현저하게 저체중이 되었다. 니콜은 아직 월경이 시작되지 않았는데, 이는 저체중/체지방에 기인될 수 있다. 반면, 니콜의 어머니는 11세에 초경을 경험했다. 니콜은 자신이 키가 크고 홀쭉하다는 사실을 인정하지만, 자신의 외모에 대해서는 염려하지 않는다고 한다. 니콜은 자신이 너무 말라서 월경이 시작되지 않는다는 사실을 이해하고 있고, 의학적 문제 발생을 피하고 싶어 한다. 니콜은 체중이 불면 자신이 어떻게 생길 것인지에 대한 염려는 없다고 말하고 있지만, 보다 높은 영양가를 제공할 수 있는 음식 또는 다른 음식들을 더 많이 먹을 필요가 있음에 대해 부담스러워하고 있다.

니콜의 발달력에 있어서 초기 급식 문제는 주목할 만하다. 니콜은 우유 알레르기가 있는 것으로 의심되어서 이유식을 시작했지만, 콩을 원료로 만든 유아식을 거부했고, 결국 거부하지 않은 우유를 중심으로 제조된 이유식으로 바꾸어야 했다. 니콜의 어머니에 의하면, 처음 단단한 음식을 주었을 때 니콜은 자주 새로운 음식을 바닥에 던졌고, (소아과 의사의 권장에 따라) 여러 차례 제공된 이후에도 시도해 보기조차 거부했다.

니콜의 어머니는 니콜이 어렸을 때는 약간 더 다양한 음식을 많이 먹었지만, 유제품 외에 과일류, 채소류, 단백질은 입에 대지도 않았다고 한다. 이 외에, 니콜은 정상 시기 내에서 발달이정표에 부합되었고, 학교에서는 학업적으로 우수했다. 니콜의 급식 문제로, 니콜의 어머니는 한 차례 의학적 평가와 바륨barium을 삼켜서 실시하는 위장관 검사를 요청하여 검사를 받았으나, 이상은 없는 것으로 판명되었다.

니콜의 치료는 섭식 및 불안 장애에서 사용되는 증거기반 치료로 정보가 제공되었다. 그녀의 동반 이환된 사회적 불안 증상은 현저한 손상을 초래했다. 그러므로 그녀의 불안 심각도는 중등도에서 고도로 간주되어, 치료는 치료약물(선택적 세로토닌 재흡수 억제제, SSRI)과 인지행동치료(CBT)가 결합된 방식이 권장되었고, 플루옥세틴fluoxetine 투여뿐 아니라 매주 CBT가 시작되었다. 이러한 치료방법의 기저가 되는 추론으로는 불안수준이 낮아지면 전반적으로 덜 경직될 것이고, 이는 급식 및 섭식 행동의 영역으로 확대될 것이며, 그리고/또는 회피적 · 제한적 섭식의 기저에는 불안이 있으므로 이러한 경우 SSRI가 보다 직접적인 치료 효과가 있다는 것이다. 서로 다른 장면에서 먹을 수 있는 니콜의 능력을 증진시키려는 치료 목표는 사회적 불안위계로 통합되었다. 다양한 음식으로 선택의 폭을 확대시키기 위해 두려워하는 음식들로 별도의 위계가 설정되었다. 그리고 니콜의 음식섭취를 증진시키기 위해 신경성 식욕부진증에 사용되는 가족기반 치료를 통해 정보가 제공되는 부모관리 전략이 실행되었다. 이 외에도, 니콜의 복통에 대한 염려를 표적으로 하는 공포증 노출 작업이 수행되었다.

논의

몇몇 장애가 니콜의 제한된 섭식 레퍼토리에 대한 가능한 설명으로 고려될 필요가 있다. 만일 니콜이 체중과 외모를 경험하는 방식에 있어서의 장해와 체중 증가나 비만에 대한 강렬한 공포가 있다면, 신경성 식욕부진증(10.4절 '30kg의 약골' 참조)으로 진단될 것이다. 그러나 니콜 자신이 키가 크고 홀쭉하다는 사실을 인정하고 있고, 외모 또는 체중이 증가한다면 자신이 어떻게 생기게 될까에 대한 염려를 하지 않는다고 답하고 있어서, 신경성 식욕부진증 진단은 적용되지 않는다. 니콜은 또한 매일 학교에서 동일한 음식을 먹게 되는 상황이 당혹스럽고, 섭식행동 외에 수업시간 발표, 교사의 질문에 대한 대답, 새로운 사람들과의 만남, 그리고 새로운 활동 시도까지 확대된 일부 사회적 불안이 있다고 한다. 이러한 염려들은 사회불안장애(5.4절 '우편분류' 참조) 진단을 떠올리게 하지만, 사람들이 보는 상황에서의 섭식으로 인한 당혹감은 니콜이 겪고 있는 섭식 문제의 핵심에 속하는 것 같지는 않다. 개인이 현저한 체중 감소 또는 음식의 특징적인 느낌으로 인한 음식 제한(부드럽고, 순하며, 색이 없는 음식만을 먹음) 및/또는 잠재적으로 섭식의 혐오적 결과 때문에 연령에 기대되는 체중 증가 실패가 있다면, 진단은 ARFID(DSM-5, p. 334/358)다.

이 사례는 ARFID가 보통 아동기에 발현되지만, 청소년기까지(그 이후도) 지속될 수 있다는 사실을 잘 보여 주고 있다. 또한 니콜에게 신경성 식욕부진증은 없지만, 이러한 환자들의 건강한 섭식과 건강한 분량의 음식을 먹도록 권장하기 위해 사용되는 일부 동일한 치료기법 역시 ARFID에 유용할 수 있다. 정신장애 치료는 흔히 진단 특이적보다는 증상 또는 문제 초점적이다.

10.4 신경성 식욕부진증

신경성 식욕부진증[anorexia nervosa]은 체중 유지에 대한 지속적 거부, ② 체중 증가나 비만에 대한 공포 또는 체중 증가를 저해하는 행동, 그리고 ③ 자기지각 체중 또는 몸매에 있어서의 장해가 특징이다. 신경성 식욕부진증이 있는 사람은 개인의 연령, 성별, 발달단계, 그리고 신체건강상의 정상치보다 현저하게 낮은 체중을 유지한다. 개인은 다이어트, 금식, 그리고 과도한 운동을 통하거나(제한형[restricting type]으로 기재됨), 폭식, 자기유도식 구토 또는 하제, 이뇨제, 그리고 관장제 오용(폭식/제거형[binge-eating/purging type])을 통해 현저한 정도의 체중 감소나 기대되는 체중 증가 실패 증상이 있다. 체중 증가 또는 비만공포는 흔히 지속적이거나, 체중이 감소되면서 상승되기도 한다. 신경성 식욕부진증이 있는 일부 사람은 비만공포를 부인하지만, 체중 유지를 저해하는 행동(예, 절식)을 한다. 신경성 식욕부진증이 있는 사람들 중에는 몸 전체에 대해 비만이라고 느끼는 사람들이 있는가 하면, 신체의 구체적인 부위(예, 복부, 엉덩이, 또는 허벅지)에 초점을 맞추고 '비만'이라고 주장하면서 지속적으로 체중을 측정해 보고 외모를 거울에 비춰 보는 사람들도 있다. 이들에게 체중 감소는 자기조절의 징후인 반면, 체중 증가는 실패로 인식된다. 스스로 날씬하다고 인식하는 사람들은 흔히 자신들이 겪고 있는 상태의 의학적 심각성을 부인한다.

젊은 여성들의 경우, 신경성 식욕부진증의 12개월 유병률은 약 0.4%다. 신경성 식욕부진증의 유병률은 남성보다 여성에게서 10배 더 높은 것으로 추산된다. 이 장애는 보통 청소년기 또는 성인기 초기에 시작된다. 영양실조는 신체의 주요 기관계의 여러 부분에 영향을 미치기 때문에 이 장애는 극도로 심각한 상태이며 생명을 위협할 수 있다. 음식과 기타 쟁점을 둘러싼 강박행동은 매우 흔하다. 만일 강박사고와 강박행동이 음식, 몸매, 또는 체중과 관련이 없다면, 강박장애(이 장 후반부의 '여윈 팀' 참조)로 진단된다. '날씬함'에 대한 문화적 가치관, 그리고 날씬함을 부추기는 직업과 여가활동(예, 모델 일과 일부 운동경기)은 신경성 식욕부진증 발생 위험성의 원인을 제공할 수 있다.

30kg의 약골

페기 심스[Peggy Sims](여, 20세)가 입원환자 섭식장애 프로그램 등록을 위해 처음으로 평가를 받았을 때, 그녀의 체중은 67파운드(*역자 주. 30kg), 키 5′ 3″(*역자 주. 160cm)로 몸을 가누기조차 어려워하는 상태였다. 그녀는 4년 전부터 체중이 줄기 시작했는데, 처음에는 다이어트를 통해 원치 않는 체중 6파운드(*역자 주. 약 2.7kg)를 줄였다. 새로운 몸 상태에 대해 치켜세워 주는 말에 힘입어, 그녀는 계속해서 8파운드(*역자 주. 약 3.6kg)를 더 줄였다. 그러고 나서도 2년에 걸쳐 체중이 최저치 64파운드(*역자 주. 29kg)에 도달할 때까지 체중을 줄이는 대신 신체적 활동을 늘린 결과, 월경이 멈췄다. 페기는 의료기관에 입원해서 펩틱 위궤양 치료를 받고 퇴원했다가, 3개월 후 다시 종합병원 정신의학과에 입원했다. 병원에 8주간 입원해 있는 동안, 페기의 체중은 84파운드(*역자 주. 38kg)에서 100파운드(*역자 주. 45kg)까지 늘었고, 대학에 진학할 때까지 잘 유지되었다. 그러나 학업적・사회적 요구가 늘게 되면서, 페기는 다시 다이어트를 시작해서 체중을 67파운드(*역자 주. 30kg)까지 줄였다. 그녀는 체중이 늘면서 신체 변화로 어려움을 겪었고, 몸이 불면서 점차 불안해졌다고 했다. 페기의 섭식 습관은 의례화되었다. 즉, 섭취량을 극소량으로 줄였고, 음식을 접시에서 이리저리 옮기며 아주 천천히 먹었다. 그녀는 고지방과 탄수화물 성분이 있는 음식은 꺼렸다. 결국, 페기는 다시금 학업을 중단하고 입원을 해야 했다.

페기는 치료에 잘 따랐으나, 체중 증가와 비만에 대한 두려움이 진척에 영향을 미쳤다. 그녀는 체중이 매주 최소한 2파운드가 늘 것으로 예상되었고, 체중이 충분히 늘지 않으면 침대에 누워 쉬도록 했다. 심리치료에서 페기는 점차 자신의 감정에 대해 이야기하고, 실제로 거울에 자신의 모습을 들여다보도록 안내를 받았다. 처음에는 최소 10초간 몸의 한 부분을 응시하도록 했으나, 불안감 없이 몸 전체를 쳐다볼 수 있을 때까지 응시 부위를 점차 늘려갔다. 체중이 93파운드(*역자 주. 42kg)가 되자, 다시 월경이 시작되었다. 개인 및 가족 치료를 받기 시작한 지 7개월 후, 페기는 체중이 100파운드(*역자 주. 45kg)가 되면서 퇴원했다. 페기는 대학에 복학했고, 시간제 일을 하며 부모와 함께 살았다.

그 후 10년에 걸쳐 페기는 영양학 전공으로 대학을 졸업했고, 대기업 인턴 사원으로 채용되었다. 그녀는 자신이 맡은 업무에서 탁월한 실력을 발휘했고 승진을 거듭했다. 그녀는 결혼을 했지만, 남편의 신체학대로 관계가 악화되었다. 그녀는 집을 나가 법원의 보호명령을 받았고, 결국 이혼했다. 페기와의 가장 최근 교신에는 대학원 진학(회사에서 제반 학비와 급여 전액 지급 조건), 새 연인, 마라톤에서의 쾌거(26마일[*역자 주. 약 42km] 경주에서 3위를 차지함)에 관한 소식이 담겨 있었다. 페기는 체중을 116파운드(*역자 주. 약 53kg) 정도로 유지했고, 월경 역시 정상이었다. 그녀는 이혼과 언니로부터의 소외감 등과 관련된 쟁점을 정리하기 위해 상담을 신청했고, 결국 이러한 문제들을 해결하게 되었다. 그녀는 현재 자신의 삶을 충만하고 만족스럽다고 한다.

논의

보통 신경성 식욕부진증(DSM-5, p. 338/364)에 관한 사례에서처럼, 이 사례에 나타난 특유의 징후와 증상들은 이 진단이 올바른 진단이라는 사실에 대해 의심의 여지가 없다. 페기는 모든 두드러진 양상(즉, 연령과 신장에 최소한의 정상 체중 또는 이상의 체중 유지 거부, 저체중임에도 체중 증가 또는 비만에 대한 극심한 공포, 그리고 체중 또는 몸매가 경험되는 방식에 있어서의 장해[자신의 몸을 볼 때의 불안])을 보이고 있다. 그녀는 또한 (초경 후의 여성에게 있어서) 흔하지만 보편적이지는 않은 무월경 징후는 없다. 신경성 식욕부진증에서 무월경은 스트레스 또는 영양요인들로 인한 시상하부와 뇌하수체 호르몬의 저활동에 의해 초래되는데, 이는 다시 월경주기를 담당하는 난소 호르몬의 저활동으로 이어지는 것으로 알려져 있다. 페기의 체중감소 방법에는 제거purging(자기가 유발시킨 구토 또는 하제나 이뇨제 사용)가 포함되지 않았고, 폭식binge-eating(통제 상실감과 함께 다량의 음식 섭취)을 한 적이 없었다는 점에서 아형은 제한형restricting type이다.

페기는 신경성 식욕부진증이 있는 환자들에게서 보이는 양상인 음식을 둘러싼 강박적인 의례적 행동을 나타냈다. 그녀의 강박적 섭식행동은 강박장애(6.1절 '맥베스 부인' 참조)로 추가 진단을 내릴 가능성을 암시하고 있지만, 그녀의 강박적 행동에는 음식만 연루되어 있고 신경성 식욕부진증 진단에 의해 설명되기 때문에 별도의 진단은 주어지지 않는다. 신경성 식욕부진증은 심각하고 흔히 생명을 위협하는 장애다. 이 사례는 전문가 치료로 좋은 결과가 가능하다는 것을 여실히 보여 주고 있다.

피골상접皮骨相接 [3)]

아칸소주 출신 23세 여성이 TV 프로그램을 시청한 후, 뉴욕연구팀의 책임자에게 장문의 편지를 보냈다. TV에서 이 연구팀장은 자신이 진행하고 있는 특이한 섭식 패턴이 있는 환자들을 위한 프로그램을 소개했다. 편지에서 이 여성은 그가 진행하고 있는 프로그램에 참여할 수 있게 해 달라고 요청하면서, 자신의 문제를 다음과 같이 기술했다.

> 몇 년 전 대학에 다닐 때, 저는 살을 빼려고 하제 사용을 시작했습니다. 저는 소량으로 시작하다가 효과가 없어서 점차 복용량을 늘렸습니다. 2년 후, 저는 한 번에 한 잔의 물로 250~300개의 엑스-락스Ex-Lax 알약을 먹고 있었고, 20개씩 삼켰습니다. 저는 24시간 이내에 체중이 20파운드(*역자 주. 9kg) 정도가 빠지곤 했는데, 대부분이 물과 일부 음식이어서, 저는 탈수현상 때문에 일어설 수도 없었고, 말도 거의 할 수 없었습니다. 저는 결국 대학병원에 실려 가게 되었고, 음식 중독, 고도 위장 독감gastrointestinal flu 등의 진단을 받았습니다. 부드러운 음식과 치료약물도 함께…… 저는 하루 이틀 정도 병원에 있다가 나왔습니다. 작은 십이지장 궤양이 나타났는데, 1975년에 찍은 X선 촬영 결과를 보니까 사라졌더군요.

---

3) Reprinted from Spitzer, RL, Skodol AE, Gibbon M, Williams, JBW: *Psychopathology: A Case Book*. New York, McGraw-Hill, 1983, pp. 224-228. Copyright © 1983 McGraw-Hill Education. Used with permission.

저는 며칠씩 먹지 않다가 무언가를 먹곤 했고, 먹은 것에 대한 죄책감을 극복하면서, 배고파서 먹고, 먹고, 또 먹곤 했답니다. 기숙사 같은 층에 살던 한 여학생이 저한테 오더니 자기는 구토를 유도해서 체중이 불지 않게 했다는 말을 하더군요. 저도 한동안 이렇게 해봤는데, 음식을 많이 먹어도, 토하면 여전히 체중은 줄어들 수 있다는 사실을 알게 되었죠. 이때가 1975년 봄이었습니다. 저는 수개월 동안 거의 50파운드(***역자 주.** 약 23kg)나 빼서 체중이 90파운드(***역자 주.** 약 41kg)까지 줄어들었습니다. 그러자 머리카락이 한 움큼씩 빠지기 시작했고, 이도 빠졌습니다.

저는 더 이상 사랑스럽다는 느낌이 들지 않았고, 제 외모에 대해 더욱더 자신감이 없어졌어요. 즉, 신체적으로 해방된 느낌이 들었고, 몸이 유선형으로 되어 뼈만 앙상했습니다. 제가 폭식을 하면, 제 배 말고는 모든 곳이 납작했죠. 배만 불룩해지고 팽창되었죠. 몸을 구부리면, 갈비뼈와 등뼈 마디마디의 윤곽이 드러났고요. 구토하고 나면, 제 배는 다시 납작해지면서 속은 텅 비게 되었죠. 체중이 줄수록, 저는 더 살찔까 봐 두려웠어요. 저는 한 번에 며칠씩 물 마시기가 무서웠는데, 그 이유는 체중계 숫자가 올라가면 비참해졌거든요. 그러면서도 폭식을 하면, 한 번에 우유 반 갤런과 다른 액체로 된 것들을 너무도 쉽게 마셨어요(또는 마셔요. 이 부분은 모두 현재형으로 써야 할 것 같아요). 저는 음식을 제거해야 할 만큼 하제를 필요로 하지 않아서 결국 이 모든 것의 사용을 중단했지요(여전히 만성적으로 변비가 있기는 하지만, 약국에서 이 약들을 볼 때마다 구역질이 난답니다).

저는 매일 여러 시간 운동을 해서 몸무게를 줄이고 몸매를 탄탄하게 했고, 대학 육상 팀 선수가 되었답니다. 저는 항상 런닝화를 신고, 뛰어서 수업에 들어가고 도시 이곳저곳을 뛰어다녔고, 스틱-레그 펌핑[stick-leg pumping]을 했습니다. 저는 아팠을 때 이후로는 매일 트랙 연습을 하러 가서 더 이상 뛸 수 없을 때까지 연습을 했습니다. 트랙 한 바퀴를 뛰면, 현기증과 함께 배와 다리에 쥐가 나곤 했습니다.

트랙 연습을 그만두기 전인 지난 학기의 어떤 시점에서 저는 우연히 신경성 식욕부진증에 관한 기사를 읽게 되었습니다. 이 기사를 읽으니 두려움이 엄습했습니다. 저의 음식과 체중에 대한 개인적인 강박사고를 다른 사람들과 공유했습니다. 저는 2년간 월경을 하지 않았습니다. 그래서 저는 억지로라도 건강한 음식을 먹고 소화를 시켰습니다. 정말 싫었지만요. 저는 영양학을 전공했고, 점차 스스로 음식을 삶에 필요한 것, 즉 활기를 불어 넣어주는 것이라는 새로운 태도를 받아들였습니다. 그 후 저는 체중이 늘었지만, 공포와 싸우고 있었습니다. 경직되고 통제된 방식으로 저는 그때 이후로 저 스스로 영양 상태를 유지해 오고 있습니다(체중 105~115파운드[***역자 주.** 약 48~52kg]와 신장 5′ 6″[***역자 주.** 약 168cm]). 저는 살아남으려면 대부분 채소류, 과일류, 생선, 가능한 최소 칼로리, 닭고기, 통밀로 만든 식품 등을 먹어 균형 잡힌 식사를 해야 할 필요가 있다는 것을 알고 있어요. 5년 동안 저는 피자, 파스타, 돼지고기, 단것, 또는 지방성분이 들어 있는 식품, 튀겼거나 기름진 음식을 먹지 않았고, 아주 아프지 않은 상태로 지내왔습니다. 언젠가 한 번 아이스크림콘을 먹었죠. 그렇지만 저는 한 입이라도 벗어나게 되는 만큼 보통 아프게 됩니다.

저로서는 학교 사람들을 대면하기가 어려웠습니다. 그래서 매 학기 과목들을 수강 취소했고, 패스하지 못한 과목들도 있지만, 출석률이 좋았던 몇몇 과목은 잘 마쳤답니다. 저의 어리석은 은둔생활은 지난 학기에 원격수업 과정에 등록했을 때도 명백히 드러났답니다. 그때는 캠퍼스 내에 있는 원격교육대학 건물에서 겨우 2블록 떨어진 곳에서 살고 있었거든요. 저는 '몇 파운드만 더' 체중을 줄이면 사람들을 만날 수 있을 거라는 느낌이 들었거든요.

비만. 저는 견딜 수 없어요. 이러한 감정은 제가 지금 저한테 하고 있는 것에 대한 어떤 공포심보다 더 강하고 절박하답니다. 제 체중이 몇 파운드만 늘어도, 저는 외출해서 사람들에게 제 모습을 보이기 싫어진답니다. 그리고 한때 제 삶과 함께했던 친구들, 활동, 그리고 활력 넘쳤던 건강 상태를 제가 어떻게 제쳐 놓았는지를 생각하면 너무 슬프답니다.

이렇게 모든 은밀함 속에서도, 제 직업이 모델이라는 사실을 아신다면 놀라실 겁니다. 지난해 저의 섭식-구토가 더 잘 통제되면서, 저는 카메라 앞에서 일하는 것이 즐거워졌고 또 잘하고 있답니다. 최근에 저는 몸이 너무 아파 제 몸매가 엉망이 된 느낌이 들었고, 통제에 대해 신체적으로 자신이 없었습니다. 저는 이 시기 동안 시간제 비서직 일과 이전 고객들께서 제가 요청하지도 않은 화보를 촬영하는 일거리를 주시면 어떤 것에라도 출연하며 살고 있습니다. 저는 주로 비서직 업무를 보고 있습니다. 그리고 저는 항상 이 아픔을 멈출 수 없을 것 같습니다.

대학 시절, 구토를 할수록 더 오래 걸렸고 더 힘들어졌습니다. 구토 유도를 위해 다른 기구 사용이 필요해졌습니다. 이젠 전깃줄 두 줄을 배로 늘려서 제 목구멍에 몇 피트 아래로 쑤셔 넣고 있습니다. 그러고 나서는 토근[구토제] 6~10알을 먹는 것으로 이어집니다. 무릎을 꿇고 토하느라 제 무릎은 굳은살이 박혀 있습니다. 섭식-구토 과정은 보통 2~3시간 걸리는데, 때로 8시간이 걸리는 때도 있습니다. 저는 구역질과 통증이 무섭고, 때로 제 목구멍이 너무 쓰라리고 토근ipecac(***역자 주.** 남아메리카산의 꼭두서닛과 식물의 뿌리로, 토제吐劑 · 하제下劑에 쓰임)과 줄 사용을 미루기도 하지요. 저는 바닥에 앉아서 손톱을 물어뜯고 있고, 핀셋으로 손톱 주변의 피부를 뜯어냅니다. 보통 저는 이 일을 막기 위해 고무장갑을 끼고 있습니다.

뱃속을 완전히 비우고 나면, 저는 꼼꼼히 씻어 냅니다. 잠시 후, 저는 다이어트 음료와 라식스Lasix(***역자 주.** 푸로세마이드furosemide[부종치료용 강력 이뇨제]의 상품명) 40mg(이 약품에 대해 다수의 처방전을 가지고 있음)을 투여할 겁니다. 그러면 저는 힘이 빠지면서 매우 추워집니다. 저는 찬물을 얼굴에 끼얹고 제 머리카락을 매만지는데, 제 손은 약간 떨리게 되죠. 제 손이 너무 아프면 아스피린을 먹을 것이고……. 그러고 난 후에 잠들기도 합니다. 제 입술, 손가락은 푸른빛을 띠게 되고 차가워집니다. 저는 혈관이 파열된 모습을 거울로 보게 됩니다. 제 눈에는 빨간 점들이 있어요. 이 점들은 항상 하루나 이틀 사이에 서서히 나타나죠. 이러한 일을 마치고 음식이 사라지면 어떤 안도감 같은 것이 들면서, 저는 이렇게 해서 끔찍할 정도로 뚱뚱하지 않게 되는 거예요. 그리고 저는 자주 울어요. …… 어떤 평안함, 어떤 고요함 때문이죠. 숨어서 저 자신을 아프게 하는 사람이 저뿐일 때 제가 누군가 저를 도울 누군가를 위해서 우는 것은 어리석은 일이죠.

이젠 제 행동에는 우스꽝스러운 새로운 균열, 제 병에 대한 이러한 솔직함이 있어요. 바라건대, 이로 인해 수치심보다는 더 큰 도움을 받을 수 있으며 좋겠어요. 때로 저는 저의 행위가 위선적이라는 느낌이 들어요. 두려우면서도 잘 정리된 도움을 청하는 시도 말이에요. 어쨌든 매일 밤이 지나고 또 밤이 지나도 저는 여전히 아픈 상태입니다. 그리고 자주 낮에도 마찬가지죠.

두 가지 세트의 논리가 상충되어 작동되고 있는 같은데, 각자 결정되면서 상대의 효과를 각자 절반씩 소멸시키고 있는 것 같아요. 제가 말씀드리고 있는 것……. 토하고 난 다음 목구멍을 물로 식히고, 이뇨제의 효과를 없애기 위해 포타슘 보충제를 먹고, 찢긴 손을 위해 아스피린을 저한테 먹게 한 것은 저의 일부죠. 매주 두 차례 정신과 의사의 진료실에 가서 심하게 자해한 정도를 확인하고, 손상된 것을 보수하기 위한 지속적인 작은 노력을 기울이는 것도 저의 일부입니다.

제가 마치 가차 없는 힘에 의해 잔인한 짓을 하고 있는 것처럼 들릴 겁니다. 제 목구멍을 식히고 소소한 수선을 하는 손이 제 뱃속으로 길다란 줄을 쳐 박기만 하니까 이러한 느낌이 드는 것 또는 그냥 서서 우는 것이 우스울 겁니다. 악마는 없고, 다만 제가 있을 뿐입니다.

배려에 감사하면서,

낸시 리 듀발 Nancy Lee Duval

듀발 양은 연구병동에 입원했다. 추가적인 과거력에 의하면, 그녀의 섭식 문제는 청소년기에 점진적으로 시작되었고, 지난 2~4년 사이에 심각한 상태가 되었다. 14세 때, 그녀는 체중이 128파운드(*역자 주. 약 58kg)였고, 성인기 신장이 5′ 6″(*역자 주. 약 168cm)에 달했다. 그녀는 '끔찍할 정도로 뚱뚱하다'는 느낌이 들었고, 다이어트를 시작했지만 이렇다 할 성과는 없었다. 17세 때, 그녀는 체중이 165파운드(*역자 주. 약 75kg)였고, 놀림을 당할 수 있다는 두려움 때문에 더욱 심한 다이어트를 시작해서 이듬해까지 130파운드(*역자 주. 59kg)로 낮출 수 있었다. 그녀는 매우 우울했고, 압도된 느낌이 들었으며, 무가치감이 들었다고 회상했다. 그녀는 A학점을 받을 수 없을 것 같은 어려운 강의를 피하기 시작했고, 굴욕감이 들 것 같아서 학교와 학업성취에 대해 거짓말을 하기 시작했다. 그녀는 남자아이들과의 사이에서 사회적 불안이 심화되었고, 이러한 현상은 지난해 여고로 전학을 가게 되면서 정점을 이루었다.

대학에 진학하게 되면서 듀발 양의 어려움은 더욱 커졌다. 그녀는 자신의 시간을 어떻게 편성해야 할지, 공부, 데이트, 또는 친구를 만날 것인지의 여부에 대해 어려움을 겪었다. 그녀는 체중을 줄이기 위해 더욱 필사적인 상태가 되었고, 결국 그녀의 편지에서 밝혔듯이 하제를 사용하기 시작했다. 대학 2학년인 20세 때, 그녀는 가장 낮은 체중인 88파운드(*역자 주. 40kg)(이상 체중의 70%)에 도달했고 월경이 멈췄다.

듀발 양이 자신의 편지에서 밝혔듯이, 그녀는 자신에게 문제가 있다는 사실을 인식했고, 스스로 체중을 늘리려는 시도를 했다. 그럼에도 불구하고 전년도에 시작한 과식과 구토가 악화되었다. 체중과 섭식에 집착하게 되면서, 그녀는 학업 수행에 영향을 받았고, 결국 21세에 대학을 중퇴했다.

듀발 양은 4자녀 중 둘째이면서 외동딸로, 중상층 전문직 가정에서 자라났다. 환자의 설명에 의하면, 아버지는 알코올 중독 과거력이 있는 것처럼 들린다. 어머니와 아버지, 그리고 남자 형제들과 부모 사이에 어려움이 있었다는 명백한 단서들이 있으나, 정신과 치료를 받은 적이 있는 다른 가족 구성원들은 없다.

듀발 양은 몇 주 동안 연구동에 남아 있었다. 이 기간 동안 그녀는 연구에 참여했고, 병원 장면의 구조하에서 하제와 이뇨제 남용을 그만둘 수 있었다. 그녀가 집으로 돌아간 후, 그녀는 정신분석 기반 심리치료를 하는 정신과 의사에게 6개월 전부터 시작되어 매주 2회 지속적으로 치료를 받았다. 이 치료는 약 6개월 더 그녀의 가족이 지원을 거부했을 때까지 계속되었다. 이 환자는 또한 자신의 문제에 대한 일부 병식을 얻게 된 기간 동안 자신의 행동을 바꿀 수 없다는 느낌이 들었다.

퇴원한 지 2년 후, 그녀는 자신이 '훨씬 나아지고' 있다는 내용의 편지를 보냈다. 그녀는 대학에 복학했고, 대학과정을 만족스럽게 끝마쳐 가고 있었다. 그녀는 영양 전문가를 만나왔고, 치료가 정상적인 다이어트가 무엇이고, 어떻게 정상 체중을 유지해야 하는지에 대한 학습에 유용했다는 느낌이 들었다. 그녀는 또한 학교 생활지도 상담자들로부터 상담을 받아 오고 있었지만, 자신의 섭식 문제와 직접적으로 연관 짓지는 않았다. 그녀의 체중은 정상이었고 주기적으로 월경도 했다. 그녀의 간헐적인 폭식과 구토 문제는 계속되었지만, 이러한 문제들의 빈도수와 심각도는 훨씬 감소되었다. 그녀는 더 이상 이뇨제 또는 하제를 남용하지 않았다.

논의

듀발 양은 300년 전 처음으로 기술되었고 1868년 현재의 명칭이 주어진 신경성 식욕부진증(DSM-5, p. 338/364)을 겪고 있다. 이 장애의 원인에 관한 이론들이 나타났다가 사라지기를 반복해 왔지만, 필수 양상은 변함없이 남아 있다. 듀발 양은 이러한 양상에 대해 날카롭게 묘사하고 있다.

듀발 양은 자신이 쇠약해진 상태에서조차 비만에 대한 강렬하고 비합리적인 공포가 있었다. 그녀는 자신의 체중이 평균이었을 때도 자신을 뚱뚱한 것으로 지각했고, 자신이 다른 사람들에게 괴상할 정도로 말라 보일 것 같았을 때는 '결코 더 사랑스럽다는 느낌이 들지 않았다.' 그녀는 끈질긴 다이어트와 운동, 자기유발 구토, 그리고 하제와 이뇨제 사용을 통해 체중의 약 30% 정도를 감량했다. 그녀는 지난 3년간 월경을 하지 않았다.

지속적인 배고픔에도 불구하고, 듀발 양의 다이어트는 심각할 정도로 계속되었다. 따라서 식욕부진증anorexia('식욕상실'의 뜻)이라는 말은 이 장애명에는 부적절한 것이다. 사실상, 그녀는 또한 재발성 폭식 삽화—즉, 급속한, 통제되지 않는 고칼로리 음식 섭취—가 있다. 이러한 폭식은 구토와 후회감으로 이어진다. 만일 이러한 재발성 폭식과 제거 패턴 자체만 발생했다면, 이 패턴은 신경성 폭식증(10.5절 참조) 진단이 될 것이다. 그러나 이 패턴이 신경성 식욕부진증의 경과기간 동안 발생한다면, 적절한 진단은 신경성 식욕부진증, 폭식/제거형anorexia nervosa, binge-eating/purging type이다. 따라서 듀발 양의 상태는 이 절에서 이전의 사례('30kg의 약골' 참조)의 것과는 다르다. 왜냐하면 듀발 양은 주기적으로 폭식을 계속했고('먹고, 먹고, 또 먹고'), 체중 감소를 위한 노력의 일환으로 보상 제거 행동을 한 반면, 다른 환자는 음식 섭취량을 줄임으로써 엄격하게 체중을 줄이려는 시도를 했다.

신경성 식욕부진증이 있는 마른 환자가 자신이 뚱뚱하다고 주장하는 경우, 이는 망상장애(2.4절 '벼룩' 참조) 또는 주요우울장애(4.2절 '석공' 참조)에서 볼 수 있는 것처럼 신체적 망상의 발현을 암시한다. 그러나 이러한 환자는 자신의 체중에 관한 사실에 대해 반박하기보다 자신이 어떤 경험을 하고 있는지를 기술하고 있다는 점에서 일반적으로 망상이 있는 것으로 간주되지 않는다.

여윈 팀

팀Tim(남, 8세)은 지난해 의학적 원인을 발견할 수 없었던 심각한 체중 감소 때문에 응급 평가를 요청한 소아과 의사에 의해 의뢰되었다. 팀은 자신의 체중에 대해 극도로 염려하면서 매일 체중을 재고 있다. 그는 자신이 너무 뚱뚱하다고 호소하고 있으면서 체중이 줄지 않으면 음식 섭취량을 줄이고 있다. 그는 지난해 체중을 10파운드 줄였고, 자신이 저체중 상태라는 사실이 명백함에도 여전히 자신이 뚱뚱하다고 느끼고 있다. 팀의 부모는 집에서 체중계를 치워 버렸다. 그 결과, 팀은 자신이 매일 섭취하는 칼로리를 기록하고 있다. 그는 이 일, 즉 자신이 그 일을 똑바로 했는지 확인, 재확인하느라 많은 시간을 보낸다.

이 외에도, 팀은 청결과 정리정돈에 사로잡혀 있다는 말을 듣고 있다. 현재 그는 친구가 없다. 그 이유는 그가 친구들의 집이 '더럽다'는 느낌이 들기 때문에 이들의 방문을 거절하고 있기 때문이다. 그는 다른 아이가 자신과 접촉하면 화를 낸다. 그는 항상 어떤 일들이 '반드시' 정해져 있는 방식으로 자신이 그 일들을 하고 있는지 확인하고 있다. 그는 이에 대해 매우 초조해하고 걱정한다. 그는 준비할 시간을 마련하기 위해 매일 등교하기 2시간 전에 일어난다. 최근에 그는 등교 준비를 하기 위해 새벽 1시 30분에 잠을 깼다.

논의

응급 평가가 실시된 이유는 팀의 최근 체중 감소 때문이다. 그는 지난해 체중이 10파운드(4.5kg) 감소했는데, 이 시기는 그의 연령대 남자아이가 그 정도로 증가될 것으로 예상되는 체중이었다. 이는 팀이 자신의 연령대에 예상되는 체중에 비해 20파운드(9kg) 아래에 있음을 의미한다. 신경성 식욕부진증이 남성과 너무 어린 나이에서는 특이하지만, 정상 체중 유지에 대한 그의 거부는 이 진단(DSM-5, p. 338/364)을 암시한다. 팀은 또한 이 장애의 다른 특징적 양상, 즉 비만에 대한 공포와 명백하게 저체중 상태에서조차 뚱뚱하다고 느끼고 있다. 팀은 자신의 음식 섭취를 제한(즉, 다이어트에 의해)함으로써만 체중을 줄이고 있고, 폭식 또는 제거 행동에 참여하고 있지 않다는 점에서 그의 신경성 식욕부진증은 제한형이 될 것이다.

주의의 초점은 아니지만, 먼지에 대한 다양한 재발성 사고에 대한 집착은 그에게 상당한 고통을 초래하고 있다. 더욱이, 그는 자신이 '반드시' 해야만 하는 방식으로 일처리를 하고 있는지를 확인해야 하고, 이러한 활동은 명백히 그의 정상적 기능을 저해하고 있다(그는 정시에 등교 준비를 위해 등교하기 여러 시간 전에 일어나고 있음). 이러한 사고는 그의 의식에 침입해서 그의 통제력을 넘어섰고, 그의 오랜 시간 동안의 일상적인 일의 '준비'가 이러한 사고에 대한 반응으로 수행되고 있다는 것으로 여기는 것이 합리적이다. 따라서 이러한 것들은 진성 강박사고와 강박행동을 나타낸다. 이러한 강박사고와 강박행동의 내용은 팀의 섭식장애와 관련이 없기 때문에 강박장애(DSM-5, p. 237/251)가 추가 장애로 내려지지만, 초기 주의의 초점이 섭식장애라는 점에서 이차 진단으로 고려된다.

10.5 신경성 폭식증

신경성 폭식증bulimia nervosa의 특징적 양상은 ① 반복적 폭식 삽화, ② 체중 증가를 막기 위해 폭식 보상을 위한 반복적인 부적절한 행동, 그리고 ③ 몸매와 체중을 과잉 강조하는 자기평가다. 폭식과 보상행동 참여는 반드시 주기적(즉, 적어도 주당 1회)이고 비교적 지속적(즉, 적어도 3개월 동안)으로 발생해야 한다. 폭식 삽화는 "별개의 기간 동안 유사한 상황에서 유사한 시간 내에 대부분의 사람이 먹는 것보다 확실히 더 많은 양의 음식 섭식"(DSM-5, p. 345/371)으로 정의된다. 예를 들면, 개인은 한 번에 여러 쿼츠quarts(*역자 주. 액량의 단위로, 0.94ℓ에 해당됨)의 아이스크림 또는 라지 피자 몇 판을 먹을 수 있다. 그러나 '폭식'이라는 용어의 기술적인 사용은 결혼식이나 가족 추수감사절 만찬에서처럼 문화적으로 '과식'을 제재하는 데에는 대개 적용되지 않을 것이다(폭식은 이러한 행사에 발생 가능함. 이 절의 후반부에 제시된 '음식지옥 방문' 참조). 폭식은 전형적으로 일단 먹기 시작하면 멈출 수 없는 것 같은 섭식에 대한 통제 상실감과 연관된다. 일부 사람은 폭식을 하는 경우 '해리'감(즉, 자신들의 행동에 대한 의식적 인식으로부터 분리됨)을 보고한다. 때로 사람들은 자신들이 섭식행동 통제를 완전히 포기했음을 보고할 것이다. 사람들은 전형적으로 폭식에 대해 당혹감을 느끼고 흔히 비밀리에 먹게 될 것이다. 폭식은 흔히 심리사회적 스트레스, 우울감, 또는 불안에 의해 촉발된다.

신경성 폭식증에서 보상행동은 제거행동purge behaviors 또는 제거purging(DSM-5, p. 346/373)로 불리며, 자기유도식 구토(매우 흔함)와 하제, 이뇨제, 또는 관장제의 오용이 포함된다. 이 장애가 있는 사람들의 일부는 제거는 하지 않고 대신 금식 또는 과도한 운동(예, 하루에 체육관에서 여러 시간을 보냄)으로 과식에 대한 보상행동을 한다. 신경성 폭식증이 있는 사람들은 또한 몸매와 체중을 자존감의 원천으로 매우 염려한다. 이러한 점에서 이들은 신경성 식욕부진증(10.4절 참조)이 있는 사람들과 유사하지만, 이들은 음식 제한에 의한 체중 감소는 없다. 신경성 폭식증은 개인이 신경성 식욕부진증이 있는 경우에는 진단되지 않는다. 신경성 폭식증이 있는 사람들은 매우 흔히 정상 체중 또는 과체중이다. 심각한 의학적 합병증은 제거행동(예, 체액과 전해질 불균형, [구토로 인한] 식도 천공 또는 복부 파열, 그리고 심부정맥[심박 타이밍 또는 강도에 있어서의 리듬 변화])으로 인해 초래될 수 있다.

신경성 폭식증은 전형적으로 청소년기 또는 성인기 초기에 시작된다. 젊은 여성들의 12개월 유병률은 1~1.5%다. 신경성 폭식증의 유병률은 남성보다 여성에게서 10배 더 높다. 이는 미국 내 백인 여성들 사이에서 매우 흔하다. 임상적 경과는 만성 또는 간헐적이고, 또한 치료를 받든 그렇지 않든 간에 시간이 흐름에 따라 감소한다. 그렇지만 치료는 명백히 개선된 결과로 이어진다. 신경성 폭식증이 있는 사람들의 일부는 사회적 기능이 손상되었다(예, 이들은 자신들의 모든 '자유시간'을 친구나 가족과 함께하기보다는 폭식과 제거로 보내거나 폭식 참여에 대한 공포로 외식을 회피함). 이 장애가 있는 사람들은 자살의 위험성이 있다.

음식지옥 방문

애비 서먼드Abby Thurmond(여, 42세)는 친구 딸의 결혼식 참석차 마이애미에서 시카고에 갔을 때 2년 이상 폭식을 하지 않았다. 독신이면서 독립적이고, 자신의 일에 헌신적인 서먼드 씨는 자신의 첫 영화 시나리오를 팔았다. 그녀는 기뻤으나, 항상 대형 프로젝트를 마칠 때 발생하는 '산후' 낙담letdown을 경험하고 있었다.

서먼드 씨는 알코올 중독자 익명집단Alcoholics Anonymous(AA)과 유사한 자조집단 프로그램인 과식자 익명집단Overeaters Anonymous(OA)에 2년간 참여하면서, 특히 정서적으로 힘든 시기 동안에는 음식으로부터 안전거리를 유지할 필요가 있다는 사실을 알았다. 그럼에도 불구하고, 서먼드 씨는 진수성찬이 차려진 결혼식 예행 파티에서 온종일 시간을 보냈다. 그녀는 친구의 부엌에서 여러 시간 동안 음식을 쓸고, 자르고, 나누고, 배열했고, 결국 음식을 집어 들었다.

그날 밤, 손님들이 도착하면서 소란해진 틈을 타서 서먼드 씨는 신체적·정서적으로 사라져 폭식을 하게 되었다. 그녀는 '절제된abstinent' 식사(개인의 식사계획에 포함되는 것이면 어떤 것에 대한 OA 개념, 즉 파스타 샐러드, 야채 샐러드, 냉동음식 조각, 롤)가 될 정도의 접시로 식사를 시작했다. 1인분 음식으로는 넉넉했지만, 그녀는 더 많은 양의 음식을 원했다. 그 후, 5시간 동안 그녀는 처음에는 손님들과 뒤섞여서 음식을 먹었다. 그러고 나자, 수치심이 들어서 어두운 방구석에 들어가서 들고 온 음식들을 은밀하게 미친 듯이 먹어 치웠다.

서먼드 씨는 크래커, 치즈, 빵, 치킨, 칠면조 고기, 파스타, 그리고 샐러드를 배불리 먹었다. 그러나 이 모든 것은 그녀가 실제로 원했던 것(당분)의 서곡에 지나지 않았다. 그녀는 손님들이 디저트가 마련되어 있었던 식당을 떠나기를 기다렸다. 손님들이 떠나자, 그녀는 케이크를 둘로 나누었고, 또 2개를 더 나눠서 식판에서 직접 음식을 입으로 퍼 넣었다. 그녀는 쿠키, 더 많은 쿠키, 그리고 또다시 쿠키에 손이 갔다. 심장박동이 빨라졌고, 들킬 것을 두려워하며 그녀는 결국 차마 떨어지지 않는 발걸음을 옮겨 테라스로 살며시 빠져나갔다.

'음식 황홀경food trance'으로 여겨졌던 이 시점에서 서먼드 씨는 자신의 접시를 빵으로 쌓아 올려 그 위에 어떤 알 수 없는 잼들을 발랐다. 음식은 마치 진흙 같은 맛이 났지만, 그녀는 계속해서 먹어 댔다. 이윽고 다른 손님들이 테라스로 나오자, 서먼드 씨는 다시 다른 곳으로 자리를 옮겨야겠다는 느낌이 들어서 환하게 불이 켜져 있는 부엌으로 발길을 옮겼다. 그 순간, 자신의 접시를 내려다본 그녀는 공포에 질렸다. 접시는 온통 개미들로 뒤덮여 있었다. 융통성 있게 음식을 뱉는 대신, 서먼드 씨는 수치감 때문에 그렇게 하지 않고 그냥 꿀꺽 삼켜 버렸다. 그러고 나서, 그녀의 눈은 개미가 묻어 있지 않은 음식을 찾느라 접시 위의 음식 부스러기를 훑어보기 시작했다. 자신의 바보짓을 목격한 서먼드 씨는 울기 시작했다. 그녀는 접시를 쓰레기통에 던져 버리고는 달음질쳐서 방을 나갔다.

이 사건은 6개월의 폭식 재발의 시작을 알렸고, 15년 전에 시작된 서먼드 씨의 최악의 폭식 경험으로 기록되었다. 재발기간 동안, 그녀는 달면서도 정제된 탄수화물이 든 음식에 대해 폭식을 했고, 폭식 조절을 위해 다시 흡연을 했으며, 다시금 폭식할 때마다 끊임없는 운동으로 칼로리를 '제거'하느라 혈안이 되었고, 한 번에 4~5시간씩 걷기 운동을 했으며, 자전거를 끌고 6층 계단을 오르락내리락 했고, 해진 후에 위험한 도시공원에서 수 마일씩 자전거를 탔다.

재발기간 내내, 서먼드 씨는 치료를 받으며 OA에도 참여했다. 그러나 고립과 우울증을 동반한 폭식은 악화되었고, 그녀는 연이은 수면 곤란을 겪었으며, 자주 이른 새벽까지 통제할 수 없을 정도로 눈물을 흘리곤 했다. 결국 사회복지사인 그녀의 치료자는 그녀를 정신과 의사에게 의뢰했고, 그는 폭식 조절에 사용되어 온 항우울제뿐 아니라 정제된 설탕, 빵, 크래커, 그리고 유사한 탄수화물이 배제된 구조화된 식단을 처방해 주었다. 서먼드 씨는 몇 주가 채 지나지 않아 폭식을 멈출 수 있었고, 우울증에서 벗어났으며, 삶을 재개할 수 있었다. 치료약물을 투여한 지 2년 후, 이 기간 동안 그녀는 폭식을 하지 않았고 점차 빵, 그리고 관련된 탄수화물을 식단에 다시 포함시켰다. 서먼드 씨는 항우울제 투여를 중단했으나, 우울증과 폭식은 다시 나타나지 않았다. 그녀는 계속해서 열심히 OA에 참여하고 있다.

논의

폭식이라는 말은 흔히 사람들이 섭취해야 하는 양보다 더 많은 음식을 먹는 경우에 대해 기술하기 위해 사용된다. 그러나 결혼식 예행 파티에서의 섭식 삽화에서 소비한 음식량에 대한 서먼드 씨의 설명은 그녀에게 폭식 삽화가 있다는 사실에 대해 의심할 여지가 없다. 이 기간 동안 그녀의 섭식량에 대한 조절 불능은 심각한 증상이 있음을 나타내고 있다. 임상가가 반복적인 폭식이 있는 사람을 진단하려고 할 때 던지는 첫 번째 질문은 이 사람이 주기적으로 몇몇 극심한 부적절한 행동으로 과식에 대한 보상을 하고 있는지에 관한 것이다. 만일 이 질문에 대한 답변이 '아니요'라면, 진단은 거의 틀림없이 폭식장애(10.6절 '아플 때까지 먹기' 참조)다. 만일 답변이 '예'이고 개인의 자기평가가 몸매와 체중에 의해 과도하게 영향을 받고 있다면(보통 발생하는 것처럼), 진단은 신경성 폭식증이다. 신경증 폭식증이 있는 환자들 대부분은 폭식에 대해 몇 가지 제거방법—자기유도식 구토(매우 흔함) 또는 이뇨제 또는 하제 사용—으로 보상한다. 서먼드 씨의 사례는 비교적 덜 흔한 신경성 폭식증(DSM-5, p. 345/371) 진단의 예로, 이 장애에서 환자는 제거 대신 과도한 운동(그녀의 방법) 또는 금식(다른 사례에서)을 사용하고 있다.

뚱뚱보 아저씨

그레고리 제임스Gregory James(남, 43세)는 극장 매니저로, 샌프란시스코 소재 섭식장애 클리닉에서 평가를 받았다. 그는 이전의 5개월 동안 신장이 6′ 1″(*역자 주. 185cm)에 체중 58파운드(*역자 주. 26kg)를 뺐지만(250파운드[*역자 주. 113kg]에서 192파운드[*역자 주. 87kg]로), 여전히 비만을 두려워했다.

제임스 씨는 그의 부인이 그에게 '뚱뚱보'라면서 살을 빼지 않으면 이혼도 불사할 수 있음을 암시했던 5개월 전에 처음 다이어트를 시작했다. 이 말에 겁이 난 그는 엄격한 식이요법(아침은 오믈렛과 브랜bran, 점심은 커피, 저녁은 샐러드와 새우 또는 치킨)을 시작했다. 그의 원래 목표는 약 50파운드(*역자 주. 23kg)를 빼는 것이었다. 다이어트를 해도 원하는 만큼 빠르게 체중이 감소하지 않자, 그는 식사 후에 목구멍에 손가락을 넣어 구토를 유도하기 시작했다.

제임스 씨는 현재 음식에 '강박' 상태에 있다. 레스토랑에 가기 전에 주문할 것에 대해 걱정한다. 그는 제거하기 가장 쉬운 것을 고려해서 먹을 것을 선택하는가 하면, 늘 출입하는 지역의 모든 화장실을 알고 있다. 그는 식후의 배부른 느낌을 견디기 힘들어하고, 복부 '비만'을 걱정한다. 그런가 하면, 일주일에 서너 차례 '폭식' 충동을 견디기 힘들어한다. 그는 이 시기 동안 자신의 섭식이 통제 불능 상태라고 느끼는데, 햄버거 3개, 감자튀김 2봉지, 아이스크림 1파인트(0.47ℓ), 그리고 오레오 쿠키 2봉지를 먹어치운다. 그는 폭식 후에 항상 구토를 유도하지만, 체중 감소를 위해 하제, 이뇨제, 또는 다이어트 알약을 사용한 적은 없다.

제임스 씨는 또한 날씬해지는 것에 대해 집착한다. 그는 처음에는 190파운드(*역자 주. 86kg)로, 그러고 나서는 185파운드(*역자 주. 84kg)로, 자신의 원래 체중 목표를 점진적으로 낮추어 왔다. 그는 하루에 적어도 한 시간 동안 걷기운동을 시작했는데, 보다 최근에는 일주일에 여러 차례 역기를 들고 있다. 그는 여성들이 현재 자신을 다르게 보고 있다고 믿고 있다. 그가 뚱뚱했을 때, 이들은 그를 별생각 없이 쳐다보았지만 현재는 자신을 '우러러보고 있다'고 생각하고 있다.

제임스 씨는 스트레스를 받을 때면 식탐을 해서 늘 다소 뚱뚱한 상태를 유지해 왔지만, 부인이 그의 외모에 대해 비판하기 전까지는 자신의 체중에 대해 걱정한 적이 없었다. 그는 더 이상 어떤 식사도 즐겁지 않고 다이어트를 멈출 수 없기 때문에, 그의 부인이 그에게 그가 현재 날씬하다고 말했지만, 이러한 자신의 삶의 영역에 대해 통제력을 상실해 왔다고 느끼고 있다. 그러므로 그는 최근에 내과 의사를 만났는데, 아무런 신체적 문제를 발견하지 못한 그 의사는 그를 정신의학적 평가에 의뢰했다.

논의

흔히 그런 것처럼, 제임스 씨의 섭식장애는 체중 감소를 위한 합리적인 시도로 시작되었다. 그는 체중 감소에 집착하게 되었고, 다른 사람들의 견해와는 달리 계속해서 자신의 몸이 뚱뚱하다고 여겼다. 체중 감소에 대한 집착과 왜곡된 신체상은 신경성 식욕부진증을 암시하지만, 제임스 씨는 체중이 신장에 대한 정상 최소치 미만으로 떨어지지 않았기 때문에 이 진단은 내려지지 않는다.

제임스 씨의 폭식(통제 상실감과 함께 반복적인 다량의 음식 섭식), 체중 증가 회피를 위한 반복적인 부적절한 보상행동(그의 경우에는 자기유도식 구토에 의함), 그리고 체중과 몸매에 대한 과잉염려는 신경성 폭식증(DSM-5, p. 345/371)을 가리킨다. 제임스 씨는 신경성 폭식증이 있는 사람들 사이에서 체중 증가 회피를 위한 가장 흔한 방법인 구토를 사용하고 있다. 체중 증가 회피를 위한 덜 흔한 방법은 하제 또는 이뇨제의 오용, 금식, 그리고 과도한 운동(이 절 이전의 사례 '음식지옥 방문 참조).

제임스 씨의 신경성 폭식증 사례는 그가 남성(이 장애는 여성들에게서 10배 더 흔함)이고, 장애가 비교적 생애 후기에 발생(보통 청소년기 또는 성인기 초기에 발병하고 40세 이후에는 흔치 않음)했다는 점에서 특이하다.

10.6 폭식장애

폭식장애binge-eating disorder의 특징적 양상은 반복적 폭식 삽화지만, 신경성 폭식증에서 발생되는 부적절한 보상행동이 없다는 점이다. 폭식은 신경성 폭식증의 것과 동일하다. 즉, 폭식에는 대부분의 사람이 동일한 시간 동안 유사한 상황에서 먹는 양보다 더 많은 음식을 먹는 별개의 폭식 삽화가 포함되고, 이들은 섭식에 대한 통제감 결여와 연관이 있다. 이 외에도, 폭식장애에서의 폭식은 흔히 ① 평소보다 훨씬 급하게 먹음, ② 불편할 정도로 배가 부를 때까지 먹음, ③ 배고프지 않을 때 많은 양의 음식을 먹음, ④ 개인이 많은 양의 음식을 먹는 것에 대한 당혹감 때문에 혼자 먹음, ⑤ 폭식 후 자신에 대한 역겨움, 우울증, 또는 죄책감이 특징이다. 폭식은 주기적으로 발생하고(즉, 적어도 주당 1회), 비교적 지속적이다(즉, 적어도 3개월 동안 발생함).

폭식장애는 보통 과체중과 비만인 사람들에게서 발생한다. 미국의 성인 인구의 12개월 유병률은 여성이 1.6%, 남성이 0.8%다. 폭식장애가 있는 여성 대 남성의 비율은 신경성 폭식증보다 더 동일하다. 또한 이 장애는 백인 여성들에게서처럼 인종 및 민족 집단의 많은 여성에게서도 나타난다. 폭식은 아동들에게서도 나타날 수 있고, 청소년과 대학에 다닐 연령의 사람들에게서 흔하다.

폭식장애는 사회적 적응 곤란, 손상된 건강 관련 삶의 질, 의학적 이환율과 치사율 증가, 그리고 의료서비스 활용률 증가와 연관될 수 있다.

아플 때까지 먹기

안드레아 심슨Andrea Simpson(여, 35세)이 어려서부터 늘 슬픔의 원인이 되어 왔던 섭식과 체중 문제로 도움을 청하기 위해 치료자를 다시 찾았을 때, 그녀의 체중은 230파운드(*역자 주. 104kg)였다. 그녀는 다시금 통제할 수 없는 폭식을 하고 있었고, 6개월 사이에 체중이 50파운드(*역자 주. 23kg) 이상 늘었다. 심슨 양은 초등학교 저학년 때부터 학교 아이들로부터 늘 '뚱땡이fatty'라고 놀림을 받았고, 아동기와 청소년기 내내 과도한 섭식과 체중에 관해 어머니와 자주 논쟁을 벌였던 기억이 났다. 고등학교 시절, 그녀는 온종일 입을 우물거리며 뭐라도 먹으면서 다녔다. 먹을 때마다 그녀는 이것이 마지막이 될 거라고 스스로 다짐하며 다이어트를 하곤 했지만, 이 다짐을 한 번도 지킨 적이 없었다. 그녀는 자신의 체중에 대해 매우 수치감을 느꼈으나, 체중은 점점 더 늘었다. 거의 대부분의 경우, 그녀는 아무도 보지 못하게 혼자 식사를 했다. 고등학교 졸업 당시, 그녀의 키는 5′ 5″(*역자 주. 152cm)였고, 체중은 203파운드(*역자 주. 92kg)였다. 심슨 양은 자신의 폭식이 대학 시절에 시작되었다고 믿고 있다. 대학생활을 시작할 때, 그녀는 체중이 약 40파운드(*역자 주. 18kg) 정도 빠졌다. 그러나 그 후, 그녀는 다이어트와 과식 기간 사이를 오갔던 시기가 몇 주에서 몇 개월간 지속되었다.

과식기간 동안 그녀는 흔히 아침을 대학 학생식당에서 과도하게 먹었다(치즈, 계란 여러 개, 토스트 2~3장, 오렌지 주스 라지 사이즈 2잔). 그런 다음, 다량의 음식(예, 땅콩버터 샌드위치 2~3개, 12개입 쿠키 2~3개, 포테이토칩, 치즈)을 기숙사 방으로 가져와서 몇 시간에 걸쳐 먹었다. 그녀는 자신이 신체적으로 불편감이 느껴질 때까지 먹었고, 그러고 나서는 잠에 곯아떨어졌다. 그녀는 이 시기 동안 체중 때문에 매우 우울했고 수치심을 느꼈다. 그녀는 먹는 동안에는 먹고 있던 어떤 음식이라도 마음만 먹으면 중단할 수 있다고 항상 믿었기 때문에 통제할 수 없다는 생각은 들지 않는다. 그녀는 대학 시절 여러 차례 체중 변화가 있었다(170~230파운드[*역자 주. 77~104kg]).

심슨 양은 대학 4학년 때 정상 체중으로 감량되었고, 졸업 후 결혼했다. 그녀는 신혼여행 때 다시 체중이 늘기 시작했고, 그녀의 남편은 그녀의 섭식과 체중 증가에 대해 화를 냈다. 이들은 이러한 쟁점과 섭식에 관한 그녀의 정직성(주로 섭식에 대한 수치심으로 인해 촉발됨)에 대해 심하게 논쟁을 벌였다. 심슨 양은 자신의 섭식 문제가 뒤이은 이혼에 현저하게 영향을 미쳤다고 느끼고 있다.

그 후 여러 해에 걸쳐, 심수 양은 계속해서 자신의 체중, 섭식과 씨름했다. 그녀는 웨이트워처스Weight Watchers(*역자 주. 체중 조절을 돕는 집단)에 등록해서 수차례 다이어트를 시도했고, 식욕을 저하시키기 위해 처방약물과 불법 암페타민을 사용했으며, 체중에 대해 여러 내과 의사와 이야기를 나누었고, 이들이 제공하는 다이어트 방법들을 시도해 보았지만, 현저한 체중 변화와 함께 과체중 상태가 지속되었다. 다이어트 기간 동안 그녀는 음식과 섭식 충동에 집착했다.

심슨 양은 20대 중반에의 이혼, 그리고 가족과 관련된 쟁점에 대해 심리치료를 받았다. 그녀는 체중과 섭식 문제에 대해 논의하려 했지만, 치료는 이러한 쟁점들에 대해 효과가 없었다. 왜냐하면 치료자의 개입이 대개 다이어트를 제안하는 것에 그쳤기 때문이었다.

심슨 양은 폭식기간을 '악몽nightmare'이라고 묘사한다. 이 기간 동안 그녀는 섭식 충동과의 싸움, 추가 섭식 계획, 그리고 자신의 섭식과 곧 이어질 필연적인 체중 증가에 대한 죄책감과 수치심에 집착한다. 약 10개월간 지속되었던 그녀의 가장 최악의 일상적인 폭식기간은 약 2년 전에 발생했다. 그녀는 여러 박스의 쿠키, 아이스크림과 기타 달콤한 음식, 다량의 땅콩버터와 빵, 그리고 여러 그릇의 시리얼(집에 먹을 것이 없는 경우)을 먹었다. 그녀는 자신의 섭식에 대해 통제 상실감이 들었고, 폭식을 중단할 수 없음에 대해 절망적인 상태가 되었다. 그녀는 흔히 복부 통증을 느낄 때까지 먹었고, 항상 과식했기 때문에 배고픔을 느껴 본 적이 없었으며, 근본적으로 모든 식사 구조의 형태를 상실했고, 섭식에 대한 수치심 때문에 다른 사람들 앞에서 먹는 것을 피했으며, 계속해서 우울한 느낌이 들었다. 그녀는 이 폭식기간 동안 90파운드(*역자 주. 41kg)가 늘었다.

35세에 치료자를 다시 찾았을 때, 심슨 양은 치료자로부터 OA 참여 권고를 받았다. 그 후, 그녀는 OA와 심리치료가 결합된 형태의 치료가 도움이 된다는 사실을 알게 되었다. 그녀는 경직되거나 제한적인 다이어트 없이 체중이 80파운드(*역자 주. 36kg) 감소되었고, 약 5년 동안 60파운드(*역자 주. 27kg)를 뺐다. 그녀는 자신이 여전히 식사량 조절에 어려움을 겪고는 있지만, 매끼 사이에 음식 또는 섭식 충동에 집착하는 느낌이 들지 않는 것에 대해 기뻐하고 있다. 그녀는 자신이 섭식 문제에 대해 결코 완전히 자유로울 수 없다는 사실에 대해 매우 확신감이 들고, 어떤 예측할 수 없는 미래에 다시 폭식을 시작할 수 있다고 느낀다. 이러한 이유로, 그녀는 계속해서 OA 모임에 참여하고 있다.

논의

다수의 사람은 과식과 정상 체중 유지에 대해 염려한다. 이들은 다양한 다이어트와 체중유지 프로그램을 시도하기도 한다. 이들 중 소수는 다량의 음식을 먹고 있고, 자신들의 섭식이 통제 불능 상태라고 느끼는 기간 동안 반복적으로 폭식을 한다. 심슨 양의 사례에서처럼, 3개월 이상의 기간 동안 주당 1회 이상의 폭식 패턴이 발생하는 경우, 진단은 폭식장애(DSM-5, p. 350/377)가 된다. 만일 개인이 신경성 폭식증(예, 자기유도식 구토 또는 과도한 운동; 10.5절 참조)의 특징인 부적절한 보상행동을 하고 있다면, 이 진단은 내리지 않는다.

폭식장애가 있는 사람들은 몇 가지 측면에서 신경성 폭식증이 있는 사람들과 다르다. 임상 장면에서 신경성 폭식증이 있는 사람들은 거의 언제나 20대지만, 폭식장애가 있는 사람들은 평균연령이 40대다. 신경성 폭식증은 남성에게서는 극도로 흔치 않은 반면, 폭식장애는 여성과 남성에게서 거의 동일하게 발생한다. 신경성 폭식증이 있는 전형적인 사람은 체중이 정상 또는 정상에 가깝지만 날씬함에 집착하는 반면, 폭식장애가 있는 사람들의 대부분은 과체중이고, 체중이 정상 범위로 떨어질 수 있다면 기뻐할 것이다.

Chapter 11

배설장애

아이는 보통 걸음마 국면(1~3세) 동안 신체 노폐물 배설 터득에 관심을 갖게 되고, 4세경까지 대부분의 아이는 다음과 같은 성공 경험 순으로 장과 방광 억제를 성취한다(야간 장 조절 → 주간 장 조절 → 주간 방광 조절 → 야간 방광 조절). 배설장애elimination disorders에는 소변 또는 대변의 부적절한 배설이 포함되고, 보통 이미 배변훈련toilet training을 받은 4세 이상의 아동들에게 영향을 미친다. 이러한 진단부류에는 2가지 장애가 포함되어 있다(① 유뇨증[반복되는 부적절한 장소에의 배뇨로, '야뇨증wetting'으로 더 잘 알려져 있음], ② 유분증['soiling', 즉 반복되는 부적절한 장소에의 배변]). 이 두 장애 진단의 최소 연령 필수요건은 생활연령만이 아니라 발달연령을 기초로 한다. 즉, 정서적 · 정신적 · 해부학적 · 생리적 성숙도에 따라 결정된다(〈표 11-1〉에는 배설장애의 특징적 양상이 수록되어 있음). 유뇨증과 유분증은 둘 다 수의적 또는 불수의적일 수 있다. 이러한 장애들은 전형적으로 따로 발생하지만, 동시발생 역시 관찰된다.

〈표 11-1〉 배설장애의 특징

장애	주요 특징
☐ 유뇨증	• 침대 또는 의복에 반복적 배뇨 • 생활연령이 적어도 5세 또는 이에 상응하는 발달수준임
☐ 유분증	• 부적절한 장소에 반복적인 배변 • 생활연령이 적어도 4세 또는 이에 상응하는 발달수준임

11.1 유뇨증

유뇨증enuresis에는 주간 또는 야간에 자신의 침대 또는 의복에의 반복적인 배뇨가 포함된다. 매우 흔히 배뇨는 개인의 통제하에 있지 않지만, 때로 의도적일 수 있다. 간헐적 삽화는 유뇨증 진단을 정당화하기에 충분하지 않다. DSM-5에는 이 진단에 대해 적어도 연속해서 3개월 동안, 적어도 주당 2회의 최소 빈도수가 설정되어 있다. 그렇지만 보다 낮은 발생 빈도수가 임상적으로 현저한 고통 또는 사회적·학업적(직업적), 또는 기타 중요한 기능 영역에서 손상을 초래한다면, 이 진단이 주어질 수 있다(예, 아이를 야영 캠프의 부적격 판정을 내림으로써 아이의 사회활동 제한 또는 또래들의 사회적 배척을 초래함). 더욱이, 이 진단을 내리려면, 아이는 적어도 생활연령 또는 정신연령이 5세, 즉 억제가 기대되는 연령에 도달했어야 한다. 끝으로, 실금incontinence이 물질(예, 이뇨제[배뇨량을 증진시켜 신체의 초과 용액 제거에 사용되는 치료약물]) 또는 항정신병약의 생리적 효과로 인한 것이거나 일반적인 의학적 상태(예, 당뇨병, 척추뼈 갈림증spina bifida[척추가 완전히 발달되지 않아서 척수가 완전히 형성되지 않은 상태], 또는 발작장애[발작 동안의 요실금])로 인한 것이라면, 이 진단은 내려질 수 없다.

가장 흔한 형태의 유뇨증의 경우, 때로 단일증상성 유뇨증monosymptomatic enuresis으로도 불리는 유뇨증인 요실금urinary incontinence은 오직 야간 수면기간 동안(전형적으로 야간의 첫 1/3 동안)에 한해서 발생한다(야간형 단독). 단순히 요실금(주간형 단독)으로 알려진 덜 흔한 형태에는 깨어 있는 시간 동안에 한해서 배뇨가 포함된다. 이러한 유형이 있는 사람들은 2개 집단, 즉, ① 신속한 배뇨 충동에 대한 갑작스러운 충동에 따라 불수의적 배뇨를 하는 '실금 충동urge incontinence'이 있는 사람들과 ② 의식적으로 배뇨 충동을 억제하다가 실금을 초래하는 '배뇨 지연voiding postponement'이 있는 사람로 나뉜다. 끝으로, 일부 사람은 주간과 야간 동안 요실금이 있는데, 이는 비단일증상성 유뇨증nonmonosymptomatic enuresis이라 불리는 유뇨증의 한 형태다.

유뇨증의 유병률은 5세 아동 5~10%, 10세 아동 3~5%, 그리고 15세 이상은 약 1%다. 유뇨증이 있는 아동들 대부분은 동반 이환되는 정신장애는 없지만, 동반 이환되는 행동 증상은 유뇨증이 없는 아동들보다 있는 아동들 사이에서 더 높다. 야뇨증은 여아보다 남아들이 더 높은 반면, 주간 실금은 여아들이 더 높다.

옷이 마를 날 없는 아이

안젤로Angelo(남, 7세)는 밤낮으로 옷에 오줌을 싸서 부모에 의해 클리닉에 의뢰되었다. 안젤로의 부모는 또한 안젤로의 분노발작과 기타 행동 문제도 염려했다.

안젤로는 지속적으로 오줌을 싸지 않은 적이 없다. 그는 현재 거의 매일 밤, 하룻밤에도 여러 차례 옷에 오줌을 싼다. 그렇지만 그의 조부모의 집에서 잠을 자는 경우에는 며칠 동안 옷에 오줌을 싸지 않는다. 그가 밤에 지속적으로 옷에 오줌을 싸지 않았던 가장 긴 기간은 2년 전 다리골절로 병원에 입원해 있었던 2주였다.

안젤로는 낮 시간에 옷에 오줌을 싸지 않은 적이 없었다. 3개월 전, 새로 전학한 학교에 다니기 시작할 때부터 안젤로는 학교에 있는 동안에는 옷에 오줌을 싸지 않았다. 그러나 학교에서 집으로 돌아오면 언제나 옷에 오줌을 싸고, 자는 시간 전에 다시 옷에 오줌을 싼다.

안젤로의 부모는 옷에 오줌 싸는 것을 멈추게 하기 위해 다양한 방법을 시도해 왔다. 이들은 안젤로를 칭찬해 주기도 했다가, 옷에 오줌을 싸지 않으면 보상을 제공해 주기도 했고, 사적 · 공개적으로 '야단쳤고', 어떤 경우에는 심하지 않을 정도로 엉덩이를 때려 주기도 했다. 그는 소아과 의사로부터 다양한 형태의 치료약물을 받았지만, 그 효과는 그리 오래가지 않았다. 안젤로의 부모는 치료약물이 전혀 효과가 없다고 느끼고 있다. 그의 부모는 그가 잠든 후와 잠자러 가기 전에 오줌을 누이기 위해 그를 깨워 왔다. 그러나 이러한 조치도 한 밤의 나중 시간에 이불에 오줌을 싸게 될 것인지의 여부를 예측하는 효과가 없었다.

낮 시간 동안 옷에 오줌 싸기 전에, 안젤로는 흔히 초조해 보이고, 다리를 꼬면서, 깡충깡충 뛴다. 만일 부모가 그의 이러한 행동을 눈치채서 그에게 화장실에 가라고 말해 준다면, 이들은 그가 옷에 오줌 싸는 것을 피할 수 있다는 느낌이 든다. 자동차로 가족 나들이를 가는 동안, 안젤로는 그의 어머니가 알고 있는 다른 아동들보다 더 자주 소변을 볼 필요가 있는 것 같다.

이 아이는 비뇨기과 의사의 평가를 받았고, 의사는 비뇨기 감염 또는 다른 요생식기genitourinary 비정상성을 발견하지 못했다.

안젤로의 어머니는 안젤로가 가정에서 잦은 분노발작을 한다고 말한다. 분노발작은 일주일에 2~3차례 발생하고, 극히 경미한 좌절감에 의해 촉발된다. 예를 들면, 처음으로 클리닉에 오기 전날, 안젤로는 추운 날씨에 외출하기 전에 자신의 재킷을 찾을 수 없자 분노발작을 일으켰다. 이러한 경우, 그는 펄쩍펄쩍 뛰면서 소리를 지르거나, 앉거나 누워서 다리를 찬다. 분노발작은 10분 정도까지 지속되는데, 발작 후에는 모든 것이 잊히는 것 같다. 안젤로의 부모는 그를 일반적으로 고집이 세고, 자신이 원하는 것을 얻고자 끈질기게 졸라 대며, 자주 적대적이고 시키는 일을 거부하는 아이로 보고 있다. "이 아이는 항상 자신이 가장 잘 알고 있다고 생각하는 것 같아요." 그러나 그의 어머니는 분노발작이 집에서만 발생해 왔고, 학교에서는 전혀 발생하지 않았다고 한다.

다른 면에서 안젤로의 행동은 근본적으로 정상이다. 그는 잘 먹고 잘 자며, 학교 가는 것을 즐거워하고, 교우관계가 오래가지는 않지만 친구들도 많다. 그는 거의 다투는 일이 없다. 교사들은 그가 흔히 성인들이 나누는 대화의 주제에 대해 이야기하는 능력이 있다는 점에서 그를 조숙한 아이로 간주한다.

안젤로는 어머니와 아주 가까워서, 많은 시간을 어머니와 낮에 있었던 모든 일에 대해 이야기하며 보낸다. 안젤로는 또한 아버지 회사를 좋아한다. 그러나 그는 11세 누이를 귀찮은 존재로 여기며 무시한다.

안젤로는 운동 발달이 정상이었고, 생후 7개월째에 앉았으며, 1년이 되면서 걷기 시작했다. 그의 부모는 그가 말이 늦어서 16개월째에 단음절 단어들을 말하기 시작했고, 적어도 2년이 되어서야 문장들을 함께 연결해서 말할 수 있게 되었다고 믿고 있다. 안젤로는 3세 때 낮 시간에 혼자 대변 보는 것을 멈췄다.

검사에서 안젤로는 즐거운 표정이었고, 가냘픈 몸매에 신체적 비정상성이 없는 금발의 남자아이였다. 안젤로에게 정맥으로 주입하는 깔때기조영사진pyelogram(신장과 요로에 대한 X선 검사)이 실시되었지만, 정상으로 판명되었다. 그의 IQ는 이전에 검사되었고, 그의 전체척도 IQ는 110으로, 언어성 점수와 동작성 점수가 서로 비슷한 수준으로 알려졌다. 검사를 담당했던 심리학자는 안젤로가 수행에 대해 불안해했고, (동작성) 문항을 할 수 없거나 틀리게 할 수 있을 것에 대한 공포가 있다고 했다.

면담이 진행되는 동안, 안젤로는 열심히 진료실을 둘러보았고, 기꺼이 말을 했으며, 면담자와의 래포 형성을 잘했다. 그는 자신감이 있는 모습이었고, 연령에 비해 성숙한 것 같았으며, 염려하는 기색 없이 자신의 오줌 싸는 문제에 대해 털어놓았다. 그는 흔히 놀이를 하는 동안 공격적인 주제에 접근하기도 했지만 매듭짓는 일은 거의 없었다.

논의

7세에 지속적 유뇨증이 있는 것은 명백히 비정상이다. 안젤로의 오줌 싸는 행동에 대한 신체적 설명이 없다는 것은 유뇨증(DSM-5, p. 355/383) 진단을 암시한다. 그의 유뇨증은 잠을 깨는 시간과 야간에 발생한다는 점에서 주야간형도 적용될 것이다. 안젤로의 몇 가지 행동—잦은 분노발작, 경직성, 시키는 일의 잦은 거부—은 적대적 반항장애(15.1절 '브레이크 실종' 참조)를 나타내는 것일 수 있지만, 그의 적대적 행동이 광범위하다는 증거(예, 또한 학교에서와 다른 권위 있는 인물들과 함께 있을 때 나타나는)가 없는 상태에서 임상가는 적대적 반항장애로 추가 진단을 내리는 것이 꺼릴 것이다. 그렇지만 적대적 반항장애는 배제될 필요가 있다.

11.2 유분증

유분증encopresis에는 부적절한 장소(예, 의복 또는 바닥)에 반복적인 대변 보기 행동이 포함된다. 이러한 행동은 매우 흔히 불수의적이지만, 때로 의도적인 경우도 있다. 이러한 행동이 DSM-5 유분증 진단에 부합되려면, 이러한 대변 보기 행동은 반드시 적어도 3개월간 적어도 1개월에 1회 발생해야 한다. 더욱이, 이 진단에 부합되려면, 아동은 생활연령 또는 정신연령이 적어도 4세여야 한다. 끝으로, 대변실금fecal incontinence은 전적으로 치료약물(예, 하제)의 효과 또는 실금을 초래하는 일반적인 의학적 상태(예, 만성 설사, 척추뼈 갈림증, 또는 열항anal fissure)에 기인된 것이 아니어야 한다.

대변 보기 행동이 의도적이기보다 불수적인 경우, 이는 흔히 변비, 변 응고impaction, 그리고 변 범람overflow을 초래하는 변 잔류retention와 관련이 있는 것으로, DSM-5의 '변비 및 범람 변실금 있음with constipation and overflow incontinence' 아형에 해당된다. 변비는 심리적 이유(예, 특정 장소에서의 배변에 대한 불안, 보다 일반적인 패턴의 불안 또는 적대적 행동), 또는 신체적 이유(예, 열성 질환, 갑상선기능저하증hypothyroidism, 또는 치료약물 부작용과 연관된 탈수로 인한)로 발달되어, 배변 회피로 이어지기도 한다. '변비 및 범람 변실금 없음without constipation and overflow incontinence' 아형에서 대변은 특정한 장소에서만 보게 된다. 또한 이는 보통 적대적 반항장애(15.1절 참조) 또는 품행장애(15.3절 참조)의 발현과 연관이 있다. 변비가 동반되지 않는 대변 보기 행동은 변비가 동반된 것보다 덜 흔한 것 같다.

유분증 유병률은 5세 아동의 약 1%로 추산되고, 이 장애는 여성보다 남성들에게서 더 흔하다.

또 응가했어요

루카스Lucas(남, 6세, 초1)는 지속적인 대변지림 때문에 소아과 의사에 의해 클리닉에 의뢰되었다. 의학적 정밀검사 결과, 이러한 증상을 설명할 일반적인 의학적 상태는 드러나지 않았다.

루카스는 장 습관에 대한 통제력을 획득한 적이 없었다. 그는 유아기 때에는 변비가 없었지만, 2세 때 열성 질환을 앓은 후 변비가 있었다. 6개월 후, 그는 대변에 영향을 받게 되어 외과의사의 진료를 받았고, 하제와 좌약을 처방받았다. 그 후 오락가락하는 변비 패턴이 있었다. 즉, 루카스는 며칠 동안 화장실에 가지 않을 때도 있었는가 하면, 급한 설사로 하루에도 여러 번 속옷을 적신 적도 있다. 4세 때, 루카스는 주기적으로 하제를 복용했고, 그의 대변은 부드러워졌고 보다 주기적이 되었다. 거의 같은 시기에 루카스의 어머니는 처음으로 그에게 배변훈련을 실시했다. 그는 '변을 볼 때'까지 매일 저녁 변기에 앉혀졌다. 그는 보통 이 일을 잘 감당해서 소량 또는 드물게 정상적인 대변을 볼 수 있었지만, 그는 낮 시간 동안 계속해서 속옷에 대변을 보았다. 루카스는 속옷을 갈아입힌 지 30분도 채 안 돼서 또 다시 대변을 보곤 했고, 이러한 패턴은 현재까지 계속되어 왔다.

루카스는 초등학교에 입학한 이후로 대변 보는 것에 대해 고통스러워했다. 그는 체육시간 또는 해변에서 옷 벗는 것을 싫어한다. 그는 때로 일어나는 것처럼 사람들이 자신의 속옷에서 대변이 떨어지는 것을 볼까 봐 걱정한다. 루카스는 저녁에 화장실에 앉아 있을 때 걱정을 한다. 처음에는 보상이 제공되는 경우에만 대변을 보곤 했다. 이제 그는 어머니에게 화장실에 함께 있어 줄 것을 요구한다.

루카스는 야뇨증도 있다. 3세 6개월 때, 그는 낮에 소변지림이 없었지만 야간에는 소변지림이 계속되었다. 야간에 루카스를 깨워서 소변을 보게 하는 일도 그의 소변지림을 막지 못했기 때문에 그는 여전히 잡아당겨서 착용하는pull-on 기저귀를 차고 있다.

지난 한 달 동안, 꼭두각시 쇼를 본 이래, 루카스는 자주 마녀들에 관한 악몽을 꾸다가 잠을 깼다. 그는 자주 마녀들에 관해 묻게 되었고, 그의 어머니는 루카스를 안심시키려고 그런 것들은 존재하지 않는다고 말해 주었다. 그는 지난 한 달 동안 밤새도록 방에 불을 켜 놓았고, 부모님의 방에는 가지 않는다. 그 이유는 그가 오줌을 쌀 수 있기 때문에 이들이 허락하지 않기 때문이다.

그의 어머니는 루카스가 죽음에 대해 집착하는 것 같다고 한다. 그는 자주 왜 사람들이 죽어야 하는지, 자신 또는 부모가 먼저 죽게 될 것인지에 대해 묻고 있다. 그러고는 엄마 아빠가 세상을 떠날 때 자신은 몇 살이 될 것인지를 따져보기도 한다. 그는 사람들이 자신 위로 걸어 다니게 될 것이기 때문에 자신은 땅에 묻히고 싶지 않다고 말해 왔다.

아들의 대변지림과 소변지림 문제 외에, 루카스의 어머니는 그가 행복하고 유쾌한 정상적인 사내아이라고 느끼고 있다. 그는 어머니가 매우 다정하게 키스해 주고 껴안아 주는 것을 좋아한다. 그의 어머니는 이렇게 하는 것이 사내아이에게는 과도할 수 있다는 뜻을 내비쳤다. 그는 아버지와 애착이 형성되어 있지만, 어머니에 대해서만큼은 아니다. 그는 아버지와 놀고 함께 외출하는 것을 좋아하지만, 어머니에게는 매달리고 바짝 붙어 있기를 좋아한다.

4세가 되기까지, 루카스는 외관상 다소 사내답지 못했기 때문에 부모를 걱정하게 했다. 그는 여아들의 옷을 입는 것을 좋아했고 "난 커서 여자가 될 거야."라고 말했다. 이젠 놀 때는 경찰이나 버스차장과 같이 보다 전통적으로 남성 역할을 맡기를 좋아한다.

루카스는 처음에는 학교 적응에 다소 어려움이 있었다. 그는 어머니가 자신의 곁을 떠날 때 소리를 지르곤 했고, 매우 소심하고 다른 아이들을 두려워했다고 한다. 이러한 상태는 첫 학기 대부분의 시간 동안 지속되었으나, 그는 결국 '스스로 극복'하기 시작했고, 그때 이후로는 학교에서 아주 행복하게 지냈다. 그는 학교에서 몇몇 친구를 사귀었고, 학교는 그의 진척에 만족하고 있다.

루카스의 발달이정표는 모두 2명의 누이보다 다소 뒤떨어졌으나, 그의 어머니는 이러한 내용에 대해 정확히 기억하지 못했다. 그는 생후 6개월째에 앉았고, 엉덩이를 대고 앉은 채 여기저기 왔다 갔다 하면서 기어 다니지는 않았으며, 18개월경에 걸을 수 있었다. 이는 정상 범주 내에 있다. 그는 또한 생후 약 18개월경에 첫 단어를 말했다.

루카스의 어머니는 산뜻한 옷차림이었다. 그녀는 35세 실험실 기사로, 조심스러워하는 것처럼 보였고, 조용조용히 말했지만 동시에 매우 힘이 있고 또박또박 정확하게 말을 했다. 그녀는 루카스에 대해 자신감이 없는 것 같고, 사내아이를 양육하는 것이 딸들을 키우는 것보다 훨씬 더 힘들다고 생각하고 있다. 그녀는 전문가의 한 사람으로서, 진작 도움을 구하지 않은 것에 대해 당혹스러워하고 있다. 그녀는 자기 자신 역시 아동기에 집 외의 화장실 사용을 싫어했던 사실을 떠올린다.

루카스의 아버지는 40세로, 지적이고, 출중한 외모의 공사총괄 도급업자다. 그는 면담이 진행되는 동안 말수가 적었다. 그는 자신이 자녀들과 즐거운 시간을 가졌고 이들을 매우 좋아하지만, 자녀 양육에 적극적으로 참여하지 않은 사실을 기꺼이 인정했다. 그는 아이가 대변을 지리는 것이 다소 역겨웠고, 자신이 과도하게 처벌적이 될 것이 두려워서 그 상황으로부터 거리를 두려고 했다고 해명했다.

면담에서 만난 루카스는 그의 연령대에 비해 다소 체구가 작고, 얼굴이 아기처럼 통통해 보였다. 우선, 그는 매우 소심했고 수줍어하면서, 자신의 어머니에게 들러붙어 있었다. 그러나 잠시 후, 그는 어머니가 진료실 밖으로 나가도 좋다고 했고, 그녀가 나가자 그는 훨씬 더 주장적이고 씩씩한 태도를 보였다. 그는 인형의 집에서 가족 인형들로 놀이를 했고, 곧 사내아이 인형을 화장실에 놓았고 다른 모든 가족이 그를 쳐다보게 했다. 그의 말은 미성숙해서 알아듣기 힘들었지만, 어휘는 폭이 넓었다.

루카스는 또한 소아과 의사에게 진료를 받았다. 신체검진에서 작은 멜론 크기의 대변이 그의 하복부에서 만져졌고, 부드러운 대변은 그의 직장에서 느껴졌다.

논의

루카스의 대변실금은 지속적이었고, 실금에 대한 의학적 원인이 배제되었기 때문에 진단은 유분증(DSM-5, p. 357/386)이다. 그의 대변실금은 명백히 변비와 범람 변실금과 연관이 있기 때문에 변비 및 범람 변실금 동반with constipation and overflow incontinence도 기재될 것이다. 또한 루카스는 계속해서 야간 변실금을 보이고 있어서 유뇨증, 야간형 단독enuresis, nocturnal only(DSM-5, p. 355/383)으로 추가 진단될 것이다.

루카스는 명백히 성별 정체성(14.1절 '인형' 참조) 장해 가능성을 보이는 몇몇 징후를 나타냈던 국면을 지나왔지만, 현재는 남성으로서의 분명한 감각이 있는 것 같다. 그는 또한 학업을 시작하면서 몇 가지 분리불안 징후를 나타냈지만 분리불안장애(5.1절 '가냘픈 티나' 참조)로 진단하기에는 증상이 불충분하다.

Chapter 12

수면-각성장애

12.1 불면장애

12.2 과다수면장애

12.3 기면증

12.4 폐쇄성 수면 무호흡 저호흡

12.5 일주기리듬 수면-각성장애

12.6 비급속안구운동수면 각성장애

12.7 악몽장애

12.8 급속안구운동수면 행동장애

12.9 하지불안 증후군

12.10 물질/치료약물로 유발된 수면장애

대부분의 사람은 한 번쯤은 수면 곤란을 경험한다. 이는 정상이며 보통 일시적인 현상으로, 스트레스 또는 기타 외부 요인으로 인한 것이다. 수면 문제가 주기적으로 발생하고 일상 기능을 저해하는 경우에는 DSM-5의 수면-각성장애sleep-wake disorder 진단이 적절하다. 수면-각성장애가 있는 사람들은 전형적으로 수면의 질, 시기, 양에 대한 불만족을 수면각성 호소 내용으로 나타낸다. 이러한 결과로 초래되는 주간 고통과 손상은 DSM-5의 모든 수면-각성장애의 공통적인 핵심 양상이다.

수면은 5단계, 즉 ① 급속안구운동rapid eye movement(REM) 수면과 ② 비급속안구운동non-rapid eye movement(NREM) 수면 4단계로 나뉜다.

- 제1단계 NREM수면은 각성에서 수면으로 전환하는 동안 발생하고, 건강한 성인들이 수면에 사용하는 시간의 약 5%를 점유한다.
- 제2단계 NREM수면은 수면시간의 약 50%를 점한다.
- 제3, 4단계 NREM수면은 수면의 가장 깊은 수준이다. 이 2개 단계는 수면에 사용되는 시간의 약 10~20%를 점유하고 야간의 첫 1/3에서 첫 절반 시간 동안 발생하는 경향이 있다.
- REM수면은 대부분 전형적인 이야기 같은 꿈을 꾸는 기간으로, 수면시간의 약 25%를 점유한다. REM수면은 밤새 순환적으로 발생하는데, 80~100분마다 NREM수면과 번갈아 나타나고, 아침이 가까워지면서 지속시간이 길어진다.

개별 환자의 수면 단계 특징은 수면다원검사polysomnography, 뇌파를 측정하는 수면검사 유형, 혈중산소 수준, 심박수 및 호흡, 그리고 수면 동안 안구 및 다리 운동에 의해 측정될 수 있다. 일부 DSM-5의 수면-각성장애(예, REM수면 행동장애)는 특정 수면 단계에 국한된다.

10가지의 구체적인 DSM-5 수면-각성장애들은 이 장에 수록되어 있다(특징적 양상은 〈표

〈표 12-1〉 수면-각성장애의 특징

장애	주요 특징
□ 불면장애	• 수면 개시나 유지 곤란 또는 수면 복귀 불능을 초래하는 이른 아침 각성과 연관된 수면 양 또는 질에 대한 불만족
□ 과다수면장애	• 반복적인 수면기 또는 깜빡 잠듦, 피로해소가 되지 않는 장기적인 주요 수면 삽화, 또는 갑작스러운 각성 후 각성상태 유지 곤란과 연관된 과도한 졸림
□ 기면증	• 억누를 수 없는 수면욕구, 깜빡 잠듦, 또는 하루에 발생하는 낮잠의 반복적 기간 • 탈력발작(양측 근긴장 소실) 또는 비정상적인 검사실 검사
□ 폐쇄성 수면 무호흡 저호흡	• 야간 호흡 장해 또는 주간 피로 가능성이 동반된 수면 중 시간당 적어도 5회의 폐쇄성 무호흡 또는 저호흡의 검사실 증거
□ 일주기리듬 수면 각성 장애	• 일주기 체제의 변화 또는 일주기리듬과 수면각성 일정 사이의 조정불량으로 인한 수면방해
□ 비급속안구운동수면 각성장애	• 수면보행증(수면 중 일어나기) 또는 야경증(갑작스러운 수면 중 경악)이 동반된 수면 중 반복적인 불완전한 각성 삽화 • 삽화에 대한 기억상실
□ 악몽장애	• 현저한 고통 또는 손상을 초래하는 확대된 불쾌감과 잘 기억되는 꿈
□ 급속안구운동수면 행동장애	• 발성 또는 복합적 운동 행동과 연관된 REM수면 중 각성
□ 하지불안 증후군	• 흔히 다리의 불편한 느낌이 동반된 또는 이에 대한 반응에 의해 다리를 움직이고 싶은 충동
□ 물질/치료약물로 유발된 수면장애	• 중추신경계에 대한 물질 또는 치료약물의 직접적인 효과로 인한 지속적이고 고도의 수면 장해

12-1〉 참조). 이 장애들은 증상의 성격, 시기, 그리고 이들과 특정 의학적 상태 및 물질 사용과의 연계성을 기초로 다르다.

- 불면장애insomnia disorder와 과다수면장애hypersomnolence disorder는 사람들의 일차 호소내용이 각각 수면 불능과 과도한 주간 졸림인 경우에 진단된다.
- 기면증narcolepsy(뇌의 수면각성 주기 정상 조절능력 소실을 비롯한 신경학적 상태)과 호흡관련

수면장애breathing-related sleep disorders(수면 중 비정상적인 호흡에 의해 초래되는 수면 방해로, 폐쇄성 수면 무호흡 저호흡, 중추성 수면무호흡증, 그리고 수면관련 호흡저하로 구성됨)는 DSM-5에 수록되어 있다. 왜냐하면 개인이 과도한 주간 졸림 증상을 나타내는 경우, 이러한 장애들이 반드시 고려되고 배제되어야 하기 때문이다(이것이 현재로서는 가장 흔한 유형의 호흡관련 수면장애라는 점에서 폐쇄성 수면 무호흡 저호흡은 이 책에서 다뤄지는 유일한 호흡관련 수면장애임).

- 일주기리듬 수면-각성장애circadian rhythm sleep-wake disorders는 사람들이 정상적인 직장, 학교, 사회적 욕구에 필수로 요구되는 시간에 수면과 각성을 할 수 없는 수면의 시기에 문제가 있는 것이 특징이다.
- 사건수면parasomnias에 해당되는 DSM-5 수면장애 세트에는 수면개시, 수면 중, 수면단계 사이, 또는 수면으로부터의 각성 시 발생하는 비정상 운동, 행동, 정서, 지각, 그리고 꿈이 포함된다. 이 장애 세트에는 야간 수면보행증과 야경증, 악몽장애, 그리고 REM수면 행동장애가 포함된 NREM수면 각성장애가 수록되어 있다.
- 하지불안 증후군restless legs syndrome은 일차적으로 야간에 발생하는 다리의 불편한 느낌이 특징인 신경학적 장애다.
- 물질/치료약물로 유발된 수면장애substance/medication-induced sleep disorder는 물질 또는 치료약물 사용에 의해 초래되는 임상적으로 현저한 수면 장해에 대해 진단된다.

12.1 불면장애

불면장애insomnia disorder에서의 두드러진 호소 내용은 수면 양 또는 질에 대한 불만족이다. 불면증 증상은 수면기간의 서로 다른 시간에 발생할 수 있다. 개인은 취침시간에 수면개시('초기 불면증initial insomnia'), 잦은 또는 장기화된 한밤중의 각성('중기 불면증middle insomnia'), 또는 수면복귀 불능이 동반된 이른 아침 각성('후기 불면증late insomnia')에 문제를 지니고 있을 수 있다. DSM-5에는 이러한 증상이 적어도 주당 3일 밤 동안 및 적어도 3개월의 최소 지속기간의 필수요건이 설정되어 있다. 더욱이 DSM-5의 불면장애로 진단하려면, 수면에 관한 호소 내용이 임상적으로 현저한 고통 또는 사회적 · 직업적 또는 기타 중요한 기능 영역에서 손상을 초래할 정도로 심각해야 한다. 수면 곤란은 다른 상태가 없는 상황에서 독자적으로 발생할 수 있지만, 수면 곤란 역시 다른 수면장애(예, 호흡관련 수면장애)의 증상, 다른 정신장애(예, 주요우울장애)의 증상, 또는 의학적 상태(예, 만성 통증)의 결과가 될 수 있다. 이러한 경우, 만일 수면 문제가 자체적으로 임상적 주의를 필요로 할 만큼 충분히 심각한 경우에 한해서 (다른 수면장애, 정신장애, 또는 의학적 상태 외에) 분리된 불면장애 진단이 내려진다.

야간 수면 곤란 외에, 불면장애가 있는 사람들은 주간 손상이 있다. 주간 손상에는 피로 또는 주간 졸림뿐 아니라 주의력, 집중력, 기억 곤란, 그리고 심지어 단순 수작업 수행 곤란이 포함될 수 있는 인지 수행에 있어서의 손상이 포함된다. 연관된 기분 장해로는 과민성 또는 기분 불안정성과 덜 흔히 우울증 또는 불안 증상이 포함된다.

불면증 증상은 성인의 약 1/3이 불면증 문제를 보고할 정도로 일반 인구에서 흔하다. 약 10~15%는 불면증 증상과 함께 주간 손상을 경험한다. 그러나 6~10%만이 DSM-5의 불면장애 진단의 필수요건, 즉 최소 빈도수와 지속기간 필수요건뿐 아니라 증상이 임상적으로 현저한 고통 또는 손상을 초래하는 필수요건에 부합되는 불면증 증상이 있는 것으로 추산된다. 불면증 호소 내용은 남성보다는 여성들에게서 더 흔하고 남녀 성비는 약 1:1.5다.

신경질

미아 해링튼Mia Harrington(여, 36세)은 디트로이트 백화점 부사장으로, 광고를 보고 새로 개업한 수면문제치료 전문클리닉을 찾았다. 대학 시절부터 그녀는 대부분의 밤에 수면 개시에 어려움이 있었다. 그녀는 취침할 시간이 되면, 자신이 '정신적으로 활동과다' 상태이고, 하루 일과 중 중요한 경험, 특히 불만족스러워하는 고객들과의 사이에서 있었던 일에 대한 생각을 떨치지 못한다는 느낌이 든다. 그녀는 자신이 하루 동안 성취한 것이 너무 적다는 느낌이 들 때면, 잠을 잘 '가치'가 없다는 느낌이 든다. 재미있는 영화나 생기 넘치는 파티와 같이 저녁시간에 흥분 상태가 형성되는 경우, 그녀는 그 후 여러 시간 동안 흥분감을 가라앉히기 힘들어한다. 때로, 그녀는 한밤중에 잠을 깨서는 완전한 각성 상태로 그날 일어났던 일에 관해 다시 떠올리곤 한다. 숙면을 취하지 못하게 되면서 그녀는 그다음 날 '극도로 신경질적'이 되고 긴장이 고조된다. 지난 한 해 동안 불면증은 점차 악화되어 왔고, 동시에 직장에서의 스트레스도 높아져 왔다.

해링튼 양은 때로 사업상 다른 관리자들과 '음주와 회식wining and dining'을 하는 경우가 있는데, 늦은 시간의 식사 또는 알코올 섭취가 불면증을 악화시킨다는 사실을 알게 되었다. 그녀는 저녁식사와 함께 칵테일을 겸하는 날은 언제나 한밤중에 잠을 깨게 되고, 완전 각성 상태에서 약간 땀에 젖게 된다는 사실을 인식하게 되었다. 사업차 떠나는 출장 역시 그녀의 수면 상태를 악화시킨다. 그녀는 장기간에 걸쳐 '이 도시 저 도시로 이동'하며 업무를 처리해야 하는 경우, 해소되지 않은 과잉자극 상태에 놓이게 된다는 사실을 알고 있다.

해링튼 양은 3년 전, 10년간의 결혼생활을 청산하고 이혼했다. 그녀는 폭넓은 교우관계를 유지하고 있었고, 이들과 어울리며 즐거운 시간을 보내고 있다. 그러나 오래전부터 혼자 편안히 쉬는 것은 '죽은 시간dead time'으로 간주해 왔다. 그녀의 부모와 언니는 알코올 문제가 있었다. 그녀는 가족들 중에서 유일하게 지속적으로 직장생활을 하고 있다. 지난해 그녀는 '내가 왜 이리 쫓기며 살고 있는지' 이해하기 위해 주당 1회 심리치료를 받았다. 심리치료는 그녀의 불면증에 별 도움을 주지 못했다. 그녀는 또한 수면제도 먹어 보았지만, 다음 날까지 약기운이 남아 있었다.

논의

해링튼 양은 오래전부터 야간 수면 개시, 잦은 야간 각성, 수면 재개 불능 문제가 있었다. 수면 곤란의 빈도수와 심각도, 그리고 이에 따른 주간 피로는 명백하게 임상적으로 유의한 DSM-5의 불면장애(DSM-5, p. 362/392) 진단을 정당화하고 있다. 수많은 요인(예, 근무일의 스트레스 요인과 늦은 밤의 알코올 섭취)이 그녀의 수면 곤란에 영향을 주고 있지만, 불면장애의 기술적 진단은 여전히 그녀의 수면 문제가 지속기간, 빈도수, 임상적 유의성 등 DSM-5 진단의 필수요건을 충족시키는 경우에 적용된다.

12.2 과다수면장애

과다수면장애hypersomnolence disorder가 있는 사람들은 적절한 야간 수면(즉, 적어도 7시간)을 취하고 있음에도 불구하고 과도한 졸림을 경험한다. 과도한 졸림 증상은 여러 가지 방식으로 나타날 수 있다. 개인은 하루 종일 부적절한 시간(예, 직장에서, 식사 중에, 대화 중에, 또는 운전 중에)에 낮잠 충동을 느끼게 된다. 낮잠은 보통 증상 완화에 도움이 되지 않는다. 개인은 또한 오랜 시간 동안 수면을 취했음(예, 9시간 이상)에도 불구하고 아침에 각성 후에 피로가 해소되었다는 느낌이 없다고 보고한다. 개인은 또한 주기적인 수면 삽화 또는 낮잠으로부터 각성 후의 손상된 수행과 감소된 각성 상태 기간으로 정의되는 수면무력증sleep inertia 또는 수면만취증sleep drunkenness으로 불리는 증상을 경험하기도 한다. DSM-5에는 과다수면증 증상이 최소 3개월 지속 및 적어도 주당 3회의 최소 빈도수가 필수로 요구된다. 또한 증상이 임상적으로 현저한 고통 또는 사회적·직업적 또는 기타 중요한 기능 영역에서 손상을 초래할 정도로 심각해야 한다는 필수요건이 있다.

과도한 주간 졸림은 다른 상태가 없이 자체적으로 나타날 수 있지만, 이는 더 흔히 다른 수면장애(예, 호흡관련 수면장애 또는 기면증)의 증상, 다른 정신장애(예, 주요우울장애)의 증상, 또는 의학적 상태(예, 만성 통증)의 결과다. 이러한 경우, 만일 과다수면증 증상이 임상적 주의의 초점이 되는 경우에 한해서 과다수면장애의 분리된 추가 진단이 주어진다.

지속적 수면 욕구는 개인 자신이 하고 있던 일을 거의 또는 전혀 회상하지 못하는 자동행동으로 이어질 수 있다. 예를 들면, 개인은 자신이 위치하고 있었다고 생각한 곳에서 수마일 떨어진 곳까지 운전해서 갔음에도 불구하고, 자신이 수 분 전 시간 동안 실행한 '자동' 운전 사실을 인식하지 못했다. 다른 증상으로는 불안, 초조감 증가, 기력 저하, 좌불안석, 느린 사고, 느린 말, 식욕상실, 환각, 그리고 기억 곤란이 있다.

주간 졸림 문제로 수면장애 클리닉에 진료를 요청하는 사람들의 약 5~10%는 과다수면장애로 진단된다. 과다수면증은 남녀 빈도수가 비교적 동일하게 발생한다.

졸음병

제롬 쿠퍼스미스Jerome Coopersmith(남, 55세)는 사업가로, 21세 이후부터 과도한 졸음 증상을 겪어 왔다. 그가 자신의 새로운 가정의에게 이러한 과거력을 기술했을 때, 쿠퍼스미스 씨는 수면 전문가에게 의뢰되었다. 그의 전형적인 수면주기는 22:15~07:30이다. 그는 또한 09:00~10:15과 13:30~14:00에 30~90분 정도 낮잠을 자고, 16:30~20:30에 부정기적으로 낮잠을 잔다. 직장에서 낮잠을 자는 경우, 주로 자신의 사무실 바닥에서 수면을 취하는데, 이때는 전화를 일체 받지 않는다. 그는 일시적으로 개운한 상태로 잠을 깬다. 낮잠이 지연되기라도 하면 영락없이 피로가 엄습한다. 그는 갑작스러운 근긴장 소실(흔히 웃음, 분노, 또는 공포와 같은 강렬한 정서와 연관되어 나타나는 근긴장 소실 또는 실신 삽화로 정의되는 탈력발작cataplexy에서처럼) 또는 기면증을 암시하는 다른 증상은 없다. 뿐만 아니라 호흡관련 수면장애를 암시하는 코골이와 다른 증상들도 없다.

쿠퍼스미스 씨는 앨라배마주의 버밍엄 소재의 TV 방송국을 소유하고 있지만, 직원들이 전체적인 운영을 담당하고 있기 때문에 자신은 늘 의무적으로 담당해야 할 어려운 일을 위해 대기 상태에 있다. 그럼에도 불구하고 그는 체계적이고 동기수준이 높은 사람이다. 그는 좋은 건강 상태를 유지하고 있고, 부인과 막내아들과 함께 살면서 매일 4~5마일(6~8km)을 달린다. 그는 결혼한 자녀들과 이들의 가족들과 함께 어울리며 즐거운 시간을 보내고 있고, 지역 정치에도 잠깐씩 참여하고 있다. 그는 저녁모임이 있는 경우에는 오후 낮잠을 더 많은 시간 수면을 취하고 있고, 제시간에 밤잠을 자기 위해 저녁모임에서 항상 일찍 자리를 뜬다.

쿠퍼스미스 씨의 아버지는 매일 점심식사 후에 낮잠을 잤고, 그의 할아버지는 과도하게 수면을 취하는 편이었다. 아동기에 쿠퍼스미스 씨는 때로 악몽을 꾼 적은 있지만, 다른 수면 문제는 없었다. 그는 운동을 좋아해서 자발적으로 신문배달을 하며 달리기를 했다.

면담에서 쿠퍼스미스 씨는 우호적이었고, 견문이 넓었으며, 자신감이 넘쳤다. 그는 우울 기분 또는 흥미나 쾌감 상실은 없다고 했다. 그는 자신의 졸음을 감내하기 어렵지만, 몸의 피로를 더 해소시켜 주는 점에 대해서는 감사한 일이라고 했다.

주간 불면증 검사 결과, 손상된 각성을 나타냈다. 그는 5차례 수면다원검사에서 기록된 낮잠기간 동안 수면 개시까지의 평균 시간 간격은 11분으로, 정상 범주 내에 있다. 야간 수면다원검사 기록이 진행되는 동안, 그는 잠에서 깨어나야 할 때까지 9시간 30분 동안 계속해서 방해받지 않은 정상으로 보이는 수면을 취했다.

논의

쿠퍼스미스 씨는 자신의 의사를 찾아와서 30년간 매일 발생하는 과도한 주간 졸림과 과다수면장애의 전형적인 증상을 호소한다. 즉, 그는 야간에 적어도 9시간 동안 수면을 취할 때조차 주간 졸림을 경험하고 있고, 낮잠시간을 연기하는 경우 극도의 피로를 경험한다. 그는 여전히 기능할 수 있지만(비록 자신이 고용한 직원들이 자신 소유의 TV 방송국을 운영하고 있지만), 이 문제로 인해 명백히 고통을 겪게 됨으로써 자신의 가정의에 의해 수면센터에 의뢰된다. 과도한 주간 졸림은 흔히 다른 수면장애(예, 기면증 또는 호흡관련 수면장애), 다른 정신장애(예, 우울증), 또는 의학적 상태의 양상이거나 치료약물의 부작용일 수 있지만, 과도한 주간 졸림에 대한 평가에서 첫 단계는 각자 특정한 치료방법이 있는 이러한 다른 원인들을 배제하는 것이다. 쿠퍼스미스 씨가 의학적으로 건강하고 어떤 치료약물도 복용하고 있지 않고, 알코올 또는 물질 사용을 하고 있지 않으며, 정신장애 또는 기타 수면장애를 암시하는 징후나 증상이 보고되지 않았다는 점을 고려할 때, 과다수면장애의 특정 원인은 없는 것 같다.

주간 졸림의 범위를 측정하기 위한 주간 수면다원검사와 야간 수면다원검사가 다른 수면장애(예, 기면증, 호흡관련 수면장애, 또는 하지불안 증후군)를 배제하기 위해 실시되었다. 이는 수면센터에서 과도한 주간 졸림 평가를 위해 전형적으로 실시되는 것이다. 주간 수면다원검사 평가가 진행되는 동안 실시된 다수의 수면 잠재성 검사를 통해 쿠퍼스미스 씨가 조용한 방에 누워서 얼마나 빨리 잠이 드는지 측정되었다. 5분 이내에 잠이 드는 것은 고도 주간 졸림, 10분 이내는 문제가 있는 상태troublesome로, 그리고 10분 이상은 조절 가능한 상태manageable의 증거로 간주된다. 쿠퍼스미스 씨는 11분 이내에 잠이 들었다. 이는 그의 주간 졸림이 조절 가능한 범주에 속하는 것이다. 야간수면검사에 의하면, 수면 비정상성은 발견되지 않았다. 따라서 이 사례에서 DSM-5 진단은 다른 연관된 상태가 없는 상태에서 발생한 과다수면장애(DSM-5, p. 368/399)다.

강물처럼 흐르는 눈물

앨리슨 캠벨Alison Campbell(여, 38세)은 사무원으로, 정신과 의사를 찾아와서 1년 6개월간 무기력하게 만드는 수면 문제로 고통을 겪어 왔다고 기술한다. 그녀는 보통 오후 6시에 취침해서 오전 7시까지 내내 수면을 취한다. 그녀가 현재 도움을 청하는 이유는 지난달 주차장에서 차를 몰고 나오는 도중 잠이 들어서 전화선 전주를 들이받으면서 운전면허가 취소되었기 때문이었다. 그 결과, 그녀는 현재 오전 8시 15분에 근무지에 도착하려면 대중교통을 이용하기 위해 오전 6시에 일어나야 한다. 일어나자마자, 캠벨 양은 전형적으로 휘청거리고 '멍한' 느낌이 든다. 낮 시간 동안 그녀는 졸린 상태로 남아 있다. 그녀는 자주 버스에서 잠에 곯아떨어져서 목적지 정류장에 내리지 못한다. 그녀는 적어도 자신이 사무실 업무로부터 벗어나 있는 시간에 서 있는 상태를 유지하기 위한 시도로, 최근에 주간 업무 이후에 일주일에 2차례 오후 6~10시까지 근무해야 하는 영업직을 맡았다. 일상적인 잡일을 하는 일부 토요일을 제외한다면, 주말마다 캠벨 양은 화장실 갈 때나 식사시간에만 일어날 뿐 침대에 누워 온종일 잠을 잔다.

다른 수면 관련 증상에 관한 평가가 진행되는 동안 정신과 의사의 질문에 대해 캠벨 양은 자신이 수면 중 수면 무호흡 상태에서 나타날 수 있는 코골이는 없다고 했다. 또한 그녀는 악몽, 수면보행증, 또는 기면증 증상인 잠이 깨면서 발생하는 갑작스러운 근긴장 소실(탈력발작)이나 마비감이 없다고 답했다.

1년 6개월 전, 그녀의 수면 문제가 발병하기 전, 캠벨 양은 일반적으로 하룻밤에 6~7시간만 수면을 취해도 되었다. '졸림' 증상이 나타난 첫해 동안, 그녀는 깨어 있기 위한 일환으로 매일 커피 10잔과 콜라 1~2ℓ를 마심으로써 자신을 카페인으로 치료하기 시작했다.

정신과 의사가 어떤 정신의학적 문제가 있는지를 묻자, 캠벨 양은 졸림 증상 외에 약 13세 이후부터 고도, 재발성 우울증 기간이 있어 왔다고 했다. 평가를 받기 수개월 전, 그녀는 사무실에서 울음을 터뜨리곤 했다. 이러한 일들은 이를 숨기기 위해 미처 화장실로 달려갈 시간이 없었을 정도로 너무나 갑자기 발생하곤 했다. 그녀는 자신의 업무에 집중하기 어려웠고, 즐거웠던 자신의 업무에 대해 기쁨을 느끼지 못하고 있었음을 인정했다. 그녀는 지난 수년 동안 분노감과 비관적인 감정에 빠져 있었다. 또한 최근에 당뇨병과 체중이 통제 불능 상태가 되었기 때문에 이러한 감정들이 더욱 심각하다는 사실을 깨달았다. 그녀는 자신이 스스로 신체적으로 손상을 입히고 있고, 이렇게 서서히 죽어 가고 있다는 사실에 죄책감을 느꼈다. 그녀는 때로 자신이 죽어 마땅하다고 생각했다.

그녀는 우울증이 점차 악화되었던 18~33세까지 심리치료로 치료를 받았다. 좀 더 최근에, 그녀는 몇 가지 다른 항우울제 치료를 받았는데, 각각의 치료를 통해 그녀의 기분과 각성 상태가 나아져서 수개월간 지속되었다. 그녀는 저녁 집단 심리치료 회기 동안 잠이 드는 경향이 있었다.

캠벨 양은 고등학교 생활을 잘 하지 못했고, 4년간 상업학교를 다녔지만 졸업을 하지 못했다. 애정관계에 대해 다소의 희망이 있었음에도 불구하고, 그녀는 꾸준히 남자 친구를 사귄 적은 없었다. 그녀는 어머니와 함께 살고 있고, 가족 외에는 절친한 친구는 없다. 면담을 마치면서 던진 질문에 대해 수면 문제 발병과 가장 최근의 우울증 기간의 시작이 일치된 사실이 명백하게 되었다.

그녀가 자신의 문제를 정신과 의사에게 털어놓게 되면서 그녀는 계속해서 바닥을 응시하였고 낮은 음조로 대화를 했다. 그녀는 질문에 충실하게 답했지만 상세하지는 않았고, 그저 하염없이 눈물을 흘렸다.

논의

캠벨 양은 재발성 우울증으로 고통을 겪고 있다. 그렇지만 그녀의 두드러진 호소 내용은 지난 1년 6개월간 지속되어 오면서 무기력하게 만드는 과도한 주간 졸림이다. 그녀는 일상에서 깜빡 잠이 드는 경우가 있고(예, 자동차 운전 중 잠이 듦, 버스에서 잠들어서 내려야 할 정류장을 지나침), 주말에 온종일 침대에 누워 잠을 자며, 수면무력증sleep inertia 증상, 즉 잠에서 깼을 때 흐느적거리고 몽롱한 느낌을 경험하고 있다. 개인이 과도한 주간 졸림 증상이 있는 모든 사례에서처럼, 우선 이러한 증상을 설명할 수 있는 동반 상태가 있는지 확인하는 것이 중요하다. 캠벨 양의 사례에서는 그녀의 과도한 졸림이 전적으로 다른 수면장애(예, 호흡관련 수면장애 또는 기면증)에 의해 설명되거나, 물질 사용 또는 치료약물의 부작용으로 인한 것이라는 증거는 없다. 그러나 캠벨 양은 재발성 우울증을 겪고 있고, 그녀의 수면 문제는 그녀의 가장 최근의 우울증 삽화 중에 발달되었다. 과다수면증이 우울증의 공통적인 증상이라는 점을 감안한다면, 그녀의 과도한 주간 졸림은 독립적인 수면 문제라기보다는 주요우울장애 발현의 일부라는 사실이 상당히 분명하다. 그러므로 한 가지 대안은 수면장애 진단으로 내리지 않고, 수면 문제를 완전히 우울증에 의해 설명되는 것으로 간주해서 우울증으로만 진단하는 것이다. 그러나 과다수면증이 그녀의 두드러진 호소 내용이고 이 장애의 심각도가 독립적인 임상적 주의를 필요로 한다는 점을 고려한다면, 캠벨 양의 사례에서는 별도로 과다수면장애(DSM-5, p. 368/399) 진단이 적용될 것이다.

12.3 기면증

기면증narcolepsy은 수면각성 주기의 조절 저하가 포함된 만성 신경학적 장애다. 이 장애는 환자가 과도한 주간 졸림을 나타내는 경우, 임상가가 배제할 필요가 있는 상태들 중 하나라는 점에서 DSM-5에 수록되어 있다. 기면증이 있는 사람들은 간헐적으로 주간 동안 보통 몇 초에서 몇 분간 통제할 수 없이 깜빡 잠이 드는 삽화가 동반된 주간 졸림을 경험한다. 이러한 '수면발작sleep attacks'은 일상 기능에 크게 영향을 미칠 수 있다. 왜냐하면 사람들은 본의 아니게 직장, 학교, 대화 도중, 식사 중, 또는 위험천만하게 운전 중 또는 다른 유형의 기계 작동 중에 잠이 들 수 있기 때문이다. 대부분의 기면증이 있는 사람들은 탈력발작 삽화를 경험한다. 탈력발작cataplexy은 정서 반응(예, 웃음, 분노, 놀람, 또는 공포)에 의해 촉발되는 몇 초에서 몇 분간 지속되는 갑작스러운 수의근 긴장voluntary muscle tone 소실이 포함된 현상이다. 탈력발작으로 영향을 받는 근육으로는 고개 까딱거림, 턱 처짐, 또는 완전히 넘어짐을 초래하는 목, 턱, 팔, 다리, 또는 전신의 근육이 포함된다.

DSM-5의 기면증 진단은 지난 3개월 동안 적어도 주당 3회 깜빡 잠든 적이 있고, 탈력발작이 있는 1개월에 적어도 수차례의 삽화가 있었던 사람들에게 적용된다. 탈력발작은 없고 깜빡 잠드는 증상이 있는 사람들의 경우, 만일 하이포크레틴 결핍증hypocretin deficiency 증거 또는 수면 개시부터 첫 번째 REM수면기간(REM 잠복기) 시작까지의 단축된 기간에 대한 수면다원검사polysomnography 증거가 있다면 여전히 기면증 진단이 내려질 수 있다. 요추천자spinal tap(*역자 주. 척추 아랫부분에 바늘을 꽂아 골수를 뽑아내는 것)로부터 추출된 뇌척수액으로 측정되는 신경전달물질 하이포크레틴은 기면증이 있는 환자들에게서는 감소되는데, 이는 시상하부hypothalamus(신체의 필수적인 많은 호르몬 생성을 담당하는 뇌의 한 부분)에서 하이포크레틴이 생성하는 세포 소실을 반영하는 것으로, 대부분의 기면증 사례의 원인인 것으로 보인다. 수면다원검사에 나타난 단축된 REM 잠복시간 역시 기면증의 특징이다. 정상적인 수면주기에서 REM수면은 개인이 수면 개시 후 적어도 60~80분이 지나야 시작된다. 그러나 기면증이 있는 사람들의 경우, REM수면은 수면 개시 후 수 분 이내에 발생한다.

기면증에서 흔히 발생하는 다른 증상으로는 수면마비sleep paralysis와 생생한 환각이 포함된다. 수면마비에는 각성 직후 또는 수면 개시 후 몇 초에서 몇 분 동안 지속되는 일시적인 언어 또는 운동 실조가 수반된다. 이는 REM수면 동안 발생하고, 꿈이 진행되는 동안 꿈 내용을 실행에 옮기는 것을 막는 정상적인 뇌의 메커니즘이다. 기면증의 경우, 이는 또한 각성에서 수면으로 전환하는 동안 발생한다. 환시(제2장 '조현병 스펙트럼 및 기타 정신병적 장애'의 서론 참조)는 개인이 수면 개시 또는 각성 시 수면마비를 동반하여 발생할 수 있다. 수면 개시 동안 발생하는 입면환각hypnagogic hallucinations과 수면에서 각성으로 전환하는 동안 발생하는 출면환각hypnopompic hallucinations을 고려할 때, 이러한 심상은 특이하게 생생하고 실제처럼 보이며 상당히 두려울 수 있다.

기면증은 전형적으로 아동기, 청소년기, 또는 성인기 초기에 시작된다. 기면증은 매우 드물고, 일반 인구의 0.05% 미만의 사람들에게 영향을 미친다.

토막잠

노라 톰슨Nora Thompson(여, 25세)은 대학원생으로, 일차 진료의사에게 낮잠에 빠지게 하는 고도 주간 졸림 삽화에 대해 호소했다. 때로, 각성 상태를 유지하려고 하지만 그녀는 그렇게 할 수 없고, 식사 중에, 그리고 심지어 걷다가도 잠이 들기도 했다. 그녀는 버스정류장에서 내릴 수 없을 정도로 각성 상태를 유지하기가 어려웠다. 사실상, 그녀는 졸지 않는 상태로 앉아 있을 수 없다. 그녀는 대학원에 다니면서 강의시간 내내 잠을 잤고, 결국 그 대학원 과정을 끝마치지 못했다.

노라는 또한 다리를 절고 갑작스러운 정서적 각성 후에 잠시 움직일 수 없게 하는 잦은 탈력발작 삽화를 겪고 있다. 예를 들면, 이러한 삽화는 그녀가 기르고 있는 고양이가 양탄자에 오줌을 싼 것을 발견했을 때와 룸메이트에게 몹시 화가 났을 때 발생했다. 또 다른 경우, 자동차 주행 중에 다른 운전자가 그녀의 심기를 건드렸을 때, 그녀는 거의 자동차 제어가 되지 않아서 사고가 날 뻔했던 적도 있다.

밤에 잠들 때, 노라는 실제처럼 보이는 생생한 장면이 눈에 들어오고 누군가 방에 있는 것 같은 느낌이 든다. 그러나 그녀는 여전히 깨어 있는 느낌이 들고, 실제로는 아무도 없다는 사실을 알고 있다. 그녀의 수면은 자주 악몽으로 인해 끊긴다. 그러고 나면 그녀는 매우 시장한 느낌이 들어서 스낵을 먹는다.

노라를 몹시 괴롭히는 것은 그녀의 지속적인 '자동행동automatic behavior'으로, 그녀는 갑자기 자신이 오랜 기간 동안 과업을 수행한 이후에 별로 성취한 것이 없음을 발견하게 된다. 예를 들면, 그녀는 결국 안경을 고치지 못하면서도 2시간 동안 안경을 고치느라 애를 썼는데, 룸메이트가 이를 제지 · 지적하기 전까지는 이러한 사실을 인식하지 못했다. 이러한 자동행동은 그녀가 한 가지 과업에서 다른 것으로 옮겨 가는 것을 어렵게 만들어서, 때로 아침에 집을 빠져나오거나 밤에 잘 준비를 하는 데 2시간이나 걸리기도 한다. 잠잘 준비에 있어서의 지연은 그녀의 숙면 기회에 지장을 초래하게 되어, 결국 주간 졸림으로 이어진다. 그녀의 룸메이트들은 신뢰할 수 없는 그녀의 행동에 대해 점차 진저리를 내게 되어, 그녀는 결국 부모님의 집으로 돌아가야 했다.

이전의 약물 투여방식을 통한 치료는 항우울제 노르트립틸린nortriptyline, 자극제 덱스트로암페타민dextroamphetamine, 그리고 수면제 졸피뎀zolpidem으로 구성된다.

노라는 수면센터에 의뢰되어 취침시간, 낮잠 횟수, 탈력발작, 야식 삽화, 그리고 자동행동을 기록하라는 지시를 받았다. 심리치료의 초점은 처방된 취침시간 이행의 실패에 관한 세부사항에 관한 검토, 치료약물 복용 망각, 그리고 상황을 악화시키는 기타 행동에 맞추어졌다. 그녀는 졸피뎀 복용을 중단했고, 노르트립틸린과 덱스트로암페타민의 용량은 그녀가 자신의 행동을 추적한 기록을 토대로 경험적으로 조정되었다.

노라의 증상은 점차 사라졌고, 부모님의 집에서 이사해 나올 수 있었으며, 직장을 구했고,

다시 사회생활을 시작했고, 대학원에 복학했다.

논의

노라의 증상은 기면증의 특징이다. 그녀는 억누를 수 없는 수면 욕구의 재발성 기간이 있고(예, 그녀는 각성 상태를 유지할 수 없어서 식사 중 잠이 들고 원하는 버스정류장에 내리지 못함), 뿐만 아니라 다른 운전자가 그녀의 성미를 건드려서 거의 자신의 자동차에 대한 제어력을 상실하여 사고가 날 뻔했던 탈력발작 삽화가 있다. 단축된 REM 잠복기의 수면다원검사 증거 또는 요추천자에 의해 측정된 하이포크레티 결핍증 역시 기면증을 나타내지만, 탈력발작 삽화가 동반된 잦은 깜빡 잠들기 발현은 노라의 증상 발현이 기면증(DSM-5, p. 372/404)에 대한 DSM-5의 정의상의 필수요건에 부합되기에 충분하다. 그녀가 경험해 온 다수의 다른 증상들(예, 잠들 때 발생하는 생생한 환시와 자동행동)은 기억 또는 의식이 없는 상태에서 반자동적인 몽롱한 방식으로 활동을 계속하는 것으로, 흔히 기면증과 연관성은 있지만 이 장애로는 진단되지 않는다.

12.4 폐쇄성 수면 무호흡 저호흡

DSM-5에는 수면 중 호흡 곤란이 수반된 상태의 호흡관련 수면장애 하위집단이 포함된다. 가장 흔한 호흡관련 수면장애는 폐쇄성 수면 무호흡 저호흡^obstructive sleep apnea hypopnea^으로, 이 장애에서 수면 중 개인의 호흡은 신체적 기류 차단에 의해 방해를 받게 된다. 만일 기류가 완전히 결여된다면, 이러한 삽화는 무호흡^apneas^으로 불린다. 만일 기류가 감소된다면, 이는 저호흡^hypopneas^으로 불린다. 이러한 호흡 결여 또는 감소 기간은 적어도 10초간 지속되고, 혈중 산소포화도 감소와 연관이 있다. 야간 혈중 산소량의 만성 감소는 고혈압, 심장병, 뇌졸중, 당뇨병, 우울증을 비롯해서 여러 장기적이고 부정적인 의학적 결과를 초래할 수 있다. 폐쇄성 수면 무호흡 저호흡이 있는 사람들은 야간에, 각성하고 나서조차 자신들에게 호흡 곤란이 있음을 거의 인식하지 못하지만, 전형적으로 주간 졸림과 피로, 아침 두통, 그리고 침울을 겪게 된다. 이는 매우 흔히 호흡 결여 삽화를 목격하는 동반자에 의해 문제로서 인식된다.

폐쇄성 수면 무호흡 저호흡은 수면다원검사 소견과 증상을 기반으로 진단된다. 확실한 진단에는 수면검사실에서의 야간 모니터링이 필수로 요구된다. 만일 환자가 수면다원검사를 통해 수면 중 시간당 5회 이상의 폐쇄성 무호흡 또는 저호흡과 다음의 증상(① 수면관련 호흡장해[예, 코골이, 거친 콧숨/헐떡임, 그리고 수면 중 호흡 정지], 또는 ② 충분한 수면 기회가 주어졌음에도 불구하고 주간 졸림, 피로, 또는 피로 해소가 되지 않는 수면 호소)이 발견된다면, 이 진단이 내려질 수 있다. 대안적으로, 만일 수면다원검사 동안 시간당 15회 이상의 무호흡 또는 저호흡이 있다면, 이 진단을 내릴 수 있다.

폐쇄성 수면 무호흡 저호흡은 적어도 아동의 1~2%, 중년기 성인의 2~15%, 그리고 나이 든 사람들의 20% 이상에게서 발생할 정도로 흔한 장애다. 성인의 경우, 남녀 비율은 2:1에서 4:1이다. 폐쇄성 수면 무호흡 저호흡은 또한 비만과 연관이 있다. 비만인 사람의 기도는 큰 편도선, 확장된 혀, 그리고 목의 지방 증가에 의해 차단되는 것으로 여겨진다. 그러나 폐쇄성 수면 무호흡 저호흡이 나이 든, 과체중 남성들에게만 영향을 미친다는 가설은 잘못된 것으로, 성별, 연령, 또는 신체 유형과 관계없이 누구에게나 수면 무호흡 증상이 나타날 수 있다.

생각해 볼 일

토머스 그림Thomas Grim(남, 46세)은 홍보담당 세일즈맨이면서 소규모 잡지사 작가다. 15년의 결혼생활 동안, 그의 부인은 그림 씨에게 심한 코골이와 10~15초간 호흡을 멈추는 삽화가 있음을 알게 되었다. 그녀는 "그러고 나면 남편은 크게 한숨을 쉬는데, 1회에서 4~5회 숨을 뱉었다가 내쉬었다가, 호흡을 멈추면 또 다시 조용해져요."라고 말한다. 그녀에 의하면, "보다 긴 호흡 부재 기간 동안 남편은 몹시 활동적인 상태가 된답니다. 제가 멀리 떨어져 있지 않으면, 남편이 휘두르는 주먹질이나 발길질에 맞게 될 거예요." 이러한 사건들로 가득 찬 밤들이 지나면, 그림 씨는 녹초가 된 상태로 침대에서 일어나서 두통으로 힘들어한다.

그림 씨는 보통 낮 시간 동안, 특히 업무를 보기 위해 필수적인 뉴잉글랜드 지역을 순환하는 유료 고속도로를 주행하는 동안 졸려 한다. 깨어 있기 위해 그는 패스트푸드 햄버거를 우적우적 먹고, 여러 갤런의 마운틴듀Mountain Dew(*역자 주. 미국 펩시콜라 사에서 제조하는 청량음료의 상품명)로 입가심을 한다. 여타의 알코올 성분이 들어 있는 음료는 그에게 수면효과가 있다.

그가 먹는 스낵으로 인해, 그림 씨는 신장 5′ 8″에 체중이 280파운드(*역자 주. 107kg)로 늘었다. 그는 다이어트를 해서 일시적으로만 체중을 줄일 수 있다. 최근 그는 비만의 합병증인 복통과 소화불량, 경도 당뇨병, 그리고 고혈압과 연관된 열공허니아hiatal hernia(횡경막 결함을 통한 상복부의 가슴으로의 돌출)에 걸렸다.

그림 씨가 어렸을 때, 그의 어머니는 너무 뚱뚱하다는 이유로 그를 계속해서 호되게 꾸짖었고, 그는 어머니가 자신을 굶길까 봐 두려웠다. 그가 집을 떠나 있을 때마다 길을 가다가 음식을 먹기 위해 멈추어 서는 습관이 형성된 것은 바로 이때였다.

꽃가룻병hay fever(*역자 주. 꽃가루로 인한 알레르기성 염증) 계절(일반적으로 초가을)에 코막힘은 그의 코골이, 야간 '몸부림', 그리고 아침 두통 증상을 악화시킨다. 그의 수면 문제에 관해 수면장애 클리닉 의사와의 첫 면담이 있기 전, 그림 씨는 먼지와 비둘기 배설물로 뒤덮여 있던 오래된 헛간과 다락을 청소하다가 심각한 정도의 알레르기 발작을 경험했다.

신체검진 결과, 비중격/코사이막nasal septum 이탈, 인두pharyngeal(목구멍) 구조 확장 및 비대, 그리고 코막힘 상태에서 심호흡 시 인두벽의 기도 방향으로의 붕괴 증상이 나타났다.

주간 연속 수행검사가 실시되었다. 이는 일부 연속적인 활동에 대한 지속적인 초점 유지 능력 검사로, 주간 손상의 지표가 될 수 있다. 이 검사에는 그림 씨가 1초에 하나씩 특정 문자를 볼 때마다 버튼을 누르는 작업이 포함되어 있었다. 그는 44%를 맞혔는데, 66~78%의 정상 비율과 비교할 때 집중력에 있어서 중등도 손상을 가리키는 것으로, 아침시간에는 상태가 더 좋지 않았다. 검사실 수면검사 결과, 호흡이 없는(수면무호흡sleep apnea) 기간이 반복적으로 15~60초간, 시간당 삽화 횟수가 30회 감소된 산소포화도(수면기간 동안 90%가 정상으로 간주되는 상황에서 자주 50% 미만임)와 감소된 심박수(분당 50~55회)에 이어지는 심박수 증가(분당 약 90회 정도)와 연관된 것으로 나타났다. 수면다원기록상에는 정상적이지 않은 숙면기간은 기록되지 않았다. 이러한 소견들은 그림 씨의 양질의 야간 수면을 저해했고, 그의 주간 졸림과 주간 각성 손상을 초래했다. 임상가는 그림 씨의 비만과 상기도의 기능 손상이 무호흡의 원인이라는 사실을 밝혀냈다.

수면무호흡의 치료는 야간에 들숨 공기의 압력이 안면가면과 튜브를 착용한 환자에게 연결된 기계에 의해 증가되는 기법인 지속적 양성 기도압력continuous positive airway pressure(CPAP)에 의해 이루어졌다. 이 기법은 기도폐색 극복에 도움을 준다. 그림 씨의 코골이와 졸림은 급속히 해소되었고, 그는 처음으로 다이어트를 할 정도로 동기화되었다. 6개월 이내에 그는 체중을 80파운드(*역자 주. 36kg)나 뺐다. 그는 자신이 '다시 젊어진' 느낌이 든다고 말했다.

논의

그림 씨의 일차적인 문제는 재발성 수면무호흡 기간으로 인한 만성 과도한 주간 졸림이다. 그의 수면은, 양은 적절하지만 휴식효과가 없다. 이 장애에 전형적인 것처럼, 환자는 자신에게 야간 무호흡이 있다는 사실을 인식하지 못했다. 이 사실은 그의 부인에 의한 부수적인 보고에 의해서만 입증되었을 뿐이었다. 수면다원검사로는 시간당 30 삽화 이상을 나타냈는데, 이는 주간 졸림이 있는 사람의 최소 필수요건인 시간당 5회를 훨씬 초과하는 것이므로, 폐쇄성 수면 무호흡 저호흡(DSM-5, p. 378/411) 진단에 해당됨으로 확인해 주었다. CPAP 장치는 그림 씨의 상태에 대한 치료에 성공적이어서, 그의 야간 호흡곤란과 주간 졸림이 해소되었다. CPAP는 거의 100% 성공률을 보여 왔지만, 다수의 사람이 이 장치를 주기적으로 사용하기가 불편하다고 여기기 때문에 흔히 환자들에게 야간치료에 대한 동의를 받기가 어렵다. 그림 씨가 새로 발견한 다이어트를 시도하고자 하는 동기는 그의 수면무호흡을 감소 또는 제거할 수 있을 만큼 체중을 감소시킬 것이다.

12.5 일주기리듬 수면-각성장애

인간은 대부분의 생물처럼 일주기리듬circadian rhythm이라 불리는 생물학적 리듬을 지니고 있다. 이는 시상하부에 위치하는 시교차 상핵suprachiasmatic nucleus이라고 알려진 뇌의 통제센터에 있는 내적 신체 시계에 의해 조절된다. 이 신체 시계가 통제하는 일차성 일주기리듬이 수면 각성 주기다. 일주기 시계로 인해, 졸림은 시간이 흐름에 따라 계속해서 증가하지 않는다. 수면 개시에 대한 개인의 욕구와 능력은 개인이 적절한 수면으로부터의 각성과 내적 일주기 리듬에 의해 지속된 이후의 시간 길이에 의해 영향을 받는다. 따라서 신체는 하루 중 서로 다른 시간에 수면과 각성을 위한 준비가 되어 있다. 일주기 시계는 24시간보다 약간 더 긴 주기로 기능하고 있고, 시계를 하루 24시간에 맞춰지게 하는 주로 빛과 어둠의 시각적 단서에 의해 설정되어 있다.

일주기리듬 수면-각성장애circadian rhythm sleep-wake disorders에는 지속적 또는 간헐적 수면 방해 패턴이 있는 다양한 아형이 포함되어 있다. 이러한 방해는 내적 신체 시계의 기능이상 또는 내적 신체시계와 수면 시기와 지속기간과 관련된 외부 환경의 요구 사이의 부조화로 인해 초래된다. 일주기 부조화의 결과로, 이러한 장애들이 있는 사람들은 보통 하루 중 특정한 시간에 불면증을 호소하는가 하면, 다른 시간에는 과도한 졸림을 호소하기도 하여, 직장, 학교, 또는 사회적 손상을 초래한다. 그러나 만일 이들의 신체 시계가 알려 주는 시간에 수면과 각성을 하게 된다면, 일반적으로 충분한 수면을 취할 수 있다. 만일 이들이 다른 수면장애가 없다면, 이들의 수면의 질은 보통 정상이다.

DSM-5에는 5가지 구체적인 일주기리듬 수면-각성장애 아형들이 포함되어 있다. 이러한 장애와는 달리, 정상적인 일주기리듬이 있는 사람은 주기적으로 저녁의 후반부(오후 10시경)에 졸림을 경험할 것이다. 뒤처진 수면위상형delayed sleep phase type('야간 올빼미night owl')이 있는 사람의 경우, 야간 졸림 경향성이 보통 취침시간에 비해 지연되어, 전형적으로 오전 2시 이후경에 졸림을 느끼거나 아침 늦게 각성된다. 앞당겨진 수면위상형advanced sleep phase type('종달새lark')이 있는 사람은 정상보다 이른 저녁 몇 시간(오후 6~9시) 동안 졸린 느낌이 들 것이고 오전 2시와 5시 사이에 각성될 것이다. 불규칙한 수면-각성형irregular sleep-wake type의 경우, 식별 가능한 일주기리듬은 없다. 즉, 24시간 동안 주요 수면기간이 없고, 수면은 24시간 동안 적어도 3가지 기간으로 분절된다. 비24시간 수면-각성형non-24-hour sleep-wake type의 경우, 24시간 환경에 맞추어져 있지 않은 수면-각성 주기 패턴이 있으면서, 수면 개시와 각성 시간이 매일 지속적으로 이동된다(보통 후반부 및 후반부 시간까지). 교대근무형shift work type은 자주 교대근무를 하거나 야간에 근무하면서 변화 적응에 특정한 어려움을 갖는 사람들에게 영향을 미친다.

일주기리듬 수면-각성장애의 유병률은 일반적으로 알려져 있지 않지만, 다양한 아형 중 일부는 특정 집단의 사람들 사이에서 더 흔히 발생한다. 뒤처진 수면위상형은 청소년의 7% 이상에서 발생할 정도로 10대와 젊은 성인들 사이에서 더 흔하다. 앞당겨진 수면위상형은 중년과 나이 든 성인들의 약 1%에서 발생할 정도로 나이가 들어 가면서 더 흔하다. 비24시간 수면-각성형은 실명한 사람들의 절반에서 발병하는 것으로 추산된다. 교대근무형은 야간 근로자 인구의 5~10%에 영향을 미치는 것으로 추산된다.

영화감독

조 닐리Joe Neeley(남, 36세)는 영화감독으로, 아동기 초기부터 자주 수면 개시에 어려움을 겪어왔다. 그는 전형적으로 밤 11:30과 새벽 3:30 사이에 잠자리에 들어서 오후 1시 전에 불규칙하게 일어난다. 그의 수면은 밤이 시작될 무렵에는 보다 얕은 상태여서, 무작위적인 소음이나 침대에서 그의 부인의 움직임에 의해 쉽게 방해를 받는다. 밤이 깊어지면서 그는 좀 더 편안하게 잠을 자고, 가장 깊은 수면은 오전 8시경에 발생하는 느낌이 든다. 그는 잠자리에서 일어나서 30분 이상 비틀거리는 느낌이 들어서, 하루의 초반부는 기능을 잘할 수 없다.

닐리 씨는 현재 일주일에 한 차례 아침 회의 외에는 의무적으로 일정에 따라 해야 하는 업무로부터는 자유롭다. 이러한 상황은 아침에 일어나야 하는 동기를 감소시켜 왔다. 그러나 저녁시간이 되면, 생산적인 에너지가 상승하는 경험을 한다. 그의 마음은 신명날 정도로 활성화되고, 그는 취침시간을 늦춰 가면서 높은 직무 역량을 발휘한다. 낚시하러 가는 날이면, 그는 오전 5시에 일어나서 오전 9시에 낮잠을 잔다. 주말에는 그와 다른 사람들의 수면 일정 사이의 불일치와 그의 수면 일정에 의해 초래되는 다른 사회적 불편함으로 인해 그는 도움을 구하게 되었다.

닐리 씨는 매일 2~5잔의 커피를 마시는데, 때로 업무상 위기 상황에는 더 마신다. 그는 자주 코가 막혀서 때로 처방전 없이 살 수 있는 감기약인 자극용 가성에페드린pseucoephedrine 뿐 아니라 코막힘 해소제(이 치료약물은 흔히 장기적인 자극제 효과가 있음)를 사용한다.

평가 당시, 닐리 씨는 평상복 차림이었고, 상냥하면서도 우호적이었다. 자기회의적일 수 있는 직업을 가지고 있음에도, 그는 진취적이고, 솔직했으며, 매력적이었다. 정신과 의사는 그에게 1개월 동안 수면 차트를 기록할 것을 권했다. 수면 차트에 의하면, 5~7일 주기로 취침시간이 오후 9시 또는 10시에서 오전 3시 15분까지 점진적으로 지연되었다. 잠을 깨는 횟수는 패턴이 덜 규칙적이어서, 일반적으로 3개 주기의 끝 무렵에서 더욱 늦어졌다. 보통, 그가 늦게 잠자리에 들게 된 후조차 일어나야 하는 몇몇 의무적인 상황으로 인해 그는 오후에 낮잠을 자야 하거나 오후 10시경에 저녁 취침을 하게 되었다. 그러므로 그는 때로 잠이 오지 않곤 했다. 이렇게 1~2일이 지나고 나면, 주기는 다시 시작되곤 했다.

논의

닐리 씨는 일주기리듬 수면-각성장애, 뒤처진 수면위상형(DSM-5, p. 390/424)의 특징적 양상을 보이고 있다. 그의 정상적인 일주기 수면-각성 패턴과 그의 환경에 대한 수면각성 일정 사이에 부조화가 있다. 그가 선호하는 수면 개시와 시작offset 사이의 부조화는 그가 함께 일하고 교제하는 사람들의 것보다 여러 시간 늦다. 즉, 그의 수면 일정은 전통적인 사회의 수면각성 일정에 비해 지연된다.

규칙적인 근무시간의 결여, 저녁시간 생산성이 높은 '야간형 인간night-person' 패턴, 그리고 주관적으로 야간 후반부에 보다 깊은 수면 등, 이 모든 상황은 이 수면장애가 있는 환자들의 특징이다. 정해진 일정에 따른 일을 하지 않아도 되는 상황은 오히려 닐리 씨의 수면-각성 일정의 중요한 조절 인자를 상실하는 결과를 초래하여, 지연 경향성을 드러내게 했던 것이었다. 닐리 씨의 자극제 사용은 그의 저녁시간 생산성 향상을 가져왔지만, 보다 이른 시간에 수면 개시 곤란에 영향을 주었다.

저녁 근무

리처드 시만스키Richard Symanski(남, 30세)는 창고 일을 하는 사람으로, 수면 문제로 의학적 도움을 구했다. 그는 자신이 지난 5년간 저녁근무를 해야 할 때마다 수면 곤란 삽화를 겪어 왔다고 했다. 그는 격주로 저녁시간 근무(오후 3~11시)와 낮 시간 근무(오전 7시~오후 3시) 교대를 번갈아 가며 했다. 저녁시간 근무 시, 그는 근무를 마치고 약 2시간 후인 오전 1시 무렵에 잠을 청하곤 했다. 거의 절반의 경우, 잠이 들려면 1~2시간이 걸리곤 했다. 이러한 상황이 발생하면, 그는 전형적으로 낮 시간 근무 출근을 위한 기상시간인 오전 5시에 일어나곤 했다. 그는 오전 8시 30분과 11시 사이에 일어날 때까지 스낵을 먹고는 다시 침대에 누워서 잠이 들었다 깨다를 반복하곤 했다. 그러나 주말과 공휴일에 그는 자신의 정상적인 취침시간을, 지쳐서 곯아떨어지곤 했던 오후 10시로 변경하곤 했다.

시만스키 씨가 야간에 수면 곤란을 겪을 때면, 다음 날 졸음이 쏟아지게 된다. 잠을 잘 자는 경우에는 정신이 맑아짐을 느꼈다. 그는 주간교대 근무와 휴가기간에는 잠을 잘 잤고 다음 날 맑은 정신 상태가 되었다.

담당의사는 시만스키 씨의 야간 식욕과 각성 상태에 대한 강화를 중단시키기 위해 그에게 점진적으로 야식을 끊도록 조언했다. 또한 저녁 교대근무를 하는 경우, 아무리 피로함이 느껴지더라도 반드시 오전 8시 30분에 일어나도록 조언했다. 희망사항은 그가 오전 1시에 잠이 들 정도로 충분히 피로함을 느끼게 해서 밤새 충분한 수면을 취하도록 하는 것이었다.

이 프로그램에 참여한 이후, 환자는 담당의사가 마련해 준 계획을 지키기 힘들다고 했다. 그는 자신이 한밤중에 부인의 뒤를 따라다니며, 자신이 동의해서 숨겨 놓은 좋아하는 스낵을 찾느라 '미친 사람처럼' 집 안 구석을 헤메고 다니게 된다고 말했다. 뿐만 아니라 그는 저녁근무를 하는 2주 사이의 주말에는 오전 1시까지 각성 상태를 유지하지 못했다.

시만스키 씨는 또 다른 예약시간에 나타나지 않았지만, 수개월 후에 전화를 걸어 자신이 고용주에게 저녁 근무시간을 영구적으로 빼달라고 설득할 수 있었다고 했다. 이로써 그는 수면 문제를 완전히 해결하게 되었다.

논의

주간근무로 인해 유발된 시만스키 씨의 수면 리듬은 저녁근무 시간에 일할 때까지 지속되고 있다. 그의 일주기리듬과 저녁근무 일정의 요구 사이의 부조화는 불면증(수면 개시와 유지 곤란)을 초래하고 있다. 그의 생물학적 시계는 오후 10시에 졸림과 오전 5시에 각성을 초래하고 있다. 저녁근무 시간에 일을 하는 경우, 그는 치료의 일환으로 자신의 평소 취침시간보다 여러 시간 이상 동안 각성 상태를 유지하도록 했는데, 처음에는 평소 기상시간에 잠을 깬다. 그의 붕괴된 수면이 주로 내인성endogenous 일주기리듬과 그의 교대근무에 의해 필수로 요구되는 일정 사이의 불일치로 인한 것이라는 사실을 고려할 때, DSM-5 진단은 일주기 리듬 수면-각성장애, 교대근무형circadian rhythm sleep-wake disorder, shift work type(DSM-5, pp. 390-391/424)이다.

만일 시만스키 씨가 수개월 동안 저녁근무를 지속하면서 동일한 수면시간을 유지할 수 있었다면, 그의 생물학적 시계는 점차 초기 상태로 되돌려져서 그의 수면 일정은 근무일의 시간과 일치될 것이다. 이 사례에서는 시만스키 씨의 교대근무 시간이 계속 변했고, 그가 명백히 자신의 일주기리듬과 일일 근무 일정 사이의 부조화를 특별히 견딜 수 없어 했기 때문에 그는 바람직한 시간 동안 수면을 취할 수 없었다.

12.6 비급속안구운동수면 각성장애

비급속안구운동수면 각성장애non-rapid eye movement sleep arousal disorders는 NREM수면기간(보통 3 또는 4단계)으로부터의 불완전한 각성의 반복적 발생이 특징으로, 수면보행증(수면보행증형sleepwalking type으로 진단됨) 또는 야경증(야경증형sleep terror type으로 진단됨)이 수반될 수 있다. NREM수면에서 사용되는 시간 양이 야간 초기에 더 많다는 점을 고려할 때, 수면보행증과 야경증은 보통 주요 수면 삽화의 첫 1/3 동안 발생한다.

수면보행증sleepwalking은 개인이 실제로 수면 중에 일어나 앉기와 각성된 것으로 보이는 것, 그리고 걸어 다니기가 수반된다. 수면보행증의 발병기간 동안, 개인은 멍한 눈으로 응시하는 표정을 짓고, 다른 사람들이 소통하려는 시도에 대해 비교적 무반응적이며, 상당한 어려움을 수반한 상태에 한해서 각성될 수 있다. 수면보행증 삽화의 대부분은 걷기와 말하기 같은 양성 행동이 수반되지만, 일부 사람은 성적 활동 또는 수면 섭식에 참여하기도 한다. 수면보행증은 성인보다는 아동들에게서 훨씬 더 흔하고, 개인이 수면박탈 상태인 경우에 발생할 가능성이 더 높다.

야경증sleep terrors('night terrors'로도 알려짐)은 부분적으로 공포 상태에서 개인을 각성시키는 갑작스러운 생리적 각성의 재발성 삽화로, 보통 겁에 질린 비명으로 시작된다. 야경증의 전형적인 삽화 동안 개인은 공포 표출과 극심한 불안의 신체적 징후(예, 빈맥, 빈호흡, 발한, 동공산대)와 함께, 갑작스럽게 비명을 지르거나 울면서 침대에서 일어나 앉는다. 개인은 보통 다른 사람이 깨우거나 안심시키려는 노력에 잘 반응하지 않는다.

이러한 삽화가 NREM수면 동안 발생한다면, 개인은 각성하자마자 꿈의 심상을 거의 또는 전혀 회상하지 못한다. 더욱이, 개인은 각성 직후 또는 다음 날 아침이 되면, 수면보행증 또는 야경증 삽화를 전혀 기억하지 못한다.

별개의 또는 드문 NREM수면 각성장애는 일반 인구에서 흔하다. 아동의 10~30%가 적어도 수면보행증 삽화 한 가지를 겪는다. 또한 2~3%는 수면보행증 증상을 자주 나타낸다. 성인의 경우, 수면보행증 삽화의 평생 유병률은 29%로, 지난해 유병률은 약 4%다. 그러나 DSM-5의 NREM수면 각성장애의 진단기준을 충족시키려면, 삽화가 반드시 임상적으로 현저한 고통 또는 손상을 초래해야 한다. 따라서 NREM수면 각성장애 수면보행형의 유병률은 훨씬 더 낮아서 1~5% 정도가 될 것이다. 야경증 삽화의 유병률(NREM수면 각성장애의 야경증형과는 대조적으로, 재발성과 고통 또는 손상 있음)은 18개월 된 유아들이 약 40%, 30개월 된 유아들이 20%, 그리고 성인들은 2%다.

좀비

미간Meghan(여, 11세)은 어머니에게 자신이 점점 '미쳐 가는 것' 같아서 무섭다고 말했고, 어머니는 미간을 정신과 의사에게 데려왔다. 미간은 지난 2개월 동안 자신의 방에서 잠들었으나, 거실 카우치 또는 여동생의 침대에서 자고 있는 자신의 모습을 발견하게 되면서 잠자는 동안 자신에게 무슨 일이 있었는지에 대한 혼돈 상태에서 잠을 깨 왔다. 그러던 중, 최근 오빠의 침실에서 잠이 깬 미간은 자신의 행동에 대해 극히 염려되었고 상당히 죄책감마저 들었다. 미간의 여동생은 한밤중에 '좀비'처럼 걸어 다니고 있던 미간을 보았다고 말한다. 당시 여동생이 미간의 이름을 불렀지만, 미간은 아무런 대답을 하지 않았다. 미간은 이러한 행동을 여러 차례 했는데, 보통 자신의 침대로 돌아가곤 한다. 미간은 한밤중에 일어나는 일을 전혀 기억하지 못하기 때문에 자신에게 '기억상실'이 있다는 사실에 대해 두려워하고 있다.

미간이 낮 시간 동안 발작을 하거나 이와 유사한 삽화를 경험해 본 적은 한 번도 없었다. 뇌전도(EEG)와 신체검진은 정상이다. 미간의 정신 상태는 자신의 증상에 대한 약한 정도의 불안과 친구들과 어울리는 것에 대한 보통 초기 청소년들의 염려 외에는 특이한 점은 없다. 미간의 학교와 가정에서의 기능은 탁월하다.

논의

미간은 '미쳐 가는 것'이 아니라 NREM수면 각성장애, 수면보행증형non-REM sleep arousal disorder, sleepwalking type(DSM-5, p. 399/434)의 특징적 양상을 경험하고 있는 것이다(즉, 수면 중에 일어나 걸어 다니고, 삽화 중 무반응 상태를 보이는 것, 각성 후 삽화에 대한 기억상실 경험, 그리고 각성 몇 분 후의 의식 손상 증거를 나타내지 않는 삽화). 정신운동 뇌전증 발작은 각성 상태에 있는 동안 표준 EEG, 그리고 발작 유사 행동 부재에 의해 배제된다.

소름

매튜Matthew(남, 8세)는 어느 날 밤 12:30에 어머니에 의해 소아과 응급실에 데려져 왔다. 매튜의 부모는 매우 걱정스러운 표정이었다. 왜냐하면 잠을 자던 매튜가 갑자기 강렬하고 피를 토하는 듯한 비명소리로 이들을 깨웠기 때문이었다. 이들이 벌떡 일어나 매튜의 방으로 달려갔을 때, 매튜는 숨을 가쁘게 몰아쉬면서 '소름goose pimples'과 함께 비 오듯 땀을 흘리며, 불안에 떨면서 침대에 앉아 있었다. 그는 마치 뭔가 끔찍한 일이 곧 일어날 것처럼 집게손가락을 코에 넣고 있었고(그의 특이한 제스처), 매우 와해된 상태에서 몹시 불안해했으며, 그의 말은 알아들을 수 없었다. 매튜는 자신을 안심시키려는 부모의 노력에도 불구하고 10분 정도 그 상태로 있었다. 병원으로 향하던 차 안에서 그는 마음을 가라앉혔고, 다시 매우 졸려했다.

응급실에서 처음 만났을 때, 매튜는 자고 있었지만, 잠에서 깨자 검진 받기를 싫어했다. 매튜의 신체검진 결과는 맥박수가 분당 110이었던 것을 제외하면 음성이었고, 과도한 발한으로 인해 잠옷이 약간 젖어 있었다.

매튜의 어머니는 자신의 삼촌처럼 매튜에게 뇌전증이 있을까 봐 걱정하고 있지만, 매튜는 삼촌과는 달리 혀를 깨물거나 삽화 동안 실금 증상도 없다는 사실을 알고 있다. 매튜는 발작 또는 열성 경련 과거력이 없다. 그는 4세 6개월 때 수개월 동안 간헐적으로 악몽을 꾸었지만, 어머니는 이 사건은 '다르다'고 생각하고 있다.

논의

매튜의 어머니는 뇌전증 배제에 있어서 거의 확실하게 정확한 판단을 하고 있다. 매튜가 겪어온 증상은 실제로 NREM수면 각성장애, 야경증형non-REM sleep arousal disorder, sleep terror type(DSM-5, p. 399/434)에 기술되어 있는 야경증 삽화의 특징적 양상이다(즉, 꿈은 없고 비명을 동반한 갑작스러운 각성, 삽화 중 발한, 급속 호흡, 그리고 입모/털세움piloerection['소름']을 동반한 극심한 불안, 다른 사람들의 안심시키려는 행동에 대한 상대적 무반응, 그리고 와해성, 혼돈, 그리고 고집증적 운동 동작[손가락을 코에 넣고 있음]). DSM-5 진단을 내리기 위해서는 '재발성' 야경증 삽화가 필수로 요구되기 때문에, 이 시점에서 매튜에게는 진단이 내려지지 않을 것이다. 만일 이러한 삽화들이 잦고, 매튜에게 문제를 초래한다면(예, 야영 캠프 회피), 결국 이 진단이 내려질 것이다.

12.7 악몽장애

악몽장애nightmare disorder는 보통 생존, 안전, 또는 자존감에 대한 위협이 수반된 광범위하고 극도로 공포스러운 꿈의 상세한 회상이 동반된 주요 수면기간 또는 낮잠으로부터의 반복적 각성이 특징인 사건수면parasomnia이다. 공포스러운 꿈에서 깨어나자마자, 개인은 빠르게 지남력과 각성 상태를 회복한다(개인이 야경증 또는 수면보행증에서 각성되는 경우에 보이는 혼돈과 지남력 상실과는 대조적임).

악몽은 일반적으로 REM수면 기간 동안 발생한다. REM수면 단계가 야간시간 내내 길어지는 것을 고려하면, 첫 번째 주기에서 몇 분 동안으로 시작되어 후반부 주기에는 한 시간까지 길어지기도 하는 악몽은 주요 수면기간의 후반부에 나타날 가능성이 더 높다. 악몽은 흔히 3~6세 사이에 시작되지만, 청소년기 후기 또는 성인기 초기에 가장 흔하고 심각하다. 대부분의 사람의 경우, 잦은 악몽은 성인기까지 지속되어, 사실상 평생 장해가 된다.

악몽은 일반 인구 성인의 6%에서 적어도 한 달에 1회 발생할 정도로 비교적 흔하다. DSM-5 악몽장애 진단은 악몽이 현저한 고통 또는 기능 손상을 초래하는 사람들에게 내려진다. 즉, 만일 각성이 잦거나 수면 회피를 초래한다면, 과도한 졸림, 집중력 저하, 우울증, 불안, 또는 과민성으로 이어질 수 있다.

나쁜 꿈을 꾸는 사람

마이라 코비엘라Mayra Cobiella(여, 35세)는 히스패닉 미국인으로, 10대 초반 이후부터 매일 밤 악몽으로 고통을 겪어 오고 있다. 그녀는 수면 중 및 각성 상태에 있는 동안 그녀의 행동에 진력이 난 남편의 강요에 못 이겨 수면 전문가를 찾는다. 그녀는 하룻밤에 1~4회 정도 항상 혼란스럽게 하는 내용의 꿈에서 깨곤 하는데, 흔히 다른 사람들 또는 위협을 느끼는 상황에 대해 소리를 지르는 꿈을 꾼다. 그녀는 꿈속에서 분노와 좌절감이 들다가, 흔히 극도의 긴장 상태에서 잠을 깬다.

코비엘라 부인은 기면증의 특징에 해당하는 갑작스럽고 저항할 수 없는 졸음발작, 탈력발작cataplexy(갑작스러운 운동력 상실) 출면환각hypnopompic hallucinations(각성 중 환각), 또는 수면마비sleep paralysis(갑작스러운 각성 후의 운동 위약감과 단기 운동 불능)는 없다고 한다. 그녀는 꿈에서 깨어날 때 혼돈감 또는 와해된 느낌은 없다고 답한다(측두엽 기능이상과 연관된 삽화에서와 같이 손상된 각성 상태에서 발생할 수 있음). 코비엘라 부인은 현재 어떤 치료약물이나 알코올 섭취 또는 어떤 레저용 약물도 사용하지 않고 있다고 한다.

초기 평가에서 코비엘라 부인은 우울해하는 모습이었지만 울지는 않았다. 그녀는 지남력이 있었고 많은 정보를 주었다. 그녀는 연속 7 검사serial 7s(100에서 7씩 빼도록 하는 인지기능검사)에서 3회 실수를 했지만, 그 밖에 인지기능은 온전했다. 그녀는 자신의 직업을 소규모 대학의 사무직원이라고 밝히면서, 이 직업이야말로 즐거울 뿐 아니라 자신의 '구세주'라고 했다. 그녀의 4세 된 딸은 총명하고 건강했다. 코비엘라 부인은 외상에의 노출 과거력은 없다고 했다.

코비엘라 부인은 20년간 매일 담배 한 갑을 피워 왔고, 커피 한 잔과 콜라 음료 48온스(1.4ℓ)를 마셔 오고 있다. 그녀는 1년에 수차례만 술을 마셨다.

야간 수면기록 결과, 지속적인 수면시간이 9시간으로 나타났다. REM수면 잠복기(REM수면 출현 전에 소비된 시간), 밀도, 그리고 양은 정상이었고, 다른 수면 단계들은 정상 패턴과 비율을 유지하고 있다. 그러나 밤새 악몽을 꾸었다는 보고는 없었다.

치료로는 꿈의 재현(환자가 꿈에서 일어난 사건에 집중하게 하거나 꿈에 등장한 인물들과의 대화를 시도하는 절차)을 통해 그 내용을 통제하려는 심리치료가 실시되었고, 항우울제와 항경련제가 투여되었다.

논의

코비엘라 부인의 두드러진 호소 내용은 자신과 남편에게 고통을 주는 재발성 악몽이다. 악몽으로 인한 수면장애(예, REM수면 행동장애; 12.8절 참조), 악몽의 원인으로 알려진 치료약물(예, 항우울제 또는 혈압 치료제), 코카인 또는 암페타민 사용, 알코올 또는 수면제 금단, 또는 흔히 외상성 사건과 연루된 악몽과 연관이 있는 외상후 스트레스장애(7.3절 '가수' 참조)와는 달리, 그녀가 겪고 있는 악몽의 구체적인 원인에 대한 증거는 없다. 따라서 코비엘라 부인에 대한 DSM-5 진단은 악몽장애(DSM-5, p. 404/439)가 될 것이다.

12.8 급속안구운동수면 행동장애

급속안구운동수면 행동장애rapid eye movement sleep behavior disorder의 사건수면이 있는 개인에게 보통 REM수면 시기에 발생하는 근육마비는 불완전하거나 결여되어 있어서 개인으로 하여금 꿈을 '실행에 옮길 수 있게' 한다. 이러한 행동은 흔히 공격을 당하거나 위협적인 상황으로부터 도피하려는 노력이 담겨 있는 행동으로 채워져 있거나, 폭력적인 꿈의 내용에 대한 운동 실행 또는 반응을 반영한다. 이때 발성이 발생하는데, 이는 흔히 모독적인 내용으로 소리가 크고 정서로 채워져 있다. 이러한 행동은 개인에게 매우 성가실 수 있고, 자신과 동반자에게 매우 성가시고 심각한 부상(예, ① 낙상, 점프, 또는 침대 밖으로 튕겨져 나감, ② 달리기, ③ 주먹질, ④ 밀치기, ⑤ 때리기, ⑥ 발로 차기)을 초래하기도 한다. 잠에서 깨자마자, 개인은 즉각 각성 상태를 회복하고, 정신이 명료하며, 지남력을 회복하여 자신이 어디에 있는지와 현재가 언제인지, 그리고 꿈의 내용을 회상할 수 있다. 이는 관찰된 행동과 밀접한 상관관계가 있다.

REM수면 행동장애는 NREM수면 각성장애와 혼동될 수 있다. 이 장애 역시 수면 중 발생하는 행동(즉, 수면보행증 또는 야경증; 12.6절 참조)이 특징이기 때문이다. 이러한 기타 장애들의 경우, 깊은 수면의 NREM 단계에서 발생하는데, 잠을 자는 사람은 보통 잠에서 깨면 혼돈 상태가 되고, 명료한 정신 상태를 빨리 회복하지 못한다. 이와는 달리, 꿈을 실행에 옮기고 있는 REM수면 행동장애가 있는 사람의 각성 상태를 회복시키기는 보통 쉽다.

REM수면 행동장애는 특정 약물에 대한 부정적 반응에 의해 초래될 수 있거나, 약물금단 기간 동안 발생할 수 있다. 그러나 이는 고령과 신경변성장애neurogenerative disorders(예, 파킨슨병과 루이소체 치매[뇌에 알파 시누클레인alpha-synuclein이라 불리는 단백질의 비정상적인 축적과 연관된 일종의 치매])와 매우 흔히 연관이 있다. REM수면 행동장애는 일반 인구 사람들의 약 0.5%에 영향을 미칠 정도로 비교적 흔하지 않다. REM수면 행동장애가 있는 사람들은 압도적으로 남성이다. 또한 이 장애는 보통 50세 이상의 사람들에게 나타난다.

침대 낙상

에단 보너Ethan Bonner(남, 65세)는 기혼의 영어전공 교수로, 침대에서 떨어져 두부외상(의식상실은 없고, 두피열상/찢어짐[봉합수술을 필요로 할 정도는 아님] 동반)이 계속되어 의학적 도움을 받아 보라는 부인의 권고로 클리닉에 왔다. 그는 낙상 당시 여러 마리의 개에 쫓기다가 작은 개울을 뛰어서 건너는 꿈을 꾸고 있었는데, 그 순간 방바닥에 머리를 부딪히게 되면서 잠이 깼다고 했다.

보너 씨와 함께 클리닉 방문 요청을 받은 그의 부인은 지난 4~5년에 걸쳐 남편에게 점진적으로 수면 장해가 발생했다고 말했다. 즉, 그는 다음과 같은 운동행동의 증가로 수면에 방해를 받았다(발성[흔히 욕설], 고함, 그리고 비명소리와 경미한 경련으로만 시작되지만 시간이 지남에 따라 팔과 다리의 도리깨질, 매트리스 또는 자신의 베개를 주먹으로 마구 때리기, 달리기 또는 복싱 동작, 그리고 때로 부인을 주먹으로 치거나 때리는 행동). 이러한 삽화들 중 한 가지가 진행되는 동안 부인이 그를 깨우는 경우, 그는 흔히 음성 또는 운동 활동을 거울 비추듯이 정확하게 꿈의 내용을 보고했다. 지난 수년에 걸쳐, 꿈의 특징은 더욱 행위 중심적(사람들 또는 동물들에 의해 공격을 당하거나 쫓기는)이어서 보다 잦고 극적인 발성과 행동을 유발했다. 이들 부부는 수면관련 폭력행동에 관한 인터넷 자료를 찾아봤고, 복합적 수면관련 행동과 파킨슨병 사이의 연관성이 있을 가능성을 알게 되어, 수면 관련 행동 때문보다는 파킨슨병의 가능성에 대해 더 염려했기 때문에 실제로 의학적 주의를 요청했다.

가족력은 외조부의 파킨슨병에 대해서만 주의할 만했다. 보너 씨가 복용하고 있는 치료약물은 없다.

점진적인 변비 악화와 후각 기능 저하(흔히 발현되는 파킨슨병의 초기 비운동성 증상) 외에는 주목할 만한 신경학적 과거력은 전혀 없었다. 신경학적 검사는 보행 중 급속한 방향 전환 시 매우 경미한 자세 불안정성 외에는 주목할 만한 사항은 없었다. 구체적으로 말해서, 그는 파킨슨병의 징후(예, 떨림, 경직성, 또는 운동완만^bradykinesia^[운동 동작의 더딤])가 없었다.

보너 씨는 수면 중 발작활동과 광범위한 근육활동에 대한 뇌파활동 모니터링과 함께 공식적인 수면다원검사를 받았다. 검사 결과, REM수면 중 간헐적 근육활동이 현저하게 지속되고 있음이 드러났다. 이러한 현상은 때로 사지 뒤틀림과 경미한 발성과 연관이 있었다. EEG 상으로는 임상적 행동을 설명할 가능성이 있는 발작활동은 없었다.

보너 씨가 이러한 삽화가 진행되는 동안 부상당할 위험성이 있기 때문에 임상가는 이 부부에게 침실 창가에 두툼한 천을 깔고 모든 침대 곁 가구들을 치우도록 권유했다. 임상가는 또한 보너 씨가 침대에서 떨어져 왔다는 사실을 고려해서 이들에게 방바닥에 이부자리를 깔고 잠을 잘 것을 제안했다. 침실 문에 적외선 알람을 설치할 것이 제안되었다. 만일 보너 씨가 침실을 빠져나가려고 하는 경우, 문을 가로지르는 적외선 광선이 끊기게 되면서 알람이 울리게 되어 보너 씨 또는 그의 부인의 잠을 깨우게 될 것이다.

보너 씨는 우선 취침 1시간 전에 효과가 오래 지속되는 벤조디아제핀계 클로나제팜^clonazepam^으로 치료를 받았으나, 효과는 확실하지만 완전히 개선되지는 않았다. 매일 밤 멜라토닌^melatonin^ 6mg이 추가되자, 꿈 실행 행동이 완전히 해소되었고, 그의 꿈에 동반된 행위가 현저하게 감소되었다.

1년 후 후속 조치를 위한 방문에서 보너 씨는 수면 관련 증상이 거의 없는 상태가 유지되고 있다고 보고했다. 그러나 검사에서 운동완만증, 간헐적 정지 상태 떨림, 그리고 약간의 근육 경직성 증상에 의해 초기 파킨슨병 증거가 발견되었다. 당시 치료약물인 클로나제팜과 멜라토닌 투여가 계속되었고, 보너 씨는 파킨슨병 클리닉에 의뢰되었다.

논의

보너 씨의 수면 중 복합적 운동행동과 발성 삽화는 NREM수면 각성장애(예, 수면보행증)인 야간 발작장애 또는 REM수면 행동장애로 인한 것일 수 있다. 보너 씨의 수면각성 행동의 몇 가지 측면은 특별히 REM수면 행동장애를 나타내고 있다. 보너 씨가 이러한 삽화들로부터 각성되었을 때, 그는 침대에서 꿈의 실연을 구성하고 있음을 암시하는 음성 및 운동 활동을 정확하게 반영하는 꿈의 내용을 회상하곤 했다. 또한 이러한 삽화들로부터 각성되었을 때의 혼돈 또는 와해성 결여는 NREM수면 각성장애 또는 발작활동의 특징과는 거리가 멀다. 수면다원검사 결과는 REM수면 행동장애(DSM-5, p. 407/444) 진단의 가능성을 강하게 암시하고 있다. 보너 씨는 REM수면 중 보통 (호흡에 사용되는 것들 외에는) 근육마비는 없었다. 이는 꿈꾸는 동안 개인을 부상으로부터 보호해 주는 기능이 있다. 이는 REM수면 행동장애의 가장 중요한 양상으로서, 복합적이고 때로 위험한 행동이 관찰될 수 있게 한다.

이 사례에서 볼 수 있는 것처럼, 보너 씨에게 임상적 주의를 기울이게 한 쟁점은 수면행동 자체가 아니라 그의 행동이 파킨슨병을 나타내는 것일 수 있다는 이 부부의 염려였다. 초기 신체검진에서 나타날 수 있었던 파킨슨병의 전형적인 증상(예, 떨림 또는 근육 경직성)은 발견되지 않았지만, 보너 씨의 후각 저하(전형적으로 이 검사에서는 환자에게 갈아 놓은 커피 냄새를 맡게 함)는 그가 향후 완전히 진행된 파킨슨병을 발달시킬 수 있음을 암시했다. 1년이 채 지나지 않아, 실제로 그에게 파킨슨병의 첫 번째 징후가 나타났다.

12.9 하지불안 증후군

하지불안 증후군restless legs syndrome(RLS)은 다리의 욱신거림, 끌어당김, 근질거림, 또는 기타 불쾌한 느낌과 통제할 수 없고 때로 다리를 움직이고 싶은 압도적인 충동이 특징인 신경학적 장애다. 증상은 일차적으로 개인이 이완 또는 휴식을 취하는 야간에 발생하고, 야간에 심각도가 증가할 수 있다. 다리의 움직임은 부분적으로 또는 전적으로 불편감을 해소한다. 이 장애는 매우 흔히 다리에 영향을 미치지만, 팔, 몸통, 머리, 그리고 환각지phantom limbs(*역자 주. 절단되거나 또는 팔 · 다리가 아직 신체에 붙어 있고 다른 신체 부위와 적절하게 움직이고 있는 것처럼 느끼는 증상)에도 영향을 미칠 수 있다. 이 상태의 가장 뚜렷한 또는 특이한 측면은 누워서 이완하고

자 하는 노력이 이 증상을 활성화시킨다는 점이다. RLS가 있는 사람들 대부분은 수면 개시와 유지 곤란이 있다. 치료되지 않은 상태로 내버려 두면, 이 상태는 소진과 주간 피로를 초래한다. RLS가 있는 많은 사람은 자신들의 직장, 개인적 관계, 그리고 일상생활이 수면박탈의 결과로 심각하게 영향을 받는다고 보고한다. 이들은 흔히 집중 곤란, 기억 손상, 일상 과업 완수 실패를 겪는다. 이 장애는 또한 여행을 떠나기 어렵게 하고 우울증을 초래할 수 있다.

RLS는 상당히 흔하다. DSM-5(p. 411/448)에 언급되어 있는 것처럼, "RLS의 유병률은 폭넓은 기준이 사용되는 경우에는 매우 높지만, 보다 제한된 기준이 적용되는 경우는 2~7.2%다." RLS는 장애 발생이 여성에게서 2배 정도 높지만, 남녀 모두에게서 발생한다. RLS는 전체 연령에서 시작된다. 그러나 고도로 영향을 받는 다수의 사람은 중년과 노년층 사람들로, 증상은 전형적으로 나이가 들어 감에 따라 더 길게 지속된다. RLS가 있는 사람들의 90%까지는 수면 중 주기적인 사지 운동으로 알려진 보다 흔한 상태를 경험하는데, 이는 전형적으로 매 15초에서 40초마다, 때로 밤새도록 발생하는 수면 동안의 경련 운동이 특징이다.

벌레들이 꿈틀거려요

리사 비앙키Lisa Bianchi(여, 45세, 기혼)는 사업가로, 일차 진료의사에 의해 우울증과 불안 치료를 위해 정신과 의사에게 의뢰되었다. 처음에, 비앙키 부인의 일차 진료의사는 우울증과 불안 치료를 위해 선택적 세로토닌 재흡수 억제제(SSRI) 항우울제 에스시탈로프램escitalopram 10mg을 처방해 주었고, 필요할 때마다 복용할 수 있게 진정효과가 있는 항히스타민제 디펜히드라민diphenhydramine 50mg을 복용하도록 말해 주었다. 그러나 3일 후—거의 밤을 새운 후—비앙키 부인은 절망 상태에서 일차 진료의사에게 전화를 걸어 우울증과 불안 악화와 함께 불면증 악화를 호소했고, 곧바로 정신과 의사에게 후속 평가를 위한 응급 의뢰가 이루어졌다.

정신의학적 평가가 진행되는 동안, 비앙키 부인은 몇 가지 우울 증상(예, 수면개시 곤란, 기분 저하, 집중 곤란, 식욕 저하 그리고 기력 저하)이 있음을 확인해 주었다. 그녀의 우울 증상 중에서도 수면개시 불능은 그녀에게 가장 큰 고통을 안겨 주고 있다. 그녀의 직무 수행은 주간 피로와 집중 곤란으로 인해 위협을 받고 있다. 그녀의 불면증 증상에 관한 보다 세부적인 질문에 대해 비앙키 부인은 지난 수년 동안 일주일에 3~4일 정도 그녀의 다리에서 참을 수 없는 보행 충동과 불편한—정확하게 통증은 아닌—느낌 때문에 잠들기 어려움을 겪어 왔다는 사실을 털어놓았다. 비앙키 부인은 자신의 다리에서 '벌레들이 꿈틀거리는' 것처럼 다리에서 심하게 불편한 느낌이 든다고 설명했다.

보통, 다리를 움직이려는 충동은 늦은 저녁시간에 시작해서 잠시 집 주변을 걸으면 사라지지만, 자려고 누우면 다시 다리의 불편한 느낌이 들게 된다. 통증은 없지만, 다리의 불편감은 때로 다리를 '움직여야 하기' 때문에 편안히 쉬거나 TV 시청을 할 수 없게 한다. 다리를 움직이게 하는 불편한 충동은 악화와 완화를 반복하고 있고, 충동의 정도는 하루하루 다르다. 더욱이, 잠들기 전에 자주 마시는 술은 처음에는 진정제 효과가 있는 것 같지만 흔히 섭취 후 5~6시간 동안 숙면을 방해한다. 때로, 다리를 움직이려는 충동은 너무 견디기 힘들어서 그녀는 불편감이 잦아질 때까지 운동 자전거를 1~2시간 동안 타기도 한다.

비앙키 부인은 정신의학적 평가에 남편을 동반했다. 그는 그녀와 침대를 함께 쓰고 있는데, 밤중에 그녀의 다리가 경련 운동을 하는 것을 목격했다고 보고했다. 그녀가 에시탈로프램을 복용하기 시작한 지 며칠 후, 비앙키 부인의 다리 불편감은 더욱 극심해졌고 야간의 대부분 시간 동안 지속되었다. 약물로 유발된 좌불안석증akathisia(초조감과 끊임없이 움직이고자 하는 강렬한 욕구는 특정 치료약물, 특히 항정신병약의 부작용임)과는 달리, 다리를 움직이려는 그녀의 충동은 저녁에 시작되어 이른 아침에는 잦아드는 야간패턴(*역자 주. 원서에는 주간 패턴으로 표기되어 있으나, 문맥상 야간패턴으로 판단되어 수정함) 양상을 보인다. 더욱이, 느낌이 신체의 다른 어떤 부위보다 다리에 더 초점이 맞추어져 있다. 그녀는 또한 자신의 어머니가 이와 유사한 야간 하지불안증으로 고통을 겪었지만 치료를 받은 적은 없었다고 보고했다.

항우울제 투여는 중단되었고, 그녀의 증상은 신경통 치료에 사용되기도 하는 가바펜틴gabapentin으로 치료를 받은 후에 가라앉았다.

논의

비앙키 부인은 우울증과 불안 치료를 위해 클리닉을 찾았지만, 일차 진료의사에 의해 처방된 SSRI는 다수의 부작용(그녀가 지난 수년 동안 겪어 왔던 기존의 수면관련 운동장애 악화 포함)을 초래했다. 야간에 다리를 움직이려는 충동은 DSM-5 RLS의 모든 진단기준을 충족시킨다. 즉, 이러한 충동은 늦은 저녁시간에 시작해서 운동(잠시 집 주변을 걸으면 해소됨)을 통해 해소되었다가 나머지 시간 또는 움직이지 않으면('취침하려고 침대에 누우면 다리의 불편감이 다시 생김') 악화되고, 이러한 충동은 일주일에 적어도 3차례 발생하고 적어도 3개월 동안 지속되며, 증상들은 고통 또는 기능 손상('직무 수행이 위협을 받고 있음')이 동반된다. 끝으로,

DSM-5에는 증상들이 다른 정신장애 또는 의학적 상태에 의해 기인된 것이 아니어야 하고 남용약물 또는 치료약물의 생리적 영향에 기인되지 않아야 한다는 필수요건이 있다. 비앙키 부인이 SSRI 항우울제 복용을 시작했을 때 그녀의 증상은 명백하게 악화되었다. 이러한 치료약물들은 병에 취약한 사람들에게 있어서 증상을 유발 또는 악화시키는 것으로 알려져 있지만, 이러한 증상들이 그녀의 항우울제 사용보다 앞서서 나타났다는 사실은 이러한 증상들이 치료약물에 기인한 것일 수 없음을 의미한다. 그러므로 DSM-5 진단은 RLS(DSM-5, p. 410/447)다. 더욱이, 그녀의 남편에 의해 보고된 것처럼, 비앙키 부인은 또한 흔히 RLS와 동반 발생하는 PLMS를 겪고 있다.

12.10 물질/치료약물로 유발된 수면장애

수많은 치료약물과 남용물질은 수면 문제(불면증, 주간 졸림, 수면 중 비정상 행동[예, 수면보행증])를 초래할 잠재성이 있다. 물질/치료약물로 유발된 수면장애substance/medication-induced sleep disorder는 개인이 치료약물 또는 남용약물의 직접적인 생리적 영향으로 판단되는 현저한 수면 장해가 있을 때 진단된다. 현저하고 심각한 수면 장해는 ① 알코올, ② 카페인, ③ 대마, ④ 아편계, ⑤ 진정제, 수면제, 또는 항불안제, 그리고 ⑥ 자극제(코카인 포함)와 연관되어 발생할 수 있다. 담배 금단 역시 수면 장해를 유발할 수 있다. 수면 장해를 일으킬 수 있는 다수의 치료약물로는 아드레날린성 작용제(예, 가[성]에페드린)와 길항제(예, 베타 차단제), 도파민 작용제(예, 파킨슨병 치료에 사용되는 치료약물)와 길항제(예, 항정신병약), 콜린성 작용제(예, 침 분비 증가에 사용되는 치료약물)와 길항제(예, 멀미 치료에 사용되는 치료약물), 세로토닌성 작용제(예, 편두통 예방에 사용되는 치료약물)와 길항제(예, 메스꺼움 치료에 사용되는 치료약물), 항히스타민제, 그리고 코르티코스테로이드류가 있다.

임상가는 이 다양한 아형 중 한 가지 사용을 통해 구체적인 증상 발현을 나타낼 수 있다. 불면형insomnia type은 개인이 수면 개시 또는 유지 곤란, 야간 동안 잦은 각성, 또는 비회복성 수면이 있는 발현을 위한 것이다. 주간졸림형daytime sleepiness type은 개인이 주간시간 동안 과도한 졸림 또는 피로를 경험하는 발현을 위한 것이다. 사건수면형parasomnia type은 수면 동안 발생하는 비정상적 행동을 위한 것이다.

미스터리한 변호사

도나 라자루스Donna Lazarus(여, 28세)는 변호사로, 정신과 의사에게 자신의 문제를 털어놓았다. 그녀는 자주 취침시간이 되면 불안과 분노를 느꼈다. 이러한 상태의 밤이 되면, 잠이 들려면 한 시간 이상 시간이 걸리곤 했다. 그녀는 잠자러 가기가 무서워져서 늦은 시간까지 살인 사건 미스터리 소설을 탐독하곤 했다. 그녀가 취침하는 시간은 오후 7시에서 오전 2시까지 다양했다. 아침에 잠에서 깨면, 그녀는 힘이 없고 무기력해져서 침대에서 겨우 기어 나올 정도였다. 어떤 때는 출근조차 하지 못하는 경우도 있었다. 그녀는 주말마다 정오까지 잠을 잤다. 직장 지각에 대한 걱정은 급기야 진료 신청을 하게 되는 동기가 되었다.

라자루스 양은 생후 18개월에 기관지 천식 진단을 받았다. 그녀의 어머니는 계속해서 딸이 밤에 죽을까 봐 걱정했다. 10대 때, 라자루스 양은 오전 1~3시까지 책을 읽으며 깨어 있기 위해 에피네프린(자극제) 흡입기를 사용했다. 그녀는 아버지가 불 끄라고 소리를 지르던 장면을 기억하고 있다. 그녀는 항상 모두들 잠들어 있는 늦은 밤 시간을 다른 사람들의 방해에서 자유로운 '안전한 시간'으로 간주해 왔다.

라자루스 양은 특별히 야간 천식발작을 하는 경향이 있다. 이는 전형적으로 오전 4시경에 발생했다. 밤에 (천식으로) 숨을 헐떡이게 되면 죽음에 대한 공포와 두려움으로 이어졌다. 그녀의 천식에 대한 현재 치료는 아미노필린aminophylline(기관지 관 주위를 둘러싸고 있는 부드러운 근육을 이완시키는 크산틴xanthine 유도체)을 하루에 400mg에다가 매일 2회 베클로메타손beclomethasone 흡입기(스테로이드)를 입으로 2회 부는 것이었다. 그녀는 또한 비정기적으로, 때로 취침시간에 알부테롤albuterol(베타 작용제 기관지 확장제bronchidilator) 흡입기를 사용했다. 일 년에 1회쯤, 천식 악화로 인해 전신성(경구용) 스테로이드의 단기 경과가 필수로 요구되곤 했다.

라자루스 양은 매일 커피 5~8잔을 마셨다. 알코올 성분의 음료는 거친 호흡을 촉발했고 수면 지연을 악화시켰다. 잠들 때 단기 효과가 있는 진정제는 다음 날 업무 집중력을 크게 떨어뜨렸다. 저녁 이완 운동은 혼자 있을 때 호흡 문제가 발생할 것에 대한 공포심을 촉발했고, 그녀로 하여금 '한 쌍의 폐가 있는 골격' 같은 느낌이 들게 했다.

진료가 진행되는 동안 라자루스 양은 발음이 분명했고, 미소를 지었으며, 쾌활한 모습이었고, 전체 범위의 정서를 나타냈다. 그녀는 자신만의 특이성을 즐기는 것 같았다. 그녀는 매우 말이 많았고, 체계적이었으며, 견문이 넓었고, 쉽게 자신의 감정에 대해 논의할 수 있었다. 그녀는 자신이 죽음을 매우 두려워하면서도 살인에 관한 소설을 탐독하는 것이 아이러니하다는 점을 인정했다. "이것이 저의 어느 정도의 통제감을 느끼는 방식이 되어 왔다고 생각해요."

논의

라자루스 양은 야간 불면증(즉, 수면개시 곤란)과 함께 이로 인한 주간 졸림을 호소하며 정신과 의사를 찾는다. 일부 행동적 요인이 그녀의 수면개시 곤란에 영향을 미칠 수 있지만(즉, 야간 불안, 일관성이 결여된 취침시간, 취침시간에 몰입하게 하는 자극활동), 그녀의 천식 치료를 위한 치료약물 투약방식이 주범인 것으로 보인다. 왜냐하면 그녀가 사용하고 있는 다수의 치료약물과 물질이 그녀의 수면개시 능력을 저해할 가능성이 높기 때문이다. 아미노필린, 알부테롤 흡입기, 베클로메타손 흡입기, 그리고 하루에 커피 5~8잔 마시는 것은 오랜 시간 자극효과를 초래할 수 있어서 양질의 수면을 저해할 가능성이 높다. 따라서 라자루스 양에 대한 DSM-5 진단은 카페인/아미노필린/알부테롤/베클로메타손으로 유발된 수면장애, 불면형(DSM-5, p. 413/451)이 될 것이다.

Chapter 13

성기능부전

DSM-5에는 성기능부전sexual dysfunctions을 "성적 반응 또는 성적 쾌감 경험에 대한 개인의 능력에 있어서 임상적으로 현저한 장애가 특징"(DSM-5, p. 423/461)인 다양한 장애 집단으로 기술되어 있다. 성기능부전은 성적 반응주기를 형성하는 과정에서의 기능이상 또는 성관계와 연관된 통증에 의해 진단이 내려진다.

성적 반응주기sexual response cycle는 다음과 같이 4개 국면으로 나뉠 수 있다.

1. **욕구**desire: 이 국면은 성적 활동에 대한 환상과 성적 활동에 대한 욕구로 구성된다.
2. **흥분**excitement: 이 국면은 생리적 변화가 동반된 주관적인 성적 쾌감과 흥분감으로 구성된다. 남성에게 있어서의 주요 변화는 음경 팽창과 발기다. 여성의 경우, 생리적 변화는 골반의 부기vasocongestion, 질 윤활 및 팽창, 그리고 외음부 부기swelling로 구성된다.
3. **극치감**orgasm: 이 국면은 성적 긴장감 방출과 회음부 근육과 생식기관의 리드미컬한 수축과 함께 성적 쾌감의 절정으로 구성된다(남성의 경우 정액 사정 동반).
4. **해소**resolution: 이 국면은 근육이완과 일반적으로 안녕감으로 구성된다.

〈표 13-1〉에는 성적 반응주기(해소 국면과 연관이 있는 기능이상은 없음)의 첫 3개 국면 동안 발생할 수 있는 성기능부전이 수록되어 있다. 남성성욕저하장애와 발기장애에는 남성의 경우 각각 욕구와 흥분 국면에서의 기능이상이 수반된다. 성적 욕구와 흥분은 남성의 경우에서처럼 여성들에게서도 쉽게 분리시킬 수 없음을 고려할 때, 여성의 경우 이 2개 국면에 대한 것은 오직 한 가지 장애(여성 성적 관심/흥분장애)만 있다. 남성의 경우, 극치감 국면에서 2가지 기능이상 유형(조기사정과 사정지연)이 있는 반면, 여성의 경우에는 단일 장애(여성극치감장애)가 있다. 이 외에도 〈표 13-2〉에는 성적 반응주기와 관련되지 않는 DSM-5의 기타 성기능부전이 수록되어 있다(성관계와 연관된 통증이 특징인 장애[성기-골반통증/삽입장애]와 물질/치료약물로 유발된 성기능부전). 개인은 동시에 한 가지 이상의 성기능이상을 지니고 있을

〈표 13-1〉 성적 반응주기 국면과 장애

국면	장애	성별	주요 특징
1. 욕구	□ 남성성욕저하장애	남성	• 섹스에 대한 성적 사고, 환상, 욕구 결여
2. 흥분	□ 발기장애	남성	• 성관계 중 발기 또는 발기 유지 실패
	□ 여성 성적 관심/흥분장애	여성	• 성적 흥미 또는 환상 결여 • 성관계 시작 결여 • 성관계 중 흥분/쾌감 또는 느낌 결여
3. 극치감	□ 조기사정	남성	• 질 삽입 후 1분 이내 또는 원하기 전의 사정
	□ 사정지연	남성	• 자극에도 불구하고 사정 지연 또는 불능
	□ 여성극치감장애	여성	• 극치감 경험 곤란 또는 강도 감소
4. 해소	□ 없음		

〈표 13-2〉 성적 반응주기와 관련이 없는 성기능부전

장애	주요 특징
□ 성기-골반통증/삽입장애	• 성교 중 질 삽입 곤란, 성교 또는 삽입 시도 중 음문질 또는 골반 통증, 질 삽입과 관련된 골반 통증 공포, 삽입 시도 중 골반저pelvic floor 근육 긴장
□ 물질/치료약물로 유발된 성기능부전	• 중추신경계에 대한 물질 또는 치료약물의 직접적인 효과로 인한 성적 기능 장해

수 있다. 이 경우, 개인의 모든 기능이상에 대해 진단되어야 한다.

DSM-5의 성기능부전 진단은 '배제 진단'으로 간주된다. 이는 임상가가 진단이 내려지기 전에 기능부전에 대한 구체적인 설명을 첫 번째로 배제해야 함을 의미한다. 예를 들면, 개인의 흥분 또는 극치감 경험 불능이 부적절한 성적 자극의 결과라면, 이 진단은 내려져서는 안 된다. 마찬가지로, 기능부전이 다른 정신장애의 증상(예, 우울증 삽화 동안 성욕 저하, 골반 신경 손상 같은 의학적 상태에 의해 초래된 발기부전, 또는 고도의 관계 문제 또는 동반자 폭력의 결과로서의 무극치감증anorgasmia)인 것으로 이해될 수 있다면, DSM-5의 성기능부전 진단이 내려지지 않는다.

약물 또는 치료약물로 인한 성기능부전의 경우, 진단은 물질/치료약물로 유발된 성기능부전(13.8절 참조)이 되어야 한다. 개인의 증상 발현이 DSM-5의 성기능부전에의 부합 여부를 결정하는 경우에 고려될 필요가 있는 기타 요인으로는 성적 쾌감 경험에 대한 개인의 기

대에 영향을 주거나 금지를 불러일으킬 수 있는 문화적·종교적 요인들, 그리고 개인의 연령이 포함된다. 왜냐하면 노화는 성적 반응에 있어서 정상적인 저하와 연관이 있기 때문이다.

더욱이, 일시적인 성기능부전은 생활 스트레스 요인에 대한 반응으로 발생하는 것처럼 흔히 정상이라는 점에서 DSM-5의 성기능부전 진단은 증상이 지속적이지 않다면 내려져서는 안 된다. DSM-5의 성기능부전 진단의 경우, 적어도 6개월의 최소 지속기간이 필수로 요구된다(단, 최소 지속기간이 없고, 물질/치료약물에의 노출 직후 증상 발달이 필수로 요구되는 물질/치료약물로 유발된 성기능부전의 경우는 제외). 끝으로, 진단에 부합되려면, 기능부전이 개인의 고통을 초래할 정도로 충분히 문제가 되어야 한다. 개인은 여러 가지 이유로 기능부전에 의해 고통스러워질 수 있다. 예를 들면, 사정지연, 조기사정, 발기장애, 그리고 성기-골반통증/삽입장애는 아기를 임신할 수 있는 부부의 능력을 저해하거나 성적 대면 회피로 이어져서 친밀한 관계 발달 능력을 저해할 수 있다. 다른 한편으로, 개인이 기능부전에 의해 특별히 방해받지 않는다면, DSM-5 진단이 내려져서는 안 된다. 예를 들면, 자신들을 무성[asexual]이라고 밝히고, 이성애, 동성애, 양성애와 나란히 무성[asexuality]을 대안적인 성적 지향성이라는 견해를 가지고 있는 사람들이 있다. 이러한 사람들은 평생 성적 욕구가 없다고 보고할 수 있다. 따라서 이들은 필수로 요구되는 고통이 없다는 점에서 남성성욕저하장애 또는 여성 성적 관심/흥분장애 진단에 부합되지 않는다.

DSM-5에는 성기능부전 진단과 함께 기재될 수 있는 아형들이 마련되어 있어서, 기능부전의 경과와 발생 맥락이 명시될 수 있다. 특정한 성기능부전의 경과는 ① 평생형[lifelong](개인의 첫 번째 성적 경험 시기에서부터 발현됨) 또는 ② 후천형[acquired](비교적 정상적인 성적 기능 기간 이후에 발달됨)일 수 있고, 발생 맥락은 ③ 상황형[situational](성관계와 같은 특정한 성적 활동 시기 동안 또는 배우자와 같이 특정한 동반자와 함께 있는 동안에 한해서 발생함) 또는 전반형[generalized](모든 상황에서 발생함)이 될 수 있다. 성기능부전이 평생형 대 후천형과 상황형 대 전반형 여부를 고려하는 것은 이 장애의 병인 결정에 도움이 될 수 있고, 또한 문제의 개념화와 치료 권장에 도움이 될 수 있다. 예를 들면, 일반적인 의학적 상태의 증상인 것으로 가장 잘 이해되는 성기능부전은 의학적 상태의 발병 이후에 시작된 것이고, 모든 상황에서 발생하는 경향이 있다. 다른 한편으로, 특정한 성적 활동 또는 특정한 동반자와 함께 있는 동안(성관계 중에 한해서 발생하되 자위하는 동안은 해당되지 않음)에 한해서 발생하는 기능부전은 치료에서 다루어질 필요가 있을 대인관계 요소의 발현을 암시한다.

13.1 남성성욕저하장애

남성성욕저하장애male hypoactive sexual desire disorder에는 성적 반응주기의 첫 번째 국면, 즉 성욕의 기능부전이 수반된다. 이 장애는 성애적 사고나 환상, 그리고 성적 활동의 욕구 저하 또는 결여가 특징이다. 이 상태가 있는 남성은 성적 활동을 개시하지도, 동반자의 성적 활동에의 욕구에 반응하지도 않을 것이다. 성적 관심이 낮은 남성은 흔히 신체적 애정과 접촉 결여에 의해서뿐 아니라 출산 기회의 결여로 좌절감을 느낄 수 있는 동반자보다 이 상태로 인해 고통을 덜 겪는다. 이는 특히 한 남성이 가족을 구성하고 싶어 하는 젊은 여성과의 관계에 연루된 경우에 그렇다. 이 경우, 이 남성의 성욕 저하에 대한 고통은 섹스 자체에 대한 관심 결여에 관한 것보다 이 장애가 이들의 관계에 미치는 부정적 영향에 대해 더 크다. 남성성욕저하장애는 동반자에 한정될 뿐, 잠재적 동반자에 대해서는 제한되지 않을 수 있다. 남성의 약 20%가 성욕 저하 또는 결여에 의해 영향을 받는 것으로 추산된다. DSM-5(p. 442/482)에서 언급된 것처럼, 보다 나이 어린 남성들의 약 6%와 나이 든 남성의 40%가 성욕 문제를 지니고 있다. 그러나 6개월 이상 지속되는 섹스에 대한 지속적인 관심 결여는 16~44세 남성의 2% 미만에게 영향을 미친다.

완벽한 젠틀맨

짐 벤슨Jim Benson(남, 34세)은 성공한 건축가로, 평생 동안 섹스에 대한 흥미 결여 때문에 가족상담자의 진료를 받았다. 그의 약속 일정은 부분적으로 이혼에 대해 논의해 온 부인의 압력에 대한 반응이다. 그는 자신의 남성 친구들이 섹스에 사로잡혀 있는 것처럼 보였고, 자신은 그렇지 않았던 고등학교 시절, 자신이 좀 유별난 것인지 궁금해했던 기억을 떠올린다. 그는 고등학교 시절, 1년에 2~3회 정도로 드물게 자위를 했다. 그는 자위를 했을 때의 환상을 전혀 기억하지 못했고, 친구들과 포르노물을 함께 보는 것이 그리 재미있지 않았다. 그는 '친구들과 어울리기' 위해 포르노물에 흥미가 있는 척했다.

벤슨 씨는 자신의 첫 성경험이 그리 기억에 남을 정도는 아닌 것으로 회상한다. 야구경기에서 이긴 후, 그와 몇몇 팀원은 맥주 한 상자를 나눠 마신 다음, 지역의 사창가를 방문했다. 그는 주로 집단 압력 때문에 매춘부와 성관계를 가졌다. 그는 매춘부가 팀원들 중에 그가 유일한 젠틀맨이라고 말했던 사실을 떠올린다("당신은 다른 사람들과는 달리 내 온몸을 움켜잡고 꽉 쥐지 않는군요."). 그는 대학 시절 학업에 초점을 맞추느라 거의 데이트를 하지 않았고, 반에서 상위 5% 이내의 성적으로 학업을 마쳤다. 대학 시절, 그의 유일한 데이트는 남학생 사교클럽에 데이트 맹세가 필수로 요구되었던 때였다. 벤슨 씨는 대학 시절 성관계를 했던 기억이 없다. 그의 다음 성경험은 28세 때 결혼한 후였다. 그의 부인은 첫눈에 그의 완벽한 젠틀맨 모습과 그녀가 사귀었던 다른 남성들과는 달리 성관계를 갖자고 압력을 가하지 않은 점에 반했다. 결혼 후, 그녀는 자신이 성관계를 주도해야 하는 사람이라는 사실을 깨달았다. 벤슨 씨는 섹스가 즐겁다는 사실은 알고 있지만, 1년에 한 차례만 해야 행복해할 수 있을 정도다. 그녀가 압력을 가하게 되면서, 이들은 보통 3~4개월 만에 한 번씩 성관계를 가졌다. 그는 결혼 이후에 자위한 적이 없고 성적 환상도 없다고 한다. 그는 외모가 좋은 다른 여성들을 쳐다보기는 하지만, 그들과 성관계를 갖고 싶은 생각은 들지 않는다고 한다. 그는 다음과 같은 말을 비유적으로 사용한다. "전 메르세데스 벤츠 디젤을 몰고 있어요. 포르셰 카레라가 눈에 들어오지만, 그것이 탐나진 않습니다."

벤슨 씨의 황체형성 호르몬luteinizing hormone(테스토스테론 생성을 자극하는 기능을 함), 소낭자극 호르몬(정자 형성 시작에 중요함), 프로락틴(수준 상승 시 남성의 성욕 저하를 초래함), 테스토스테론 수준 저하(낮은 경우, 성욕 저하, 발기 기능부전, 그리고 남성 불임증을 초래함), 그리고 갑상선 지수를 확인하기 위해 정식 내분비학적 정밀검사가 실시되었다. 모든 결과는 정상 범위 내에 있었다. 성적 관심의 비전형적 초점(예, 아동에 대한 성적 관심)의 증거는 없었고, 그에게 동성애 지향성이 있다는 증거는 없었다. 벤슨 씨는 또한 기분 장해(예, 우울증)의 증거가 없었고, 물질남용을 하지 않았으며, 주기적으로 어떤 치료약물도 사용하지 않았다.

논의

남성성욕저하장애가 있는 남성들에게 전형적으로 나타나는 것처럼, 벤슨 씨는 부인의 좌절감과 관련된 고통이 주로 결혼에 위협을 줄 정도로 낮은 성욕이 노출되면서 도움을 청하게 되었다. 진단이 내려지기 전에, 부인과의 관계에서 그의 낮은 성적 욕구의 다른 원인들이 고려·배제될 필요가 있다. 다수의 의학적 상태(예, 낮은 테스토스테론 수치)와 치료약물 부작용(예, 선택적 세로토닌 재흡수 억제제[SSRI] 항우울제)은 성욕 저하를 초래할 수 있다. 이러한 원인들은 벤슨 씨가 정상적인 호르몬 수준을 유지하고 있고, 어떤 치료약물 또는 남용약물을 사용하고 있지 않기 때문에 배제된다. 정신장애, 특히 우울증은 또한 성적 충동 저하를 초래할 수 있지만, 벤슨 씨가 어떤 기분 장해가 있다는 증거는 없다. 끝으로, 또 다른 고려사항은 벤슨 씨가 선호하는 성적 관심의 초점에 그의 부인이 포함되지 않을 수 있다. 왜냐하면 벤슨 씨의 일차적인 흥미가 변태성욕(제19장 '변태성욕장애' 참조)이거나 동성애 성적 지향성을 가지고 있을 수 있기 때문이다. 그러나 그의 평생에 걸친 낮은 성적 욕구의 특성(어떤 유형의 포르노물에 대한 관심 결여 포함)과 이러한 다른 성적 선호성을 가지고 있음에 대한 인정 결여는 이러한 잠재적 설명들 역시 그의 욕구 저하 상태를 설명하지 못하고 있음을 암시한다. 따라서 벤슨 씨의 DSM-5 진단은 남성성욕저하장애(DSM-5, p. 440/481)다. 그는 항상 성욕 저하를 겪어 왔기 때문에 평생형이 적용된다. 더욱이, 그의 성욕 저하가 모든 상황에서 그리고 모든 동반자와의 관계에서 발생하기 때문에 전반형도 적용된다.

13.2 발기장애

발기장애[eretile disorder]에는 성적 반응주기의 2번째 국면, 즉 흥분 국면에서의 기능부전이 포함된다. 발기장애에는 동반자와의 성적 활동 중 발기 또는 발기 유지의 반복적 실패가 수반되고, 다음의 성적 활동의 대부분의 경우에서 경험되는 것들 중 한 가지 이상이 특징이다. ① 성적 활동 중 현저한 발기 곤란, ② 성적 활동이 완료되기까지 현저한 발기 유지 곤란, 및/또는 ③ 발기 경직성의 현저한 저하(DSM-5, p. 426/465).

발기부전의 구체적인 원인들이 고려되어야 하고, 발기장애 진단이 내려지기 전에 배제되어야 한다. 의학적 원인으로는 심장병, 혈관 폐색(죽상동맥경화증[atherosclerosis]), 고콜레스테롤, 당뇨병, 파킨슨병, 다발성 경화증, 페이로니병[Peyronie's disease](외상과 연관된 음경 내 반흔조직의 발달), 전립선암 또는 전립선 비대증 치료, 그리고 골반 영역 또는 척수에 영향을 미치는 수술 또는 부상이 포함된다. 발기부전은 특정한 치료약물(예, 이뇨제와 고혈압 조절약물, 항우울제, 항불안제, 항간질제, 항히스타민제, 위 역류 치료약물, 근육이완제)의 부작용일 수 있다. 과도한 알코올 사용, 담배 사용, 그리고 기타 남용약물(예, 코카인, 마리화나, 아편제) 역시 주요우울장애, 불안, 그리고 고도 관계 스트레스처럼 발기부전을 초래할 수 있다. 발기부전과 연관된 정신장애로는 우울증과 외상후 스트레스장애가 포함된다. 이 모두의 경우, DSM-5의 발기장애 진단은 내려지지 않는다.

발기부전은 심각도에 따라 다양하다. 즉, 발기가 전혀 되지 않는 남성들이 있는가 하면,

발기의 일관성이 결여된 사람들도 있다. 그런가 하면, 짧은 기간 동안만 발기 유지가 가능한 사람들도 있다. 발기부전의 심각도에 있어서의 변이는 빈도수 추산을 어렵게 한다. 많은 남성 역시 당혹감으로 인해 담당 의사와 발기부전에 대해 논의하기를 꺼린다. 이러한 이유로 이 상태는 저진단underdiagnosed된다. DSM-5(p. 427/466)에 기술되어 있는 것처럼, "발기 문제의 유병률과 발기 관련 문제의 발생은 연령증가(특히 50세 이후)와 밀접한 관련이 있다. -〈중략〉- 40~50대 미만 남성의 약 2%가 빈번한 발기 문제를 호소하고 있는 반면, 60~70대 이상의 남성들은 발기와 현저한 문제를 가지고 있을 수 있다."

(무)책임

폴 피터슨Paul Petersen(남, 26세)과 여자 친구 애니Annie(여, 24세)는 지난 10개월 동안 동거해 왔고, 결혼을 심각하게 고려하고 있다. 애니는 자신들이 성치료 클리닉까지 찾게 된 이유에 대해 다음과 같이 털어놓는다. "지난 6개월 동안 이 사람은 삽입 후에 발기 상태를 유지하지 못했어요." 심리학자는 폴을 향해 이 문제를 어떻게 생각하는지 묻는다. 폴은 몹시 당황해 하며, 애니의 말에 동의하면서, "저도 왜 그러는지 잘 모르겠어요."라는 말을 덧붙인다. 심리학자는 폴이 26세이고, 최근에 졸업한 변호사이며, 애니는 24세이고 대형백화점에서 인정받고 있는 구매담당자라는 사실을 알고 있다. 이들은 둘 다 교육수준이 높은 중산층이며, 교외에 거주하는 가정에서 자라났다. 이들은 친구들을 통해 만났고, 만난 지 수개월 후부터 성관계를 갖기 시작했으며, 당시에는 아무런 문제가 없었던 것으로 기억하고 있다.

2개월 후, 폴은 가족들 품을 떠나 애니의 아파트로 이사했다. 이는 그녀의 아이디어였고, 폴은 자신이 이렇게 중요한 단계에 대해 마음의 준비가 되었는지에 대해 확신을 갖지 못했다. 몇 주 지나지 않아, 폴은 계속해서 성적으로 흥분되고 성관계를 갖기를 원했지만, 삽입을 하자마자 발기 유지 실패로 삽입 상태를 유지할 수 없었다. 이들은 재차 시도하곤 했지만, 그 순간 폴의 욕구는 감퇴되어 다시 발기가 되지 않았다. 처음 몇 차례 이러한 일이 일어난 후, 애니는 너무 화가 나서 폴의 가슴을 주먹으로 치며 소리 지르기 시작했다. 체중이 200파운드(*역자 주. 91kg)인 폴은 체중이 98파운드(*역자 주. 45kg)인 연인에게 말 한마디 없이 그 자리를 떠서 애니를 더욱 노발대발하게 하곤 했다.

심리학자는 섹스는 이들에게 있어서 관계 만족의 유일한 영역이 아니라는 사실을 알았다. 애니는 폴이 자신과 충분한 시간을 함께 보내지 않으면서 자신의 남자 친구들과 함께 야구

경기를 보러 가는 것을 더 좋아하는 것에 대해 불만을 토로했다. 폴은 집에 있을 때조차 TV에서 방영하는 온갖 스포츠 중계를 시청하는 반면, 애니와 외국 영화, 박물관 관람, 공연 등을 보러 가는 것에는 관심이 없었다. 이러한 차이에도 불구하고 애니는 폴과 결혼하기를 간절히 바라고 있고, 그에게 날짜를 잡도록 압력을 가하고 있었다.

두 사람에 대한 신체검진 결과, 비정상성은 발견되지 않았고, 아무도 지속적으로 우울해하고 있다는 증거는 없었다. 폴은 최근 내과 의사에게 일상적인 혈액검사와 소변검사 등 정기적인 의학적 검진을 받았고, 의학적 문제가 없다는 말을 들었다. 그는 어떤 치료약물도 복용하고 있지 않았고, 때로 저녁식사를 곁들여 와인 한 잔을 마신 적은 있지만 알코올 또는 약물남용 문제는 없다고 했다.

두 사람 중 누구도 비성적 문제에 대해 논의하고 싶어 하지 않았다. 이들은 이후 수개월에 걸쳐 매스터스와 존슨 유형감각초점운동Masters and Johnson-type sensate focus exercises으로 치료를 받았다. 이러한 운동에서 이 커플은 성적 역량을 발휘해야 하는 심리적 부담감 없이 서로에게 신체적 쾌감을 주는 비성기적 방법을 탐색했다. 애니는 폴에게 치료에서 배운 것을 실행에 옮기라고 계속해서 압력을 가했다. 그녀는 자신을 치료자와 교사로 여기는 반면, 폴을 환자와 학생 취급을 했다. 폴은 다수의 경우 수동적으로 운동 실행을 회피했지만, 8개월에 걸쳐 폴의 발기 유지 문제는 점차 해소되었다. 이들은 치료를 종결한 지 3개월이 채 지나지 않아 결혼했다.

논의

성치료 클리닉에 모습을 보였던 시점에서 폴은 약 6개월간 지속적으로 그에게 고통을 초래하던 발기 문제의 발병—즉, 성적 활동의 완결까지 발기 유지의 지속적 불능—을 보고했다. DSM-5의 발기장애 진단을 고려함에 있어서 임상가는 우선 발기부전이 지속적인지, 고통을 초래하고 있는지, 그리고 의학적, 물질, 또는 기타 원인(예, 심각한 관계고통 또는 동반자 폭력) 또는 다른 정신장애의 발현에 의한 것인지를 결정해야 한다. 폴은 DSM-5의 최소 필수요건인 6개월 지속기간의 진단기준을 충족시킬 정도로 충분한 시간 동안 발기부전을 겪어 왔고, 그와 그의 동반자에게 현저한 고통을 초래하고 있다. 더욱이, 폴이 의학적 문제가 있거나 다른 정신장애(예, 우울증)로 고통을 겪고 있다는 증거가 없고, 그는 어떤 치료약물을 복용하거나 알코올 또는 다른 약물을 남용하지 않고 있다.

폴의 발기부전의 발병 시기는 애니와의 관계에 대한 책임에 관한 양가감정과 그의 성기능부전 사이에 연관성이 있을 가능성이 있음을 강하게 암시하고 있다. 만일 임상가가 기능부전이 고도의 관계 스트레스 또는 동반자 폭력의 결과라고 판단한다면 성기능부전 진단은 내려지지 않지만, 폴의 책임에 대한 양가감정은 이 진단을 사전에 배제할 '고도의 관계 고통' 수준에 부합되는 것 같지 않다. 따라서 진단은 발기장애(DSM-5, p. 426/465)다. 더욱이, 그의 발기부전이 정상적인 발기기능 기간 이후에 시작되었기 때문에 후천형이 적용된다.

13.3 여성 성적 관심/흥분장애

DSM-5에서는 남성의 경우, 성적 반응주기의 욕구 국면이 수반된 기능부전(남성성욕저하장애)과 흥분 국면에서 발생하는 기능부전(발기장애)을 구분하고 있지만, 여성의 경우 2개 국면에서의 기능부전을 다루는 DSM-5에는 오직 단일 진단범주(여성 성적 관심/흥분장애)만 있을 뿐이다. 단일 진단의 사용은 여성의 경우 욕구와 주관적 각성arousal(흥분excitement) 사이의 관계가 복합적이면서 여성에 따라 다양해서 쉽게 분리되지 않기 때문이다. 여성들은 성적으로 흥분될 때 욕구와 각성을 구분하기 어려워하는 경향이 있다. 또한 성욕이 성적 각성에 앞서는 여성들이 있는가 하면, 성적 각성 다음에 나타나는 여성들도 있다.

따라서 DSM-5의 여성 성적 관심/흥분장애female sexual interest/arousal disorder 진단은 욕구와 각성 문제를 고려해서 정의된다. 만일 다음에 제시된 6가지 기능부전 지표 중 적어도 3가지가 발현된다면, 이 장애의 진단이 내려질 수 있다. ① 성적 활동에 대한 흥미 감소 또는 결여, ② 성애적 사고 또는 환상 감소 또는 결여, ③ 성적 활동 개시 결여 및 동반자의 성적 활동 개시 시도에 대한 잦은 불수용, ④ 성적 활동 중 성적 흥분 또는 쾌감 감소 또는 결여, ⑤ 글, 언어, 또는 시각적인 성애적 단서에 대한 성적 흥미 또는 각성 감소 또는 결여, ⑥ 성적 활동 중 성기 또는 비성기 감각 감소 또는 결여.

이 진단은 구체적인 의학적 원인과 물질로 유발된 원인이 반드시 배제된 상태에서 내려질 수 있다. 특히 폐경기 이후, 낮은 에스트로겐 수준은 욕구와 각성 곤란을 초래할 수 있다. 흔히 테스토스테론은 '남성' 성 호르몬으로 생각되지만, 테스토스테론 역시 여성의 성적 기능에 중요하고, 낮은 수준은 성욕 저하와 연관이 있다. 여성들에게 있어서의 욕구 또는 각성 문제를 초래할 수 있는 기타 의학적 문제로는 당뇨병, 갑상선 질환, 그리고 암이 있다. 욕구와 각성 저하는 특별히 특정한 치료약물(특히 항우울제 치료약물, 항고혈압성 치료약물, 그리고 항암제)의 공통적인 부작용이기도 하다. 성기능부전이 있는 여성들 사이에 가장 흔한 호소 내용은 성적 흥미와 각성 저하지만, DSM-5 진단의 필수요건인 6개월 이상 지속되는 성적 욕구 또는 각성 저하의 유병률은 알려져 있지 않다.

꺼진 불꽃

마르티나 디아즈Martina Diaz(여, 45세)는 플리반세린flibanserin(성욕이 낮은 여성들 치료를 위해 처방되는 약물)으로 치료를 받은 지 3개월이 지나도록 아무런 반응이 없자, 그녀의 일차 진료의사에 의해 후속평가와 치료를 위해 성 치료자에게 의뢰된다. 그녀의 의학적 기록에 의하면, 그녀는 폐경 전후기 증상(일과성 열감, 월경불순, 질 건조 동반)을 겪고 있고, 좋은 건강 상태에 있으며, 호르몬 수준이 전형적인 범위 이내에 있다.

디아즈 부인은 자신이 20년 동안 결혼생활을 해 오고, 있고 3명의 청소년 자녀(12, 15, 17세)가 있다고 한다. 그녀는 남편과 비성적 신체적 친밀성(접촉, 껴안기)과 함께 가깝고 애정이 깊으며 지지적인 관계임을 암시한다. 그녀는 부부관계에서 첫 10년은 성적으로 매우 적극적이어서 자주 성관계를 주도했고, 남편이 시작한 경우에도 대부분 성적으로 잘 반응했다고 말했다. 그러나 시간이 지나면서 섹스에 대한 관심이 점차 낮아져서 지난 2년간 그녀는 거의 성적 활동을 시작하지 않았고, 자신이 거의 관심이 없어 하고 있고 남편이 시작하는 경우에도 잘 흥분되지 않는다는 사실을 알게 되었다. 그녀는 음경-질을 통해 성관계를 하는 동안, 불충분한 윤활로 인해 때로 약간의 불편감을 겪고 있다. 남편이 그녀에게 오럴 섹스를 해 주는 경우, 비록 드물지만 여전히 극치감에 도달할 수는 있지만 과거처럼 쉽게 극치감에 도달하지는 않는다.

디아즈 부인은 변호사 연수를 받자마자 첫아이를 출산하게 되면서 활동을 접었다. 5년 전, 그녀는 법조계에 상근직으로 되돌아갔고, 그때 이후로 자신의 커리어와 막중한 시간에 대한 책임뿐 아니라, 자녀들을 차에 태워 특별활동에 데려다 주느라 바쁘게 살아왔다. 그녀는 맏이가 곧 자동차 운전면허를 받게 되면 자신에게 시간적 여유가 더 생길 거라는 희망을 갖고 있다. 그녀의 남편이 가사일을 돕고 있기는 하지만, 그 역시 영업부서에서 매우 바쁜 관계로 가사일의 대부분은 디아즈 부인의 몫이 되어 시간제 파출부를 고용하여 청소하는 일을 돕게 하고 있다.

디아즈 부인은 자신을 가톨릭 교도라고 밝히고 있다. 이들은 자녀를 더 낳기를 원하지 않기 때문에, 그녀는 호르몬 경구용 피임제를 사용하고 있고, 폐경기를 내다보고 있어서 피임을 하지 않아도 될 것이라고 한다. 그녀는 자신이 남편을 더 이상 매력적인 사람으로 보지 않는다거나 자신이 이전에 비해 덜 사랑한다고 남편이 생각할까 봐, 자신의 성적 관심 결여 또는 남편과의 관계에서 윤활제를 필요로 하는 상황에 대한 논의에 대해 불편한 느낌이 들지만, 섹스에 대해서는 대체로 긍정적인 태도를 보이고 있다. 그녀는 진동기를 사용한 적은 한 번도 없었고, 자위에 대해 강한 관심을 가졌거나 희열을 느낀 적은 없었으며, 그나마 결혼한 이후로는 자위를 한 적이 없다고 말했다.

최근에, 디아즈 부인은 오랫동안 복잡한 소송 건에 대해 함께 일을 했던 적이 있는 연하의 남성 동료를 배정받았다. 그녀는 그가 가까이에 있을 때, 때로 욕구의 '불꽃sparkle'이 튀는 느낌이 든다고 보고하면서, 남편이 섹스를 시작할 때 그 동료 생각이 날 때가 있지만 곧바로 이러한 생각에 대해 죄책감이 들어서 섹스에 대한 욕구를 '차단'한다고 한다. 그녀는 배우자와 이러한 생각을 공유하지는 않았고, 자신이 남편을 여전히 사랑하고 있기 때문에 이러한 감정은 특별히 자신을 혼란스럽게 하며, 둘 다 마찬가지로 일부일처제를 파기하는 관계를 갖는 것은 '부도덕'하고 '수용할 수 없을' 것이라고 말한다. 그녀는 플리반세린flibanserin(*역자주. 여성의 성욕 저하 치료에 사용되는 약제)을 복용하는 동안 자신의 성적 욕구 또는 흥분감이 개선된 것으로 보이지 않았고, 어느 정도의 알코올 사용을 제한하는 조치가 불편해졌다.

디아즈 부인은 우울증 또는 불안 징후를 보이지는 않는다. 이제 그녀는 플리반세린 복용을 중단했고, 다시 일주일에 수차례 와인 1~2잔 정도의 술을 가끔씩 마시기 시작했다. 그녀는 흡연 또는 다른 향정신성 약물은 사용하지 않고 있고, 피임제 외에는 어떤 치료약물을 복용하지 않고 있다고 한다. 그녀의 일차 진료의사는 그녀에게 체중을 조금 줄이고 운동을 더 하도록 제안하기는 했지만, 그녀는 전반적으로 좋은 건강 상태에 있다. 그녀는 음식을 만들거나 운동할 시간 또는 기력이 거의 없어서 가족들은 주기적으로 함께 외식을 한다. 그녀는 마치 자신이 그때는 이러한 일상적인 것들에 변화를 줄 시간이 있는 것 같은 느낌이 들지 않았고, 그녀가 직장에서 대부분의 나이 어린 동료들보다 나이가 상당히 많은 편이었기 때문에 일을 적게 하면 승진 기회를 잃을 수 있다는 두려움이 있다. 디아즈 부부는 한 달에 적어도 두 차례 데이트를 하기 위해 저녁시간을 비워 둔다. 디아즈 부인은 데이트를 하는 동안 남편과 가까워지는 느낌이 들고 이 시간을 즐거워하지만, 그렇다고 해서 이러한 데이트가 그녀의 성적 관심을 거의 불러일으키지는 않는다.

플리반세린을 통한 치료과정이 시작되었다가 그녀의 요청에 의해 중단되었고, 그녀는 다른 유형의 치료에 의뢰해 줄 것을 요청했다. 디아즈 부인은 자신이 과거에 그랬던 것처럼 섹스를 즐기고 싶고, 섹스에 대한 장기적인 관심 결여가 자신과 남편과의 관계에 악영향을 미칠 것을 염려하고 있다고 말한다. 20대 중반에서 후반에 결혼했던 그녀의 대학 친구들 중 다수가 이들 또는 이들의 동반자들이 최근에 외도를 하다가 이혼을 했는데, 그녀는 이러한 일이 자신에게 일어나는 것을 원치 않고 있다. 이 외에 결혼관계는 좋다고 말하면서, 디아즈 부인은 특별히 부부상담을 원치 않고 '이 문제는 스스로 해결'하는 것이 더 좋겠다고 한다. 그러면서 그녀는 성적 쟁점에 대한 중다양식적 접근에 관한 온라인 뉴스 기사를 읽은 적이 있지만, 자신은 이미 남편과 좋은 관계를 유지하고 있다고 느끼는 상황에서 부부상담을 통해 어떤 도움을 받을 수 있는지에 대해 확신하지 못하겠다는 말을 덧붙였다.

치료는 감각 초점sensate focus(개인의 감각과 성적으로 좋은 느낌을 주는 것에 대해 주의집중의 강도를 높이도록 권장되는 치료기법)이 포함된 인지행동적 성치료로 진행되었다. 디아즈 부인은 섹스에 대한 관심을 높이기 위한 방법으로 환상 탐색이 권장되었다. 초기 회기들을 마친 후, 그녀는 자신의 남편을 치료 회기에 참여하도록 하여 감각 초점에 대해 함께 작업했고, 그녀의 쾌감을 높이는 데 초점을 맞춘 상태에서 이들의 일상적인 성행위 과정에 변화를 주는 방법에 대한 소개도 있었다. 이러한 방법에는 진동기와 윤활제 사용이 포함되었다. 질 에스트로겐에 대해 산부인과 진료가 제공되었으나, 디아즈 부인은 심리치료만으로도 충분히 개선되었기 때문에 이 치료는 받지 않았다. 그녀는 여전히 드물게 섹스를 시작하기를 원하지만, 남편이 섹스를 시작할 때 성적 반응과 쾌감이 현저하게 높아진다고 한다.

논의

디아즈 부인은 성적 관심 감소와 성적 흥분 곤란으로 도움을 받기 위해 클리닉을 찾는다. 그녀는 사실상 성적 활동에 대한 관심이 없어져서 남편과의 섹스를 먼저 시작하는 경우가 드물고, 남편이 섹스를 시작하는 경우조차 흥분이 잘 안 되는 동시에 윤활이 불충분하다고 한다. 젊은 남성 직장 동료가 곁에 있을 때 그녀가 경험하는 간헐적인 욕구의 '불꽃'을 제외하면, 그녀는 어떤 성애적 사고를 거의 하지 않는다.

DSM-5 여성 성적 관심/흥분장애의 진단기준에 포함되어 있는 6가지 가능한 증상들 중 디아즈 부인에게는 4가지가 있다(① 성적 활동에 대한 관심 감소, ② 성애적 사고 감소, ③ 남편의 섹스 시작 시도에 대한 반응 결여와 함께 드문 성적 활동 시도, 그리고 ④ 남편과의 대부분의 성적 활동 중 성적 쾌감 감소). 디아즈 부인은 오럴 섹스를 받을 때 여전히 생리적으로 극치감 반응을 할 수 있지만, 대부분의 성적 대면이 이루어지는 동안 생리적 반응과 흥분/쾌감 감소는 4번째로 열거된 진단기준을 충족시킨다. 그녀의 일차 진료의사에 의한 평가에 의하면, 그녀의 욕구와 흥분 감소에 대한 어떤 다른 가능한 설명이 제시되어 있지 않다. 그녀는 낮은 욕구(예, 주요우울장애)와 연관될 수 있는 다른 정신장애로 고통을 겪고 있지는 않고 있고, 의학적 문제도 없으며, 이러한 증상들을 유발시킬 수 있는 치료약물을 복용하고 있지 않다. 끝으로, 이러한 증상들은 심각한 관계 고통의 결과가 아니다. 이러한 문제가 일시적이지 않고 6개월 이상 지속되었으며 현저한 고통을 초래한다는 점을 고려할 때, DSM-5의 여성 성적 관심/흥분장애(DSM-5, pp. 433/468-469)가 적용된다. 더욱이, 디아즈 부인이 생애 초기에 정상적인 성욕 과거력이 있다는 점에서 후천형이 적용된다. 끝으로, 욕구 저하가 어떤 특정 상황 또는 동반자에게 국한된 것처럼 보이지 않는다는 점에서 전반형도 적용된다.

13.4 조기사정

DSM-5에는 남성에게 있어서의 극치감 기능이 수반된 2가지 장애가 포함되어 있다. 하나는 성관계 중에 남성 또는 그의 동반자가 원하는 것보다 더 빨리 사정하는 상황에 관한 것(즉, 조기사정)이고, 다른 하나는 사정하는 시간이 너무 오래 걸리거나 사정하지 못하는 상황(즉, 사정지연, 13.5절 참조)에 관한 것이다. 조기사정premature ejaculation은 "동반자와의 성적 활동 중, 질 삽입 후 1분 이내 및 개인이 원하기 전에 발생하는 사정"(DSM-5, p. 443/484)으로 정의된다. 이 진단은 비질적nonvaginal 성적 활동에 참여하는 사람들에게 적용될 수 있지만, 이러한 활동에 대한 구체적인 지속기간에 관한 가이드라인은 설정되어 있지 않다. 조기사정의 생물학적 원인에는 과도한 갑상선 호르몬, 전립선 또는 요도 염증 및 감염, 그리고 수술 또는 외상으로 인한 신경 손상이 포함된다.

조기사정이 있는 많은 남성은 사정에 대한 조절 결여감을 호소하는 한편, 향후 성적 대면에 있어서 예견된 사정 지연 불능에 관한 불안을 보고한다. 조기사정의 패턴은 자존감 하락, 통제 결여감, 그리고 동반자와의 관계에 대한 부정적 결과와 연관될 수 있다. 이 장애는 또한 개인의 고통과 성적 동반자의 성적 희열 저하를 초래할 수 있다.

조기사정은 가장 흔한 형태의 남성 성기능부전의 하나로, 남성의 삶에 있어서 어떤 시점에서 대부분의 남성이 정신장애로 고려될 만큼 충분한 고통이 없이 경험할 가능성이 있다. 남성의 약 30%가 이전의 12개월 동안 1회 이상 조기사정을 경험한다고 보고했다.

조절불능

리암[Liam](38세)과 멜리사 크레인[Melissa Crane](35세)은 매력적이고 사교적이며, 결혼한 지 15년 된 부부로, 성 문제로 위기를 겪던 중 클리닉을 찾는다. 크레인 씨는 성공적인 레스토랑 경영자이고, 그의 부인은 결혼한 이래 자녀 양육과 가정 관리에 헌신해 왔다. 그녀는 결혼생활 내내 섹스가 '항상 우리 부부에게는 절망적'이었기 때문에 극도로 좌절감을 겪어 왔다면서 현재 이혼을 고려 중이라고 한다.

이러한 어려움은 남편의 조기사정이다. 성관계가 시도될 때마다 크레인 씨는 불안한 나머지 재빨리 삽입하려고 하는데, 부인의 질에 삽입하는 즉시 또는 1~2회 정도 삽입하자마자 극치감에 도달한다. 그러고 나면 그는 굴욕감을 느끼고 부인의 불만족을 인식하게 되어 두 사람은 고통스러운 침묵 상태에 빠지게 된다. 그는 심한 부적절감과 죄책감을 느끼는 한편, 그녀는 남편의 '서투름과 관심 결여'에 대한 좌절과 분노가 혼합된 상태가 되곤 한다. 최근 이들은 섹스 회피 패턴을 발달시키게 되어, 이들에게 좌절감을 안겨 주고 있는 가시적인 적대성을 최소로 유지하고자 노력하고 있다.

크레인 씨는 항상 완벽주의자여서, 목표로 했던 수준으로 성공한 자신의 능력에 대해 자랑스러워한다. 어린 시절, 그는 지나치게 요구가 많았던 아버지를 기쁘게 해 드리기 위한 헛된 노력의 결과, 항상 '착한 아이[good boy]'였다. 그의 사정 조절 불능은 극심한 수치심의 근원으로, 그는 자신의 성적 '실패감'에 대해 부인에게 아무 말도 할 수 없었다. 크레인 부인은 매우 성적이어서 전희에 의해 쉽게 흥분하면서도, 항상 성관계가 극치감에 도달하는 유일한 '수용 가능한' 방법이라고 믿었다. 남편과의 성관계가 항상 불만족스러웠던 크레인 부인은 자신의 성적 좌절감에 대한 책임을 남편에게 완전히 전가하고 있다. 그 결과, 이들 부부는 서로에게 쾌감을 줄 수 있는 다른 성적 기법을 개발했다. 그녀는 분노감 없이는 남편과 이 주제에 대해 논의할 수 없어서 보통 이에 관한 대화를 피하고 있다.

두 자녀의 양육, 패밀리 레스토랑 경영, 친구들과의 사교모임 등 이들 부부의 결혼생활의 다른 영역에 있어서 크레인 부부는 아주 마음이 잘 맞는다. 그러나 이러한 강점에도 불구하고, 이들은 상호 간의 성적 실망감으로 인한 긴장감 때문에 별거 직전에 와 있다.

논의

이 부부는 결혼생활에 위협을 주고 있는 성문제로 클리닉을 찾는다. 크레인 씨의 성적인 어려움은 사정에 대한 합당한 수의적 통제 결여로, 항상 성관계 중 삽입 즉시 또는 거의 즉각적으로 사정하게 되는 것이다. 그 결과, 크레인 부인은 성적으로 만족하지 못하고 있고, 크레인 씨는 극도로 부적절감을 느끼고 있다. 이러한 문제가 이들의 결혼생활 내내 지속되어 왔고, 고통을 초래하고 있으며, 의학적 또는 물질로 유발된 원인이 있는 것으로 보이지 않고, 다른 정신장애 또는 심각한 관계 고통(예, 동반자 폭력)에 의해 초래되지 않는다는 점에서, 진단은 조기사정(DSM-5, p. 443/484)이다.

13.5 사정지연

사정지연delayed ejaculation은 적절한 성적 자극에도 불구하고 사정의 현저한 지연 또는 사정 성취 불능이 특징이다. 보통, 주요 호소 내용으로는 동반자와의 성적 활동이 수반된다. DSM-5에는 '지연'에 대한 정확한 정의가 제공되어 있지 않다. 왜냐하면 극치감에 도달하기에 비정상적으로 긴 시간에 대한 의견이 일치된 상태가 아니기 때문이다. 대신, 지연이 한 남성에게 고통 또는 좌절을 초래하거나, 피로, 신체적 과민증, 발기 소실, 또는 동반자의 요청으로 인해 성적 활동을 중지해야 한다면, 그는 사정지연을 경험하고 있을 가능성이 있다. 흔히, 사정지연이 있는 남성은 성관계 또는 동반자와의 기타 성적 활동 중 극치감 도달이 어려울 것이지만, 자위를 하는 경우에는 어려움 없이 사정한다. 이 상태의 유병률은 알려져 있지 않지만, 이는 가장 덜 흔한 남성들의 성적 호소 내용이다.

위기상황

데니스 콜린스Dennis Collins(남, 33세)는 대학교수로, 클리닉을 찾아와 자신이 성관계 중 사정을 해 본 적이 없었다고 호소했다. 그는 발기 달성과 유지에는 문제가 없고, 동반자가 극치감에 도달하도록 자극하는 데 있어서 어려움이 없다. 그러나 그는 사정할 정도로 자극을 받을 수 없어, 결국 따분한 상태에서 포기하곤 한다. 그는 항상 일주일에 2회 정도 자위를 통해 사정하곤 하지만, 동반자에게 기꺼이 그를 수음하게 하여 극치감에 도달하도록 허용한 적이 없다. 이전에 그는 자신의 여자 친구가 그를 설득하여 의학적 또는 심리적 도움을 구해 보게 하려는 모든 설득에 저항했다. 왜냐하면 그는 자녀를 원치 않는 경우 질내 사정은 중요하지 않다는 느낌이 들기 때문이다.

콜린스 씨의 현재 관계는 그의 여자 친구가 결혼해서 자녀를 갖고 싶어 한다는 점에서 위기 상황에 처해 있다. 그는 결코 자녀를 갖고 싶어 하지 않고 아버지가 되기를 꺼린다. 그러나 여자 친구로부터의 압력은 급기야 그로 하여금 치료를 찾게 했다. 면담이 진행되는 동안 내내, 그는 이 문제에 대해 거리를 두면서 경멸적인 태도를 보이고 있다. 그는 마치 자신이 중립적인 관찰자인 것처럼 이렇다 할 감정 없이 이 문제에 대해 기술한다.

논의

콜린스 씨는 특이한 성 문제를 가지고 있다. 그는 이렇다 할 어려움 없이 발기를 할 수 있고 성관계 중 발기 유지에 문제가 없지만, 극치감에 도달하지 못한다. 명백하게, 그는 자위를 통해 극치감에 도달하는 데에는 아무런 문제가 없다. 이는 일반적인 의학적 상태가 문제를 설명할 가능성을 배제하고 있다. 만일 그렇지 않다면 사정지연이 모든 상황에서 나타났어야 할 것이다. 더욱이 이 문제는 지속되어 왔고(평생 동안), 물질 사용에 의한 것이 아니며, 치료약물의 부작용이 아니고, 정신장애로 인한 것이 아니다. 콜린스 씨는 자신이 성관계 중에 사정할 수 없는 것에 대해 특별히 언짢아하는 것 같지는 않지만, 자신이 치료를 받기 위해 클리닉을 찾고 있고, 여자 친구와의 관계가 '위기 상황'에 놓여 있다는 사실은 기능부전이 고통을 초래해야 한다는 DSM-5의 필수요건에 부합되어 사정지연(DSM-5, p. 424/462) 진단을 정당화하고 있음을 암시하고 있다. 콜린스 씨가 자위 중에 극치감에 도달할 수 있고 동반자와의 관계에서 극치감에 도달해 본 적이 없다는 점에서 상황형과 평생형도 적용된다.

13.6 여성극치감장애

여성극치감장애[female orgasmic disorder]는 적절한 성적 자극에도 불구하고 극치감 경험 곤란 또는 현저하게 감소된 극치감 강도가 특징이다. 여성들의 극치감에 필요로 하는 자극의 유형 또는 강도는 매우 가변적이다. 마찬가지로, 여성들의 극치감에 대한 주관적인 묘사 역시 극히 다양한데, 이는 다른 여성 사이에서와 동일한 여성에 의해 다른 경우에 매우 다른 방식으로 경험됨을 암시한다. 이러한 다양성이 정상이라는 점에서 극치감 문제가 거의 모든 성적 활동의 경우에 경험된다면, 여성극치감장애 진단이 고려되어야 한다.

많은 여성이 클리토리스 자극을 통해 극치감에 도달한다. 또한 비교적 낮은 비율의 여성들은 자신들이 항상 음경-질 성관계를 통해 극치감을 경험한다고 보고한다. 따라서 성관계 중이 아닌 상태에서 여성의 클리토리스 자극을 통한 극치감 경험은 여성극치감장애 진단에 해당되지 않는다.

많은 생리적 요인(의학적 상태와 치료약물 포함)은 여성의 극치감 경험에 영향을 미친다. 다발성 경화증, 과도한 자궁절제술hysterectomy로 인한 골반신경 손상, 그리고 척수 부상 같은 상태들 모두는 여성들의 극치감 기능에 영향을 미칠 수 있다. 폭넓고 다양한 치료약물, 특히 SSRIs 또는 세로토닌 노르에피네프린 재흡수 억제제(SNRIs)는 여성의 극치감 경험능력에 부정적인 영향을 미칠 수 있다. 만일 극치감 문제가 명백한 치료약물 또는 물질의 부작용이라면, 물질/치료약물로 유발된 성기능부전(13.8절 참조) 진단이 고려되어야 한다.

DSM-5(p. 431/470)에서 언급된 바와 같이, "여성의 약 10%는 평생 동안 극치감을 경험하지 못한다." 여성 극치감 문제의 추산된 유병률에는 다수의 요인(예, 연령, 문화, 지속기간, 그리고 증상 심각도)에 따라 10~42%에 이르기까지 광범위한 변이가 있다. 그러나 이러한 추정치는 극치감 문제가 고통과의 연관성 여부를 고려하지 않은 것이다.

통제 유지

롤라 알바레즈Lola Alvarez(여, 25세)는 실험실 기사로, 32세 택시기사와 결혼한 지 5년이 되었다. 이 부부는 2세 아들이 있고, 결혼생활은 조화로운 것처럼 보인다. 주요 호소 내용은 알바레즈 부인이 평생 동안 극치감을 경험해 보지 못한 것이다. 그녀는 자신이 성적 활동이 진행되는 동안 반드시 있어야 할 충분한 자극을 받아 왔다고 생각하지만, 극치감에 도달해 본 적은 없었다. 그녀는 자위도 해 보았고, 남편이 여러 차례 오랜 시간 동안 인내심을 가지고 손으로 그녀를 자극해 보기도 했다. 그녀는 클라이맥스에 도달하지는 않지만, 남편에게 강한 애착심을 가지고 있고, 성관계를 하는 동안 성애적 쾌감을 느끼고 있고, 상당한 정도로 윤활이 이루어지고 있다. 이 부부에 의하면, 남편은 성적인 문제가 없다.

그녀가 극치감에 다가갈 때 그녀가 갖게 되는 사고에 대한 탐색 결과, 어떤 형인할 수 없는 재난에 대한 막연한 공포감이 있음이 드러난다. 좀 더 일반적으로 말하면, 그녀는 보통 긴밀하게 확인하고 있는 자신의 정서에 대한 통제를 잃을 것에 대해 불안해한다. 신체검진 결과, 비정상성은 발견되지 않는다.

논의

알바레즈 부인의 성 문제는 성적 반응주기의 극치감 국면에 국한되어 있다(섹스를 원하거나 흥분에 있어서는 어려움이 없음). 성관계가 진행되는 동안 대체로 적절한 양의 자극이 이루어지곤 한다. 그녀가 극치감에 다가갈 때, '어떤 형언할 수 없는 재난에 대한 막연한 공포감'과 통제력 상실에 대한 불안감이 든다는 그녀의 보고는 그녀의 극치감 도달 불능이 심리적 억제에 의한 것임을 암시하고 있다. 극치감 기능부전에 대해 설명할 수 있는 어떤 정신장애, 일반적인 의학적 상태, 물질남용, 또는 치료약물에 대한 암시는 없다. 더욱이, 이 문제는 지속되어 왔고(즉, 그녀는 극치감을 경험해 본 적이 없음) 그녀에게 고통을 초래하고 있는데, 그녀가 이 문제에 대해 도움을 요청하고 있는 사실이 그 증거가 된다. 따라서 DSM-5 진단은 여성극치감장애, 평생형, 전반형(DSM-5, p. 429/469)이다.

13.7 성기-골반통증/삽입장애

성기-골반통증/삽입장애genito-pelvic pain/penetration disorder는 여성들에게서 발생하는 성적 통증의 다양한 측면에 대한 DSM-5 진단이다. 발현 증상으로는 다음의 것들이 포함된다. ① 질을 통한 성교 곤란, ② 질을 통한 성교 또는 다른 삽입 시도(예, 산부인과 검사, 탐폰 삽입)에서 현저한 음문질 또는 골반 통증, ③ 질 삽입의 예견, 동안, 또는 결과로서 음문질 또는 골반 통증에 대한 현저한 공포 또는 불안, 그리고 ④ 질 삽입 시도 중 질 주위 골반 저 근육의 현저한 불수의적 긴장 또는 위축('질경련vaginismus'으로 알려진 현상).

다른 성기능부전처럼, 만일 문제가 ① 다른 정신장애에 의해 설명되거나, ② 심각한 관계상의 고통의 결과(예, 동반자 폭력)이거나, ③ 일반적인 의학적 상태(예, 자궁 내막증endometriosis[보통 자궁 내에서 자라는 조직이 자궁 밖에서 자라는 질환], 골반 염증 질병[자궁, 나팔관fallopian tubes, 그리고 난소 상부와 골반 내부의 감염], 또는 음문질 위축증vulvovaginal atrophy[얇아짐, 건조, 그리고 질벽 염증]), 또는 ④ 치료약물 부작용으로 인한 것이라면, 성기-골반통증/삽입장애로 진단되지 않는다.

성기-골반통증/삽입장애가 있는 여성들은 흔히 반대적인 의학적 권장사항에도 불구하고 성적 상황과 기회 및 산부인과 검사를 회피한다. 흔히 성관계에서 성공해 본 적이 없는 여성들은 임신하고 싶은 경우에 한해서 치료를 추구한다. 이 상태가 있는 많은 여성은 관계 또는 결혼 문제와 연관된 경험을 하고 있고, 이러한 증상이 자신들의 여성성 감정을 현저하게 감소시킨다고 보고한다.

이 장애의 유병률(즉, 적어도 6개월 동안 지속되었고 현저한 고통을 초래하는 증상이 있는 여성의 수)은 알려지지 않았다. 그러나 북아메리카 여성들의 약 15%는 성관계 중 재발성 통증을 보고한다. 정의에 의하면, 성기-골반통증/삽입장애 진단은 여성들에게만 내려진다. 그러나 남성의 비뇨기과적 만성 골반 통증 증후군에 관한 비교적 새로운 연구에 의하면 남성 역시 다소 유사한 문제를 경험하기도 한다.

섹스는 추잡한 짓

클래어 휘터커Claire Whitaker(여, 33세)는 비서로, 산부인과 의사에 의해 성문제 전문 클리닉의 성 치료자에게 의뢰되었다. 의뢰의 직접적인 이유는 휘터커 양의 질 주위perivaginal 근육의 극도 수축 증상에 대한 골반검사를 산부인과 의사가 실시할 수 없었기 때문이었다.

치료자에 대한 첫 방문에서 휘터커 양은 자신의 성 문제를 논의하면서 눈에 띌 정도로 불편해했다. 2년 전 아들이 태어난 이래, 그녀는 남편 또는 자신의 작은 손가락조차 질에 삽입되지 않을 정도로 극도의 질 경련 때문에 성관계를 할 수 없었다. 그녀는 남편과의 성적인 접촉을 전혀 고대하지 않고 있고, 오히려 그의 접근조차 적극 저지하고 있다. 최근 그녀의 남편은 다시 아기를 갖고 싶어 한다. 그녀는 남편을 기쁘게 해 주기 위해서뿐 아니라 자신도 또 다른 아이를 원하기 때문에 임신을 하고 싶어 한다.

질주위 근육 경련은 과거에도 발병되었던 적이 있다. 8년 전 결혼할 당시 처녀였던 휘터커 양은 첫해에는 질 삽입이 이루어지지 않았다. '신방에 들지 못한 결혼생활unconsummated marriage' 1년 후, 두 사람은 부부상담자를 찾았다. 부부상담자는 이들 부부가 그 후 5년에 걸쳐 삽화적으로 성관계를 할 수 있게 될 정도로 큰 도움을 주었다. 휘터커 양은 비록 드물기는 해도 클리토리스 자극을 통해 극치감에 도달할 수 있었지만, 항상 질 삽입에 대해서는 어느 정도의 불안이 있었고, 실제로 질 삽입을 좋아하지 않았다.

휘터커 양은 결혼 첫 5년 동안 임신이 되지 않았다. 그 이유는 명백히 보통 자궁 내(자궁 내막endometrium)에서 자라는 조직이 신체의 다른 부위에서 자라는 흔한 상태인 만성 자궁 내막증endometriosis(월경통을 초래하고 때로 불임을 유발하기도 하는 질환) 때문이었다. 그녀가 출산했을 때, 태아는 약 11주 조산아였고, 체중이 고작 3파운드(*역자 주. 약 1.4kg)였다. 휘터커 양은 자궁 내막증 치료를 위해 에스트로겐 복용으로 인해 조산을 초래한 것에 대해 죄책감을 느꼈다. 출산 이후, 그녀는 다시 임신이 돼서 또 다른 조산아를 낳게 될까 봐 극도로 두려워하게 되었다.

휘터커 양은 자신의 어머니가 그녀에게 월경과 섹스에 대해 이야기해 주던 중 어머니가 겪었던 어려움이 떠올랐다. 휘터커 양이 받았던 종교교육에 의하면, 혼전 성관계, 피임, 낙태 등에 관한 논의가 금기시되었고, 이러한 것들은 모두 죄악시되었다. 그녀는 피임도구로서의 콘돔 사용에 대해 아무것도 알지 못했다. 그녀는 자신의 클리토리스가 어디에 있는지 몰랐고, 모형에서 클리토리스를 찾지 못했다. 그녀는 자위를 해 본 적이 없었고, 최근 들어서 실제로 자위에 대해 배웠다. 그녀는 남편이 자신의 신체 부위를 핥거나 빠는 행위를 '웩yucky'이라는 말로 묘사하면서 혐오감을 표출했다. 그녀는 평생 욕조의 물이 자신의 질에 들어가 감염시킬까 봐 두려워했다고 말했다. 뿐만 아니라 크고 무서운 물체가 자신의 몸에 침투하는 꿈을 떠올렸다.

치료에는 남편의 좌절감, 분노, 인내심을 다루고, 성관계 없이 감각적인 쾌감에 초점을 맞출 수 있도록 고안된 연습(감각 초점 연습)에 있어서 그의 협조를 구하기 위해 두 사람이 함께 참여하는 부부회기가 포함되었다. 휘터커 양은 또한 개별 회기에도 참여했고, 항불안제 알프라졸람alprazolam 0.5mg을 하루에 2~3회 복용했다.

그러나 치료의 주요 초점은 따뜻한 물이 담긴 욕조에서 그녀의 손가락을 사용한 질 확장이었다. 휘터커 양의 질 확장 진척은 느렸다. 그녀는 우선 한 손가락 끝을 삽입한 다음, 점차 손가락 2개 또는 3개를 삽입하는 순으로 일련의 점진적 단계를 거쳤다. 감각초점 연습sensate focus exercises이 확장 작업에 추가되었을 때, 그녀는 남편의 빨고, 핥고, 키스하는 것을 싫어했다. 그녀는 편안한 몸 상태를 만들기 위해 오랜 시간을 보내야 했다. 그녀는 나중에 불감증 여성들을 위한 집단치료에 참여하기 시작했다.

처음에는 매주, 그러고 나서는 매달 참여한 휘터커 양은 서서히 진척을 보였고, 결국 성관계 중 삽입이 가능하게 되었다. 그녀는 여전히 남편이 콘돔을 사용했을 때조차 콘돔이 찢어지거나 벗겨질 수 있을 거라며 현저한 공포심을 표출하면서 임신을 두려워했다. 치료 시작 수개월이 지난 후, 그녀의 임신에 대한 공포심은 감소되어 피임 없이도 성관계를 할 수 있게 되었다.

논의

휘터커 양은 성적 관심 저하와 극치감 곤란이 포함된 다수의 성기능부전이 있지만, 현재 그녀의 주요 문제와 그녀를 치료로 이끈 것은 성관계의 어려움을 초래하는 질주위 근육의 수축으로, 이는 흔히 골반검사로 입증된다. 그녀는 또한 질 삽입의 가망성과 관련된 현저한 불안을 겪고 있다. 고통의 원인이면서 치료약물의 효과 또는 의학적 상태로 인한 것이 아닌 그녀의 질 삽입에 대한 재발성, 지속적 곤란은 성기-골반통증/삽입장애(DSM-5, pp. 437/476-477) 진단을 정당화하고 있다.

13.8 물질/치료약물로 유발된 성기능부전

남용물질뿐 아니라 광범위하게 다양한 치료약물은 성기능부전을 초래할 수 있다. 대부분의(모두는 아님) 항우울제는 성기능부전을 초래할 잠재성을 지니고 있다. 가장 흔히 접하게 되는 문제로는 극치감 또는 사정 곤란이 포함되지만, 욕구와 발기 문제 역시 발생할 수 있다. 항우울제를 복용하고 있는 사람들의 25~80%가 성적 부작용을 보고하고 있다. 항정신병약 역시 흔히 성적 부작용을 초래하고, 벤조디아제핀 같은 항불안제 역시 마찬가지다. 성적 기능 장해와 연관된 기타 치료약물로는 콜레스테롤 강하에 사용되는 스타틴statins(발기 기능부전), 혈압 치료약물(욕구, 흥분, 극치감 장애), 산 역류 및 궤양 치료에 사용되는 히스타민 제2형 수용체 차단제(발기 기능부전), 항경련제 치료약물(욕구, 흥분, 오르가슴), 그리고 호르몬 피임제(욕구)가 있다.

성욕 저하, 발기부전, 극치감 도달 곤란 역시 특히 만성 약물남용자들 사이에서의 불법 물질 사용과 연관이 있다. 성 문제는 암페타민 또는 엑스터시를 남용하는 사람들보다는 헤로인을 남용하는 사람들(약 60~70%) 사이에서 더 높은 것으로 보인다. 만성 알코올 남용과 만성 니코틴 남용 역시 높은 발기 문제 발생률과 관련이 있다. 이 문제는 사용 후 수년이 경과한 이후에 나타난다. 조기사정은 때로 아편계 사용 중단 이후에 나타날 수 있다.

물질/치료약물로 유발된 성기능부전substance/medication-induced sexual dysfunction은 보통 치료약물의 투여량 감축 또는 중단에 의해 역전될 수 있다.

부작용

에이미 해리스Amy Harris(여, 36세)는 은행 직원으로, 극치감 도달에 대한 극도의 어려움을 염려하고 있다. 그녀는 10대 초반에 자위를 통해 극치감에 도달했던 때를 기억하고 있다. 그녀의 첫 성적 동반자는 고등학교 때 미식축구팀 주장이었던 남자 친구였다. 성적 활동을 한 지 수개월 후, 그녀는 그와의 관계에서 극치감에 도달했다. 그녀는 대학에서 오로지 몇몇 성적 동반자들이 있었는데, 보통 극치감에 도달했다. 그녀는 우수한 학생이었고 대학의 우등생 클럽 멤버로 선발되었으며, 그 클럽의 회장으로 선출되었다. 졸업 후, 그녀는 지역 은행의 초임 관리직에 취업했다. 그녀는 26세에 결혼했고, 남편과의 관계에서 보통 극치감에 도달했다. 처음에 이들 부부는 일주일에 4~5회 정도 성관계를 할 정도로 성적으로 적극적이었지만, 결혼생활이 진행되면서 일주일에 1~2회로 줄어들었다. 그녀는 "제가 원할 때는 극치감에 도달할 수 있었어요. 때로 저는 친밀성만을 즐겼을 뿐 노력은 하지 않았죠."라고 말했다. 임신하기 위한 시도가 이루어지는 동안 성적 관심은 악화와 완화를 반복했다.

약 6개월 전, 해리스 양은 남편이 그동안 그의 직장 동료 중 한 사람과 성적으로 친밀한 관계를 유지해 왔다는 사실을 알게 되었다. 이후 얼마 되지 않아서 해리스 양은 직장에서 기대되었던 승진이 무산되었다. 그녀는 한 사람의 아내와 사업가로서 자신의 역량에 의문을 제기하게 되면서 자기회의에 빠지기 시작했다. 그녀는 상담자를 찾았지만, 자기회의감은 점차 심해져서 자신이 아기를 갖게 된다면 나쁜 엄마가 될 것이 걱정되기 시작했다. 그러면서 서서히 불면증, 무쾌감증, 피로, 식욕 저하, 성적 관심 상실, 그리고 일시적 자살사고가 그녀의 삶으로 파고들었다. 그녀의 직장일도 영향을 받아서, 그녀는 직장에서 나쁜 평가를 받았고, 이는 다시 그녀의 자기회의감을 더욱 증폭시켰다.

해리스 양의 일차 진료의사는 항우울제 파록세틴paroxetine을 1일 20mg씩 처방해 주었고, 해리스 양은 치료자에게 계속해서 상담을 받았다. 우울 증상이 개선되기 시작한 후, 그녀는 남편의 외도에 분노하고 있었음에도 불구하고 남편의 성적 접근을 받아들였고, 자신의 매력에 대한 의심을 떨쳐 버리지 못했다. 그녀는 극치감 도달에 어려움을 겪었으나, 이를 남편의 외도에 대한 분노 탓으로 돌렸다. 그녀는 여전히 약간의 우울 증상이 계속 남아 있어서 일차 진료의사를 다시 찾았다. 의사는 약물치료에 대한 불완전한 반응으로 진단하고는 파록세틴 투여량을 1일 40mg으로 높였다. 수 주 후 성관계를 했을 때, 그녀는 완전한 극치감에 도달하지 못했다. 그녀는 자위를 시도했으나, 자위로도 극치감에 도달할 수 없음을 알게 되었다. 그녀는 인터넷상에서 SSRI와 연관된 성기능부전에 관한 글을 읽고는 일차 진료의사를 다시 만났다. 일차 진료의사는 점차 파록세틴 투여량을 1일 20mg으로 줄여 주었다. 그러자 수 주 후 그녀의 극치감 도달능력이 가까스로 회복되었다.

논의

해리스 양의 주요 호소 내용인 극도의 극치감 도달 곤란을 고려할 때, 이 사례는 여성극치감장애의 잠재적 사례로서 시작하고 있다. 과거력에 의하면, 이는 후천성 극치감 곤란 사례다. 왜냐하면 그녀가 10대와 20대 초기에 양호한 극치감 능력을 가지고 있었기 때문이다. 성문제(즉, 성적 관심 상실)의 첫 징후는 그녀의 남편이 여성 직장 동료와 성적으로 친밀한 관계를 유지해 온 사실을 해리스 양이 알게 된 이후에 발생한 주요우울 삽화의 맥락에서 나타났다. 성욕 저하가 주요우울장애의 흔한 양상이라는 사실을 고려할 때, 여성 성적 관심/흥분장애로의 추가 진단은 적절하지 않을 것이다.

해리스 양의 우울증이 항우울제로 성공적으로 치료된 후, 그녀의 성욕은 회복되었지만, 그녀는 자신이 처음에 남편의 외도에 대한 분노의 탓으로 돌렸던 새로운 문제가 있음을 알게 되었다. 일차 진료의사가 지속적 우울 증상을 다루기 위해 항우울제 투여량을 늘린 후, 해리스 양의 극치감 문제는 그녀가 극치감에 전혀 도달할 수 없는 상황으로까지 악화되었다. 그녀의 극치감 곤란은 심리적인 중재가 가능하지만(예, 남편의 외도의 여파로 자신의 여성성과 매력에 대한 회의감으로 인함), 항우울제가 가장 가능성이 높은 범인으로 지목되는 이유 2가지가 있다.

첫째, 그녀는 특히 극치감 곤란으로 이어질 가능성이 높은 항우울제인 SSRI계 파록세틴을 복용하고 있었다. 둘째, 그녀의 극치감 곤란이 투여량을 1일 20mg에서 40mg으로 높였을 때 악화되었고, 투여량을 다시 20mg으로 낮췄을 때 개선된 사실은 치료약물과 성기능부전 사이의 인과관계와 완전히 일치하고 있다. 따라서 그녀에 대한 진단은 파록세틴으로 유발된 성기능부전paroxetine-induced sexual dysfunction(DSM-5, p. 446/487)이 될 것이다.

Chapter 14

성별 불쾌감

성별[gender]은 남아 또는 여아, 남성 또는 여성으로 공적 및 보통 법적으로 인식되는 개인의 역할을 의미한다. 이와는 대조적으로, 성[sex]은 재생능력을 포함해서 남성과 여성의 생물학적 지표(예, 성염색체, 생식샘[*역자 주. 난소 또는 고환], 성 호르몬, 외부 생식기)를 뜻한다. 일부 사람은 자신들의 생물학적 성과 일치하지 않는 남성 또는 여성으로서의 사회적 정체성, 또는 성별을 발달시킨다. 성별 불쾌감[gender dysphoria]이라는 용어는 개인의 할당된 성별에 대한 정서적 · 인지적 불편감, 즉 개인의 경험된 또는 표현된 성별과 생물학적 특징을 기초로 자신의 할당된 성별 사이의 불일치가 수반되는 고통을 말한다. 모든 사람이 이러한 불일치의 결과로 고통을 경험하지는 않을 것이지만, 경험하게 되는 경우는 심리사회적 기능 손상과 함께, 이들은 정신장애 진단에 부합될 수 있다. 이 장애의 DSM-IV의 진단 용어인 성별 정체감 장애[gender identity disorder]는 DSM-5에서는 성별 불쾌감으로 대체되었다. 이 용어는 개인의 성별 정체감 자체보다는 임상적 문제로서의 고통에 초점을 맞춘 보다 기술적 용어다.

DSM-5에는 성별 불쾌감에 대한 2가지 진단기준 목록이 있다. 하나는 아동(사춘기 이전)에 대한 것이고, 다른 하나는 청소년과 성인에 대한 것이다(특징적 양상은 〈표 14-1〉 참조). 아동에 대한 기준은 연령에 걸맞고 추론적이며, 성인 기준에 비해 좀 더 구체적이고 특이적이다. 왜냐하면 아동은 보통 자신의 욕구와 고통을 언어로 표현하는 능력이 다소 떨어지고 아직 성적으로 발달되지 않았기 때문이다. 성 발달에 있어서 실질적인 신체적 장애(예, 선천성 부신 과다형성증[adrenal hyperplasia][아동이 과도한 남성 성 호르몬을 지니고 태어난 상태로, 여성의 경우 처음에는 외부 생식기가 '남성' 또는 '여성'으로 확인하기 어려울 정도로 모호할 수 있음])가 있는 경우, 이는 성발달장애 동반[with a disorder of sex development] 명시자로 나타낼 수 있다.

〈표 14-1〉 성별 불쾌감의 특징

장애	주요 특징
□ 아동 성별 불쾌감	• 다른 성별이 되고 싶은 욕구 • 이성의 의복, 역할, 장난감 · 게임, 놀이상대에 대한 강한 선호 • 배정된 성별의 장난감, 게임, 활동 거부 • 자신의 성적 신체구조에 대한 혐오 • 경험된 성별의 성적 특성을 갖추고 싶은 욕구
□ 청소년 · 성인 성별 불쾌감	• 경험된 성별과 자신의 성적 특성 사이의 불일치 • 자신의 성적 특징 제거 및 이성의 성적 특성을 갖추고 싶은 욕구 • 이성이 되어 이성으로 대우받고 싶은 욕구 • 이성의 감정을 지니고 있고 이성으로서 반응하고 있다는 확신

14.1 아동 성별 불쾌감

아동 성별 불쾌감gender dysphoria in children은 적어도 6개월 동안 지속되는 "개인의 경험된/표현된 성별과 할당된 성별 사이의 현저한 불일치"(DSM-5, p. 452/494)로 정의된다. 생물학적 특성을 기초로 출생 시 할당된 것과는 다른 성별 또는 어떤 대안적 성별(즉, 전형적인 남성도 여성도 아닌 성별)이 되고자 하는 강한 욕구가 있어야 한다. 보통 남아(할당된 성별)는 여아의 옷을 입고자 하는 강한 선호성이 있어야 하고, 여아(할당된 성별)는 흔히 남아들이 입는 의상에 대해 강한 선호성과 여성적인 의상 착용에 대한 저항이 있다. 또한 놀이와 환상 생활, 보통 이성과 연관된 장난감, 게임, 활동에서 이성의 역할과 이성의 놀이 친구에 대한 강한 선호성이 있다. 남아는 전형적으로 남성다운 장난감, 게임, 활동(예, 경쟁적인 스포츠 또는 장난감 자동차와 트럭)을 거부하고 야단법석을 떠는 놀이를 회피할 것이다. 여아들은 여성스러운 장난감, 게임, 활동(예, 인형놀이 또는 여성 의상 착용 또는 역할놀이)을 거부할 것이다. 때로 아동의 성적 구조에 대해 표현된 혐오dislike와 아동의 경험된 성별과 일치하는 성적 특징에 대한 욕구가 있을 것이다. 그렇지만 이러한 염려는 청소년 전기 또는 청소년들에게 있어서보다 어린 아동들 사이에서 훨씬 덜 흔하다. 이러한 문제가 사회, 학교, 또는 기타 중요한 기능 영역에서 현저한 고통과 손상과 연관된다면, 성별 불쾌감 진단이 적용된다.

성별 불쾌감을 단순히 전형적인 성역할 행동과의 단순 불일치(예, 여아들의 '톰보이 스타일tomboyism', 남아들의 '여아 같은 남아girly-boy')와 구분하는 것은 중요하다. DSM-5의 성별 불쾌감 진단은 할당된 성별보다 다른 성별이 되고자 하는 강한 욕구를 표현하고, 다른 성별이 되고자 하는 자신들의 욕구의 결과로서 고통 또는 손상을 경험하는 아동들에게 한해서 고려되어야 한다. 성별 불쾌감이 여성에게 진단되는 경우, 자신이 여성이라는 사실에 대해 극도로 불만족스러워서 남성이 되고 싶어 하는 욕구는 단순히 남성이라는 사실과 연관되어 인식된 문화적 이점을 차지하기 위한 욕구와는 구분될 필요가 있다.

아동 성별 불쾌감은 드물다. 남아는 여아보다 더 흔히 영향을 받는다. 임상적 주의를 받게 되는 아동의 경우, 교차 성별 행동의 발병은 보통 2~4세다. 아동 성별 불쾌감이 청소년기와 성인기까지 지속되는 비율은 남아는 2~30%, 여아는 12~50%로 범위가 매우 넓다. 이 장애가 지속되지 않는 아동들 중, 대다수의 남아는 남성에게 성적으로 매력을 느끼게 되고 자기정체성을 게이gay로 인식하는 반면, 다소 낮은 비율의 여아들은 성적으로 여성들에게 매력을 느끼고 자기정체성을 레즈비언lesbian으로 인식할 것이다. 성별 불쾌감은 또래관계의 발달을 현저하게 저해할 수 있고 사회적 고립으로 이어지게 할 수 있다. 일부 아동은 놀림 또는 희롱을 당할 것이 두렵다는 이유로 등교를 거부할 수 있다.

인형

록키Rocky(남, 8세)는 "난 여자가 되고 싶어요."라는 이유로 부모에 의해 치료에 의뢰된다. 이 환자의 주요 놀이 상대는 여동생이다. 록키의 부모는 다른 남자아이들과 교우관계를 갖게 해 주려고 애쓰고 있지만, 록키는 여자아이들과 놀거나 자신의 어머니 또는 여자 베이비시터와 노는 것을 더 좋아한다. 그는 체구가 좋고, 같은 연령의 또래들에 비해 키도 큰 편이고 협응도 좋은 상태이지만, 남자아이들과 거친 놀이 또는 몸싸움을 하는 놀이에는 참여하지 않는다. 가정에서 그는 소꿉장난make-believe play을 자주 하는데, 언제나 여성 역할을 한다. 집에서 누이동생과 놀 때면, 그는 '엄마' 또는 '언니' 역할을 하고, 남성 역할은 여동생에게 떠맡긴다. 그는 여자 영화배우와 TV 탤런트들을 따라 하는 것을 좋아한다(예, 영화 〈Frozen〉에 나오는 애나Anna 또는 바트 심슨Bart Simpson의 여자 형제 리사Lisa). 마찬가지로, 그는 다양한 아동 서적에 등장하는 여성 인물들처럼 연기하는 것을 좋아한다.

록키는 장난감 자동차, 트럭, 또는 기차에 대해 흥미 있어 한 적이 없는 반면, 인형(아기,

바비, 가족 인형)과 소꿉놀이 장난감을 가지고 노는 것을 매우 좋아한다. 그는 또 결혼, 임신, 여교사, 또는 여의사 놀이를 좋아한다. 록키는 그림을 잘 그리고 여성 인물 그리는 것에 깊은 관심을 보인다. 록키는 부모의 제지에도 불구하고 여자아이들의 의상을 착용하기도 한다. 그는 때로 침대 커버나 타월을 치마라면서 자신의 몸 중간 부분에 두르거나, 티셔츠나 잠옷을 드레스로 사용하기도 한다. 그는 여성용 속옷이나 목욕용 옷은 입지 않는다. 그는 머리에 나비 핀 꼽는 것을 좋아하는데, 때로 슬립(여성용 속옷) 또는 베일을 머리에 쓰고는 긴 머리인 양 흉내 내기도 한다. 그는 춤추는 것을 좋아하는데, 드레스를 입고 추는 것을 더 좋아한다. 그는 보석에도 매우 관심이 많아서 플라스틱 목걸이를 착용하고 때로 귀걸이를 한 것처럼 행동한다. 또한 그는 립스틱을 바르는 것처럼 행동하는가 하면, 어머니가 허락하는 경우 실제로 립스틱을 바르고 향수를 뿌리기도 한다. 그는 불만스러운 상황이 발생할 때(예, 유치원에 입학할 때, 여동생과 경쟁심이 들 때)면, "난 여자가 되고 싶어."라고 말한다.

신체검진에서 록키는 정상적인 남성 생식기를 지니고 있는 것으로 나타났다. 그의 지적발달 상태는 명백히 정상이다. 다소 주저하기는 했지만, 그는 자신의 부모가 자신의 장난감과 게임 선호에 관해 말해 온 것의 많은 부분에 대해 부연설명을 한다. 그는 자신이 더 자라면 군인들과 놀아야 하거나 군인 역할을 해야 할까 봐 무섭기 때문에 남자가 되고 싶지 않다고 한다. 그는 요정이 자신을 여자로 만들어 주기를 소망하고 있다. 여자가 되면 좋은 이유는 드레스를 입을 수 있고, 머리를 길게 기를 수 있고, 보석을 착용하고 다닐 수 있기 때문이라고 한다. 그는 여성 인물 그림만 그린다.

가족력, 그의 어머니의 임신, 그리고 록키의 출생과 초기 발달은 모두 정상이다. 그의 부모는 어떤 명시적인 정신병리를 보이지 않는다. 록키의 문제는 그가 2세 되던 해에 여동생이 태어나면서 시작된 것으로 보인다. 출생 후 4개월 동안, 록키의 여동생은 소화기 문제를 겪게 되면서 부모의 정성 어린 주의와 돌봄이 필수로 요구되었다. 그러자 록키는 명백한 퇴행 징후를 보이기 시작했다. 마실 것을 병으로 마시고 싶어 했고, 자신을 안아서 옮겨 주기를 바라는 등, 다시금 아기 역할을 했다. 록키의 어머니는 어느 정도까지는 그의 말을 들어주었다. 록키의 여동생이 태어나기 전에도 록키가 타월을 머리에 두르고 긴 머리 흉내를 낸 적이 이미 몇 차례 있었지만, 록키의 부모와 베이비시터는 여성 옷을 입고 여자가 되기를 바라는 것이 그때부터 시작되었다고 생각하고 있다. 록키가 4세 때, 여동생이 아기 인형을 갖게 되자, 록키는 여동생에게서 인형을 빼앗았다. 이 무렵, 록키는 조부모 집에서 여동생과 함께 휴가를 보내면서 사람들이 자신보다 여동생에게 더 주의를 기울인다면서, 그가 입버릇처럼 중얼거리던 말인 "난 왜 여자가 될 수 없지? 왜 하나님은 날 여자로 만들어 주지 않았어요? 여자들은 예쁜 옷을 입고 예쁜 것들을 달고 다니잖아요."라는 말로 투정 부리는 말을 마치곤 했다.

3세 때, 록키는 유아원에 들어갔고, 처음으로 심한 분리불안을 나타냈다. 그는 다른 아동들에 비해 더 민감한 것 같았고, 항상 이 아이들에게 위협을 느끼는 것 같았으며, 독립적이지 못했다. 록키의 교사는 처음부터 록키가 매우 자주 여아 옷을 입었고, 자신이 어른이 되면 엄마가 될 거라고 큰 소리쳤으며, 거칠고 뒹구는 활동 참여는 일체 거부했다고 말했다. 2학년 때, 록키가 여아 흉내(예, 눈 깜빡임, 목소리 어조 변화, 걸음걸이)를 하도 잘 내서 교사는 그가 '간성intersex'(즉, 남성과 여성의 성적 특징을 둘 다 갖춘 사람)인지 궁금해했다. 3학년 때, 록키의 담임교사는 록키가 하도 인형놀이에 집착해서 인형 코너를 잠가 버렸다.

논의

록키는 자신의 정체성을 여성으로 간주하고 싶은 강하고 지속적인 욕구를 가지고 있다. 그는 자주 자신이 여자가 되고 싶다는 욕구를 밝히고 있다. 그는 여성의 전형적인 활동에 몰입하고 있다. 즉, 여성 역할을 선호하고, 여성인 것처럼 행동하며, 자주 여성용 옷을 입는다. 그는 인형과 같은 전형적인 여아용 장난감만을 가지고 논다. 서적, 영화, TV에 등장하는 인물을 모방하는 경우, 록키는 항상 여성 등장인물을 선택한다. 또한 록키에게는 남성임에 대한 지속적 불편감의 증거가 있다. 그는 전형적인 남아용 장난감과 활동을 거부하고, 거칠게 뒹구는 놀이에 대해 혐오를 나타내고 있다. 록키에게는 남성에게서 나타나는 것처럼, 아동 성별 불쾌감(DSM-5, p. 452/494)의 특징적 양상이 있다.

14.2 청소년 · 성인 성별 불쾌감

청소년 · 성인 성별 불쾌감gender dysphoria in adolescents and adults은 "개인의 경험된/표현된 성별과 일차 및/또는 이차 성징 사이의 현저한 불일치"(DSM-5, p. 452/494)가 특징이다. 일차 성징에는 직접적으로 재생에 수반되는 신체구조들(예, 음경, 고환, 난소, 또는 질)이 포함된다. 이차 성징은 각 성에 특징적이면서 재생에는 필수적이지 않은 신체적 특성(예, 가슴, 지방조직 분포, 근육량, 얼굴의 털, 목소리 높이의 변화 등)이다. 청소년의 경우, 성별 불편감은 이차 성징의 예상되는 점이다. 이러한 불편감이 있는 개인은 자신의 일차 또는 이차 성징 제거 또는 발달을 막으려는 강한 욕구를 가지고 있다. 또한 이성의 성징을 지니고 싶어 하고, 이성(또는 전형적인 남성이나 여성이 아닌 대안적인 성별)이 되고 싶어 하며, 이성으로 대우받고 싶은 강한 욕구를 표출한다. 그런가 하면, 자신이 이성의 전형적인 감정과 반응을 가지고 있다고 매우 강하게 믿는다. 사춘기 이후, 성별 불일치가 개인의 사회, 학교, 또는 기타 중요한 기능 영역에서 현저한 고통과 손상과 연관이 있는 경우, 청소년 · 성인 성별 불쾌감 진단이 적용된다.

성별 불쾌감이 있는 일부 성인은 자신들의 경험된 성별과 일치하는 옷을 입고 행동을 하며, 자신의 성징을 변경하기 위한 의학적 치료 추구 없이 이성으로서 살아가고자 할 것이다. 자신들이 원하는 성별로 살아감으로써 이들은 불일치 느낌을 해소한다. 일부 사람은 전통적인 남성도 여성도 아닌 성 역할을 택하기도 한다. 나이 어린 청소년들은 자신들의 이차 성징을 숨기려고 할 수 있다. 자신의 성기가 드러나지 않도록 묶어 놓는 남아들이 있는가 하면, 가슴이 덜 드러나도록 가슴을 묶거나 헐렁한 옷을 입는 여아들이 있다. 나이 든 청소년과 성인들은 이차 성징 발달을 지연 또는 역전시키기 위해 처방을 받고 또는 처방 없이 생식샘 호르몬 억제제와 원하는 이차 성징 발달 유도를 위한 호르몬제를 구하기도 한다. 일부 사람은 성별 재할당 수술gender assignment surgery을 추구하기도 한다.

생물학적 남성의 경우, 성별 불쾌감은 초기(즉, 아동기) 또는 후기(즉, 사춘기 무렵 또는 생애 후기)에 발병될 수 있다. 조기 발병된 청소년과 성인 남성들은 거의 항상 남성들에게 성적으로 매력을 느낀다. 후기에 발병된 남성들은 성적 흥분을 위해 복장도착적 행동에 참여하고 여성들 또는 후기 발병된 장애가 있는 기타 전환 후(여성으로) 생물학적 남성들에게 매력을 느낀다. 생물학적 여성들의 경우, 가장 흔한 것은 조기발병이다. 자신을 레즈비언으로 여기는 기간에도 불구하고 이러한 사람들은 그 후 호르몬 및 성별 재할당 수술을 추구하기도 한다.

남성들에게 있어서 성별 불쾌감gender dysphoria과 복장도착장애transvestic disorder(19.8절 참조)를 구분하는 것은 중요하다. 왜냐하면 이 2가지 상태에는 복장도착 행동이 수반되기 때문이다. 성별 불쾌감의 경우, 이러한 복장도착 행동은 전형적으로 개인의 경험된 성별과 연관이 있는 활동에 참여하는 전반적인 패턴의 요소다. 복장도착장애의 경우, 이성애자(또는 양성애자) 청소년과 성인 남성들(드물게 여성들)에게서 발생하는 상태인 복장도착 행동은 강렬한 성적 각성의 원천이다. 눈에 띌 정도로, 청소년 후기 또는 성인기에 성별 불쾌감이 발달된 남성으로 태어난 일부 사람은 전조로서 복장도착장애가 있다(즉, 처음에는 복장도착에 대한 성적 흥미로 출발했다가 시간이 흐르면서 강한 성별 불일치감으로 이동됨).

성별 불쾌감이 있는 청소년과 성인들은 흔히 성적 관계 문제를 비롯한 현저한 대인관계 문제가 있다. 광범위한 낙인, 차별, 그리고 피해로 인해, 성별 불쾌감이 있는 사람들은 자존감 저하, 기타 정신장애(예, 주요우울장애) 발달, 학업 중단, 그리고 직장 문제로 인한 경제 곤란을 겪는다. 이러한 사람들이 수용할 만하고 정보 제공을 동반한 의학적 · 심리적 돌봄을 구하는 것은 흔히 어렵다.

남자가 되고 싶은 여자아이

켈리Kelly(여, 16세)는 브리티시 컬럼비아 출신의 캐나다 사람으로, 가정의의 제안과 부모의 동의 및 참여로 성별 정체성 클리닉에 의뢰된다. 그녀의 어머니에 의하면, "켈리는 성별을 바꾸고 싶어 해요. 얘는 아주 절박하게 남자가 되고 싶어 해요." 켈리는 '두 살 때부터 남자가 되고 싶어 했다.'고 말하면서 어머니의 말을 그대로 반복한다. 현재의 의뢰는 지난 수개월 동안 가족들과 함께 생활해 온 다른 여아, 애나Anna와 켈리의 관계에 의해 촉발되었다. 켈리의 어머니는 성적이라는 느낌이 드는 이 여아와의 관계로 초조해졌다("이 아이들은 항상 다리를 겹쳐 놓고 서로 팔을 두른 상태로 있는가 하면, 언젠가 한 번은 나체 상태로 서로의 가슴을 드러낸 상태로 음란물 서적을 읽고 있더라고요.").

사춘기에 도달한 이후, 켈리는 계속해서 자신이 여성이라는 사실에 대해 매우 불편해하는 다수의 징후를 보였다. 켈리는 자신의 월경기간을 '끔찍'하게 여기며, 브래지어 착용을 싫어한다. 켈리는 남자가 되고 싶다(음경을 가지고 싶다는 말 포함)는 말을 계속해서 해 왔다. 지난해 켈리는 성별 재할당 수술이 가능하다는 사실을 알게 되었다. 그녀는 이 수술에 유방절제술mastectomy, 내적 생식기관 제거, 그리고 호르몬 주사가 포함될 거라는 사실을 알고 있다. 그녀는 자신이 외과수술을 통해 음경을 가질 수 있는지에 대해서는 확신하지 못하고 있다.

면담이 진행되는 동안, 켈리는 남성이 되고자 하는 생각이 그녀에게 왜 중요한지, 그리고 그녀가 생애 목표를 추구할 수 없고 여성으로 남아 있을 수 없는 이유에 대해 질문을 받았다. 그녀는 현재로서 남성이 되고 싶은 이유가 국가대표 하키팀에서 뛰고 싶기 때문이라고 답했다. 켈리는 수개월 전 로스앤젤레스 킹즈Los Angeles Kings 구단 소유의 마이너리그팀의 입단 테스트를 받아 보라는 제의를 받은 적이 있다고 했다. 그녀는 자신에게 음경이 있다면, 이러한 팀에 입단할 수 있는 더 좋은 기회를 얻게 될 거라고 느끼고 있다.

켈리의 신체적 외모는 그녀의 생물학적 성과 비교할 때 모호하다. 그녀는 모발이 짧고 캐주얼한 청바지 차림에 화장을 하지 않는다. 켈리는 다른 사람들이 자신을 남성으로 보든 여성으로 보든 상관하지 않고, 다만 '인간'으로 보이기를 선호한다고 말한다. 그녀가 말을 이어 가면서, 사람들이 그녀의 성별에 대해 묻지 않는 것을 선호하고 있음이 분명해진다.

켈리는 7학년 이후에 학교를 그만두었다. 그녀는 자신이 청년회에 가입되어 있고, 군대에서 훈련을 받고 있다고 한다. 그녀는 자신이 여성으로 알려져 있지만, 이러한 활동을 매우 즐긴다("이들이 저를 친구처럼 대해 주고 있어요. 다른 남자아이들과 똑같이요."). 그녀는 후보생 또래들에게 명령하는 것을 즐거워하면서 '짓궂은' 행동도 즐기고 있다. 켈리는 자신이 "이들에게 팔굽혀펴기 100회를 실시하도록 요구하면, 이들은 모두 날 싫어해요."라고 말한다. 켈리는 AK-47 공격용 소총 사용법에 관해 매우 상세히 말했고, 수년 동안 무기 사용법을 연습해 왔다고 말했다. 그녀는 '잔혹함, 유혈, 위험한 삶'에 매료되어 있다. 켈리는 전쟁에 대한 생각이 '사람을 강하게 밀어붙여 무릎을 꿇고 그만해 줄 것을 간청하게 하기' 때문에 자신에게 호소력이 있다고 말한다.

켈리의 어머니는 켈리에게 '포르노' 서적을 읽게 해서, 그녀를 흥분시키는 (켈리의 표현에 의하면 '내면의 이상한' 느낌이 드는 동안 '쑤시는 듯이 아픈^twingy^' 느낌을 주는) 글귀에 밑줄을 긋도록 함으로써 딸의 성적 관심에 대해 알아보려고 했다. 이러한 감정을 도출한 문구들로는 여성들 사이의 성행위가 포함되어 있었다. 켈리는 남성 또는 여성이 자신을 흥분시키는지에 대해 확실치 않다고 말한다. 켈리는 '쑤시는 듯이 아픈' 느낌이 들기 시작할 때마다 달리기를 하고 있고, 자위를 해 본 적이 없다고 답한다("매스껍다는 생각이 들어요.").

켈리는 꿈 또는 환상에서 성적 심상을 경험해 본 적은 없다고 답한다. 그녀는 자신이 다른 사람과 어떤 성적 경험도 없었고, 결혼하고 싶은 욕구도 없다고 한다. 여성 동성애에 관한 질문을 하자, 그녀는 동성애 하위문화에 관해 구체적으로 알고 싶지 않다고 한다("그건 그들의 삶이잖아요.").

켈리가 신체검진을 위해 왔을 때, 그녀는 다리 면도를 하지 않은 것에 대해 사과했다. 내분비 평가가 실시되었고, 성염색체가 XX임이 확인되었고, 성 호르몬인 테스토스테론이 비정상적으로 높은 수준 또는 신체적 자웅동체^hermaphroditism^(개인이 난소와 고환 조직 둘 다를 지닌 상태로 태어난 간성 상태)의 징후는 없었다.

4년간의 후속 조치에서 켈리는 자신의 성별 전환에 집착하고 있는 상태로 남아 있었으나, 계속해서 양가적인 성 역할을 하며 살고 있었다. 예를 들면, 그녀는 전형적으로 '남성 전용'이었던 직장에 취업을 했지만, 자신이 남성이든 여성이든 묻거나 상관하는 사람은 없었다고 했다. 지난해 켈리는 자신이 결국 성별 재할당 수술을 받을 수 있을 거라는 희망을 가지고 성인 성별 정체성 클리닉에 접수했다. 켈리는 약속시간에 나타나지 않았다.

논의

켈리는 남성이 되고자 하는 강하고 지속적인 욕구를 가지고 있는데, 이는 남성에게 주어지는 지각된 문화적 이점을 넘어서는 것이다. 그녀는 성별 재할당 수술을 받을 가능성을 포함해서 남성이 되고 싶다는 욕구를 밝히고 있다. 그녀는 자신을 남성으로 밀어붙이고 있고, 자신의 이차 성징을 숨겼으며, 자신이 남성의 감정과 반응을 보이고 있고, 남성으로 살고 대우를 받고 싶다고 언급할 정도의 욕구를 가지고 있다. 이 외에도, 그녀는 여성이라는 사실에 대해 지속적 불편감을 나타낸다. 이러한 모든 양상은 청소년 · 성인 성별 불쾌감(DSM-5, pp. 452/494-495)의 특징이다.

남자로 살아가기

여성으로 태어났고 현재는 찰스 노스럽Charles Northrup(여, 25세)으로 불리는 노스다코타주 출신의 환자가 '성전환수술sex change operation'을 요청했다. 그는 3년간 사회생활을 하며, 남성으로 취업했다. 이 기간 중 지난 2년간 그는 결혼생활의 어려움으로 도피한 양성애적 여성의 동거인, 부양자, 그리고 남편과 동일한 역할을 해 왔다. 그녀의 두 자녀는 노스럽 씨를 의부로 여겼고, 이들 사이에 강하고 다정한 유대가 있었다.

사회적 외모에 있어서 이 환자는 극도의 성적 발달 지연 또는 호르몬 결핍으로 짐작될 정도로 남성적인 특징이 있는 남성으로 사춘기를 넘겼다. 그의 목소리는 굵은 편이었지만 바리톤 정도까지는 아니었다. 그의 셔츠와 재킷은 넉넉한 크기여서 단단히 싸맨 납작한 가슴이 잘 위장되었다. 음경은 끈으로 동여매서 바지가 불룩 튀어나오게 해서 남성다운 모습을 만들어 냈다. 이는 사회적 필요가 있는 경우, 서 있는 자세에서 소변을 배출할 수 있도록 만들어졌다. 환자는 유방절제술mastectomy을 받으려고 했지만, 그 뜻을 이루지 못해서 여름이 되면 대형 건설기계 운전자로서 야외에서 일하는 동안에는 오로지 티셔츠만 입을 수 있었다. 그는 또한 남성의 이차 성징이 산출되고 월경을 억제하기 위해 테스토스테론 생성을 위한 처방을 받고자 했지만 이 역시 무산되었다. 이 환자는 자궁절제술hysterectomy(자궁 제거를 위한 외과수술)과 난소절제술oophorectomy(난소 제거를 위한 외과수술)을 받고 싶어 했고, 장기 목표로서 음경성형술phalloplasty(음경 축조를 위한 외과수술)을 성공적으로 받을 수 있기를 학수고대했다.

남자아이 같은 아동기에 이어 여성에게만 사랑에 빠질 수 있었던 청소년기에 점진적인 인식이 이루어졌다는 그의 설명에서 이 환자는 이성애자였고, 결국 성전환자 역할과 정체성이 공고하게 되었다.

신체검진 결과, 정상적인 여성의 몸 상태였고, 이 환자는 개인적으로 이를 역겨워했고 자신과 어울리지 않는다고 여김으로써 지속적인 고통의 원천으로 작용하고 있었다. 내분비 검사실 결과는 여성의 정상 범위 이내에 있었다.

논의

이 사례에서는 확실히 청소년 · 성인 성별 불쾌감(DSM-5, pp. 452/494-495) 진단이 암시되고 있다. 노스럽 씨는 자신의 경험된 성별과 생물학적으로 결정된 성 사이의 지속적 불편감과 불일치감 때문에 절박하게 자신의 일차 여성 성징을 없애고 남성 성징을 획득하고 싶어 한다. 이 사례는 또한 이 장애가 성인에게서 발현되는 경우의 또 다른 특징적 양상을 입증하고 있다(즉, 옷 입기, 사회생활, 그리고 경험된/표현된 성별에 따른 고용에 의해 발현되는 강하고 지속적인 교차 성별 확인). 거의 항상 그런 것처럼, 신체적 간성 또는 유전적 비정상성의 증거는 없다.

신체적으로 자신들의 성별을 바꾸고자 하는 욕구(이전에는 '성전환증transsexualism'으로 불렸음)를 발달시키는 성인들은 거의 언제나 아동기에 시작된 성별 불쾌감 문제가 있는 것으로 보고한다. 그러나 (노스럽 씨의 사례에서처럼) 완전히 발달된 증후군 발병은 매우 흔히 청소년기 후기 또는 성인기 초기에 발생한다.

Chapter 15

파괴적, 충동조절 및 품행 장애

DSM-5의 파괴적, 충동조절 및 품행 장애disruptive, impulsive-control, and conduct disorders는 행동과 정서의 자기조절 문제가 특징이다. 다른 DSM-5 진단부류의 많은 장애(예, 양극성 및 관련 장애) 역시 정서 및/또는 행동 조절에 있어서의 문제가 수반되지만, 이 장의 이 장애는 이러한 문제들이 언제나 다른 사람들의 권리를 침해(예, 공격성, 재산 파괴)하거나 개인으로 하여금 사회규범 또는 권위를 지닌 인물과의 갈등을 초래하는 행동으로 발현된다는 점에서 독특하다. 이 모든 장애는 사람들이 내적으로 고통을 경험하는 '내면화internalizing'와는 대조적으로, 기저의 '외현화externalizing' 성격 차원과 관련이 있는데, 사람들은 자신들의 문제를 겉으로 표출하기 위해 사람들 또는 물건에 대해 부정적인 행위를 나타내는 경향이 있다.

이 진단군의 장애들은 발병 연령(보통 아동기 또는 청소년기에 시작되지만, 때로 성인기에도 시작됨)에 있어서 다를 뿐 아니라, 행동에 대한 통제 결여 대 정서에 대한 통제 결여가 수반되는 정도에 있어서 중요하다. 품행장애는 빈약한 행동 조절이 우세한 특징인 반면, 간헐적 폭발장애는 통제되지 않는 정서(예, 분노)가 우세한 특징이다. 적대적 반항장애는 아동기에 발병되고, 빈약한 행동·정서 조절이 특징이다. 방화광은 방화가 수반되는 빈약한 행동적 충동조절장애다. 또한 도벽광은 절도가 수반되는데, 이 2가지 행동은 개인이 행위를 저지르기에 앞서 내적 긴장감 축적과 연관이 있고 긴장 해소 기능이 있는 것으로 보인다.

반사회성 성격장애는 타인의 권리 무시와 침해의 광범위한 패턴이다. 즉, 이 장애는 외현화 스펙트럼상에서 다른 장애의 많은 양상을 공유하고 있다. 그러나 이는 다른 성격장애과 공통적인 양상(예, 자기 및 대인관계 기능에 있어서의 문제)이 있다는 점에서 이 장애는 DSM-5 진단부류(18.5절 참조) 내에서 분류된다. 끝으로, 물질사용장애와 도박장애 역시 행동조절 상실(향정신성 물질 사용과 문제 있는 도박에 대해)을 수반하고 외현화 스펙트럼상에 있다. 이 장애들은 DSM-5에서는 물질관련 및 중독 장애(제16장 참조)로 분류되어 있다(〈표 15-1〉에는 이 장에서 논의되는 충동조절 및 품행 장애의 특징적 양상이 수록되어 있다).

〈표 15-1〉 파괴적, 충동조절 및 품행 장애의 특징

장애	주요 특징
□ 적대적 반항장애	• 적어도 6개월간 지속되는 분노/과민한 기분, 논쟁적/반항적 행동, 또는 보복적 양상 패턴
□ 간헐적 폭발장애	• 자극 또는 심리사회적 스트레스 요인에 대해 과도할 정도의 공격적 충동 조절 실패를 나타내는 반복적인 행동 폭발 • 사전에 계획되지 않거나 구체적인 목적 달성을 위한 것이 아닌 폭발 • 적어도 6세의 생활연령
□ 품행장애	• 타인의 기본 권리 침해 또는 사회적 규범이나 규칙 위반의 반복적 · 지속적 행동 패턴 • 사람과 동물에 대한 공격성, 재산 파괴, 기만 또는 절도 및/또는 심각한 규칙 위반의 증상 패턴
□ 방화광	• 1회 이상의 고의성 및 목적이 있는 방화 • 이러한 행위 전의 긴장감 또는 정동적 각성 • 불에 대한 매료, 흥미, 호기심, 또는 매력 • 방화 시의 쾌감, 희열, 또는 안도감
□ 도벽광	• 필요로 하지 않는 물건을 훔치는 것에 대한 충동 억제의 반복적 실패 • 물건을 훔치기 전, 긴장감 증가 • 물건을 훔치는 순간의 쾌감, 희열, 또는 안도감

15.1 적대적 반항장애

적대적 반항장애oppositional defiant disorder는 적어도 6개월간 지속되고, 이 문제가 있는 개인 또는 그 주변 사람들에게 고통 초래 또는 심리사회적 기능에 부정적 영향을 미치는 "분노/과민한 기분, 논쟁적/반항적 행동, 또는 보복적 양상 패턴"(DSM-5, p. 462/506)으로 정의된다. 적대적 반항장애가 있는 사람들의 특징인 분노 또는 과민한 기분은 잦은 분노 발작, '과민성' 또는 쉽게 짜증을 내거나, 흔히 분노 또는 화를 잘 내는 형태로 나타난다. 논쟁적 또는 반항적 행동은 성인들 또는 다른 권위 있는 인물들과의 잦은 논쟁, 권위 있는 인물들의 요청에 대한 반항 또는 거부, 고의적으로 다른 사람들을 짜증나게 하거나, 자신의 실수에 대해 타인들을

비난하는 등의 행동으로 나타난다. 보복적 양상 또는 악의 역시 흔히 나타난다.

이러한 행동 중 다수가 아동기에는 정상임을 고려한다면, 임상가는 이 진단을 내리기에 앞서 몇 가지 판정기준을 고려해야 한다. 첫째, 이 증상은 전적으로 형제자매 경쟁의 결과로 설명될 수 없어야 한다. 즉, 이러한 행동은 반드시 아동의 형제자매 외의 사람들과 상호작용을 하는 동안 발생해야 한다. 둘째, 지난 6개월 이내에 발생되는 4가지 이상의 증상이 발현되어야 한다는 DSM-5 필수요건에 부합되어야 하고 현저한 기능 손상을 초래해야 한다. 끝으로, 이러한 증상의 지속과 빈도수는 아동의 연령, 성별, 문화에서 정상을 벗어나야 한다. 예를 들면, 학령전기 아동이 매주 분노발작을 나타내는 것은 그리 특이한 일은 아니다. 적대적 반항장애를 나타내는 것으로 간주되는 학령전기 아동의 분노폭발의 경우, 이러한 증상들은 정상(예, 거의 매일)보다 훨씬 더 자주 발생해야 한다. 즉, 증상은 적어도 3가지 다른 적대적 반항장애 증상들과 함께 발생해야 하고, 다른 증상들 외에도, 증상은 현저한 기능 손상을 초래해야 한다(예, 분노폭발의 결과였던 재산 파괴로 인해 퇴학처분을 받음). 만일 적대적 정서와 행동이 한 가지 사회적 장면(즉, 가정, 학교, 직장, 또래들과 함께 있을 때)에 한해서만 발생한다면, 이 장애의 심각도는 경도로 기재된다. 만일 증상이 적어도 2가지 장면에서 나타난다면 중등도이고, 3가지 이상인 경우에는 고도로 기재된다.

적대적 반항장애의 가장 이른 증상은 학령전기에 나타나고 청소년기 초기 이후에 나타나는 경우는 드물다. 적대적 반항장애가 있는 일부 아동은 품행장애 발달로 이어지기도 한다. 적대적 반항장애의 반항·논쟁형은 품행장애의 후기 발달 위험성이 높은 반면, 분노·과민형은 불안 또는 우울장애의 후기 발달의 전조가 된다. 적대적 반항장애의 평균 유병률은 3.3%로 추산된다. 이 장애의 유병률은 청소년기 이전의 여성보다는 남성들에게서 더 높은 것 같다. 그러나 이러한 남성들에게서 높은 유병률은 청소년 또는 성인 표본에서는 지속적으로 나타나지는 않는다(DSM-5, p. 464/508).

브레이크 실종

제레미Jeremy(남, 9세)는 학교에서 점차 말을 듣지 않았고 통제의 어려움 때문에 그의 어머니에 의해 정신건강 클리닉에 데려져 왔다. 지난 달, 몇 가지 사건을 통해 그의 어머니는 제레미의 행동에 대해 어떤 조치가 필요하다는 생각을 하게 되었다. 수 주 전, 제레미는 교사에게 욕을 했다가 3일간 정학처분을 받았고, 지난주 도로에서 세발자전거를 탔다는 이유로 경찰에게 호되게 야단을 맞았다. 이러한 행동은 그의 어머니가 제레미에게 반복적으로 주의를 줘 왔던 일이었다. 다음 날 제레미는 미처 페달 브레이크를 밟지 못해서 자전거에 탄 채 가게로 돌진해서 가게 창문을 박살 냈다. 그는 친구와 함께 자전거를 타다가 창문을 박살 낸 적은 있었지만, 심각한 위법행위에 연루된 적은 없었다.

제레미는 유아원 때부터 통제가 어려웠고, 이러한 문제는 서서히 악화되어 왔다. 그는 감독이 소홀할 때마다 말썽을 피운다. 그는 학교에서 다른 아이들을 골리고 발로 차서 넘어뜨리고, 별명을 부르다가 야단을 맞아 오면서 성품이 좋지 않고 과민한 아이로 인식되고 있다. 그럼에도 제레미는 학교생활을 즐거워하는 것 같다. 그는 항상 다른 아이들이 먼저 시비를 걸었다고 주장하지만, 흔히 고의적으로 다른 아이들을 괴롭히는 것 같다. 그는 심각한 싸움에는 관여하지 않지만, 때로 다른 아이와 주먹다짐을 한다.

제레미는 때로 두 교사의 지시에 따르지 않는데, 오후에 산수, 미술, 과학 수업을 맡은 교사는 올해가 특별히 어려웠다고 한다. 그는 자신이 왜 공부를 할 필요가 없는지에 대해 수만 가지 이유를 대다가도 공부를 하라고 하면 논쟁을 벌인다. 이와 동일한 많은 문제가 지난해 오직 한 교사와의 사이에서 일어났다. 이러한 상황에도 불구하고 그의 성적은 좋았고, 학기가 경과되면서 특히 그가 가장 어려움을 겪고 있는 교사가 가르치는 과목인 산수와 미술에서 성적이 점점 더 올랐다.

가정에서 제레미의 행동은 매우 다르다. 그는 어머니에게 반항적이고 버릇이 없어서 매사에 하기 전에 여러 차례 말을 해서 결국 지시에 따르는 날이 있는가 하면, 호감이 갈 정도로 자원해서 돕는 날도 있다. 그렇지만 제레미의 어머니는 그가 도움이 안 되는 날이 훨씬 더 많다고 한다. "제레미는 아주 사소한 일에도 화를 내는데, 그러면 고함과 비명을 질러요." 제레미는 남동생에게 짓궂고 심술궂은 것으로 묘사된다. 제레미는 기분이 좋은 상태에서조차 남동생에게는 친절하지 않다.

제레미는 집중력이 일반적으로 좋고, 숙제를 하지 않은 채로 두지 않는다. 제레미의 어머니는 그를 '끊임없이 움직이는 아이'로 묘사하지만 안절부절못하는 상태는 아니다. 제레미의 교사들은 그의 안절부절못하는 상태가 아닌 그의 태도에 대해 염려를 나타낸다. 그의 어머니 역시 그가 다수의 사소한 거짓말을 하지만, 윽박지르면 중요한 것에 대해 사실대로 말을 한다고 한다.

논의

제레미의 반항적이고 무모한 행동은 품행장애(15.3절 참조)와 주의력결핍 과잉행동장애(ADHD; 1.7절 '사사건건' 참조)의 가능성을 암시한다. 제레미가 다른 아이들과 성인들을 괴롭혀 왔지만, 그는 이들의 기본 권리를 침해하거나 보다 심각한 형태의 행동들(잔인한 행위, 절도, 무단결석, 가출, 또는 재산파괴) 중 어느 것도 나타낸 적이 없지만, 그의 행동은 품행장애 진단을 정당화할 것이다. 제레미의 경찰과의 대면은 사소한 위반에 따른 것이었고, 그가 가게 창문에 대해 입힌 피해는 파괴적인 의도로 인한 것이 아니었다. 제레미는 학업적으로 아주 잘하고 있지만, 교사들 그리고 또래들과 문제를 일으키고 있다. 그는 기력수준이 높지만, 목표가 없이 과잉행동을 보이는 것은 아니어서 ADHD의 다른 특징을 지니고 있는 것으로는 보이지 않는다.

이 사내아이의 지속적인 논쟁적이고, 과민하며, 반항적이고, 남을 괴롭히는 분노행동은 적대적 반항장애(DSM-5, p. 462/406)의 특징적 증상들이다. 제레미 사례의 심각도는 고도로 기재된다. 왜냐하면 그의 정서적 폭발과 반항적 행동은 가정과 학교에서, 그리고 또래들과의 관계에서 발생하기 때문이다.

일부 임상가는 적대적 반항장애를 단지 경미한 형태의 품행장애로 간주하지만, 이 장애가 있는 다수의 아동은 다른 더 심각한 행동 문제를 발달시키지 않고 이러한 증상에서 벗어나게 된다.

특별 만찬

어찌할 바를 모르는 상태에서 칼렙Caleb(남, 6세)의 부모는 평가를 받기 위해 칼렙을 아동심리학자에게 데려왔다. 이미 위태로운 이들의 결혼생활은 가정에서 아들의 행동에 대한 갈등에 의해 심각하게 시험을 받고 있다. 칼렙의 어머니는 칼렙의 아버지가 사업상 자주 집을 떠나 있고, 아들을 '과잉보호'한다고 통렬하게 불만을 토로했다. 사실상, 이 아들은 말다툼을 벌이고 분노발작을 하면서 게임, 서적, 또는 다른 활동을 계속하겠다고 주장하곤 했는데, 그럴 때마다 칼렙의 아버지는 저녁 7:30 취침시간이 10:30, 11:00, 또는 11:30까지 지연되었기 때문에 칼렙을 재우려고 했던 것은 사실이었다. 마찬가지로, 칼렙의 아버지는 아들이 이미 차려 놓은 음식을 먹지 않겠다고 고집을 피우면 아들의 저녁식사를 위해 4~5가지 다른 음식을 요리해 주는 것으로 알려졌다. 칼렙은 점차 부모와 상호작용할 때 쉽게 짜증을 냈고 과민해졌다.

심리학자의 질문에 대해 칼렙의 부모는 아들이 재산을 파괴하거나 지나치게 거짓말을 하거나 물건을 훔친 적은 없었다고 답했다. 면담에서 아이는 쾌활하고 의자에 조용히 앉아 있을 수 있었고, 그에게 묻는 질문을 주의 깊게 경청하는 것으로 관찰되었다. 그러나 칼렙의 대답은 짧았고, 그는 부모와의 사이에서 발생하는 문제를 축소하는 경향이 있었다.

논의

이전의 사례('브레이크 실종')와는 대조적으로, 칼렙의 모든 적대적 반항행동은 가정 장면에 국한되어 있다. 그는 분노발작이 잦고, 부모와 자주 논쟁을 벌이며, 취침시간 규칙 이행 또는 그를 위해 차려 놓은 음식 먹기를 거부하고 있다. 칼렙의 문제행동이 학교까지 확대되어 있다는 증거는 없다. 칼렙의 행동에는 타인의 기본 권리 침해 또는 주요 연령에 적절한 사회규범이나 규칙 위반(예, 신체적 공격성 또는 무단결석)이 포함되어 있지 않다는 점에서, 이는 품행장애(15.3절 '신발 끈' 참조) 사례가 아니다. 칼렙이 보다 심각한 장애(예, 조현병[2.1절 참조] 또는 자폐스펙트럼장애[1.6절 참조])가 있다는 증거가 없다는 점에서 적대적 반항장애(DSM-5, p. 462/406) 진단이 내려진다. 칼렙의 문제행동이 가정 장면에 국한되어 있고 그의 교사들 또는 친구들과의 상호작용에서는 명백하지 않다는 점에서 적대적 반항장애의 심각도는 경도로 간주될 것이다. 적대적 반항장애의 많은 사례에서처럼, 칼렙의 적대적 반항행동은 그의 아버지가 아들의 불합리한 행동에 대해 적절한 한계를 설정해 놓지 못함으로써 지속되고 있다는 점에서 임상상에 관계적 요소가 있으므로, 가족치료가 치료계획의 중요한 부분이 되어야 한다는 점을 암시하고 있다.

15.2 간헐적 폭발장애

간헐적 폭발장애intermittent explosive disorder의 특징적 양상은 공격적 충동 조절 실패를 나타내는 반복적인 정서적·행동적 폭발이다. 이러한 폭발은 언어적(예, 분노발작, 언어적 논쟁) 또는 신체적인 것일 수 있다. DSM-5에는 타인들과 재산에 대한 영향을 고려할 때 이들의 심각도에 따라 행동폭발의 최소수에 대해 2가지 다른 역치가 설정되어 있다. 만일 행동폭발이 다른 사람들에게 해가 되지 않거나 재산에 손상을 입히지 않는 언어적 또는 신체적 공격에 국한된다면, 적어도 3개월 동안 평균적으로 주당 2회의 최소 빈도수가 필수로 요구된다. 동물 또는 다른 사람들에게 해를 입히거나 재산 손상 또는 파괴를 초래하는 신체적 공격의 경우, 이러한 삽화는 1년 내에 오직 3가지만 필수로 요구된다. 더욱이, 간헐적 폭발장애로 진단되려면, 공격성 폭발은 ① 자극 또는 심리사회적 스트레스 요인에 비해 과도해야 하고, ② 충동적이고 사전에 계획되지 않은 또는 개인적 이득을 위한 목적이 아니어야 하며, ③ 고통 또는 심리사회적 기능 손상을 초래하거나 재정 또는 법적 결과와 연관이 있어야 한다.

다수의 기타 정신장애(예, 양극성장애[제3장 '양극성 및 관련 장애' 참조], 파괴적 기분조절부전장애[4.1절 참조], 정신병적 장애[제2장 '조현병 스펙트럼 및 기타 정신병적 장애' 참조], 또는 성격장애[예, 반사회적 또는 경계성 성격장애; 각각 18.5절, 18.1절 참조])는 공격성 폭발과 연관이 있다. 일반적으로, 만일 공격성 폭발이 다른 정신장애, 다른 의학적 장애(예, 두부외상, 알츠하이머병), 또는 물질이나 치료약물의 생리적 영향으로 더 잘 설명된다면, 간헐적 폭발장애로 진단되지 않는다. 그러나 만일 폭발이 이러한 장애에서 보통 나타나는 것보다 더 심각하고 추가적인 임상적 주의가 요구된다면, 다른 정신장애 진단들(예, ADHD, 품행장애, 적대적 반항장애, 또는 자폐스펙트럼장애) 외에 이 진단이 내려질 수 있다.

간헐적 폭발장애의 1년 유병률은 미국 내에서 2.7%로 추산된다. 이 장애는 나이 든 성인들보다 나이 어린 성인들 사이에서 더 흔히 발생한다. 이 장애는 40세 이후에는 거의 발병되지 않는다. 이 장애는 여성보다는 남성에게 약간 더 자주 발생한다. 또한 이는 삽화성이면서 재발성 경과를 보인다. 이 장애는 파괴적인 사회적 · 직업적 · 재정적 · 법적 결과를 초래할 수 있다. 왜냐하면 이 장애가 있는 사람들은 친구와 동반자를 소외감을 느끼게 하고, 떠나고 싶게 만들며, 실직, 재산 파괴, 그리고 민사 및 형사 소송에 피소되기 때문이다.

다혈질 해리, 땅속요정 암살자

해리 악셀로드Harry Axelrod(남, 35세)는 마케팅 부장으로, 약혼녀와 뜨거운 논쟁을 벌이고 나서 분노 및 공격성 치료 클리닉에 전화를 걸었다. 악셀로드 씨가 나중에 한 설명에 의하면, 그는 약혼녀가 잔디를 깎으라고 '심하게 잔소리'를 하자, 야구방망이를 들어서 이 커플의 땅속요정gnome(*역자 주. 옛 이야기에 나오는, 뾰족한 모자를 쓴 작은 남자 모습의 정원 장식용 석상)을 부숴 버렸다(처음 표적은 잔디 깎는 기계였으나, 이것이 더 낫다고 생각했음). 이 분노폭발이 있은 후, 악셀로드 씨의 약혼녀는 그에게 '도움을 구하든지 헤어지든지'에 대한 최후통첩을 했다.

악셀로드 씨는 성인기 내내 잦은 공격성 폭발('뜨거운 논쟁'과 재산파괴 행위["너무 많아서 셀 수조차 없어요."])을 해 왔다. 그는 TV 스크린을 발로 찼고, 모르는 사람의 차량 유리창을 박살 냈으며, 자신의 휴대폰을 벽에다 집어던지는 등 몇 가지 삽화에 대해 털어놓았는데, 이러한 모든 행위는 비교적 경미한 자극에 대한 반응들이었다. 지난 수년에 걸쳐, 악셀로드 씨는 자신이 주당 약 3회 정도 논쟁을 벌였고, 1회 정도 재산파괴 행위를 해 왔다고 추산했다. 약혼녀와의 현재 관계를 위태롭게 한 것 외에, 그의 공격성은 과거의 관계를 파괴해 왔고, 직장 동료들로부터 멀어졌으며, 자신의 직무에 큰 희생을 치렀다. 이 환자는 자신이 '모자를 떨어뜨려도…… 어떤 것에 대해…… 아무것도 아닌 일에도' 화를 내게 되고 공격적으로 변하게 되는 충동은 흔히 저항할 수 없는 느낌이 들었다고 했다. 그는 자신의 공격적인 행위에 뒤이어 느껴진 수치심과 뉘우침에 대해 말하는 도중에 그의 눈에 눈물이 고였고, 또한 한량없는 안도감이 동시에 든다고 보고했다.

분노로 인한 어려움은 악셀로드 씨 또는 그의 가족들에게는 새로운 것이 아니었다. 그는 교외에 거주한 중산층 가정에서 자라났다. 회계사였던 그의 아버지는 신체적으로 학대하지는 않았지만, '확실히 불같은 성격의 소유자'였고 흔히 사소한 위반(예, 수 분 늦게 귀가함)에도 친구들 앞에서 악셀로드 씨를 호되게 꾸짖곤 했다. 악셀로드 씨의 누이와 3명의 형제 역시 언어적 · 신체적 공격에 문제가 있어서 가족의 기능은 흔히 '교전지역'으로 바뀌었다. 악셀로드 씨는 자라면서 공부를 잘했지만, 급우들과 어울리는 데 어려움이 있어서 이는 자존감 저하로 이어졌다. 그는 자신의 보다 심각한 공격행동이 아동기에 나타났고, 화가 나거나 좌절감을 느낄 때면 때로 작은 장난감 또는 학교 기물을 부셨다고 보고했다. 악셀로드 씨의 충동적 공격성은 청소년기에 보다 현저해졌다. 당시 그는 친구, 급우, 그리고 가족 구성원들과 자주 논쟁을 벌이곤 했다(일주일에 1~4회). 고등학교 졸업 후, 악셀로드 씨는 집을 떠나 대학에 입학해서 마케팅 전공으로 학사학위를 취득했다. 그는 대학에서 교우관계와 몇 차례 연인관계를 발달시킬 수 있었다. 그러나 그의 공격성 문제는 좀처럼 줄어들지 않았다. 악셀로드 씨가 시험 성적이 좋지 않자 자신의 의자를 발로 차서 '우연히' 부숴뜨리는 행동으로 반응하는 사고가 있은 후, 그의 친구들은 그에게 '다혈질 해리Hothead Harry'라는 별칭을 지어 주었다.

악셀로드 씨는 대학을 졸업하자마자 마케팅 회사에 취업했지만, 6개월 후 회사를 떠났다. 그 이유는 회사의 경영 방침에 '견딜 수 없었기' 때문이었다. 그는 또한 자신이 '전문성도 없는 얼간이'로 간주한 직장 동료들과 어울리지 않았다는 사실을 인정했다. 그는 20대에 3년간 한 여성과 교제하다가 그의 과민성과 분노폭발로 헤어졌다. 그는 그 후 약 1개월 동안 임상적으로 우울증을 겪었다. 이 시기 동안, 그는 도움 추구를 고려했으나 '멍청해지는 것을 멈추게 할 약은 없다.'고 결정했다. 그는 자신의 삶에서 '과음'했던 적이 몇 차례 있었지만, 음주 습관이 '통제 불능' 상태였다는 느낌은 단 한 번도 들지 않았고, 전혀 술을 입에도 대지 않은 기간이 오래 지속되었다고 보고했다.

20대 후반과 30대 초반 내내, 악셀로드 씨는 같은 회사에서 일했다. 일에 대한 그의 헌신은 그의 대인관계 문제를 털어내는 데 도움이 되었다. 그러나 그의 언어적 폭발은 직장 동료들과 멀어지게 했다. 이러한 상황은 3년 전 맡겨진 일을 완결 짓지 않았다는 이유로 직장 동료에게 고함을 지르며 언쟁을 벌이다가 악셀로드 씨가 그 직장 동료를 부여잡고 밀치게 되면서 발생했다(그때 이후로 보고된 유일한 신체적 폭력행위임). 이 직장 동료는 그에게 "이젠 좀 냉정해지고 카페인 없는 커피를 마시는 것이 어때?"라고 말했다. 이 사고 이후, 악셀로드 씨는 5회기 동안 직원지원 프로그램 상담자에게 의무 상담을 받도록 조치되었다. 그는 상담에서 "실제로 한 것이 아무것도 없었어요."라고 설명하면서, 이러한 상담 회기들이 유용하다고 보지 않았다.

악셀로드 씨는 2년 전 현재의 약혼녀를 소개받았다. 이들의 관계는 그리 원만하지 않았다. 그의 약혼녀는 악셀로드 씨가 고함을 지르거나 물건을 부수곤 했던 사건 후에 그에게 여러 차례 분노를 조절하라고 경고했다. 그는 분노폭발이 일어나면 사과를 하려고 하지만, 이조차 그저 방어적인 방식이어서, 이러한 반응에 대해 약혼녀가 분노를 표출하면 다시금 언어적 공격으로 반응하는 자신에 대한 죄책감과 분노감 패턴에 대해 기술했다. 악셀로드 씨는 재빨리 자신이 약혼녀를 위협하거나 화가 났다고 그녀에게 손을 댄 적은 단 한 번도 없었다는 말을 덧붙였다("난 그렇게 나쁜 놈은 아닙니다. 진짜로. 그냥 빌어먹을 제 성질 때문이죠.").

논의

악셀로드 씨의 공격성 과거력은 간헐적 폭발장애(DSM-5, p. 466/511) 진단과 일치한다. 그는 다수의 언어적 공격행동과 심각한 재산파괴를 초래하는 전반적인 반응적 공격성 패턴을 가지고 있다. 이러한 행위들은 도구적인 것은 아니었다(즉, 다른 사람들을 위협하거나 돈 같은 가시적인 보상을 얻기 위한 수단으로 사용되지 않았음). 대신, 공격적인 행위들은 그의 강렬한 분노감의 결과였다. 악셀로드 씨는 알코올 남용 과거력과 이전에 주요우울장애 삽화를 가지고 있지만, 공격적인 행동은 그의 알코올 사용 또는 우울증 기간에 국한된 것이 아니었다.

미용체조

카밀 포르투나토Camille Fortunato(여, 31세)라는 이름의 전업주부가 결혼생활의 불화와 연관된 2~3년 분노폭발 과거력 때문에 도움을 청했다. 지난 수년 동안 그녀는 남편이 자신의 비서와 불륜을 저지르는 것으로 의심되어, 남편과의 갈등이 점차 심각한 상태로 전개되었다. 그녀는 남편이 늦게까지 일하고 있다고 주장할 때마다 그의 속임수 가능성에 대해 분을 삭이며 되새겼다. 이러한 삽화를 되새기는 동안, 포르투나토 양은 긴장감이 '고조'되는 것을 느꼈고, 흔히 미용체조를 통해 '이러한 감정을 방출'하려고 시도하곤 했으나, 남편이 귀가하면 여지없이 '분노폭발'이 일어나곤 했다. 그녀가 유리잔을 남편에게 던진 적이 있는가 하면, 자신의 하이힐로 집 벽을 쳐서 부순 적도 있다. 그런가 하면 그녀가 분노폭발을 일으킨 후 남편이 갑자기 자리를 뜨자 주먹으로 유리창을 쳐서 박살 낸 적도 있었다. 각 분노폭발이 발생하기 전, 그녀는 침착해지려고 노력했지만, 남편이 집에 들어오는 것을 보면 자주 두통과 함께 '이상한' 감정을 경험했다. 이 시점에서 그녀는 보통 통제력을 잃고 폭력적이 되곤 했다. 분노폭발이 지나고 나면, 포르투나토 양은 비록 자신의 의심은 정당화될 수 있지만 분노폭발은 '미친 짓'이었다는 사실을 깨닫게 되는 순간 우울감과 후회감이 들었다. 그녀는 또한 남편의 외도에 대해 곰곰이 생각할 때 자녀들이 울거나 조급해하는 경우, 훈육에 지나치게 몰입해서 아이들을 때려 주거나 보통 때보다 훨씬 더 가혹하게 벌을 주곤 했다는 사실을 인정했다. 한번은 자녀들 중 한 아들이 잠을 자지 않으려고 했을 때 그녀는 그만 이성을 잃고 아이의 뺨을 때려 얼굴에 멍이 들게 한 적도 있다.

통제 상실 삽화는 한 달에 1~2회 발생했지만, 지난해 동안 점차 증가한 것 같았다. 이러한 삽화들 사이에 포르투나토 양은 대체로 차분했고 공격성 징후를 나타내지 않았다.

과거력에 의하면, 8세 때 포르투나토 양은 롤러스케이트 사고로 잠시 의식을 잃었던 적이 있으나, 이 부상에 대해 의학적 개입은 없었다. 명백히, 그녀는 지속적 · 반복적으로 간헐적인 경미한 두부외상이 있었다. 이에 가족들은 그녀가 너무 잘 넘어지니까 그녀에게 '미식축구 헬멧'을 쓰라고 촉구했다고 한다.

포르투나토 양이 치료를 시작한 후에 촬영한 뇌전도(EEG) 결과에 의하면, 비특이성 비정상성, 즉 6~14초 리듬장애 dysrhythmia(뇌파 리듬에 있어서의 장해 또는 불규칙성)가 발견되었다. 치료가 진행되는 동안, 그녀는 남편에게 직면했고, 그는 결국 자신의 비서와 혼외관계를 가져오고 있었던 사실을 시인했다.

논의

포르투나토 양은 남편에 대한 자신의 의심하는 내용이 확실시 되지만 자신의 분노폭발이 부적절하고 현저하게 보통 때의 비공격적인 행동과 불일치하기 때문에 치료를 받기 시작했다. 이 환자는 재산파괴와 자녀들 중 한 아들을 때리는 등의 신체적 상해를 초래한 간헐적 분노폭발을 경험해 왔다. 이러한 정서적 · 행동적 폭발은 파괴적, 충동조절, 또는 품행 장애, 즉 간헐적 폭발장애(DSM-5, p. 466/511)의 가능성이 높다.

이 사례에서의 진단은 2가지 쟁점을 제기하고 있다(① 분노폭발이 심각한 폭행 또는 재산 파괴를 초래하는지의 여부, ② 이러한 행동이 어떤 자극 또는 원인 제공을 하는 심리사회적 스트레스 요인에 비해 극도로 과도한 것인지의 여부). 포르투나토 양은 주먹으로 유리창을 박살 낸 적이 있는가 하면, 자신의 구두로 집 벽을 부순 적도 있다. 그녀는 또한 자녀들 중 한 아이를 때려서 얼굴에 피멍이 들게 하기도 했다. 재산파괴 행위는 1년 동안 재산파괴 또는 다른 사람들에 대한 신체적 상해를 초래하는 3회의 공격행동 역치를 초과하고 있다. 사람들 중에는 거짓말을 일삼는 부정한 남편이라는 자극에 비해 '지나치게 과도한' 분노의 정도는 없다고 주장하는 사람들도 있을 수 있다. 그러나 자녀가 잠을 자러 가기를 거부했을 때 아이에 대한 그녀의 통제 상실은 자극에 대해 극도로 지나치다. 그러므로 이 사례에서 임상가는 이 장애와 배우자들 사이와 부모와 자녀 사이에서 발생할 수 있는 '정상적인' 분노폭발 사이의 경계가 불확실하다는 이유로 간헐적 폭발장애로 잠정적 진단을 내렸다. 이 사례에서 특별히 아동학대의 잠재성 때문에 임상가는 선호된 행위가 포르투나토 양의 충동조절력 상실에 대한 치료를 정당화하는 진단을 내리는 것에 지나치게 치우쳤다고 느꼈다.

EEG 비정상성은 이 장애가 있는 환자들의 사례에서 흔히 나타나는 것처럼 기저의 비정상성을 암시하고 있지만, 포르투나토 양의 공격적인 폭발을 초래할 수 있었던 어떤 진단 가능한 신경학적 장애에는 특이한 것은 아니다. 학생 독자들은 갑작스럽고 심한 뇌손상에 의해 초래되는 외상성 뇌손상 traumatic brain injury(TBI) 또는 운동선수와 반복적인 뇌진탕이나 두부에 경미한 진탕성 충격을 받아 온 다른 사람들에게서 발견되는 뇌의 점진적 퇴행성 질환인 만성 외상성 뇌질환chronic traumatic encephalopathy 진단에 대해 의아할 것이다. 이 사례에는 보통 TBI와 연관된 심각한 두부외상을 암시하는 과거력은 없다. 만성 외상성 뇌질환은 기억상실, 혼돈, 손상된 판단력, 그리고 충동조절, 공격성, 우울증, 그리고 결국 치매(치매는 제17장 '신경인지장애'에서 논의됨)와 관련된 문제와 연관성이 있다. 포르투나토 양은 이러한 증상들 중 다수의 증상이 있는 것 같지는 않지만, 그녀는 신경심리검사를 받지 않았다. 만성 외상성 뇌질환은 사망 후 뇌 부검을 통해 내려지는 신경병리적 진단이다.

15.3 품행장애

품행장애conduct disorder는 "타인의 기본 권리 또는 주요 연령에 합당한 사회적 규범 또는 규칙을 위반하는 반복적 · 지속적 행동 패턴"(DSM-5, p. 469/515)으로 정의된다. DSM-5에는 다음과 같이 품행장애 기준을 구성하고 있는 15가지 행동이 4개 군으로 나뉘어 있다.

1. **사람 · 동물에 대한 공격**: ① 타인들에 대한 잦은 괴롭힘, 위협, 또는 협박, ② 잦은 신체적 싸움 개시, ③ 타인에게 해를 입힐 수 있는 무기 사용, ④ 사람 또는 동물에 대해 신체적인 잔인함, ⑤ 피해자와 대면 상태에서 절도(예, 노상강도, 지갑 날치기, 강탈, 무장강도), ⑥ 섹스 강요
2. **재산파괴**: ① 재산 손상을 목적으로 한 고의적인 방화, ② 다른 방식으로 타인의 재산 파괴
3. **기만 또는 절도**: ① 타인의 집, 빌딩, 또는 차량 침입, ② 물건 취득 또는 환심을 사거나 의무 회피를 위한 거짓말 또는 '기만conning', ③ 피해자와의 대면 없이 사소하지 않은 가치가 있는 물건 절도(가게절도, 위조)
4. **심각한 규칙 위반**: ① 부모가 정한 귀가시간의 반복적 위반, ② 가출, ③ 무단결석

12개월 내에 이러한 행동들 중 적어도 3가지가 발생하고, 이러한 행동이 사회적 · 학업적, 또는 직업적 기능 손상을 초래하는 경우, 품행장애 진단이 적용된다. 품행장애 진단은 다음과 같이 증상의 발병 연령에 의해 정의된 아형에 따라 좀 더 세부적으로 기술된다.

- 만일 품행장애의 일부 징후가 10세 이전에 나타났다면, 아동기 발병형childhood-onset type이

다. 이러한 형태의 품행장애가 있는 사람들은 일반적으로 예후가 더 좋지 않은 것으로 간주된다. 아동기 발병형은 남아들에게서 더 흔하고, 타인에 대한 신체적 공격과 더 흔히 연관이 있으며, 빈약한 또래관계가 특징이다. 이러한 아동들은 더 어린 시절에 적대적 반항장애(15.1절 참조)가 있었을 수 있고, 현재 ADHD(1.7절 참조) 또는 기타 신경발달 문제가 동시 발생할 수 있다. 이러한 문제들은 성인기까지 지속될 가능성이 매우 높고 반사회성 성격장애(18.5절 참조) 발달의 전조가 된다.

- 만일 품행장애가 있는 아동 또는 청소년에게서 10세 이전에 특징적 징후가 발생하지 않는다면, 청소년기 발병형adolescent-onset type이다. 이러한 유형의 품행장애가 있는 사람들은 남성과 여성이 유사한 편이고, 공격적 행동에 참여할 가능성이 더 낮으며, 또래들과 정상적인 관계를 유지하는 경향이 있고, 성인기까지 지속되는 품행 문제를 보일 가능성이 더 낮다.

이 외에도, 품행장애가 있는 아동의 제한된 친사회적 정서 동반with limited prosocial emotions 명시자로 구분되는 특정한 적대적 성격 특질이 있다. 이러한 특질들 역시 타인에 대한 보다 높은 공격성과 보다 좋지 않은 예후의 전조가 된다. 제한된 친사회적 정서 동반 아동 또는 청소년들은 잘못된 행동에 대해 뉘우침 또는 죄책감을 보이지 않고, 냉담하고 이들이 해를 입히는 타인들의 감정에 대한 공감이 결여되어 있으며, 학업 또는 직장 업무 수행에 무관심하고, 매우 얄팍하고, 가식적이며, 피상적인 정서를 표현한다.

끝으로, 품행장애는 발현된 징후 수와 타인에 대한 효과를 기초로 한 심각도에 있어서 다양하다. 경도mild는 개인에게 품행 문제가 거의 없음(진단에 필수로 요구되는 수준 이상)을 나타내고, 이 문제가 타인들에게 비교적 경미한 해를 초래한다(예, 거짓말, 무단결석). 중등도moderate는 개인이 타인들에게 다소 심각하게 해로운 영향을 미치는 문제를 보다 많이 지니고 있음을 나타낸다. 고도severe는 개인이 타인들에게 상당한 정도의 피해를 초래하는 문제를 비롯해서 다수의 품행 문제(예, 강제적인 섹스, 신체적 잔혹행위, 무기 사용, 피해자와의 대면 상태에서의 절도)를 가지고 있음을 나타낸다.

아동 · 청소년 품행장애의 1년 유병률은 2~10%로 추산된다(중앙값 4%). 유병률은 아동기에서 청소년기로 가면서 증가하고 여성보다 남성들에게서 더 높다.

품행장애는 이 장애가 있는 사람의 기능과 사회 전반에 대해 심각한 영향을 미친다. 이 장애가 있는 사람은 정학 또는 퇴학을 당하고, 직장에서 문제를 일으키며, 법적 문제를 일으키고, 성적 전염병에 감염되어 퍼뜨리며, 나이 어린 10대로서 임신하고, 신체적 싸움 또는 사고로 부상을 입기도 한다. 이들은 또한 물질을 남용하고 무모하거나 위험한 행동에 참여한다. 이러한 심리사회적 손상은 일반적으로 다른 아동기 또는 청소년기 정신장애들에 비해 더 심각하고 오래 지속된다.

살인범

알프레드Alfred(남, 10세)는 6세 여아를 지붕 위에서 밀쳐서 떨어져 죽게 한 혐의로 소년범 당국자들 앞에 데려져 왔다. 처음에 이 여아의 죽음은 단순 사고사로 생각되었지만, 나중에 알프레드가 자랑 삼아 이 사고에 대해 떠들고 다닌다는 소문이 들렸다. 알프레드에 대해 거의 관심이 없었던 다른 이웃 아이는 자신의 부모에게 이 사실을 알렸고, 그의 부모는 죽은 여아의 어머니가 경찰에 신고하도록 용기를 북돋아 주었다.

알프레드는 밤새도록 이웃을 서성거리는 등 특이할 정도로 외톨이이면서 파괴적인 아이로 알려져 있다. 그는 결석이 잦았고 숙제를 전혀 하지는 않으면서도 자신의 성적에 대해서는 염려하는 것 같다. 그가 학교에 출석하는 날이면 거의 어김없이 말싸움을 하거나 자신이 위협하려는 다른 남자아이들과 신체적 싸움을 벌인다. 8세 이후부터 알프레드는 자신이 살고 있는 동네에서 방화와 유리창을 깬 혐의로 수차례 붙들린 적이 있다. 경찰의 질문에 대해 그는 죽은 여자아이가 자신에게 돈을 주기를 거절해서 밀었다면서 여자아이를 밀친 사실을 인정했다. 체포되었을 때, 알프레드는 아무런 감정, 염려, 또는 자신이 저지른 행위에 대해 뉘우치는 기색을 전혀 드러내지 않았다. 그는 자신의 행위가 그 어린 피해자의 가족들에게 미치는 영향에 대해 관심이 없는 것처럼 보였다. 판사는 이 남자아이에게 병원에 가서 정신의학적 진찰을 받을 것을 명했다.

논의

알프레드의 반사회적 행동 패턴은 그가 밤늦은 시간에 집밖 배회, 무단결석, 그리고 또래들에 대한 위협과 신체적 공격성으로 시작되었다. 이 외에도, 그는 방화와 재산파괴(유리창 파손), 그리고 반사회적 행동은 끔찍한 어린 여아 살해로 정점을 이루었다. 10세 이전 발병과 함께 심각한 사회적 규칙 위반과 사람들과 재산에 대한 신체적 공격성이 포함된 반사회적 행동 패턴은 고도 품행장애, 아동기 발병형severe conduct disorder, childhood-onset type(DSM-5, p. 469/515)을 나타내고 있다. 알프레드의 뉘우침 결여, 냉담한 공감 결여, 학업 수행에 대한 관심 결여, 그리고 자신의 행위에 대한 정서 반응 결여는 품행장애의 제한된 친사회적 정서 동반 명시자의 특징적 증상에 해당되는 것으로, 흔히 고도 품행장애, 아동기 발병형이 있는 사람들에게서 관찰되며, 예후가 좋지 않은 편이다.

신발 끈

제비어Javier(남, 16세)는 심각한 자살시도 후에 소년원으로부터 병원으로 이송・입원되었다. 그는 신발 끈과 테이프로 자신의 목을 감아서 호흡기관 손상을 초래했다. 그가 발견되었을 때, 그는 이미 청색증cyanosis(혈중 산소 결핍으로 인한 피부가 암자색을 띠는 상태)이 나타났고 반의식 상태였다. 그는 그날 이른 시간에 보호관찰소에 송치되었는데, 그가 상당히 위축된 모습이었다.

입원 당시, 제비어는 자신은 자살할 것이고 누구도 자신을 막을 수 없다는 말 외에는 말하기를 꺼렸다. 그러나 그는 2주간의 우울 기분, 수면 곤란, 식욕 저하, 흥미 저하, 죄책감 감정, 그리고 자살사고 과거력에 대해서는 인정했다.

그의 부모에 의하면, 제비어는 약물(주로 LSD, 마리화나, 비아편계 진정제)에 손대기 시작한 13세까지는 정서 문제는 없었다. 그의 학업성적은 곤두박질했고, 부모와 논쟁 후 몇 차례 가출했으며, 아스피린 과다복용으로 자살 제스처를 하기도 했다. 1년 후, 제비어는 학교에서 약물소지 여부에 대해 논쟁을 벌이던 중 교장선생님을 위협한 후 학교에서 퇴학처분을 받았다. 그는 가정 또는 학교에서 자신의 행동을 통제할 수 없다는 이유로, 그의 부모는 그에게 정신건강 클리닉에서 평가를 받도록 했고, 수용시설에 유치하라는 권고가 내려졌다. 그는 수용시설에서 잘 지냈고, 가족상담을 통해 제비어와 부모의 관계 역시 눈에 띄게 개선되었다. 그는 책임감 있게 직장생활을 했고, 학교에 출석했으며, 약물 사용을 포함해서 어떤 불법활동에도 연루되지 않았다.

그러나 병원에 입원하기 6개월 전, 그는 다시금 약물에 손을 댔고, 2주에 걸쳐 10건의 파괴와 침입 사건(모두 혼자 수행함)에 연루되었다. 그는 이 시기에 우울증 상태였다고 기억하고 있지만, 기분 변화가 약물에 다시 손대기 전인지 후인지는 기억하지 못한다. 그는 그 일로 소년원에 보내졌고, 거기서 생활을 잘해서 3주 전 출소하여 부모에게 맡겨졌다. 집으로 돌아온 지 하루가 지난 후, 그는 충동적으로 자신의 친구들과 훔친 차로 텍사스로 여행을 떠났다. 그는 그 일이 있은 직후 자신의 우울증이 시작되었고, 자신이 부모에게 저지른 일에 대한 죄책감이 자살 시도로 이어지게 되었다고 말했다.

논의

13세 이후부터 제비어는 타인의 기본 권리 침해와 주요 연령에 적절한 사회 규범 또는 규칙 위반의 반복적·지속적 품행 패턴을 나타냈다. 이러한 행동에는 학교 무단결석, 퇴학으로 이어진 학교장 위협, 불법약물 구매, 가출, 그리고 파괴와 침입 및 차량절도가 포함되었다. 10세 이후 발병과 함께, 이러한 반사회적 행동 패턴은 품행장애, 청소년기 발병형conduct disorder, adolescent-onset type(DSM-5, p. 469/515) 진단을 정당화하고 있다. 이 유형은 일반적으로 아동기 발병형에 비해 예후가 좋다. 심각도는 다른 사람들에게 상당한 피해를 초래하는 반복적인 파괴와 침입 삽화로 인해 고도로 기입된다. 그는 자신의 부모에게 초래된 문제에 대해 죄책감을 표출하고 있고, 냉담하고 무관심한 것 같지 않으며, 직장을 잡고 학교에 출석하는 것에 대해 책임을 질 수 있음을 보이고 있고, 피상적이거나 불성실하지 않으므로, 제비어의 사례에는 제한된 친사회적 정서 명시자가 적용되지 않을 것이다.

병원 입원을 야기한 제비어의 심각한 자살 시도는 명백한 주요우울 삽화의 증상이다. 다수의 우울 증후군의 특징적인 증상들과 함께 2주의 우울 기분 과거력이 있다. 6개월 전 환자가 우울한 상태였다는 진술이 있지만, 당시에 그가 완전히 진행된 우울 증후군이 있었는지는 확실치 않다. 또한 그가 13세 때 아스피린 과다복용으로 자살 제스처를 보였다는 참고자료가 있지만, 이것이 주요우울 삽화의 맥락에서였는지는 명확하지 않다. 따라서 추가 진단은 주요우울장애, 단일 삽화, 고도major depressive disorder, single episode, severe(DSM-5, p. 160/169)가 될 것이다.

제비어에게는 다수의 물질(LSD, 마리화나, 진정제 등)의 부적응적 사용 삽화가 있다. 그의 약물 사용이 학교에서 자신의 의무 완수 실패(그의 '성적이 곤두박질'쳤고 퇴학당함)를 초래한 사실을 고려할 때, 소수의 정보만으로도 이 환자는 한 가지 이상의 물질사용장애—대마사용장애(DSM-5, p. 509/558), 기타 환각제사용장애(LSD; DSM-5, p. 523/573) 및/또는 진정제, 수면제, 또는 항불안제 사용장애(DSM-5, p. 550/602)—를 가지고 있는 것 같다. 12개월 이내에 이러한 2가지 증상 발현만으로도 적어도 경도 물질사용장애임을 나타내고 있다.

이 사례는 품행장애가 당연히 치료가 필수로 요구될 수 있는 다른 동반발생 정신장애들에 의해 복잡해질 수 있다는 공통적인 임상적 소견을 잘 보여 주고 있다.

발작

르네Rene(여, 16세)는 고등학교 2학년 학생으로, 행동 문제로 정신의료 서비스에 입원했다. 그녀는 12세 이후부터 무단결석과 사소한 절도 혐의로 학교 당국과 문제를 겪어왔다. 최근 그녀는 학교 탈의실에서 마리화나를 피운 혐의로 퇴학을 당했다. 끝으로, 르네는 이웃 가게들로부터 일련의 절도행위와 다른 친구와 함께 공터에 불을 지른 혐의로 법정에 소환되었고, 담당판사는 그녀에게 정신의료 서비스 병동에서 평가를 받도록 명했다. 그녀의 부모는 르네를 통제할 수 없다고 말했다.

병동에서 르네는 다른 청소년들과 잘 어울렸다. 의료진들에게는 그녀가 요구적이고 정서적으로 불안정한 모습이 관찰되었다. 그녀는 공동체 모임에서 자신이 원하는 대로 결정이 내려지지 않을 때면 자주 자리를 박차고 나갔다. 그녀는 병동의 여가활동을 자신 중심으로 이끌어 가려고 하면서 처음에는 이에 대해 매우 열정을 보이곤 하지만, 나중에 그 활동을 독점하지 못하게 되면 화가 나 있고 뿌루퉁해지는 것처럼 보인다. 그러나 르네의 피상적인 허세에도 불구하고, 간호진들은 그녀가 불안정하고 의존적인 사실을 알게 되었다. 입원한 지 일주일 정도 지난 어느 날 저녁, 병원 밖으로 외출 신청이 거부되자 르네는 발끈하면서 복도를 내달려 자신의 방으로 갔다. 잠시 후, 비명소리가 들렸다. 첫 번째 간호사가 당도했을 때, 르네는 바닥에 누운 채 골반, 팔, 다리에 경련을 일으킨 상태로 눈은 위쪽으로 굴리고 있었다. 의료진과 환자들이 그녀의 방에 몰려들었고, 그녀의 격렬한 몸 떨림이 멈춰졌다. 그녀는 거의 미동도 없이 누워 있었고, 눈을 감은 채로 그녀의 몸은 미세한 떨림만 눈에 띌 정도였다. 그녀는 혀를 깨물지는 않았고, 소변 또는 대변 지림은 없었다. 간호사가 르네의 손을 그녀의 얼굴 위로 붙잡았다가 놓자, 그 손은 반복적으로 그녀의 얼굴보다는 르네의 머리 옆으로 떨어졌다. 끝으로, 르네가 완전히 의식이 있다는 사실을 알게 된 간호사는 그녀에게 몇 가지 질문을 던지자, 르네는 적절히 답했다. 그렇지만 그녀는 자신이 아직은 움직일 수 없다고 말했다. 15분 후, 그녀는 당직 의사로부터 평가를 받기 위해 검사실로 발걸음을 옮겼다.

논의

당직 의사는 르네를 입원으로 이어지게 한 행동 문제에 대한 진단을 내리는 데 어려움이 없었을 것이다. 적어도 4년 동안 르네는 문제를 일으켜 왔다. 그녀는 반복적으로 중요한 연령에 적절한 사회적 규칙을 무시해 왔고(무단결석, 학교에서 마리화나 흡연), 타인의 기본 권리를 침해해 왔다(절도). 이렇게 반복적이고 광범위한 패턴은 품행장애 진단(DSM-5, p. 469/515)을 가리킨다. 그녀의 규칙 위반과 다른 사람들의 권리 침해는 다른 사람들에게 거의 해를 입히지 않는 주로 비공격적인 행위들이 포함되어 있다는 점에서 품행장애의 심각도는 경도로 기입된다. 이 장애가 10세 이후에 발병되었기 때문에, 이는 예후가 좋은 청소년기 발병형이 될 것이다. 품행장애는 남아들에게서 더 자주 발생하지만, 청소년기 발병형은 성별이 보다 고르게 분포되어 있다.

당직 의사가 당면한 진단 문제는 르네의 '발작'을 어떻게 특징지을 것인가에 관한 것이다. 몇 가지 양상을 고려할 때, 이는 진성 뇌병증 발작이 아닌 것으로 암시된다. 진성 대발작이 진행되는 동안 임상가는 소변 또는 대변 실금을 기대할 것이다. 임상가는 또한 발작 후[postictal] 혼돈 기간을 기대할 것이다. 이 기간 동안 환자는 완전히 각성되지 않을 것이고, 손을 떨어뜨리는 경우 자신의 얼굴을 때리게 되는 것을 막을 수 없게 될 것이다.

르네의 발작에 대한 3가지 진단적 가능성이 있다(전환장애[9.3절 참조], 인위성장애[9.5절 참조], 그리고 비정신장애 꾀병[DSM-5, p. 726/801 참조]). 꾀병과 인위성장애에서는 증상을 의식적으로 속이는 것으로 추정한다. 이 사례에서는 환자가 발작에 대해 수의적으로 통제했고 조작한 것이라는 생각을 지지하는 증거가 없다. 그녀가 발작을 의식적으로 생성한 것이라는 추가적인 증거가 없는 상태에서는 그녀에게 의심의 혜택을 제공하여 이러한 증상이 조작한 것이 아니라고 추정하고, 전환장애(기능성 신경학적 증상장애), 발작 동반(DSM-5, p. 318/342)으로 진단하는 것이 더 나을 것이다. 전환장애에 추가된 2가지 명시자는 이 사례의 이질성을 확보하고 있다. 즉, 급성 삽화(6개월 미만의 증상)과 심리적 스트레스 요인('병원 밖 외출 요청이 거부되었음').

진단적 불확실성의 정도는 전환장애 진단을 잠정적인 것으로 내림으로써 나타낼 수 있다. 만일 르네가 나중에 의료진에 대한 분노를 인정한다면, 그녀는 발작을 가장함으로써 의료진들을 곤경에 처하게 하려고 결심한다면, 임상가는 꾀병(DSM-5, p. 726/801 참조)으로 진단할 수 있을 것이다. 왜냐하면 르네는 더 많은 주의 또는 특권을 얻기 위해 고의적으로 의료진을 조종하려고 한 것으로 간주될 것이기 때문이다. 꾀병은 그 자체로는 DSM-5 정신장애는 아니지만 임상적 주의의 초점이 될 수 있는 부호로 표기될 수 있는 행동 또는 상태다(이들은 ICD-10-CM에서 배정된 바와 같이 때로 'Z부호'[종전에는 'V부호'로 불렸음]로 불림). 그녀가 질환 또는 손상된 것처럼 보이기 위한 목적 외에 가장된 경련을 나타내는 패턴을 발달시켰을 가능성이 없다는 점에서, 이 사례에서의 진단은 스스로에게 부여된 인위성장애(9.5절 참조)로 변경될 것이다.

15.4 방화광

방화광pyromania은 "1회 이상의 고의적이고 목적성 있는 방화"(DSM-5, p. 476/522)로 정의된다. 충동조절장애에서 흔히 발생하는 것처럼, 방화행위는 방화 시의 긴장감 또는 정서적 각성과 쾌감, 희열, 또는 안도감이 수반된다. 방화광이 있는 사람들은 전형적으로 불과 관련된 상황적 맥락(예, 방화용품, 사용, 결과)에 대해 매료, 흥미, 호기심, 또는 매력을 느낀다. 이러한 사람들은 흔히 자신들의 이웃에서 일어난 화재의 정규 '구경꾼'으로, 허위신고를 하여 지역소방서에서 시간을 보내거나, 소방서와 연계하기 위해 불을 지르거나 소방관이 되기도 한다. 방화광에서의 방화행위는 재정적 · 정치적 또는 범죄 목적으로 이루어지는 것이 아니어야 한다. 방화는 또한 분노나 앙갚음, 망상이나 환각에 대한 반응, 또는 손상된 판단력의 결과가 아니어야 한다(예, 주요신경인지장애[17.2절 참조] 또는 지적장애[1.1절 참조]에서처럼).

방화광은 매우 드문 정신장애로, 대부분의 방화는 방화광으로 인한 것이 아니다. 방화광은 매우 흔히 남성들에게서 발생한다. 성인들에게 있어서 방화는 보통 다른 정신장애와 관련이 없고, 금전적 이득, 개인의 생활 상황 개선, 분노 또는 앙갚음 표출, 범죄활동 은폐, 또는 주의집중이나 인정을 받기 위해 자행된다(예, 화재 발견 및 곤경 극복의 장본인이 되기 위한 방화). 방화가 정신장애와 관련이 있는 경우, 이는 매우 흔히 물질중독 특유의 손상된 판단력, 주요신경인지장애, 또는 망상이나 환각에 대한 반응과 연관성이 있다. 흔히 방화하는 아동 · 청소년들이 방화광의 진단기준에 완전히 부합되는 경우는 드물다. 대신, 이러한 행동은 아동기의 발달적 실험에 더 가깝거나 다른 정신장애(예, 품행장애[15.3절 참조] 또는 지적장애[1.1절 참조])와 관련이 있을 가능성이 높다.

부르르

켈빈Kelvin(남, 6세)은 매력적으로 생긴 아이로, 한부모 여성인 그의 어머니가 응급실로 데려왔다. 그 이유는 아들의 방화를 막을 수 없을 것 같은 두려움 때문이었다. 켈빈은 지난 1년

반 동안 여러 차례 불을 질러 왔다. 지금까지는 불을 끌 수 있었지만, 그의 어머니는 자신과 딸이 잠들어 있는 동안 켈빈이 집에 불을 지를 것을 두려워했다. 그녀는 켈빈이 몰래 불을 질러서 자신이 그를 통제할 수 없게 하거나, 그가 실제로 얼마나 많이 불을 질렀는지 알 수 없게 할 것 같다고 호소했다.

켈빈은 '자신의 머릿속에 있는 남성이 시켜서' 불을 지른다고 한다. 이 '남성'은 켈빈이 깨어 있을 때는 자신의 방에 있고, 잠이 들면 '가 버린다.' 이 남성은 소리('부르르brrr')를 내는데, 켈빈은 이를 '불 질러라'는 명령으로 해석한다. 그는 누구에게도 이 남성에 대해 말하거나 그의 명령에 복종하지 않는 것을 두려워하고 있다("날 때릴 거예요."). 켈빈의 어머니는 그동안 그가 누구에게 말하는지에 따라 방화에 대해 다양한 이유를 말해 왔다고 말하면서 그 목소리에 대해 심각하게 받아들이지 않는다. 켈빈과 그의 어머니는 켈빈이 그녀에게 화가 날 때 부분적으로는 어머니에 대한 보복으로 방화를 한다는 사실에 동의하고 있다.

켈빈은 지난 2년 동안 방화에 매료되어 왔다. 켈빈의 어머니는 켈빈과 한 친구가 켈빈의 침대와 그의 누이동생의 침대 위의 플라스틱 시트에 불을 질러 구멍을 낸 것이 이들의 첫 번째 방화였다고 기억하고 있다. 켈빈의 어머니는 이 일에 대해 나중에 알게 되어 켈빈의 손을 때려 주면서 그에게 방화가 얼마나 위험한지에 대해 말해 주는 것으로 반응했다. 그다음에 일어난 방화는 켈빈이 자신의 어머니가 방금 페인트칠을 한 문틀을 라이터를 사용하여 불태우려고 한 것이었다. 켈빈은 이번에는 맞지 않았지만, 일주일 동안 자전거 타는 것이 금지되었다. 3번째 삽화는 켈빈의 어머니가 잠들어 있는 동안 일어났다. 이 삽화에서 켈빈은 테이블 라이터로 쓰레기에 불을 질렀다. 그러고 나서 그는 빗자루를 들어서 불을 껐다. 켈빈의 어머니는 묘한 냄새에 잠이 깼는데, 켈빈이 특이한 방식으로 집 안을 이리저리 뛰어다니고 있었다고 기억한다. 그녀는 이러한 사고를 아이가 우스꽝스러운 몸짓으로 웃기려는 것과 관련지었다. 가장 최근에 있었던 두 차례의 방화는 3주 전에 발생했는데, 이때 켈빈은 가스 불에 행주를 태우려고 했다. 그는 행주의 가장자리를 태운 후, 그 행주를 말아서 쓰레기에 버렸다. 당시 집 밖에 있었던 켈빈의 어머니는 그를 침실로 보냈고, 나중에 다시금 방화의 위험성에 대해 설명해 주었다. 가장 최근에 일어난 방화 사건에서 켈빈은 트랜스포머 로봇이 들어 있는 플라스틱 통을 들고 가서 로봇의 팔과 발이 닿아 있는 통의 옆면에 라이터로 태워서 구멍을 만들었다.

이러한 일련의 사고 외에도, 그의 어머니는 켈빈이 흔히 성냥을 찾거나 라이터를 들고 화장실에 들어가서 흡연을 시도하기도 했다고 전한다. 켈빈의 어머니는 켈빈에게 장시간 동안 불은 알코올로 더 커질 수 있고 물로 끌 수 있다고 설명하는 등, 불에 관해 이야기해 주었다. 이러한 이야기를 하는 동안 그는 다소 흥분한 표정을 지으면서도 다시는 불장난을 하지 않겠다고 약속한다.

현재 켈빈의 어머니는 켈빈이 학교생활을 즐거워하지 않고 있고, 이번에 입원하기 3개월 전에 가족들과 함께 다른 곳으로 이사한 이웃 친구들을 그리워하고 있다고 한다. 그녀는 켈빈이 학교 밖에서는 새로운 친구들을 사귀지 못해 왔고, 그와 그의 여동생은 자주 따분하다고 불평한다고 말한다. 방화 외에, 다른 어떤 공격적 또는 반사회적 행동의 과거력은 없다. 그의 어머니는 켈빈이 주로 자신을 무시하기 때문에 훈육에 어려움이 있어 왔다고 전한다. 켈빈의 학교 교사는 그의 방화 소식을 듣고 놀라워했다. 면담에서 그녀는 그를 교사와 또래들과 잘 놀고 공부하는 사랑스럽고, 영리하고, 순종적인 아이로 묘사했다. 후속적인 질문에 대해 그녀는 켈빈이 때로 놀 때 '다소 거칠어지기도' 했다는 말을 덧붙였다.

켈빈은 10세 누이와 26세 어머니와 함께 살고 있다. 그의 어머니는 청소년 시절, 자신의 어머니의 재혼에 대한 보복으로 7개월 동안 무단결석을 한 뒤, 자원해서 입원했다. 면담자와의 초기 논의에서 그녀는 자신이 때로 스스로 통제할 수 없을 정도로 극심할 정도로 화를 내게 된다는 사실을 시인했다.

켈빈의 신체검진에 대한 소견은 손에 2도 화상을 제외하고는 정상 범위 이내에 있었다. 켈빈의 어머니는 처음에 이 화상은 켈빈의 어머니가 켈빈에게 '불장난하면 다칠 수 있다는 것을 가르치기' 위해 자신이 켈빈에게 가스 불에 손을 넣으라고 요구함으로써 입게 된 것이었다고 말했다. (그녀는 나중에 이러한 행위를 부인했지만, 켈빈은 엄마가 그랬다고 주장했다.)

켈빈과 그의 어머니는 후속적인 외래환자 평가에 의뢰되었다. 평가담당 심리학자에 의한 면담에서 켈빈은 처음에는 다소 방어적이고 의심이 많은 듯했다. 이러한 행동은 그의 어머니의 말 또는 행동할 것에 대한 수줍음과 공포를 나타내는 것 같았다. 여러 평가 회기를 거치면서 켈빈의 놀이는 불의 규모가 점점 더 커지고 통제가 불가능한 주제를 중심으로 맴돌았다. 그는 자신이 불에 댈 수 있고, 대규모의 불이 자신의 집을 태울 수 있으며, "자신이 죽을 거라는 사실을 알고 있다고 말했다. 방화에 관해 이야기를 나눌 때, 그의 정동은 부적절(웃음) 또는 둔마(감정 없음) 상태를 보였다. 그 '남성'과 그의 '명령 환각'에 관해 논의할 때, 켈빈은 태연하고 무관심한 것 같았다. 그는 자살사고는 없다고 답했지만, 그의 어머니는 그가 최근에 죽고 싶다는 말을 했다고 보고했다.

논의

재발성 방화는 품행장애(15.3절 '살인범' 참조)의 증상이다. 그러나 켈빈은 그의 교사에 의해 '교사와 또래들과 잘 놀고 공부하는 사랑스럽고, 영리하며, 순종적인 아이'로 묘사되고 있고, 그는 명백히 방화 외에는 반사회적 활동에 참여하고 있지 않다.

켈빈은 몇 차례 고의적이고 목적이 있는 방화를 저질렀고, 방화를 통해 쾌감을 얻고 있으며, 불에 매우 매료되어 있고(불의 세부사항에 관한 어머니의 말에 대해 흥분한 것이 그 증거임), 이해할 만한 목적이 없는 것 같다(예, 보험으로부터의 금전적 혜택). 그러므로 진단은 방화광(DSM-5, p. 476/522)이다.

이 장애에 대한 DSM-5 진단기준에는 기술적으로 '행위 전에 긴장감 또는 정동 각성'이 필수로 요구되지만, 이러한 양상은 이용 가능한 정보로부터 유추될 수밖에 없다는 점에서 이러한 주관적 경험은 흔히 켈빈처럼 어린아이에게서는 증거 자료가 쉽게 확보되지 않는다.

'자신의 머릿속에 있는 남성이 자신에게 말하기' 때문에 불을 질러 왔다는 켈빈의 주장은 방화가 명령환각에 대한 켈빈의 복종 결과인지의 여부에 대한 의문이 제기된다. 이 경우, 방화광 진단이 적용되지 않을 수 있다. 켈빈의 머릿속의 그 '남성'은 그의 행동을 설명하기 위해 제공되는 수많은 이야기 중 하나라는 그의 어머니의 평가는 면담과정에서 그 '남성'에 관해 논의할 때 그의 태연한 행동과 함께, 켈빈이 자신의 행동에 대한 책임을 면하기 위해 이러한 설명을 지어내고 있을 가능성이 높다.

15.5 도벽광

도벽광kleptomania은 "개인적 사용에 필요로 하지 않거나 금전적 가치가 없는 물건을 훔치려는 충동 억제의 반복적 실패"(DSM-5, p. 478/524)가 특징이다. 도벽광이 있는 사람들은 훔치기 직전의 긴장감 증가와 이러한 행위로부터 쾌감, 희열, 또는 안도감을 경험한다. 절도는 분노 또는 앙갚음 행위와 망상 또는 환각에 대한 반응이 아니어야 하고, 다른 정신장애(예, 제I형 양극성장애[3.1절 참조]의 조증 삽화 기간 동안 스릴을 맛보기 위한 절도 또는 품행장애[15.3절 참조] 또는 반사회성 성격장애[18.5절 참조]의 반사회적 행동 패턴의 일부로서의 절도)로 더 잘 설명되지 않아야 한다. 도벽광이 있는 사람들은 전형적으로 절도에 대한 충동을 억제하고자 하고, 이러한 행동이 잘못된 것이고 무의미하다는 사실을 알고 있다. 이들은 자주 체포될 것을 두려워하고, 흔히 절도행위에 대해 우울감 또는 죄책감을 느낀다.

가게절도는 다소 흔하지만, 진성 도벽광은 매우 드문 정신장애다. 여성은 남성에 비해 이 장애를 가질 가능성이 3배 높다. 도벽광 발병의 가장 흔한 시기는 청소년기다. 하지만 이 장애는 아동기에서 성인기 후기에 이르기까지 언제든지 발병할 수 있다. 경과는 간헐적으로, 긴 관해기간으로 분리된 단기 삽화, 보다 긴 절도와 관해 기간, 어느 정도의 변동을 동반할 수 있다. 도벽광의 결과는 심각할 수 있다. 왜냐하면 이는 심각한 법적, 가족, 그리고 진로 문제를 초래할 수 있기 때문이다.

바닷가재 절도범

마리오 로시Mario Rossi(남, 42세)는 바닷가재 3캔을 자신의 호주머니에 감춘 채 식료품점 문을 나서다가 제지를 당했다. 그는 가게절도 혐의로 기소되었으나, 법원은 그가 이전에 범죄 기록이 없고 그가 훔친 음식에 대해 특정한 요구가 없었다는 점을 들어 심리평가를 요청했다.

로시 씨는 젊어 보이고, 잘 차려입었으며, 10대 아들 둘을 둔 기혼 남성이다. 그는 한 보험회사에서 15년간 일해 오고 있고, 이전에 체포된 적이 없었다. 그는 심리학자에게 자신이 수년 동안 가게절도를 해오고 있다는 점을 인정하면서, 붙잡힌 것은 이번이 처음이라는 말을 덧붙인다. 그는 자신이 어떻게 어떤 특정한 목적 없이 충동적으로 가게에 들어섰는지를 기술한다. 가게 주변을 걷고 있는 동안 그는 긴장감이 높아졌고, 이러한 상태는 그가 가게에 남아 있을수록 그 강도가 더욱더 높아졌다. 그러고 나서 그는 바닷가재 캔을 들고 나갈 욕구가 생겼다. 그는 그 음식에 대해 특정한 요구는 없었고 실제로 해산물을 좋아하지도 않는다. 그는 바닷가재 캔을 사다 달라는 부탁을 받아 본 적도 없고, 바닷가재는 그 자신뿐 아니라 가족들도 먹지 않는 음식이다. 그가 원했다면 바닷가재 값을 지불하고도 남을 돈이 그의 지갑에 있었다. 긴장감은 그가 더 이상 견딜 수 없을 때까지 고조되었다. 그는 캔 몇 개를 꺼내서 자신의 호주머니에 채워 넣었다. 그러자 그는 안도감을 경험했다. 그는 자신이 이 특정한 식료품점 또는 가게 소유자에 관해 아는 바가 없었다고 이야기를 이어 나갔다. 이 가게에 대한 선택은 명백히 무작위적이었다.

이전의 수년 동안, 로시 씨는 지힝할 수 없을 정도로 물긴을 훔치려는 유사한 충동이 있어 왔다. 이러한 충동은 보통 갑자기 명백한 이유 없이 일어났다. 전형적으로, 그는 한 가게에 있곤 했고 긴장감이 고조되곤 했으며, 무언가를 집어 들고 물건 값을 지불하지 않고 가게를 떠날 필요가 있다는 느낌이 들곤 했다. 그가 가게에서 훔친 물품들은 결코 값비싼 것들이 아니었고, 그가 특별히 필요로 했거나 원했던 것은 하나도 없었다. 그가 이해하지 못한 이유로, 그는 매우 흔히 해산물이 들어 있는 캔을 훔치곤 했다. 가게 절도를 하고 나면, 그는 강한 죄책감을 갖곤 했고 다시는 이러한 짓을 하지 않겠다는 다짐으로 해소되곤 했으나, 2~3주도 채 못가서 이러한 억누를 수 없는 충동이 재발되곤 했다.

로시 씨 부부는 둘 다 훌륭한 직업을 가지고 있었고 아무런 재정적인 문제도 없었다. 그는 가족 또는 직장에서 도벽 충동과 관련될 만한 특정 스트레스를 떠올릴 수 없다. 그는 자신이 이러한 '쓸모없는 하찮은 것들'을 훔치는 이유를 알지 못하고 있고, 자신의 도벽충동을 통제할 수 있기를 바라고 있다.

지난 2년 동안, 로시 씨는 삶에 대한 허탈감이 높아져 왔다고 한다. 자녀들이 집을 떠날 시기가 다가오고 있고, 그는 구체적으로 자녀들 위주가 아닌 흥미 또는 취미를 가지고 있지 않다. 때로 '인생은 살 가치가 없다.'는 느낌이 들지만, 그는 적극적인 자살사고를 하거나 다른 지속적 우울 증상은 없다고 한다. 그의 수치심과 죄책감은 가게절도에 국한되어 있다. 그는 자신을 스포츠 코치로서 지역사회에 기여하면서, 열심히 일하고 법을 준수하는 사람으로 여기고 있다.

로시 씨는 어머니를 신체적으로 학대했던 알코올 중독자 아버지의 외둥이다. 로시 씨와 그의 어머니는 아버지와 떨어져 살았던 기간이 다수 있었다. 그는 항상 어머니에게 매우 가까움을 느꼈고, 성인이 되어서 순종적이고 지지적인 아들로 지내왔다. 그는 자신을 과민하고 매우 공격적인 청소년이었다고 묘사한다. 그는 자신의 신체 크기에 대해 일종의 경멸적인 말을 하는 보통 자신보다 덩치가 큰 남자아이들과 자주 싸움에 휘말렸다. 보통 그의 반응은 그 말에 비해 극도로 정도가 지나쳤다고 한다.

논의

로시 씨는 피상적으로 평범한 가게절도범처럼 행동하고 있지만, 그는 단순히 물건 값을 치르지 않고 물건을 갖고자 하는 욕구에 의해 동기된 것이 아니다. 그는 자신이 훔친 물건에 대해 특정 요구 또는 욕구는 없고, 자신이 해산물 캔을 훔친 이유조차 이해하지 못하고 있다. 그는 자신이 필요로 하지 않는 물건을 훔치는 재발성 충동이 있고, 자신이 필연적으로 그 충동에 굴복하며, 그런 다음에는 안도감, 죄책감, 후회감이 든다는 사실만을 알고 있다.

그는 훔칠 계획은 하지 않지만, 일단 가게에 들어서면 충동에 굴복하고 만다. 이러한 증상들은 도벽광(DSM-5, p. 478/524)의 특징적 양상들이다.

도벽광은 남성보다는 여성들에게서 더 흔하다는 점에서 로시 씨의 사례는 다소 특이하다. 그리고 붙잡힌 가게절도범들 중에서도 드문 상태로, 오직 미성년자만이 이 장애와 일치되는 과거력을 나타낸다. 이러한 사례들 중 일부의 경우, 과거력은 이 장애의 전형적인 유형과 일치되는 사람들에 의해 꾸며지는데, 이를 통해 형사소추를 피하고자 하는 것으로 추정된다. 이 장애는 아동기 초기에 발병되는데, 만성이 되는 경향이 있지만 보통 악화와 완화를 반복한다.

상속녀

마사 웰링턴[Martha Wellington](여, 34세)은 부유하고 미모의 여성으로, '결혼 문제'로 정신과 사회복지사를 찾았다. 그녀는 부유한 유럽계 가문의 상속녀였고, 남편은 소규모 수입회사의 사장이었다. 그녀는 그가 무감각하고 요구가 많다고 느꼈고, 자신을 자기중심적이고, 충동적이며 '강박적인' 거짓말쟁이라고 비난한다고 주장했다. 10년간의 결혼생활 동안 이들 부부는 각기 다수의 외도를 했고, 외도 사실은 대부분 드러났다. 두 사람은 자신들의 결혼생활의 좌절감을 다룸으로써 외도를 중단하곤 해서 단기간 화해가 이어지곤 했지만, 곧 두 사람 중 한 사람이 다시금 은밀하게 외도를 시작하곤 했다.

웰링턴 부인은 또한 걱정스럽고 또 남편에게도 털어놓은 적이 없는 특별한 문제에 대해 말했다. 그녀는 주기적으로 그 도시에 있는 고품격 백화점에 걸어 들어가서 옷 한 벌을 훔치고 싶은 충동을 경험했다. 과거 3~4년에 걸쳐, 그녀는 블라우스 몇 벌, 스웨터 2벌, 그리고 스커트 한 벌을 훔쳤다. 남편의 수입만 하더라도 연간 30만 달러가 넘고, 그녀의 투자 가치가 이보다 몇 배 더 많다는 사실을 고려할 때, 그녀는 자신의 행위가 '어리석은 짓'이라는 사실을 인식하고 있었다. 그녀는 또한 자신이 훔친 것은 매우 값비싼 것이 거의 없었고, 때로 자신의 취향과는 동떨어진 것이었다는 사실을 내비쳤다. 웰링턴 부인은 자신이 실행에 옮기기 며칠 전이 되면 훔치고자 하는 욕구를 인식하곤 했다. 충동에 대한 이러한 생각은 점차 그녀의 마음을 사로잡아서 결국 그녀는 가게 안으로 들어가 옷걸이로부터 물품을 집어 들어서 자신의 코트 또는 자신이 들고 온 백에 쑤셔 넣었다. 가게 문을 빠져나오는 순간 그녀는 이완되는 느낌과 희열을 느꼈지만, 집에 와서는 자신의 행위에 대해 불안과 죄책감을 겪었다. 웰링턴 부인은 한 번 붙잡힌 적이 있었지만, 물건 값을 지불하려고 했는데, 그 가게의 다른 곳에 갔다가 그만 '잊어먹었다'는 길고 장황한 이야기를 늘어놓았다고 했다. 그녀는 의심에 찬 눈썹을 치켜뜬 가게 보안담당관으로부터 경고를 받고 풀려났다.

웰링턴 부인은 자신의 업적, 재능, 능력에 대해 기술하느라 상당한 시간을 보냈다. 그녀는 외도를 통해 자신이 실제로 아름답고 탁월한 '주식stock'인지를 입증했다고 말했다. 그녀는 자신과 (핸섬하고, 공격적이며, 성공적인) 남편이 완벽한 한 쌍임에 틀림없다고 생각했다. 그녀에 의하면, 남편과의 문제는 그가 자신에게 주의를 덜 기울인 것과 자신이 마치 그가 부르기만 하면 달려가는 존재가 되기를 기대하는 것 때문에 발생했다. 이들 부부의 잦은 논쟁은 그녀를 몹시 화나게 했고, 이로써 각각 전문가에게 도움을 구하자고 한 것은 그녀의 아이디어였다. 그녀가 강박적인 거짓말쟁이라고 말한 것에 대해 그녀는 자신이 흔히 자신이 저지른 '어리석은' 짓을 직면하기보다는 차라리 '선의의 거짓말'을 하는 것이 더 쉽기 때문이었다고 인정했다.

논의

웰링턴 부인의 치료 추구의 이유는 아니지만, 그녀가 기술하는 절도는 도벽광(DSM-5, p. 478/524)의 고전적인 양상을 띠고 있다. 그녀는 자신이 좋아하지 않고 필요로 하지 않는 물품을 훔치고자 하는 재발성 충동에 굴복하고 있다. 긴장감이 점차 고조되면서 그녀가 절도 충동에 굴복하게 되면, 그녀는 안도감이 뒤따르면서 자신의 행위에 대한 뉘우침이 이어진다. 이러한 절도행위를 더 잘 설명할 다른 동기 또는 정신병리의 증거는 없다.

전문가의 도움 추구의 이유인 웰링턴 부인의 결혼 문제는 명백히 도벽광과 관련이 없다. 이는 특정한 자기애성 성격 특질(예, 자신의 중요성에 대한 과장된 감각[자신이 '탁월한 주식'이라는 믿음], 주의와 우러름에 대한 요구[외도], 그리고 명백한 공감 결여[결혼 문제에 대해 남편을 비난함])과 관련이 있을 수 있다. 자기애성 성격장애(예, 오만불손한 행동, 다른 사람들에 대한 질시, 착취적인 대인관계; 18.6절 '인정받지 못하는 천재성' 참조)의 다른 특징의 증거는 없다는 점에서 성격장애 진단은 내려지지 않지만, 자기애성 성격 특질의 발현에 대해서는 기재될 수 있다.

Chapter 16

물질관련 및 중독 장애

16.1 알코올관련장애
16.2 진정제, 수면제, 또는 항불안제 관련장애
16.3 자극제관련장애
16.4 카페인관련장애
16.5 담배관련장애
16.6 대마관련장애
16.7 펜시클리딘관련장애
16.8 기타 흡입제관련장애
16.9 아편계관련장애
16.10 흡입제관련장애
16.11 도박장애

DSM-5의 물질관련 장애substance-related disorders에는 10가지 분리된 약물 부류, 즉 ① 알코올, ② 카페인, ③ 대마, ④ 환각제(분리된 펜시클리딘[또는 유사하게 작용하는 아릴사이클로헥시라민arylcyclohexylamines]과 기타 환각제 범주 포함), ⑤ 흡입제, ⑥ 아편계, ⑦ 진정제, 수면제, 또는 항불안제, ⑧ 자극제(암페타민계 물질, 코카인, 기타 자극제), ⑨ 담배, 그리고 ⑩ 기타(또는 미상의) 물질이 포함되어 있다. 우리는 이 책에서 다음과 같이 일부 약물부류를 결합하여 총 7개 군, 즉 ① 억제제(알코올과 진정제, 수면제, 또는 항불안제), ② '규제 물질'(암페타민과 코카인)인 자극제, ③ 카페인과 담배(규제받지 않거나 처방전이 필요 없는 자극제), ④ 대마, ⑤ 환각제(펜시클리딘[PCP]과 기타 환각제(예, 3,4-메틸렌디옥시메탐페타민[MDMA, '엑스터시ecstasy'로도 불림]), ⑥ 아편계, 그리고 ⑦ 흡입제와 기타 약물(흡입제, 동화 스테로이드)로 단순화시켰다.

DSM-5의 물질관련 및 중독 장애 장에서처럼, 도박장애 역시 여기에 제시되는데, 이는 도박행동이 남용약물에 의해 활성화되는 것과 유사한 보상체제를 활성화시키고, 물질사용장애에 의해 산출되는 것과 비슷한 것으로 보이는 일부 행동 증상을 산출한다는 증거를 반영하고 있다. 기타 과도한 행동 패턴(예, 인터넷 게임, 강박적 쇼핑, 강박적인 성적 행동) 역시 이 문헌에 기술되어 있고, 일부 사람에게 있어서 치료의 초점이다. 그러나 이러한 것들은 DSM-5의 구체적인 범주로서 포함되어 있지 않다. 왜냐하면 DSM-5 개정과정에서 "진단기준 설정과 이러한 행동을 정신장애로 지정하는 데 필요한 진단기준 설정과 경과 기술을 위한"(DSM-5, p. 481/527) 동료 검토 증거가 불충분했기 때문이었다.

DSM-5에는 물질관련 장애가 다음과 같이 물질사용장애와 물질로 유발된 장애로 나뉘어 있다.

- 물질사용장애 진단은 개인이 임상적으로 현지한 손상 또는 고통으로 이이지는 문제가 있는 물질 사용 패턴을 가지고 있는 경우에 내려진다.

〈표 16-1〉 물질사용장애, 물질중독, 물질금단에 해당하는 물질부류

물질부류	사용장애	중독	금단
☐ 억제제[a]	×	×	×
☐ 자극제[b]	×	×	×
☐ 카페인		×	×
☐ 담배	×		×
☐ 대마	×	×	×
☐ 환각제/펜시클리딘	×	×	
☐ 아편계	×	×	×
☐ 흡입제	×	×	

[a]알코올과 진정제, 수면제, 또는 항불안제 포함
[b]카페인과 담배 제외

- 물질로 유발된 장애 진단은 개인이 자신의 중추신경계에 대한 물질의 직접적인 생리적 영향에 의해 초래되는 심리적 또는 행동적 증상을 경험하는 경우에 주어진다. 물질로 유발된 장애에는 물질중독, 물질금단, 그리고 다양한 물질/치료약물로 유발된 정신장애가 포함된다.

동일한 물질이 수반되는 물질사용장애와 물질로 유발된 장애는 과도한 물질 사용 패턴이 있는 사람들은 그 물질에 의해 초래되는 심리적 또는 행동적 증상을 경험할 가능성이 높다는 점에서 흔히 동시 발생하지만, 이 장애들은 분리된 DSM-5 진단이 내려지는 별개의 상태들이다.

예를 들면, 자신의 코카인 사용을 통제할 수 없어서 코카인 과용으로 초래된 고도 초조와 편집성 망상으로 응급실에 실려 오는 등, 생활이 수렁에 빠져 있는 사람들을 고려해 보자. 이러한 사람은 코카인사용장애와 코카인으로 유발된 정신병적 장애로 진단될 수 있다. 이 2가지 진단은 치료에 서로 다른 영향을 미친다.

모든 물질 부류가 물질사용장애, 물질중독, 물질금단, 다양한 물질/치료약물로 유발된 정신장애와 연관이 있는 것으로 알려진 것은 아니다. 예를 들면, 흡입제는 임상적으로 현저한 금단 증후군을 초래하는 것으로 알려져 있지 않고, 대마는 양극성 유사 발현을 초래하는 것으로 알려져 있지 않다. 〈표 16-1〉에는 단순화시킨 약물부류 군집에 따라 물질사용장애,

물질중독, 또는 물질금단 진단과 연관이 있는 물질부류들이 제시되어 있다. 〈표 16-2〉에는 물질부류와 물질로 유발된 정신장애를 결합해 놓은 것들이 요약되어 있다.

물질사용장애

물질사용장애substance use disorders는 개인이 현저한 물질관련 장애에도 불구하고 물질 사용을 계속하고 있음을 나타내는 인지적·행동적·생리적 증상군이 특징이다. 물질사용장애가 있는 사람들은 뇌 회로의 기저 변화를 경험하는데, 이는 물질 사용을 자제해도 지속된다. 다수가 반복적 재발 및 약물 관련 자극(예, 약물 용품)에 노출되는 경우, 강렬한 약물 갈망을 하는 경향이 있다. DSM-5에는 물질사용장애를 정의하는 11가지 기준이 수록되어 있는데, 이 진단을 내리려면 12개월 기간 내에 적어도 2가지가 필수로 발생되어야 한다.

첫 번째 4가지 기준에는 물질 사용에 대한 손상된 조절능력을 나타내는 서로 다른 증상 발현이 포함된다. 물질 사용에 문제가 있음을 인식하는 경우, 물질사용장애가 있는 사람들은 스스로 사용하고자 하는 물질의 양과 물질 사용에 소비하고자 하는 시간의 한계를 정해 놓고, 오로지 주기적으로 사전에 설정한 한계를 초과한다. 물질 사용 문제를 인식하는 경우,

〈표 16-2〉 물질/치료약물로 유발된 정신장애에 해당하는 물질부류

물질부류	정신병적 장애	양극성 장애	우울 장애	불안 장애	강박 및 관련 장애	수면 장애	성적 장애	섬망	신경인지 장애
□ 억제제[a]	×	×	×	×		×	×	×	×
□ 자극제[b]	×	×	×	×	×	×	×	×	
□ 카페인				×		×			
□ 담배						×			
□ 대마	×			×		×		×	
□ 환각제/펜시클리딘	×[c]	×	×	×				×	
□ 아편계			×	×		×	×	×	
□ 흡입제	×		×	×				×	×

[a]알코올과 진정제, 수면제, 또는 항불안제 포함.
[b]카페인과 담배 제외.
[c]지각장애를 지속시키는 환각제도 포함.

이들은 물질 사용을 줄이거나 조절하고자 하는 지속적 욕구를 표출하고, 흔히 다수의 노력 실패를 보고한다. 문제가 되는 물질의 이용 가능성 여부에 따라 개인은 과도한 시간을 소비하고, 물질 습득을 위해 애쓰거나 물질 사용 또는 그 효과로부터 회복하는 데에 많은 시간을 소모하게 된다. 고도의 물질사용장애가 있는 사람들의 경우, 사실상 개인의 모든 일과는 물질 중심으로 돌아가게 된다. 다수의 사람은 물질에 대한 갈망이 발달되는데, 이는 시도 때도 없이 발생하는 약물 사용에 대한 강렬한 욕구 또는 충동으로 나타나지만, 개인이 이전에 약물을 습득 또는 사용했던 환경에 있을 때 발생 가능성이 더 높다.

다음 3가지 기준은 물질 사용 조절 불능으로 인한 사회적 · 직업적 손상을 반영한다. 반복적 물질 사용은 직장, 학교, 또는 가정에서 주요 역할 의무 불이행을 초래한다. 예를 들면, ① 반복적 결근 또는 저조한 직무 수행, ② 결석, 정학, 또는 퇴학, 또는 ③ 자녀 방치 또는 가정에서의 책임 소홀을 들 수 있다. 더욱이, 개인은 물질 사용의 효과로 초래 또는 악화되는 지속적 또는 반복적인 사회적 또는 대인관계 문제(예, 물질 사용에 대한 부부간 논쟁에 의해 초래되는 부부 불화 또는 중독기간 동안 발생하는 신체적 싸움)에도 불구하고 물질 사용을 계속하게 된다. 중요한 사회적 · 직업적 또는 여가 활동은 물질 사용으로 인해 중단되거나 감소된다. 이에 대한 예로는 아마추어 운동선수가 물질 사용으로 인해 스포츠 활동 참여를 중단하거나 모든 절친했던 친구들과의 만남을 끊고 물질에 취한 상태로 집에서만 기거하는 것이다.

다음의 2가지 기준은 위험한 물질 사용에 초점을 맞추고 있다. 위험한 사용은 신체적으로 위험한 상황(예, 자동차 운전 또는 잠재적으로 위험한 기계 작동 전 중독)에서의 반복적 물질 사용의 형태로 나타난다. 개인은 물질에 의해 초래 또는 악화되었음을 알고 있는 지속적 또는 재발성 신체적 또는 심리적 문제가 있음에도 불구하고 물질 사용을 계속한다. 물질 사용으로 초래되는 신체적 문제의 예로는 코카인 흡입으로 인한 심각한 비점막$^{\text{nasal mucosa}}$ 손상 또는 과도한 음주로 인한 식도 출혈을 들 수 있다. 심리적 문제의 예로는 코카인으로 유발된 편집증 또는 공황발작, 그리고 알코올관련 '의식소실'(알코올 중독 기간 동안에 발생한 사건에 대한 기억상실)이 있다.

마지막 2가지 기준에는 물질에 대한 생리적 의존에 대해 기술되어 있는데, 이는 내성의 증거 또는 개인이 물질 사용 감소 또는 중단 시의 금단 증상 발달로 나타난다. 내성^{tolerance}이란 취하기 위해 물질의 양을 현저하게 증가시켜야 함이 필수로 요구되거나, 평상시 투여량이 시간이 흐르면서 물질의 영향이 현저하게 감소되는 경우를 말한다. 금단^{withdrawal} 증상은 물질을 장기적으로 과다 사용해 온 사람에게 있어서 물질의 혈액 또는 조직 농도가 저하되는 경우에 발생한다. 금단 증상은 물질 부류에 따라 크게 다르고, 억제제와 아편계 약물로부터의 금단동안 가장 분명한데, 손 떨림, 발한, 메스꺼움, 구토, 설사, 초조, 고열 같은 금단 증상의 발달이 수반된다. 자극제 부류 또는 대마로부터의 금단은 덜 분명하며, 불쾌 기분과 피로가 수반되는 경향이 있다. PCP와 기타 환각제와 흡입제로부터의 현저한 금단 증상은 인간에 대한 기록은 없다. 생리적 의존 발달(내성과 금단 발달로 나타남)은 흔히 특정한 처방된 치료약물(예, 아편계 진통제, 진정제, 자극제)과 함께 적절한 의학적 치료가 진행되는 동안 발생한다는 사실에 주목해야 한다. 만일 내성과 금단이 개인이 처방된 치료약물을 투여하는 상황에서 발달된다면, 물질사용장애 진단을 위한 요소로 간주되어서는 안 된다. 그러나 광범위한 처방약물이 남용되고 있는 실정을 고려할 때, 만일 내성과 금단이 개인이 고용량 또는 흔히 처방된 것보다 더 많은 양의 치료약물을 투여하는 상황에서 발생한다면, 이러한 증상을 물질사용장애 진단을 위한 요소로 간주하는 것이 적절할 것이다.

물질사용장애의 심각도는 발현된 DSM-5 증상 수 기준을 기초로 한 심각도와 함께 경도에서 고도까지 다양하다. 경도 물질사용장애는 2~3가지 증상, 중등도는 4~5가지 증상, 그리고 고도는 6가지 이상의 증상 발현 시에 명시된다. DSM-5에는 물질사용장애가 현재 또는 관해 상태인지의 여부에 대한 경과 명시자가 제시되어 있다. 조기 관해 상태는 적어도 3개월에서 12개월 미만 동안 진단기준에 부합되지 않는 경우에 적용된다. 지속적 관해 상태는 12개월 이상 진단기준에 부합되지 않는 경우에 적용된다. 특별히 단기간 동안 재발 성향이 높다는 사실을 고려할 때, 개인이 3개월 미만 동안 증상이 없다면 관해 상태에 있는 것으로 간주되어서는 안 된다.

물질로 유발된 장애

DSM-5의 물질로 유발된 장애substance-induced disorders로는 물질중독, 물질금단, 그리고 다양한 물질/치료약물로 유발된 정신장애(예, 물질로 유발된 정신병적 장애, 물질로 유발된 불안장애)가 있다. 물질중독과 물질금단은 뇌에 대한 물질의 영향으로 인한 증상 발달이 수반된다는 점에서 물질로 유발된 장애로 간주된다.

물질중독

물질중독substance intoxication은 문제 있는 행동적 또는 심리적 변화(예, 적대성, 기분 불안정성, 또는 손상된 판단력)가 물질 사용기간 동안 발생하고 개인의 중추신경계에 대해 물질의 생리적 영향에 기인되는 경우에 진단된다. 가장 흔한 변화로는 지각 장해, 각성, 주의력, 사고, 판단력, 정신운동 행동, 그리고 대인관계 행동이 포함된다. 중독 상황에서 발생하는 일련의 구체적인 증상은 구체적인 물질에 의해 결정된다. 예를 들면, 억제제(예, 알코올이나 진정제, 수면제, 또는 항불안제 치료약물) 중독은 부적절한 성적 또는 공격적 행동, 기분 불안정성, 손상된 판단력, 불분명한 말, 불협응, 그리고 주의력과 기억 손상이 특징인 반면, 카페인 중독은 주로 좌불안석, 신경과민, 흥분, 불면증, 안면 홍조, 발한, 근육 경련, 심박수 증가, 그리고 사고와 말의 횡설수설 같은 증상이 특징이다. 물질중독은 물질사용장애가 있는 사람들 사이에서 흔하지만, 물질사용장애가 없는 사람들에게서도 자주 발생한다.

물질금단

물질금단substance withdrawal은 과도하고 장기적인 물질 사용 중지 또는 감소로 인한 그리고 사회적 · 직업적, 또는 기타 중요한 기능 영역에서 임상적으로 현저한 고통 또는 손상을 초래하는 특정한 생리적 · 인지적 장해가 동반된 물질 특이적 행동 변화의 발달이 특징이다. 금단은 보통(항상은 아님) 물질사용장애와 연관이 있다. 따라서 금단은 일반적으로 물질을 장기적으로 사용한 이후에 한해서 발달된다. 물질 특이적 금단 증후군을 구성하는 증상은 흔히 중독기간 동안 발생하는 것과는 반대다. 예를 들면, 자극제 중독은 전형적으로 다행감, 사교성 증가, 그리고 식욕상실이 특징인 반면, 자극제 금단은 불쾌 기분, 피로, 그리고 식욕 증가가 특징이다.

물질/치료약물로 유발된 정신장애

물질/치료약물로 유발된 정신장애substance/medication-induced mental disorders는 잠재적으로 고도이고 보통 일시적이지만, 때로 남용물질, 치료약물, 또는 몇 가지 독소 효과의 맥락에서 발달되는 지속적인 정신의학적 증후군이다. DSM-5에 수록된 물질/치료약물로 유발된 정신장애의 구체적인 유형은 물질에 의해 초래된 정신의학적 증상의 성격을 기반으로 서로 다른 9가지가 있다. 이 유형에는 ① 물질/치료약물로 유발된 정신병적 장애, ② 물질/치료약물로 유발된 양극성 및 관련 장애, ③ 물질/치료약물로 유발된 우울장애, ④ 물질/치료약물로 유발된 불안장애, ⑤ 물질/치료약물로 유발된 강박 및 관련장애, ⑥ 물질/치료약물로 유발된 수면장애, ⑦ 물질/치료약물로 유발된 성기능부전, ⑧ 섬망(즉, 물질로 유발된 섬망, 물질금단 섬망,

그리고 치료약물로 유발된 섬망), 그리고 ⑨ 물질/치료약물로 유발된 신경인지장애가 포함된다. 이 장의 앞부분에서 언급된 것처럼, 오직 특정한 물질만이 특정한 정신의학적 증상 유발의 잠재성이 있다는 사실을 고려한다면, 모든 구체적인 물질과 물질/치료약물로 유발된 정신장애의 결합된 형태가 존재하는 것은 아니다(〈표 16-2〉 참조).

물질관련 장애 사례

이 장에는 다양한 물질사용장애와 물질로 유발된 장애를 나타내는 사례들이 포함되어 있다. 구체적으로 말하면, 사례들은 다음과 같이 예시를 위해 제시되어 있다.

- 억제제: 알코올사용장애('보드카'), 알코올 중독('조의 대학생활'), 그리고 16.1절의 알코올 금단('신문기자'); 16.2절의 디아제팜 사용장애와 디아제팜 금단('8월의 나날들')
- 자극제관련장애: 16.3절의 코카인사용장애('코카인 문제')
- 카페인과 담배: 16.4절의 카페인 금단('커피머신'), 16.5절의 담배사용장애('마약중독자')
- 대마관련장애: 대마중독('환각 상태')과 16.6절의 대마금단('초조감과 짜증')
- 환각제: 16.7절의 펜시클리딘 사용장애와 펜시클리딘 중독('온순한 남성'); 16.8절의 환각제 지속성 지각장애('공기를 본 남자')
- 아편계관련장애: 16.9절의 아편계사용장애('기침약')
- 흡입제 및 기타 약물: 16.10절의 흡입제 중독('화학을 통한 생활개선')
- 이 장은 16.11절의 도박장애('고리대금업자')의 사례 소개로 끝맺는다.

기타 물질/치료약물로 유발된 정신장애 사례는 이 책의 다른 장에 수록되어 있다. 이는 이 장애들이 DSM-5에 배치된 것을 이들이 공유하는 증상에 따른 장에 배치되었음을 반영하는 것이다.

- 물질/치료약물로 유발된 정신병적 장애(2.7절의 '과민한 사업가'와 '위협하는 목소리')
- 물질/치료약물로 유발된 양극성 및 관련 장애(3.4절의 '잠이 없는 가정주부')
- 물질/치료약물로 유발된 수면장애(12.10절의 '미스터리한 변호사')
- 물질/치료약물로 유발된 성기능부전(13.8절의 '부작용')
- 물질/치료약물로 유발된 섬망(17.1절의 '견인'과 '천둥새')

• 물질/치료약물로 유발된 신경인지장애(17.2절의 '하사관', 4.3절의 장애 입은 퇴역군인)

억제제

억제제depressant는 신경전달 수준을 낮추는, 즉 뇌의 다양한 영역에서 각성 또는 자극 억제 또는 감소 효과가 있는 약물이다. 억제제는 다수의 서로 다른 약리적 메커니즘을 통해 효과를 발생시키는데, 가장 현저한 것으로는 감마-아미노부티르산γ-aminobutyric acid(GABA), 주요 억제성 신경전달물질, 그리고 흥분성 글루타민성glutamatergic 및 모노아민성monoaminergic 신경전달물질 억제 촉진이 있다.

DSM-5의 2가지 약물 부류(알코올관련장애와 진정제, 수면제, 또는 항불안제 관련장애)는 이 절에 수록되어 있다. 이 장애들은 다음의 4가지 이유로 이 책에서 함께 수록되었다. 첫째, 알코올과 진정제, 수면제, 항불안제 치료약물은 둘 다 행동적 진정작용을 초래하는 뇌 억제제다. 둘째, 알코올과 진정제, 수면제, 항불안제 치료약물은 둘 다 뇌에서 동일한 세포 수용체에 대해 작용한다. 셋째, 알코올과 진정제, 수면제, 항불안제 치료약물 사이에는 교차내성이 있다(예, 알코올 효과에 내성이 있는 사람은 진정제, 수면제, 항불안제 치료약물 효과에 대해서도 내성이 있을 것임). 넷째, 알코올 중독과 진정제, 수면제, 또는 항불안제 중독에 대한 DSM-5 진단기준뿐 아니라 알코올 금단과 진정제, 수면제, 또는 항불안제 금단에 대한 DSM-5 진단기준은 거의 동일하다.

16.1 알코올관련장애

대부분의 문화권에서 알코올은 가장 자주 사용되는 중독성 물질로, 상당한 병적 상태와 사망의 원인이 되고 있다. 고용량의 알코올의 반복적인 섭취는 거의 모든 신체 기관, 특히 위장관, 심혈관계, 그리고 중추 및 말초 신경계에 영향을 미친다. 알코올사용장애alcohol use disorder는 고도 중독기간 동안 자살 위험의 중요한 기여요인으로, 알코올사용장애가 있는 사람들 사이에는 자살행동뿐 아니라 자살 완수율이 높다.

알코올사용장애는 미국에서 흔하다. 12개월 유병률은 12～17세가 4.6%, 18세 이상의 성인은 8.5%로 추산된다. 알코올사용장애의 12개월 유병률은 중년기에 감소하는데, 18～29세가 가장 높고(16.2%) 65세 이상이 가장 낮다(1.5%).

남성은 여성에 비해 음주 및 관련 장애 발생률이 더 높다. 그러나 여성은 일반적으로 남성에 비해 체중이 더 적고, 체내에 지방이 더 많고 수분이 더 적기 때문에 남성에 비해 한 잔당 보다 높은 혈중 알코올 수준을 발달시킬 가능성이 있다. 과도한 음주를 하는 여성은 알코올과 연관된 일부 신체적 영향(예, 간질환)에 더 취약하다. 알코올사용장애 유병률은 미국 인구의 인종/민족적 하위집단에 따라 현저하게 다르다. 성인들 사이의 12개월 유병률은 백인(8.9%), 히스패닉(7.9%), 아프리카계 미국인(6.9%), 그리고 아시아계 미국인과 태평양 제도민(4.5%)에 비해 미국 원주민과 알래스카 원주민들(12.1%) 사이에서 더 높다

대부분의 사람의 첫 번째 알코올 중독 삽화는 10대 중반에 발생할 가능성이 높다. 알코올사용장애는 관해와 재발 기간이 특징인 경향이 있다. 단주 결정은 흔히 위기에 대한 반응으로, 몇 주 이상의 금주기간이 요구되는데, 이는 흔히 통제된 또는 비문제성 음주의 제한된 기간이 요구된다. 그러나 일단 알코올 섭취가 재개된다면, 알코올 소비는 급격히 증가되고 고도 문제가 다시 발달될 것이다.

보드카

바이올릿 고트프리드Violet Gottfried(여, 45세)는 2차례 결혼한 여성으로, 13년간 매일 보드카 1온스(500ml)를 마셔 왔다. 이때까지 그녀는 술을 적당히 마셔왔다. 첫 남편과의 이혼이 진행되는 동안 그녀는 우울증이 발병했고, 알코올이 그녀의 기분을 달래 준다는 사실을 알게 되었다. 술집에서 술을 마시는 동안 그녀는 두 번째 남편을 만났는데, 그 역시 과음을 일삼았다. 이들은 저녁이면 집에서 계속해서 술을 마셨다. 그녀는 점차 출근하지 않아도 될 이유를 찾았고, 결국 직장을 잃게 되었다. 그녀는 온종일 술을 마셔 대기 시작해서 시간당 보드카 1온스를 마셨고, 중간중간에 맥주를 마셨다. 그녀는 술병과 맥주 캔을 감춰 놓음으로써 자신이 다량의 술을 마시고 있다는 사실을 남편이 모르게 했다. 퇴근해서 귀가했을 때, 그녀가 취해 있는 것을 발견한 그녀의 남편은 불평을 늘어놓으면서 그녀를 떠나겠다고 위협하기 시작했다. 고트프리드 부인은 오로지 맥주만 마시겠다고 맹세했다. 그녀는 하루에 2～3팩의

맥주를 마심으로써 이 맹세를 한 달 동안 지켰다. 그러고 나자 그녀는 자신의 체중에 대해 걱정이 되었고, 저녁식사 전에 '2'잔 외에는 전혀 마시지 않기로 결심했다. 그런데 2잔이 3잔이 되면서, 곧 그녀는 다시금 보드카 1파인트(*역자 주. 0.5리터)를 마시게 되었다. 그녀는 기억력이 깜빡거리기 시작했다. 그녀는 소파를 불로 지져 구멍을 냈으면서도 이 사실을 기억하지 못했다. 그러자 그녀의 남편은 격렬한 논쟁 끝에 집을 나갔다. 그녀는 혼자 술을 마시며 목 놓아 울었고 자살을 생각했다. 그녀는 결국 알코올 중독자 익명집단Alcoholics Anonymous에 도움을 청했다.

논의

이 사례는 부정적인 사회적 · 직업적 결과와 결합된 고트프리드 부인의 알코올 사용에 대한 통제력 손상이 포함된 알코올사용장애(DSM-5, p. 490/537)의 여러 특징적 양상을 여실히 보여 주고 있다. 그녀의 알코올 사용 통제 불능은 자신이 설정한 음주량 한계를 반복적으로 초과하고 있고(한계를 2잔으로 설정한 이후, 1파인트를 모두 마시게 됨), 음주량 감소 또는 중단에 대한 시도 실패, 음주에 상당한 시간 소비(즉, 온종일 마심), 남편과의 논쟁으로 이어지고 결국 가출로 막을 내리게 한 지속적인 음주, 그리고 음주로 인한 잠재적으로 위험한 기억력 저하에도 불구하고 지속적인 음주행위로 나타나고 있다. 다른 부정적 결과에는 음주로 인한 실직이 포함된다. 끝으로, 고트프리드 부인이 하루에 1파인트의 보드카를 마시고 있다는 사실은 그녀에게 내성이 발달되고 있음을 암시한다. 그녀가 1파인트의 보드카에서 하루에 2~3잔의 맥주로 변경했을 때 금단 증상은 발달되지 않았지만, 매일 소비한 알코올 양에 있어서 이 정도의 변화는 금단 증상을 촉발시킬 만큼 충분하지 않을 수 있으므로, 그녀의 금단 발달 성향은 현재로서는 알려지지 않은 상태다. 적어도 8가지 확정적인 증상 발현은 고도 알코올사용장애를 가리킨다.

조의 대학생활

조셉 쉬아본Joseph Schiavone(남, 19세)은 대학 신입생으로, 오후가 되면 자신의 남학생 클럽 멤버들과 함께 맥주를 마신다. 8~10잔을 마시고 나면, 그는 선배 중 한 사람과 논쟁을 벌이다가 밖에 나가서 한 판 붙자고 한다. 보통 말이 없고 공격적이지 않은 조셉은 이때만 되면 큰소리를 치면서, 명백히 합당한 이유도 없이 덩치 큰 남학생과 한 판 붙자면서 시비를 건다. 싸움이 진행되지 않으면, 그는 시무룩해지면서 오랫동안 맥주잔을 들여다보면서 시간을 보낸다. 그는 금새 울음을 터뜨릴 것 같은 모습을 보인다. 맥주를 더 마시고 나면, 그는 자신의 이전 여자 친구들에 관한 길고 긴 무분별한 이야기를 늘어놓기 시작한다. 반면, 다른 사람들이 이야기를 할 때 그의 주의는 산만해지기 일쑤다. 그는 맥주잔을 톡톡 치다가 유머러스한 것을 발견하고는 너무 크게 웃다가 바텐더로부터 경고의 시선을 받는다. 그는 일어나서 바텐더에게 뭔가를 말하려고 하다가 발에 걸려 바닥에 넘어진다. 그의 친구들은 그를 부축해서 차까지 데려다 준다. 남학생 클럽하우스에 돌아오면, 그는 깊은 잠에 빠졌다가 두통과 고약한 입 냄새와 함께 잠을 깬다. 그는 다시 말이 없어지고, 그의 친구들이 알고 있는 것처럼 수줍어하는 사람이 된다.

이는 조셉이 술에 취했던 첫 번째다. 그는 알코올과 약물 사용에 대해 매우 엄격했던 부모 밑에서 자랐고, 고등학교 때 그는 술을 거의 마시지 않는 친구들과 어울렸다.

논의

생리적 감각에 있어서의 중독은 사회적 음주 상황에서 발생하지만, 부적응적 행동은 DSM-5의 물질중독 진단에 필수로 요구된다. 조셉의 사례에서는 공격 충동의 탈억제(싸움을 걺), 손상된 판단력(무분별한 이야기를 말함), 기분 불안정성(논쟁적이다가 울거나 시무룩한 상태가 됨), 그리고 중독의 생리적 징후(불협응과 비틀거리는 걸음걸이)의 증거는 없다. 알코올은 명백히 문제를 일으키는 물질이므로, 이는 명백하게 알코올 중독(DSM-5, p. 497/544) 사례다.

조셉이 이러한 일이 있기 전에 이러한 종류의 행동을 나타낸 것 같지 않다는 점에서 알코올사용장애로 추가 진단이 내려지지는 않을 것이다. 그러나 만일 이러한 패턴이 반복된다면, 조셉은 향후 알코올사용장애로 진단될 가능성이 높다.

신문기자

미첼 다지[Mitchell Dodge](남, 29세)는 신문기자로, 10년 동안 과도하게 술을 마셔 왔다. 어느 날 저녁, 특집 기사를 탈고하고 난 후, 그는 친구들과 술을 마시기 시작해서 저녁 내내 계속해서 마셔 댔다. 이른 아침 시간이 되어 그는 잠이 들었다. 잠이 깬 그는 다시 술을 마시고 싶은 강한 욕구가 들어서 출근을 하지 않기로 했다. 음식 먹을 생각은 없었고, 다만 블러디 메리[Bloody

Mary(*역자 주. 보드카와 토마토 주스를 섞은 칵테일) 몇 잔을 들이켰다. 그는 그 후 지역 선술집에 가서 오후 내내 맥주를 마셨다. 그는 몇몇 친구를 만나서 저녁때까지 음주를 이어 갔다.

온종일 술을 마시는 다지 씨의 패턴은 이후 7일간 계속되었다. 8일째 되는 날 아침, 다지 씨는 커피를 마시려고 했는데, 커피 잔을 입에 갖다 대지 못할 정도로 손이 심하게 떨린다는 사실을 알게 되었다. 그는 가까스로 소량의 위스키를 잔에 따라서 마실 수 있는 만큼 들이켰다. 그러자 그의 손이 덜 떨리게 되었지만, 그 순간 그는 속이 메스꺼워져서 '헛구역질'을 하기 시작했다. 그는 반복해서 마시려고 했고, 알코올 양을 줄일 수 없었다. 그는 몸이 좋지 않았고, 극심한 불안이 찾아오면서 의사인 친구에게 전화를 걸었다. 이 의사는 입원을 권했다. 입원 당시의 평가에서 다지 씨는 정신이 온전하고, 현저한 손 떨림이 있으며, 혀와 눈꺼풀이 약간씩 떨리고 있다. 그는 약간의 '내적' 떨림이 있는 느낌이 든다. 병원 침대에 누운 상태에서 그는 창밖의 소음이 참을 수 없을 정도로 크게 들리고 있고 동물 '환영visions'이 보이기 시작하고, 어떤 때는 죽은 친척이 눈에 보이기도 한다. 그는 공포에 질려 간호사를 부르자, 간호사는 그에게 진정제를 투여한다. 그는 조용해지고, 떨림도 잦아든다. 항시 그는 이러한 시각적 현상이 '상상에 의한 것'임을 인식하고 있다. 그는 항상 자신이 어디에 있는지를 알고 있고 지남력이 있지만, 기억 손상은 없다. 며칠 후, 떨림과 환각 증상이 사라진다. 그는 여전히 수면 곤란을 겪고 있으나, 그 외에는 정상적인 느낌이 든다. 그는 다시는 술을 마시지 않겠다고 다짐한다.

그의 음주력에 관한 후속 질문에 다지 씨는 지난 10년 동안 하루에 스카치위스키 몇 잔을 마시는 습관이 생겼지만, 자신의 음주로 인해 직장 또는 동료나 친구들과의 관계가 방해를 받아 본 적이 없었다고 답한다. 그는 간헐적으로 경미한 정도의 숙취 말고는 음주의 후유증은 없다면서, 이 일이 있기 전까지는 폭식을 해 본 적이 없었다는 주장과 함께, 적절한 기능 유지를 위해 매일 술을 마실 필요는 없다고 한다. 그러나 그는 음주량 감소 또는 중단을 시도해 본 적이 없었다는 사실을 인정한다.

논의

다지 씨는 일주일 동안 음주량을 현저하게 증가시키다가 메스꺼움과 구토로 몸이 편치 않게 되자 음주를 중단한다. 그러고 나서 그는 환시, 손, 혀, 눈꺼풀 떨림, 그리고 불안을 발달시킨다. 그는 환각이 상상에 의한 것임을 인식하고 있다는 점에서 온전한 현실 검증력이 있고, 온전한 정신 상태를 유지하고 있으며, 지남력이 완전하고 기억 손상이 없다. 과도한 알코올 사용 감소와 연관된 이러한 증상들은 알코올 금단(DSM-5, p. 499/547)을 나타내고 있다. 더욱이, 온전한 현실 검증력과 동반 발생하는 환각 발현을 나타내기 위해 지각 장해 동반 명시자가 기입될 것이다.

일부 독자는 환시 때문에 다지 씨에 대한 가장 적절한 진단이 알코올 금단 섬망(흔히 [알코올 중독에 의한] 진전 섬망증delirium tremens; 17.1절 '천둥새' 참조)이 될 수 있지 않을까 궁금해할 수 있을 것이다. 그러나 섬망에는 외적 자극에 대한 주의 유지력과 환경에 대한 지남력 감소가 필수로 요구되는데, 다지 씨의 사례에서는 이 2가지 모두 결여되어 있다. 다지 씨가 겪은 온전한 현실 검증력이 동반된 환시는 알코올 금단에서 다소 흔하다.

다지 씨는 자신의 음주에 대한 통제력 손상은 없다면서 자신의 음주가 직장생활 또는 사회적 관계를 저해하지 않는다고 주장하고 있지만, 그의 음주 패턴은 여전히 경도 알코올사용장애 기준에 부합된다. 그는 내성의 증거가 있고, 음주량을 줄일 때 이미 완전히 진행된 금단 증후군을 발달시켰기 때문에 적어도 2가지 알코올사용장애 증상의 최소 필수요건을 충족시키고 있다. 알코올사용장애가 있는 사람들은 흔히 음주 통제력에 대한 과대평가와 음주가 자신들의 삶에 미치는 영향을 최소화한다는 사실을 고려할 때, 임상가는 다지 씨의 지속적인 음주 패턴이 이러한 예에서처럼 그에게 계속해서 문제를 초래하고 있는지에 대해 계속 주시해야 할 것이다.

16.2 진정제, 수면제, 또는 항불안제 관련장애

명칭이 나타내고 있는 것처럼, 진정제, 수면제, 그리고 항불안제 약물 부류에는 사람들을 진정시키고(명칭의 일부인 '진정제sedative'), 사람들의 수면을 도우며('수면제hypnotic'), 불안을 감소('항불안제anxiolytic')시키기 위해 처방되는 폭넓게 다양한 치료약물이 포함되어 있다. 이 부류에는 ① 벤조디아제핀(일반적으로 불안 치료를 위한 약물[예, 디아제팜, 로라제팜, 클로나제팜, 알프라졸람])과 수면 보조제(예, 졸피뎀, 잘레플론)로 사용되는 ② 벤조디아제핀 유사 치료약물이 포함된다. 이 부류에 속한 대부분의 기타 치료약물, 즉 카르밤(예, 메프로바메이트), 바르비투르산염(예, 세코바르비탈), 그리고 바르비투르산염계 수면 보조제(예, 메타콸론)는 1950~1970년대에 훨씬 더 인기가 있었고, 현재는 벤조디아제핀과 벤조디아제핀계 치료약물에 비해 중독 초래 또는 과다복용으로 인한 사망 가능성 증가로 인해 의학적 상황에서 드물게 사용되고 있다.

진정제, 수면제, 그리고 항불안제 물질은 처방과 불법적 이용이 가능하다. 진정제가 이러한 기타 물질의 원하지 않는 영향 감소에 사용되는 경우, 진정제, 수면제, 또는 항불안제 사용장애는 흔히 다른 물질사용장애(예, 알코올, 대마, 아편계, 자극제사용장애)와 연결된다.

진정제, 수면제, 또는 항불안제 사용장애sedative, hypnotic, or anxiolytic use disorder의 경과는 보통 10대 또는 20대에 발병해서, 이 장애의 진단기준에 부합될 정도로 문제가 발달되는 시점까지 간헐적 사용의 증가로 이어진다. 간헐적인 사회적 사용(예, 파티)의 초기 패턴은 매일 사용 패턴과 높은 수준의 내성 발달로 진전된다. 덜 자주 관찰되는 임상적 경과는 처음에는 보통 불안, 불면증, 또는 신체적 문제 치료를 위해 의사의 처방에 의해 습득된 치료약물로 시작된다. 환자가 내성 또는 더 높은 치료약물 투여량에 대한 욕구가 발달되면서, 개인은 점차 투여량과 자가투여 빈도수를 증가시키게 된다. 개인은 불안 또는 불면증 초기 증상을 기초로 항불안제 또는 수면 치료약물의 계속적인 사용을 정당화하는 경향이 있지만, 물질 추구 행동은 더욱 현저해지고, 개인은 충분한 양의 치료약물을 공급받기 위해 결국 다수의 의사를 찾게 된다. 내성은 높은 수준에 도달하고, 금단(발작과 금단 섬망 포함)이 발생한다.

진정제, 수면제, 또는 항불안제 사용장애의 12개월 유병률은 12~17세가 0.3%(여성이 남성보다 2배 높음), 18세 이상의 성인이 0.2%(남성이 여성보다 약간 높음)로 추산된다.

8월의 나날들

의사: 여보세요?

환자: 여보세요, 샤키Sharkey 박사님이신가요?

의사: 네.

환자: 저는 듀덱Dudek 부인인데요. 블랙 박사님 환자예요. 블랙 박사님 휴가기간 동안 샤키 박사님께서 대신 진료해 주실 거라고 들었습니다.

의사: 네. 무엇을 도와드릴까요?

그래서 어느 8월의 아침, 이혼한 55세 교사에 대한 젊은 정신과 의사의 전화 진료가 시작되었다. 이 교사는 최근에 의학적 조언을 듣지 않고 자신이 불안에 대한 평가를 받았고, 벤조디아제핀 약물의 해독치료(즉, 의사의 지시에 따라 항불안제 투여를 중지함)를 받았던 종합병원의 정신과 병동으로부터의 퇴원신청서에 서명을 했다.

듀덱 부인은 5년간의 구강 통증 과거력이 있는데, 그동안 삼차 신경통trigeminal neuralgia(안면에 극심한 통증 삽화가 특징인 만성 통증장애) 또는 악관절증temporomandibular joint(TMJ) 기능부전(턱관절과 턱을 움직이는 근육 통증과 기능부전) 진단을 번갈아 받아 왔다. 이러한 통증에 대해 그녀는 아세타미노펜acetaminophen-옥시코돈oxycodone 결합 치료제(마약성 통증 치료제)와 디아제팜diazepam(근육이완 성분도 있는 항불안제)을 복용해 왔다. 이러한 약물들은 증상을 다소 완화시켰지만, 유익한 효과는 점차 없어져서 복용량 증가의 필요성을 초래하곤 했다. 그녀는 다수의 내과 전문의, 신경과 전문의, 정신과 의사들을 만났는데, 이들 중에는 약물의 중독 잠재성 때문에 치료약물을 무한정 처방해 주기를 꺼렸다. 카르바마제핀carbamazepine(통증 치료에 사용되는 비중독성 항경련제)과 아미트립틸린amitriptyline(흔히 통증 치료에 사용되는 비중독성 항우울제)으로 통증을 치료하고자 한 시도들은 그녀의 말처럼 '끔찍한' 부작용 때문에 그리 오래 가지 못했다.

9개월 전, 듀덱 부인의 전남편이 갑자기 심장마비로 세상을 떠났다. 그다음 한 달 동안, 그녀의 입 통증이 악화되면서 불안감이 증폭되었다. 그녀는 디아제팜 투여량을 1일 90mg(미식품의약국U.S. Food and Drug Administration이 권장하는 1일 최대 투여량은 40mg임)으로 늘렸으나, 여전히 떨림과 위약감, 수면개시 곤란, 그리고 오전 3시에 잠이 깨어 디아제팜을 적어도 15~20mg 복용하지 않으면 다시 잠들 수 없음을 호소했다. 그녀는 점차 결근하는 날이 많아졌고, 아침이 되면 '숙취' 또는 '소진'된 느낌이 들었다. 우울 기분과 식물인간 상태가 되는 우울증 징후는 현저하지는 않았다. 듀덱 부인은 공황발작처럼 들리는 한 차례 급성 불안발작에 대해 기술했다. 그녀는 이 문제로 심장병 전문의를 찾았으나, 심장이 정상이라는 말을 들었다.

그녀는 디아제팜 투여량 감소로 발달된 불안과 통증을 견딜 수 없어서 병원 퇴원신청서에 서명했다. 그녀는 친구로부터 블랙 박사의 이름을 얻어 냈다. 그 친구는 한 차례 블랙 박사의 치료를 받은 적이 있다. 그녀는 그 의사에게 외래환자로서 디아제팜 해독치료를 받게 해 달라고 간청했다. 블랙 박사는 그녀에게 이미프라민(항우울제) 또는 리튬(기분안정제)이 도움이 될 거라고 제안했다.

그녀가 샤키 박사에게 전화를 걸었을 때, 듀덱 부인은 복용량을 줄이는 동안 사용해야 할 디아제팜이 동이 났다. 그녀는 1일 복용량을 10mg 이상은 줄일 수 없었고, 지난 2일 동안은 남아 있는 15mg을 복용했고, 지난 24시간 내에는 복용할 약이 남아 있지 않았다. 그녀는 급속 심박, 발한, 무릎 위약감, 손 떨림, 메스꺼움, 불인, 그리고 불면증을 보고했다.

논의

듀덱 부인은 디아제팜 사용 패턴에 문제가 있고, 디아제팜 금단을 나타내는 증상이 있다. 그녀는 내성의 증거('디아제팜 1일 투여량을 90mg까지 늘렸지만…… 여전히 떨림과 위약감, 수면 개시 곤란을 호소'함)를 나타내고 있고, 디아제팜 사용이 직장에서 주요 역할 성취 실패를 초래("점차 결근율이 증가하면서 아침에 '숙취' 또는 '소진'된 느낌이 듦")했으며, 디아제팜 사용량을 줄이자 금단 증상('급속 심박, 발한, 무릎 위약감, 손 떨림, 메스꺼움, 불안, 그리고 불면증')이 발생한 것으로 볼 때, 디아제팜 사용장애[diazepam use disorder](DSM-5, p. 550/602) 진단이 정당화된다. DSM-5에는 "의학적 감독하에 진정제, 수면제, 또는 항불안제를 복용하는 사람들"(DSM-5, p. 551/603)에게 있어서의 진단에는 내성과 금단 기준을 고려하지 않도록 하는 지침이 있음을 고려해야 한다. 이 지침은 처방전에 따라 진정제, 수면제, 또는 항불안제 치료약물을 투여하는 과정에서 생리적 의존(즉, 내성과 금단)을 발달시키는 사람들에게 진단을 내리는 것을 막기 위한 의도가 있다. 듀덱 부인의 디아제팜 사용 패턴은 그녀 스스로 투여량을 늘렸고, 다수의 의사를 찾아다니면서 처방전보다 더 많은 디아제팜을 구하려고 한다는 점에서 의학적 감독하에 있다고 간주되지 않을 것이다. 더욱이, 그녀의 현재 증상 발현은 디아제팜 금단 증후군 특유의 증상 발달의 특징이라는 점에서 추가 진단으로 디아제팜 금단[diazepam withdrawal](DSM-5, p. 557/610)도 적용될 것이다.

특히 성인들의 경우에 흔한 것처럼, 듀덱 부인의 벤조디아제핀(디아제팜) 사용은 TMJ를 합법적으로 처방받은 후부터 시작되었다. 안타깝게도, 그녀의 디아제팜 사용은 통제 불능 상태까지 증가되었다. 즉, 그녀는 복용을 중단하고 싶어 하지만 할 수 없는 상태가 되었고, 내성과 금단이 발달되었으며, 이러한 상황은 그녀의 삶을 저해해 왔다. 그녀는 필사적인 기법(예, 더 많은 약물 처방을 받기 위해 자신의 사례에 대해 전혀 모르는 의사들을 설득하고자 함)에 의존해 왔다. 사실상, 치료약물 조달의 필요성을 고려할 때, 그녀는 의사에게 디아제팜을 처방해 주도록 설득하기 위해 대체 의사에게 충분히 합법적인 이야기를 제공하도록 자신의 의학력을 꾸며냈을 가능성이 있다. 전화를 걸 당시, 그녀는 실제로 벤조디아제핀 금단 증상을 나타내기 시작했을 거라고 가정할 때, 대체 의사는 그녀에게 완전히 진행된 금단 증후군 발달을 막기 위해 적어도 1일 또는 2일 분의 디아제팜을 처방해 주었을 것이다. 왜냐하면 진정제 금단은 잠재적으로 생명을 위협하는 진정제로 유발된 금단 섬망(이 상태의 알코올로 유발된 형태는 17.1절 '천둥새' 참조)으로 전개될 수 있기 때문이다.

진정제 금단의 주요 증상의 하나가 불안 증상 발달과 그녀가 경험한 공황발작 유사 증상을 고려할 때, 듀덱 부인이 원발성 불안장애로도 고통을 겪고 있는지의 여부는 다소 불분명하다. 듀덱 부인의 사례에서 그녀에게 기저의 원발성 불안장애가 있는지를 알 수 있는 유일한 방법은 디아제팜 투여를 중단하고 나서 수개월 후에 다시 평가하는 것이다. 만일 그녀가 불안 증상이 없다면, 임상가는 그녀에게 최근에 나타난 모든 불안 증상은 디아제팜 사용에 따른 증상 발현으로 추정할 수 있다. 만일 불안 증상이 지속된다면, 추가로 불안장애 진단이 내려질 것이다.

16.3 자극제관련장애

이 절에서 논의되는 자극제stimulants로는 암페타민과 암페타민계 자극제(예, 덱스트로암페타민dextroamphetamine과 메스암페타민methamphetamine)뿐 아니라 유사한 효과를 지닌 기타 자극제(예, 메틸페니데이트methylphenidate와 코카인cocaine)가 있다. 암페타민과 기타 자극제(코카인 제외)는 비만, 주의력결핍 과잉행동장애, 그리고 기면증 치료를 위한 처방에 의해 획득될 수 있고, 때로 불법시장으로 흘러 들어가기도 한다. 코카인은 다양한 형태(즉, 코로 흡입되거나 물에 용해시켜 정맥주사로 주입되는 코카인 염산염hydrochloride 분말과 프리베이스freebase와 크랙crack 같은 코카인 알칼로이드)로 투여되는데, 다양한 순도와 발병의 급속성으로 인해 잠재성이 다르다.

주사 또는 흡연의 경우, 자극제는 전형적으로 즉각적인 안녕감, 자신감, 다행감을 유발한다. 극적인 행동 변화는 자극제사용장애stimulant use disorder를 급속히 발달시킬 수 있다. 혼돈 상태의 행동, 사회적 고립, 공격적인 행동, 그리고 성기능부전은 장기적인 자극제사용장애로부터 초래될 수 있다.

암페타민계 자극제 또는 코카인에 노출된 사람들은 1주일 정도의 짧은 시간 내에 자극제사용장애를 발달시킬 수 있다. 하지만 발병이 항상 이처럼 급속한 것은 아니다. 투여방법과는 무관하게 내성은 거의 언제나 반복적인 사용으로 발생한다. 금단 증상, 특별히 과도한 졸림, 식욕 증가, 그리고 불쾌감이 발생할 수 있고 갈망을 증가시킬 수 있다.

자극제 사용은 만성 또는 삽화성으로, 단기간의 자제기간과 함께 폭음이 동반된다. 고용량이 흡연, 섭취, 또는 정맥주사로 주입되는 경우, 공격 또는 폭력 행동이 흔하다. 공황장애(5.5절 참조)와 범불안장애(5.7절 참조)와 유사한 정도의 일시적 불안뿐 아니라 조현병과 유사한 편집성 사고와 정신병적 삽화가 고용량 사용으로 나타날 수 있다. 금단 상태는 일시적이지만 주요우울 삽화(DSM-5, p. 125/133)와 유사한 극도의 우울 증상과 연관성이 있다. 하지만 우울 증상은 보통 사용 중단 후 일주일 이내에 해소된다.

자극제사용장애는 사회의 모든 수준을 통해 발생하고, 26세 이상의 사람들보다 12~25세에서 더 흔하다. 자극제사용장애가 있는 일부 사람은 체중 조절 또는 학교, 직장, 또는 운동경기 수행 향상을 위해 자극제 사용을 시작한다. 예로는 주의력결핍 과잉행동장애 치료를 위해 타인에게 처방된 메틸페니데이트 또는 암페타민염 같은 치료약물 습득이 포함된다.

미국 내에서 암페타민계 사용장애의 12개월 유병률은 12~17세와 18세 이상의 사람들 사이에서 0.2%다. 코카인사용장애의 12개월 유병률은 12~17세가 0.2%, 18세 이상이 0.3%로 추산된다.

코카인 문제

알 산티니Al Santini(남, 39세)는 레스토랑 오너로, 결혼상담자에 의해 평가 및 '코카인 문제'의 치료 가능성 타진을 위해 개인이 운영하는 외래환자 물질남용 치료 프로그램에 의뢰된다. 상담자에 의하면, 이 부부의 결혼 문제를 다루기 위한 시도들은 지난 6~7개월에 걸쳐 어떤 진척의 징후를 보이지 않았다. 이 부부는 계속해서 잦은 폭발적인 논쟁이 일어나서 결국 신체적 폭력으로 이어지는 경우도 있었다. 다행스럽게도, 부부 중 어떤 사람도 심각하게 부상을 입은 적은 없었지만, 두 사람의 관계에 있어서의 혼돈 상태는 계속되어 가정에서의 상당한 긴장감으로 이어졌고, 이러한 가정 분위기는 9세와 13세인 두 자녀의 행동화와 학교 문제에 영향을 미치는 것 같다.

며칠 전, 산티니 씨는 상담자와 자신의 부인에게 자신이 적어도 지난 1년 동안 '때로' 코카인을 사용해 왔다는 사실을 인정했다. 부인은 분을 참지 못하고 눈물을 흘리면서, 남편이 약물 문제에 대한 치료를 받지 않는다면 남편과 갈라설 것이고, 그의 부모에게도 이 문제를 알리겠다고 말했다. 그는 마지못해 전문가의 도움을 구하기로 동의했고, 자신의 코카인 사용은 '문제가 되지 않는다'면서 자신은 치료 프로그램에 참여하지 않아도 약물 사용을 중단할 수 있는 느낌이 든다고 했다.

초기 평가 면담이 진행되는 동안, 산티니 씨는 자신이 현재 일주일에 3~5일 코를 통해 코카인을 흡입하고 있고, 이러한 패턴은 적어도 지난 2년 동안 지속되어 왔다고 한다. 평균적으로, 그는 매주 1~2g의 코카인을 소비하고 있고, 그램당 80달러를 지불하고 있다. 그의 코카인 사용은 대부분 직장, 즉 자신의 개인사무실 또는 화장실에서 이루어지고 있다. 그는 보통 아침에 출근을 위해 운전하는 동안 '코크coke'에 대한 생각을 떠올리기 시작한다. 직장에 도착하면, 그는 자신의 책상서랍에 있는 코카인 병 생각을 떨치는 것이 거의 불가능하다는 사실을 알게 된다. 그는 스스로 다른 데에 관심을 돌려서 가급적 코카인 사용을 연기하려고 하지만, 그는 보통 직장에 도착한 지 한 시간 이내에 첫 번째 '줄line'을 흡입한다. 하루에 2~3줄 더 흡입하는 날이 있는가 하면, 직장에서 스트레스를 받거나 좌절감이 드는 경우에는 아침부터 늦은 오후시간까지 매시간 1~2줄 흡입하는 날도 있다. 그의 코카인 사용은 때로 사업동반자(환자는 그를 보다 더 약물 사용을 통제할 수 있고 약물을 드물게 사용하는 사람으로 묘사함)로부터 제공되는 약물에 의해 촉발되기도 한다.

산티니 씨는 집에서는 코카인을 거의 사용하지 않고, 부인과 자녀가 있는 상황에서는 절대 사용하지 않는다. 주중 저녁 또는 주말에 집에 아무도 없는 경우, 그는 때로 1~2줄을 흡입한다. 그는 현재 다른 불법약물은 사용하지 않고 있다고 하지만, 코카인 때문에 안절부절못하고, 과민해지고, 잠이 오지 않는 날에는 취침시간에 항불안제 디아제팜 10~20mg(의사인 친구가 처방해 줌)을 복용한다고 한다. 디아제팜이 없으면 대신 맥주 2~3잔을 마신다.

그는 5년 전 친구의 파티에서 처음으로 코카인을 사용해 봤다. 그는 활기가 넘쳤고, 다행감을 즐겼으며, 가슴에 다소 불편한 '두근거리는' 느낌 외에는 어떤 불쾌한 부작용은 없었다. 그때로부터 거의 3년이 지나는 동안, 그는 다른 사람들이 제공해 주는 경우에 한해서 코카인을 사용했고 스스로 구매한 적이 없었으며, 사용 삽화 사이에 이 약물에 대한 생각을 떠올린 적은 없었다. 그는 한 번에 4~5줄 이상은 흡입하지 않았다. 지난 2년 동안, 그의 코카인 사용은 현재 수준까지 상승했고, 동시에 삶에 여러 가지 현저한 변화가 생겼다. 재정적으로 성공적인 레스토랑 사업, 교외 소재의 저택 매입, 그리고 거액의 수입을 올리고 있는 그는 사업 확장에 대한 압박감을 코카인에 의해 제공되는 안도감과 쾌감으로 해소해도 되는 것으로 여겼다.

그는 다른 알코올 또는 약물 남용 문제의 과거력은 없다고 한다. 그가 지금까지 사용해 봤던 유일한 다른 약물은 마리화나로, 대학 시절 가끔 피웠지만, 실제로는 그리 좋아하지 않았다고 한다. 그는 또한 다른 정서적 문제의 과거력은 없다고 한다. 그리고 결혼상담을 받아본 것 외에는 정신건강 전문가로부터 도움이 필요했던 적은 없었다고 한다.

면담이 진행되는 동안 산티니 씨는 여러 차례 자신은 코카인 사용이 '문제가 될 수는 있지만 중독되지는 않았다'면서, 여전히 자신이 실제로 치료를 꼭 받아야 하는지에 대한 확신이 들지 않는다고 말한다. 이러한 견해를 지지하면서 그는 다음과 같은 증거를 열거한다. ① 현재 코카인 사용 수준은 어떤 재정적인 문제를 초래하거나 생활기준에 영향을 미치지 않음,

② 과도하게 사용한 다음 날, 무기력해지는 느낌이 드는 것 말고는 자신이 알고 있는 한, 어떤 심각한 약물 관련 건강 문제를 겪고 있지 않음, ③ 많은 경우, 한 번에 여러 날 스스로 코카인 사용을 중단할 수 있었음, ④ 약물 사용을 중단하는 경우, 금단 증후군이 없고 지속적인 약물 갈망도 겪지 않음.

다른 한편으로, 그는 또한 다음 사항을 인정한다. ① 어떤 날에는 흔히 의도했던 것보다 훨씬 많은 양의 코카인을 사용하게 됨, ② 약물 사용은 기억, 주의집중 시간, 그리고 직원들과 고객들에 대한 태도에 부정적인 효과를 주게 되어 직장에서의 기능에 손상을 초래함, ③ 적극적으로 코카인에 취하지 않은 상태에서조차 약물의 후유증으로 성미가 급해지고, 과민하며, 부인과 자녀와 논쟁을 벌이게 되어 다수의 가족 문제(이혼 가능성 포함)로 이어짐, ④ 한 번에 며칠씩 코카인 사용을 중단할 수 있을 것 같다가도 다시 원점으로 돌아가는 것 같음, ⑤ 다시금 코카인 사용을 시작하자마자, 약물 갈망과 집착이 사용 중단 이전처럼 즉각적으로 강렬해짐.

면담이 종결될 무렵, 산티니 씨는 자신이 부인의 압력을 받아서 평가에 오기는 했지만, 보다 영구적인 측면에서 코카인 사용 중단을 위한 노력에는 잠재적인 혜택이 있었음을 인정한다. 그는 슬퍼하는 어조로 아내와 자녀들과의 문제에 대한 염려와 두려움에 대해 털어놓는다. 그는 결혼 문제는 코카인 흡입을 시작하기 전부터 있었지만, 그의 지속적인 약물 사용이 문제를 악화시켰고, 그는 현재 아내가 떠날 것이 두렵다고 한다. 그는 또한 '좋은 아버지'가 되어 주지 못한 것에 대해 심한 죄책감을 느끼고 있다. 그는 자녀들과 시간을 함께 보내지 못하고 있고, 코카인 사용으로 인해 자녀들에게 집중하지 못하고 과민하게 대하고 있다.

산티니 씨는 외래환자 치료 프로그램에 들어갔다. 치료에는 소변검사와 자조집단(코카인 익명집단Cocaine Anonymous) 참여를 결합시킨 개인, 집단, 결혼 상담이 포함되었다. 그는 처음에는 자신의 약물의존 문제의 심각성을 전적으로 인정 · 수용하기 어려워했다. 그는 '통제된' 코카인 사용으로의 복귀에 대한 환상을 품고 있었고, 기분을 변화시키는 모든 물질에 대한 전적인 자제를 요하는 이 프로그램의 필수요건에 대해 반발하면서, 자신이 알코올로 인해 어떤 문제도 겪은 적이 없었기 때문에, 가끔씩 저녁식사 또는 사교모임에서 술을 마시지 못하게 하는 이유를 이해할 수 없다고 따지고 들었다. 치료의 첫 3개월 동안, 그는 다시 2차례 코카인을 흡입했다. 한 번은 와인 한 잔을 마신 것에 의해 촉발되어 코카인에 대한 극심한 갈망으로 이어졌기 때문이었다.

그러나 그 후, 산티니 씨는 이 프로그램의 지속기간(12개월) 동안 완전히 절제된 상태를 유지했고, 점차 약물에서 벗어난 생활방식을 유지할 수 있게 되었다. 그의 부인과 자녀들과의 관계도 눈에 띄게 개선되었다. 격렬했던 논쟁은 코카인 사용을 그만두자마자 중단되었고, 코카인이 자신의 기분과 정신 상태에 부정적인 영향을 미치지 않게 되면서 자녀들과 보다 많은 시간을 보내는 것이 훨씬 더 용이해졌다.

논의

심각한 약물 문제가 있는 많은 사람처럼 산티니 씨는 자신을 '중독자'로 생각하기 싫어하고 있다. 그러나 그의 코카인 사용은 물질사용장애의 핵심 개념을 잘 보여 주고 있다(즉, 개인의 물질 사용에 대한 통제력이 손상되었고, 부정적인 결과에도 불구하고 물질 사용을 계속하고 있음을 가리키는 인지적 · 행동적 · 생리적 증상군). 산티니 씨는 ① 코카인을 갈망하고 있어서 아침부터 코카인 생각이 나는 것을 멈출 수 없고, ② 흔히 계획한 것보다 더 많은 양을 사용하며, ③ 며칠 동안 중단했다가 또다시 사용하게 되고, ④ 금단 증상(무기력)을 겪고 있으며, ⑤ 코카인 흡입으로 인한 기분 변화로 가족들과의 중요한 사회활동이 감소되었고, ⑥ 코카인 사용으로 인해 초래된 심리적 문제(즉, 기억, 주의집중 시간, 그리고 태도에 대한 부정적 효과)에도 불구하고 계속해서 사용하고 있다. 따라서 이러한 6가지 기준이 부합된다는 점에서 산티니 씨에 대한 진단은 고도 코카인사용장애severe cocaine use disorder(DSM-5, pp. 561/613-614)다.

카페인과 담배(통제받지 않는 자극제)

카페인과 담배와 관련된 장애는 DSM-5에서는 분리된 약물 부류로 간주되지만, 이 책에는 함께 수록되어 있다. 왜냐하면 카페인과 담배는 경도 자극제 성분을 지니고 있고, 법적으로 처방전 없이 이용 가능하기 때문이다.

16.4 카페인관련장애

카페인caffeine은 전 세계적으로 가장 널리 소비되는 향정신성 물질이다. 이는 커피, 차, 카페인이 함유된 탄산음료, '에너지' 음료, 처방전 없이 살 수 있는 진통제와 감기약, 체중 감소 보조제, 그리고 초콜릿을 비롯한 폭넓게 다양한 자원에서 구할 수 있다. 미국 내에서 85% 이상의 성인과 아동은 카페인을 소비하고 있고, 성인 카페인 소비자들은 평균적으로 하루에 약 280mg을 섭취하고 있다. 일부 카페인 사용자는 문제성 있는 사용과 일치되는 증상(예, 내성과 금단)을 나타낸다. 그러나 이 시점에서는 카페인사용장애^caffeine use disorder^ 진단의 임상적 유용성과 유병률을 밝히기 위한 데이터가 없다는 점에서 이 진단은 DSM-5의 주요 부분에 수록되어 있지 않다[이 진단은 DSM-5의 '후속연구를 위한 상태' 편에 수록되어 있음(p. 792/874)]. DSM-5에는 카페인 중독과 카페인 금단의 진단기준이 수록되어 있다. 왜냐하면 이러한 상태들은 임상적으로 유의하고 충분히 일반적이기 때문이다.

아동, 노인, 그리고 이전에 카페인에 노출된 적이 없는 사람들과 같이 특별히 취약한 사람들의 경우, 좌불안석, 신경과민, 흥분, 불면증, 안면 홍조, 발한, 그리고 위장 문제 같은 증상이 200mg 정도(진한 커피 한 잔의 양)로 낮은 투여량으로 발생할 수 있다. 보다 높은 수준의 카페인으로 근육 경련, 사고와 말의 횡설수설, 심박수 증가 또는 불규칙, 지칠 줄 모르는 기간, 그리고 신체적 좌불안석증 같은 증상이 발생할 수 있다. 카페인 관련 증상은 일반 인구에서 비교적 흔하다는 점에서 카페인 중독 진단은 증상이 사회적·직업적 또는 기타 중요한 기능 영역에서 임상적으로 현저한 고통 또는 손상을 초래하는 경우에 한해서 내려져야 한다. 카페인 중독으로 인한 손상은 심각한 결과(예, 직장 또는 학교에서 사회적으로 무분별한 행동 또는 기능부전)를 초래할 수 있다. 더욱이, 극도로 높은 양(5~10g)의 카페인은 치명적일 수 있다.

카페인 금단^caffeine withdrawal^은 장기적으로 매일 카페인 섭취를 갑작스럽게 중단(또는 상당한 양의 감소)한 이후에 발달될 수 있다. 두통은 카페인 금단의 특징적 양상이다. 기타 증상으로는 현저한 피로 또는 졸림, 우울증 또는 과민한 기분, 집중 곤란, 그리고 독감 같은 증상(메스꺼움, 구토, 또는 근육 통증 및 결림)이 포함된다. 카페인 섭취는 흔히 사회적 관습과 일상적인 의례(예, 커피 브레이크, 티타임)로 통합된다는 점에서 일부 카페인 소비자는 카페인에 대한 자신들의 신체적 의존 사실을 인식하지 못할 수 있다. 따라서 카페인 금단 증상은 예기치 않은 것일 수 있고 다른 원인(예, 독감, 편두통)에 의한 것으로 여길 수 있다. 더욱이, 카페인 금단 증상은 사람들이 의학적 절차, 종교적 의례(예, 금식) 동안, 또는 일상적인 절차의 변화(예, 여행 중, 주말)로 인해 평소의 카페인 투여를 하지 않은 경우에 발생할 수 있다. 이러한 비교적 흔한 현상은 금단 증후군이 사회적·직업적 또는 기타 중요한 기능 영역에서 임상적으로 현저한 고통 또는 손상을 초래하는 경우에 한해서 DSM-5 진단에 필요한 것으로 간주되어야 한다. 기능 손상의 예로는 근무, 운동, 또는 아동 돌봄 불능, 온종일 누워 있기, 조기 휴가 종결이 포함된다.

커피머신

엘리엇 에반스[Eliot Evans](남, 41세)는 변호사로, 담당 내과 의사가 그를 정신의학적 진찰에 의뢰했다. 그는 피로, 동기 상실, 졸림, 두통, 메스꺼움, 붙임성이 없는 느낌, 그리고 집중곤란을 호소해 왔다. 그의 증상은 대개 주말에 발생하는데, 그 결과 그는 흔히 주말 사회활동을 못하겠다고 해서 그의 부인을 몹시 짜증나게 한다. 그녀는 그가 주중에는 멀쩡하다가도, 주말이 되면 친구들과 외출하고 싶지 않다거나 자녀들과 놀아 주고 싶어 하지 않는다고 불평한다. 그의 건강 상태는 좋아서, 최근에 어떤 의학적 상태의 과거력도 없다.

에반스 씨는 주당 60시간 정도의 시간을 소송 관련 업무로 바쁘게 지내느라 주중에는 가족들을 거의 보지 못한다. 그는 평소에 직장에서 불안해하고, 안절부절못하며, 계속해서 바빠한다. 또한 직무에 대한 걱정으로 주중 밤에 수면 곤란을 겪는데, 주말이 되어도 아무것도 하고 싶어 하지 않는 것 외에는 결혼 또는 가족 문제는 없다고 한다.

그는 알코올 문제 과거력이 있지만, 5년 동안 술을 입에 대지 않았다. 그는 하루에 20개비의 담배를 피우곤 했지만, 자신의 상태가 개선되기를 바라는 마음으로 2개월 전에 끊었다(상태가 좋아지지 않았음). 직장에서 그는 하루에 커피 4잔을 마신다. 그는 커피가 자신의 불안과 불면에 영향을 주는 것 같아서 주말에는 커피 사용을 중단했다.

정신과 의사는 에반스 씨가 주말에 커피를 마시지 않는 것과 두통, 피로, 집중 곤란, 졸림, 그리고 동기 상실 발생 사이의 관계에 깊은 인상을 받았다. 에반스 씨는 주중에 커피 사용량을 줄여 보도록 권고를 받았으나, 평소에 마시던 정도의 커피가 없이는 잘 기능할 수 없다는 사실을 알게 되었다. 대신, 에반스 씨는 주말에 다시 커피를 마시기로 결심했다. 왜냐하면 자신의 주기적인 카페인 사용에 대해 의학적으로 사용 금지 이유가 없었기 때문이었다. 그는 본래 자신의 주말 커피 포기를 촉발한 불안과 수면 곤란과 함께 살기로 결심했다.

논의

많은 사람은 아침을 시작하려면 한 잔의 커피가 필요하다고 여긴다. 그러나 이들은 커피 한 잔 이상을 마심으로써 카페인 금단 증상 발달을 피하고 있다는 사실은 인식하지 못하는 경향이 있다. 전형적으로, 금단 증상은 커피를 마지막으로 마신 지 약 12시간 후에 시작된다. 흔히, 커피를 과도하게 마시는 사람이 저녁식사와 함께 커피를 마시게 되면, 어떤 이유에서든지 다음 날 아침식사 시간에 커피를 마시지 않으면 그 시점에서 금단 증상이 발달하기 시작한다.

에반스 씨의 주요 호소 증상인 피로, 의욕상실, 졸림, 붙임성이 없는 느낌, 그리고 집중 곤란은 확실히 우울장애(제4장 참조)를 암시하고 있고, 우울증이 있는 일부 사람은 전형적인 근무일의 틀이 제거되는 주말에 느낌이 더 악화된다고 보고하기도 한다. 예리한 통찰력을 지닌 임상가는 에반스 씨의 커피 소비량 감소와 증상(특히 두통) 발달 사이의 연관성이 있음을 알아차리고는 카페인 금단(DSM-5, p. 506/554)으로 진단했다. 만일 에반스 씨가 주말에 자신이 사무실에 있는 동안 마시는 수준과 동일하게 집에서도 커피를 마신다면, 이 진단은 증상 해소를 입증함으로써 확인될 수 있다.

16.5 담배관련장애

니코틴nicotine은 담배 제품에 포함된 일차성 향정신성 물질이다. 담배cigarettes는 가장 흔히 사용되는 토바코tobacco 제품으로, 담배/니코틴 사용의 90% 이상을 차지한다. 미국 내 약 57%의 성인들은 흡연자였던 적이 없고, 22%가 이전에 흡연자였고, 21%는 현재 흡연자다. 현재 매일 흡연자들 사이에서 담배사용장애tobacco use disorder의 유병률은 약 50%다.

담배사용장애는 담배와 무연담배를 매일 사용하는 사람들 사이에서 흔하고, 담배를 매일 사용하지 않거나 니코틴 치료약물을 사용하는 사람들 사이에서는 흔하지 않다. 각성 30분 이내의 흡연, 매일 흡연, 하루에 많은 양의 담배 흡연, 그리고 야간에 흡연을 위한 각성은 담배사용장애의 조짐이다. 담배 사용의 중단은 개인의 담배 사용 중단능력을 손상시킬 수 있는 잘 정의된 금단 증후군을 유발할 수 있다. 담배 사용 절제 이후에 발생하는 증상은 대부분 니코틴 박탈로 인한 것으로, 니코틴 치료약물 사용자들보다는 흡연자 또는 무연담배 사용자들 사이에서 훨씬 더 극심할 수 있다. 담배 금단은 담배 사용 중단 또는 감소시킨 매일 담배 사용자들 사이에서 흔하지만, 비매일 사용자들nondaily users 사이에도 발생할 수 있다. DSM-5(p. 576/629)에 언급된 바와 같이, "2일 이상 담배 사용을 중단한 담배 사용자의 약

50%는 담배 금단 기준에 부합되는 증상을 보일 것이다. 가장 흔히 나타나는 징후와 증상은 불안, 과민성, 그리고 집중곤란이다. 가장 덜 흔히 나타나는 증상은 우울증과 불면증이다."

담배 사용자들의 80% 이상이 어떤 시점에서 담배를 끊으려고 시도하지만, 60%는 일주일 이내에 다시 담배를 피운다. 그러나 담배를 사용하는 대부분의 사람은 다수의 시도를 하고, 담배 사용자의 50%는 결국 흡연을 삼가게 된다.

마약중독자

스튜어트 하벨Stuart Havel(남, 54세)은 한 중서부 소재 대학의 행정관으로, 그가 담배를 끊기 위해 분투했던 이야기를 해 달라는 요청을 받았다. 그는 금연 연구 프로그램을 운영하는 한 동료가 처방해 준 니코틴 패치로 6주 치료를 받은 후 2년 동안 전혀 담배를 입에 대지 않았다.

하벨 씨는 18세 때 흡연을 시작해서 보통 하루에 담배 1~2갑을 피웠다. 30대 후반부터 그는 매일 아침 담배를 끊겠다고 다짐했지만, 9시 30분이 채 되지 않아서 "이러한 다짐은 종지부를 찍었고, 난 하루의 첫 담배에 불을 붙였죠." 45세가 되면서 가족, 친구, 그리고 그의 심장병 전문의로부터 강한 압력을 받게 되자, 그는 동료에게 클로니딘clonidine(고혈압 치료에 사용되는 치료약물로, 니코틴 금단 증상 감소를 통해 흡연자들의 금연을 돕는 데 사용되기도 함) 처방을 요청했다. 4일간에 걸쳐 클로니딘 복용량이 점차 늘었고, 하벨 씨는 담배를 피우지 않았다. 4일째 되던 날, 그는 'LSD 환각 체험을 하고 있는' 것 같은 느낌이 들기 시작했다. 그는 주변이 실제가 아닌 것 같다고 했다. "사람들이 입을 열었다 닫았다 하지만 아무런 단어는 나오지 않았어요." 그리고 그에게 일어나고 있는 일에 대해 두려움이 엄습했고, 그는 돌연 약물복용을 중단했다. 다음 몇 주 동안, 그는 여전히 약물에 취한 느낌이 들었지만, 담배는 피우지 않았다. 정상으로 돌아온 그는 다시 흡연을 시작했고, 곧바로 하루에 1~2갑까지 피우게 되었다.

다음 5년에 걸쳐 그에게 금연에 대한 사회적 압력이 더욱 거세졌다. 흡연은 그가 근무하는 사무실 빌딩에서 불법이 되었고, 그의 아내와 의사는 끈질기게 금연 압박을 가했다. 그는 또한 자신이 계단으로 몇 층을 걸어 올라갈 때 숨이 차는 것을 인식하기 시작했다. 그는 다시금 동료에게 도움을 청했고 니코틴 패치를 받았다. "나는 흡연이 내 삶의 일부였기 때문에 흡연을 한다고 생각했지만, 패치를 받고는 흡연이 필요하지 않게 되었어요. 그리고 그 순간 내가 마약중독자junkie라는 사실을 깨달았습니다."

논의

하벨 씨는 자신을 '마약중독자'로 표현했다. 왜냐하면 그는 헤로인 중독자가 헤로인에 의존하는 것처럼, 자신이 니코틴에 의존하고 있었다는 사실을 인식했기 때문이었다. 그는 반복적으로 자신의 흡연량을 감소시키거나 통제할 수 없었고, 온종일 담배를 피웠으며, 흡연이 자신에게 신체적 문제(계단을 오를 때의 숨가쁨)를 초래하고 있음을 알고 있음에도 불구하고 흡연을 했다. 그러므로 수년 동안, 하벨 씨는 담배사용장애(DSM-5, p. 571/624)가 있었다.

하벨 씨가 흡연량을 줄일 수 있는 방법을 찾았던 것처럼, 주기적으로 그는 클로니딘 같은 약물을 사용하거나 니코틴 패치(저용량의 니코틴을 서서히 혈류로 유입시키는 기능이 있음)를 사용함으로써 금단 증상을 피하고자 했다.

16.6 대마관련장애

DSM-5에서는 합성 대마제제 화합물을 비롯한 모든 유형의 대마유사 물질에 대해 '대마cannabis'라는 용어를 사용하고 있다. 델타9-테트라하이드로카나비놀Δ9-tetrahydrocannabinol(THC)(*역자 주. 마리화나의 주성분) 합성 경구제제(알약, 캡슐)는 여러 공인된 의료 지침에 따라 처방이 가능하다(예, 항암치료에 의한 오심/메스꺼움과 구토). 다른 합성 카나비노이드 화합물은 분무형 카나비노이드 제제(예, K2, 스파이스Spice)로, 식물 제제 형태로 비의학적 용도로 제조되어 널리 사용되어 왔다. 일반적으로 사용되는 대마(THC 농도)의 효력은 전형적인 대마 식물 제제는 약 1~15%, 해시시hashish(암수 대마초 꽃에서 추출되는 끈적끈적한 수지)는 10~20%로 매우 다양하다.

대마사용장애cannabis use disorder와 대마로 유발된 장애cannabis-induced disorders에는 대마 식물과 화학적으로 유사한 합성화합물로부터 추출된 물질과 연관이 있는 문제가 포함된다. 대마는 주로 흡연의 형태로 사용되지만 때로 입으로 섭취되는데, 전형적으로 음식과 섞어서 섭취된다. 최근 들어서는 식물제제에 열을 가하여 향정신성 대마제제를 흡입할 수 있도록 대마를 '기화'시키는 장치가 개발되었다. 다른 향정신성 물질처럼, 흡연과 기화는 전형적으로 보다 급속한 효력을 발생시키고, 바라는 효과를 보다 강렬하게 경험하게 한다. 대마를 흡연하는 경우, 수 분 이내에 중독 상태가 되지만, 입을 통해 섭취되는 경우에는 몇 시간이 걸린다.

대마사용장애가 있는 사람들 중에는 수개월 또는 수년에 걸쳐 온종일 대마를 사용함으로써 대마에 취한 상태로 하루 중 많은 시간을 보내는 사람들이 있는가 하면, 덜 자주 사용하지만 대마 사용이 가족, 학교, 직장, 또는 기타 중요한 활동(예, 반복적인 직장 결근)과 관련된 반복적인 문제를 초래하는 사람들도 있다. 그런가 하면, 이렇다 할 부정적인 영향 없이 간헐적으로 대마를 피우는 사람들도 있다.

주기적으로 대마를 사용하는 사람들은 흔히 기분, 수면, 통증, 또는 기타 문제에 대처하기 위해 대마를 사용하고 있고, 대마사용장애로 진단을 받은 사람들은 자주 다른 동시 발생한 정신장애가 있다고 보고한다. 면밀한 평가에 의하면, 대마 사용이 이러한 동일한 증상 악화에 기여한다는 보고뿐 아니라 빈번한 사용에 대한 또 다른 이유들이 있다(예, 다행감 경험, 문제 회피, 분노, 즐거운 사회활동의 일환).

대마사용장애는 흔히 다른 물질사용장애가 없는 상태에서 발생하지만, 이는 또는 자주 다른 유형의 물질사용장애(즉, 알코올, 코카인, 아편계, 담배)와 동시에 발생한다. DSM-5에 새롭게 추가된 것은 매일 또는 거의 매일 대마 사용의 갑작스러운 중단이 흔히 대마금단 증후군 발병을 초래한다는 내용으로, 이는 대마 사용을 중단하려는 사람들 사이에서 중단을 어렵게 하거나 재발에 기여할 수 있다. 대마금단 증상으로는 과민성, 분노 또는 공격성, 불안, 우울 기분, 좌불안석, 수면 곤란, 그리고 식욕 또는 체중 저하가 있다.

대마제제는 미국에서 가장 널리 사용되는 불법 향정신성 물질이다. 대마사용장애의 12개월 유병률은 12~17세가 약 3.4%, 18세 이상의 성인들이 1.5%다. 성인들 사이에서 대마사용장애의 유병률은 나이가 들어 감에 따라 감소되는데, 발생률이 가장 높은 시기는 18~29세(4.4%)이고 가장 낮은 시기는 65세 이상(0.01%)이다. 대마사용장애의 높은 유병률은 보다 높은 중독 잠재성보다는 다른 레저용 약물들에 비해 대마가 훨씬 더 널리 사용되고 있음을 반영하고 있다.

환각 상태

1970년, 비 내리는 10월의 어느 날 한밤중에, 시카고 교외에 사는 한 가족 주치의는 자신에게 전화를 걸어, 자신의 이웃집으로 속히 와 달라고 간청하는 옛 친구에 의해 잠이 깼다. 전화를 건 사람은 루 울프Lou Wolff로, 아내 시빌Sybil이 마리화나 몇 대를 피운 후, '환각 상태freaking out'에 빠지는 바람에 매우 혼란스러워하는 상태였다.

극도로 짜증이 난 의사는 친구의 이웃집에 도착했고, 정신을 못 차리는 상태로 카우치에 누워 일어나지 못하는 울프 부인을 발견했다. 그녀는 자신이 너무 힘이 없어서 일어설 수 없고, 어지러우며, 심장이 너무 빨리 뛰고 있고, 피가 '정맥을 통해 너무 빠른 속도로 흐르는' 것이 느껴진다고 말했다. 그녀는 입이 너무 말라 삼킬 수가 없다면서 계속해서 물을 달라고 했다. 그녀는 자신이 피운 마리화나에 독이 들어 있었다고 믿고 있었다. 울프 부인은 이웃 사람들이 마리화나 소지 혐의로 체포될 것이 두려워서 남편이 의사에게 전화를 걸지 못하게 할 것으로 생각했고, 의학적 도움을 받지 못하면 자신이 죽을 거라고 확신했는데, 의사가 와서 안심이 된다고 했다.

울프 부인은 42세로, 3명의 10대 아들의 어머니였다. 그녀는 대학 도서관 사서로 근무하고 있었고, 매우 통제되고 조직적이어서 자신의 합리성에 대해 자부심을 가진 여성이었다. 그녀는 이전에 오직 한 차례 소량의 마리화나를 피워 본 적이 있는데, 그녀가 감지한 유일한 반응은 '약간 달콤한' 느낌이 드는 정도였다. 이웃 사람들에게 집에서 가꾼 양질의 마리화나를 피워 보도록 권유한 사람은 바로 그녀 자신이었다. 그렇게 한 이유는 사람들이 '왜 그렇게 법석을 떠는지 보고 싶었기' 때문이었다.

그녀의 남편에 의하면, 그녀가 다른 사람들과 함께 마리화나를 4~5모금 빨고 나더니, 갑자기 "나한테 뭔가 문제가 생겼어요. 일어날 수가 없어요."라고 울부짖었다고 했다. 그녀의 남편과 이웃 사람들이 그녀를 진정시키면서, 그녀에게 그냥 누워 있으면 곧 조금 편안해질 거라고 말했다. 그러나 이웃 사람들이 그녀를 진정시킬수록 그녀는 더욱더 자신에게 실제로 무언가 잘못되었다는 것을 확신했고, 그녀의 남편과 이웃 사람들이 단지 그 사실을 덮으려고만 하고 있다는 의심이 들었다.

의사가 그녀를 진찰했다. 오직 한 가지 양성 소견은 심박수 증가와 동공 확대였다. 그는 의사로서 최선을 다해 환자를 돌보는 자세를 취하면서, 그녀에게 "시빌, 당신은 약하게 돌로 맞는 벌을 받은 거예요. 침대로 가시고, 이제 그만 소란 피우세요." 울프 부인은 안심하는 듯 보였다. 그러고 나서 의사는 다른 방에 들어가 그녀의 남편에게 "만일 효과가 없으면 그녀를 응급실로 호송해야 할 거요."라고 말했다.

울프 부인은 남편의 도움으로 침대에 누울 수 있었다(여전히 일어설 수 없었음). 그녀는 침대에서 '멍하고spacey' 위약감이 드는 상태로 2일 동안 누워 있었지만, 더 이상 끔찍할 정도로 불안해하지는 않았다. 그녀는 마리화나가 집에서 키운 것이기 때문에 독이 들어 있다고 생각할 이유가 없다는 사실을 깨달았다. 그러나 그녀는 여전히 이웃 사람들이 경찰이 무서워 의사에게 전화를 걸고 싶어 하지 않았다고 믿고 있었다. 그녀는 다시는 마리화나를 피우지 않겠다고 다짐했다.

논의

울프 부인의 마리화나(대마)에 대한 나쁜 경험은 구갈(구강건조)와 심박수 증가 같은 특유의 신체 증상을 초래했다. 그러나 그녀의 남편으로 하여금 도움을 구하게 한 것은 심리적 증상이었다. 울프 부인은 극도로 불안해했고 편집성 사고(마리화나에 독성물질이 들어 있었고, 이웃 사람들이 남편이 의사에게 전화를 걸지 못하게 할 것이라는 믿음)가 있었다. 극도의 고통과 결합된 최근의 대마 사용에 대한 부적응적 반응은 DSM-5의 대마중독(DSM-5, p. 516/565) 진단이 적절하다는 사실을 나타내 주고 있다.

이 사례에서 추가적인 고려사항은 울프 부인의 편집성 사고가 대마중독 대신 대마로 유발된 정신병적 장애(DSM-5, p. 110/118) 진단을 정당화하고 있는지의 여부다. 만일 그녀의 편집성 사고가 망상(이러한 감별에 관한 후속 논의는 제2장 '조현병 스펙트럼 및 기타 정신병적 장애' 참조)의 선을 넘었다면, 그리고 이러한 증상들이 임상상에서 두드러지고 임상적 주의가 필요할 정도로 충분히 심각하다면, 대마로 유발된 정신병적 장애로 진단되어야 할 것이다. 임상가는 울프 부인의 편집성 사고가 다음 2가지 이유로 망상 수준에 도달하지 않았기 때문에 대마로 유발된 정신병적 장애 진단이 적용되지 않는다고 결정했다. 첫째, 이웃 사람들이 남편이 의사에게 전화를 걸지 못하게 한 사실은 현실적이었다. 왜냐하면 이들은 자신들이 불법물질을 피우고 있었다는 사실을 인정하고 있었을 것이기 때문이다. 즉, 현재 대마 소지에 대해 비범죄화[decriminalization] 분위기가 여러 주에서 조성된 상황을 고려할 때, 이 사례가 발생한 당시(1970년)에는 현재보다 더 심각한 문제가 되었을 가능성이 높다. 둘째, 울프 부인은 마리화나에 독이 들어 있지 않다는 의사의 말에 안심했지만, 반면 정의에 의하면 망상은 반대되는 증거에도 불구하고 확고하게 붙들고 있는 거짓된 믿음이다.

초조감과 짜증

도로시 콜킨스[Dorothy Calkins](여, 24세)는 웨이트리스로, 오래 지속되어 온 불안 문제 때문에 의사를 찾는다. 불안 문제는 그녀가 그동안 대마로 자가치료를 해 온 것으로, 이번에는 새로운 우울 증상과 함께 재발되었다. 그녀는 전반적인 불안, 한바탕 울음, 수면 곤란, 10파운드

(*역자 주. 4.5kg) 체중 감소, 경미한 복통, 그리고 두통이 있다고 한다. 그녀는 지난 6년 동안 매일 1~2회 대마초를 피워 왔고, 대마초를 피우지 않으면 불안 증상이 악화되기 때문에 2~3일 이상 대마초를 피우지 않은 적이 없었다. 그러나 10일 전, 그녀는 대마초를 끊기로 결심했다. 왜냐하면 늘어난 시간 동안 다수의 과업에 대해 면밀하게 초점을 맞추는 것이 필수로 요구되는 새로운 도전적인 직장에 취업할 예정이기 때문이다. 더욱이, 이 직장에서는 약물에 대한 소변검사도 필수로 요구된다. 지난 한 주에 걸쳐, 그녀는 시무룩해 왔고 남자 친구와 다툼이 있었으며, 게다가 '초조fidgety'해하기까지 했다. 이러한 증상들은 지난 주 다소 개선되었지만, 그녀는 여전히 전날 밤 수면 곤란과 '황당한wild' 꿈 때문에 2일간 조퇴를 해야 했다. 돌이켜 생각할 때, 증상은 그녀가 대마초 사용을 중단한 지 2일 이내에 시작되었다고 말하고 있고, 문제에 대처하려면 대마초가 필요할 것 같다고 걱정하고 있다. 그녀의 중등도 알코올과 카페인 사용 또는 간헐적인 담배 사용에는 변화가 없었다. 그녀는 지난 달 여타의 약물은 사용하지 않았다.

논의

도로시는 자신의 오래된 불안 증상이 재발된 것으로 지각되어 치료를 찾지만, 이번에는 우울증을 동반하고 있다. 다수의 불안과 우울 장애의 전형적인 악화와 완화를 거듭하는 특성을 고려할 때, 그녀의 증상 발현은 단순히 기저의 불안장애가 악화된 것일 수 있다. 그러나 그녀의 증상 발병 시기(매일 하던 대마 사용 중단 직후에 발생함)와 불안과 우울증의 전형적이지 않은 추가 증상 발현(예, 혼란을 초래하는 꿈과 복통)은 이러한 증상들이 사실상 그녀가 새로운 직장을 구하려고 마리화나 사용 중단 직후에 발달된 대마금단(DSM-5, p. 517/567)으로 인한 것임을 나타내고 있다. 그녀의 증상과 대마 사용 사이의 연결고리에 대한 인식 결여는 다음 2가지 요인으로 인한 것 같다. 첫째, 매일 하던 대마 사용 중지가 임상적으로 현저한 금단 증상으로 이어질 수 있다는 사실은 일반적으로 일반인들에게는 실제로 잘 알려져 있지 않다. 대마금단 진단은 2013년 DSM-5에서 처음 소개되었다. 둘째, 도로시가 자신의 마리화나 사용을 자신의 불안에 대한 성공적인 치료방법으로 인식했다는 점에서 마리화나 흡연을 중단한 이후에 그녀의 불안 증상 재발은 금단 증후군의 일부라기보다는 '치료' 중단의 결과일 가능성이 높다.

환각제

환각제[hallucinogens]는 다른 화학적 구조를 지니고 있고, 다른 분자 메커니즘을 수반하고 있을 가능성이 높음에도 불구하고, 사용자에게 있어서 유사한 지각, 기분, 그리고 인지 변화를 유발하는 다양한 물질군으로 구성되어 있다. DSM-5에서 이 약물 부류에는 PCP(및 관련 물질)뿐 아니라 PCP 관련 물질과는 별개의 다른 환각제가 포함되어 있다. 지각, 기분, 그리고 인지에 대한 이러한 물질들의 유사한 효과 외에, PCP와 다른 환각제들은 인간에게 있어서 잘 정의된 금단 증후군이 없다는 이유로 함께 편성되어 있다(PCP와 다른 환각제로부터의 금단은 동물들에게서 발생되었음이 보고되었음).

16.7 펜시클리딘관련장애

펜시클리딘[phencyclidine](PCP 또는 '에인절 더스트/천사 가루[angel dust]'로도 알려져 있음)(*역자 주. 합성 헤로인)에 기인되는 물질관련장애 진단에는 덜 강력하지만, 유사하게 작용하는 화합물(예, 케타민[ketamine], 사이클로헥사민[cyclohexamine], 디조실핀[dizocilpine])인 관련 물질들이 포함된다. 이러한 물질들은 처음에는 1950년대에 해리성 마취약으로 개발되었고 1960년대에 불법약물이 되었다. 낮은 투여량에도 이 물질들은 마음과 신체로부터의 분리감('해리')을 유발하고, 고용량 투여 시 혼미[stupor]와 혼수상태[coma]를 초래한다. PCP의 일차 향정신성 효과는 몇 시간 동안만 지속되지만, 이 약물이 신체에서 완전히 제거되려면 보통 8일이 걸린다. 그러나 취약한 사람들의 경우, 환각 효과는 몇 주 동안 지속되고, 조현병과 유사한 지속적인 정신병적 삽화를 촉발하기도 한다.

펜시클리딘 사용장애[phencyclidine use disorder]의 유병률은 알려지지 않았지만, "인구의 약 2.5%가 펜시클리딘을 사용한 적이 있다고 보고되고 있다"(DSM-5, p. 522/571).

펜시클리딘 중독[phencyclidine intoxication]은 와해성, 혼돈, 환각 또는 망상, 긴장증 유사 증후군, 그리고 혼수상태가 특징이다.

온순한 남성

레오 보이어Leo Boyer(남, 20세)는 자신의 4형제에 의해 밧줄에 묶인 채 병원에 데려져 왔다. 이번이 지난 2년에 걸쳐 그의 7번째 입원으로, 매번 유사한 행동 때문에 입원했다. 그의 형제들 중 하나에 의하면, 레오는 밤늦게 '미친 상태로 집에 와서' 의자를 창문 밖으로 집어 던졌고, 벽에 붙어 있던 가스 히터를 뜯어내고 나서는 도로로 뛰쳐나갔다. 가족들은 곧바로 경찰에 신고를 했고, 신고를 받고 출동한 경찰은 차량 통행이 많은 교차로에서 벌거벗은 채 교통정리를 하던 레오를 즉시 체포했다. 그는 자신을 체포하려는 경찰관을 폭행하고는 도망쳐서 집으로 뛰어 들어와 가족들에게 고함을 지르며 위협했다. 집에 들어오자마자, 그의 형제들이 바로 그를 제압했다.

입원 당시, 레오는 초조해하면서 분노와 공포 사이의 기분을 오가는 것이 관찰되었다. 그는 말이 불분명했고 비틀거리며 걸었다. 입원 후 며칠 동안, 그는 극도로 폭력적이고 와해된 상태가 계속되었다. 그러고 나자, 그의 관해기가 점차 길어지기 시작했고, 여전히 심각한 의심, 거친 표현, 불분명한 말, 꽉 쥔 주먹 등의 증상을 나타내는 갑작스럽고 예측할 수 없는 기간들이 가끔씩 나타났다.

평정을 되찾은 후, 레오는 자신의 폭력적 행동 또는 특이한 방식의 행위("전 온순한 남자예요."라고 말함)에 대해 부인했고, 자신이 어떻게 병원에 왔는지 기억이 나지 않는다고 말했다. 그는 사회적으로 알코올과 마리화나를 사용하고 있다는 사실을 인정했지만, 3년 전 PCP를 실험 삼아 한 차례 사용해 본 적이 있는 것 외에는 PCP 사용한 사실이 없다고 했다. 그럼에도 불구하고, 혈액과 소변 검사 결과 PCP 양성으로 판정되었고, 그의 형제들은 '그가 매일 가루를 흡입'하는 것으로 여기고 있다.

그의 가족들에 의하면, 레오는 약 3년 전까지는 완벽할 정도로 정상이었다. 그는 학교에서 평균 이상의 성적을 올리고 있었고, 시간제 일을 하고 있었으며, 여자 친구도 있었다. 또한 성격이 밝고 활달했다. 그러고 나서, 17세 때 그는 첫 정서 장해 삽화를 겪었다. 이 장해는 매우 갑작스럽게 발병되었는데, 현재 삽화와 유사한 증상을 동반했다. 그는 단기간 내에 첫 번째 삽화로부터 완전히 회복되어 다시 등교할 수 있었고, 그렇게 고등학교를 졸업했다. 그러나 그 이후에 이어진 삽화들로부터의 개선은 점점 더 낙관적이지 못했다.

현재 입원한 지 3주 후, 환자는 시무룩한 상태에서 눈치를 살핀다. 그러다가 갑자기 자신에 의해 촉발된 아주 사소한 정도의, 자신을 존중하지 않는 것 같은 행위에 대해 잽싸게 빈정대는 말을 던졌다. 그는 대체로 말이 없고 다른 사람들로부터 고립되어 있지만, 쉽게 격분하기도 한다. 그의 가족들은 "이것이 그가 얻을 수 있는 최적의 상태입니다."라면서, 그가 기저선 기능으로 회복된 것이라고 알려 준다.

논의

레오의 입원은 PCP의 중추신경계에 대한 급성 효과(폭력, 괴이하고 와해된 행동, 정신운동 초조, 정서적 불안정성, 불분명한 말, 그리고 운동실조^ataxia^)에 의해 이루어졌다. 이는 펜시클리딘 중독(DSM-5, p. 527/578)의 전형적인 임상상이다.

이 외에도, 레오는 PCP의 주기적인 사용 과거력이 있어서 다수의 유사한 문제행동 삽화를 초래해 왔다. 이 환자는 근무할 것으로 기대되는 때에도 자주 약물에 중독된 상태에 있고("레오는 매일 가루를 흡입하고 있어요."라는 형의 보고), PCP 효과로부터 회복하기 위해 많은 시간을 소모하고 있으며, 다시금 계속해서 자신에게 문제를 초래한다는 사실을 알고 있음에도 불구하고 PCP 사용을 계속하고 있고, 중요한 사회적·직업적 활동(즉, 집 주변을 맴돌며 일을 하지 않음)을 포기해 왔다. 이러한 행동은 펜시클리딘 사용장애(DSM-5, pp. 520/569-570) 진단을 추가로 내려야 함을 나타내고 있다.

16.8 기타 흡입제관련장애

PCP, 그리고 PCP 관련 물질과 구별되는 기타 환각제로는 ① 페닐알키라민^phenylalkylamines^(예, 메스칼린^mescaline^)과 MDMA, ② 실로시빈^psilocybin^(200여 종의 버섯에서 발견됨)과 디메틸트립타민^dimethyltryptamine^(DMT)을 비롯한 인돌아민^indoleamines^, 그리고 ③ 에르골린^ergolines^(예, 리세르그산 디에틸아미드^lysergic acid diethylamide^[LSD]와 나팔꽃씨^morning glory seeds^)이 있다. 대마와 대마의 활성 화합물 THC는 지각 장해를 초래할 수 있지만, 이는 이 약물의 다른 심리적·행동적 효과에 있어서 현저한 차이 때문에 DSM-5에서는 환각제 약물 부류의 일부로 간주되지 않는다.

효과의 지속기간은 환각제 유형에 따라 다양하다. 사용 및/또는 효과로부터의 회복이 몇 시간에서 며칠까지 지속될 정도로 지속기간이 긴 환각제(즉, LSD, MDMA)가 있는가 하면, 작용기간이 짧은 환각제(예, DMT)도 있다. MDMA는 환각제 및 자극제 성분에 기인하는 독특한 효과를 지니고 있다. 기타 환각제사용장애는 가장 드문 물질사용장애 중 하나다. 12개월 유병률은 미국 내의 12~17세가 0.5%, 18세 이상의 성인이 0.1%로 추산된다. 기타 환각제 중독에는 불안 또는 우울증, 관계사고, '미치는 것'에 대한 공포, 편집성 사고, 그리고 손상된 판단력 발달이 포함된다.

환각제 지속성 지각장애hallucinogen persisting perception disorder는 개인이 약물에 취하지 않은 기간 동안 과거에 환각제의 영향하에 있었을 때 경험했던 유형의 지각 장해를 재경험하는 상태다. 이는 거의 모든 다른 물질/치료약물로 유발된 정신장애들과는 대조적이어서, 물질이 신체에 남아 있지 않게 되면 결국 해소된다. 대부분의 경우, 지각 장해는 시각에 있어서의 문제, 기하학적 환각, 주변 시야에서의 잘못된 운동 지각, 색채의 섬광, 강렬한 색감, 또는 물체 주위의 후광 같은 현상이 특징이다. 이러한 시각 장해가 삽화성인 사람들이 있는가 하면, 거의 지속적이고 수 주, 수개월, 또는 수년간 지속되는 사람들도 있다. 어떤 경우에도, 이 진단은 시각 장해가 고통 또는 기능 손상을 초래하는 경우에 한해서 내려진다. 이 상태는 주로 LSD 사용 후에 발생하지만, 이 장애의 발달과 LSD 사용 빈도수 사이에는 높은 상관관계가 있는 것 같지는 않고, 다만 이 장애가 환각제에 최소 노출만으로 발생한 예들이 있을 뿐이다. 환각제를 사용하는 사람들에게 있어서 환각제 지속성 지각장애의 유병률은 약 4%로 추산된다.

공기를 본 남자

제임스 반 도프James Van Dorf(남, 21세, 대학생)는 "공기가 보인다."라고 호소하며 클리닉을 찾았다. 이러한 시각적 장해는 중추시야와 말초시야에서 셀 수 없을 정도로 너무 많은 흰색 반점에 대한 지각으로 이루어진다. 이들은 계속해서 나타나고, 환자의 시야를 통과할 때 남은 움직이는 물체 자극에 대한 지각이 동반된다는 점에서, 예컨대 하키 경기 관람이 어렵다. 왜냐하면 밝은 색상의 옷을 입은 선수들이 한 번에 수 초 동안 백색 얼음판에 대해 그 자체적인 기다란 이미지의 줄무늬를 남기기 때문이다. 제임스 역시 보통 자신의 주변 시야에 있는 고정된 물체가 움직이는 것처럼 보이는 잘못된 지각, 물체 주변의 후광, 그리고 긍정적 · 부정적 잔상에 대해 설명했다.

다른 증상으로는 경도 우울증, 매일 발생하는 양쪽 관자뼈 두통, 그리고 지난 1년간의 집중력 상실이 포함된다.

이러한 시각 증후군은 지난 3개월 이내에 3차례 별개 상황에서 환각성분 약물인 LSD 실험을 해 본 후에 점차 모습을 드러냈다. 그는 약물 경험으로부터 일종의 '뇌손상'이 진행되고 있을 것에 대한 두려움이 있었다. 그는 어떤 다른 작용제(예, 암페타민, PCP, 또는 마취제)를 사용하지 않고 있고, 알코올을 과도하게 마시지 않고 있다고 한다. 그는 17세 때 7개월 동안 일주일에 2회 마리화나를 피웠다.

제임스는 안과 의사 2명에게 진료를 받았는데, 두 명의 의사 모두 흰색 반점들이 유리체 부유물vitreous floaters('반점'에 대한 지각을 초래할 수 있는 유리체에 떠다니는 진단적으로 유의하지 않은 미립자 물질—즉, 안구의 수정체와 망막 사이의 투명한 젤)이 아니라는 사실을 확증해 주었다. 신경과 전문의의 검사 결과 역시 음성임을 입증했다.

논의

제임스는 자신이 환각제 LSD에 중독되었을 때 경험했던 것과 유사한 것 같은 다양한 시각 장해를 겪고 있다. 환각제 사용을 중단한 지 오랜 시간이 지난 후에 발생하는 경도 및 일시적 지각 장해는 흔하다. 이 환자의 경우처럼, 지각 장해가 현저한 고통을 초래할 정도로 충분히 심각한 경우, 이는 환각제 지속성 지각장애hallucinogen persisting perception disorder(DSM-5, p. 531/581)라 불린다. 보통 이러한 지각 장해는 불과 몇 초 동안 지속된다. 더욱 드물게는 이 환자의 경우처럼, 오랜 기간 동안 온종일 겪게 되기도 한다. 이러한 증상들은 흔히 어두운 환경에서 나가거나 대마 사용에 의해 촉발된다.

16.9 아편계관련장애

아편계opioids는 통증 치료를 위한 진통제, 마취약, 지사제, 또는 기침 억제제로 처방된다. 아편계로는 천연 아편계(예, 모르핀), 반합성제(예, 헤로인), 그리고 모르핀 유사 작용이 있는 합성물(예, 코데인codeine, 하이드로모르폰hydromorphone, 메타돈methadone, 옥시코돈oxycodone, 메페리딘meperidine, 펜타닐fentanyl)이 있다. 아편계 작용제 효과(즉, 이 약물들은 다행감을 유발하는 수용체를 활성화시킴)와 길항제 효과(즉, 이 약물들은 작용제 작용을 차단하여 치료에 유용함) 둘 다 지니고 있는 펜타조신pentazocine과 부프레노르핀buprenorphine 같은 치료약물 역시 이 부류에 속한다. 왜냐하면 특히 낮은 투여량에도 이러한 작용제 성분은 이 부류의 다른 치료약물들과 유사한 효과(예, 다행감)를 유발하기 때문이다.

아편계사용장애opioid use disorder에는 전적으로 여가 목적으로 사용되거나(즉, 정당한 의료적 목적이 아닌), 아편계 치료가 필수로 요구되는 의학적 상태가 발현된다면, 그 의학적 상태에 실제로 요구되는 양을 훨씬 초과하는 양(예, 통증 완화를 위해 아편계 진통제를 처방받은 사람이 지속적인 통증으로 인한 것보다는 취하기 위해 처방전보다 현저하게 많은 양의 약물을 사용함)의 강박적이고 장기적인 자가투여를 반영하는 징후와 증상들이 포함된다. 아편계는 보통 불법시장에서 거래되지만, 의학적 문제를 위조 또는 과장하거나 다수의 의사를 찾아 다수의 동시 처방을 받음으로써 의사들에게서 구하기도 한다.

아편계사용장애가 있는 대부분의 사람은 현저한 수준의 내성을 지니고 있어서 갑작스러운 중단 시 금단을 경험할 것이다. 아편계 중독은 동공 수축, 졸림('고개 끄덕임'으로 묘사됨)을 동반하는데, 이는 불분명한 말, 주의력 또는 기억 손상, 그리고 혼수상태로 진행된다. 아편계 금단은 동공산대, 불안, 좌불안석, 과민성, 그리고 통증에 대한 민감성 증가 등, 중독과 반대되는 증상이 특징이다.

아편계사용장애의 12개월 유병률은 일반 지역 인구에서 18세 이상의 성인이 약 0.4%인데, 이 비율은 아편계사용장애가 있는 사람들의 많은 수가 감금되어 있다는 점에서 저평가되었을 가능성이 있다. DSM-5(p. 543/594)에 언급된 것처럼, "아편계사용장애는 어떤 연령에서든지 시작될 수 있지만, 아편계 사용과 연관된 문제는 매우 흔히 10대 후반 또는 20대 초반에 처음 관찰된다. 아편계사용장애가 발달되고 나면, 이는 단기간의 절제가 빈번하지만 보통 여러 해에 걸쳐 지속된다."

기침약

스콧 라그랑쥬Scott LaGrange(남, 42세)는 홍보회사의 간부로, 외과 의사에 의해 정신의학적 진찰에 의뢰되었다. 외과 의사는 라그랑쥬 씨가 다량의 코데인 성분이 함유된 기침약을 방문객을 통해 병원에 몰래 들여온 사실을 알게 되었다. 이 환자는 20년 동안 아주 심한 정도로 담배를 피워 왔고, 만성적으로 캑캑거리는 기침을 해 오고 있었다. 그는 병원에 와서 탈장수술을 받았는데, 기침할 때 절개되었던 부위의 통증을 견디기 힘들어했다.

5년 전에 받은 수술로 의사는 당시 절개 부위의 통증 완화를 돕기 위해 코데인을 처방해 주었다. 그러나 그 사이의 5년 동안 라그랑쥬 씨는 그 알약(한 알에 코데인 5mg이 함유되어 있음)을 계속해서 사용했고, 점차 복용량을 늘려서 하루에 60~90알까지 늘렸다. 그는 자신이 흔히 "이 알약을 한 줌 쥐어서 털어넣는데, 느낌은 썩 좋지는 않아요. 무슨 말인지 아시죠, 그럭저럭 지내기 위해서죠."라고 말했다. 그는 상당한 시간과 노력을 들여서 구축해 놓은 의사와 약사들로 구성된 서클을 일주일에 적어도 3차례 돌면서 새로운 알약을 조달하곤 했다. 그는 코데인 사용을 중단하기 위해 여러 차례 노력했지만 헛수고였다. 이 기간 동안 그는 해이해진 근로 습관 때문에 2차례나 직장을 잃었고, 11년간 함께 살아온 아내에 의해 이혼당하기까지 했다.

논의

라그랑쥬 씨의 아편계 사용은 수술 후 통증 완화의 맥락에서 시작되었지만, 여러 해에 걸쳐 문제가 있는 사용 패턴으로 이어졌다. 물질을 조달하는 데에 상당한 시간 소모, 사용량 감소를 위한 노력의 반복적 실패, 내성(바라는 효과를 얻기 위해 필요한 복용량이 현저하게 증가함[하루에 60~90알을 복용하고 있음]), 그리고 금단 증상을 피하기 위한 물질 사용 등, 이 모두는 아편계사용장애(DSM-5, p. 541/592)를 나타내고 있다.

흡입제 및 기타 약물

이 절에는 2가지 DSM-5 약물 부류(흡입제관련장애와 기타 물질관련장애)가 포함되어 있다. 흡입제관련장애 군에는 글루, 연료, 페인트, 그리고 기타 휘발성 화합물로부터의 휘발성 탄화수소 사용이 포함된다. 아산화질소나 아밀amyl, 부틸butyl, 또는 질산 이소부틸isobutyl nitrates('팝퍼스poppers/아질산아밀') 흡입으로 야기되는 장애는 기타 물질사용장애로 간주된다. 기타 물질사용 및 관련 장애 진단부류 역시 동화스테로이드, 비스테로이드성 소염제, 코르티솔, 항파킨슨병 치료약물, 항히스타민제, 빈랑나무 열매betel nut(여러 문화권에서 경도 다행감과 떠다니는 느낌 유발을 위해 씹음), 카바kava(*역자 주. 남태평양 폴리네시아산 후추나무속의 관목이며, 그 뿌리로 만든 마취성 음료로, 진정 작용, 불협응성, 체중 소실, 경도 간염, 그리고 폐 이상을 유발함), 그리고 자극제 효과를 유발하는 카티논cathinones(카khât 식물 제제와 합성 화학물 유도체 포함) 사용이 포함된다.

16.10 흡입제관련장애

고양감에 취하기 위해 흡입제[inhalants]를 사용하는 사람들은 가솔린, 글루, 시너/페인트 희석제, 그리고 분무용 페인트 같은 물질에서 추출되는 지방족 및 방향족 탄화수소를 흡입한다. 활성 성분으로는 톨루엔, 벤젠, 아세톤, 4-염화에틸렌, 그리고 메탄올이 있다. 휘발성 탄화수소 사용은 신경행동적 기능을 손상시키고 다양한 신경학적, 위장, 심혈관계, 그리고 폐 문제를 초래할 수 있다. 고유의 독성 때문에 부탄이나 프로탄 사용은 드물지 않게 치명적이다. 더욱이, 흡입된 휘발성 탄화수소는 심부정맥으로 '흡입 급사[sudden sniffing death]'를 유발할 수 있다. 치명적인 상황은 첫 흡입제 노출로도 발생할 수 있고 투여량과 무관할 수 있다.

흡입제 중독은 의도된 또는 비의도된 휘발성 탄화수소 물질 흡입 동안 또는 직후에 발달된다. 전형적으로, 중독은 노출 종료 후 몇 분에서 몇 시간 이내에 해소된다. 따라서 흡입제 중독은 보통 재발된 단기 삽화 중 발생한다.

12~17세 미국인의 약 0.4%가 지난 12개월에 있어서 흡입제사용장애[inhalant use disorder]가 있다. 유병률은 18~29세 미국인들 사이에서 약 0.1%로 떨어지고, 18세 이상의 미국인 전체를 대상으로 하는 경우에는 0.02%에 불과하다. 여성들에게서는 거의 발생하지 않는다. 13세 미국인 아동의 약 10%가 적어도 한 번은 흡입제를 사용해 봤다고 보고하고 있고, 이 비율은 17세까지 안정 상태를 유지한다. 흡입제사용장애로 진행되는 12~17세 청소년들은 다수의 다른 물질사용장애와 품행장애 같은 다수의 다른 문제를 나타내는 경향이 있다.

화학을 통한 생활개선

대니 렉스[Danny Legs](남, 17세)는 일요일 새벽 3시, 그의 형 로이[Roy]에 의해 응급실로 데려져 왔다. 데이트를 마치고 집에 돌아오자마자, 로이는 부모의 집 지하실 구석 주위에서 비틀거리며 울면서 "모든 것이 희미하고 두 개로 보여."라고 중얼거리고 있는 대니를 발견했다. 로이는 병원으로 향하던 도중에 동생이 자신에게 욕을 했다고 한다. 그는 대니가 술을 마시고 담배와 마리화나를 피우지만, 어떤 다른 약물을 하고 있는지는 모른다고 한다.

검진을 맡은 의사는 대니가 귀걸이를 착용하고 있고, '화학을 통한 생활개선[Better Living Through Chemistry]'이라는 문구가 새겨진 티셔츠를 입고 있다고 기록한다. 그의 목 주위에 걸린

목걸이에는 코크 스푼coke spoon(*역자 주. 코카인을 표면에서 코로 떠 넣을 때 사용되는 숟가락)이 그의 셔츠 밖으로 나와 있다. 그의 호흡에는 유기용제를 암시하는 냄새가 난다. 그의 입과 코에는 대칭적으로 생긴 빨간 뾰루지가 있다. 그의 동공은 대칭적이고 빛에 반응적이지만, 눈의 흰자위는 현저하게 핏발이 서려 있다. 면밀한 검사 결과, 두 콧구멍 바로 안쪽에 투명한 점액질이 노출되어 있다.

대니에 대한 문진이 진행되는 동안, 의사는 이 환자의 주의집중 시간이 극도로 짧다고 적는다. 그의 태도는 냉담하고 무관심해 보이다가도, 순간 적대적이고 폭력적으로 변하기도 한다. 신경학적 검사 결과, 국소적인 신경학적 손상의 징후는 없는 것으로 판명된다. 대니는 불분명한 말과 불안정하고 비틀거리는 걸음걸이로 볼 때 중독 상태인 것으로 보인다. 대니의 반사작용은 양측 모두 침체되어 있고, 근육 강도는 일반적으로 저하되어 있으며, 의도적 떨림(펼쳐질 때에 한해서 나타나는 손 떨림)과 수평 · 수직 안구진탕증nystagmus(불수의적 급속 안구운동)이 있다. 구강 및 인두 점막pharyngeal mucosa(입과 목구멍 뒤편에 있는 조직)에 대한 검사 결과, 널리 퍼져 있는 염증이 관찰되었다. 수차례 검사가 진행되는 동안, 대니는 자리를 뜨려고 했고, 한 번은 반사망치reflex hammer를 들더니 의사를 검사하기 시작한다. 이 외에 신체검진 결과는 특이한 점이 없다.

45분에 걸쳐 검사가 진행되는 동안, 대니는 자신의 흐릿한 시각과 복시가 사라졌다고 말한다. 이 기간 동안 그의 반사작용은 더욱 활력이 생긴 것으로 관찰되었다. 이러한 변화에도 불구하고, 대니의 정동은 계속해서 냉담성과 적대성 사이를 오가고 있다.

약물 독소검사를 위해 소변 샘플이 수집되고, 정신과 의사가 잠시 다른 일을 보는 동안 대니는 대기실에서 잠시 기다리게 된다. 대니는 잠시 기다리다가 의학적 조언을 무시하고 병원 문을 나선다. 그의 부모와의 접촉 시도는 한 번도 성공한 적이 없다. 그 후, 소변 약물 독소검사 결과, 방향족 흡입제 성분이 검출된다.

논의

로이는 자신의 남동생이 마리화나와 알코올만 사용하고 있다지만, 의사는 대니의 호흡에서 유기용제 냄새를 맡게 되고, 코와 입 주변에 뾰루지를 목격하게 되어 그가 휘발성 물질(예, 가솔린, 글루, 페인트, 또는 페인트 희석제) 흡입을 통해 중독된 상태인지에 대해 궁금해한다. 대니가 휘발성 흡입제의 영향하에 있다는 의사의 의심은 소변약물검사에 의해 확인된다.

방향족 물질을 흡입하는 사람들은 때로 이 물질에 헝겊을 적셔서, 헝겊을 입과 코에 대고는 증기 상태로 호흡한다. 대안적으로, 이들은 용기 또는 에어로졸로부터 직접 물질을 흡입한다. 흡입제는 빠른 속도로 폐와 혈류에 유입되어 급성 중독 상태를 유발한다. 대니의 시각 증상, 불분명한 말, 불안정한 걸음걸이, 무기력, 침체된 반사작용, 떨림, 그리고 근육 위약감은 휘발성 흡입제 중독의 특징이다. DSM-5의 흡입제 중독(DSM-5, p. 538/589) 진단은 이러한 증상들이 부적응적 행동 변화(예, 이 사례에서처럼 냉담성과 함께 들쭉날쭉 하는 적대성)를 동반하지 않을 때 내려진다.

재발성 흡입제 중독 중 가장 심각한 합병증은 고도일 때 물질로 유발된 주요신경인지장애의 형태를 띠는 뇌손상이다. 현재의 인지 손상 증상(즉, 극도로 짧은 주의집중 시간)이 약물 중독의 급성 효과로 인한 것이라는 점에서, 대니의 사례에서는 이러한 증상 중 일부가 초기의 흡입제로 유발된 경도신경인지장애, 지속형을 나타내고 있는지 파악하는 것은 가능하지 않다.

16.11 도박장애

도박gambling에는 가치가 더 큰 것을 얻으려는 희망으로 가치 있는 것을 위험에 빠뜨리는 것이 수반된다. 여러 문화권에서 사람들은 게임과 행사 때 도박을 하며, 대부분은 아무런 문제없이 이루어진다. 그러나 일부 사람은 자신들의 도박행동에 대해 통제력을 상실함으로써 개인, 가족, 학업, 또는 직업적 추구에 지장을 초래한다.

도박장애gambling disorder를 발달시키는 일부 사람은 도박에 집착하게 되는데, 예를 들면 과거의 도박 경험을 되살리거나 다음 도박 모험 계획에 많은 시간을 소모하게 된다. 이러한 사람들의 대부분은 돈보다는 흥분감을 위해 도박을 한다고 보고한다. 또한 이들은 계속해서 동일한 스릴을 맛보기 위해 점점 더 큰 액수의 판돈을 걸고 도박을 할 필요를 느끼게 되는 내성 같은 임상상을 발달시킨다. 이들은 흔히 반복적인 도박 통제, 감소, 또는 중단 노력에도 불구하고 계속해서 도박을 한다. 물질사용장애의 금단 현상과 유사하게 도박 감소 또는 중단 시도는 도박장애가 있는 사람들을 안절부절못하게 하거나 과민성을 초래한다. 다수의 사람이 고통을 느낄 때 문제로부터 도피 수단 또는 불쾌 기분 해소를 위해 도박을 한다. 흔히 '손실을 좇는chasing one's losses' 패턴이 발달되어, 개인은 이전의 도박 경험에서 잃은 돈을 되찾기 위해 도박의 필요성이 절실해진다. 사람들은 가족, 치료자, 또는 타인들에게 자신들이 도박에 소모한 시간 또는 돈의 액수를 감추거나, 도박에 필요한 돈을 구하기 위해 저지른 위조, 절도, 또는 횡령 같은 불법행위를 은폐하기 위해 거짓말을 일삼는다. 흔히, 이러한 사람들은 도박 때문에 중요한 관계, 직장, 또는 교육 기회를 위태롭게 하거나 잃게 된다. 사람들은 또한 도박에 의해 초래된 절박한 재정 상황에 대해 가족 또는 타인들에게 도움을 구하는 '긴급 구제bailout' 행동에 참여하게 된다.

일반 인구에서 지난 1년간 도박장애 유병률은 약 0.2~0.3%로, 평생 유병률은 약 0.4~1.0%다. 여성의 평생 도박장애 유병률은 약 0.2%이고, 남성은 약 0.6%다. 일반적으로, 도박장애는 여러 해에 걸쳐 발달되는데, 남성보다 여성에게서 더 급속히 진행된다.

고리대금업자

스티븐 도슨Steven Dawson(남, 48세)은 변호사로, 구금 상태에서 형 선고를 기다리는 중에 면담하게 되었다. 그는 자신이 근무하는 로펌의 공금을 유용한 혐의로 구속되었는데, 도박에서 '큰돈을 따서big win' 그 돈을 완전히 갚으려고 했다고 진술했다. 그는 심한 굴욕감이 들고 자신의 행동에 대해 뉘우치는 것처럼 보였지만, 이전에도 회사 자금을 사취한 혐의로 거의 구속될 뻔한 과거력이 있었다. 그의 아버지는 이전의 재정적인 어려움으로부터 그를 구제하기 위해 자금을 제공한 적이 있지만, 이번에는 도움 제공을 거절했다. 도슨 씨는 자신의 로펌으로부터 압력을 받아 사직해야만 했다. 그는 지금까지 직장에서 성실하고 효과적으로 일해 왔기 때문에 이러한 일은 그에게 심한 고통을 안겨 주는 것 같았지만, 그는 점점 더 많은 근무시간을 도박에 할애해 오고 있었다.

도슨 씨는 여러 해 동안 경마 도박을 해 왔다. 그는 신문에서 전날의 경마 결과를 확인하느라 매일같이 여러 시간을 보냈다. 그는 최근에 큰돈을 잃었고, 자신의 내기 돈 액수를 올려서 손실분을 메우기 위해 불법대출에 의존했다. 그는 현재 고리대금업자로부터 빌린 돈을 갚으라는 압력을 받고 있다. 그는 '고리대금업자'의 협박이 너무 두렵고, 집중하거나 잠을 이룰 수 없어서, 이러한 불법 채무를 갚기 위해 돈을 횡령했다고 말했다. 그는 자신의 친구들과 부인으로부터 돈을 빌린 이후, 이들과 문제가 생겼다는 사실을 인정했다. 그의 친구들은 현재 멀어졌고, 도박을 하지 않겠다는 그의 반복되는 약속에 대해 더 이상 신뢰하지 않았기 때문에 이들은 그에게 정서적 지지를 거의 제공하지 않았다. 그의 부인은 그를 떠나기로 결정해서, 현재는 그녀의 부모와 함께 생활하고 있다.

면담이 진행되는 동안, 도슨 씨는 긴장된 상태에서 안절부절못하면서, 때로 벌떡 일어서서 서성거렸다. 그는 자신에게 십이지장 궤양이 갑자기 재발되었다고 말했다. 그는 면담이 진행되는 내내 다소 울먹였다. 그는 자신이 도박에서 비롯된 문제를 깨달았지만, 여전히 도박에 대한 강한 충동이 있다고 말했다.

논의

도슨 씨는 도박에 집착하고 있는데, 이는 횡령과 채무불이행으로 인한 법적 구속과 결혼생활 파경으로 이어졌다. 도박에서 돈을 잃은 후, 그는 다시 도박을 하기 위해 더 많은 돈을 빌린다. 그는 도박 때문에 관계를 파괴했고, 급기야 직장까지 잃었다. 그는 자신의 도박 습관을 지지하는 다른 사람들에게 의지하고 있다. 이러한 모든 양상은 명백히 여가용 도박의 범위를 넘어서고 있고, 행동 중독의 일종인 도박장애(DSM-5, p. 585/639)를 나타내고 있다.

도슨 씨는 반사회적 행동에 참여한 적이 있지만, 반사회적 행동은 도박 채무를 청산하기 위해 돈을 구하기 위한 시도를 하는 것에 국한되고, 그의 도박과 연관된 것 말고는 아동기 반사회적 행동의 과거력이나 손상된 직업적 및 대인관계 기능의 증거도 없다는 점에서 반사회성 성격장애(18.5절 참조) 진단은 적절하지 않다.

Chapter 17

신경인지장애

신경인지장애neurocognitive disorders는 이전에 획득된 기능수준으로부터의 저하를 나타내는 후천성 인지기능의 결함이 특징이다. 이러한 후천성 저하는 출생 또는 생애 초기부터 발현되어 온 지적장애(1.1절 참조) 같은 신경발달장애에서의 인지 결손과는 대조적이다. 인지 결손은 여러 정신장애(예, 조현병, 양극성 및 관련 장애, 주요우울장애)에서 나타나지만, 핵심적 특징이 인지 장해인 장애들만 DSM-5의 신경인지장애 진단부류에 수록되어 있다.

DSM-5의 신경인지장애에서 영향을 받는 인지 영역은 다음과 같다.

1. **복합적 주의**: 이 결함으로는 특정 과업에 대한 주의 지속, 2가지 이상의 과업 사이의 주의 분리, 또는 외부 자극과 주의를 흩뜨리는 일을 걸러 내는 동안 한 가지 과업에 대한 선별적 집중에의 문제가 수반된다. 복합적 주의complex attention에 결함이 있는 사람들은 다수의 자극(예, TV, 라디오, 대화)이 동반되는 환경에서의 기능 곤란, 새로운 정보(예, 방금 일러 준 전화번호 기억 또는 방금 들은 내용 보고) 보유 곤란, 또는 암산 불능 증상을 나타낸다. 이러한 주의 문제로 인해 모든 정신기능은 평상시보다 수행시간이 더 길어서 인지 속도가 일반적으로 느려진다.
2. **집행기능**: 이 결함에는 계획 또는 의사결정 곤란, 작업기억 문제(기억된 정보 보유 및 작동 불능), 피드백/오류 활용 곤란(문제해결 능력 신장을 위한 피드백으로부터의 이득 습득 불능), 그리고 정신 유연성 문제(개념 간의 이동 불능)가 포함된다. 집행기능executive function 결함이 있는 사람들은 더 이상 활동의 각 부분에 대한 우선순위를 정할 수 없기 때문에 과업의 계획과 순서대로 진행할 수 있는 능력을 상실한다. 그러므로 이러한 사람들은 일상생활의 중요한 활동(즉, 기본 기능에 필요한 것은 아니지만, 집안일 수행 또는 식사와 준비 같이 개인이 독립적인 생활을 가능하게 하는 활동) 계획 또는 의사결정을 위해 다른 사람들에게 의존할 필요가 있다.

3. **학습과 기억**: 이 결함에는 ① 즉시기억immediate memory(예, 일련의 수 또는 단어 목록을 즉각적 반복 불능), ② 최근 기억recent memory(예, 자유 회상free recall—몇 분 후, 단어 목록 또는 이야기 요소들에 대한 자유로운 회상 불능—또는 단서 회상cued recall—단서(예, "단어 목록에 있었던 모든 음식을 말해 보세요.")가 주어진 이후조차 단어 목록 또는 이야기 요소들에 대한 회상 불능, 그리고 ③ 어의 기억(즉, 사실에 대한 기억), 자전적 기억(즉, 개인적 사건 또는 사람들에 대한 기억), 또는 절차 학습에 대한 기억(즉, 과업수행 방법) 등의 장기기억very-long-term memory이 수반될 수 있다. 기억과 학습에 결함이 있는 사람들은 대화에서 말의 반복, 쇼핑 중 짧은 물품 목록 파악 불능, 그리고 임박한 과업에 대한 잦은 암시를 필요로 한다.
4. **언어**: 이 결함에는 표현성 언어(물건 이름 말하기와 단어 찾기, 말의 유창성, 그리고 문법과 구문 문제) 또는 수용성 언어(언어적 지시 이행, 이야기 이해, 또는 비유 언어 이해 문제)가 수반된다.
5. **지각-운동**: 이 결함에는 시지각 문제(예, 얼굴 인식 불능), 시각구조상 문제(예, 도형 그리기나 모사 또는 블록 조립 문제), 실인증agnosia(예, 친숙한 물건의 용도 인식 문제), 그리고 운동불능증apraxia(예, 이전에 학습된 운동 실행능력 문제)이 포함된다. 지각운동 결함이 있는 사람들은 이전에 친숙했던 활동(예, 도구 사용 또는 자동차 운전)에 대해 현저한 어려움이 있다.
6. **사회인지**: 이 결함에는 다른 사람들의 정서 인식 문제와 다른 사람들의 사고, 욕구, 그리고 의도 고려 불능이 포함된다. 예를 들면, 단정한 복장 또는 대화의 정치, 종교, 또는 성적 주제에 대한 사회적 표준에 대한 무감각하거나, 집단의 무관심 또는 직접적인 피드백에도 불구하고 지나치게 한 가지 주제에 초점을 맞추는 것이다.

DSM-5에는 신경인지장애를 구성하는 3가지 인지 증후군(즉, 함께 발생하는 증상군)이 있다. 즉, ① 섬망, ② 주요신경인지장애, 그리고 ③ 경도신경인지장애(〈표 17-1〉의 특징적 양상 참조)다. DSM-5 신경인지장애 진단의 첫 단계는 이 3가지 인지증후군 중 어떤 것이 발현되고 있는지를 결정하는 것이다. 섬망delirium은 주의와 인식의 변동성 장해의 급성 발병이 특징인 별개의 증후군이다. 섬망은 정의상 증상 심각도가 하루의 경과 동안 변동이 있다는 점에서 주요 또는 경도 신경인지장애 구분과는 별개의 장애다. 주요 및 경도 신경인지장애는 신경인지 기능부전의 연속선상에서 다소 고도 범주들을 나타낸다. 주요신경인지장애는 한 가지 이상의 인지 영역에서 개인의 일상생활에서의 독립을 현저하게 저해할 정도로 심각한 저하로 정의된다. 경도신경인지장애에는 개인의 일상생활에서의 독립능력을 현저하게 저해할 만큼은 심각하지 않은, 보다 경미한 정도의 저하가 수반된다.

〈표 17-1〉 신경인지증후군의 특징

장애	주요 특징
□ 섬망	• 주의와 인식 장해 • 단기간에 걸쳐 발달되고 하루 경과 동안 변동하는 경향이 있음 • 다른 인지 장해가 필수로 요구됨(예, 기억 결손, 와해성, 언어, 시공간 능력, 또는 지각)
□ 주요신경인지장애	• 이전의 수행 수준으로부터의 현저한 인지 저하 • 결함이 일상생활에서의 독립을 저해함
□ 경도신경인지장애	• 인지검사에서 이전의 수행수준으로부터의 경미한 인지 저하 • 결함이 독립 능력을 저해하지 않음

일단 (섬망에 대한) 증상 패턴과 경과 또는 심각도를 기초로 적절한 신경인지증후군 진단이 내려지면, 신경인지증후군의 병인이 결정되어야 한다. 신경인지증후군은 다양한 의학적 상태(예, 알츠하이머병, 두부외상, HIV 감염, 대사 장해) 중 한 가지 또는 물질이나 치료약물의 직접적인 효과에 의해 초래될 수 있다. 적절한 DSM-5 진단은 증후군 명칭과 병인을 결합시킴으로써 이루어진다. 예를 들면, 개인이 간부전의 대사효과에 의해 초래된 섬망 증후군을 나타낸다면, DSM-5 진단은 간성 뇌질환hepatic encephalopathy으로 인한 섬망이 될 것이다.

17.1 섬망

섬망delirium 증후군은 단기간(보통 몇 시간에서 며칠)에 걸쳐 발달되고, 개인의 기초선 주의와 인식으로부터 변화를 나타내는 주의와 인식 장해(때로 '흐린 의식clouding of consciousness'으로도 불림)가 특징이다. 섬망의 특징은 하루 경과에 걸쳐 심각도의 변동 경향성으로, 흔히 보통 외부 지향적 자극이 감소되는 저녁과 야간에는 악화된다. 주의 장해attentional disturbance는 "주의의 방향설정, 초점, 유지, 그리고 이동능력 저하"(DSM-5, p. 596/650)로 나타난다. 개인의 주의가 산만하기 때문에 질문은 반복해서 던져야 한다. 그렇지 않으면, 개인은 적절히 다음 질문으로 주의를 이동하기보다는 이전 질문에 대한 답변을 집요하게 되풀이할 수 있기 때문이다. 이러한 문제가 있는 사람들의 인식 장해는 자신들이 현재 있는 위치, 현재 시간 또는 요일, 그리고 때로 가족 구성원으로서의 자기 자신 또는 다른 사람들에 대한 지남력을 상실한 증상으로 나타난다.

주의attention와 인식awareness 문제는 기억과 학습(특별히 최근의 기억) 손상, 말하기 또는 언어 이해력 변화, 그리고 자극에 대한 오해(착각) 또는 노골적인 환각이 포함되기도 하는 지각 장해(보통 시각 장해)를 비롯한 다른 인지 장해와 동반되어 나타난다. 섬망 증후군은 기저의 의학적 상태, 치료약물이나 물질 사용, 또는 이러한 요인들의 결합된 상태로부터 초래된다. 가장 흔한 원인으로는 치료약물 사용, 특히 항콜린제 치료약물, 알코올 또는 향정신성 약물 중독이나 금단, 탈수, 그리고 감염(예, 폐렴과 패혈증septicemia[혈액 감염])을 들 수 있다. 여러 다른 의학적 상태 역시 섬망을 초래할 수 있다(예, 뇌졸중, 두부외상, 내분비 장애[쿠싱 증후군Cushing's syndrome과 갑상선기능항진증], 그리고 대사이상[용액 및 전해질 이상과 간이나 신장 부전에 의해 초래되는 상태]).

DSM-5 섬망 진단에는 추정되는 원인 명시가 필수로 요구된다. 왜냐하면 섬망 치료에는 원인 교정이 필수로 요구되기 때문이다. 섬망의 다양한 원인을 고려할 때, DSM-5에는 다음과 같은 진단 유형이 수록되어 있다(물질중독 섬망, 물질금단 섬망, 치료약물로 유발된 섬망, 섬망 다른 의학적 상태로 인한 그리고 다중 병인으로 인한 섬망).

섬망은 전체 연령에서 발생할 수 있지만, 나이 든 사람들 사이에서 더 흔하다. DSM-5 (p. 600/654)에 언급되어 있는 것처럼, "사람들의 입원 시점에서 섬망의 유병률은 14~24%이고, 종합병원 인구에서 입원 중 섬망 발생률은 6~56%까지 상승하는 것으로 추산된다." 섬망은 특히 수술 후(15~53%로 추산됨)와 양로원에 수용되어 있는 사람들(60%까지)과 집중치료 병동 환자들(70~87%) 사이에서 흔하다. 섬망이 보다 나이가 어린 사람들에게서 발생하는 경우, 이는 보통 약물 사용 또는 생명을 위협하는 침투성systemic(전신에 영향을 미치는) 일반적 의학적 상태로 인한 것이다.

견인

디에고 헤르난데즈Diego Hernandez(남, 32세)는 네바다주 출신으로, 과거에는 건강한 목수였다. 그는 3개월간의 멕시코 여행을 마치고 귀가하던 길에 자동차 사고를 당했다. 그는 주립 경찰에 의해 발견되어 병원으로 이송되었다. 입원 당시, 그는 골반, 우측 발의 발가락, 좌측 갈비뼈를 비롯해서 다수의 골절을 입은 사실이 밝혀졌다. 그는 또한 머리에 봉합이 필요할 정도의 작은 2줄의 베어진 상처가 있었다. 헤르난데즈 씨는 사고가 난 이후 잠시 동안 의식을 잃었고 그 후 15분 정도 기억상실 기간이 있었다고 보고했지만, 이 사실에 대한 목격자는 없었다. 그는 의식이 또렷했고, 심한 요통을 호소했지만, 지남력을 잃지는 않았다. 그는 수면효과가 있는 진통제인 메페리딘meperidine 125mg을 3시간마다 근육주사로, 그리고 취침시간에는 수면제인 졸피뎀zolpidem 10mg을 입으로 투여하는 방식으로 치료를 받았다. 다음 날, 그의 요통은 나아지지 않아서, 통증 치료약물은 모르핀으로 대체되었다.

이틀 후, 그는 고열이 발생했고 땀을 흘리면서 몸을 떨었다. 하루에 5~6잔의 맥주를 마셨다는 과거력이 밝혀지면서, 알코올 금단 진단이 고려되었고, 벤조디아제핀 계열의 디아제팜 5mg을 6시간마다 입으로 투여되었다. 이는 매일의 치료약물 투약방식에 추가된 것으로, 이번에는 옥시코돈oxycodone(수면제) 10mg과 아세타미노펜acetaminophen(진통제) 325mg 결합, 매 3~4시간마다 입으로 1 또는 2 캡슐, 그리고 취침시간에 졸피뎀 10mg이 포함되었다. 다음 날, 그는 불안, 초조, 그리고 계속해서 긁는다고 보고되었다. 이틀 후, 그는 여전히 열(고열)이 있었다. 혈액 배양(혈액에서 박테리아를 찾는 혈액검사), 소변검사, 그리고 흉부 X선 촬영 결과, 음성이었다. 가려움을 해소시켜 주기 위해 항히스타민제 하이드록시진hydroxyzine 25mg이 하루에 4회 입으로 투여되었다.

다음 날, 입원한 지 1주일째 되던 날, 헤르난데즈 씨는 지남력을 상실한 것으로 기록되었다. 그는 잠을 깨면 자신이 어디에 있는지를 알게 되기까지 다소 시간이 걸린다고 호소했다. 그의 체온은 여전히 높았다. 통증 완화를 위해 그에게 3시간마다 모르핀 3~10mg, 근육이완제 디아제팜 5mg이 6시간마다 입으로 투여되었고, 취침시간에는 수면제 졸피뎀 10mg이 입으로 투여되었다. 다음 날, 그의 통증 치료약물은 다시 옥시코돈(수면제) 10mg과 아세타미노펜 325mg 결합, 1 또는 2개의 정제를 3시간마다, 그리고 수면 성분의 진통제인 메페리딘 75mg을 4시간마다 근육주사로 투여하는 방식으로 변경되었다.

하루가 지나자, 헤르난데즈 씨는 골절된 좌측 관골구acetabulum(관골/골반뼈의 소켓[*역자 주. 다른 부분이 들어갈 수 있도록 푹 들어간 곳, 구멍])에 대한 개방 정복술open reduction(골절된 뼈를 교정하기 위한 수술)을 받았다. 그는 전신 마취하에 진행된 수술을 잘 참아 냈다. 그러나 수술 절차를 마치자마자, 환자는 시간과 공간에 대한 지남력을 잃었고, 허공에서 무언가를 잡으려는 행동을 나타냈다. 그의 체온은 여전히 높았지만, 감염에 대한 증거 자료는 없었다. 이 시점에서 환자에게 메페리딘 75~100mg이 4시간마다 근육주사로 투여되었고, 하이드록시진hydroxyzine 75mg이 3시간마다, 그리고 아세타미노펜이 4시간마다 투여되었다.

그 후 며칠이 지나면서 헤르난데즈 씨의 정신 상태는 나아졌지만 여전히 때로 지남력을 잃었고, "그거 알아요. 저는 때로 당신이 무슨 말을 하고 있는지 잘 집중이 안 돼요."라고 고백했다. 그의 체온은 여전히 중간 정도로 높았다. 치료약물은 합성아편계인 하이드로모르폰hydromorphone 2~4mg을 3~4시간마다 투여하는 것으로 구성되었다. 지남력을 상실한 기간이 계속되자, 담당의사는 혼란스러워했고, 정신의학적 진찰이 요청되었다.

사고가 난 지 17일이 되는 날, 초기 면담에서 헤르난데즈 씨는 의식이 또렷했고, 지남력이 완전했으며, 기분이 좋아 보였다. 정신상태검사 결과는 정상이었다. 환자는 이전의 2주 동안 사고 곤란과 때로 '환각'이 있었다는 사실을 인정했다. 그는 이러한 것들을 통증 치료약물에 의해 유발된 '아편제 꿈'으로 묘사했다.

다음 며칠간에 걸쳐, 그의 상태는 주간시간에는 전반적으로 나아졌으나, 야간이 되면 그는 자주 자신의 의료용 견인 기구를 분리하고 있는 장면이 목격되었다. 다른 사람의 눈에 띄게 되면, 그는 때로 '견인 거시기traction thingamajig'에 관해 조리에 맞지 않는 말을 하곤 했다. 다음 날 질문을 받으면, 그는 항상 그 기구를 분해하려고 했다는 사실을 부인했다. 이번에는 통증 완화를 위해 아세타미노펜-옥시코돈 결합 2캡슐이 6시간마다 투여되었다. 그는 자주 고도 통증을 호소하면서, 의사에게 더 자주 통증 치료약물을 투여해 줄 것을 설득하는 과정에서 여러 차례 논쟁을 벌였다. 정신과 의사에게 재차 도움이 요청되었고, 통증 치료약물이 더 자주 투여되었다. 당시에는 그의 중독 가능성이 그리 높지 않은 것으로 느껴졌다.

며칠 후, 헤르난데즈 씨는 자신의 침대에서 대변을 가지고 놀고 있다가, 다시금 자신의 견인 기구를 분해하는 광경이 포착되었다. 이러한 사실이 밝혀지자, 그는 이러한 행위들을 했다고 인정했고, 너무 속상해서 그날 밤 잠을 이룰 수 없어서 정신과 의사를 만나게 해 달라고 요청했다고 말했다. 면담에서 그는 불안하고 화가 난 것처럼 보였다. 그는 자신에게 무슨 일이 일어나고 있는지 이해하지 못했고 자신의 행동에 대해 매우 속상하다고 말했다. 그는 적어도 2주 동안 밤에 2~3시간 이상 잠을 잔 적이 없었다고 말했다. 그는 자신이 알아채지 못하고 통제할 수도 없는 일들을 자신의 마음이 하고 있다는 생각을 하면 너무도 두려워졌다. 그는 이러한 행동을 중단시키기 위한 '게임 플랜game plan'을 요청했고, 필요하다면 모든 통증 치료약물의 복용을 끊겠다고까지 제안했다. 다음 며칠간에 걸쳐, 통증 치료약물의 투여량이 감소되었다. 환자는 이제 의식이 또렷하고 지남력이 있는 것처럼 보였다. 또한 더 이상 밤에 문제행동 삽화는 없었다.

논의

헤르난데즈 씨에게 발현된 증상은 모두 섬망의 특징이다. 입원 후 둘째 날에 시작해서 수 주 동안 지속적으로, 헤르난데즈 씨는 간헐적으로 인식, 그리고 외적 자극에 대한 주의력 유지능력이 감소되었다("당신이 무슨 말을 하는지에 대해 집중할 수 없어요."). 그는 추가적인 증상(예, 장소와 시간에 대한 지남력 상실과 환시[허공을 향해 무언가를 잡았고 '아편제 꿈'을 꿈])이 있었다. 이러한 증상은 갑자기 나타났고 온종일 악화와 완화가 반복되었으나, 흔히 야간 동안 악화되었다.

섬망 발달에 영향을 주어 왔을 수 있는 몇 가지 신체적 요인들(감염, 고열, 그리고 환자에게 투여된 다량의 진통제와 진정제)을 확인하는 일은 어렵지 않다. (헤르난데즈 씨의 치료약물이 자주 변경되었던 이유에 대해서는 명확하지 않다.) 그러므로 진단은 다중 병인으로 인한 섬망delirium due to multiple etiologies(DSM-5, p. 597/651)이다. 섬망의 원인들이 교정된다면(즉, 그의 의학적 문제 해소와 치료약물의 감소), 섬망은 완전히 해소된다.

천둥새

트레마인 그레이브스Tremaine Graves(남, 43세)는 이혼한 건설노동자로, 지난 며칠 동안 혼돈 상태로 자신을 돌볼 수 없다는 이유로 병원 응급실에서 검진을 받게 된다. 환자의 누이는 곁에서 몇 가지 정보를 제공한다. 그녀는 환자가 지난 5년 동안 매일 다량의 값싼 와인을 마셔 왔다고 한다. 그는 5년 전 아내가 다른 남성과 가출하기 전까지는 꽤 안정된 생활을 해 왔고, 근무 기록도 좋았다. 그의 누이는 그레이브스 씨가 하루에 한 병 이상의 와인을 마시고 있는데, 이는 이혼한 이래로 고정된 패턴이 되어 왔다고 밝혔다. 그는 흔히 음주로 인해 의식소실blackouts을 겪어 왔고, 일도 나가지 않았다. 그 결과, 그는 몇 개의 직장에서 해고당했다. 다행히, 최근 건축 붐이 일어서 건설노동자들이 대거 필요하게 되어, 그는 요 몇 년 동안 생활하는 데는 지장이 없었다. 그러나 3일 전, 그는 돈과 와인이 다 떨어져 먹을 것을 사기 위해 길에 나가 구걸을 해야 했다. 환자의 영양 상태는 좋지 않은 편으로, 하루에 한 끼를 먹으면서 와인을 일차 영양공급원으로 의존하는 것 같았다.

와인을 마지막으로 마시고 난 다음 날 아침(3일 전), 그레이브스 씨는 점차 몸이 떨리는 느낌이 들었다 .손이 너무 심하게 떨려서 담뱃불 붙이기조차 힘들었다. 이러한 신체적 느낌과 함께 내적인 공황 감각이 증폭되면서, 그는 잠을 이루지 못하였다. 환자의 말이 앞뒤가 맞지 않게 되고, 명백히 자신을 돌보지 못하게 된 광경을 목격한 이웃 사람은 환자의 상태를 염려하게 되었다. 이웃 사람은 곧바로 그레이브스 씨의 누이에게 연락했고, 그의 누이가 와서 그를 병원으로 데려가게 되었다.

검사에서 그레이브스 씨는 불안과 수다스럽고 피상적인 온정 사이를 오가고 있다. 그는 음조가 상당히 높아져 있고, 거의 계속해서 두서가 없고 초점이 없는 방식으로 말을 해대고 있다. 그는 의사를 의식할 때가 있는가 하면, 혼돈 상태에 빠져 의사를 자신의 형으로 생각하는 경우도 있다. 2차례 검사가 진행되는 동안, 그는 의사를 자신의 형의 이름으로 부르고는 그가 언제 도착했는지 묻고 있다. 이는 명백히 그 시점까지 면담의 흐름을 놓치고 있는 것으로 보인다. 그는 정지 상태에서 총체적인 손 떨림이 있고, 침대 시트 위에 보이는 '벌레'를 집어 드는 기간이 있다. 그는 시간에 대한 지남력을 상실한 상태로, 자신이 병원이 아닌 수퍼마켓 주차장에 있다고 생각하고 있다. 그는 자신이 이 세상이 대학살로 종말을 고할 것이라는 끔찍함과 싸움을 벌이고 있다는 느낌이 든다고 한다. 그는 몇 분마다 소리와 엄청난 차량 충돌사고가 발생했다며 놀란다(이는 명백히 복도에서 카트 굴러가는 소리에 의해 촉발되는 것임). 기억과 계산 능력 검사를 위한 시도는 그의 주의가 너무 빨리 이동하는 바람에 불발되고 만다.

논의

그레이브스 씨는 과도한 알코올 사용의 오랜 과거력이 있고, 술을 끊은 이후에 고도 금단 증상이 발달되었다. 그는 섬망의 특징적인 증상을 가지고 있었다. 즉, 그는 다른 인지 결손(와해된 사고^disorganized thinking^[두서없음], 지각 장해^perceptual disturbance^[복도에서 카트 굴러가는 소리를 차량 충돌사고로 오인함], 그리고 혼돈^confusion^[의사를 자신의 형으로 인식함] 포함)이 동반된 주의력(그의 주의가 너무 빨리 이동해서 기억과 계산 능력을 검사할 수 없음)과 인식 장해^awareness disturbance^(자신이 병원이 아닌 수퍼마켓 주차장에 있다고 생각함)가 있다. 과다한 알코올 섭취의 중단 또는 감소 이후의 현저한 자율신경계의 과잉행동(손 떨림)과 함께 섬망의 출현은 알코올 금단 섬망(DSM-5, p. 597/651)을 가리킨다. 흔히 진전 섬망증^delirium tremens^(DTs)으로 알려져 있는 알코올 금단 섬망은 호흡부전과 심부정맥의 가능성 때문에 잠재적으로 생명을 위협하므로, 반드시 입원해서 정맥으로 주입되는 진정제 투여가 이루어져야 한다. 이는 전형적으로 1개월 이상 다량의 알코올 섭취를 하는 사람들에게 한해서 발생하고, 마지막 음주 후 3~10일 이

내에 발생한다. 알코올사용장애가 있는 사람들의 절반가량은 알코올 사용량을 줄이자마자 금단 증상을 발달시킬 것이다. 이들 중 3~5%는 DTs를 발달시키거나 발작이 발생한다.

그레이브스 씨의 치료는 처음에는 알코올 금단 섬망에 집중될 것이지만, 그가 5년 이상 매일 다량의 알코올을 사용해 왔고, 알코올 사용으로 실직을 해 왔으며, 영양 상태가 좋지 않았다는 정보를 고려할 때, 알코올사용장애(DSM-5, p. 490/537) 진단을 추가로 내릴 수 있다.

17.2 주요신경인지장애

주요신경인지장애major neurocognitive disorder 증후군(역사적으로 '치매dementia'로 불렸음)은 이 장의 서론에서 논의되었던 영역(즉, 복합적 주의, 집행기능, 학습과 기억, 언어, 지각운동, 그리고 사회인지) 중 한 가지 이상에서의 후천성 인지 저하가 특징이다. DSM-5에서는 이 단어(라틴어 'demens'에서 유래된 것으로, '제정신이 아닌out of one's mind'이라는 의미가 있음)와 이 말이 의미하는 상태와 연관된 낙인효과를 줄이기 위해 주요신경인지장애라는 용어를 치매의 대체어로 소개되었다.

인지 저하의 증거는 여러 가능한 자원으로부터 추출될 수 있다. 예를 들면, 짧은 식료품 목록 또는 명절 음식 계획에 대한 기억 곤란을 호소하는 사람, 특정 과업 수행(예, 자동차 운전)에 어려움이 있는 사람을 관찰하고 있는 친구 또는 가족 구성원, 또는 정신상태검사(17.3절 '무대 뒤의 로지' 참조) 중 인지결손 발현을 관찰한 임상가로부터 정보를 얻을 수 있다. 그러나 이 외에도 인지검사에서 수행에 상당한 손상 증거가 있어야 하는데, 개인의 수행이 개인의 연령, 교육적 성취, 그리고 문화적 배경에 적절히 표준화된 규준과 비교할 수 있는 신경심리검사에 의해 기록으로 남기는 것이 더 바람직하다. 주요신경인지장애 진단은 전형적으로 규준에 비해 2 표준편차 이상 낮은 수행수준(즉, 3 백분위수 이하)이 필수로 요구된다. 끝으로, 주요신경인지장애 진단을 적용하려면 인지 결손이 개인의 독립적 기능을 저해할 정도로 고도여야 한다. 적어도 주요신경인지장애가 있는 개인은 필수로 일상생활의 복합적인 중요한 활동(예, 공과금 납부 또는 치료약물 관리)에 있어서 다른 사람들의 도움이 필수로 요구된다.

여러 추가적인 인지·지각·정서·행동 양상은 흔히 주요신경인지장애 발현의 일부다. 이러한 양상에는 ① 정신병적 양상(다른 양상[예, 편집증, 기타 망상, 또는 환각]으로 발생할 수 있는), ② 기분 장해(우울증, 불안, 의기양양 등), ③ 초조(특히 돌봄 의무[예, 목욕, 옷 입기]에 저항하는 상황에서 전투적인 행동으로 발생하는), ④ 수면 장해(불면증 증상, 수면과잉, 일주기리듬 장해 등), ⑤ 냉담성(동기, 목표지향적 행동, 정서적 반응성 감소 포함), 그리고 ⑥ 기타 행동 증상(주의 산만, 탈억제, 이상식욕항진증hyperphagia[과식], 수집증hoarding 등)이 포함된다. 이러한 양상이 임상적으로 유의할 정도로 고도인 경우, 주요신경인지장애 진단과 함께 행동 장해 동반 명시자가 배정된다.

주요신경인지장애 증후군이 있음이 결정되고 나면, 구체적인 DSM-5 진단은 인지 결손의 병인에 따라 좌우된다. 주요신경인지장애는 다양한 일반적인 의학적 상태에 의해 초래될 수 있다. 가장 흔한 형태(사례의 60~70%)는 알츠하이머병으로 인한 것으로, 이는 뇌에서 플라크plaques(신경세포 사이에 구축된, 베타 아밀로이드beta-amyloid라 불리는 화학적으로 '점착성sticky' 단백질의 비정상적 군집) 발달과 혼란 상태/엉킴(현미경 검사로 관찰 가능한 타우tau라 불리는 꼬여 있는 단백질 가닥)과 연관된 만성 신경변성 질환이다. 주요신경인지장애를 유발할 수 있는 다른 의학적 상태로는 전두측두엽 변성(우선적으로 뇌의 전두엽과 측두엽에 영향을 미치는 신경변성 질환), 루이소체병(루이소체라 불리는 단백질 침전물이 뇌의 신경세포에서 발달되는 신경변성 질환), 혈관성 질환(일련의 크거나 작은 뇌졸중을 초래하는), 외상성 뇌 부상, 파킨슨병, 그리고 HIV 감염이 포함된다. 물질 사용(특히 흡입제 남용과 만성 과도한 알코올 또는 진정제 사용) 역시 개인이 물질 사용을 중단한 이후에도 오랫동안 지속되는 고도의 인지 결손을 초래할 수 있다. 끝으로, 주요신경인지장애는 다중 병인에 의해 초래될 수 있다(예, 혈관성 질환과 알츠하이머병).

주요신경인지장애의 전반적인 유병률은 65세가 약 1~2%이고, 85세가 되기까지 30%로 높아진다.

하이커/도보 여행자

새뮤얼 월링Samuel Walling(남, 61세)은 경험이 풍부하고 열정적으로 야영과 하이킹을 즐기는 고등학교 과학부장으로, 산악 지역에서 트레킹을 하던 중 극도의 공포에 휩싸이는 경험을 했다. 다음 수개월에 걸쳐, 그는 점차 평소에 즐기던 취미생활에 대해 흥미를 잃었다. 종전에는 열렬한 독서광이었던 그는 독서를 중단했고, 계산에 어려움을 겪게 되어 가정 재정 관리에 총체적인 오류를 범했다. 몇몇 경우에 그는 전에는 아주 친숙했던 지역에서 운전하던 중

길을 잃었다. 심부름 내용을 잊어먹지 않기 위해 스스로 메모하기 시작한 그는 갑자기 그리고 평소의 그답지 않게 자신의 계획에 관해 아내와 한마디 상의도 없이 퇴직을 결정했고, 지적 퇴화가 점차 진행되었다. 그는 잡다한 물건을 한 곳에 쌓아 놓았다가 집 안의 다른 곳으로 옮겨 놓는 일을 하면서 하루의 대부분 시간을 보냈다. 그는 고집이 세졌고, 짜증을 잘 내게 되었으며, 면도와 옷 입는 일에 대해 도움을 필요로 하게 되었다.

첫 번째 증상이 발달된 지 6년 후인 67세 때 후속조치 평가가 진행되는 동안, 월링 씨는 의식이 또렷했고 협조적이었다. 그는 장소(자신이 어디에 있는지 몰랐음)와 시간(연도, 월, 또는 요일에 대해 몰랐음)에 대해 지남력이 없었다. 그는 5분 간격으로 주의를 딴 데로 돌린 후에 5가지 물건의 명칭을 맞추는 검사를 통과하지 못했다. 그는 자신이 다녔던 대학과 대학원명, 그리고 전공조차 기억하지 못했고, 다만 자신의 직업 명칭으로만 기술할 수 있었다. 2015년, 그는 조지 부시George W. Bush가 당시 미국의 대통령이라고 생각했다. 그의 말은 유창했고 정확했지만, 적절한 단어를 찾는 데 상당한 어려움을 겪었고, 다수의 길고 근본적으로 의미 없는 문구들을 사용했다. 그는 컵cup을 '꽃병vase'이라고 불렀고, 안경테rims of eyeglasses를 '홀더the holders'로 인식했다. 그는 단순한 계산도 잘 하지 못했고, 정육면체를 그대로 그리고 집을 그려야 하는 검사를 통과하지 못했다. 그는 자신의 문제의 특성에 대한 병식이 없었다. '유리 집에 사는 사람은 돌을 던져서는 안 된다.'(*역자 주. '자기 약점이 훤히 들여다보이는 사람은 함부로 남을 비난해서는 안 된다.'는 서양 격언)는 격언에 대해 묻자, 월링 씨는 '집에 유리창이 너무 많으면 돌이 떨어지는 것에 유의해야 한다.'는 뜻이라고 답했다. 기본 신경학적 검사 결과, 비정상성은 드러나지 않았고, 일상적인 검사실 검사 역시 음성이었다. 그러나 뇌에 대한 컴퓨터 단층촬영(CT) 결과, 현저한 피질(즉, 백질) 위축atrophy(부피 감소)이 나타났다.

논의

월링 씨는 기억 손상(단기[5분 후 5가지 물건을 기억하지 못했음]과 장기[자신이 다닌 대학 또는 전공을 기억하지 못했음]), 추상적 사고 손상(격언에 대한 구체적/사실에 의거한 해석), 그리고 고위 대뇌피질higher cortical 기능에 있어서 다른 장해(고도 언어 문제)가 있다. 이러한 전반적인 인지 손상은 직장과 사회활동을 현저하게 저해하기에 충분할 정도로 심각하고, 섬망 경과 중에만 발생하지 않는다는 점에서 주요신경인지장애를 암시하고 있다. 더욱이, 필수 양상은 아니지만, 월링 씨의 성격 변화(고집이 세졌고 짜증을 잘 냄)는 이 상태를 관리하기 어렵게 하는 데 영향을 미칠 수 있는 흔한 연관된 양상이다.

이 글을 작성하는 데 있어서, 여전히 알츠하이머병으로 확진하기 위한 객관적인 검사실 검사는 없다. 대신, 알츠하이머병 진단은 특유의 경과 발현(확대된 정체 없이 꾸준히 점진적인 인지 저하), 특유의 증상 패턴(기억과 학습 저하와 적어도 한 가지 다른 인지 영역을 포함한 손상의 명백한 증거), 그리고 다른 신경퇴행성 또는 뇌혈관 질환, 또는 인지 저하에 영향을 미칠 가능성이 높은 또 다른 신경학, 정신, 또는 전신 질환이나 상태를 암시하는 증거 결여에 기초하여 임상적 토대 위에서 내려진다. 월링 씨의 사례에서 그는 단기와 장기 기억에서뿐 아니라 몇 가지 다른 영역에서도 손상이 있다. 더욱이, 그의 저하[decline] 발병은 서서히 퍼지고 있고, 퇴화[deterioration] 경과는 지난 6년 동안 점진적으로 지속되어 왔다. 끝으로, 보통 신경학적 검사와 일상적인 검사실 값과 CT 스캔상의 혈관성 질환의 증거 결여는 주요신경인지장애에 대한 다른 원인이 없음을 암시한다. 따라서 진단은 알츠하이머병으로 인한 주요신경인지장애[major neurocognitive disorder due to Alzheimer's disease](DSM-5, pp. 611/665-666)다. 현저한 피질 위축이라는 CT 소견은 확실히 알츠하이머병 진단과 일치하고 있지만, 이는 너무 비특이적이어서 진단값이 될 수 없다.

공인회계사

모리스 로젠[Maurice Rosen](남, 69세)은 신경학적 평가를 받기 위한 약속시간에 클리닉을 찾았다. 최근 들어 그는 자신의 기억력과 집중력에 문제가 있음을 깨달았다. 이러한 문제는 자신이 경영하는 공인회계사 사무실에서의 세무회계 업무를 저해하기 시작했다. 그는 자신의 사고 흐름의 더딤과 상실을 호소하며, 최근에 개정된 세법을 습득하기 힘들다는 말을 털어놓았다. 그의 부인은 그가 그동안 더욱 위축되어 왔고, 활동 주도를 꺼린다고 말했다. 그러나 그는 여전히 사적인 재정 관리와 부인과 함께 친구들을 방문하는 일은 할 수 있었다. 장애로 인해 경미한 정도의 우울증이 있지만, 그는 우울증의 다른 증상(예, 수면 방해 또는 식욕 저하, 죄책감, 또는 자살사고)은 없다고 했다.

로젠 씨는 20대에 시작된 우울증 삽화 치료의 오랜 과거력이 있다. 그는 다수의 서로 다른 항우울제를 복용해 오고 있고, 한 차례 전기충격치료(ECT; 전신마취하에 소량의 전류를 뇌에 흐르게 해서 의도적으로 단기 발작을 유발하는 절차)를 받은 적이 있다. 이 평가가 있기 6개월 전, 그는 항우울제 플루옥세틴[fluoxetine]을 복용하고 있었다. 2년 전, 그는 왼손에 간헐적으로 안정 시떨림[resting tremor]과 발을 끌며 걷는 걸음걸이가 발달되었다. 그의 정신과 의사에 의해 파킨슨병 진단이 고려되었지만, 이는 신경과 전문의에 의해 확정되지 않아서 추가 치료는 제공되지 않았다.

현재 로젠 씨에 대한 평가를 담당한 신경과 전문의는 그가 자발적인 말을 머뭇거리고 불분명하다(구음장애dysarthric)는 사실을 발견했다. 뇌신경검사(뇌로부터 직접 나오는 신경에 대한 검사) 결과는 정상이었고, 운동 톤motor tone이 그의 목과 모든 사지에서 약간 상승했다. 손의 급속한 변화 행동 검사에서 그의 수행 정도는 매우 느렸고, 좌측 팔은 안정 상태에서 경미한 간헐적 떨림이 있었다. 그의 반사작용은 대칭적이었다(양쪽의 강도가 동일함). 특발성 파킨슨병 진단이 내려졌고, 로젠 씨에게는 파킨슨병 증상을 완화시키는 치료제 카르비도파-레보도파carbidopa-levodopa 저용량이 투여되었다.

3주 후에 실시된 신경심리검사 결과, 웩슬러 성인지능검사(WAIS)상에서 평균 수행력을 나타냈다(전체 척도 IQ=104, 언어성 검사 IQ=118, 동작성 검사 IQ=84). 로젠 씨는 12문항, 10회 시행의 선택적으로 상기시키는 검사에서 측정된 기억은 좋지 않았고, 어떤 시도에도 7문항 이상은 회상하지 못했으며, 15분 지연된 후에 단어 3개만을 기억해 냈지만, 나머지 단어를 인식할 수 있었다.

로젠 씨는 형상 겹쳐 그리기와 평행선 그리기에서 현저하게 어려움을 보였고, 3차원 형상을 그리지 못했다. 그는 언어검사에서 명칭 말하기에 손상이 있음을 나타냈다. 요약하면, 로젠 씨는 기억, 명칭 말하기, 구성능력에 있어서 손상된 증거가 있었는데, 이러한 결함은 파킨슨병으로 인한 것으로 여겨졌다. 추가 평가에는 전반적인 위축만을 드러낸 자기공명영상magnetic resonance imaging(MRI)과 전반적인 더딘 배경에 대해 유의하게 나온 뇌전도electroencephalogram(EEG)가 포함되었다.

로젠 씨는 파킨슨병 치료약물을 계속 복용하면서 운동기능이 개선되었지만, 기억력은 악화되었고, 때로 시간 말하기와 수표 쓰기에 어려움이 있다고 했다. 그의 부인에 의하면, 그는 대화 내용 또는 영화 줄거리를 즉시 잊어버리곤 했다. 그는 다시 항우울제 플루옥세틴으로 치료받았지만 인지 상태는 호전되지 않았고, 경미한 뇌졸중으로 일시적으로 운동기능에 영향을 받았다. 이러한 모든 새로운 어려움으로, 그는 은퇴를 결심했다. 이듬해에 그는 의사결정의 어려움, 기억 손상, 그리고 찾기 어려운 단어들이 더 많아졌다고 보고했다. 그의 파킨슨병 역시 악화되었다. 그에 대한 평가가 있었던 그 이듬해에, 그의 말은 이해하기가 더 어려워졌고, '동결freezing' 삽화(발을 들지 못하게 되면서 발이 바닥에 걸리게 됨)가 생겨서 자주 넘어졌다. 그는 자주 대화 중에 잘못된 단어들을 사용했다. 그의 기억력은 계속해서 악화되었고, 부인의 전적인 도움 없이는 스스로 자신을 돌볼 수 없게 되었다.

논의

로젠 씨를 진료한 첫 번째 신경과 전문의는 파킨슨병 진단을 내리지 않았지만, 이어진 간헐적 안정시떨림 발달, 그리고 말과 다른 운동기능의 비정상성은 이 진단을 확인해 주었다. 두 번째 신경학적 평가는 주로 인지 증상(기억 실패, 집중력 문제, 목적 지향적 활동 개시 곤란 포함)에 의해 이루어졌다. 신경심리적 검사에서 로젠 씨는 기억, 명칭 말하기, 그리고 구성 능력에 있어서 손상을 보였다. 이러한 모든 증상이 현저한 기능 손상을 초래할 정도로 충분히 심각한 경우, 이들은 주요신경인지장애가 발현되었음을 암시한다. 파킨슨병이 명백하게 주요신경인지장애보다 앞서 발병되었고, 손상이 서서히 점진적으로 진행되었으며, 혼재된 병인의 증거는 없기 때문에, 로젠 씨의 사례에 대한 진단은 파킨슨병으로 인한 주요신경인지장애major neurocognitive disorder due to Parkinson's disease(DSM-5, p. 636/694)다.

미국 내에서 파킨슨병의 유병률은 65~69세가 약 0.5%, 85세 이상이 3%로, 연령이 높아짐에 따라 꾸준히 증가한다. 파킨슨병은 여성보다 남성들 사이에서 더 흔하다. 파킨슨병이 있는 사람들 사이에서 75% 정도의 사람들이 그들의 질병 진행과정에서 주요신경인지장애를 발달시키게 될 것이다(DSM-5, p. 637/695).

하사관

윌 게나르도Will Genardo(남, 56세)는 퇴역 하사관으로, 만성질환 병원의 순회담당 의대생의 순회 진료 대상자로 배정되었다. 그는 오랫동안 알코올 음료를 과도하게 마셔 왔다. 여러 해 전에 이혼한 이후, 그의 음주는 예외적으로 과도해졌고, 이는 성격 변화를 초래했다. 그는 술에서 깨어 있을 때조차 자주 적대적인 태도를 보였고, 여러 차례 자신의 가족들에게 폭력을 휘둘렀다. 이러한 문제행동은 결국 2차례의 정신병원 단기 입원으로 이어졌다. 그 후에도 게나르도 씨는 과음을 계속했고, 수차례 알코올 금단과 관련된 떨림과 환각으로 병원에 입원했다. 지금까지 알려진 바로는, 그는 주요 두부외상 또는 뇌졸중은 없었다. 끝으로, 그는 자신을 적절히 돌볼 수 없기 때문에 양로원으로 보내져야 하지만, 그의 적대적 · 파괴적 행동으로 인해 이 병원에의 입원이 이미 7년 전부터 요구되었다. 이 의대생의 검진을 받았을 때, 게나르도 씨는 다소 짜증을 잘 냈고 주의를 집중하지 않았다. 그러나 그의 의식은 흐릿하지 않았고, 환각 상태도 아니었다. 그는 병원 이름을 알고 있었지만, 정확한 날짜는 알지 못했다. 그는 단기 간격으로 주의 분산을 시킨 후 5가지 물건의 이름을 묻는 검사를 통과하지 못했다. 그는 자신의 청소년기와 청년기에 일어났던 일들을 기억하고 있었지만, 보다 최근에 일어난 것들은 기억하지 못했다. 그는 1979년 이란의 미국 대사관 직원 인질 사건을 기억하고 있었지만, 2003년 미국의 이라크 침공 사건은 기억하지 못했다. 그의 언어는 정상이었지만, 2차원 또는 3차원 형상의 그림을 그대로 따라 그리지 못했다. 그는 가장 간단한 계산조차 하지 못했고, 격언을 매우 구체적으로(*역자 주. 추상적 개념으로서가 아니라 글자 그대로) 해석했다. 신경학적 검사 결과, 발목의 경련성 반사작용이 약화되었고, 걸음걸이가 불안정한 것으로 나타났다. 검사실 검사 결과로는 이러한 장해의 병인에 대한 긍정적인 증거를 드러내지 못했다.

논의

게나르도 씨의 단기 및 최근의 기억 장해와 함께, 현저한 지적 능력 상실, 성격 변화, 판단력 저하, 그리고 자신을 돌보는 능력을 현저하게 저해하는 고위피질 기능의 다른 장해(예, 그림을 그대로 따라 그리지 못함, 격언에 대한 구체적 반응) 모두는 주요신경인지장애의 발현을 나타낸다. 주요신경인지장애의 감별진단으로는 두부외상(중독 중 사고 위험과 신체적 싸움의 증가를 고려할 때 알코올사용장애 과거력이 있는 사람에게는 특별히 중요함)과 뇌종양 같은 특정 쟁점에 대한 탐색이 포함된다. 게나르도 씨의 사례에서 외상의 과거력 결여와 신경인지장애의 병인 발견 실패는 장기적인 과음이 가장 가능성이 높은 병인학적 작용제일 가능성을 높이고 있다. 따라서 진단은 알코올로 유발된 주요신경인지장애(DSM-5, p. 627/684)alcohol-induced major neurocognitive disorder다. 여러 해 동안 경과가 비교적 안정을 유지해 왔다는 점에서 알츠하이머병으로 인한 주요신경인지장애 진단은 배제된다.

17.3 경도신경인지장애

건강한 사람들의 대부분은 노화의 일부로 점진적인 정신능력 저하를 겪게 된다. 그러나 경도신경인지장애mild neurocognitive disorder가 있는 일부 사람에게 있어서 정신능력 저하는 정상적인 노화에서 볼 수 있는 것보다 더 심하다. 예를 들면, 길의 방향을 기억해 내느라 잠시 멈추거나, 가끔씩 단어를 잊어버리는 것은 정상적인 노화과정에서 흔하지만, 낯익은 장소에서 길을 잃거나 가까운 가족의 이름을 잊어버리는 일은 정상이 아니다.

경도신경인지장애와 이보다 더 심각한 상대인 주요신경인지장애를 구별하는 것 역시 중요하다. 인지기능에 있어서 현저한 저하가 있는 주요신경인지장애와는 달리, 경도신경인지장애에서 인지 저하 수준은 단지 '경미한' 정도다. 더욱이, 주요신경인지장애의 경우, 신경심리검사에서 수행이 3 백분위 이하인 반면, 경도신경인지장애는 전형적으로 평균보다 1~2 표준편차 낮다(3과 16 백분위 사이). 끝으로, 주요신경인지장애에서 인지 손상은 독립적인 일상생활을 저해할 만큼 심각한 반면, 경도신경인지장애의 특징적인 인지기능 저하는 정의상 개인의 독립적인 일상생활(예, 공납금 납부, 치료약물 관리)을 저해하지 않지만 더 큰 노력 또는 더 많은 시간, 보상 전략 사용, 또는 기타 시설이 필수로 요구될 수 있다. 경도신경인지장애는 환자의 결함이 더욱 확연하고, 주요신경인지장애로 진행되거나 기타 심신을 약화시키는 상태로 진행되기 전에 조기 발견과 인지 저하에 대한 치료 기회를 제공하기 위한 의도로 DSM-5에 추가되었다.

주요신경인지장애 진단과 마찬가지로, 실질적인 DSM-5 경도신경인지장애 진단은 인지 결손의 병인에 의해 좌우된다(경도신경인지장애를 초래할 수 있는 상태와 물질 목록 참조, DSM-5, p. 605/659).

나이 든 사람들의 경도신경인지장애 유병률에 대한 추정치는 서로 다른 연구에서 어떻게 정의되는지에 따라 매우 다양하고 크게 달라진다. 유병률은 65세가 2~10%, 85세까지가 5~25%다.

무대 뒤의 로지[4)]

로지 샤피로Rosie Shapiro(여, 70세)는 평생을 뉴욕에서 살아온 뉴요커New Yorker로, 조카딸에 의해 노인문제 전문평가 및 치료센터에 데려져 왔다. 조카딸은 70마일 떨어진 소도시에 살고 있는데, 대도시에 있는 이모의 아파트에 매달 정기적으로 방문하던 중 이모의 건강 상태를 염

4) 출처. Skodol AE: *Problems in Differential Diagnoses: From DSM-III to DSM-III-R in Clinical Practice*. Washington, DC, American Psychiatric Press, 1989, pp. 93-94. Copyright © 1989 American Psychiatric Press. Used with permission.

려하게 되었다. 방문 당시, 조카딸은 이모의 음식 공급 정도가 특이하게 낮다는 사실이 눈에 띄었다. 냉장고 안에 있던 과일류와 채소류는 이미 부패해 있었고, 뜯지 않은 우편물이 쌓여 있었다. 그녀가 이모에게 이러한 것들에 대해 묻자, 이 노인 여성은 깜짝 놀라는 표정을 지으며, "어머, 내가 이번 주에는 할 일을 처리하지 않은 것 같구나!"라고 말했다. 이 외에 그녀는 정상인 것 같았다.

사실상, 샤피로 부인의 조카딸은 지난 1년간 이모의 생활환경에 대해 점차 마음이 불편해졌다. 이모는 자녀가 없고, 5년 전 이모부가 세상을 떠난 이래 35년간 살아온 아파트에서 홀로 살아왔다. 조카딸은 샤피로 부인의 살아 있는 가장 가까운 가족으로, 매달 한 차례 이곳으로 차를 몰고 와서 샤피로 부인의 안녕을 확인하는 일을 맡아 왔다.

여러 해 전, 샤피로 부인은 항상 일주일을 보내는 일상적인 패턴이 있었다. 월요일에는 식품점에 들르고, 화요일에는 세탁을 하는 등등. 그러나 1년간 그 일정은 깨진 것 같았다. 그녀는 계속해서 아파트 내에서 물건들을 엉뚱한 곳에 놓았고, 조카딸이 전에 방문했을 때 말했던 자신의 일상생활에 관한 이야기와 세부사항을 반복하곤 했다.

정신과 의사는 샤피로 부인을 면담하면서 그녀가 부유하고 흥미진진한 과거를 지닌 여성임을 알게 되었다. 그녀와 그녀의 남편은 극장에서 근무했는데, 남편은 극장 매니저였고 샤피로 부인은 의상 디자이너였다. 그녀는 눈을 치켜뜨고는 〈캬바레Cabaret〉와 〈코러스 라인A Chorus Line〉 같은 쇼에 대해 이야기했고, 정신과 의사는 어린아이였을 때 영화에서 열연하고 잡지 표지에 등장했던 남우와 여우들 사이의 애정 행각에 관한 아주 오래된 소문에 대해 이야기를 늘어놓았다.

현재 미국의 대통령 이름을 말해 보라고 하자, 그녀는 "글쎄요, 그 사람 이름이 뭐죠?"라고 답했다. 그러나 열심히 노력했음에도, 샤피로 부인은 대통령의 이름을 기억하지 못했다. 이 외에도, 여러 다른 현재의 흔한 사실과 사건은 샤피로 부인의 회상을 교묘히 피해 지나갔다. 그녀는 천장을 바라보다가 정신과 의사를 쳐다보면서 고개를 가로저으며, "알고 있었는데, 글쎄요. 지금 당장은 생각이 나지 않는 것 같네요. 병원에 오게 된 이유에 대해 그녀는 "글쎄요, 검진을 받을 때가 돼서죠. 가족의 친구가 내과 의사인데, 저한테 자꾸 와 보라고 해서요."라고 말했다.

물건의 명칭들을 반복하고 나서 몇 분 후 3가지 물건의 명칭을 묻는 검사에서 샤피로 부인은 어느 하나도 기억해 내지 못했다. 그녀는 열심히 노력한 결과, 연속 7배수 검사serial 7s(즉, 100에서 7씩 빼나가도록 하는 인지기능 검사)에서 실수를 2회만 했다. 단어와 단어 찾기를 다소 어려워한 것 외에, 그녀는 6개 숫자의 반복과 물건들 사이의 유사점 찾기를 할 수 있었고, 현저한 실어증aphasia(언어 손상), 운동불능증apraxia(목적이 있는 운동 수행능력 손상에 있어서), 실인증agnosia(느낌을 해석해서 물건을 인식하는 능력 손상), 또는 구성 곤란(예, 형상을 그대로 그리기, 그림 그리기)을 나타냈다. 그녀는 자신의 건망증이 '문제가 되고 있음'을 인정했고, 정신과 의사와 자신의 조카딸이 일부 집안일을 도울 수 있도록 조치하는 데 동의했다.

샤피로 부인의 기억력 저하에 원인을 제공할 수 있는 의학적 문제의 발현에 대한 정밀검사 결과는 CT 스캔상의 피질 위축(대뇌피질 위축)이 시작되고 있는 징후 외에는 음성으로 판명되었다.

논의

샤피로 부인은 명백하게 인지기능 저하(주로 기억 영역)를 겪어 왔다. 이는 과거 수년간에 걸쳐 점진적으로 발달되어 온 것이었다. 흔히 신경인지장애가 있는 사람들의 사례에서처럼, 이 환자 역시 자신에 의해서보다는 가족(이 사례에서는 조카딸)의 염려로 임상적 주의를 받게 되었다. 환자의 조카딸은 이모의 음식 공급량이 줄어들었고, 우편물이 뜯지 않은 채로 쌓여 있다는 사실을 눈치챈 것 외에 이모가 계속해서 물건을 엉뚱한 곳에 놓는 것 같았고, 자신이 이전에 방문했을 때 이모가 말했던 일상생활에 관한 이야기와 세부사항들을 반복한다는 사실이 감지되었다. 기억 손상의 객관적인 증거, 즉 정신상태검사가 진행되는 동안 정신과 의사가 회상해 보라고 한 3가지 물건 중 어느 하나도 기억해 내지 못한 점과 현재 미국 대통령의 이름을 기억하지 못한 사실이 그 증거가 된다. 그녀의 기억 문제는 일상활동을 독립적으로 할 수 있는 능력(즉, 그녀는 다소의 가정생활에 도움을 필요로 하지만, 여전히 독립적으로 생활할 수 있음)을 저해할 정도로 충분히 심각하지는 않다는 사실을 고려할 때, 샤피로 부인은 주요신경인지장애로 보다는 경도신경인지장애 증후군이 있는 것으로 진단되어야 할 것이다.

이 사례가 주요신경인지장애와 함께 수록되면서, DSM-5에는 경도신경인지장애 증후군이 반드시 추정되는 병인과 연관성이 있어야 한다는 필수요건이 있다. 인지 결손의 발달 경과가 알츠하이머병의 전형적인 경과(즉, "확장된 고원plateaus 없이 꾸준하고 점진적으로 진행되는 인지 저하"[DSM-5, p. 611/666])와 일치하고 있고, 다른 특정 병인의 증거가 없다는 점(즉, "인지 저하에 영향을 미쳤을 가능성이 높은 다른 신경변성 또는 뇌혈관 질환, 또는 다른 신경학적 또는 전신질환 또는 상태 결여"[DSM-5, p. 611/666]가 있음)을 고려할 때, 샤피로 부인의 사례에 대한 DSM-5 진단은 가능성 있는 알츠하이머병으로 인한 경도신경인지장애mild neurocognitive disorder due to Alzheimer's disease(DSM-5, p. 611/666)가 될 것이다.

가장 관심을 집중시키는 샤피로 부인과 조카딸에 대한 쟁점은 지속적인 인지 저하가 경도신경인지장애로부터 알츠하이머병으로 인한 주요신경인지장애 진단으로의 변화를 정당화할 가능성을 고려할 때, 과연 향후 샤피로 부인의 상태는 어떻게 전개될 것인가에 관심이 모아진다. 경도신경인지장애가 있는 환자들에 대한 종단연구에 의하면, 대부분의 사람이 결국 알츠하이머병으로 인한 주요신경인지장애로 진행되지만(매년 '전환되는' 비율이 10~15%로 추산됨), 많은 사람이 안정된 상태로 남아 있고 그중 일부는 개선되기도 한다.

Chapter 18

성격장애

성격장애personality disorders는 가장 손상이 큰 정신장애들 중에 속한 것으로, 진단이 어렵고 치료가 도전적이다. 성격장애는 자기평정과 자기조절에 있어서 현저한 문제와 손상된 대인관계가 특징이다. 임상 장면에서 평가를 받은 전체 환자의 50%까지가 흔히 다른 정신장애와 결합된 상태의 성격장애를 가지고 있어서, 정신건강 전문가들이 가장 흔히 접하게 되는 장애에 속한다.

DSM-5에는 다음과 같은 2가지 성격장애 모델이 제시되어 있다.

- DSM-5의 주요 편(즉, 제II편 '진단기준 및 부호')에서, 성격장애는 "현저하게 개인이 속한 문화의 기대로부터 현저하게 편향되어 있고, 광범위하고 융통성이 없으며, 청소년기 또는 성인기 초기에 발병되고, 시간이 지나도 안정적이며, 고통 또는 손상을 초래하는 내적 경험과 행동"(DSM-5, p. 645/703)이다. 이러한 패턴은 다음 영역에서 2가지 이상의 형태로 발현된다(① 인지, ② 정동성affectivity, ③ 대인관계 기능, ④ 충동조절).
- 제III편 '새로 개발된 평가치와 모델'에는 DSM-5의 성격장애 대안 모델이 제시되어 있다. 왜냐하면 DSM-5의 주요 편에 기술되어 있는 성격장애 양상들은 성격장애에 특이적이지 않고, 다른 만성 정신장애들의 특징만이 기술되어 있기 때문이다. 경험적으로 추출된 이 대안적인 모델에 의하면, 성격장애는 ① 정체성, ② 자기주도성self-direction, ③ 공감, 그리고 ④ 친밀성 영역에서 성격기능의 손상과 병리적 성격 특질 발현이 특징이다(DSM-5, p. 761/839). 성격기능 손상impairment in personality functioning은 성격 정신병리학의 핵심 양상이고, 정확하게 성격장애를 식별하는 것으로 입증됨으로써, 성격장애를 다른 유형의 정신장애와 구분하는 데에 도움이 되어 왔다. 병리적 성격 특질pathological personality traits은 성격병리의 발현에서 무수히 많은 증상 발현에 대해 기술하고 있다.

앞서 기술된 DSM-5 모델 중 하나에 의하면, 성격 병리의 발현은 비교적 광범위한데, 이는 특정 상황에서 또는 특정인과의 관계에서뿐 아니라 광범위한 맥락과 상황에서 나타냄을 의미한다. 대안모델에서는 성격장애를 단순히 '안정된stable'(진단기준 D, p. 647/705) 것이라기보다는 '비교적 안정된relatively stable'(진단기준 D, p. 761/839) 것으로 기술되어 있다. 그 이유는 종단연구에서 성격장애는 시간이 경과함에 따라 변하고 개선 또는 관해되는 경향이 있는 임상적 경과를 지니고 있음이 밝혀졌기 때문이다.

정신장애의 동시발생은 특정 징후와 증상 유형이 함께 변하는 경향이 있기 때문에 임상 및 지역 인구에서 매우 흔하다. 이러한 동시발생은 장애의 발현 증상에 대한 요인분석을 통해 장애군의 기저에 있는 차원을 확인함으로써 정신병리 조직을 이해하려는 시도로 이어졌다. '내면화'와 '외현화'(DSM-5, p. 13/14)를 나타내는 2가지 폭넓은 차원, 또는 '스펙트럼'은 다수의 비정신병적 정신장애들을 아우르고 있는 것으로 확인되었다. 간단히 말하면, '내면화internalizing' 과정에는 개인이 자신에게 부정적 감정과 행동을 통해 표출하는 문제가 수반되는데, 우울증과 불안 증상이 그 예다. 반면, '외현화externalizing'에는 개인이 주변의 다른 사람들 또는 물체에 대해 부정적 감정과 행동을 통해 표출하는 문제가 수반되는데, 공격성, 폭력, 그리고 반항이 그 예다. 3번째로 확인되는 스펙트럼—'사고장애 스펙트럼'(DSM-5에서는 구체적으로 논의되지 않음)—에는 정신병적 장애와 제I형 양극성장애가 해당된다. 이 3가지 폭넓은 영역 내의 장애들은 DSM-5의 서로 다른 진단부류에 수록되어 있지만, 이들은 유전적·환경적·기질적 요인을 공유하고, 공통적인 인지와 정서 처리의 비정상성을 나타내며, 유사한 치료에 반응으로 보이는 것으로 나타났다. 경험적 연구를 토대로 한 정신 문제의 분류체계에는 증상—비교적 일시적 형태의 정신병리—과 많은 정신장애의 안정된 핵심을 이루고 있다고 생각되는 부적응적 성격 특질이 포함되어 있다.

DSM-5 성격장애 대안모델에는 내면화, 외현화, 그리고 사고장애 스펙트럼 내에 5가지 폭넓은 특질 영역을 고려한 성격병리가 기술되어 있다. 이러한 영역과 이에 대한 정의는 다음과 같다(DSM-5, pp. 779-781/859-861).

1. **부정적 정동성**negative affectivity: 높은 수준의 광범위한 부정적 정서(예, 불안, 우울증, 죄책감/수치심, 걱정, 분노)의 빈번하고 강렬한 경험과 행동(예, 자상) 및 대인관계(예, 의존성) 증상 발현
2. **애착상실**detachment: 사회정서적 경험 회피(예, 대인관계 상호작용으로부터 철수[우연한, 일상적인 친목관계에서부터 친밀한 관계에 이르기까지]와 제한된 정동 경험 및 표현(특히 제한된 쾌감 경험 능력)

3. **적대감**antagonism: 개인을 다른 사람들과의 갈등 상황에 놓이게 하는 행동(과장된 자만심과 특별대우에 수반되는 기대뿐 아니라 다른 사람들의 욕구와 감정 무시 및 자기를 높이기 위해 다른 사람들을 기꺼이 이용하는 것이 수반된 다른 사람들에 대한 냉담한 반감)
4. **탈억제**disinhibition: 과거의 학습 또는 미래의 결과를 고려하지 않고, 현재의 사고, 감정, 외적 자극에 의한 충동적 행동으로 이어지는 즉각적인 만족을 추구하는 성향
5. **정신병적 경향성**psychoticism: 광범위하게 문화적으로 불일치하는 이상한, 괴이한, 또는 특이한 행동과 인지 표출(과정[예, 지각, 해리]과 내용[예, 믿음] 포함)

5가지 폭넓은 특질 영역 중 각 영역에는 보다 구체적인 구성요소 특질 양상이 포함되어 있다. 특질 양상과 이들에 대한 정의는 〈표 18-1〉에 제시되어 있다.

DSM-5에 제시된 주요 모델에서 고려하건 대안모델에서 고려하건 간에, 성격장애는 발현과 복잡성에 있어서 다양하다. 일부 성격장애는 우울장애(제4장 참조) 또는 불안장애(제5장 참조) 같은 다른 내면화 정신장애와 관련이 있다. 왜냐하면 이들은 무엇보다도 부정적 정동성(예, 우울성, 걱정) 특질이 특징이기 때문이다. 의존성 성격장애는 정신병리의 내면화 스펙트럼 내에 속한 성격장애의 예다. 일부 성격장애는 파괴적, 충동조절 및 품행 장애(제15장 참조) 또는 물질사용장애(제16장 참조) 같은 다른 외현화 장애와 관련이 있다. 왜냐하면 이들은 탈억제(예, 충동성, 위험 감수)와 적대감(예, 냉담성, 기만, 과대성) 특질이 특징이기 때문이다. 반사회성 성격장애는 정신병리의 외현화 스펙트럼 내에 속한 성격장애의 예다. 일부 성격장애는 내면화와 외현화 장애 둘 다의 특징을 지니고 있다. 경계성 성격장애는 고전적인 예다. 끝으로, 일부 성격장애는 정신병적 장애(제2장 참조)와 관련이 있다. 이들은 정신병적 경향성(예, 인지와 지각 조절부전, 특이한 믿음과 경험)과 애착상실(예, 의심, 위축) 특질이 특징이다. 조현형 성격장애는 이 성격장애 유형의 예다. 애착상실 역시 회피성 성격장애 같은 일부 내면화 스펙트럼의 특징이다.

DSM-5의 주요 편에 수록된 모든 성격장애는 대안모델의 특질 영역(① 부정적 정동성, ② 애착상실, ③ 적대감, ④ 탈억제, ⑤ 정신병적 경향성) 중 한 가지 이상에서 병리적 성격 특질이 특징적으로 나타난다. 일부 보다 단순한 성격장애들은 한 가지 영역에서만 특질을 지니고 있다(예, 자기애성 성격장애는 적대감 영역에서만 특질을 지니고 있고, 의존성 성격장애는 부정적 정동성 영역에만 국한된 특질을 지니고 있음). 일부 좀 더 복잡한 성격장애들은 한 가지 이상의 영역에서 특질을 지니고 있다(예, 반사회성 성격장애는 적대감과 탈억제 영역에서 특질을 지니고 있고, 조현형 성격장애는 애착상실과 정신병적 경향성 영역에서 특질을 지니고 있음).

〈표 18-1〉 DSM-5 성격장애(대안모델) 특질 양상의 정의

영역 및 양상 정의	
□ 부정적 정동성	
▪ 정서적 불안정성	• 정서 경험과 기분의 불안정성 • 쉽게 각성되고, 극심한 및/또는 사건과 상황에 비해 과도한 정서
▪ 걱정	• 신경과민, 긴장감, 또는 다양한 상황에 대한 공황 • 과거의 불쾌한 경험과 미래의 부정적 가능성의 부정적 효과에 대한 잦은 걱정 • 불확실성에 대한 공포감과 불안감 • 최악의 사건이 발생할 것 같은 느낌
▪ 분리불안	• 신체적·심리적으로 자신을 스스로 보살필 수 있는 능력에 대한 자신감 결여를 기초로 중요한 타인들로부터의 거부 및/또는 분리로 인해 홀로 될 것에 대한 두려움
▪ 복종성	• 자신의 관심, 욕구, 또는 바람과 상반되는 경우조차 타인의 실제 또는 지각된 관심과 욕구에 자신의 행동 적응
▪ 적대성	• 지속적 또는 잦은 분노 감정 • 경미한 모욕과 모독에 대한 분노 또는 짜증 • 짓궂은, 야비한, 또는 보복 행동(적대감 참조)
▪ 고집증	• 행동의 기능 또는 효과가 없어진 지 오랜 후에도 특정 과업 또는 방식을 지속함 • 반복적 실패 또는 중단에 대한 명백한 이유가 있음에도 동일한 행동을 계속함
▪ 우울성	• '애착상실' 참조
▪ 의심	• '애착상실' 참조
▪ 제한된 정동(결여)	• 낮은 수준의 부정적 정동성이 특징인 이 양상의 결여(이러한 양상의 정의는 '애착상실' 참조)
□ 애착상실	
▪ 위축	• 다른 사람들과 함께 보다 혼자 있는 것을 선호함 • 사회적 상황에서 말이 없음 • 사회적 접촉과 활동 회피 • 사회적 접촉 주도성 결여

(계속)

▪ 친밀성 회피	• 가까운 또는 연인 관계, 대인 간 애착, 친밀한 성적 관계 회피
▪ 무쾌감증	• 삶의 경험의 즐거움, 참여, 또는 에너지 결여 • 쾌감 및 사물에 대한 흥미를 느끼는 능력 결함
▪ 우울성	• 의기소침, 불행감 및/또는 무망감 • 이러한 기분으로부터의 회복 곤란 • 미래에 대한 비관 • 광범위한 수치심 및/또는 죄책감 • 열등한 자기가치감 • 자살 사고와 행동
▪ 제한된 정동	• 정서적으로 각성되는 상황에 대한 반응이 거의 없음 • 정서적 경험과 표현 위축 • 규범적으로 참여하는 상황에서의 무관심과 초연함
▪ 의심	• 대인 간 악의적 의도 또는 피해 예기 및 민감함 • 다른 사람의 신의와 충절에 대한 의심 • 다른 사람에 의한 학대, 이용 및/또는 박해당할 것 같은 느낌
□ 적대성	
▪ 조종	• 다른 사람에게 영향을 미치거나 통제하기 위한 속임수 사용 • 자신의 목적 달성을 위해 유혹, 매력, 구변, 또는 아부 사용
▪ 기만	• 부정직과 사기 • 자기에 대한 허위 진술 • 관련 사건에 대한 윤색 또는 날조
▪ 과대성	• 자신이 타인보다 우월해서 특별대우를 받아 마땅하다고 믿음 • 자기중심적 • 특권의식 • 다른 사람에게 생색내는 듯한 태도
▪ 관심추구	• 타인의 주목을 받고, 주의와 흠모의 초점이 되기 위한 행동 참여
▪ 냉담성	• 타인의 감정 또는 문제에 대한 관심 결여 • 타인에 대한 자신의 행위의 부정적 또는 해로운 효과에 대한 죄책감 또는 뉘우침 결여
▪ 적대성	• '부정적 정동성' 참조

(계속)

□ 탈억제	
▪ 무책임	• 재정적 및 다른 의무나 공약 무시 및 존중 실패 • 동의 및 약속에 대한 존중 및 이행 결여 • 타인의 재산에 대한 부주의
▪ 충동성	• 즉각적인 자극에 대한 반응으로 순간순간의 자극에 따라 행동함 • 계획 또는 결과에 대한 고려 없이 순간순간의 이유로 행동함 • 계획 수립과 이행의 어려움 • 위기감 및 정서적 고통하에서의 자해행동
▪ 산만성	• 집중 및 과업에의 초점 곤란 • 외부 자극에 의해 주의가 쉽게 산만해짐 • 과업 계획과 완수를 비롯한 목표중심적 행동 유지의 어려움
▪ 위험감수	• 불필요하고 결과에 상관없이 위험한, 모험적인, 그리고 잠재적으로 자기에게 해로운 활동 참여 • 자신의 한계에 대한 관심 결여 및 개인의 위험에 대한 현실 부인 • 수반되는 위험수준에 관계없이 무모한 목표 추구
▪ 경직된 완벽주의(결여)	• 자신과 타인의 수행을 비롯해서 매사에 무결점, 완벽, 그리고 오류나 잘못이 없어야 한다는 경직된 고집 • 모든 세부사항의 정확성을 확인하느라 시간을 지키지 못함 • 일에는 오직 한 가지 방법만이 있다고 믿음 • 생각 및/또는 관점 변화의 어려움 • 세부사항, 조직화, 그리고 순서에 대한 집착 • 이러한 양상의 결여는 낮은 탈억제 수준의 특징이다.
□ 정신병적 경향성	
▪ 특이한 믿음과 경험	• 자신이 환각 유사 경험을 비롯한 독심술, 염력telekinesis, 사고-행위 융합, 특이한 현실 경험 같은 특이한 능력의 소유자라고 믿음
▪ 특이성	• 이상한, 특이한, 또는 괴이한 행동, 외모 및/또는 말 • 낯설고 예측할 수 없는 사고를 지님 • 특이한 또는 부적절한 것을 말함
▪ 인지 · 지각 조절부전	• 이인증, 비현실감, 해리경험을 비롯한 이상한 또는 특이한 사고과정과 경험 • 혼합된 수면-각성 상태 경험 • 사고 통제 경험

출처. Adapted from American Psychiatric Association: *Diagnostic and Statistical Manual of Mental Disorders*, Fifth Edition. Arlington, VA, American Psychiatric Association, 2013, pp. 779-781.

임상적 발현에서 복합성 역시 성격장애가 서로 및 다른 정신장애와의 빈번한 동시발생이 반영된 것이다. 동시 발생하는 장애는 항상은 아니지만 자주 동일한 정신병리 스펙트럼 또는 특질 영역에서 비롯된다.

이 장에서 구체적인 성격장애에 관한 논의에는 우선 DSM-5의 주요 모델의 측면이 포함되어 있고, 다음으로 DSM-5 특정 장애의 대안모델에 관한 논의가 이어진다. 구체적인 장애에 관한 논의에 포함되어 있는 DSM-5 대안모델의 일부 구체적인 요소는 다음과 같다.

- DSM-5 대안모델에는 경험적 근거 또는 임상가들에 대한 유용성에 따라 선별된 6가지 구체적인 성격장애(① 반사회성, ② 회피성, ③ 경계성, ④ 자기애성, ⑤ 강박성, ⑥ 조현형)가 제시되어 있다. DSM-5의 주요 편에 수록된 다른 4가지 성격장애(즉, 의존성, 연극성, 편집성, 그리고 조현성)뿐 아니라 DSM-5에서 달리 명시된 성격장애로 진단될 다른 성격장애들은 대안모델에서 특질이 명시된 성격장애personality disorder—trait specified로 진단된다.
- DSM-5 대안모델과 함께 수록된 것은 성격기능수준척도Level of Personality Functioning Scale(DSM-5, pp. 771-772/850-851, 775-778/855-858)로, 이는 정체성, 자기주도성, 공감, 그리고 친밀성 영역에 따른 성격기능에서의 손상 심각도를 정리한 것이다. 이 척도는 대인관계, 인지, 애착, 그리고 사회적 인지 접근을 비롯한 폭넓은 범위의 이론적·치료적 접근에 유용하다. 이 척도에는 성격기능 영역에서 구체적인 손상수준에 대한 평정치가 마련되어 있다(0=손상이 거의 없음 또는 없음, 1=경도 손상, 2=중등도 손상, 3=고도 손상, 또는 4=극도 손상).
- 대안모델에서 개인을 기술하는 구체적인 손상수준과 구체적인 병리적 성격 특질(〈표 18-1〉 참조)은 특질이 명시된 성격장애로 진단된 환자들에 대해 기재될 것이다. DSM-5 대안모델에 의하면, 모든 성격장애에는 성격기능에서 적어도 중등도 손상이 필수로 요구된다. 왜냐하면 중등도 수준의 손상이 최대 결합 감도maximal combined sensitivity('진성 양성 비율true positive rates'—즉, 장애가 있는 사람들이 성격장애를 가지고 있는 것으로 올바르게 확인된 비율)와 특이성specificity('진성 음성 비율true negative rates'—즉, 장애가 없는 사람들이 성격장애가 없는 것으로 올바르게 확인된 비율)을 지닌 성격장애를 확인하는 것이 경험적으로 밝혀졌기 때문이다.

이 장에서는 DSM-5에 세시된 2가지 성격장애 모델이 통합되어 있다. DSM-5 주요 편에서 기술적 유사성에 따른 군집(즉, A군, B군, C군)으로 편성된 모든 10가지 성격장애가 여기

〈표 18-2〉 성격장애의 특징

장애	주요 특징[a]
□ 경계성 성격장애	• 광범위한 대인관계, 자기상, 정동의 불안정성과 현저한 충동성 패턴
□ 의존성 성격장애[b]	• 복종적이고 매달리는 행동과 분리 공포로 이어지는 보살핌에 대한 광범위하고 과도한 욕구
□ 회피성 성격장애	• 광범위한 사회적 억제, 부적절감, 그리고 부정적 평가에 대한 과민성 패턴
□ 강박성 성격장애	• 유연성, 개방성, 효율성을 희생하며 광범위한 질서정연, 완벽주의 그리고 정신 및 대인관계 통제 패턴
□ 반사회성 성격장애	• 15세 이후부터 타인의 권리 무시와 침해의 광범위한 패턴 • 15세 이전의 품행장애 과거력 • 현재 18세 이상임
□ 자기애성 성격장애	• 광범위한 과대성(환상 또는 행동에서), 존경에 대한 욕구, 그리고 공감 결여 패턴
□ 연극성 성격장애[b]	• 과도한 정서성과 관심추구의 광범위한 패턴
□ 조현형 성격장애	• 가까운 관계에 대한 극심한 불편감과 능력 감소뿐 아니라 인지 또는 지각 왜곡과 행동의 괴이함으로 드러나는 광범위한 사회적 및 대인관계 결함 패턴
□ 조현성 성격장애[b]	• 사회적 관계로부터의 애착상실과 제한된 정서표현 범위의 광범위한 패턴
□ 편집성 성격장애[b]	• 다른 사람들의 동기를 악의적인 것으로 해석하는 것을 통한 타인에 대한 광범위한 불신과 의심
□ 다른 의학적 상태로 인한 성격 변화[b]	• 이전의 특징적 성격 패턴의 변화를 나타내는 지속적 성격 장해 • 장해가 다른 의학적 상태의 직접적인 병태생리학적 결과임
□ 달리 명시된 성격장애[b]	• 성격장애 진단부류의 어떤 장애의 진단기준에도 완전히 부합되지 않는 성격장애 특유의 증상

[a] 이 설명은 DSM-5 제II편 성격장애에 제시된 DSM-5 진단기준에 근거한 것임

[b] 이 성격장애는 DSM-5의 제II편 성격장애에서만 논의되었다. 이 표시가 없는 장애는 제II편('성격장애' 참조)과 제III편('DSM-5 성격장애의 대안모델' 참조)에 제시되어 있다.

에 제시되어 있다. 그러나 이러한 군집에 의한 장애 조직은 성격 차원을 반영하는 순서(예, 내면화와 외현화)로 대체되었다. 따라서 장애와 사례 제시는 경계성 성격장애로 시작된다. 경계성 성격장애는 모든 성격장애에 공통적이고 성격 정신병리의 심각도가 반영된 일반적

인 성격장애 요인과 관련 있는 축적된 증거가 토대를 이루고 있는 중심적인 성격장애로, 임상적으로 매우 중요한 성격장애다. 따라서 DSM-5 성격장애들은 각각 현저한 내면화 양상을 동반한 것, 현저한 외현화 양상을 동반하는 것, 그리고 현저한 정신병적 경향성 양상을 동반하는 것에 따라 제시되어 있다. 이 장은 다른 의학적 상태로 인한 성격 변화 사례와 기존의 10가지 공식적으로 인정된 범주에 부합되지 않아서 DSM-5에서는 달리 명시된 성격장애로 진단되는 사례들로 끝을 맺는다(〈표 18-2〉에는 이러한 성격장애의 특징적 양상이 논의되는 순서대로 제시되어 있다).

18.1 경계성 성격장애

경계성 성격장애borderline personality disorder는 "대인관계, 자기상, 그리고 정동에 있어서 광범위한 불안정성과 현저한 충동성 패턴"(DSM-5, p. 663/723)으로 정의된다. 이 장애의 정신병리의 중심은 다른 사람들에 대한 손상된 애착능력과 개인이 의존하는 다른 사람들로부터의 분리와 관련된 부적응적 행동 문제다. 이 장애가 있는 사람들은 현저하게 불안정한 자기상self-image 또는 자기감sense of self이 특징인 현저한 정체성 장해를 지니고 있다. 이들은 만성적으로 내면의 '공허함'을 느낀다. 경계성 성격장애가 있는 사람들은 실제적 또는 상상에 의한 버려짐을 회피하기 위해 미친 듯이 노력한다. 이들은 다른 사람에 의해 돌봄과 지지를 받는 느낌이 드는 경우의 이상화idealization("다른 사람은 잘못된 일을 할 수 없어.")와 거부 또는 버려지는 느낌이 드는 경우의 평가절하devaluation("다른 사람은 옳지 않은 일을 할 수 있어.") 사이를 오가는 불안정하고 강렬한 대인관계 패턴이 있다. 경계성 성격장애가 있는 사람들은 강렬한 정동 불안정 또는 가변성이 있다. 즉, 이들은 흔히 실망스러운 대인관계 사건 또는 대면에 대한 반응으로 한 번에 여러 시간 또는 며칠씩 강렬한 불쾌감(불편한 또는 불행한 감정 상태), 과민성, 또는 불안이 특징인 기분 변동을 경험한다. 이들은 또한 강렬한 분노를 경험하고, 분노조절 문제가 있다. 경계성 성격장애가 있는 사람들은 스트레스 상황에서 일시적 해리 또는 편집성 반응이 나타난다. 이들은 반복적인 자살행동, 제스처, 또는 협박을 하고 자기절단 행동에 참여하기도 한다. 이들은 또한 다른 충동성 문제를 가지고 있고, 기타 잠재적으로 자해행위(예, 무분별한 성행위, 물질남용, 무모한 운전, 폭식, 또는 과소비)에 참여하기도 한다.

경계성 성격장애는 DSM-5의 성격장애 대안모델(DSM-5, p. 766/845)에서 특정 성격장애로 포함되어 있다. 제안된 진단기준에는 성격기능에서 장애 특이적 손상(예, 저조하게 발달된 불안정한 자기상, 목표와 가치관 불안정성, 대인관계 과민증과 연관된 다른 사람들의 욕구와 감정 인식을 위한 절충된 능력, 그리고 강렬하고 불안정한 친밀관계)과 부정적 정동성(정서적 불안정성, 걱정, 분리불안, 그리고 우울성 특질), 탈억제(충동성과 위험감수 특질), 그리고 적대감(적대성 특질) 영역에서의 병리적 특질에 대해 기술되어 있다.

경계성 성격장애는 비교적 흔한 성격장애로, 특히 임상 인구에 널리 퍼져 있다. 경계성 성격장애의 중앙값 인구 유병률은 1.6%로 추산되지만, 5.9% 정도로 높다. 경계성 성격장애의 유병률은 외래환자 정신건강 클리닉을 찾는 사람들 사이에서 약 10%이고, 정신의학적 입원환자들 사이에서는 약 20%다. 경계성 성격장애의 경과는 악화와 완화를 거듭한다. 시간이 지나면서 여러 환자는 특히 적절한 치료를 받고 증상이 나아진다. 그러나 이 장애는 가장 손상이 큰 성격장애 중 하나로, 사회적 관계와 직업기능에 현저한 부정적 영향을 미친다.

빈껍데기

조 반즈Zoe Barnes(여, 23세)는 수의사 보조원으로, 정신의학적 문제로 처음 입원했다. 그녀는 지역 정신과 의사에 의해 의뢰되어 밤늦은 시간에 도착했다. 그녀는 "전 정말 여기에 있을 필요가 없어요."라고 말했다.

입원하기 3개월 전, 조는 어머니가 임신한 사실을 알게 되었다. 그 후, 그녀는 과도하게 술을 마시기 시작했는데, 표면적으로는 밤에 잠드는 데 도움을 주고자 함이었다. 술을 마시게 되면서 그녀는 일련의 '하룻밤 섹스one-night stands'를 하게 되었다. 입원하기 2주 전, 그녀는 공황 상태에 빠진 것 같은 느낌이 들기 시작했고, 마치 신체로부터 이탈되고 황홀경에 빠진 것 같은 느낌이 드는 경험을 하기 시작했다. 이러한 삽화 중 하나가 진행되는 동안 그녀는 야간에 다리 위를 배회하다가 경찰의 제지를 받았다. 다음 날, 그녀에게 반복적으로 다리 아래로 뛰어내리라는 목소리에 대한 반응으로, 조는 자신의 수퍼바이저에게 달려가 도움을 요청했다. 그녀의 수퍼바이저는 그녀가 완전히 제정신이 아니었고, 최근에 칼로 손목을 그어서 생긴 상처를 보고 그녀를 정신과 의사에게 의뢰했고, 이 의사가 즉각적으로 입원수속을 했다.

입원 당시, 조는 부스스하고 수척한 모습이었지만, 나름 매력 있으면서도 마른 상태였다.

그녀는 협조적이었고 조리 있게 말을 했으며 겁에 질려 있었다. 그녀는 입원이 필요하다는 느낌이 들지는 않았지만, 불안과 이인증에서 벗어날 것 같은 예감이 들어서 입원 제의를 기꺼이 받아들였다. 그녀는 청소년기부터 고독감과 부적절감을 느꼈고, 잦은 단기 우울 기분과 불안 기간이 있었다는 사실을 인정했다. 최근 그녀는 자신 또는 어린 아기를 칼로 찌르는 환상을 경험해 오고 있었다. 그녀는 자신이 '모든 사람에게 그저 투명한 빈껍데기에 불과한 존재'라고 호소했다.

조의 부모는 그녀가 3세 때 이혼했고, 그 후 5년간 조는 외조모와 심각한 음주 문제가 있었던 어머니와 함께 살았다. 당시 조는 야경증이 있어서 자주 어머니와 함께 잠을 자곤 했다. 6세 때, 그녀는 1년 반 동안 특수기숙학교를 다녔다. 그 후 그녀는 학교의 조언을 무시한 어머니에 의해 학업을 중단했다. 8세 때, 외조모가 세상을 떠났다. 당시 조는 이로 인한 슬픔을 어머니가 눈치채지 못하게 감추려고 애썼던 기억을 떠올린다. 그녀는 다음 2년의 대부분은 이혼한 이래 한 번도 본 적이 없었던 아버지, 그리고 다양한 친척과 함께 살았다. 9세 때, 어머니는 조현병 진단을 받고 병원에 입원했다. 10세부터 대학에 갈 때까지 환자는 이모와 삼촌과 함께 살았지만, 어머니와 지속적이고 자주 접촉을 했다. 그녀의 학업성적은 지속적으로 좋았다.

청소년기 이후부터 조는 주기적으로 데이트를 했는데, 그때마다 성생활에 적극적이기는 했지만 즐거웠던 적은 거의 없었다. 남성들과의 관계는 보통 조가 사소한 것에 대한 실망 때문에 이들에 대해 분노를 터뜨리면서 갑자기 끝이 났다. 그러고 나면, 그녀는 이들을 '새롭게 시작하기에는 좋지 않은' 상대라고 결론을 짓는다. 그녀는 룸메이트 몇 명이 있었으나, 이들을 다른 사람들과 공유하게 되는 상황에 대한 질투와 이들이 다른 사람들로부터 멀어지게 하도록 조종하려는 시도들 때문에 안정된 생활환경 구축에 어려움을 겪곤 했다.

대학을 졸업한 이래, 조는 수의사 보조원으로 꾸준히 일을 잘했다. 입원 당시, 그녀는 가축병원에서 야간근무를 하던 중이었고 혼자 살고 있었다.

조는 퇴원하게 되면서 다시 일을 시작했고, 매주 2회 일정으로 여성 치료자를 만났다. 그녀의 치료자는 환자가 때로 애정 어린 돌봄과 배려 또는 특혜를 추구하는 것 같다가도 갑자기 적대적인 태도를 취하면서 치료를 쓸모없는 것으로 간주하곤 해서 환자와의 관계가 극도로 허약한 관계라는 느낌이 들었다. 3개월 후, 조는 새 남자 친구를 사귀게 되면서, 곧바로 자신의 치료자가 '실제로 자신을 배려하거나 이해하지 못한다.'고 불평하면서 치료를 중단했다.

논의

조는 경계성 성격장애(DSM-5, p. 663/723)의 특징적 양상을 여실히 보여 주고 있다. 그녀는 명백하게 불안정한 대인관계, 자기상, 정동, 그리고 충동에 대한 통제 패턴을 가지고 있다. 조와 남성들과의 관계는 극심하고 불안정했고, 그녀가 이들에게 분노를 터뜨리고 이들의 가치를 평가절하하게 되면서 끝이 났다. 그녀는 자신이 '빈껍데기[empty shell]'라고 보고하고 있는데, 이것이 그녀의 만성적 공허감과 왜곡된 자기상의 증거다. 정동 불안정성은 청소년기 이후부터 줄곧 있었던 잦은 단기 우울 기분과 불안 기간에 의해 암시된다. 이 외에도, 적어도 현재 삽화 동안, 그녀는 충동성(음주와 섹스)과 자살 제스처 또는 자기절단 행위(칼로 자신의 손목 긋기)를 나타내고 있다.

조의 최근 증상들은 다른 DSM-5 장애들을 고려할 이유들을 제시하고 있다. 지난 3개월 이내에, 어머니의 임신 소식을 들은 이후부터 조는 과도하게 술을 마시기 시작했고, 이인증으로 보이는 몇몇 삽화가 있었으며, 불안, 우울증, 그리고 자살시도가 있었다. 이러한 증상들은 동반발생 불안 또는 우울 장애를 암시할 수 있지만, 이러한 증상들은 이 장애들 중 하나로 보기에는 너무 일시적이어서 진단될 수 없고, 경계성 성격장애 특유의 정동 불안정성을 반영하고 있는 것으로 볼 수 있다. 이 외에도, 그녀는 단기적으로 자신을 죽이라고 말하는 환청이 있었다.

단기 환각과 이에 대한 그녀의 반응(즉, 실제 상황이 아니라는 것을 알고 있음)으로 인해 현재 삽화가 보장되지 않는다는 점에서 달리 명시된 조현병 스펙트럼 및 기타 정신병적 장애(2.8절 참조) 같은 정신병적 장애의 진단은 흔히 경계성 성격장애의 양상인 일시적 스트레스 관련 정신병적 경험의 예다. 이와 같은 이유로, 그녀의 최근의 이인증 증상에 대해 설명하기 위한 이인성/비현실감 장애(8.3절 '몽롱한 학생' 참조) 진단은 필요하지 않다.

디스코 디[Disco Di]

다이애나 밀러[Diana Miller](여, 25세)는 심각한 자살을 시도한 후, 정신병원의 장기치료 병동에 들어왔다. 부모가 휴가를 떠나게 되면서, 그녀는 교외에 있는 저택에서 홀로 지내다가 우울증과 절망적으로 고독에 빠져 있다가, 디아제팜[diazepam]과 스카치 칵테일을 섞어서 마신 후 자신의 정신과 의사에게 전화를 걸었다.

밀러 양은 12세까지는 학업 성적이 평범하고 온순한 아이였다. 쾌활하고 외향적이었던 그녀의 성향은 급격히 변해서 요구가 많아졌고, 시무룩해하고 반항적이었으며, 행복에 들떠 있다가도 갑자기 눈물을 흘리며 우울증 상태로 돌변하기도 했다. 그녀는 '행실이 좋지 않은' 무리의 아이들과 어울리면서 성적으로 문란해졌고, 마리화나와 환각제를 남용했으며, 15세 때에 17세 남자아이와 가출하기도 했다. 그녀의 부모가 고용한 사설탐정을 교묘히 피해 다니던 이들은 2주 후에 다시 집으로 돌아왔다. 그녀는 학교에 복학했다가 고등학교 2학년 때에 영구적으로 학업을 중단했다. 밀러 양과 남성들과의 관계는 격정과 열정이 넘쳤고, 참기 힘들 정도의 열망이 있었으며, 격렬한 다툼이 있었다. 그녀는 흥분을 갈망한 나머지 술에 취해 테이블 위에 올라가 디스코 음악에 맞춰 거칠게 춤을 추었고, 그런 다음 낯선 남성들과 그 자리를 떠서 이들의 자동차에서 섹스를 하곤 했다. 거절하면, 그녀는 때로 도로에 버려질 때도 있었다. 17세 때 이러한 사고가 있고 나서, 그녀는 처음으로 자신의 손목을 심하게 그음으로써 자살을 시도했다가 처음으로 입원하게 되었다.

첫 입원 후, 밀러 양은 치료자에게 의뢰되어 집중적으로 매주 2회의 역동적 심리치료를 받았으나 거의 흥미를 느끼지 못했다. 그녀는 치료시간의 대부분을 '100% 주의'를 기대했던 자신의 가족에 대한 불만을 장황하게 늘어놓았다. 그녀는 하루에도 여러 차례 치료자에게 전화를 걸어 한 가지 또는 또 다른 '위기'에 관해 이야기를 늘어놓곤 했다.

몇 차례의 단기 입원으로 나뉜, 성공적이지 않은 외래환자 치료의 오랜 기간 동안 밀러 양은 다수의 증상이 있었다. 그녀는 부모 중 한 사람이라도 없으면 의사의 진료실에 가기조차 두려워했다. 그녀는 자살에의 집착과 무망감을 동반한 우울증 상태에 있었다. 그녀는 과도하게 음주를 했고, 하루에 디아제팜 40mg까지 사용했다. 그녀는 폭식을 했다가 정상 체중으로 되돌려 놓기 위해 속성 다이어트를 하기도 했다. 그녀는 칼로리와 자신의 음식을 특정 모양으로 잘라 놓을 필요가 있다는 것과 특정 방식으로 접시를 배열할 필요성에 강박적이기도 했다. 만일 어머니가 이러한 규칙에 따르지 않으면, 밀러 양은 분노발작을 일으키는데, 때로 지나칠 정도로 분노를 표출하면서 접시를 깨기도 해서 아버지에 의해 신체적으로 제지를 받기도 했다.

밀러 양은 아버지의 회사에서 수개월 동안 접수 담당자로 일한 것 외에는 일을 해 본 적이 없다. 그녀는 '로맨틱한 남성'과 함께하는 것 말고는 삶에서 자신이 무엇을 하고 싶은지에 대해 생각해 본 적이 없었다. 그녀는 여성 친구들과 사귀어 본 적이 없고, 그녀에게 유일한 위안이 되는 것은 자신의 반려견뿐이었다. 그녀는 흔히 따분함으로 '산 채로 잡아먹히는' 것 같았다. 치료자의 한계 설정을 위한 노력은 거의 효과가 없었다. 그녀는 알코올 중독자 익명집단에 가입하는 것 또는 주간 프로그램이나 직업재활센터에 참여하는 것을 자신보다 '아래에' 있는 일로 간주하면서 거부했다. 대신, 그녀는 집에 머물렀는데, 우울증과 광장공포증이 더욱 심해졌고, 디아제팜 사용은 하루에 80mg까지 늘어났다. 그녀가 현재(7번째) 정신병원에 입원하게 된 계기는 심각한 자살시도였다.

병원에서 밀러 양은 간호사들이 자신에게 '잔인하게' 대했고, 다른 환자들이 자신을 '미워한다'고 호소했다. 그녀의 부모는 자신들을 위한 여러 치료 회기에 참석해서, 딸이 집에 돌아가게 해 달라는 간청에 저항하는 방법에 대한 조언을 들었다. 밀러 양은 디아제팜 수준을 극도로 경미한 감소도 감지할 정도로 민감한 반응을 보였다(결국 한 번에 1mg만 줄일 수 있었음). 그녀가 이 약물에서 '떨어지기'까지 3개월이 걸렸고, 그 후 그녀의 진척은 예기치 않게 좋았으며, 그녀의 성향이 다시 쾌활해졌다. 그녀는 의료진들에게 더욱 협조적인 자세를 보였고, 다른 환자들에게도 우호적인 태도를 취했다. 그녀는 병원 재활 프로그램에서 비서직 기술을 배웠고, 외출하는 것에 대해 덜 두려워했으며, 음식에 대해서도 덜 까다로워졌다. 10개월의 입원기간이 끝나갈 무렵까지 밀러 양은 회복 중인 다른 환자와 교우관계를 형성했다. 이 두 사람은 아파트를 함께 쓰자는 의견의 일치를 보았고, 시간제 일자리를 구했다. 밀러 양은 외래환자로서 일주일에 한 번씩 계속해서 치료를 받았다.

밀러 양은 주로 심리치료의 지지적인 양식(교육, 간곡한 권고, 격려, 그리고 한계 설정을 강조함)에 반응했다. 그녀는 너무 불안하고 행위 중심적이어서 내성과 성찰이 요구되는 정신역동적 접근으로부터는 혜택을 얻지 못했다. 단기 입원으로는 그녀의 다수의 극심한 증상의 흐름(이 중에서도 물질남용이 가장 위협적이었음)을 저지할 수 없었다. 밀러 양의 경우, 가장 효과가 있는 것 같았던 것은 물질남용이 적절히 다루어질 수 있고, 직업재활을 붙들 수 있는 장기 입원이었다. 부모로부터의 강제적인 분리는 그녀에게 도움이 되었고, 그녀의 어머니는 상대가 없어야 각자가 살아남을 수 있다는 사실을 인식하고 있다. 7년간의 후속 조치가 진행되는 동안, 밀러 양은 자신의 입지를 구축했고, 일을 계속하고 있으며, 동일한 룸메이트와 함께 살고 있고, 모녀 상호의존mother-daughter interdependence의 옛날 패턴으로의 회귀 없이 주기적으로 부모를 방문할 수 있게 되었다. 감각 추구sensation seeking는 그녀의 적응 중 현저한 부분으로 남아 있다(여전히 호화로운 의상, 클럽, 록 콘서트를 좋아함). 그러나 그녀는 덜 충동적이고 알코올과 다른 약물을 끊었으며, 더 이상 자신을 낯선 남성들과의 위기 상황에 가져다 놓지 않는다.

논의

여러 해에 걸쳐 밀러 양의 서로 다른 다수의 증상 과거력은 몇 가지 다른 정신장애를 암시한다. 가장 최근의 입원을 촉발시켰던 우울증과 자살시도는 주요우울장애(4.2절 '무가치한 아내' 참조) 또는 지속성 우울장애(4.3절 '중견간부' 참조)를 암시한다. 이 사례는 입원한 지 수년 후에 제시되었기 때문에 이러한 진단을 내리는 데 필요한 정보가 불충분하다.

자신의 삶에 부정적 효과를 주고 있음에도 불구하고 밀러 양의 디아제팜 복용량 증가(내설 발달이 초래됨)와 지속적인 사용은 벤조디아제핀(진정제, 수면제, 또는 항불안제)사용장애(DSM-5, p. 550/602)를 암시한다. 그녀의 폭식 역시 폭식장애(DSM-5, p. 350/377)로 추가 진단을 내릴 수 있을 정도로 잦았다.

그러나 매우 놀라운 것은 밀러 양의 만성적으로 혼돈 상태의 생활과 기분, 대인관계, 그리고 충동조절에 있어서의 광범위한 불안정성 패턴이다. 이러한 것들은 일차적인 장해가 성격장애(즉, 경계성 성격장애[DSM-5, p. 663/723])라는 사실을 암시한다. 밀러 양은 이 장애의 특징적인 증상 중 적어도 5가지를 나타내고 있다. 그녀는 불안정하고 강렬한 대인관계를 형성하고 있고, 그녀가 남성들과 벌였던 '격렬한 논쟁들'은 이들에 대한 이상화와 평가절하의 극단 사이를 오간 것을 암시한다. 그녀는 정체성 장해(삶의 목표가 없음), 다수의 영역(섹스, 물질남용, 섭식)에서의 충동적 행동, 재발성 자살행동, 정동 불안정성(갑작스러운 기분 변화), 그리고 부적절하고 극심한 분노가 있다. 이 외에도, 따분함으로 '산 채로 잡아먹히는' 것 같은 감정은 만성 공허감의 증거일 가능성이 있다.

고도 성격장애가 있는 사람들에게서 흔한 것처럼, 몇 가지 다른 성격장애의 양상도 나타난다. 즉, 자기애성(예, 알코올 중독자 익명집단은 자기 '아래beneath'에 있다는 생각), 연극성(흥분에 대한 갈망), 강박(음식에 대한 경직성), 그리고 의존성(가족 없이는 관리 불능)이 그 예다. 이 사례에서처럼, 정신병리의 내면화와 외현화 스펙트럼에 속하는 다른 정서적 문제를 가지고 있는 것은 경계성 성격장애가 있는 환자들에게 있어서도 흔하다.

18.2 의존성 성격장애

의존성 성격장애dependent personality disorder는 "복종과 매달리는 행동과 분리에 대한 공포로 이어지는 돌봄에 대한 광범위하고 과도한 욕구"(DSM-5, p. 675/737)가 특징이다. 의존성 성격장애가 있는 사람들은 스스로를 돌볼 수 있지만, 이들은 극도로 자신들의 능력과 판단력을 평가절하한다. 이들은 다른 사람들을 자신들보다 더 능력 있고 강한 존재로 여기고, 일상적인 결정에 대해서조차 도움을 받기 위해 다른 사람들을 찾고, 무엇을 해야 하고 어떻게 생각해야 하는지 말해 주기를 기대하며, 자신들에 대해 책임져 주기를 바란다. 이들은 지지 또는 인정을 잃을까 봐 다른 사람들의 의견 반대에 문제를 보이고, 돌봄과 지지를 얻기 위해 불쾌하고 자기희생적인 일을 제공하기까지 한다. 이들은 혼자 있을 때 매우 불편감과 무기력감을 느낀다. 또한 이들은 친밀관계가 종결되는 경우, 새롭게 의지할 사람들 찾을 필요성을 느낀다.

대안모델에 의하면, 의존성 성격장애는 특정 성격장애는 아니지만, 특질이 명시된 성격장애(DSM-5, p. 770/849)로 진단된다. 성격기능의 손상수준은 전형적으로 중등도이고, 관련된 성격 특질은 순종성, 분리불안, 그리고 걱정인데, 이 모두는 부정적 정동성 특질 영역의 특질이다.

의존성 성격장애의 유병률은 약 0.5~0.6%로 추산된다. 이는 남성보다 여성들 사이에서 더욱 흔하다. 의존적 행동(예, 부모에 대한)은 아동 · 청소년 정도까지는 발달적으로 적절하지만, 사람들은 집을 떠나서 가족 밖에서 친밀관계를 형성하고 가족들로부터 재정적인 독립을 성취하는 발달이정표를 통해 이동함에 따라 대개 보다 더 자급자족하고 독립적이 된다. 경기침체와 실업기간은 이러한 목표성취를 위한 일정에 영향을 미칠 수 있다. 일부 문화권과 사회는 수동성, 공손함, 그리고 공경을 표하는 행동에 대해 보다 더 수용적일 수 있다. 그러므로 진단에 있어서 문화적 · 하위문화적 규범이 고려되어야 한다. 의존성 성격장애는 삶의 질에 있어서 중등도 손상과 심리사회적 기능부전과 연관이 있다.

피는 물보다 진하다

모건 스튜어트Morgan Stewart(남, 34세)는 어머니와 함께 살면서 회계사로 일하고 있다. 그는 여자 친구와 헤어지고 나서 매우 불행한 느낌이 들어서 치료를 찾게 된다. 그의 어머니는 그의 결혼계획을 반대했는데, 표면적으로는 이들이 장로교 집안이었고, 그가 결혼하고 싶어 했던 여성 드보라Deborah는 유태인이라는 이유에서였다. 스튜어트 씨는 함정에 갇혀서 어머니와 여자 친구 중 한 사람을 선택할 것을 강요당하는 느낌이었다. '피는 물보다 진하기' 때문에 그는 어머니의 바람을 거역하지 않는 결정을 내렸다. 그럼에도 불구하고 그는 자신과 어머니에게 화가 난다. 그는 어머니가 자신이 결혼하도록 내버려 둘 것 같지 않고 자신을 소유물처럼 생각하면서 꼭 붙들고 있을 것 같다는 생각이 든다. 그는 어머니가 가족 내에서 '바지를 입는데', 한때는 일처리를 독단적으로 하곤 했던 매우 지배적인 여성으로 보고 있다. 스튜어트 씨는 어머니가 자신에 대한 지지를 철회할까 봐 어머니의 뜻을 거스르는 것을 두려워한다. 그렇게 되면, 그는 스스로 일처리를 해 나가야 할 것이기 때문이다. 그는 스스로에 대해 연약하다고 비난하면서도, 어머니를 우러러보고 있고 어머니의 판단력을 존경한다. 그는 스스로에게 "드보라는 전혀 나하고는 맞지 않았을 거야."라고 말한다. 그는 분개와 '어머니가 가장 잘 알고 있다.'라는 태도 사이를 오가고 있으면서, 자신의 판단력이 좋지 않다고 느끼고 있다.

스튜어트 씨는 자신의 학력과 재능보다 몇 단계 아래의 일을 하고 있다. 여러 차례 그는 다른 사람들을 감독해야 하는 책임을 맡고 싶지 않거나 독립적인 결정을 내리기 싫다는 이유로 승진을 거절했다. 그는 10년간 동일한 직장상사를 위해 일해 왔고, 그와 잘 지내고 있으며, 믿을 만하고 별 말썽이 없는 직원으로 높이 인정을 받고 있다. 그는 아동기 초기부터 친구로 지내온 아주 친한 친구가 2명이 있다. 근무하는 날이면, 그는 이들 중 한 명과 점심식사를 같이 하고 있고, 친구가 아프거나 결근이라도 하게 되면 상실감을 느끼곤 한다.

스튜어트 씨는 4자녀 중 막내이면서 외아들이다. 그는 어머니와 누이들에 의해 '아기처럼 다루어지면서 응석받이'로 자랐다. 그는 아동기 때 상당한 분리불안을 겪었다. 즉, 어머니가 방에 함께 있어 주지 않으면 잠들기 어려워했고, 경미한 정도의 등교거부, 그리고 '슬립오버sleepovers(다른 친구들 집에 가서 자고 오는)를 하는 경우', 향수병을 견디기 힘들어했다. 아동기 때, 그는 주장성 결여로 다른 사내아이들로부터 놀림을 받았고, 흔히 아기로 불렸다. 그는 대학 재학 시절 1년을 제외하고는 자신의 삶을 집에서 보냈다. 당시 그는 향수병 때문에 1년 동안 떨어져 살다가 집으로 되돌아왔다. 그는 고등학교 시절 여자아이들과 교제를 시작했고, 그때 이후로 여성들과 몇 차례 중간 정도의 관계를 유지했고, 두어 번 성관계를 가졌지만, 어머니를 떠나서 다른 여성과 산다는 것은 엄두조차 내지 못했다.

스튜어트 씨의 치료자는 수년 동안 그를 행동치료와 정신역동적 심리치료의 결합 형태로 치료했다. 그는 또한 집단치료에도 참여했다. 1년간 치료를 받은 후, 그는 어머니의 집을 떠나 여자 친구와 결혼을 했다. 마지막으로 소식을 접했을 때, 그는 자신의 결혼에 대해 상당히 행복해한다고 말했다.

논의

스튜어트 씨는 여자 친구와 결혼해야 할지에 대한 중요한 결정을 어머니에게 맡겼는데, 이는 단순히 그 자신의 욕구를 지배적인 어머니에게 종속시키고 어머니의 요구에 따르고자 하는 패턴의 한 예인 것 같다. 직장에서 승진을 피하고 있는 것과 잠재력에 비해 훨씬 낮은 수준의 일을 하고 있는 것을 감안할 때, 그는 주도성 결여와 자신의 판단력과 능력을 믿지 않으려는 태도를 나타내고 있는 것으로 보인다. 그는 명백히 혼자 있을 때 불편한 느낌이 들게 되고, 항상 홀로 남겨져서 자기 스스로를 돌봐야 하는 상황에 대해 걱정을 하고 있다. 스튜어트 씨는 어머니의 반대를 두려워한다. 이러한 의존적 · 순종적 행동은 그의 사회적 · 직업적 기능을 현저하게 저해하기에 충분할 정도로 심각하다. 그러므로 이는 의존성 성격장애(DSM-5, p. 675/737) 진단에 적합하다. 의존성 성격장애는 남성보다 여성들 사이에서 더 흔하지만, 이 사례는 남성들이 이 장애가 있을 수 있음을 보여 주고 있다.

18.3 회피성 성격장애

회피성 성격장애avoidant personality disorder의 특징은 "사회적 억제, 부적절감, 그리고 부정적 평가에 대한 과민증의 광범위한 패턴"(DSM-5, p. 672/734)이 특징이다. 회피성 성격장애가 있는 사람들은 매우 빈약한 자기상을 가지고 있다. 이들은 부적절감을 지니고 있고, 자신들이 사회적으로 부적절하고, 개인적으로 매력이 없으며, 일반적으로 열등하다고 믿는다. 그 결과, 회피성 성격장애가 있는 사람들은 비판과 불인정을 두려워한 나머지, 중요한 대인 간 상호작용이 수반되는 직업적 활동을 회피한다. 이들은 다른 사람들이 자신들을 좋아할 것에 대해 보장받기를 원하고 거부되거나, 수치심을 느끼게 되거나, 조롱받을 것이 두렵기 때문에 사회생활에서 거의 말을 하지 않는다. 이들은 자신들이 당혹스럽게 될 것이 두려워서 새로운 활동을 회피하는 경향이 있고, 일반적으로 모험을 혐오한다.

회피성 성격장애는 DSM-5의 성격장애 대안모델(DSM-5, p. 765/844)에 특정 성격장애로 수록되어 있다. 이 장애는 ① 성격기능에서 중등도 손상(예, 사회적으로 부적절하다는 자기평정, 목표 추구 또는 개인적 모험 감수를 꺼림, 비판 또는 거부에 대한 집착과 민감성, 다른 사람들이 자신들을 좋아하고 있다는 확신이 없으면, 참여를 주저함), ② 부정적 정동성 특질 영역으로부터의 걱정 특질(필수로 요구됨), 그리고 ③ 애착상실 영역으로부터의 (사회적) 금단, 무쾌감증, 그리고 친밀성 회피 특질이 특징이다.

회피성 성격장애는 인구 유병률이 약 2.4%로 추산될 정도로 흔한 성격장애다. 이 장애는 남성과 여성에게서 동일하게 흔하다. 회피적 행동은 흔히 유아기 또는 아동기에 과도한 수줍음과 낯선 사람 또는 특이한 상황에 대한 공포로 시작된다. 대부분의 아동은 나이가 들면서 아동기 수줍음이 사라지는 반면, 회피성 성격장애로 발달될 사람들은 가족 외부에서 자신들의 사회적 네트워크 확장이 발달에 중요한 청소년기 또는 성인기 초기에 점차 위축된다. 회피성 성격장애는 사회적 · 직업적 영역에서 손상이 큰 성격장애다.

슬픈 언니

바바라 노왁Barbara Nowak(여, 26세)은 보조교사로, 상담을 요청하게 된다. 수년 동안 그녀는 점차 고독감과 '상실감'이 점차 심해졌는데, 특히 그녀의 28세 언니가 결혼해서 3개월 전에 다른 곳으로 떠난 이래로 부쩍 심해졌다. 이 언니와 절친한 고등학교 친구는 이 환자의 유일한 사회적 접촉상대였었다. 이 외에 노왁 양은 다른 여자 친구들이 없고, 극도로 남성을 두려워한다. 그녀가 기억할 수 있는 한, 노왁 양은 자신이 다른 사람들에게 줄 것이 거의 없다는 느낌이 들어 왔다. 그녀는 항상 남성들이 행여 자신에게 매력을 느끼더라도, 자신의 결점을 금방 찾아서 자신을 '버릴 것'이라고 예견했다. 그녀는 결혼하고 싶지만, 궁극적으로는 거부당할 거라는 공포심 때문에 2~3차례 데이트를 하고는 남성들과 잠재적인 관계를 끊어버리는 특징이 있다. 그녀의 다른 사람들과의 관계는 피상적이고 보통 일, 민간인 집단, 또는 교회클럽을 통해서 구축된다. 그녀는 사회적 또는 정치적 쟁점 외에는 다른 사람들에 대해 비판하거나 잘 화내지 않는다. 그녀는 부유층과 권력층에 대항하여 소수민족, 생태, 그리고 자유주의를 옹호하지만, 집집마다 돈을 걷으러 다니기보다는 오히려 봉투에 전단지를 넣는 일을 하면서 토요일을 보내는 일에 더 자원하는 경향이 있다.

논의

삶의 대부분 시간 동안 노왁 양은 다른 사람들과의 관계 설정에 현저한 어려움을 겪어 왔다. 그녀는 자기개념과 타인들과의 긴밀한 대인관계 발달능력에 현저한 손상이 있다는 점에서 성격장애의 가능성이 있다. 사회적 고립은 흔히 조현형 성격장애(18.8절 참조)에서 나타나지만, 기이한 행동과 사고의 결여는 노왁 양의 사례에서 이 진단을 배제시키고 있다. 조현성 성격장애(18.9절 참조)에서 고립은 명백히 기본 정서적 냉담성과 다른 사람들에 대한 무관심의 결과다. 그러나 이 사례에서 노왁 양은 명백히 애정과 수용에 대한 강한 욕구가 있지만, 불인정과 거부의 예견에 의해 제약받고 있는데, 이는 회피성 성격장애(DSM-5, p. 672/734)의 특징적 양상이다. 노왁 양은 또한 이 장애의 또 다른 특징적 양상인 낮은 자존감을 나타내고 있다(자신이 다른 사람들에게 제공할 수 있는 것이 거의 없다고 느낌). 언니의 출가에 따른 스트레스 요인에 대해 특별히 취약한 이유는 이 환자의 성격장애 때문이다. 언니가 다른 곳으로 이사해 나간 이후, 노왁 양은 자신의 오래된 문제가 악화되는 시점에서 치료를 찾게 되었고, 이러한 반응은 새로운 질환(예, 적응장애; 7.5절 참조)을 나타내고 있는 것이 아니라 회피성 성격장애의 표현으로 볼 수 있다.

얼간이

리온 미첼Leon Mitchell(남, 45세, 독신)은 우체국 직원으로, 우울치료 전문클리닉에서 평가를 받았다. 그는 초등학교 1학년 이후부터 한 번에 며칠 이상 '정상' 기분이 든 적이 한 번도 없이 줄곧 우울감이 들어왔다고 한다. 그의 우울증은 무기력, 무언가에 대한 흥미 또는 쾌감 결핍 또는 결여, 집중 곤란, 부적절감, 비관주의, 그리고 분노감이 동반되어 왔다. 그가 정상 기분이 드는 유일한 기간은 집에 혼자 있으면서 음악을 듣거나 TV를 시청할 때다.

후속 질문에 대해 미첼 씨는 사회적으로 편안하게 느꼈던 적을 기억조차 할 수 없다는 사실을 털어놓는다. 유치원에 들어가기 전에도 부모님 친구들 앞에서 말을 시키면, 그의 마음은 '텅 비곤' 했다. 그는 아이들의 사회적 기능(예, 생일파티)에 대한 불안감 때문에 이를 회피하거나 완전히 침묵으로 일관했다. 그는 수업시간에 미리 대답할 내용을 글로 써 놓았을 때에 한해서 질문에 답할 수 있었다. 이러한 상황에서조차 그는 자주 중얼거리고만 있을 뿐 선뜻 답하지 못하곤 했다. 새로운 아이들을 만나는 경우, 그는 이들이 자신을 꼼꼼히 살펴볼 것이 두려웠고, 굴욕감과 당혹감을 느끼게 될 것 같아서 시선을 들지 못했다. 그는 자신을 둘러싸고 있는 모든 사람이 자신을 '멍청dumb'하거나 '얼간이jerk'로 생각했다고 확신했다.

자라면서, 미첼 씨는 이웃에 놀이 친구가 2명 있었지만, '가장 좋은 친구'는 한 번도 있어 본 적이 없었다. 그는 학업 성적은 좋았지만 구두로 수업에 참여해야 할 상황이 예견되는 경우에는 고통스러워했다. 10대 때, 그는 여자아이들을 무서워했는데, 지금까지 여성과 데이트를 하거나 여성에게 데이트를 신청해 본 적이 없다. 이러한 사실이 그를 신경 쓰게 하고 있지만, 그럴 때마다 그는 흔히 너무 우울해져서 데이트에 대해 기력 또는 흥미가 거의 없는 느낌이 든다.

미첼 씨는 대학에 다녔고 한동안은 대학생활을 잘했지만, 성적이 나빠지게 되면서 중도에 그만두었다. 그는 매우 자의식이 강했고, 낯선 사람들을 만나는 것을 '두려워했다'. 그는 면담에서 질문에 대답을 할 수 없어서 취업에 어려움을 겪었다. 그는 오직 지필검사만 요구하는 몇몇 직장에서만 근무했다. 그는 24세에 민간 서비스 시험에 합격해서 저녁시간에 근무하는 우체국에 취업했다. 그는 이 직장이 사람들과 거의 접촉하지 않는다는 점에서 이 직장에서 즐겁게 지냈다. 그는 여러 차례 승진 제의가 있었지만, 사회적 압력에 대한 두려움 때문에 거절했다. 지금까지 그는 다수의 직원을 감독하고 있지만, 여전히 여러 해 동안 알고 지낸 사람들에게조차 지시하는 일을 어려워하고 있다. 그는 친구가 없고, 직장 동료들과 어울리기 위한 모든 초대를 피한다. 과거 수년 동안, 그는 자신의 '수줍음'과 우울증을 극복하기 위한 도움을 얻기 위해 몇몇 치료자에게 치료를 받았다.

미첼 씨는 사회적 상황 또는 다른 시점에서 갑작스러운 불안 또는 공황발작을 겪은 적은 없다. 대신, 그의 불안은 사회적 상황이 예견되는 상황에서는 지속적으로 높은 수준까지 발달되었다. 그는 어떤 정신병적 증상을 겪은 적은 없다.

논의

미첼 씨는 평생 겪어 온 우울증을 호소하며 클리닉을 찾는다. 실제로, 그는 아동기 때부터 우울한 상태로 지내왔고, 오직 제한된 흥미와 즐거움을 경험해 왔다. 그의 우울 기분은 비관주의, 기력 저하, 그리고 집중 곤란과 연관되어 있지만, 주요우울 삽화의 다른 증상(예, 식욕 및 수면 장해)은 발현되지 않았다. 이러한 만성 경도 우울증은 지속성 우울장애(기분저하증; DSM-5, p. 168/177)로 진단되며, 나아가 조기발병(21세 이전)으로 명시된다.

이 외에도, 미첼 씨는 평생 동안 사회적 불안이 있어서 가장 최소한의 사회적 접촉조차 유지하기 힘들어한다. 그의 두려움은 그가 할 말이 없어서 '얼간이'로 여겨질 것에 대한 것이다. 이러한 공포는 그의 지속성 우울장애와는 별개인 것 같으므로, 사회불안장애(사회공포증; DSM-5, p. 202/214)로의 추가 진단이 정당화된다.

이 환자는 증상이 회피성 성격장애의 것과 상당히 중첩되어 있다는 점에서 사회불안장애 진단상의 잦은 문제를 잘 보여 주고 있다. 미첼 씨는 확실히 자신의 삶 내내 사회적 억제, 부적절감, 그리고 부정적 평가에 대한 과민성의 광범위한 패턴을 나타냈다. 그는 자신이 사회적으로 서투르고, 중요한 대인관계 접촉이 포함된 직업적 활동을 회피하고 있으며, 부적절감 때문에 새로운 대인관계 상황에서 제약을 받고 있다고 믿고 있다. 그 역시 의심할 여지없이 사회적 상황에서 거부될 것에 집착하고 있고, 다른 사람들이 자신을 좋아하고 있다는 확신이 없다면 사람들과 어울리기를 꺼릴 것이다. 그러므로 우리는 회피성 성격장애(DSM-5, p. 672/734) 진단도 내린다. 회피성 성격장애와 사회불안장애가 단지 동일한 장애에 대한 서로 다른 관점들을 반영하고 있는지의 여부 또는 이 장애들이 서로 다른지의 여부를 명확하게 밝히기 위해서는 후속 탐색이 요구된다. 현재로서는 회피성 성격장애의 특징이 되는 성격기능의 손상은 회피성 성격장애가 없는 상태에서 사회불안장애가 있는 환자들이 겪는 사회적 불안보다 더 광범위하고 심각한 것 같다.

18.4 강박성 성격장애

강박성 성격장애obsessive-compulsive personality disorder의 특징적인 성격 패턴은 "유연성, 개방성, 그리고 효율성을 희생시키면서까지 정리정돈, 완벽주의, 그리고 정신 및 대인관계 통제에의 집착"(DSM-5, p. 678/741)의 하나다. 강박성 성격장애가 있는 사람들의 경우, 정리정돈, 시간엄수, 조직, 성실성과 같은 잠재적 미덕인 특질이 지나치게 극단적이어서 결국 고통(대개 다른 사람들에게 있어서) 또는 어느 정도의 기능 손상을 초래하게 된다. 예를 들면, 일의 목록과 조직을 하는 동안, 개인은 활동의 핵심을 잊게 된다. 개인은 과업을 결코 완결 짓지 못하는 완벽주의일 수 있다. 또한 일에 집착하느라 여가활동 또는 교우관계나 다른 관계를 위한 시간을 내지 못하기도 한다. 이러한 사람들은 자신들의 삶에서 세부사항 통제에 관심이 있을 뿐 아니라, 흔히 다른 사람들을 통제하기도 한다. 직장에서 이들은 업무가 정확하게 자신들의 방식대로 이루어지지 않으면 다른 사람에게 일을 맡기기를 주저할 것이다. 관계에서 이들은 다른 사람들을 자신들처럼 생각하고 행동하도록 통제하려고 할 것이다. 강박성 성격장애가 있는 사람들은 감정을 드러내지 않는 경향이 있고, 다른 사람들에게 따스하고 배려하는 감정 표현을 무척 어려워한다. 이들은 다소 구두쇠 경향이 있고, 흔히 무가치한 물건의 '수집가'이기도 하다.

강박성 성격장애는 DSM-5의 성격장애 대안모델(DSM-5, p. 768/847)에서 특정 성격장애로 수록되어 있다. 이 장애는 성격기능에서 중등도 수준(일 또는 생산성, 과업완수와 목표 실현의 어려움, 다른 사람들의 생각과 감정 이해의 어려움, 관계에 부정적 영향을 미치는 경직성과 완고함)의 특이적 손상과 경직된 완벽주의(필수요건), 고집증(부정적 정동성), 그리고 친밀성 회피와 제한된 정동(둘 다 애착상실) 특질이 특징이다. 강박성 성격장애는 가장 흔한 성격장애 중 하나로, 다양한 연구에서 추산된 유병률은 2.1~7.9%다. 이는 여성보다 남성들에게서 더 흔하다.

강박성 성격장애가 있는 사람들이 다른 사람들에게 실행할 필요를 느끼는 극도의 통제와 이들의 제한된 정서성 범위와 다른 사람들이 정서적으로 친밀해질 수 없게 만듦으로 인해, 이들은 흔히 친밀한 관계가 거의 없거나 대인관계 기능에서 결별, 분리, 이혼 과거력이 특징인 현저한 손상을 가지고 있을 것이다. 업무와 생산성이 특히 강조되고 보상을 받는 문화권에서 성격장애가 있는 사람들은 일부 정신건강 전문가가 장애 여부에 대해 조사하기 전(완벽에 대한 이들의 욕구를 충족시키는 한 이들은 기꺼이 일을 하려고 할 것임)까지는 직업적으로 상당히 성공적일 수 있다.

일벌레

제이콥 닐슨Jacob Nielsen(남, 45세)은 변호사로, 그의 아내의 주장으로 치료를 받게 된다. 그와 아내는 결혼생활에 대해 몸서리를 치고 있다. 그녀는 그의 정서적 냉담성, 경직된 요구, 괴롭힘 행동, 성적 무관심, 긴 근무시간, 그리고 잦은 출장을 견디기 힘들어한다. 닐슨 씨는 결혼생활에서 이렇다 할 고통을 느끼지 않고 있고, 부인의 비위를 맞춰 주기 위해 진료에 동의했다.

그러나 닐슨 씨가 직장에서 문제를 겪고 있다는 사실이 곧 명백해진다. 그는 혹사를 강요하는 로펌에서 가장 혹사를 강요하는 사람으로 알려져 있다. 그는 그 로펌의 역사상 가장 나이 어린 정규 직원이었고, 다수의 소송을 동시에 처리할 수 있는 사람으로 알려져 있다. 최근에 그는 점차 이러한 명성을 지속할 수 없다는 사실을 깨닫고 있다. 그는 너무 자부심이 높아서 새로운 소송을 거절하기도 하고, 너무 완벽주의자여서 자신의 보조직원들의 업무 수행력에 만족하지 못하고 있다. 이들의 문체와 문장 구조에 만족스럽지 못한 그는 이들의 업무보고서를 계속 수정하도록 해서 일정을 맞추지 못하는 결과를 초래하고 있다. 직장 사람들은 그의 세부사항에 대한 집중과 책임 위임 불능이 업무효율성 감소를 초래하고 있다고 불평한다. 닐슨 씨는 15년 동안 1년에 2~3명의 비서를 두었다. 다른 사람들의 실수에 대해 지나치게 비판적이어서 아무도 오랫동안 그를 위한 업무를 견뎌 내는 사람이 없다. 과제에 지원을 받는 경우, 그는 어떤 것을 먼저 언급해야 할지 결정하지 못한다. 그는 자신과 직원들의 일정을 짜다 보면 일정에 맞추지 못해, 이를 따라잡기 위해 매일 15시간씩 일하게 된다. 그는 결정이 어려웠던 나머지 업무가 자신의 직접적인 통제를 넘어서는 범위까지 확대되었다.

닐슨 씨는 자녀들을 마치 기계인형처럼 여기는 상태로 의논을 하지만, 기저에는 분명한 애정이 깔려 있다. 그는 자신의 아내를 '적합한 배필suitable mate'로 묘사하면서, 그녀가 왜 불만스러워하는지 이해하기 힘들다고 말한다. 그는 매너와 의상에 있어서 꼼꼼하고, 말은 느리고 무게가 있으며, 메마르고 유머가 없고, 자신의 말의 핵심을 전달하기 위해 고집스러운 투지를 보인다.

닐슨 씨는 신분상승을 지향하며, 극도로 열심히 일하는 부모의 산물이다. 그는 성취할 것은 많지만 시간은 많지 않아서, 자신은 결코 충분할 정도로 열심히 일하지 못하고 있다고 느끼면서 자랐다. 그는 우수한 학생이었고 책벌레였으며 청소년들의 사회적 추구에 있어서는 어색하고 인기가 없었다. 그는 항상 경쟁적이었고 성취수준이 높았다. 그는 휴가 때에도 느긋하게 휴식을 취하기 힘들어했고, 모든 가족에게 일일이 정교한 활동 일정을 짜 주었으며, 이들이 자신이 제공해 준 계획에 따르기를 거부라도 하면 인내심을 잃고 격분하곤 했다. 그는 스포츠를 좋아하지만 운동할 시간이 거의 없고, 자신이 최고가 될 수 없다면 운동하기를 거부한다. 그는 테니스장에서 맹렬한 경쟁자이자, 경기에 진 것을 깨끗이 인정하지 못하는 사람이다.

논의

이 사례에서는 결혼 문제가 입장권entry ticket이지만, 닐슨 씨가 매우 부적응적인 다수의 성격 특질이 있다는 사실은 명백하다. 그는 차갑고, 경직되어 있으며, 지나치게 완벽주의적이고, 세부사항에 집착한다. 그는 결정을 잘 못하면서도 다른 사람들이 자신의 방식대로 하도록 우긴다. 그의 대인관계는 일에 대한 과도한 몰두로 인해 고통을 받고 있다. 이러한 양상들은 강박성 성격장애(DSM-5, p. 678/741)의 특징적 양상이다.

18.5 반사회성 성격장애

반사회성 성격장애antisocial personality disorder의 핵심 양상은 "다른 사람들의 권리 무시 및 침해를 보이는"(DSM-5, p. 659/719) 사회적으로 무책임한 행동 패턴이다. 반사회성 성격장애가 있는 사람들은 자주 불법행위에 참여한다. 이들의 성격은 기만(예, 거짓말, 가명 사용, 쾌감 또는 이익을 위해 다른 사람들을 기만함), 충동성(예, 미리 계획하지 못함), 과민성과 공격성(예, 신체적 싸움 또는 공격에 참여함), 무모함(예, 자기 또는 타인의 안전 무시), 무책임(예, 지속적 직장 유지 또는 재정적 의무 존중 실패), 그리고 냉담성 또는 뉘우침 결여(예, 다른 사람에 대한 무관심 또는 가해, 학대, 또는 절도에 대한 합리화) 특질이 특징이다. 반사회성 성격장애는 DSM-5에서 최소 연령 제한이 있는 유일한 성격장애로, 18세 이상인 사람들에게 한해서 진단될 수 있다. 이 진단이 내려지려면, 개인은 또한 반드시 15세 이전에 품행장애(15.3절 참조) 과거력이 있어야 한다.

반사회성 성격장애는 DSM-5의 성격장애 대안모델(DSM-5, p. 764/843)에서 특정 성격장애로 수록되어 있다. 성격기능에서 중등도 수준의 장애 특이적 손상이 있으며(예, 자아중심성, 행동에 대한 친사회적 내적 표준 결여, 다른 사람들의 감정 또는 욕구에 대한 관심 결여, 다른 사람들과 관련된 수단으로서 착취와 위협) 2가지 특질(적대감[조종, 냉담성, 기만, 적대성 특질]과 탈억제[무책임, 충동성, 위험감수 특질])로부터의 병리적 성격 특질이 있다.

반사회성 성격장애는 상당히 흔한 성격장애로, 일반 인구에서의 유병률이 0.2~3.3%로 추산된다. 반사회성 성격장애의 유병률은 알코올사용장애가 있고 물질남용 클리닉, 교도소, 그리고 기타 법의학 장면의 남성 피험자들 사이에서 가장 높다(70% 이상). 이 장애는 여성보다 남성들 사이에서 더 흔하다. 반사회성 성격장애의 경과는 만성으로, 15세 이전에 품행장애의 증거, 그리고 적대적 행동과 주의력결핍 과잉행동장애(매우 흔히)로 시작된다. 생애 후반(즉, 40대 중반까지)에, 범죄행동과 기타 발현 증상이 감소한다.

공격적인 아이

마일즈 슈가먼Myles Sugarman(남, 21세)은 강도 혐의로 재판을 기다리느라 교도소에 수감되어 있는 동안 정신과 의사와 면담을 했다. 환자는 약물소지, 강도, 그리고 폭행과 구타로 다수의 구속된 과거력이 있었다.

과거력에 의하면, 마일즈는 무단결석, 싸움, 그리고 일반적으로 저조한 학업 성적 때문에 중학교에서 퇴학을 당했다. 그는 14세 때 차량 절도혐의로 소년원에 수감되었다. 그 후, 그는 다양한 보호시설에 수용되었는데, 보통 달아나기 일쑤여서 보호시설에서는 짧은 기간만을 보냈다. 그의 부모가 그를 집에서 살게 해 주려고 했었던 적도 있지만, 그때마다 그는 분개하면서 파괴적인 행동을 보이며 신체적 해를 입히겠다고 위협하곤 했다. 그가 '분노폭발'을 일으키면서 이들을 칼로 위협하는 일이 터진 후, 마일즈는 정신병원에 입원되었다. 하루가 지나자, 그는 의학적 조언을 무시하고 퇴원했다. 갈 곳이 없었던 그는 다시 '길 위의' 삶으로 되돌아갔다.

마일즈는 부모, 2명의 형, 또는 친구(남녀 모두)와 개인적인 친근관계를 형성해 본 적이 없다. 그는 외톨이와 떠돌이로 지내면서 한 직장에서 2개월 이상 일해 본 적이 없다. 그는 과거의 행동에 대해 뉘우침이 없고, 자신이 명백히 해를 입힌 사람들에 대한 어떤 감정도 표현하지 않는다. 그는 싸움을 걸었던 문제행동과 저조한 출석률로 인해 약 3주간 참여했던 직업훈련 프로그램을 최근에 끝마쳤다.

마일즈는 정신과 의사를 만나 자신이 '정신적인 문제'가 있어서 교도소보다는 병원으로 돌려보내져야 한다고 말해 줄 것을 요청하려고 했다. 그는 이전과 마찬가지로 가장 최근의 혐의는 '자신에게 뒤집어씌운' 경찰에 의해 '날조'된 것이라는 점을 강조하고자 했다. 정신과 의사가 그에게 그가 병원으로 보내질 수 없음을 통보하자, 마일즈는 격분하면서 자신의 의자를 발로 차 검사실 저편으로 보냈다. 계속해서 발길질하면서 고함을 지르던 그는 보안요원에 의해 검사실에서 끌려나와 감방으로 보내졌다.

논의

마일즈의 범죄활동으로 인한 다수의 체포, 그리고 그의 적대성과 공격적 행동, 학교 출석과 직장 출근에 대한 지속적인 무책임성, 충동성, 냉담한 뉘우침 결여, 조종, 그리고 기만, 이 모두는 반사회성 성격장애(DSM-5, p. 659/719)를 암시한다. 15세 이전의 반사회적 행동의 과거력(무단결석, 퇴학, 싸움, 절도)은 이 진단을 더욱 분명히 해 주고 있다.

18.6 자기애성 성격장애

"존경에 대한 욕구……에 대한 광범위한 과대성 패턴과 공감 결여"는 자기애성 성격장애 narcissistic personality disorder(DSM-5, p. 669/730)의 특징적 징후다. 전통적 견해에서 자기애성 성격장애가 있는 사람들은 과장된 자기감이 있고, 흔히 성취수준에 상응하지 않는 무한한 성공에 대한 상상, 권력, 뛰어난 재기 등에 대한 환상에 집착한다. 이들은 자신들이 '특별'하다고 믿고 있고, 다른 사람들에게 이에 상응하게 대우를 받을 만한 자격이 있다고 느끼며, 지속적으로 추앙해 주기를 요구한다. 이들은 다른 사람들을 이용하고, 다른 사람들의 감정 또는 욕구에 대해 거의 관심이 없으며, 질투가 많고 거만하다.

자기애성 성격장애가 있는 사람들에 대한 보다 최근에 입증된 임상적 관점에 의하면, 과장된 자기감은 실제로 개인을 열등감으로부터 보호해 주고 부적절성에 대한 보상 시도라는 사실이 밝혀졌다. 따라서 자기애성 성격장애가 있는 사람은 사소한 모욕, 거부, 패배, 또는 비판에도 위약감을 느끼고 강한 상처 또는 분노로 반응할 것이다. 또한 명시적 형태의 병리적 자기도취증pathological narcissism이 있어서, 우월성에 대한 확신이 사회적 위축과 자기희생의 가면 뒤에 은폐되어 있다.

자기애성 성격장애는 DSM-5의 성격장애 대안모델(DSM-5, p. 767/846)에 특정 성격장애로 수록되어 있다. 이 모델을 통해 자기평정의 과대평가(즉, 과대성 발현) 또는 과소평가(즉, 취약성 발현) 여부와 당연시하는 권리가 명시적 또는 암묵적인지 알 수 있다. 성격기능의 전형적인 손상은 중등도 수준(예, 자존감 조절을 위해 다른 사람들에 대한 과도한 참조, 다른 사람들의 인정 획득에 기반을 둔 목표 설정, 다른 사람들의 감정과 욕구 인식 불능, 자존감 조절을 위해 존재하는 피상적인 관계)이고, 관련된 특질로는 과대성과 관심 추구(둘 다 적대감 영역에 속함)가 포함된다. 대안모델은 또한 다음과 같이 특질 명시자(DSM-5, p. 768/847)를 통해 자기애성 성격장애가 있는 사람에 대한 후속적인 기술을 가능하게 한다.

- '취약한 자기도취증vulnerable narcissism'이 있는 사람은 부정적 정동성 특질 영역으로부터 걱정과 우울성 특질을 나타내기도 한다. 부정적 정동성 특질 영역은 자기애성 성격장애에 대한 제안된 진단기준의 일부는 아니지만 진단 변경자modifiers로 사용되기도 한다.
- 가장 극단적인 형태의 자기애성 성격장애는 반사회성 성격장애(18.5절 참조)와 강한 관계가 있다. 따라서 적대감 영역(예, 조종, 기만, 또는 냉담성)으로부터의 추가적인 특질 역

시 특질 명시자로 사용될 수 있다. 다수의 추가적인 적대감 특질이 적용되는 경우, 이 상태는 '악성 자기도취증malignant narcissism'으로 불린다.

자기애성 성격장애는 다른 성격장애에 비해 비교적 흔치 않다. 그렇지만 병리적 자기도취증—자기평정에 대한 병리—은 자기애성 성격장애 외의 성격장애에 자주 발현된다. 자기애성 성격장애가 있는 대부분의 사람은 남성이다. 자기애성 성격장애가 있는 사람들은 흔히 삶의 특정 측면(예, 진로)에서 성공적이지만, 다른 측면에서는 그렇지 못하다(예, 친밀관계). 자기애성 성격장애가 있는 사람들 역시 생애 후반에 내재적인 신체적 · 직업적 한계가 발생하는 경우, 특정한 어려움을 겪게 된다.

인정받지 못하는 천재성

조너선 와그너Jonathan Wagner(남, 25세, 독신)는 대학원생으로, 정신분석가에게 영문학 전공 박사과정을 끝마치기 힘들다는 사실을 호소하면서 여성들과의 관계에 대한 염려를 표출한다. 그는 자신의 논문 주제가 자신의 전공 분야에서 이해수준을 최고도로 높일 수 있고, 자신을 유명하게 만들어 줄 거라고 믿고 있지만, 지금으로서는 제3장을 넘어서지 못하고 있다. 그의 지도교수는 그의 아이디어에 대해 충분히 깊은 인상을 받은 것 같지 않아서, 와그너 씨는 그에 대해 격분하면서도 자기회의감과 수치감이 든다. 그는 논문의 진척 결여에 대해 지도교수를 비난하면서, 자신의 위대한 아이디어에 대해 더 많은 도움을 받아 마땅하고, 지도교수가 이 연구의 일부를 당연히 도와야 한다고 생각하고 있다. 이 환자는 자신의 창의성에 대해 떠벌리면서 다른 사람들이 자신의 통찰에 대해 '질투'한다고 불평을 늘어놓는다. 그는 오로지 논문에 집중해서 자신보다 논문의 진도가 더 빠른 학생에 대해 '따분한 게으름뱅이와 아첨쟁이들dull drones and ass-kissers'로 간주하면서 매우 질시한다. 그는 자신의 수업 참여가 눈부실 정도라고 자부하면서 언젠가는 훌륭한 대학교수가 되는 상상을 한다.

와그너 씨는 여성들의 유혹에 쉽게 넘어가고, 자신이 만나는 새로운 여성들 각각에 대해 강렬하고 지속적인 환상을 품지만, 몇 차례 성관계를 하고 나면 이들에게 실망감이 들면서 이들을 멍청하고, 자신에게 들러붙으며, 신체적으로 혐오스러운 존재로 생각한다. 그는 '친구들'이 많지만, 이들이 쉽게 등을 돌리는 바람에 아주 길게 지속되는 관계가 하나도 없다. 사람들은 그의 지속적인 자기자랑과 자신들에 대한 배려심이 없는 것에 쉽게 싫증을 느끼게 된다. 예를 들면, 지난 크리스마스 때 혼자 지내게 될 것 같게 되자, 자신의 가장 친한 친구에게 가족들에게 가지 말고 자신과 함께 지내자고 억지를 부렸다. 그 친구가 환자의 자기중심성에 대해 비난하면서 그의 제의를 거절하자, 그는 이 친구를 다시 보지 않겠다고 결심했다.

논의

와그너 씨의 자기애성 성격 특질은 명백하다(① 자신의 논문의 중요성에 대한 과대성, ② 자신의 커리어와 여성과의 관계에서 위대한 성공 환상에의 집착, ③ 자신이 특별하고, 지도교수에게 자신의 논문의 일부를 담당하도록 권한을 주었다는 믿음, ④ 과도한 우러름의 욕구, ⑤ 다른 사람들에 대한 질시, 그리고 ⑥ 공감 결여). 이러한 특질들이 그의 학업적 성취와 교우 · 이성애 관계를 현저하게 저해하고 있다는 점에서 자기애성 성격장애(DSM-5, p. 669/730) 진단이 적절하다. 흥미롭게도, 이 환자는 또한 자신의 취약한 면을 나타내고 있다(지도교수가 자신의 논문에 충분히 감동을 받지 않음에 대한 분노감, 자기회의감, 수치감을 느낌). 자기애성 성격장애가 있는 환자들은 흔히 과대성과 취약성 발현 사이를 오간다. 이 사례에서 자기애성 성격장애의 특질들이 오래 지속되었는지는 구체적으로 언급되지는 않았지만, 이는 합리적인 기본 가정이다. (삽화성 자기도취증^episodic narcissism^에 관한 문헌에는 언급이 없다.)

유언비어

밥 베일리^Bob Bailey^(남, 21세)는 자신의 대학상담자의 조언에 따라, 부모와 함께 심리학자의 상담실을 찾는다. 밥은 자신에게 아무런 문제가 없다는 말로 면담을 시작한다. 그는 자신의 부모가 항상 자신에 대해 지나치게 염려해 왔기 때문에 이러한 부담감을 '덜어 내기' 위해 이 평가에 동의한 것이라는 말을 덧붙인다("난 재정적으로만 의지하고 있을 뿐, 정서적으로는 그렇지 않아요.").

심리학자는 밥과 그의 부모로부터 다음과 같은 이야기를 들을 수 있었다. 밥은 명백히 자신에게 좋지 않은 성적을 준 일부 교수가 학생들과 동성애 불륜을 저지르고 있음을 암시하는 악의적인 유언비어를 퍼뜨렸다. 이러한 일이 지난 학기에 그가 여자 친구와 헤어지고 출석률이 일정치 않은 상태에서 일어나게 되면서, 대학상담자는 밥과 그의 부모에게 급하게 도움이 필요함을 알렸다. 밥은 자신의 학업 문제가 과장되었고, 그의 연극 작품이 간과되고 있으며, 자신은 이러한 상황을 완전히 통제하에 두고 있다고 주장했다. 그는 자신이 유언비어를 퍼뜨린 사실은 부인하지 않았지만, 어떤 뉘우침 또는 자신에게 몰아칠 파급효과의 가능성에 대해서는 전혀 불안해하지 않았다.

밥은 키가 크고, 맵시 있게 의상을 갖춰 입었으며, 극적으로 자신의 머리카락을 흔드는 남성이다. 그의 매너는 다소 동떨어진 듯했지만 매력적이며, 다양한 지적인 주제와 현재 진행 중인 연애에 관해 이야기하는 것을 즐거워한다. 그러나 그는 심리학자와 평가과정에 대해 거들먹거리고 빈정대면서 어리둥절하게 만드는 태도를 취한다. 그는 우월감을 내비치면서 평가를 통제하고자 한다.

밥의 발달에 관한 설명은 이 작업의 중요성에 대한 그의 단순한 묵살과 그의 부모의 상충되는 설명으로 복잡해졌다. 그의 어머니는 극도로 불안해했고, 빈틈없이 차려입었으며, 거침없이 말했다. 그녀는 밥을 항상 극도로 재능이 많고 명석해서 아름답고 기쁨을 주는 아기였다고 묘사했다. 그녀는 밥이 한 살 때 한 차례 유산한 후로, 그녀와 남편은 밥을 더욱더 심혈을 기울여서 돌보게 되었고, 밥에게 '두 자녀를 위한 사랑'을 온전히 제공하게 되었다고 회상했다. 아버지는 강한 인상이면서도 부드러운 목소리의 성공적인 남성이었다. 그는 밥의 생애 초기에 관계가 매우 가까웠던 시기가 있었는데, 당시 밥에게 매우 개인적인 일에 대해 털어놓기조차 했고 깊은 감정을 표출했다고 회상했다. 그는 또한 밥이 자신의 두 형제자매의 출생에 대해 점차 분개했다는 사실을 털어놓았다. 그의 아버지는 웃으며 밥이 '외동이로 지내고 싶었을 것 같다.'고 말하기도 했다. 그는 밥과 권위적인 인물들 사이에서 일어난 규칙을 둘러싼 일련의 갈등을 회상했고, 밥이 학교 친구와 자신의 형제자매들에 대해 자주 무시하는 표현을 했다고 기억했다.

학교생활 초기에 밥은 다른 대부분의 아이에 비해 다른 아이들과 잘 놀지 않았고, 상호작용도 덜 하는 것 같았다. 5학년 때 교사들이 바뀌자, 그는 거만하고 말이 없었으며, 수업활동 참여를 거부했다. 그럼에도 불구하고 그는 우수한 성적을 유지했다. 고등학교에서 그는 현재 평가로 이어지게 한 것과 유사한 삽화에 연루된 적이 있다. 당시, 그는 학교 연극에서 역할을 두고 경쟁관계에 있었던 급우에 관해 유언비어를 퍼뜨렸다.

일반적으로, 밥이 '사내아이들 중 하나'였던 적이 없었음은 분명해졌다. 그는 연극 같은 (과장된) 행동과 영화를 좋아했지만, 운동경기에는 흥미를 보인 적이 없었다. 그는 항상 외톨이처럼 보였지만, 외로움을 호소하지는 않았다. 질문에 대해 그는 또래아이들과는 '다르다'는 사실이 자랑스럽다고 했다. 그는 또한 부모와는 거리를 두었고, 흔히 이들이 대화를 하기 위한 서곡(*역자 주. 대화를 시작하기 위한 붙임성 있는 말들)에 대해서는 침묵으로 반응했다. 그의 부모는 보호막을 친 그의 태도의 이면에는 슬프고 고립된 외로운 젊은이가 있다고 느꼈다. 그는 급우들에게는 잘 알려져 있었지만, 이들과의 관계는 대체로 그의 지적 또는 극적인 재능을 우러러보는 상황하에 있었다.

밥은 다른 사람들이 자신을 차갑거나 무감각한 사람으로 보고 있다는 사실을 시인했다. 그는 자신의 이러한 특성과 자신이 친한 친구들이 없다는 사실을 기꺼이 인정했지만, 이러한 특징이 중요하지 않다고 일축했다. 이러한 것들은 그에게는 힘을 의미했다. 그는 다른 사람들이 자신의 이러한 특성에 대해 불평하는 경우, 이는 대개 이들의 연약함 때문이라면서 말을 이어 갔다. 그의 견해에 따르면, 이들은 그를 질시했고 자신들을 돌봐 주기를 간절히 바랐다. 그는 이들이 자신과의 관계를 통해 무언가를 얻고자 했다고 믿고 있었다.

밥은 가끔씩 데이트를 했지만, 꾸준히 사귀는 여자 친구들은 없었다. 정확한 과거력은 여전히 불분명하지만, 그는 자신의 학교 문제 발생 증가로 이어진 것 같았던 헤어진 여자 친구가 그가 진정 좋아했던 사람이었다는 사실을 인정했다. 그녀는 그와 성관계를 가진 첫 번째 사람이었다. 그 관계는 명백히 그녀가 자신의 여자 친구들과 더 많은 시간을 보내고 싶고, 학교의 사교모임에 가고 싶다는 욕구를 표출한 이후에 끝이 났다.

논의

이 사례는 자기애성 성격장애(DSM-5, p. 669/730)의 예로, 독자들은 밥의 과대성과 다른 사람들에 대한 무감각(공감 결여)에 다소 충격을 느낄 것이다. 이 외에도, 그는 자신의 형제자매들을 질투하고, 자신에게 좋지 않은 성적을 준 교수들과 자신과 경쟁하던 학생에 대해 좋지 않은 소문을 퍼뜨리며, 다른 사람들이 자신을 질투하고 있다고 믿고 있다. 제시된 제한된 사례 자료로부터의 추론은 이 진단에 필수로 요구되는 2가지 추가 기준을 충족시키는 행동을 확인해 주고 있다. 교칙 준수와 관련해서 밥의 권위적인 인물들과의 문제는 그가 이러한 규칙이 자신에게 적용되어서는 안 된다고 믿고 있음(특권의식을 암시하는 행동)을 암시한다. 그의 교수들과 또래들에 관한 소문 퍼뜨리기는 그가 대인관계 있어서 착취적이라는 증거로 간주될 수 있다. 끝으로, 그의 지속적인 주의와 우러름에 대한 욕구는 극적인 발현에 의해 암시되고 있다.

밥의 사례는 자기애성 성격장애가 항상 극도로 명시적인 과대성 표출과 함께 나타나기보다는 오히려 때로 보다 미묘하고 은밀한 태도와 행동으로 나타날 수 있음을 가리키는 임상적 관찰과 탐색 결과를 여실히 보여 주고 있다. 이 사례는 또한 과대성과 특권의식이 흔히 취약하고 불안정한 자기개념을 은폐한다는 사실을 드러내고 있다. 끝으로, 일부 심각한 자기애성 성격장애 사례들은 반사회성 성격장애가 있는 사람들(18.5절 참조)의 특징을 나타낸다. 밥의 사례에서 밥은 착취적인 대인관계와 공감 결여(자기애성 성격장애의 2가지 기준) 외에도, 기만적이고 조종적인 징후를 보이고 있다(복수를 위해 교수들에 관한 유언비어와 자신의 목표 달성을 위해 다른 학생들에 관한 근거 없는 소문을 퍼뜨림). 밥의 사례는 '악성 자기도취증 malignant narcissism'으로 알려져 온 증상의 예다.

18.7 연극성 성격장애

연극성 성격장애 histrionic personality disorder는 "과도한 정서성과 관심 추구의 광범위한 패턴"(DSM-5, p. 667/727)이 특징이다. 연극성 성격장애가 있는 환자들은 관심의 중심이 되고자 하며, 다른 사람들의 관심을 집중시키기 위해 자신들의 신체적 외모와 부적절하게 성적으로 유혹적 또는 자극적 행동 사용을 마다하지 않는다. 이 장애가 있는 사람들은 과장되고 야단스러우면서도 불안정하고 피상적인 정서를 나타내고, 대인관계 스타일이 매우 극적이며, 매우 인상적인 방식으로 말을 한다. 이들은 흔히 자신들과 다른 사람들의 관계가 실제보다 상당히 더 가깝고 친밀하다고 믿는다.

DSM-5의 성격장애 대안모델에 의하면, 연극성 성격장애는 특질이 명시된 성격장애(DSM-5, p. 770/849)로 진단될 것이다. 성격기능의 손상수준은 전형적으로 중등도이고, 관련된 영역과 성격 특질은 다음과 같다. 즉, 정서적 불안정성(부정적 정동성 영역)과 관심 추구와 조종(둘 다 적대감 영역에 수록됨)이다.

연극성 성격장애는 비교적 흔하다(지역사회 인구의 약 2%). 이 장애는 임상 장면에서 여성들에게서 더 흔히 진단되지만, 이 장애가 있는 여성 대 남성의 실제 비율(즉, 일반 인구에서)은 보다 동일한 것으로 여겨진다. 연인관계는 일반적으로 실망감으로 끝이 나게 되어, 우울증 또는 불분명한 병인의 신체적 문제로 이어진다.

요부

칼라 피터스Carla Peters(여, 30세)는 칵테일 웨이트리스로, 50세 남자 친구와 헤어진 후 임상심리학자에게 치료를 신청했다. 그녀는 처음에는 눈물을 흘리며 자살사고를 표출했지만, 첫 회기를 채 마치기도 전에 밝아졌고 생기를 되찾았으며, 극적이고, 남성 면담자에게 교태를 부렸다. 접수평가 면담이 진행되는 동안, 그녀는 항상 매력적이고 유혹적으로 옷을 입었고, 꼼꼼히 얼굴 화장을 했으며, 드러내 보이는 방식으로 다리를 꼬고 앉았다. 피터스 양은 극적인 어조로 자신의 이야기를 들려주었고, 자신이 면담자에게 주고 있는 인상에 대해 매우 신경 쓰는 것 같았다. 그녀는 상담 회기 동안 자주 울곤 했지만, 그녀의 애도는 깊이가 없었고, 주로 어떤 효과를 내기 위한 것처럼 보였다. 여러 차례 그녀는 자신의 계획에 맞추기 위해 다음 약속을 조정해도 되냐고 물었다. 이것이 가능하지 않은 경우, 그녀는 불안해하면서 우울해졌고 치료자가 자신을 좋아하지 않음이 틀림없다는 감정을 표출했다.

피터스 양의 과거력에 의하면, 그녀는 파티의 스타이고 친구 사귀는 데에 문제가 없지만, 이들을 쉽게 잃고 대부분의 시간을 외로워하는 것 같다. 사람들은 명백히 그녀를 이기적이고, 미성숙하며, 신뢰할 수 없는 사람이라고 비난한다. 그녀는 자주 약속시간에 늦고, 돈을 빌려 가며(거의 갚지 않음), 충동적으로 또는 좀 더 매력적인 사람이 나타나면 데이트 약속을 파기한다. 그녀는 다른 여성들과 경쟁적이고 질투하며, 이들이 악의적인 말을 하고 다니고 신뢰할 수 없다고 믿고 있으며, 친구의 남자 친구들에게 특별히 유혹적인 태도를 보이는 것으로 정평이 나 있다.

논의

면담 상황과 친구의 남자 친구들과 함께 있을 때 보이는 피터스 양의 유혹적인 행동과 파티에서의 행동은 지속적인 관심 추구의 증거다. 이는 그녀의 극적인 이야기 말하기(자기극화self-dramatization)와 약속 일정을 변경할 수 없을 때의 극도의 실망과 함께 그녀의 성격양식의 특징인 것 같다. 면담에서 어떤 효과를 노린 그녀의 잦은 울음은 피상성을 나타내고 있고, 제멋대로 다른 사람들을 고려하지 않는 충분한 증거가 있다(예, 빌려간 돈을 갚지 않고 자주 데이트 약속을 파기함). 명백하게 피터스 양의 현저한 대인관계 문제를 초래하고 있는 이러한 모든 성격 특질(예, 친구들을 쉽게 잃고, 사람들이 그녀를 '이기적이고, 미성숙하며, 신뢰할 수 없는 사람'이라고 비난함)은 연극성 성격장애(DSM-5, p. 667/727)의 원형적인 기술에 추가된다.

피터스 양이 자기애성 특질들(예, 계속적인 주의와 우러름 추구, 특권의식, 대인관계에서 착취적 행동)을 가지고 있지만, 과대성 또는 독특하다는 의식 결여는 자기애성 성격장애(18.6절 참조) 진단을 막고 있다. 또한 경계성 성격 특질들(예, 정서적 불안정성)이 있지만, 경계성 성격장애의 다른 대부분의 특징에 대한 증거(예, 자기상의 불안정성과 충동성)는 없다(18.1절 참조).

18.8 조현형 성격장애

조현형 성격장애schizotypal personality disorder가 있는 사람들은 "친밀관계에 대한 극도의 불편감으로 인한 사회적 및 대인관계 결함과 대인관계 능력 저하 패턴" 외에 "인지 또는 지각 왜곡"을 경험하고, "특이한 행동"(DSM-5, p. 655/715)이 있다. 흔한 인지 및 지각 왜곡으로는 관계사고(즉, 우연한 사고와 외적 사건이 이 장애가 있는 사람에게 특정하고 특이한 의미가 있다는 믿음), 신체적 착각(예, 아무도 없음에도 다른 사람이 있다고 느낌), 그리고 망상성 확신과는 다른 특이한 믿음(예, 자신이 특이한 텔레파시 또는 천리안이 있다고 믿음)을 들 수 있다. 부분적으로, 이러한 경험 때문에 조현형 성격장애가 있는 사람들은 이상하고 특이한 행동을 나타낸다. 이들은 공공장소에서 혼자 중얼거리거나, 명백한 이유 없이 제스처를 하거나, 낯설거나 단정치 못한 방식으로 옷을 입는다. 이들의 말은 흔히 이상하고 특이하며, 흔치 않은 상황과 관련되거나(대화의 주제와 전혀 무관한 이야기를 함), 은유적이거나, 모호하다. 이들의 정서 표현은 제한되어 있거나 부적절하다(예, 자신의 문제에 대해 논의하면서 웃음). 이러한 문제들 외에도, 조현형 성격장애가 있는 사람들은 다른 사람들을 의심하고 사회적으로 불안해한다. 그러므로 이들은 가까운 친구 또는 절친한 친구가 거의 없다.

조현형 성격장애는 DSM-5의 성격장애 대안모델(DSM-5, p. 769/848)에 특정 성격장애로 수록되어 있다. 이 장애는 성격기능에서 장애 특정 손상(예, 자기와 타인 간의 경계 혼돈, 비현실적 또는 앞뒤가 맞지 않는 생애목표, 다른 사람들의 동기와 행동의 잘못된 표현, 불신으로 인한 다른 사람들과의 친밀관계 발달의 현저한 손상)과 2가지 성격특질 영역의 특질들(정신병적 경향성[인지 및 지각 조절부전, 특이한 믿음과 경험, 그리고 특이성 특질]과 애착상실[제한된 정동, 금단, 그리고 의심 특질])이 특징이다.

지역 연구에서 보고된 조현형 성격장애의 비율은 0.6~4.6%다. 이 장애는 아동기 또는 청소년기에 혼자 있기를 좋아하는 행동, 빈약한 또래관계, 사회적 불안, 학업 저성취, 그리고 과민성으로 시작된다. 이 외에도, 나이 어린 사람은 특이한 사고와 괴이한 환상을 표출하고 다른 사람들에게 이상하거나 특이하게 보임으로써 조롱의 대상이 된다. 조현형 성격장애는 심리사회적 기능에 있어서 가장 손상이 큰 성격장애 중 하나다. 조현형 성격장애는 증상이 조현병(2.1절 참조)의 전구증상과 유사함에도 불구하고, 보통 시간이 지남에 따라 비교적 안정된 경과를 보이며, 조현병 또는 다른 정신병적 장애로 전개되는 경우는 드물다. 그러나 조현병이 있는 사람들에게서 발견되는 뇌화학, 뇌 구조, 그리고 뇌기능의 일부 증상과 비정상성이 조현형 성격장애가 있는 사람들에게서도 발현되는 사실을 고려할 때, 조현병과 조현형 성격장애 사이에는 강한 유전적 관계가 있는 것 같다.

천리안

데스티니 카터Destiny Carter(여, 32세, 독신)는 직업이 없는 생활보조 대상자로, '(늘 약에 취한 것처럼) 멍한spacey' 느낌을 호소한다. 그녀는 자신의 애착상실감이 점차 강해지고 불편해졌다고 한다. 하루 중 여러 시간 동안, 그녀는 마치 자신이 평생 동안 자신을 지켜보고 있었던 것 같고, 주변 세상이 실제가 아닌 것 같은 느낌이 든다고 한다. 그녀는 특히 거울을 들여다보고 있을 때 낯선 느낌이 든다. 여러 해 동안, 그녀는 '자신도 이해하지 못하는 일종의 천리안clairvoyant'에 의해 사람들의 마음을 읽을 수 있다는 느낌이 들었다. 그녀에 의하면, 가족들 중 일부도 이러한 능력을 가지고 있다. 그녀는 자신이 삶에 있어서 몇 가지 특수한 임무를 띠고 있다는 생각에 집착하고 있지만, 그것이 무엇인지는 확실하지 않다. 그녀는 특별히 종교적이지는 않다. 카터 양은 사람들이 있는 데서는 자의식이 강하고, 흔히 사람들이 자신에게 특별한 시선을 던지고 있다고 느끼며, 때로 낯선 사람들이 자신을 피하기 위해 도로를 가로질러 가기도 한다고 생각한다. 그녀는 외롭고 고립되어 있으며, 하루의 많은 시간을 환상 또는 TV 연속극을 시청하는 데 보낸다. 그녀는 모호하고, 추상적이며, 주제를 벗어난 방식으로 말하며, 일반적으로 핵심을 놓치지만, 조리에 맞지 않는 것은 아니다. 그녀는 수줍어하고 의심이 많은 것 같으며, 자신이 비판을 받을 것을 두려워한다. 그녀는 환각 또는 망상 같은 총체적인 현실 검증력 상실(즉, 정신병)은 없다. 그녀는 정서 문제로 치료받은 적은 없다. 그녀는 때로 직업이 있었던 적이 있지만, 일에 흥미가 없어서 이곳저곳을 전전하고 있다.

논의

카터 양의 징후와 증상은 최근 들어 그녀에게 더욱 큰 고통을 주고 있지만, 이들은 다른 정신장애가 새로이 발달된 것이라기보다는 성격장애를 암시하는 오래된 부적응적 패턴이 발현된 것이다. 그녀의 증상에는 이인증(애착상실감과 마치 자신을 지켜보고 있는 것 같은 느낌), 비현실감('자신을 둘러싼 세상이 실제가 아닌 것' 같은 느낌), 마법적 사고(천리안), 관계사고(낯선 사람들이 자신을 피하기 위해 도로를 건너감), 사회적 고립, 이상한 말(모호하고, 추상적이며, 주제를 벗어난 말), 그리고 의심이 포함된다. 이러한 증상들은 조현형 성격장애(DSM-5, p. 655/715)의 특징이다. 이 성격장애는 정신병적 경향성과 애착상실(DSM-5, p. 769/848)의 특질이 특징이라는 점에서 편집성 성격장애(18.10절 참조) 또는 조현성 성격장애(18.9절 참조)에 비해 더 복합적이다.

사람들의 마음을 읽을 수 있는 능력에 대한 카터 양의 믿음이 단순히 마법적 사고[magical thinking]의 예라기보다 정신병적 장애(제2장 '조현병 스펙트럼 및 기타 정신병적 장애' 참조)를 가리키는 망상인지 탐색하는 것이 합리적이다. 그녀 스스로 그 과정을 이해하지 못한다는 그녀의 진술은 망상의 특징처럼 확고하게 붙들고 있는 믿음이 아닐 수도 있음을 암시한다. 독자들은 카터 양이 이전에 정신병적 삽화(현재 증상이 조현병의 잔류 국면[2.1절 '마녀' 참조]을 가리킬 수 있는)를 가지고 있었을 가능성에 대해 궁금할 것이다. 그러나 이러한 과거력이 없다는 점에서 조현형 성격장애 진단이 가장 적절하다.

입기 전 세탁

시모어 골드스타인[Seymour Goldstein](남, 41세)은 사회적 기술 향상을 위한 도움을 얻고자 지역사회 정신건강센터의 활동 프로그램에 의뢰되었다. 그는 평생 진정한 친구 부재와 함께 사회적 고립 패턴이 있고, 오랜 시간 형에 대한 분노 사고가 동생에게 해를 입힐 거라는 걱정을 하면서 보낸다. 그는 과거에 민간 서비스의 점원으로 일했던 적이 있지만, 잦은 결근과 낮은 생산성으로 해고되었다.

접수담당 사회복지사가 진행한 면담에서, 골드스타인 씨는 거리감이 있고 다소 의심스러워하는 모습을 보인다. 그는 특별한 일이 없고 일상적인 생활에 대해 자세히, 그리고 흔히 아무런 관련이 없는 세부사항에 대해 장황하게 설명한다. 그는 면담자에게 자신이 자주 애완동물 가게에서 어떤 브랜드의 물고기 밥을 살 것인지를 결정하느라 1시간 30분을 보낸다고 말하고 나서, 이러한 것들의 상대적 장점에 대해 설명한다. 그는 자신이 2일 동안 새 면바지에 붙어 있는 세탁 안내문을 들여다봤는데, '입기 전 세탁wash before wearing'이라는 말이 면바지를 처음 입기 전에 세탁이 되어야 한다는 것인지, 아니면 어떤 이유에서든 매번 입기 전에 세탁할 필요가 있다는 뜻인지 고민하고 있다고 한다. 그는 이러한 염려를 의미 없는 것으로 생각하지는 않지만, 이들에 대해 생각하는 시간은 과도하다는 사실을 인정한다. 골드스타인 씨는 자신이 자주 서로 다른 브랜드의 동일한 물품(예, 서로 다른 종류의 깡통따개)을 구입하고 난 다음, 조만간 유용하게 사용할 것이라는 생각이 들어서, 이들을 장롱의 오리지널 백에 넣어 보관한다고 설명한다. 그러나 그는 은행계좌에 상당한 액수의 돈이 있지만, 보통 실제로 필요로 하는 물건에 돈을 쓰는 것을 매우 꺼린다고 한다. 그는 가장 최근 달의 은행 입출금 내역서 내용(카드에서 지급된 액수와 그에 따른 잔액 포함)을 암송할 수 있다. 그는 특정일의 잔액을 알고 있지만, 때로 특정 카드 사용액 또는 입금액의 처리 여부를 확인하는 경우에는 불안해진다.

골드스타인 씨는 면담자에게 자신이 만일 이 프로그램에 참석한다면, 집단 형태로의 참여가 필수인지의 여부를 물었다. 그는 집단 형태의 모임에 참여하면 너무 긴장될 것 같다고 말했다. 왜냐하면 자신이 너무 많은 개인 정보(예, 은행에 예치되어 있는 돈의 액수)를 노출하면, 사람들이 자신을 이용하거나 그들의 이익을 위해 자신을 조종할 것이기 때문이라고 말했다.

논의

골드스타인 씨의 오래된 부적응적 행동 패턴은 성격장애를 가리키고 있다. 현저한 증상으로는 가까운 친구 또는 (비밀도 털어놓는 절친한) 친구 부재, 마법적 사고(자신의 분노 사고가 남동생을 해칠 것에 대한 걱정), 제한된 정동(면담에서 '거리가 있는' 것으로 관찰됨), 이상한 말(상세하고 흔히 관련이 없는 세부사항을 제공함), 그리고 편집성 공포와 연관된 사회적 불안이 포함된다. 이러한 양상들은 조현형 성격장애(DSM-5, p. 655/715)의 특징이다.

자폐스펙트럼장애(1.6절 참조)는 사회적 의사소통과 사회적 상호작용에 있어서의 문제가 특징이지만, 이 장애는 자폐스펙트럼장애가 있는 사람들이 훨씬 더 현저한 사회적 인식과 정서적 상호성뿐 아니라 상동증적 행동과 흥미가 결여되어 있다는 점에서 조현형 성격장애와 구분될 수 있다.

가까운 친구 또는 (비밀도 털어놓는 절친한) 친구 부재 역시 조현성 성격장애(18.9절 참조)의 특징이기도 하지만, 골드스타인 씨의 사고와 말의 괴이함은 이 진단을 가로막고 있다. 조현형 성격장애, 그리고 조현병(2.1절 참조)의 잔류 국면에서 나타나는 증상 사이에는 다수의 유사점이 있지만, 명시적인 정신병적 증상의 과거력 부재는 이 진단을 배제시키고 있다.

가장 좋은 물고기 밥의 브랜드 선택과 면바지 세탁 안내문 이해에 대한 골드스타인 씨의 염려는 강박사고를 암시하고 있다. 그러나 이러한 염려는 환자의 침습적이고 원하지 않는 것으로 경험되고 있지 않고 있고, 그가 이러한 염려를 억제하려고 하거나 어떤 다른 생각이나 행위로 중화시키려고 하지 않는다는 점에서, 강박장애(6.1절 '맥베스 부인' 참조)를 나타내는 진성 강박사고가 아니고, 다만 완벽주의 성격 특질의 예에 해당된다. 그는 또한 재무조직에 집착하면서 자신의 돈에 대해 궁색한 태도를 보이고 있다. 이러한 강박성 성격장애(DSM-5, p. 678/741)의 특질이 있음에도 불구하고, 골드스타인 씨는 이 장애의 기준에 완전히 부합되는 것 같지 않다. 이 사례는 성격장애가 있는 사람들이 흔히 적어도 다른 성격장애의 특질 또는 양상을 가지고 있다는 공통적인 소견을 여실히 보여 주고 있다. 이러한 특질 또는 양상은 각 사례가 구분될 수 있게 해 준다.

18.9 조현성 성격장애

조현성 성격장애schizoid personality disorder는 "사회적 관계로부터의 애착상실과 대인관계 장면에서의 제한된 정서표현 범위의 광범위한 패턴"(DSM-5, p. 652/712)이 특징이다. 조현성 성격장애가 있는 사람들은 사회적 관계에 대한 욕구가 거의 없고, 그 결과 사회적으로 심하게 고립되어 있다. 이들은 혼자 하는 활동을 선호하고, 좋아하는 활동이 거의 없으며, 다른 사람들과의 성적 경험을 갖는 것에 대한 관심이 거의 없다. 이들은 친구 또는 가까운 친구가 거의 없고, 데이트 또는 결혼을 거의 하지 않으며, 흔히 대인 간 접촉을 거의 하지 않는 직장(예, 야간 경비원)에서 근무한다. 이러한 사람들은 정서적 표현성이 결여되어 있고, 차갑고 분리되어 있으며 냉담하게 보인다. 이들은 또한 칭찬 또는 다른 사람들의 비판에 대해 무관심한 것처럼 보인다.

DSM-5의 성격장애 대안모델에 의하면, 조현성 성격장애는 특질이 명시된 성격장애(DSM-5, p. 770/849)로 진단될 것이다. 성격기능의 손상수준은 전형적으로 극도이고, 관련된 병리적 성격특질은 모두 애착상실 특질 영역으로부터 온다(위축, 친밀성 회피, 무쾌감증, 그리고 제한된 정동).

조현성 성격장애는 특히 임상 장면에서 드문 성격장애다. 이 장애는 여성보다 남성들에게서 더 흔하다. 조현형 성격장애(18.8절 참조)와 마찬가지로, 조현성 성격장애는 처음에 아동기와 청소년기에 혼자 있기 좋아하기, 빈약한 또래관계, 그리고 학업 저성취로 명백해진다. 조현성 성격장애가 있는 사람들은 정의상 매우 빈약한 사회적 관계를 형성한다.

남자의 절친

카일 머피Kyle Murphy(남, 50세)는 독신으로, 반려견이 차에 쳐서 죽은 지 몇 주 후 치료를 찾는다. 그때 이후로 그는 슬픔과 피곤함을 느껴 왔고, 수면과 집중 곤란을 겪어 왔다.

머피 씨는 홀로 살고 있고, 여러 해 동안 다른 사람들과 "여보세요." 또는 "안녕하세요?"라고 인사하는 것 외에는 대화를 통한 접촉이 사실상 없었다. 그는 혼자 있는 것을 선호하고, 말하는 것을 시간 낭비로 여기며, 다른 사람들이 관계를 시작하려고 시도하는 경우 어색함을 느낀다. 그는 때로 술집에서 시간을 보내지만, 항상 스스로 사람들을 멀리하고 일반적으로 다른 사람들과 말을 섞지 않으려고 한다. 그는 신문을 열심히 읽고 있어서 다수의 영역에서 잘 알고 있으나, 자신을 둘러싸고 있는 사람들에 대해서는 이렇다 할 흥미가 없다. 그는 안전요원으로 일하고 있지만, 동료 직원들에 의해 '냉동 생선cold fish'과 '외톨이loner'로 불린다. 이들은 더 이상 그에게 관심을 갖거나 놀리지 않는다. 특히 그가 이들의 조롱에 대해 어떤 식으로든 주의를 기울이거나 관심을 보이지 않는 것 같기 때문이었다.

머피 씨는 성인기의 대부분을 자신이 너무도 아꼈던 반려견 외에는 누구와도 관계를 맺지 않은 상태로 지냈다. 크리스마스에 그는 자신의 반려견에게 정성껏 마련한 선물을 사 줬고, 반려견이 주는 자신을 위한 선물로 포장된 위스키 한 병을 받곤 했다. 그는 개들이 사람들보다 더 감성적이고 사랑스럽고, 이에 대한 보답으로 사람들과의 관계에서는 가능하지 않는 다정함과 정서를 이들에게 표현할 수 있다고 믿고 있다. 자신의 반려견 상실은 자신의 삶에서 슬픔을 가져다준 유일한 사건이었다. 그는 자신의 부모가 세상을 떠난 것에 대해 아무런 느낌을 경험하지 못했고, 자신의 나머지 가족들과 접촉을 완전히 끊고 사는 것에 대해 아무런 후회감이 들지 않는다. 그는 자신이 다른 사람들과 다르고, 다른 사람들의 정서를 당혹감으로 간주한다.

논의

머피 씨의 오래된 사회적 고립, 사람들에 대한 다정함 또는 정서표현 불능, 그리고 다른 사람들에 대한 전반적인 무관심 패턴은 행동, 말, 또는 사고의 기이함과 괴이함 결여와 함께 조현성 성격장애(DSM-5, p. 652/712)를 나타내고 있다. 그가 자신의 반려견의 죽음에 따른 스트레스에 특별히 취약하게 한 것은 조현성 성격장애의 발현이다. 만일 특이한 지각 또는 사고의 증거(예, 재발성 착각 또는 관계사고)가 있다면, 조현형 성격장애(18.8절 참조) 진단이 고려될 필요가 있을 것이다.

만일 머피 씨의 반응이 가족 구성원 또는 가까운 친구의 죽음을 대신하는 것이라면, 반려견의 죽음에 대한 그의 강렬한 반응은 비정상으로 간주되지 않을 것이다. 이러한 사례에는 정신장애로 간주되지 않아서 DSM-5의 '임상적 주의의 초점이 되지 않는 기타 상태' 편에 수록되어 있는 단순사별uncomplicated bereavement(DSM-5, p. 716/789 참조)이 적용될 수 있을 것이다. 그러나 죽은 대상은 반려견이고, 환자의 증상이 몇 주 동안 지속되었으며, 치료를 추구할 만큼 그의 상태가 심각하다는 사실은 그의 반응이 정상으로 간주되는 정도를 초과하고 있음을 나타내고 있다. 그러므로 이 환자는 추가적인 정신장애를 가지고 있을 것으로 간주되어야 할 것이다. ('남자의 절친'에 대해 특별한 관심이 있는 독자들은 이러한 결론에 대해 동의하지 않을 수 있고, 단순사별 진단을 선호할 수 있다.) 완전히 진행된 우울 증후군은 발현되지 않았기 때문에 진단은 주요우울장애(4.2절 참조)보다는 적응장애, 우울 기분 동반(DSM-5, p. 286/307)이다.

성격장애가 있는 환자들에게서 공통적인 것처럼, 흔히 개인으로 하여금 치료 추구의 동기를 제공하는 것은 반드시 성격장애의 증상이 아닌 어떤 고통스러운 일이다(이 사례에서는 반려견 죽음의 결과에 따른 적응장애).

18.10 편집성 성격장애

편집성 성격장애paranoid personality disorder가 있는 사람들은 "다른 사람들의 동기를 악의적으로 해석하는 등의 광범위한 불신과 의심"(DSM-5, p. 649/708)을 한다. 이러한 사람들은 다른 사람들이 자신들을 착취, 가해, 또는 속일 것이라고 의심함으로써 정당한 이유 없이 친구 또는 관계되는 사람들의 충실성 또는 신뢰성에 이의를 제기하고, 흔히 자신들의 배우자 또는 성적 동반자의 정절에 대해 근거 없는 의심을 하기도 한다. 이들은 정보가 자신들에게 악용될 것이 두려워서 다른 사람들에게 속마음을 털어놓기를 주저한다. 편집성 성격장애가 있는 사람들은 긍정적인 말 또는 사건을 은폐된 또는 위협적인 의미로 해석함으로써 자신들의 불신에 대한 '증거'를 찾고자 한다. 이러한 사람들은 자신들의 특징 또는 평판에 대한 지각된 '공격'에 매우 민감하고, 모욕, 상처, 또는 모독에 대해 용서하지 않는 경향이 있다. 이들은 위협을 느끼는 경우, 재빨리 분노로 반응하여 역습을 가한다. 편집성 성격장애가 있는 사람들은 극도로 소송을 일삼기도 한다. 편집성 성격장애가 있는 사람들 중에는 조용하고 상당히 냉담하고 적대적으로 보이는 사람들이 있는가 하면, 노골적으로 화를 내면서 금방이라도 싸울 것처럼 덤비는 사람들도 있다.

DSM-5의 성격장애 대안모델에 의하면, 편집성 성격장애는 특질이 명시된 성격장애(DSM-5, p. 770/849)로 진단될 것이다. 이 장애는 고도 또는 극도의 성격기능 손상이 특징이다. 또한 관련된 기술적인 병리적 성격 특질에는 부정적 정동성 영역으로부터의 의심과 적대성이 포함된다.

편집성 성격장애는 매우 흔한 성격장애로, 지역 인구에서 보고되는 유병률이 2.3~4.4%다. 이 장애는 아동기 또는 청소년기에 혼자 있기 좋아하는 모습, 빈약한 또래관계, 사회적 불안, 학업 저성취, 그리고 놀림에 대한 과민성으로 처음 발현된다. 편집성 성격장애가 있는 사람들은 다른 사람들을 지나치게 의심한다는 점에서 전형적으로 사회적으로 고립되고, 친밀관계, 직장 상사, 그리고 직장 동료들과 문제를 겪는다.

유용한 일

피터 그레이스Peter Grace(남, 85세)는 자기 자신과 병상에 누워 있는 그의 부인의 의료 요구에 대한 평가를 받기 위해 노인센터의 사회복지사의 방문을 받는다. 그는 사고 또는 기억 손상의 증거 없이 명백히 건강한 상태다. 그는 그동안 몸소 아내를 돌봐 오고 있지만, 그녀의 상태가 악화되었고, 나이가 들어 가면서 근력과 기력이 감소되었기 때문에 어쩔 수 없이 도움을 청하도록 종용받았다.

과거력은 그레이스 씨와 그의 딸로부터 수집되었다. 그레이스 씨는 정신질환으로 치료를 받은 적이 없고, 자신은 실제로 항상 '심리적 문제에 대해 면역력'이 있고, '합리적인' 사고에 따라 행동한다고 주장했다. 그는 변호사와 사업가로서 중간 정도로 성공한 커리어를 갖고 있다. 그는 결혼한 지 60년이 되었고, 그의 아내는 그가 다정한 감정을 표현해 온 유일한 사람이면서 그가 신뢰해 온 유일한 사람이다. 그는 다른 사람들이 자신의 것을 빼앗을 수 있다는 생각 때문에 항상 다른 사람들에게 자신에 관한 사항의 노출을 극도로 조심스러워했다. 그는 잘 알고 지내는 사람들로부터조차 명백히 진심 어린 도움을 받기를 거절한다. 왜냐하면 그는 이들에게 기저의 동기가 숨어 있을 거라는 의심이 들기 때문이다. 그레이스 씨는 전화를 걸어온 사람에게 우선 그가 전화를 한 목적에 대해 물어보지 않은 상태에서는 자신의 신분을 절대 밝히지 않는다. 그의 생애 내내 그가 과장된 의심을 나타냈던 경우들이 다수 있어 왔다. 때로는 거의 망상 수준인 경우들도 있었다(예, 고객이 자신을 부동산 관리 소홀 혐의로 고소를 하려는 경우에 증거로 사용할 수 있도록 고객의 편지들을 비밀금고에 보관함).

그레이스 씨는 자신이 깨어 있는 동안에는 항상 '유용한 일'에 참여해 왔고, 퇴임한 후 20년 동안에도 놀이에 시간을 할애한 적이 없다고 주장한다. 그는 많은 시간을 자신의 주식시장 투자 현황의 모니터링에 보내고 있고, 월차계산서의 오류가 그의 브로커가 자신의 평판을 훼손시키려는 시도의 증거라고 의심이 들었을 때는 그 브로커와 심한 언쟁을 벌이곤 한다.

논의

이 신사는 다른 사람들에 대한 광범위하고 근거 없는 불신과 의심을 나타내고 있다. 그레이스 씨는 다른 사람들에 의해 착취 또는 기만될 것을 예기하고 있다(예, 그는 다른 사람들이 그로부터 무언가를 빼앗아 가려고 한다고 추정하고 있고, 전화가 걸려오면 자신의 신분을 밝히기 전에 전화를 걸어온 사람들에게 질문을 함). 그는 자신에 대한 공격을 지각하면 지체 없이 화를 내며 반응하면서 반격한다(그는 자신의 명성을 훼손하려는 시도로 의심되는 경우, 자신의 브로커와 심한 언쟁을 벌이곤 함). 그는 다른 사람들의 충성심 또는 신뢰에 대해 의문을 제기한다(그의 부인은 그가 지금까지 신뢰한 유일한 사람임). 그는 다른 사람들에게 속마음 털어놓기를 꺼린다(자신에 관한 것의 노출에 대해 극도로 조심함). 이러한 평생 지속되어 온 양상은 지속적인 피해망상 또는 어떤 다른 정신병적 증상의 증거가 없는 상태에서는 편집성 성격장애(DSM-5, p. 649/708)의 특징이다.

이 사례는 편집성 성격장애의 자아친화적ego-syntonic 특성(즉, 그레이스 씨는 자신에게 어떤 문제가 있다고 믿지 않음)을 나타내고 있다. 이러한 이유로, 치료는 이 장애가 있는 사람들에 의해 추구되지 않는다. 다수의 다른 성격장애가 이러한 양상을 공유하고 있다. 이러한 개인의 태도 또는 행동에 문제가 있음을 인식하는 사람은 흔히 이 개인이 접촉하는 사람들뿐이다.

이 사례는 또한 편집성 성격장애의 말 없고 긴장된 증상 발현 양상(이완 불능[예, 여가를 위한 시간을 가져보지 않음]과 제한된 정동 또는 정서성[예, '합리적'임을 자랑함])과 같은 빈번히 나타나는 연관된 특성들을 나타내고 있다.

그레이스 씨는 몇 가지 조현성 및 강박 양상을 가지고 있지만, 조현성 성격장애(18.9절 참조) 또는 강박성 성격장애(18.4절 참조)로 추가 진단을 내리기에는 충분하지 않다.

18.11 다른 의학적 상태로 인한 성격 변화

다른 의학적 상태로 인한 성격 변화^personality change due to another medical condition 진단은 "개인의 이전의 특징적인 성격 패턴으로부터의 변화를 나타내는 지속적 성격 장해"(DSM-5, pp. 682/744-745)가 다른 (즉, 비정신과적) 의학적 상태(예, 뇌종양 또는 두부외상)의 결과로 발생하는 경우에 내려진다. 성격 변화의 두드러진 양상은 다양한 아형에 따라 명시된다(불안정형[두드러진 양상이 정서적 가변성인 경우], 탈억제형[빈약한 충동 조절], 공격형[공격적 행동], 무감동형[현저한 냉담성과 무관심], 편집형[의심과 편집성 사고], 기타형, 혼합형, 또는 명시되지 않는 유형).

대안모델을 사용하는 경우, 25개의 DSM-5의 병리적 성격 특질 중 어떤 것이라도 단독 또는 결합된 형태로 다른 의학적 상태로 인한 성격 변화의 성격 양상 기술에 사용될 수 있다.

이 장애의 연관된 손상수준과 임상적 경과는 원인이 되는 다른 의학적 장애의 성격과 범위, 그리고 이 장애의 치료 가능성과 가역성에 따라 다르다.

혼수상태

도미니크 워즈니악^Dominick Wozniak(남, 34세, 백인)은 전직교사로, 사회복귀 훈련시설^halfway house에서 살고 있다. 지난 2년 동안, 그는 실직 상태로 지내면서 그를 피하는 부인과 자녀와 떨어져서 살아왔다. 2년 전, 그는 심각한 자동차 사고를 당해 혼수상태였다가 지지적인 의학적 치료만으로 점차 회복되었다. 그는 현재 매우 경미하게 한쪽 눈의 시력상실 외에는 어떤 현저한 신경학적 징후도 없다. 그의 언어성 및 동작성 IQ는 약 120이다.

가족들에 의하면, 워즈니악 씨는 사고 이후로 변했다. 그는 자주 충동적이고 논쟁적이어서 자주 낯익은 장소로 가는 버스와 기차를 놓치고 길을 잃는다. 그는 낮은 사회적 판단력과 재정적 무책임을 나타내고 있다. 예를 들면, 그는 장거리 전화(바티칸의 교황에게 전화를 걸었던 경우 포함)를 걸고는 가족들에게 전화요금 청구서를 보낸다.

면담에서 워즈니악 씨는 부스스한 옷차림에 자주 농담을 했지만, 기저에는 신랄함과 적대성이 깔려 있었다. 뇌 컴퓨터 단층촬영(CT) 결과, 주로 전두엽 부분에서 뇌 조직이 파괴된 대형 영역이 발견되었다.

논의

두부외상에 의한 이차적인 혼수상태로부터 회복된 이후, 워즈니악 씨의 성격과 기능의 갑작스러운 변화는 신경인지장애를 암시한다. 기억 손상의 일부 증거가 있지만(자주 버스와 기차를 놓치고 길을 잃음), 그의 높은 IQ는 주요신경인지장애(17.2절 '하이커/도보 여행자' 참조)의 지적 기능의 전반적인 상실과는 일관성이 없다. 대신, 가장 현저한 양상은 충동성, 논쟁적인 태도, 좋지 않은 판단력, 그리고 자기돌봄 능력 악화로, 이러한 모든 증상은 고도의 직업적·사회적 손상으로 이어졌다. 이러한 성격 변화는 이러한 장해의 병인(외상의 과거력과 전두엽 뇌 손상을 나타내는 CT 촬영 결과)으로 알려진 특정 의학적 요인과 연관된 것으로, 두부외상으로 인한 성격 변화personality change due to head trauma(DSM-5, p. 682/744)임을 가리키고 있다.

18.12 달리 명시된 성격장애

달리 명시된 성격장애other specified personality disorder 진단은 성격장애의 일반적 특징이 있고 현저한 고통 또는 심리사회적 기능 손상을 초래하지만, DSM-5 성격장애 부류에 있는 특정 장애 중 어떤 것의 진단기준을 충족시키지 않는 임상적 장해를 나타내기 위해 사용된다. 이전의 DSM 분류체계에서 유사한 잔류된 성격장애 진단—달리 명시되지 않는 성격장애—은 실제로 임상가들에 의해 가장 빈번히 사용되는 것으로 나타났다. 이 범주의 빈번한 사용은 단순히 명시된 유형이 아니라 성격병리가 발현될 수 있는 여러 형태가 있기 때문에 가능하다. 이러한 일부 대안적 성격장애들은 시간이 지나면서 명칭이 붙여졌고, 분류체계의 이전 판에 제시되었다가 타당도 결여를 이유로 삭제되거나(예, 수동공격성 성격장애), 수록을 위한 후보였다가 결국 채택되지 못했다(예, 우울성 성격장애depressive personality disorder 또는 자멸성 성격장애self-defeating personality disorder). 달리 명시된 성격장애 범주는 또한 환자가 성격장애의 일반 기준에 부합되고, 몇 가지 유형의 양상이 있으며, 특정 성격장애 중 한 가지의 진단기준에 부합되지 않는 경우에 사용될 수 있다. 이는 달리 명시된 성격장애, 혼합형 성격양상other specified personality disorder, with mixed personality features(DSM-5, p. 684/747)으로 진단될 것이다.

DSM-5의 성격장애 대안모델을 사용하는 경우, 이러한 모든 사례에 대한 진단은 목록에 수록된 현저한 성격 특질과 함께 특질이 명시된 성격장애(DSM-5, p. 770/849)가 될 것이다. 예를 들면, 수동공격성 성격장애는 순종성과 적대성 특질이 있는 성격장애가 될 것이다. 또한 우울 성격장애는 우울성, 걱정, 무쾌감증 특질이 있는 성격장애가 될 것이다. 대안모델은 특정 유형 중 어떤 것에도 부합되지 않는 수많은 성격병리의 발현 기술에 있어서 상당한 유연성을 제공하고 있다.

완고한 정신과 의사

데릭 쿠퍼Derek Cooper(남, 34세)는 정신과 의사로, 첫 약속에 15분 늦었다. 그는 최근에 정신건강센터에서 사임하도록 요구받았는데, 그의 상사에 의하면, 그의 잦은 근무 · 회의시간 지각, 약속 불이행, 자신의 과업 망각, 자신의 통계 자료 입력 지연, 지시 불이행, 그리고 동기 결여 때문이었다. 이 환자는 놀라워하면서도 분개했다. 그는 자신이 어려운 상황에서도 특별히 직무 수행을 잘해 왔는데, 오히려 그의 상사가 지나치게 강박적이고 요구가 많다고 생각했다. 그럼에도 불구하고, 그는 자신에게 오래전부터 있었던 권위적인 인물들과의 관계를 어려워하는 패턴이 있음을 털어놓았다.

쿠퍼 박사는 그의 가족 내에서 전설이었던 아동기 때 고도 및 장기적인 분노발작 과거력이 있었다. 그는 다른 아이들에게 '자신의 방식대로 놀지' 않으면 놀지 않겠다고 요구하면서 우두머리 행세하는 아이였다. 성인들, 특히 어머니와 여성 교사들과의 관계에서 그는 시무룩해하고 불순종적이며 적대적인, 흔히 통제하기 힘든 아이였다. 그는 남성 교사들이 대부분인 남자 사립 초등학교로 전학을 갔고, 점차 감정을 가라앉히게 되었고 기강이 잡혀졌다. 그러나 쿠퍼 박사는 계속해서 완고하게 자신의 방식대로 하고 싶어 했고, 교사의 가르침과 지시에 분개했다. 그는 명석했지만 문제가 많은 학생으로, 자신이 원하는 것만 열심히 공부했고, 싫어하는 교사들은 숙제를 하지 않음으로써 '벌을 주었다.' 그는 비판을 받을 때면 논쟁적이고 독선적이었으며, 자신이 공정한 대우를 받지 못하고 있다고 불평했다.

쿠퍼 박사는 불행한 결혼생활을 하고 있다. 그는 아내가 자신을 이해하지 못하면서 사소한 일을 들춰 내어 흠을 잡는다고 불평한다. 그녀는 그가 신뢰할 수 없고 완고하다고 불평한다. 그는 집 주변의 일을 하기를 거부하고 있고, 흔히 자신의 책임에 속하는 것으로 수용한 몇 가지 심부름 이행을 잊어버린다. 납세신고서를 수개월 늦게 제출하거나, 고지서를 납부하지 않는다. 이 환자는 붙임성이 있고 상당히 매력이 있지만, 친구들은 그가 일반적으로 집단의 바람에 따르기를 거부하는 것에 넌더리를 친다. 예를 들면, 레스토랑이 그가 선택한 곳이 아니면 그는 밤새도록 샐쭉해 있거나 지갑을 가져오지 않았다고 한다.

논의

쿠퍼 박사는 자신에게 사회적 또는 직업적으로 요구가 주어질 때마다 지연(예, 납세신고서 제출 지연, 고지서 납부 불이행), 완고성(예, 친구들의 바람에 따르기를 거부함), 그리고 망각(아내를 위한 심부름과 직장의 과업 망각) 같은 특유의 전략을 통해 수동적으로 저항한다. 그의 행동은 직무 수행 손상과 결혼생활의 문제를 초래해 왔다. 이처럼 역할기능에 있어서의 적절한 수행 요구에 대한 오래된 저항 패턴은 DSM-5에는 더 이상 수록되어 있지 않은 수동공격성 성격장애passive-aggressive personality disorder의 원형이다. 이러한 행동 패턴은 DSM-5에 수록되어 있는 10가지 성격장애 중 어떤 것에도 일치하지 않는다는 점에서 이 사례는 달리 명시된 성격장애(DSM-5, p. 684/747)로 진단될 수 있는 상황의 예다. 수동공격적 행동은 주장적 행동이 권장되지 않거나 실제로 벌을 받게 되는 상황(예, 군복무 중인 상황)에서 매우 흔하지만, 성격장애 진단은 이러한 행동이 보다 주장적 행동이 가능한 상황에서 발생하는 경우에 한해서 내려진다. 이 사례는 높은 IQ 또는 정신건강 전문직에 종사하는 것도 성격장애의 면제를 받을 수 없다는 사실을 여실히 보여 주고 있다.

도덕군자

매리앤 웨스트Maryann West(여, 35세, 독신)는 매력적인 샌디에이고 출신으로, 현재 잡지 편집장으로 일하고 있고, 쇠락해 가는 보스턴 지역에서 홀로 살고 있다. 웨스트 양은 그녀가 남성들과의 관계에서의 문제를 해결할 필요가 있다고 제안한 여성 가족 주치의에 의해 심리치료에 의뢰되었다. 웨스트 양은 1년간 "전 도움을 받고 싶지 않아요. 전 오히려 도움을 주는 것을 좋아해요."라고 말하면서 그 의뢰에 따르기를 거부했다.

남성 치료자와의 첫 만남에서 웨스트 양은 매우 지적인 모습을 보였다. 그녀는 상냥했고 자신의 생각과 감정을 분명히 표현했으며, 가식적이고 여자아이 같은 목소리로 말했다. 그녀는 모두 메탈블랙metal-black(가죽 스커트와 재킷과 블랙 상의) 의상을 걸쳤고, '펑크스타일punkish'의 안경을 썼다. 면담이 시작될 무렵, 그녀는 경험상 여성들을 착취하고 싶어만 하는 남성들을 믿지 않기 때문에 남성 치료자를 원치 않았다고 말했다. 그러나 그녀의 여성 가족 주치의를 제외하면, 그녀에게는 가까운 여성 친구들이 없었다.

그녀의 이야기는 헤로인 중독자였고 '불법적인 연인outlaw love'이었던 한 남성과 자신의 '파괴적인' 관계에 관한 것이었고, 그녀는 그에게 되돌아가고 싶은 소망과 싸움을 벌이고 있었다. 4년 전, 언젠가 그 남성은 그녀에게 폭력을 휘둘렀고 그녀는 울음을 터뜨렸지만, 그에게 다시 폭력을 휘두르면 자신이 떠날 거라고 말하자 그러한 공격행위는 다시 발생하지 않았다고 했다. 그녀는 그에 대한 두려움은 없었고, 오히려 그가 폭력을 휘두른 것에 대해 자신을 탓했다고 말했다. "전 자주 그이에게 그 자신에 관해 알아야 할 것을 말해 줘요. 그러면 그이는 격분해요. 전 오로지 그이에게 동기를 불어넣어 주려고 한 것인데요. 전 그의 약한 부분을 찌르니까요."

연인의 약물중독은 지속되었고, 웨스트 양은 그가 도움을 필요로 할 때마다 계속해서 재정적으로 지원해 주었다. 그녀는 자신의 이러한 관계가 자신을 행복하게 해 줄 수 없다는 암시를 여러 차례 받았다고 말했다. 이 남성은 웨스트 양과 사귀고 있던 중에도 다른 여성들과 어울렸고, 마약판매 혐의로 단기간 교도소 복역을 했으며, 그녀와 섹스 외에는 여가생활을 함께 하고 싶어 하지 않았다. 웨스트 양은 대학을 다녔지만, 그녀의 연인은 고등학교도 졸업하지 못했다. 그녀는 상대 남성이 어머니의 보살핌을 필요로 하는 어린아이 같은 느낌이 들었다고 했다. 그녀가 약물 사용을 중단하라고 요구할라치면 그는 그녀에게 꺼지라고 말하곤 했지만, 그녀는 그의 배은망덕한 행동에도 불구하고 계속해서 그에게 주기적으로 전화를 걸어 주었다. 그녀는 자신이 이 남성에게 베풀어 준 모든 것 때문에 화가 나고 마음도 아팠지만, 그가 자신에게 돌아올 때면(전형적으로 밤늦은 시간에 와서 돈이나 도움을 요구함) 항상 그를 도왔다. 그 결과, 그녀는 자신이 '여자 친구라기보다는 테레사 수녀 같다.'는 느낌이 든다고 말했다.

웨스트 양은 현재 또 다른 '흥미진진한' 남성을 만나고 있다. 이 남성 역시 물질남용자다.

그녀는 자신을 '좌파[left-wing]'로 간주하지만, 그녀의 새 친구는 나치 기념품 수집가다. 그녀는 그가 전 여자 친구와 사귀면서도 다른 여자들과 성관계를 하고 다녔고, 학대를 일삼으면서 그 여자 친구를 잔인하게 대했다는 사실을 알고 있었지만, 이러한 일이 그녀에게도 일어날 것인지에 대해서는 생각해 보지 않았다고 말했다. 그녀는 1년간 이 남성을 불규칙하게 만났다. 그녀는 그가 자신에게 가까운 관계를 원한다는 말은 했지만, 그녀가 잘 알고 있는 여성을 따로 만나고 있었다는 사실은 그녀에게 말하지 않았다고 말했다. 이 사실을 알았을 때, 그녀는 매우 언짢았지만 계속해서 그에게 강렬한 흥미를 보였다고 했다. 그러던 중, 일부일처의 의도를 가졌던 다수의 멋진 남성이 자주 그녀와 데이트를 청했지만, 웨스트 양은 번번이 이 남성들 모두가 '지루한' 것 같다는 이유로 이들을 피했다.

다른 관계에서 웨스트 양은 항상 도움을 제공하지만, 자신이 실제적인 도움을 필요로 하는 경우에는 도움을 청하지 않는다. 그녀의 친구들 대부분과 전 남자친구들은 약물중독자이거나 전 약물중독자들이었다. 웨스트 양 자신은 약물을 남용해 본 적이 없다. 그녀는 자주 교도소에 수감되어 있는 이들을 방문하고 도움을 제공하곤 하지만, 이들은 출소해서는 그녀를 거의 찾지 않는다. 직장에서 웨스트 양은 열심히 일하고 있고, 논쟁 해결을 잘하지만, 때로 도움을 필요로 하는 집단을 위한 모금을 위해 잡지의 재원을 사용하도록 주선하는 것 때문에 그녀의 상사와 부딪히기도 한다. 그녀는 자신이 여성 동료들이 획득할 수 있도록 도왔던 모든 이익에도 불구하고, 이들이 자신의 능력과 힘든 일을 해낼 수 있는 역량을 시기해서 '그녀에게 집단으로 공격하는' 느낌이 든다고 한다.

웨스트 양은 4자녀 중 맏이로, 흔히 어쩔 수 없이 자신의 어린 형제자매들을 돌봐야 했다. 그녀는 '도덕군자인 척하는 사람[goody two shoes]'이 되었지만, 그녀의 남동생들은 못된 짓을 일삼도록 용인되었다. 10대가 되기 전까지 그녀는 교회와 학교생활을 잘했고, 다수의 상을 받았다. 그러나 10대가 되면서 그녀는 반항을 일삼았고, 결국 집을 나갔다. 그녀의 부모는 그녀가 '지옥에 갈' 것이라고 예견했다. 그녀는 약 50여 명의 연인과 사귀는 동안(흔히 하룻밤의 섹스를 갖는 관계) '성적 해방' 기간을 거쳤다. 그녀는 '이 남성들을 사랑하지 않았기 때문에' 거의 즐겁지 않았다. 젊은 성인으로서, 그녀는 항상 혜택받지 못하는 사람들, 가난한 사람들, 또는 정치적으로 불이익을 당하는 사람들을 위해 어떤 가치 있는 일에 참여했다.

논의

웨스트 양은 순교자 역할을 하는 삶을 영위해 온 것 같다. 그녀는 반복적으로 자신을 부적절하고 학대하는 남자 친구들에게 매력을 느꼈고 이들을 연인으로 선택해 왔다. 그녀는 다른 사람들로부터의 도움을 받고 싶어 하지 않고 있고, 오래전부터 자신과 사람과의 관계가 자신에게 해롭다는 사실을 인식했음에도 불구하고 이러한 태도가 그녀의 치료 추구를 지연시켜 왔다. 그녀는 다른 사람들로부터 분노 반응을 조장한 다음, 거부될 때 상처를 받곤 한다(남자 친구에게 그의 결점을 지적함). 그녀는 '지루하다'는 이유로 자신에게 잘 대해 주는 남성에게는 흥미를 느끼지 않고 있고, 대신 수혜자들이 요구하지도 않는 과도한 자기희생적 활동에 참여하고 있다(교도소에 수감되어 있는 사람들 방문).

개인이 심리적 또는 신체적으로 학대를 두려워하는 상황에 놓이거나 우울한 경우, 외부 관찰자들에게는 자멸성으로 보이는 행동이 관찰될 수 있다. 그러나 웨스트 양의 사례에서는 그녀 스스로 선택하는 다수의 상황과 관계에서 표출되는 것은 광범위한 성격 패턴인 것 같다. 이러한 성격 패턴은 피학성 성격장애masochistic personality disorder 또는 자멸성 성격장애로 불려 왔다. 다수의 임상가, 특히 성격장애에 대해 정신역동 지향적 치료를 하는 임상가들은 이것이 흔하고 중요한 진단이고, 남녀 모두에게서 흔히 나타난다고 여긴다. 다른 한편으로, 다수의 임상가, 특히 정신의학적 진단의 오용의 잠재성을 염려하는 임상가들은 이 장애의 기저의 구조가 타당성이 없고 이 진단이 학대를 받아 온 피해자들(주로 여성들)에 대한 비난을 영속시킨다고 주장해 왔다. 이 범주는 많은 논란 끝에 DSM-III-R의 부록에 수록되어 있었으나, DSM-IV로부터 전적으로 삭제되었다. 이러한 사례는 여전히 DSM-5(p. 684/747)에 의해 달리 명시된 성격장애로 진단될 수 있다. 그 이유는 이 장애의 임상상이 DSM-5의 분류체계에 수록되어 있지 않은 성격장애 유형을 나타내고 있기 때문이다.

Chapter 19

변태성욕장애

'성도착증[sexual perversion]' 또는 '성적 일탈[sexual deviation]'로도 알려진 변태성욕증[paraphilia]은 비전형적 또는 부적절한 물건(예, 속옷), 상황(예, 가학, 신체 노출), 또는 사람들(예, 아동)에 대한 강렬한 성적 홍분이 수반된다. 특이하지만 여전히 '정상'인 성적 관심과 병리적이라고 할 만큼 비전형적인 것으로 간주되는 성적 관심 사이에 분명한 선을 긋는 것은 결코 쉽지 않고, 문화에 따라 변이의 폭이 넓어진다. 더욱이, 개인에게 있어서 성적 홍분의 초점이 될 수 있는 가능한 대상의 범위는 사실상 한없이 방대한 것 같다. 예를 들면, 인간가구성애증[forniphilia]은 인간을 가구의 일부로 변경 또는 일부로 만듦에서 파생되는 성적 홍분이 수반한다.

DSM-5에서는 변태성욕증(즉, 고통 또는 손상을 초래하지 않는 성적 홍분에 대한 비전형적 초점)과 변태성욕장애[paraphilic disorder](성적 홍분에 대한 변태성욕적 초점이 개인 또는 다른 사람들에게 현저한 부정적 결과로 이어지는 경우)를 엄격히 구분하고 있다. 예를 들면, 변태성욕적 심상이 비동의[nonconsenting] 동반자에게 해가 될 수 있는 방식(예, 성적가학장애에서처럼)으로 실연되어 체포 및 투옥으로 이어질 수 있다. 그런가 하면, 성적피학장애에서처럼, 변태성욕 심상의 실행은 자상[self-injury]으로 이어질 수 있다. 만일 다른 사람들이 특이한 성적 행동을 수치 또는 혐오스러워하거나, 개인의 성적 동반자가 특이한 성적 선호성에 대해 협조를 거부한다면, 사회적 · 성적 관계는 어려움을 겪게 될 수 있다.

DSM-5에는 8가지 특정 변태성욕장애가 수록되어 있다. 이들은 변태성욕증으로 확인된 다수의 장애로부터 채택되었다. 이들은 다른 가능한 변태성욕장애에 비해 비교적 흔하거나 비동의 피해자가 수반되어 있어서 성범죄자 치료와 관련이 있기 때문이었다. 이 8가지 장애는 다음과 같다. 괄호 안에는 관련 변태성욕의 초점이 되는 성적 홍분 대상이 기입되어 있다.

① 관음장애[voyeuristic disorder](의심 없이 나체, 옷 벗기, 또는 성 행위 중인 사람에 대한 관찰을 통한 성적 홍분), ② 노출장애[exhibitionistic disorder](자신의 성기를 다른 사람에게 노출을 통한 성적 홍분), ③ 마찰도착장애[frotteuristic disorder](비동의인과의 접촉 또는 문지르기를 통한 성적 홍분), ④ 성적피

〈표 19-1〉 특정 변태성욕장애의 특징

장애	주요 특징
□ 관음장애	• 의심하지 않는 사람의 나체, 옷을 벗는 과정, 또는 성적 활동 관찰로부터 성적 홍분 • 개인은 이러한 충동에 따라 비동의인에 대해 실행에 옮기거나 이러한 충동과 환상은 고통 또는 손상을 초래함
□ 노출장애	• 의심하지 않는 사람에게 자신의 성기를 노출함을 통한 성적 흥분 • 개인은 이러한 충동에 따라 비동의인에게 실행하거나 이러한 충동과 환상은 고통 또는 손상을 초래함
□ 마찰도착장애	• 비동의인과의 접촉 또는 문지르기를 통한 성적 흥분 • 개인은 이러한 충동에 따라 비동의인에게 실행하거나 이러한 충동과 환상은 고통 또는 손상을 초래함
□ 성적피학장애	• 굴욕, 매질, 묶임, 또는 기타 고통을 유발하는 행위를 통한 성적 흥분 • 이러한 충동과 환상은 고통 또는 손상을 초래함
□ 성적가학장애	• 다른 사람에게 신체적 또는 심리적 고통을 가함으로써 성적 흥분 • 개인은 이러한 충동에 따라 비동의인에게 실행하거나 이러한 충동과 환상은 고통 또는 손상을 초래함
□ 소아성애장애	• 사춘기 이전의 아동과의 성적 활동을 비롯한 성적 흥분을 유발하는 환상, 성적 충동, 행동 • 개인은 이러한 충동에 따라 실행에 옮기거나, 이러한 충동과 환상은 고통 또는 손상을 초래함
□ 물품음란장애	• 무생물 대상 사용 또는 특정 비성기 신체 부위에의 초점을 통한 성적 흥분 • 이러한 충동, 환상, 또는 행동이 고통 또는 손상을 초래함
□ 복장도착장애	• 이성의 의상 착용을 통한 성적 흥분 • 이러한 충동, 환상, 또는 행동이 고통 또는 손상을 초래함

학장애sexual masochism disorder(굴욕, 매질, 묶임, 또는 기타 고통을 유발하는 행위를 통한 성적 흥분), ⑤ 성적가학장애sexual sadism disorder(다른 사람에게 신체적 또는 심리적 고통을 가함에 따른 성적 흥분), ⑥ 소아성애장애pedophilic disorder(사춘기 이전의 아동으로부터의 성적 흥분), ⑦ 물품음란장애fetishistic disorder(무생물 대상 사용 또는 발 같이 특정 비성기 신체부위로부터의 성적 흥분), 그리고 ⑧ 복장도착장애transvestic disorder(이성의 의상 착용을 통한 성적 흥분). (〈표 19-1〉에는 변태성욕장

애의 특징적 양상이 제시되어 있다.)

사람들 중에는 변태성욕적 환상 또는 자극이 성애적 흥분에 필수여서 항상 성적 활동에 수반된다고 보고하는 사람들이 있는가 하면, 변태성욕 경향성이 스트레스 기간에 한해서 발생할 뿐, 다른 경우에는 변태성욕적 환상 또는 자극 없이 성적 기능이 가능하다는 사람들도 있다.

변태성욕장애는 거의 전적으로 남성들에게서 진단되는데, 성적피학장애로 진단되는 사람의 20명 중 한 명이 여성이다. 변태성욕증을 발달시키는 사람들의 대부분은 13세 이전에 성적 흥분의 비전형적 초점에 관한 환상을 갖기 시작한다.

19.1 관음장애

관음증voyeurism에는 의심하지 않는 사람과 비동의인nonconsenting person의 나체, 옷을 벗는 과정, 또는 성적 활동 관찰을 통한 성적 흥분이 수반된다. 많은 사람은 관음증 충동을 가지고 있지만, 때로 우연히 의심하지 않는 이웃 사람이 옷을 벗는 광경을 관찰하거나, 배우들이 관찰되고 있음을 모르는 척하는 음란물을 보면서 성적 흥분을 경험하는 사람에게 관음장애로 진단하는 임상가는 없을 것이다. 만일 개인이 오랜 기간(6개월 이상 지속) 동안 관음증으로부터 반복적이고 강렬한 성적 흥분을 경험하고 있고, 이러한 충동을 비동의인에 대해 실행에 옮겨 왔거나 이러한 충동과 환상이 임상적으로 현저한 고통 또는 기능 손상을 초래한다면, DSM-5의 관음장애voyeuristic disorder 진단이 내려져야 한다.

관음증 행동은 청소년기와 사춘기에 성적 호기심의 맥락에서 발생하는 경우에는 정상이라는 점에서 DSM-5의 관음장애 진단은 개인이 18세 이상이 아니면 내릴 수 없다. 관음증 행위는 잠재적으로 위법적인 가장 흔한 성적 행동이다.

쌍안경

마크 웨버Mark Weber(남, 35세)는 기업체 간부로, 여성들이 옷을 벗는 장면 또는 성적 활동을 하고 있는 장면을 훔쳐보고 싶은 자신의 반복되는 욕구 때문에 정신의학적 진료를 요청한다.

웨버 씨는 과거에 이러한 행위로 체포된 적이 있고, 자신이 근무하는 직장의 사무실에서 발각되었다. 웨버 씨는 자신의 문제에 대한 치료는 법에 정해진 의무이고, 이러한 행동이 반복된다면 해고될 거라는 통보를 받았다. 그는 전문가의 도움을 찾지 않았고 계속해서 관음증 활동을 했다. 최근에 그는 다시 거의 발각될 뻔했고, 이 일로 그는 현재 진료를 받고자 한다. 웨버 씨는 자신의 생각과 감정을 분명히 표현하고, 성적 동반자들에게 매력을 느끼게 하는 데 어려움이 없는 핸섬한 남성이다. 그는 자주 데이트를 하고 있고, 다양한 여성들과 일주일에 1~2회 성관계를 하고 있다. 그러나 이 외에도 그는 자주 독특하게 흥분되는 특정 유형의 상황으로 빠져든다. 그는 고성능 쌍안경을 소유하고 있으면서 이웃 아파트를 훔쳐보는 데 사용하고 있다. 때로 그는 노력에 대한 보상을 얻기도 하지만, 더 자주 그렇지가 않아서 자신의 아파트를 나와서 대형 아파트 빌딩 옥상에 올라가서 여성이 옷을 벗거나 성적 활동을 하는 장면이 나타날 때까지 자신의 쌍안경을 들여다본다. 그는 훔쳐보는 아파트로 들어가고자 하는 욕구는 없고, 강간 충동을 경험한 적은 없다고 한다. 만일 여성이 옷을 벗거나 성적 활동을 하는 장면을 발견하면, 그는 그 장면을 보는 동안 또는 직후에 집에 돌아가서 자위행위로 극치감에 도달한다. 그는 때로 잠재적으로 위험한 상황에 처하게 되면서도, 관음증 상황 그 자체로 쾌감을 느낀다. 그는 잠재적인 강도 또는 괴한으로 오인되어 건물 직원들 또는 경찰에게 붙잡힐 뻔했던 경우도 있었다. '으슥한 산책길'에서 화를 내며 자동차 타이어를 떼어 내는 지렛대를 휘두르는 남성에게 쫓겼던 적이 있는가 하면 시골 지역에서 침실 창문 안을 훔쳐보다가 발각되어 가까스로 총격을 피해 달아난 적도 있다.

웨버 씨는 누나 셋이 있는 가정에서 자라났다. 그의 아버지는 청교도적 · 종교적이었고, 웨버 씨에 대한 그의 태도는 일반적으로 처벌적이었다. 그의 어머니는 이른바 따스하고, 표현적이며, 남성들에게 교태를 부렸지만, 웨버 씨에게는 그렇지 않았다. 웨버 씨는 한 여성과 사랑에 빠지거나 지속적이고 깊은 애착을 경험하지 못했다.

웨버 씨의 가족은 성적으로 청교도적이었다. 가족들은 서로의 앞에서 옷을 벗지 않았다. 예를 들면, 그의 부모는 성애적으로 해석될 수 있는 활동 노출을 피했다. 여전히 그는 7~10세 사이에 있었던 일을 기억하고 있다. 그는 어머니와 누이들이 옷을 벗는 장면을 '가능한 한 많이' 보려고 했다.

10세 때, 웨버 씨는 여름 캠프에서 다수의 다른 남자아이와 함께 '훔쳐보기[peeping]'를 시작했다. 그는 다른 남자아이들은 성관계에 더 관심을 갖게 되면서 훔쳐보기에 덜 흥미를 갖는 같은데, 자신은 왜 이 특정 자극이 나중까지 자신에게 매력을 느끼게 하는지 설명하기 힘들어한다. 그는 11세 이후부터 쌍안경을 사용해서 성애적으로 자극적인 장면들을 찾았지만,

집을 떠나면서까지 찾게 된 것은 17세가 되어서부터였다.

웨버 씨는 추정되는 심리적 스트레스와 자신의 관음증 활동 사이에 어떤 관계가 있는 것 같다고 한다. 예를 들면, 부모의 집으로부터 이사 나갔거나 대학의 학기를 끝마친 경우와 같이 주요 생활 변화가 생기는 경우, 이러한 활동이 증가했다. 그러나 그는 성관계에 대한 불안과 관음증 활동을 하고 싶은 욕구 사이에 어떤 관계가 있는지는 인식하지 못하고 있다. 그는 흔히 관음증 상황에서 불안이 발현되는 것을 느끼지만, 이는 오로지 붙잡힐 것에 대한 두려움이다. 그는 자신의 관음증에 대해 죄책감이나 수치감을 느끼지 않고 있고, 이러한 행위가 해가 없는 것으로 간주하고 있다. 그러나 그는 자신의 성적 행동을 바꾸지 않으면 언젠가는 교도소에 갈 수 있음에 대해 염려하고 있고, 이러한 이유로 도움을 청하고 있다.

논의

웨버 씨는 자신을 몰래 훔쳐보고 있다는 사실을 알지 못하는, 즉 '비동의nonconsenting'로 간주되는 사람들에 대해 재발성 및 강렬한 관음증 충동을 반복적으로 실행에 옮겨 왔다. 더욱이, 웨버 씨는 이러한 행위를 '해가 없는' 것으로 간주하면서, 자신의 관음증에 대해 죄책감 또는 수치심을 경험하고 있지 않지만, 이러한 행동 때문에 결국 교도소에 가게 될 것이라는 두려움으로 결국 치료를 찾았다. 따라서 그는 DSM-5의 관음장애(DSM-5, p. 686/751) 진단에 부합된다.

이 절의 서론에서 밝혔듯이, 사춘기에 성적 호기심의 맥락에서 발생하는 관음증 행동은 흔하고, 웨버 씨가 10세 때 여름 캠프에서 다른 남자아이들과 함께 관음증 행동을 하기 시작한 사실이 이 사례에서도 기술되어 있다. 다른 남자아이들의 관음증에 대한 흥미는 일시적 국면이었지만, 웨버 씨의 흥미는 지속되었고 성적 흥미의 중심적인 초점이 되었다.

이 사례에서도 밝히고 있듯이, 변태성욕증이 있는 일부 사람은 자신들의 변태성욕 초점(예, 은밀하게 여성들이 옷을 벗거나 성적 활동을 하는 장면을 훔쳐보면서 자위행위를 함)이 포함된 성적 활동을 할 때 성적으로 흥분되지만, 변태성욕증이 있는 일부 사람 역시 비변태성욕적nonparaphilic(즉, '정상적') 이성애 성관계로부터 쾌감을 얻기도 한다.

19.2 노출장애

노출증exhibitionism에는 의심하지 않는 사람에게 자신의 성기를 노출하는 환상 또는 행위로부터의 성적 흥분이 수반된다. 노출증에 참여하는 사람의 대다수가 남성인 반면, 노출증 환자들의 거의 모든 표적은 여성, 미성년 여아, 또는 미성년 남아들이다. 노출증 환자의 정형화된 이미지는 '레인코트를 입은 칙칙한 노인'이지만, 노출행위로 체포된 남성들 대부분은 10대 후반 또는 20대 초반이다. 미국 내에서 성범죄 혐의로 체포된 전체 남성의 약 1/3이 노출증이 있었다.

수치심

마틴 클라인Martin Klein(남, 27세)은 엔지니어로, 자신의 음경을 낯선 여성들에게 내보이고 싶은 저항할 수 없는 충동 때문에 진료를 요청했다. 외둥이로서, 클라인 씨는 정통 유대교도 환경에서 자랐고, 성생활은 부모에 의해 '더러운' 것으로 강하게 비난을 받았다. 학교 교사인 그의 아버지는 권위적 · 처벌적이었지만, 가정 일에는 비교적 관여하지 않았다. 전업주부였던 그의 어머니는 지배적이고, 통제적이며, 침습적이었다. 그녀는 청결에 집착한 나머지 환자가 10세가 될 때까지 목욕을 시켜 주었다. 클라인 씨는 자신이 목욕하는 동안 어머니 앞에서 발기할까 봐 두려웠지만, 이러한 일은 일어나지 않았다. 그의 어머니는 그의 청소년기 동안 여자아이를 만나 데이트하는 것을 반대했을 뿐 아니라, 여자아이들을 집으로 데려오는 것조차 허락하지 않았다. 어머니는 여성을 집으로 데려올 수 있는 적절한 시기는 그 여성이 '너의 부인'일 때이고, '그전은 아니다.'라고 강조했다. 성적 활동에 반대하는 가치관에도 불구하고, 그의 어머니는 그가 보는 앞에서 자주 반 벗은 상태로 돌아다녔다. 그는 수치심을 느낄 정도로 이러한 자극에 의해 성적으로 흥분되었고, 그의 성장과정 내내 이러한 일이 자주 발생했다.

청소년 시기에 클라인 씨는 말이 없었고, 위축되어 있었으며, 공부를 열심히 하는 학구파였다. 교사들은 그를 '모델 아이'로 묘사했다. 그는 같은 반의 일부 남자아이에게 우호적이었지만 친밀하지는 않았다. 사춘기는 13세 때 발생했고, 그의 첫 번째 사정은 이 시기에 수면 중에 발생했다. 그는 죄책감 때문에 자위에 대한 유혹을 견뎠고, 13~18세 때 오로지 몽정을 통해 극치감을 경험했다. 그는 25세 때 부모의 집으로부터 이사 나가게 되면서 여성들과 데이트를 시작했다. 그 후 2년 동안 그는 때로 데이트를 했지만, 지나치게 억제한 나머지 성적 활동을 시작하지 못했다.

18세 때, 알려지지 않은 이유로 기말시험 전주 동안, 그는 현재 진료를 요청하게 된 성적 활동을 하고 싶은 압도적인 욕구를 처음 경험했다. 그는 자신이 알지 못하는 여성과 홀로 있게 된 상황을 찾았다. 그녀에게 접근하게 되면서 그는 성적으로 흥분되었다. 그러면 그는 그녀에게 다가가서 자신의 발기된 음경을 내보이곤 한다. 그는 그녀의 충격과 공포가 그를 더욱 자극하게 된다는 사실을 알게 되었고, 보통 사정하곤 했다. 그런가 하면, 그는 자위하는 동안 과거의 대면자들에 대한 공상을 떠올리곤 한다.

그는 자신을 노출하고 난 후에는 죄책감과 수치심을 느꼈고, 다시는 그러지 않겠다고 다짐을 했다. 그럼에도 불구하고 이러한 욕구는 자주 그를 압도했고, 이러한 행동은 자주 보통 긴장감이 고조되는 기간에 재발되었다. 그는 절박한 느낌이 들었지만, 너무 수치스러워서 전문가의 도움을 구할 수 없었다. 24세 때, 한 번은 거의 경찰에게 붙잡힐 뻔했지만, 가까스로 달아날 수 있었다.

지난 3년 동안, 클라인 씨는 자신의 노출 충동을 겨우 견딜 수 있었다. 그러나 최근 들어 그는 자신과 사랑에 빠져서 성관계를 갖고 싶어 하는 젊은 여성을 만났다. 이전에 한 번도 성관계를 해 본 적이 없었던 그는 그러한 시도가 실패로 돌아갈 것에 대한 두려움으로 공황상태에 빠졌다. 그는 자신의 잠재적인 성적 동반자를 좋아하고 존중하면서도, 기꺼이 혼전관계를 가지려는 것에 대해 그녀를 비난한다. 그는 다시 한 번 자신에 대한 노출을 시작했고, 이를 중단하지 않으면 결국 붙잡히고 말 거라는 두려움에 휩싸여 있다.

논의

클라인 씨는 자신의 성기를 낯선 사람들에게 노출시키고 싶은 충동을 행동으로 옮겨 왔고, 이러한 행동으로 인해 심한 고통을 받고 있다는 점에서 DSM-5의 노출장애(DSM-5, p. 689/754) 진단에 부합된다.

19.3 마찰도착장애

마찰도착장애frotteuristic disorder에는 성적 흥분과 희열을 위한 목적으로, 비동의인과의 반복적 접촉과 문지르기('마찰도착/프로타지frottage'라 불리는 행동)가 수반된다. 지금까지 이 장애의 사례가 여성들로부터 보고된 적은 없었다. 가장 흔히 실행되는 마찰도착증frotteurism의 형태는 개인의 성기를 피해자의 허벅지 또는 엉덩이에 문지르는 것이다. 흔한 대안은 개인의 손으로 피해자의 성기 또는 가슴을 문지르는 것이다. 전형적으로, 개인은 폭넓게 피해자를 고를 수 있는 복잡한 장소(예, 지하철, 스포츠 사건, 엘리베이터, 쇼핑몰)를 택한다. 이러한 장면에서 여성에 대해 문지르는 행위는 즉각 눈에 띄지 않는다. 피해자는 보통 어떤 일이 일어났는지가 확실하지 않기 때문에 항의하지 않는다. 마찰도착 행위를 저지르는 사람들 대부분은 보통 접촉이 이루어지는 동안 피해자와 독점적이고 배려하는 관계를 하고 있다는 환상을 갖는다. 그러나 접촉이 이루어졌다가 떨어지는 순간, 마찰도착 행위를 한 사람은 도피가 불안 회피에 중요하다는 사실을 인식한다.

지하철 섹스

채드 휴즈Chad Hughes(남, 45세)는 지하철에서 한 여성에게 자신의 몸을 문지르다가 두 번째 체포된 후, 뉴욕시 가석방 담당관에 의해 정신의학적 진찰에 의뢰되었다. 휴즈 씨에 의하면, 그는 결혼한 지 15년 된 자신의 아내와 '좋은' 성적 관계를 유지하고 있는데, 지하철에서 여성들과 접촉하기 시작한 것은 10년 전이었다. 전형적인 삽화는 지하철에 가서 한 여성(보통 20대)에게 몸을 비비기로 한 결정과 함께 시작되곤 한다. 그는 지하철역으로 걸어 들어가면서 여성을 선택해서, 지하철 플랫폼에 서 있는 그녀의 뒤로 이동하여 기차가 역에 도착하기를 기다리곤 한다. 그는 피해자에게 문지르는 동안 사정하면 자신의 팬티가 더러워지지 않도록 자신의 음경 주위를 식품 포장용 비닐 랩으로 싸 놓는다. 승객들이 기차 안으로 움직이게 되면, 그는 자신이 선택한 여성을 따라 들어간다. 문이 닫히면, 그는 두 사람이 정상적으로 강압이 없는 방식으로 성관계를 하고 있다는 공상을 하면서 자신의 음경을 그녀의 엉덩이 쪽으로 밀기 시작한다. 삽화의 약 반가량에서 그는 사정을 하고 난 다음, 직장으로 향하곤 한다. 만일 사정을 하지 못했다면, 그는 그날은 포기하거나 기차를 갈아타고 또 다른 피해자를 선택했다고 한다. 휴즈 씨에 의하면, 그는 각 삽화 직후에 죄책감이 들었으나, 곧 다음 대면자에 대해 곰곰이 생각하면서 기대에 부풀게 된다. 그는 지난 10년간 일주일에 약 2회 이러한 일을 해 왔던 것으로 추산했다. 이는 그가 약 1,000명의 여성들에게 몸을 비벼 왔음을 의미한다.

면담이 진행되는 동안, 휴즈 씨는 자신의 행동에 대해 극도의 죄책감을 표출했고, 자신의 아내나 고용주가 자신이 두 차례나 체포되었던 사실을 알게 될 것에 대한 두려움을 털어놓으면서 자주 울음을 터뜨렸다. 그러나 그는 명백히 피해자들이 그가 저지른 행위에 대해 어떻게 느낄 것인지에 대해서는 생각해 본 적이 없었다.

개인력에 의하면, 그는 사회적으로 다소 서툴고 주장적이지 않은 것(특히 여성들과의 사이에서) 외에는 어떤 명백한 정신적인 문제는 없었다.

논의

휴즈 씨는 의심하지 않는 피해자들과의 마찰도착증 행동에 참여해 왔고, 자신의 행동으로 인해 현저하게 고통을 겪고 있다는 점에서 DSM-5의 마찰도착장애(DSM-5, p. 691/757) 진단에 부합된다. 휴즈 씨는 자신들에게 어떤 일이 일어나고 있는지를 의식조차 하지 못할 가능성이 높은 폭넓고 다양한 피해자가 제공되는 사람들이 붐비는 장소를 택한다는 점에서 그의 행동은 전형적이다. 이는 거의 확실하게 휴즈 씨가 2회밖에 체포되지 않은 이유를 설명하고 있다.

19.4 성적피학장애

굴욕, 매질, 묶임, 또는 기타 고통당하는 성적 환상과 충동은 성생활이 다른 모든 측면에서 특별할 것 없는 일부 사람에게 성적 흥분을 유발하기도 한다. 그러나 이러한 종류의 성적 흥분을 야기하는 환상이 개인에게 현저한 고통(예, 불안, 강박사고, 죄책감, 수치심 초래)이나 사회적 또는 직업적 기능 손상을 초래하는 경우, 성적피학장애 진단이 내려진다.

성적피학증sexual masochism과 연관된 행동은 단독으로(예, 묶기, 핀으로 찌르기, 전기충격, 자상) 또는 동반자와 함께(예, 신체적 속박, 눈 가리기, 매질, 엉덩이 때리기, 채찍질, 구타, 전기충격, 칼로 긋기, 동반자에게 소변이나 대변을 보거나 언어적 학대 등을 통해 굴욕감 주기) 실행될 수 있다.

동반자의 동의가 수반된 가학피학성 성애sadomasochism는 미국 내에서 드물거나 특이한 것으로 간주되지 않고, 정신장애가 없는 상태에서도 흔히 발생한다. 더욱이, 동의한 동반자들 사이에서 고통 또는 중요한 기능 영역에서의 손상이 없는 상태에서 발생하는 이러한 행동은 성적가학장애sexual sadism disorder 또는 성적피학장애sexual masochism disorder 진단에 해당되지 않을 것이다. 가학피학성 성애관계는 피학성애자가 가학성애자에게 멈추도록 하기 위해 사용되는 특별한 단어를 동반자와 결정하는 등, 잘 계획되는 경향이 있다. 이러한 것들은 흔히 지배-복종 관계를 의미한다. 보다 많은 사람은 자신들을 가학성애자보다는 피학성애자로 간주한다.

피학성애자의 성적 환상은 흔히 아동기에 시작되지만, 성적피학증은 전형적으로 성인기 초기에 발병된다. 성적피학증의 유병률은 여성보다 남성에게서 약간 더 높다.

잠재적으로 위험한, 때로 치명적인, 피학성애적 활동은 자기색정적인autoerotic 부분적 질식asphyxiation으로, 개인은 밧줄, 올가미, 또는 비닐봉지를 사용하여 질식(호흡 차단을 통해 혈액에 불충분한 산소공급 초래) 사태를 유도하여 극치감을 유발한다. 이러한 행동은 극치감 상승을 의미하지만, 때로 죽음을 초래하기도 한다.

피멍

캐시 로마노Kathy Romano(여, 25세)는 대학원생으로, 우울증과 결혼 불화로 인해 진료를 요청했다. 로마노 양은 결혼한 지 5년이 되었고, 부부는 둘 다 학교에 재학 중이었다. 지난 3년 동안, 그녀의 학업 성적은 지속적으로 그보다 좋았는데, 그녀는 두 사람의 잦은 극심한 논쟁을 이러한 사실에서 기인하는 것으로 여겼다. 그녀는 남편이 자신에게 고함을 지르거나 분노에 차서 그녀에게 폭력을 행사할 때 성적 흥분을 경험했다고 말했다. 때로 그녀는 그가 마치 강간하는 것처럼 잔혹한 방식으로 그녀와 성관계를 할 때까지 그를 비웃곤 했다. 그녀는 잔혹성과 처벌받는 느낌을 성적 흥분으로 경험했다.

진료받기 1년 전, 로마노 양은 자주 집을 박차고 나감으로써 논쟁을 끝냈다. 그러던 중, 그녀는 싱글스 바singles bar(*역자 주. 독신 남녀가 데이트 상대를 찾아 모이는 술집으로, 데이팅 바[dating bar]로도 불림)로 가서 한 남성을 골라, 성적 활동의 일부로 그에게 자신을 손으로 찰싹찰싹 때리도록 했다. 그녀는 '처벌'이 성적으로 흥분시키고, 그 후에는 매 맞는 장면을 떠올리면서 자위를 해서 극치감에 도달한다는 사실을 알게 되었다. 그러고 나서 로마노 양은 자신이 어떤 유형의 성적 자극보다도 낯선 남성들의 손으로 신체적 처벌을 받는 것이 쾌감을 준다는 사실을 알게 되었다. 그녀가 채찍질을 당하거나 매를 맞게 될 수 있는 장면에서는 고도의 극치감을 포함한 모든 성적 활동의 측면들은 그녀가 이전에 경험해 왔던 어떤 것보다도 훨씬 뛰어넘을 정도의 쾌감을 주었다.

그러나 이러한 성적 선호성이 진료의 일차적인 이유는 아니었다. 그녀는 남편 없이는 살 수 없지만, 그와 함께 살 수는 없다고 호소했다. 그녀는 그가 자신을 떠날 것에 대한 두려움에서 파생된 자살 환상이 있다.

더욱이, 로마노 양은 자신의 성적 행동이 자신을 잠재적으로 위험한 상황에 놓이게 한다는 사실을 인식하고 있고, 남편이 자신의 피학적인 혼외활동에 대해 알게 된다면 그 여파가 결혼생활에 미칠 잠재적 영향에 대해 고통스러워했다. 그녀는 이러한 일이 발생하는 이유를 알지 못했고, 이러한 행동이 자신에게 너무도 큰 쾌감을 주기 때문에 이러한 행동을 중단시키기 위한 치료를 받는 것에 대해 양가적인 입장을 나타냈다.

논의

로마노 양은 특히 낯선 사람의 손으로 신체적으로 매 맞거나, 채찍질당하거나 벌을 받음으로써 재발성 및 지속적 성적 흥분을 경험하고 있다. 그녀는 이러한 성적 경험의 강도를 즐겼지만, 자신의 결혼생활에 미칠 그것의 잠재적인 부정적 영향에 대해 매우 고통스러워한다. 그녀에게는 피학적인 성적 흥분 패턴이 있고, 이것의 잠재적인 부정적 결과로 인해 고통을 겪고 있다는 점을 감안할 때, 이 사례에는 성적피학장애(DSM-5, p. 694/760) 진단이 적용된다.

19.5 성적가학장애

성적피학증의 이면에는 성적가학증sexual sadism이 있다. 이는 개인이 다른 사람에게 신체적 또는 심리적 고통을 가함으로써 성적으로 흥분되는 것이다. 가학증sadism이라는 용어는 사드 후작(Marquis de Sade, 1740~1814)이라는 고유명사에서 유래되는데, 이 사람은 성적 쾌감의 원천으로 고통을 가하는 주제의 소설을 쓴 것으로 악명이 높아진 프랑스 귀족이다. 실제적인 가학적 행동에 있어서, 통증을 느끼거나 고통 또는 굴욕을 당하는 사람은 자발적 또는 비자발적 동반자다. 만일 성적 흥분행위의 가학적 초점이 이를 꺼리는 사람(즉, 피해자)에게 맞추어져 있다면, 성적가학장애sexual sadism disorder 진단이 적용된다. 그렇지 않고, 가학적 환상, 충동이나 행동이 개인에게 현저한 고통이 되거나 이들이 관계에 부정적인 영향(예, 부부갈등 초래)을 미친다면, 실행되지 않는 반복적인 가학적 환상 또는 동의한 동반자에 대한 가학적 행동은 장애로 간주될 것이다.

가학적 환상 또는 행위는 전형적으로 다른 사람에 대한 성적 또는 심리적 지배욕을 반영한다. 이러한 행위들은 신체적으로 해롭지 않은—그렇지만 다른 사람에게는 굴욕적인(예, 상대방에게 소변을 봄)—행동에서부터 범죄 및 잠재적으로 치명적인 행동까지 다양하다. 지배행위로는 수갑, 우리, 체인, 또는 밧줄 사용을 통한 다른 사람의 구속 또는 감금이 있다. 성적가학증과 관련된 기타 행위와 환상으로는 구타, 엉덩이 때리기, 채찍질, 불로 지지기, 전기충격, 물어뜯기, 칼로 긋기, 강간, 살인, 그리고 절단이 있다. 극단적인 경우, 성적가학증은 다른 사람에게 심각한 부상 또는 죽음을 초래하기도 한다.

가죽

제이슨 스타브로스Jason Stavros(남, 35세)는 기혼의 작가로, 자신이 성적으로 가학적인 충동을 실행에 옮김으로써 누군가를 죽일 수 있다는 두려움 때문에 진료를 요청했다.

스타브로스 씨는 결혼한 지 15년이 되었다. 지난해 그는 아내와 격주 정도로 성관계를 했다. 그러나 그의 환상생활은 두드러지게 동성애로, 9세 때 시작되었다. 그는 아동기부터 남성들에게 성적으로 끌렸지만, 이러한 충동은 자신이 결혼한 지 오랜 시간이 지난 후, 성인기 중반에 만난 첫 번째 동성애자와 실행에 옮길 수 있었다. 그는 청소년기 중기 무렵 본 적이 있는 동성애 포르노물, 특히 가학적인 내용이 담긴 포르노물에 의해 성적 흥분감을 느꼈다고 보고했다. 이성애 포르노물에도 다소 반응적이지만, 이러한 것에 대한 흥미는 동성애 포르노물에 비하면 훨씬 덜한 정도이고, 그는 가학적 내용이 담긴 이성애 포르노물로는 흥분된 적이 없었다.

스타브로스 씨는 사회적 적절성, 그리고 의식적으로 주기적인 이성애 활동이 자신의 가학적인 동성애 충동을 감소시켜 줄 거라는 바람으로 결혼했다. 그러나 결혼이 그의 충동을 저지하지는 못했다. 이러한 충동은 계속해서 주기적으로 자위 환상의 바탕이 되었다. 그의 전형적인 자위 환상은 한 남성을 묶고, 고문하고, 살해하는 것이었다. 때로 그의 환상속의 남성들은 그가 알고 있는 사람들(예, 동료나 교사들, 때로 유명 영화배우나 낯선 사람들)이었다. 이러한 환상들은 다른 때보다 특정 시기에 더욱 강렬했다. 예를 들면, 스타브로스 씨는 탐정잡지에 묘사되었던 동성애 욕정 살인 활동에 관해 읽다가 '극도의' 흥분감을 경험했던 기억을 떠올렸다. 그 후로, 그는 항상 가학적 동성애 환상을 하며, 하루에도 여러 차례 자위를 했다. 수 주 후, 강렬한 흥분기간은 잦아들었지만, 스타브로스 씨는 이 잡지에 묘사되었던 사건의 시나리오를 그 후 계속해서 자위 환상으로 사용했다.

약 8년 전, 스타브로스 씨는 자신의 사무실 동료 직원과 함께 게이 바에 갔다. 당시 그는 엄청난 압력을 받고 있던 중이었고, 그의 업무는 공격적 · 요구적인 남성 수퍼바이저의 감독을 받고 있었다. 스타브로스 씨의 동료 직원은 커밍아웃을 한 동성애자였고, 스타브로스 씨는 '장난으로^as a lark^' 그와 게이 바에 갔다고 주장했다. 이들이 방문했던 특정 게이 바로 향하던 중, 이들은 다른 바들을 지나쳤는데, 이 환자의 친구가 그에게 이러한 바^bar^는 'S와 M(*역자 주. S=가학적^sadistic^, M=피학적^masochistic^)을 좋아하는 가죽옷을 입는 사람들'을 위한 곳이라고 귀띔해 주었다. 스타브로스 씨는 이들이 방문했던 바에서 고른 사람과 단기 동성애 만남을 가졌고, 그 후 그는 "[자신의] 마음에서 섹스에 대한 생각을 지워 버렸다."

그러나 수개월 후, 일주일 내내 사무실에서 극심한 스트레스를 초래하는 업무를 처리하던 스타브로스 씨는 충동적으로 자신이 이전에 지나친 적이 있던 'S와 M' 바를 찾았다. 거기서 매를 맞음으로써 성적으로 흥분을 느꼈던 한 남성을 만났고, 스타브로스 씨는 매질의 심각도에 대한 암묵적인 합의하에 즐거운 가학적 활동에 참여했고, 피학적 동반자의 통제하에 벨트로 매질을 했다. 이러한 일은 그가 28세 때 일어났고, 성적인 가학적 활동 중 첫 번째 삽화로, 결국 정신과 진료 요청으로 이어졌다. 한 달에 거의 한 차례, 환자는 자주 동성애 가학피학성 변태성욕자 바^sadomasochistic bar^에 들르곤 했다. 그는 가죽 재킷을 입고 가죽 모자를 쓰곤 했다. 한 번은 바에서 피학성 동반자를 찾아서 다양한 활동을 했고, 그는 이 모든 행동을 통해 성적 흥분을 경험했다. 이러한 활동에는 동반자를 밧줄로 묶고, 그를 채찍질을 하고, 담뱃불로 지지는 위협을 가했으며, 강제로 소변을 마시게 하고, 그에게 '자비를 구하도록 빌게' 하는 것이 포함되었다. 스타브로스 씨는 이러한 활동 중에 보통 자신의 동반자에게 '강제로' 펠라티오^fellatio^(*역자 주. 구강성교의 하나로, 입술이나 혀로 성기를 애무하는 것을 말함)를 하게 함으로써 극치감을 경험하곤 했다.

진료를 요청하기 전 1년 동안, 스타브로스 씨의 부인은 점진적으로 결혼생활에 불만족스러워졌다. 그녀는 남편의 동성애에 대한 흥미와 가학적 성향을 모르고 있었다. 그러나 그녀는 그의 자신과의 성적 활동이 종잡을 수 없다는 느낌이 들었고, 그에게 정부가 생겼는지 궁금해했다. 그녀는 또한 그에게 더욱 적대적이고 요구적이 되었다. 스타브로스 씨는 자신에게 아내가 '필요'하고 관계를 끝내고 싶지 않다는 사실을 깨달았지만, 그녀의 불만을 직접적으로 대처할 수 없다는 느낌이 들었다. 그는 가급적 그녀를 피했고, 그녀가 자신과 이야기를 하자고 요구할 때면 논쟁이 벌어지곤 했다. 스타브로스 씨의 업무에 대한 압력은 점차 증가했고, 놀랍게도 그는 자신의 가학적 충동 역시 증가한다는 사실을 깨달았다.

언젠가 스타브로스 씨는 동반자를 설득해서 불로 지지는 것에 동의를 받았다. 그 후, 그는 죄책감과 수치심을 느꼈다. 진료를 받기 직전, 그는 동반자를 묶고 그 남성의 팔을 칼로 그었다. 피를 보자, 그는 동반자를 살해하고 싶은 강한 욕구를 경험했다. 그는 가까스로 스스로 자제했고, 자신의 가학적 충동이 통제 불능 상태가 되었다는 의식이 들어 정신의학적 진료를 요청하게 되었다.

논의

이 사례에서 논의된 것처럼, 스타브로스 씨는 청소년 중기에 가학적 동성애 환상에 의해 처음으로 흥분을 맛보았다. 이러한 강렬하게 성적 흥분을 일으키는 환상은 지속되었고, 그는 결국 동의 동반자들과 자신의 환상을 실행에 옮기기 시작했다. 그는 결혼이 자신의 가학적 동성애 충동에 해독제가 될 것으로 기대하며 결혼을 했지만, 별 도움이 되지 않는다는 사실을 깨달았다. 그는 현재 고통 속에서 치료받기 시작했고, 가학적 충동이 너무 강해서 통제력을 잃고 성적 동반자를 살해하게 될 수 있음을 두려워하고 있다. 따라서 수년간의 재발성 가학적인 성적 흥분과 함께, 그의 현저한 고통은 DSM-5의 성적가학장애(DSM-5, p. 695/762) 진단에 부합될 것이다.

19.6 소아성애장애

성인 또는 나이 든 청소년이 사춘기 이전의 아동과의 성적 활동이 수반되는 반복적이고 강렬한 성적 흥분을 유발시키는 환상, 충동, 또는 행동을 경험하는 경우, 소아성애적 성적 흥분 패턴이 있다고 간주된다. 만일 이들이 아동에게 매력을 느끼는 것이 현저한 고통(예, 죄책감, 불안, 소외감) 또는 대인관계의 어려움을 초래하거나, 이들의 충동이 실생활에서 성적 희열을 위해 아동들에게 접근하게 한다면, 이러한 사람들은 DSM-5의 소아성애장애pedophilic disorder 진단을 받게 된다.

소아성애장애가 있는 성인 남성들은 흔히 자신들이 사춘기 무렵—이는 후에 신체적으로 성숙한 동반자를 선호하는 남성이 여성 또는 남성에게 성적 흥미를 느끼게 되는 것과 동일한 시기—에 아동들에게 강한 또는 선호성 성적 흥미를 갖게 되었다고 밝힌다. 소아성애장애는 대부분 남성들에게서 나타나는 것으로 기록되어 있지만, 이 장애를 나타내는 여성들도 있다. 소아성애증pedophilia 치료법으로 개발된 것은 없지만, 개인의 아동 성학대 발생을 감소시킬 수 있는 치료법들은 있다.

소아정신과 의사

베넷 콘라드Bennett Conrad(남, 36세)는 미혼의 소아정신과 의사다. 그는 몇 명의 6~12세 이웃 남자아이들의 몸을 어루만진 혐의로 체포되었다. 친구와 동료들은 충격에 휩싸였고 경악을 금치 못했다. 왜냐하면 그는 주변 사람들로부터 특히 아이들을 잘 보살피고 지지해 주는 사람으로 간주되어 왔기 때문이다. 그는 이들에 대한 보살핌이 포함된 전문직을 택했을 뿐 아니라 여러 해 동안 컵 스카우트Cub Scout 지도자로 있었고, 지역의 빅 브라더스Big Brothers 회원이었다.

역시 의사였던 콘라드 박사의 아버지는 자신의 세 자녀와 거의 시간을 보내지 않은 일 중독자였다. 콘라드 박사는 결혼을 한 적이 없었고, 양형자료조사pre-sentence investigation의 일부로 정신과 의사의 면담이 진행되었을 때 자신이 여성(성인이든 아동이든 간에)에 대해서는 거의 성적 매력을 느껴 본 적이 없었다는 사실을 인정했다. 그는 또한 성인 남성들에 대해서도 성적 매력을 느껴 본 적이 없다고 했다. 그의 심리성적 발달 과거력에 있어서, 그는 자신의 남성 친구들이 여자아이들에 대해 초보적인 매력 인식을 표출하기 시작했을 때 다소 경악을 금치 못했다고 했다. 당시, 그의 '비밀'은 자신이 다른 남자아이들에게 더 매력을 느꼈다는 사실이었다. 그는 사실상 아동기 동안 자주 다른 남자아이들과 '의사'놀이를 했고, 결국 일부 남자 친구와는 상호 자위를 하는 상황까지 진행되기도 했다.

그의 첫 번째 성 경험은 6세 때로, 15세 남성 캠프 카운슬러가 여름기간 동안 여러 차례 자신에게 펠라티오를 해 주었는데, 그는 이 경험을 혼자 간직해 왔다. 10대가 되면서, 그는 자신이 동성애자인지 의심이 들기 시작했다. 점차 나이가 들어 가면서, 그는 자신이 성적으로 매력을 느끼는 남성들의 연령대가 전혀 바뀌지 않았고, 계속해서 6~12세 남아들에 대해 재발성 성애적 충동과 환상을 가지고 있다는 사실을 알아채고는 놀라움을 금치 못했다. 그는 자위를 할 때마다 이 연령대의 남자아이에 대해 상상을 하곤 했고, 이들을 어루만지는 상황을 이용했으며, 여러 해에 걸쳐 두어 차례 이러한 어린아이와 사랑에 빠지는 느낌이 들었다.

지적으로, 콘라드 박사는 다른 사람들이 자신이 어린 남자아이들과 다수의 성적 활동을 한 것에 대해 못마땅해할 것을 알고 있었다. 그러나 그는 자신이 단순히 쾌감을 함께 나누었다는 느낌 대신, 이 어린아이들에게 해를 입혀 왔다고 생각하지 않았다. 그는 여성들에게도 동일한 종류의 감정을 느낄수 있기를 바랐으나, 결코 그렇게 되지 않았다. 그는 자주 도움과 자신의 행위가 탄로나지 않도록 해달라고 기도했다. 그는 계속해서 이러한 일을 중단하겠다고 자신과 약속했지만, 이러한 유혹은 더 이상 그가 어떻게 할 수 있는 것이 아니었다. 그는 자신의 명성, 교우관계, 그리고 커리어가 한 순간에 무너질 것이 두려워서 이 문제에 대해 누구에게도 털어놓을 수 없었다.

논의

콘라드 박사는 재발성 강렬한 성적 충동, 그리고 사춘기 이전 남자아이들과의 성적 활동이 포함된 성적으로 흥분시키는 환상을 경험하고 있다. 그는 여러 차례 이러한 환상과 충동을 실행에 옮겨 왔다는 점에서 소아성애장애(DSM-5, p. 697/765) 진단이 정당화된다. 이 진단은 또한 콘라드 박사가 이러한 환상과 충동을 실행에 옮겨 본 적이 없었지만, 이들에 의해 현저하게 고통을 겪고 있다면 내려질 수 있다. 콘라드 박사가 오로지 남자아이들에게만 매력을 느낀다는 점에서, 배타적 유형^exclusive type^과 성적으로 남아 선호^sexually attracted males^ 명시자도 기입될 것이다.

성적가학장애가 없는 소아성애장애가 있는 다수의 다른 남성과 마찬가지로, 콘라드 박사는 아동에 대해 진성 흥미를 가지고 있고, 이러한 행동을 자신이 어떤 식으로든 이들에게 해를 입히고 있지 않다는 합리화로 정당화시키고 있었다.

19.7 물품음란장애

페티시[fetish]는 무생물 대상(예, 옷이나 신발 물품, 고무와 고무제품, 가죽, 부드러운 재질 또는 천, 또는 발 같은 비성기 신체 부위)에 대해 비전형적인 성적 초점을 맞추는 것이다. 성적 페티시(*역자 주. 특정 물건을 통해 성적 쾌감을 얻는 것)는 성적 흥분을 위한 비병리적 보조가 되기도 하지만, 개인에게 현저한 심리사회적 고통을 초래하거나 삶의 중요한 영역에 파괴적인 영향을 미치는 페티시와 연관된 환상, 성적 충동, 또는 행동은 물품음란장애[fetishistic disorder]로 진단된다.

팬티

커트 오브라이언[Kurt O'Brien](남, 32세, 독신)은 성공적인 프리랜서 사진작가로, '비정상적인 성충동'을 호소하며 클리닉을 찾았다. 오브라이언 씨는 자신이 여성들에 의해 다소 성적으로 흥분되기는 하지만, '이들의 팬티'에 의해 훨씬 더 흥분된다고 했다.

오브라이언 씨의 기억에 의하면, 성적 흥분은 7세경에 시작되었다. 당시 그는 우연히 포르노 잡지를 보게 되었는데, 부분적인 누드 상태의 여성들이 팬티를 입고 있는 사진들에 자극을 받았다. 그의 첫 사정은 13세 때 팬티를 입고 있는 여성들을 떠올리며 한 자위를 통해서였다. 그는 누나 몰래 훔친 팬티에 대고 자위를 했다. 그 후, 그는 누나의 친구들과 자신이 사회생활에서 만났던 다른 여성들의 팬티를 훔쳤다. 그는 사교모임 동안 여성들의 침실에 들어갈 구실을 만들어 냈고, 팬티를 발견해서 희열을 느낄 때까지 잽싸게 이들의 소지품을 뒤졌다. 그 후, 그는 이러한 것들을 자위를 하는 데 사용했고, 그것을 '사적인 은닉처'에 보관했다. 여성들의 속옷에 대고 자위를 하는 패턴은 청소년기부터 현재 진료를 요청할 때까지 그가 성적 흥분과 극치감을 얻기 위한 선호하는 방법이 되어 왔다.

오브라이언 씨는 18세 때 처음 성관계를 해 봤다. 그때 이후로, 그는 자주 성관계를 했고, 그가 선호하는 동반자들은 돈을 받고 팬티를 입어 주었던 매춘부들로, 팬티는 행위가 진행되는 동안 내부가 보이도록 사타구니 부분이 잘려져 있었다. 이따금 팬티를 입지 않은 동반자와 성적 활동을 시도했을 때, 그의 성적 흥분의 정도는 때로 약했다.

오브라이언 씨는 '멋진 여성들'과 데이트하는 것에 대해 불편한 느낌이 들었다. 왜냐하면 그는 친근감이 성적 친밀성으로 이어지는데, 이들은 자신의 성적 욕구를 이해하지 못할 거라는 느낌이 들었기 때문이었다. 그는 자신에게 이러한 여성들을 소개해 주기도 하는 친구들과 어울리는 것을 피했다. 그는 자신의 외모, 사회적 스타일, 전문직 등 매우 바람직한 미혼남으로 지각될 수 있는 모든 것을 인식하고 있었다. 그는 자신의 사회생활이 성적 선호성에 의해 국한되어 있다는 점에서 불안감과 우울감이 느껴졌다.

오브라이언 씨는 어머니의 갑작스럽고 예기치 않은 죽음 직후에 진료를 요청했다. 그는 외로움을 호소했지만, 자신이 특이한 성적 활동으로부터 경험한 쾌감이 이러한 행동을 포기하고 싶은지의 여부에 대해서는 확신이 서지 않는다는 사실을 인정했다.

논의

오브라이언 씨의 첫 번째로 기억되는 성적 흥분은 팬티를 입은 여성들의 사진들을 보게 되면서 경험하게 되었다. 그때 이후로, 그는 재발성, 강렬한 성적 충동, 그리고 무생물 물품(팬티, 단독 또는 팬티를 착용한 여성) 사용이 포함된 성적 흥분을 자아내는 환상을 품어 왔다(물품음란증^fetishism^을 가리킴). 이러한 흥분 패턴이 물품음란장애(DSM-5, p. 700/769)의 증거로 간주되는지의 여부는 환상, 성적 충동, 또는 행동이 임상적으로 현저한 고통 또는 개인의 '사회적·직업적 또는 기타 중요한 기능 영역'에서 손상을 초래하는지에 달려 있다. 오브라이언 씨의 사례에서, 그의 물품음란증적 흥분 패턴은 한 여성과 친밀한 애정관계를 발달시키는 능력을 저해하고 있다. 이 사례는 그 이유에 대해 구체적으로 설명하고 있지는 않지만, 임상가는 이러한 저해가 '멋진' 여성들은 자신의 (좋지 않은) 성적 성향이 노출되면 그를 거부하게 될 거라는 오브라이언 씨의 믿음에 의해 초래되는 것으로 추정할 수 있다. 특히 비자발적 참여자 또는 피해자가 포함되고 단순히 개인의 변태성욕 충동을 실행에 옮긴 점을 토대로 진단될 수 있는 DSM-5의 변태성욕장애와는 달리, 물품음란적 충동을 실행에 옮긴 것은 이 진단에 충분하지 않다. 왜냐하면 반드시 고통 또는 손상이 있어야 하기 때문이다. 그러므로 오브라이언 씨의 물품음란장애는 이 환자가 고용한 매춘부가 했던 것처럼, 그의 물품음란증적 욕구를 받아들여 주고, 기꺼이 성적 상호작용에 팬티를 포함시켜 주려는 동반자를 만남으로써 '치유'될 수 있다. 이러한 사례에서 오브라이언 씨는 더 이상 물품음란장애가 있는 것으로 간주되지 않을 것이지만, 대신 DSM-5에서는 장애로 간주되지 않는 물품음란증적 흥분 패턴이 있는 것으로 간주될 것이다.

오브라이언 씨가 치료를 받으러 왔을 때 제시한 주요 호소 내용은 자신의 '비정상적인 성충동^abnormal sex drive^'으로, 사실상 그의 문제는 자신의 성충동 자체와는 무관한 것이다(이는 정상으로 보임). 그의 문제는 성충동의 강도가 아닌 성적 흥분의 초점이 비전형적이라는 사실이다(즉, 여성들의 팬티에 초점을 맞추는 것 포함).

19.8 복장도착장애

복장도착증transvestism에는 이성의 옷 착용(즉, 크로스드레싱cross-dressing/복장도착)을 통한 성적 흥분이 수반된다. 그러나 DSM-5의 복장도착장애 진단을 내리려면, 크로스드레싱에 대한 성적 충동 또는 복장도착 행동이 "임상적으로 현저한 고통 또는 사회적, 직업적, 또는 기타 중요한 기능 영역에 손상"(p. 702/771)을 초래해야 한다. 복장도착장애가 있는 사람들에게 있어서 고통의 발현은 흔히 '제거purging와 습득acquisition' 행동 패턴의 발현에 의해 나타난다.

> 이 기간 동안 여성 의복과 기타 장신구(예, 신발, 가발) 구매에 많은 돈을 소비한 개인(보통 남성)은 복장도착 충동의 극복을 위한 일환으로 이러한 물품을 버리고는(즉, 제거), 여성용 의상 구입을 다시 시작하게 된다(DSM-5, p. 703/771).

복장도착장애transvestic disorder 진단은 습관적으로 이성의 옷을 착용하는 모든 사람에게 적용되지 않는다. 이 진단은 크로스드레싱, 즉 이성의 옷을 착용하거나 크로스드레싱 사고가 항상 또는 흔히 성적 흥분을 동반하고, 환상, 충동, 또는 행동에 의해 정서적으로 고통을 당하거나 사회적 또는 대인 간 기능이 손상된다고 느끼는 사람들에게 한해서 적용된다. 출생 시에 자신들에게 할당된 성별이 자신들이 경험한 성별과 불일치하다고 느끼는 성별 불쾌감이 있는 사람들(14.2절 '남자로 살아가기' 참조) 역시 전형적으로 복장도착증이 있어서 전형적으로 자신들이 경험한 성별 특유의 의상 착용을 선호한다.

일부 복장도착장애가 있는 사람들에게 있어서 복장도착과 연관된 환상 또는 자극은 항상 색정적 흥분에 필요하고 항상 성적 활동에 포함된다. 이 장애가 있는 다른 사람들은 오로지 삽화적으로 이성의 옷을 착용하되(예, 스트레스 기간 동안), 그 외에는 이성의 의상 착용 없이 성적 기능이 가능하다. 복장도착장애는 실제로는 여성들에게 진단되지 않는다. 그렇지만 몇몇 사례가 보고된 적은 있다.

복장도착장애로 진단을 받은 일부 사람의 경우, 복장도착의 동기는 성적 흥분을 위한 탐색에서부터 단순히 스트레스, 우울증, 또는 불안 해소에 이르기까지 시간이 지남에 따라 바뀐다. 일부의 경우, 복장도착장애가 있는 사람들은 시간이 지남에 따라 성별 불쾌감gender dysphoria을 발달시켜 자신들의 생물학적 성에 대해 불행해하고 있음을 발견하게 된다. 이들은 자신들의 신체를 변화시키기 위해 호르몬과 수술 절차를 택하기도 하는데, 일부 사람은 성별 재할당 수술을 택하기도 한다. 이러한 사람들에게는 성별 불쾌감(14.2절 참조) 진단이 추가로 주어질 수 있다.

크로스드레싱

디디에 아르노Didier Arnaud 씨(남, 65세)는 뉴브룬스윅 출신의 경비원으로, 이전에는 어선 선장이었다. 그는 저녁에 집에서 잠옷을 입는 것에 대한 부인의 반대로 고통을 받고 있다. 현재는 그의 막내 자녀까지 집을 떠난 상태다. 그는 이성애자로 여성의 옷을 입을 때를 제외하면 그의 외모와 몸가짐은 항상 전형적으로 남성적이다. 지난 5년 동안 그는 때로 남성으로서 옷을 입었을 때조차 여성용 팬티를, 또 다른 때는 애매모호한 분홍색 반지를 끼는 등, 여성용 의류 중 눈에 띄지 않는 물품을 착용해 왔다. 그는 항상 여성 의상을 착용한 자신의 사진을 가지고 다닌다.

아르노 씨가 여성 의상에 흥미를 느꼈던 첫 번째 기억은 12세 때 누나의 팬티를 입었던 것으로, 이러한 행위로 성적 흥분이 동반되었다. 그는 계속해서 주기적으로 여성들의 팬티를 입었는데, 이러한 활동은 언제나 발기를 초래했고, 때로 사정으로 이어지거나 자위를 촉발시켰다. 그는 때로 여자가 되고 싶은 생각이 들곤 했지만, 이에 대해 상상해 본 적은 없었다. 그는 자라면서 다른 남자아이들과 경쟁적이고 공격적이어서 항상 '남성다운' 행동을 보였다. 독신으로 사는 동안 그는 항상 여자들에게 매력을 느꼈고, 섹스에 대해서는 수줍어했다. 22세 때 결혼하게 되면서 그는 처음 성관계를 했다.

아르노 씨의 여성 의상 착용은 결혼 후에도 동일한 강도로 이루어졌다. 그러고 나서, 30세에 『트랜스베스티아(Transvestia)』라 불리는 잡지를 알게 되면서, 그는 자신의 크로스드레싱 활동을 늘려 가기 시작했다. 그는 자신과 같은 다른 남성들이 있다는 사실을 알게 되었고, 점점 더 환상 속에서 여성들의 옷에 집착하게 되었고, 주기적으로 완전히 여성처럼 옷을 입게 되는 상황까지 진행되었다. 보다 최근에, 그는 인터넷 복장도착자transvestite 대화방에 가입했고, 때로 복장도착자들의 파티에도 참석한다. 이러한 파티 석상에서 이성의 옷을 입는 것은 자신이 집밖에서 이성의 옷을 입는 유일한 시간이었다.

아르노 씨는 여전히 자신의 결혼생활에 충실하지만, 지난 20년에 걸쳐 그의 사고와 활동이 점차 복장도착에 집중하게 되면서 아내와의 섹스는 점차 줄어들었다. 시간이 갈수록, 아내와의 성적 활동은 점차 덜 성적인 자극을 주었고 자연스럽게 중단되었지만, 여전히 일부 성적 흥분의 원천이다. 그는 항상 스트레스를 받는 상황이 되면, 여성처럼 옷을 입는 충동이 고조되었다. 이는 스트레스를 진정시키는 효과가 있었다. 만일 특정 상황 때문에 이성의 옷을 입지 못하게 되면, 그는 극도로 좌절감을 느끼게 된다.

아르노 씨의 부모는 서로 다른 종교 집단에 속해 있었다. 이러한 점은 그에게 다소 중요한 사실이었다. 그는 세 자녀 중 맏이였고, 자신이 우러러보았던 어머니와 극도로 가까웠지만, '오입쟁이[whoremaster]'이면서 '알코올 중독자'였던 아버지에 대해서는 분노를 금치 못했다. 부모는 계속해서 다퉜다. 이제 65세가 된 그는 자신이 10세 때 어머니의 죽음에 대해 이야기하며 눈물을 흘린다. 그는 어머니가 중증 심장마비로 세상을 떠난 장면을 목격한 유일한 사람이었다. 그는 "그날 이후로 그때와 같지는 않지만……, 항상 무언가 잘못되었다는 느낌이 듭니다."라고 말한다. 형제자매들은 아버지가 재혼할 때까지 세 가족으로 나뉘어 양육되었다. 환자가 20세 때 아버지가 세상을 떠났다. 그의 남동생 역시 10대 때 충격적으로 물에 빠져 숨졌다.

초기 삶에 있어서의 혼란 때문에 아르노 씨는 항상 아내의 견실성과 가정의 질서를 소중히 여겨 왔다. 결혼할 당시, 그는 아내에게 자신의 복장도착증에 대해 털어놓았고, 그녀는 그가 혼자서 하는 경우에 한해서 인정해 주고 있었다. 그럼에도 그는 완전한 복장도착증이 발달되고 나서는 죄책감이 들어, 주기적으로 자신의 모든 여성 의상과 화장품을 집어던지며 이러한 행위를 단념하고자 했다. 그의 자녀들은 그의 충동을 마음껏 행동으로 옮기는 데 있어서 장애물 역할을 했다. 고기 잡는 일에서 은퇴한 이후, 그는 자녀들이 없는 상태에서 더욱 복장도착에 마음이 끌리고 있지만, 아내와 갈등이 심화되면서 더욱 우울해졌다.

논의

아르노 씨는 복장도착증으로 알려진 비전형적 성적 흥분 패턴의 특징적인 발달과 경과를 나타내고 있다. 복장도착증의 초기 국면에서 아르노 씨는 주기적으로 이러한 행위를 포기하겠다고 선언하면서 그동안 구입한 여성 의복과 화장품을 폐기하곤 했다. 이젠 은퇴해서 자녀들이 더 이상 집에 있지 않게 된 최근에, 그는 복장도착이 자신의 삶에 있어서 훨씬 더 현저한 위치를 차지하고 있다는 사실을 알게 되면서, 부인과의 갈등과 그의 우울증이 더 심해지는 결과를 초래했다. 따라서 복장도착이 그에게 고통을 초래한다는 점을 고려할 때, 아르노 씨에게는 DSM-5의 복장도착장애(DSM-5, p. 702/771) 진단이 적합하다.

찾아보기

사례명별 찾아보기

※ 다음은 사례명과 시작 페이지를 가나다순으로 제시한 것이다.

ㅇ

ㅈ

진단명 및 관련 사례별 찾아보기

※ 이 책에는 각각의 DSM-5 장애에 대한 사례가 담겨 있고, 많은 장애의 경우 다수의 증거가 되는 사례들이 포함되어 있다. 이처럼 가나다순으로 정리된 진단명별 찾아보기에는 DSM-5 진단에 따라 이 책에 수록되어 있는 사례들이 시작 페이지와 함께 제시되어 있다. 각 사례명 다음에는 환자의 성별과 연령이 제시된다. 특정 장애별로 제시된 사례들 간의 감별을 돕기 위해 사례에 관한 추가 정보(예, 적용 가능한 아형과 명시자, 동반이환 장애, 핵심 양상)도 함께 수록했으며, 사례는 이에 상응하는 진단명 순으로 정리하였다.

찾아보기

ㄴ

ㄷ

ㅅ

ㅈ

ㅌ

ㅍ

ㅎ

저자 소개

마이클 B. 퍼스트(Michael B. First, M.D.)는 컬럼비아 대학교 내 · 외과대학의 임상 정신의학 교수이면서, 뉴욕 소재 뉴욕주립 정신의학연구소 임상 현상학 부서의 연구 정신과 의사다.

앤드류 E. 스코돌(Andrew E. Skodol, M.D.)은 애리조나주 투손 소재 애리조나 대학교 의과대학의 정신의학 연구교수이면서, 뉴욕 소재 컬럼비아 대학교 내 · 외과대학의 정신의학 겸임교수다.

재닛 B. W. 윌리엄스(Janet B. W. Williams, Ph.D.)는 컬럼비아 대학교 내 · 외과대학 임상 정신의학 사회복지(정신의학 · 신경학과 내) 명예교수이며, 뉴욕 소재 뉴욕주립 정신의학연구소 생체측정 연구부서의 연구원 겸 부원장(퇴임)이다. 또한 뉴저지주 해밀턴 소재 메드아방사(MedAvante Inc.)의 글로벌 사이언스 상임 부사장이다.

로버트 L. 스피처(Robert L. Spitzer, M.D.)는 컬럼비아 대학교 내 · 외과대학 정신의학 명예교수이자, 뉴욕 소재 뉴욕주립 정신의학연구소 생체측정 연구부서의 연구원 겸 책임자(퇴임)였다. 스피처 박사는 2015년 12월 25일 세상을 떠났다.

역자 소개

강진령(Jin-ryung Kang, Ph.D. in Counseling Psychology)

인디애나 대학교 상담심리학 석사(M.S.) · 박사(Ph.D.)

일리노이 주립대학교 임상인턴

플로리다 대학교 초빙교수 역임

현재 경희대학교 교수

[주요 저서]

상담과 심리치료: 이론과 실제(학지사, 2021)

상담심리학(학지사, 2020)

집단상담과 치료: 이론과 실제(학지사, 2019)

집단상담의 실제(3판, 학지사, 2019)

상담연습: 치료적 의사소통 기술(학지사, 2016)

학교상담과 생활지도: 이론과 실제(학지사, 2015)

학교 집단상담(학지사, 2012)

집단과정과 기술(학지사, 2012)

집단상담의 실제(2판, 학지사, 2011)

상담자 윤리(공저, 학지사, 2009)

상담심리 용어사전(양서원, 2008) 외 다수

[주요 역서]

DSM-5 가이드북(학지사, 2018)

DSM-5 노인 정신건강 가이드북(학지사, 2018)

DSM-5 아동 · 청소년 정신건강 가이드북(학지사, 2018)

상담심리치료 수퍼비전(학지사, 2017)

학교상담 핸드북(학지사, 2017)

DSM-5 평가문항집(학지사, 2017)

DSM-5 Selections(전 6권, 학지사, 2017)

학교에서의 DSM-5 진단(시그마프레스, 2017)

DSM-5 임상사례집(학지사, 2016)

APA 논문작성법(원서 6판, 학지사, 2013)

간편 정신장애진단통계편람/DSM-IV-TR: Mini-D(학지사, 2008) 외 다수

DSM-5 진단사례집

LEARNING DSM-5®
BY CASE EXAMPLE

2018년 3월 15일 1판 1쇄 발행
2021년 3월 25일 1판 3쇄 발행

지은이 • Michael B. First · Andrew E. Skodol · Janet B. W. Williams · Robert L. Spitzer
옮긴이 • 강진령
펴낸이 • 김진환
펴낸곳 • (주) 학지사
04031 서울특별시 마포구 양화로 15길 20 마인드월드빌딩
대표전화 • 02)330-5114 팩스 • 02)324-2345
등록번호 • 제313-2006-000265호

홈페이지 • http://www.hakjisa.co.kr
페이스북 • https://www.facebook.com/hakjisa

ISBN 978-89-997-1510-5 93510

정가 32,000원

이 도서의 국립중앙도서관 출판시도서목록(CIP)은 서지정보유통지원시스템 홈페이지(http://seoji.nl.go.kr)와 국가자료공동목록시스템(http://www.nl.go.kr/kolisnet)에서 이용하실 수 있습니다.
(CIP 제어번호: CIP2018005880)